HANDBUCH DER HAUT- UND GESCHLECHTSKRANKHEITEN

J. JADASSOHN

ERGÄNZUNGSWERK

BEARBEITET VON

G. ACHTEN · J. ALKIEWICZ · R. ANDRADE · R. D. AZULAY · H.-J. BANDMANN · L. M. BECHELLI
M. BETETTO · H. H. BIBERSTEIN † · R. M. BOHNSTEDT · G. BONSE · S. BORELLI · W. BORN
O. BRAUN-FALCO · I. BRODY · S. R. BRUNAUER · W. BURCKHARDT · J. CABRÉ · F. T. CALLOMON †
C. CARRIÉ · H. CHIARI · G. B. COTTINI † · H. J. CRAMER · R. DOEPFMER † · G. DOTZAUER · CHR.
EBERHARTINGER · H. EBNER · G. EHLERS · G. EHRMANN · R. A. ELLIS · A. ENGELHARDT · F.
FEGELER · E. FISCHER · H. FISCHER · H. FLEISCHHACKER · H. FRITZ-NIGGLI · H. GÄRTNER
O. GANS · M. GARZA TOBA · P. E. GEHRELS · H. GÖTZ · L. GOLDMAN · H. GOLDSCHMIDT
A. GREITHER · H. GRIMMER · P. GROSS · TH. GRÜNEBERG · J. HÄMEL · E. HAGEN † · D.
HARDER · W. HAUSER · E. HEERD · E. HEINKE · H.-J. HEITE · S. HELLERSTRÖM · A. HENSCH-
LER-GREIFELT · J. J. HERZBERG · J. HEWITT · G. VON DER HEYDT · G. E. HEYDT · H. HILMER
H. HOBITZ · H. HOFF † · K. HOLUBAR · G. HOPF · O. HORNSTEIN · L. ILLIG · W. JADASSOHN
M. JÄNNER · E. G. JUNG · R. KADEN · K. H. KÄRCHER · FR. KAIL · K. W. KALKOFF · W. D.
KEIDEL · PH. KELLER · J. KIMMIG · G. KLINGMÜLLER · N. KLÜKEN · W. KLUNKER · A. G.
KOCHS † · H. U. KOECKE · FR. KOGOJ · G. W. KORTING · E. KRÜGER-THIEMER · H. KUSKE
F. LATAPI · H. LAUSECKER · P. LAVALLE · A. LEINBROCK · K. LENNERT · G. LEONHARDI
W. F. LEVER · W. LINDEMAYR · K. LINSER · H. LÖHE † · L. LÖHNER · L. J. A. LOEWENTHAL
A. LUGER · E. MACHER · F. D. MALKINSON · C. MARCH · J. T. McCARTHY · R. T. McCLUSKEY
K. MEINICKE · W. MEISTERERNST · N. MELCZER · A. M. MEMMESHEIMER · J. MEYER-ROHN
A. MIESCHER · G. MIESCHER † · P. A. MIESCHER · G. MORETTI · E. MÜLLER · A. MUSGER
TH. NASEMANN · FR. NEUWALD · G. NIEBAUER · H. NIERMANN · W. NIKOLOWSKI · F. NÖDL
H. OLLENDORFF-CURTH · F. PASCHER · R. PFISTER · K. PHILIPP · A. PILLAT · H. PINKUS
P. POCHI · W. POHLIT · H. PORTUGAL · M. I. QUIROGA · W. RAAB · R. V. RAJAM · B. RAJEW-
SKY · J. RAMOS E SILVA · H. REICH · R. RICHTER · G. RIEHL · H. RIETH · H. RÖCKL · N. F.
ROTHFIELD · ST. ROTHMAN † · M. RUPEC · S. RUST · T. ŠALAMON · S. A. P. SAMPAIO · R.
SANTLER · K. F. SCHALLER · E. SCHEICHER-GOTTRON · A. SCHIMPF · C. SCHIRREN · C.
G. SCHIRREN † · H. SCHLIACK · H. SCHMIDT, ODENSE · W. SCHMIDT, MANNHEIM · W.
SCHMIDT, FRANKFURT · R. SCHMITZ · W. SCHNEIDER · U. W. SCHNYDER · H. E. SCHREINER
H. SCHUERMANN † · K.-H. SCHULZ · H.-J. SCHUPPENER · R. SCHUPPLI · E. SCHWARZ · J.
SCHWARZ · M. SCHWARZ-SPECK · H.-P.-R. SEELIGER · R. D. G. PH. SIMONS † · J. SÖLTZ-
SZÖTS · E. SOHAR · C. E. SONCK · H. W. SPIER · R. SPITZER · D. STARCK · Z. STARY · G. K.
STEIGLEDER · H. STORCK · J. S. STRAUSS · G. STÜTTGEN · M. SULZBERGER · A. SZAKALL †
L. TAMÁSKA · A. TANAY · J. TAPPEINER · J. THEUNE · W. THIES · W. UNDEUTSCH · G. VELT-
MAN · J. VONKENNEL † · F. WACHSMANN · G. WAGNER · W. H. WAGNER · E. WALCH · G.
WEBER · R. WEHRMANN · K. WEINGARTEN · E. G. WEIRICH · G. G. WENDT · A. WIEDMANN
H. WILDE · A. WINKLER · D. WISE · A. WISKEMANN · P. WODNIANSKY · KH. WOEBER · H. WÜST
K. WULF · L. ZALA · H. ZAUN · J. ZEITLHOFER · J. ZELGER · M. ZINGSHEIM · L. ZIPRKOWSKI

HERAUSGEGEBEN GEMEINSAM MIT

R. DOEPFMER † · O. GANS · H. GÖTZ · H. A. GOTTRON · J. KIMMIG · A. LEIN-
BROCK · G. MIESCHER † · TH. NASEMANN · H. RÖCKL · C. G. SCHIRREN † · U. W.
SCHNYDER · H. SCHUERMANN † · H. W. SPIER · G. K. STEIGLEDER · H. STORCK
A. WIEDMANN

VON

A. MARCHIONINI†

SCHRIFTLEITUNG: C. G. SCHIRREN †

VIERTER BAND · TEIL 1 B

SPRINGER-VERLAG
BERLIN · HEIDELBERG · NEW YORK
1970

INFEKTIONSKRANKHEITEN DER HAUT II

BEARBEITET VON

L. M. BECHELLI · G. KLINGMÜLLER
M. J. QUIROGA · H. SCHMIDT

HERAUSGEGEBEN VON

H. RÖCKL

MIT 124 TEILS FARBIGEN ABBILDUNGEN

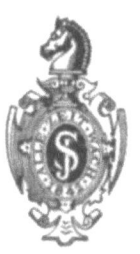

SPRINGER-VERLAG
BERLIN · HEIDELBERG · NEW YORK
1970

ISBN 978-3-642-87078-1 ISBN 978-3-642-87077-4 (eBook)
DOI 10.1007/978-3-642-87077-4

Das Werk ist urheberrechtlich geschützt. Die dadurch begründeten Rechte, insbesondere die der Übersetzung, des Nachdruckes, der Entnahme von Abbildungen, der Funksendung, der Wiedergabe auf photomechanischem oder ähnlichem Wege und der Speicherung in Datenverarbeitungsanlagen bleiben, auch bei nur auszugsweiser Verwertung, vorbehalten.

Bei Vervielfältigungen für gewerbliche Zwecke ist gemäß § 54 UrhG eine Vergütung an den Verlag zu zahlen, deren Höhe mit dem Verlag zu vereinbaren ist.

© by Springer-Verlag Berlin . Heidelberg 1970
Softcover reprint of the hardcover 1st edition 1970

Library of Congress Catalog Card Number 28-17078.

Die Wiedergabe von Gebrauchsnamen, Handelsnamen, Warenbezeichnungen usw. in diesem Werk berechtigt auch ohne besondere Kennzeichnung nicht zu der Annahme, daß solche Namen im Sinne der Warenzeichen- und Markenschutz-Gesetzgebung als frei zu betrachten wären und daher von jedermann benutzt werden dürften

Inhaltsverzeichnis

Pathologie und Klinik der Lepra. Von Prof. Dr. GEORG KLINGMÜLLER, Bonn. (Mit 103 Abbildungen)

Einleitung ... 1
A. Die pathologische Anatomie der lepromatösen Lepra ... 2
  1. Über Zahl und lichtoptische Färbungen des Mycobacterium leprae ... 3
  2. Feinstruktur der Leprabakterien ... 5
    a) Der Zellwall ... 6
    b) Chemische Bestandteile der Bakterienwand ... 12
    c) Das intracytoplasmatische Membransystem ... 13
    d) Der Bakterieninhalt ... 16
  3. Die sog. extracelluläre Kapsel der Leprabakterien, die elektronentransparente Zone (NISHIURA), Gloea und Globibildung ... 19
  4. Folgerungen aus den elektronenmikroskopischen Befunden über die Kapselsubstanz für die Infektiosität der dimorphen Lepra ... 21
  5. Ultramikroskopische Befunde der Leprazellen ... 22
    a) Über die Herkunft der Leprazellen aus elektronenmikroskopischer Sicht ... 25
    b) Die sog. opaken Tropfen oder Lysosomen ... 27
    c) Elektronenmikroskopische Charakterisierung der Granulomzellen bei dimorpher Lepra ... 32
    d) Residualkörper in Leprazellen ... 32
    e) Das Zusammentreffen von Lepra- und Xanthomzellen ... 34
  6. Die Lepra als Thesaurismose ... 34
  7. Die Lipide und Lipoide im lepromatösen Granulom ... 42
  8. Die Bedeutung des Methylenblautests ... 45
  9. Über Serumveränderungen als Ausdruck einer Fettstoffwechselstörung bei Lepra ... 46
  10. Intracytoplasmatisches Lipopigment (Ceroid) ... 47
  11. Histoides Leprom (WADE) bei der lepromatösen Lepra ... 48
  12. Riesenzellen im Leprom ... 51
  13. Leprabakterien in Naevuszellen ... 51
  14. Das sog. „isopathische Phänomen" ... 54
B. Zur pathologischen Anatomie der tuberkuloiden Lepra ... 57
  1. Lichtoptische Gewebsveränderungen bei tuberkuloider Lepra ... 58
  2. Feinstruktur der Epitheloidzellen bei tuberkuloider Lepra ... 66
C. Inkubationszeit, Infektion und Erbfaktoren bei Lepra ... 70
  1. Inoculationen mit Leprabakterien ... 71
  2. Infektionsgefährdung von Ehepartnern ... 73
  3. Ansteckung mit Lepra bei Ärzten, Missionaren, Pflegepersonal usw. ... 74
  4. Die Übertragung durch Arthropoden ... 75
  5. Zur Frage der angeborenen Lepra ... 77
  6. Mögliche Erbfaktoren bei Leprakranken ... 78
    a) Geschmacksempfindung von Phenylthioharnstoff bei Leprösen ... 80
    b) Die Blutgruppen bei Leprakranken ... 81
    c) Die Geschlechtsdifferenz bei Leprakranken ... 82
D. Die Lepra bei Kindern ... 83
  1. Empfänglichkeit der Kinder für Lepra ... 85
  2. Das klinische Bild der kindlichen Lepra ... 86
    a) Die erste papulo-nodulöse Efflorescenz ... 86
    b) Die größere maculo-papulöse Efflorescenz ... 87
    c) Die hypopigmentierte Macula ... 87
    d) Die feingranulierte Efflorescenz ... 87
  3. Der Verlauf der frühen Lepra bei Kindern ... 87
  4. Der Beginn einer Anaesthesie bei kindlicher Lepra ... 88
  5. Die Leprareaktionen bei frühen kindlichen Lepraformen ... 88

	6. Die Leprominreaktionen bei der frühen Lepra der Kinder	88
	7. Bakterienbefunde	89
	8. Histologische Befunde bei der Frühlepra der Kinder	89
	9. Allgemeine Folgerungen aus den Beobachtungen LARAs	89
	10. Über die Prophylaxe bei lepragefährdeten Kindern	90
E.	Die beginnende Lepra beim Erwachsenen	91
	1. Die uncharakteristische Frühlepra	91
	2. Der Pigmentschwund im Erstherd	92
	3. Über den Sitz der Erstherde	92
	4. Die impermanente lepröse Efflorescenz	93
	5. Die sog. latente Lepra	94
	6. Die Frühdiagnose der Lepra	94
	7. Die Prodromi und die ersten allgemeinen Symptome der beginnenden Lepra	95
F.	Die uncharakteristische Lepra (Lepra indeterminata; unbestimmte Lepra)	95
G.	Die maculo-anaesthetische Lepra	99
H.	Lepromin	100
J.	Die tuberkuloide Lepra	104
	Die Geschichte der tuberkuloiden Lepra (JADASSOHN-V. KLINGMÜLLER) und BÜNGELERs Klassifizierung der Krankheit	110
K.	Die Klassifizierung der Lepra nach den Prinzipien BÜNGELERs	114
	1. Haupteinteilung	114
	a) Die unbestimmte Lepra, indeterminata oder BÜNGELERs „uncharakteristisches Infiltrat" (I)	115
	b) Der tuberkuloide Typ (T)	115
	c) Der lepromatöse Typ (L)	116
	d) Die dimorphe Lepra (borderline oder Grenzlepra) (B)	116
	2. Reaktionsphasen der Lepratypen und -formen	116
	Ergänzende Bemerkungen — Klassifikations-Schemata	117
L.	Die lepromatöse Lepra	121
	1. Die beginnende diffuse lepromatöse Lepra	125
	2. Die maculöse lepromatöse Lepra	125
	3. Die diffuse lepromatöse Lepra	126
	4. Diffuse lepromatöse Fleckenlepra (LUCIO) in Mexiko	127
	5. Das „Lazarine"-Phänomen bei tuberkuloider Lepra	128
	6. Lazarine Lepra von LUCIO	129
M.	Die dimorphe Lepra (Grenzlepra, borderline Leprosy, intermediäre oder interpolare Lepra)	132
	1. Internationale Definition der dimorphen Lepra	134
	2. Die tuberkuloide Grenzlepra	137
	3. Die lepromatöse Grenzlepra	138
	4. Klassifizierung der Grenzlepra	140
	5. Über Änderungen von lepromatöser nach tuberkuloider Lepra	145
	6. Über Reaktionen bei der Grenzlepra	145
	7. Der Methylenblau-Test zur Gewebsdifferenzierung	146
	8. Histologische und elektronenmikroskopische Befunde bei der Grenzlepra	146
N.	Leprareaktionen	148
	1. Tuberkuloide Reaktion (Tuberculoid Reactivation-Wade)	154
	2. Akuter Schub (Reactional tuberculoid leprosy)	157
	3. Akute Infiltration (TAJIRI)	159
	4. Pseudoexacerbation	161
	5. Akute lepromatöse Reaktion	162
	6. Erythema nodosum leprosum (Panniculitis nodosa leprosa)	165
	7. Zur Frage der Entwicklung des Erythema nodosum leprosum bei dimorpher Lepra	174
	8. Das akute Ödem der Hände und Füße bei Lepra	174
O.	Viscerale Lepra	175
	1. Die Bakteriämie	176
	2. Die Lymphknoten bei der Lepra	177
	3. Die Veränderungen in der Leber	178
	Leberprozesse bei tuberkuloider Lepra	179
	4. Lungenveränderungen bei Lepra	181

5. Nierenveränderungen bei Lepra	182
6. Herzbeteiligung bei Lepra	182
7. Muskelveränderungen bei Lepra	183
Myositis interstitialis leprosa	183
8. Gefäßveränderungen bei der Lepra	184
a) Lepromatöse Vasculitis	184
b) Muskelschwäche durch Gefäßstörungen	184
9. Das Problem der Gynäkomastie bei Lepra; Hodenbeteiligung	185
10. Die Blutsenkungsgeschwindigkeit bei der Lepra	188
11. Das Blutbild bei Lepra	188
12. Die Serumeiweißveränderungen bei Lepra	189
a) Elektrophoretische Untersuchung des Serums bei Leprösen	189
b) Serumlabilitätstest bei Lepra	190
c) Immunelektrophoretische Befunde bei Lepra	191
d) C-reaktives Protein bei Lepra	191
e) Zirkulierende Antikörper bei Lepra	192
f) Die Immunfluorescenz bei Lepra	193
g) Sog. Autoimmunmechanismen bei Lepra	193
h) Mikroflockung mit Lepromlipiden	194
i) Universalreaktion nach KAHN bei Lepra	194
k) Amyloidosis bei Lepra	195
P. Die Nervenbeteiligung bei Lepra	196
1. Klinische Befunde und allgemeine Pathologie	197
2. Neuritische oder polyneuritische Lepra	198
3. Neurohistologische Veränderungen bei der Lepra	201
a) Die Langerhansschen Zellen bei Lepra	201
b) Pigmentveränderungen	203
c) Neurohistologische Befunde an nervösen Endorganen	204
d) Neurohistologische Befunde an den peripheren Nerven bei Lepra	204
4. Über die Pathogenese der Lepra nach WEDDELL	205
5. Einwände gegen die Hypothese WEDDELLs	206
6. Histologische Befunde an Nerven früher Lepraherde	207
7. Elektronenmikroskopische Untersuchungen an Nerven ausgeprägter lepröser Efflorescenzen	208
8. Über die Beziehungen der Leprabakterien zu den Schwannschen Zellen	210
9. Histologische Befunde der ausgeprägten Nervenprozesse bei Lepra	212
10. Klinisch-neurologische Befunde bei Lepra	213
11. Klinische Symptome bei Nervenlepra	215
12. Therapeutische Maßnahmen bei lepröser Neuritis	217
13. Schweißstörungen bei Lepra	218
Diagnostische Tests	218
14. Veränderungen an Spinalganglien und Zentralnervensystem	219
15. Die Differentialdiagnose der Nervenlepra	220
Q. Augenveränderungen bei Lepra	221
1. Die histologischen Befunde bei der Augenlepra	222
2. Augenveränderungen bei Leprareaktionen	224
3. Lokalisation der Augenlepra (Conjunctivitis, Cornea, Pannus, Iridocyclitis, Irisperlen, Katarakt, Retina)	224
R. Die Haarwuchsstörungen bei Lepra	228
S. Die Störungen an den Augenbrauen	230
T. Die Knochenveränderungen bei Lepra	232
1. Das Møller-Christensen-Syndrom, „facies leprosa"	232
2. Zahnveränderungen bei Lepra	240
3. Knochenveränderungen an Händen und Füßen bei Lepra	240
4. Spezifische Knochenveränderungen	241
5. Unspezifische Knochenveränderungen	243
6. Metatarsophalangeale Osteoarthritis	245
7. Osteitis und Hyperostosen; Osteoporose	245
8. Die Fußgeschwüre bei Lepra	248
U. Lepra und Tuberkulose	252
1. Gemeinsamkeiten zwischen Lepra und Tuberkulose	252

2. Unterschiede zwischen Lepra und Tuberkulose 257
   a) Übertragung der Krankheit auf Tiere 257
   b) Zur Frage des Primäraffektes 260
   c) Unterschiedlicher Organbefall 260
3. Zur Frage eines Antagonismus zwischen Lepra und Tuberkulose 263

V. Die Beziehungen zur Sarkoidose der Lepra 273

W. Lepra und Krebs 279

Literatur 281

Prämunition der Lepra. Von LUIZ MARINO BECHELLI, Ribeirão Prêto. (Mit 2 Abbildungen)

A. Prämunitionsversuche mit BCG 332
   I. Korrelation zwischen Lepra und Tuberkulose 334
      1. Immunoallergische Beziehungen zwischen Lepra- und Tuberkuloseinfektion . 334
         a) Tuberkulöse Infektion und Leprominreaktion 334
            α) Tuberkulin- und Leprominpositivität in verschiedenen Gegenden ... 336
            β) Ergebnisse der Leprominreaktion bei tuberkulinnegativen und -positiven Gruppen 338
            γ) Tuberkulinnegativität verbunden mit Leprominpositivität würde die Bedeutung einer eventuell bewiesenen Kosensibilisierung herabsetzen ... 340
            δ) Große Anzahl von positiven Leprominreaktionen verbunden mit nur schwacher Tuberkulinsensibilität 340
            ε) Tuberkulinpositivität verbunden mit Leprominnegativität würde die Bedeutung der Kosensibilisierung herabsetzen 341
            ζ) Verhältnis der Tuberkulinreaktion zu Fernandez-Reaktion 341
            η) Hohe Leprominpositivität bei allgemein niedriger Tuberkulinpositivität in Landgebieten 341
            ϑ) Leprominreaktion bei Tuberkulösen 341
            ι) Tuberkulinreaktion bei Leprakranken 342
         b) Leprabacillus und Tuberkulinsensibilisierung 344
      2. Klinische Beziehungen zwischen Lepra- und Tuberkuloseinfektion .. 346
         a) Einfluß der Tuberkulose auf die Lepra 346
            α) Tuberkulintest und klinische Lepraformen 346
            β) Tuberkulinreagibilität (PIRQUET und MANTOUX) bei den verschiedenen klinischen Lepraformen 347
            γ) Entwicklung der Lepra bei an Tuberkulose erkrankten Leprösen ... 347
         b) Klinischer Einfluß der Tuberkulose auf die Lepra 348
      3. Epidemiologische Beziehungen zwischen Lepra und Tuberkulose 348
         a) Einfluß der Tuberkulose auf den Verlauf der Lepraendemie 348
            α) Die Verbreitung der Tuberkulose und der Lepra in einigen Ländern Asiens und Ozeaniens 350
            β) Mortalitätskoeffizient der Tuberkulose pro 100000 Einwohner und Verbreitung der Lepra in einigen Ländern 352
            γ) Tuberkulinisierung und Lepraindex in einigen Bezirken des Staates São Paulo 353
            δ) Tuberkulinindex und klinische Form der Lepra 357
            ε) Lepra und Geschlecht bzw. Tuberkulosemorbidität im Staate São Paulo 357
            ζ) Morbiditätskoeffizient der Tuberkulose und Leprabefall in verschiedenen Altersstufen im Staate São Paulo 358
            η) Tuberkulose und Lepra bei Negern 359
         b) Einfluß der Lepraendemie auf die Tuberkuloseendemie 359
      4. Verhalten von Leprösen- und Tuberkulösenserum gegenüber isolierten Fraktionen des Tuberkelbacillus 360
   II. Versuche mit BCG 361
      1. Leprominpositivierung bei gesunden Personen (mit oder ohne Kontakt) ... 362
         a) Leprominpositivität durch Wiederholen des Tests, durch Lepromin induzierte Positivität der Mitsuda-Reaktion 362
         b) Ergebnisse der Calmettisierung Gesunder (mit oder ohne vorherigen Kontakt) 365
            α) Gleichzeitige Verabreichung von BCG und Lepromin 373
            β) Intensivierung der Positivität 374

γ) Negativierung der vorher schwach positiven (1+) Leprominreaktion bei calmettisierten Gruppen 374
δ) Weit zurückliegende Positivierung des Lepromintests 374
ε) Angewandte Dosen des BCG. Der Einfluß des Resistenzfaktors (Faktor N, Rotberg) auf die Umkehrung der Leprominreaktion durch das BCG . . 375
ζ) Fortbestehen der Leprominnegativität nach wiederholten BCG-Impfungen 376
η) Der Wert einer durch BCG eventuell positivierten Mitsuda-Reaktion . . 376
    2. Epidemiologische Bewertung der prämunitorischen BCG-Wirkung 377
    3. Versuch einer Leprominpositivierung durch BCG bei Leprakranken 381
    4. Tierexperimentelle Ergebnisse 383
        a) Leprominpositivierung bei Tieren durch BCG 383
        b) BCG-Impfung und Verlauf der Lepra murina 384
        c) Beziehungen zwischen Tierversuchen und Humanpathologie der Lepra . . 385
III. Addendum (Februar 1969) 387
    1. Über die Wechselbeziehung zwischen Tuberkulose und Lepra in anderen Studien 387
    2. Prüfung des BCG-Impfstoffes gegen M. leprae in den Fußsohlen von Mäusen 393
    3. Wirkung der BCG-Impfung auf den Lepromin-Test 393
    4. Epidemiologische Studien hinsichtlich des Wertes der BCG-Impfung zur Verhütung der Lepra 395
        a) Versuch in Uganda 395
        b) Versuch in Karimui (Ost-Neuguinea) 396
        c) Versuch in Burma 397
        d) Kurze Kommentare zu den drei BCG-Versuchen 398
B. Prüfung anderer Wirkstoffe 399
   I. Durch das Lepromin hervorgerufene Positivität der Mitsuda-Reaktion 399
  II. Künstliche Immunisierung mit Lepromlipoiden 400
 III. „Marianum"- oder „Chauviré"-Antigen 400
Literatur 401

Behandlung der Lepra. Von Luiz Marino Bechelli, Ribeirão Prêto. (Mit 19 Abbildungen)
Einleitung 411
A. Sulfone 413
    I. Geschichte 413
   II. Chemische Zusammensetzung 415
  III. Wirkungsweise 416
  IV. Sulfonkonzentration in Blut und Harn. Verteilung in den Geweben 418
   V. Art der Verabreichung 422
  VI. Dosierung 423
    1. Diaminodiphenylsulfon (DDS) 423
        a) Oral 423
        b) Intramuskulär 424
    2. Zweifach substituierte Sulfone 424
        a) Promin 424
        b) Lysosulfon 425
        c) Sulfenon 426
        d) Diason, Diamidin, Diaminoxyl und Sulfonazin 426
        e) Sulfetron, Ulfason, Cimedon und Sulfonazin 427
    3. Einfachsubstituierte Sulfone 428
 VII. Die Auswahl der Sulfone 429
VIII. Kombinierte Sulfonbehandlung 430
  IX. Kombination von Sulfonen mit anderen Medikamenten 430
   X. Zwischenfälle bei der Sulfontherapie 431
    1. Unspezifische Zwischenfälle toxischer und allergischer Genese 432
        a) Kopfschmerzen und Übelkeit 432
        b) Anämie, Agranulocytose und Methämoglobinämie 432
        c) Hämaturie und Cylindrurie 434
        d) Wirkung auf die Leber 435
        e) Asthenie 435

f) Medikamentöse Dermatitis ... 435
g) Geistige Störungen ... 436
h) Polyneuritis ... 436
i) Todesfälle ... 436
j) Retinablutungen ... 436
k) Knochenveränderungen ... 437
2. Spezifische Zwischenfälle ... 437
XI. Kontrolle der Behandlung ... 439
XII. Ergebnisse der Sulfonbehandlung ... 439
1. Sulfonbehandlung der lepromatösen Lepra ... 441
  a) Wirkung auf die Hautläsionen ... 443
  b) Wirkung auf die Schleimhautläsionen ... 450
  c) Wirkung auf die Augenläsionen ... 451
  d) Wirkung auf die Neuritis ... 452
  e) Wirkung auf die Leprareaktion ... 452
  f) Wirkung auf den Bakterienbefund ... 453
  g) Einfluß auf die Mitsuda-Reaktion ... 455
  h) Histologische Veränderungen der Efflorescenzen ... 456
  i) Todesfälle während der Sulfontherapie ... 457
2. Sulfonbehandlung der uncharakteristischen Lepra ... 458
3. Sulfonbehandlung bei der tuberkuloiden Lepra ... 460
4. Sulfonbehandlung der dimorphen Lepra ... 461
XIII. Anhang ... 461
1. Langwirkendes DDS ... 465
2. Bakterielle Negativierung und Reaktivierung lepröser Kranker unter Sulfonbehandlung ... 466
3. Sulfon-Resistenz ... 468

B. Diaminodiphenylsulfoxyd ... 468
  I. Dosierung ... 468
  II. Verträglichkeit ... 469
  III. Behandlungsergebnisse ... 469

C. Thiosemicarbazon ... 469
  I. Geschichte ... 469
  II. Chemische Zusammensetzung ... 469
  III. Konzentration in Blut und Harn ... 470
  IV. Art der Verabreichung ... 470
  V. Dosierung ... 470
  VI. Toxicität ... 471
  VII. Kontrolle der Behandlung ... 472
  VIII. Behandlungsergebnisse ... 472
    1. Ergebnisse bei der lepromatösen Lepra ... 472
      a) Wirkung auf die Efflorescenzen ... 473
      b) Wirkung auf Schleimhautläsionen, Iritis und Neuritis ... 474
      c) Wirkung auf den Bacillenbefund ... 474
      d) Wirkung auf die Leprominreaktion ... 474
      e) Histopathologische Befunde ... 475
    2. Ergebnisse bei der uncharakteristischen Lepra ... 475
    3. Ergebnisse bei der tuberkuloiden Lepra ... 475

D. Derivate des Diphenylthioharnstoffes ... 476
  I. Dosierung ... 476
  II. Zwischenfälle ... 476
  III. Behandlungsergebnisse ... 476

E. Cycloserin ... 477
  I. Dosierung ... 478
  II. Zwischenfälle ... 478
  III. Behandlungsergebnisse ... 478

F. Isonicotinsäurehydrazid ... 480
  I. Geschichte ... 480

II. Dosierung 480
III. Resorption und Ausscheidung 480
IV. Behandlungsergebnisse 480
G. Streptomycin und Dihydrostreptomycin 482
H. Chaulmoograöle 484
    I. Ergebnisse der Chaulmoograölbehandlung 484
       1. Positive Beurteilung der Chaulmoograölbehandlung 484
       2. Negative Beurteilung der Chaulmoograölbehandlung 485
       3. Bericht der Therapiekommission des V., VI. und VII. Internationalen Leprakongresses (Havanna 1948, Madrid 1953, Tokio 1958) über Chaulmoograölbehandlung 486
       4. Weitere Mittel 487
I. Äthylmercaptanderivate, Canamycin, Thioäthylverbindungen 490
J. Chemische Prophylaxe 490
K. Behandlung einzelner Symptome und Komplikationen der Lepra 491
    I. Behandlung der Leprareaktion 491
       1. Behandlung der lepromatösen Reaktion 492
       2. Behandlung der tuberkuloiden Reaktion 493
    II. Behandlung der Algien 494
    III. Behandlung des „mal perforant" und der Leprageschwüre 495
       1. Allgemeinbehandlung 496
       2. Lokalbehandlung 496
       3. Periulcerale und perinervale Injektion von Chaulmoograölderivaten . . . 497
       4. Acetylcholin und Insulin 497
       5. Ronicol 497
       6. Blutstauung 497
       7. Intraarterielle Injektionen 498
       8. Periarterielle und lumbale Sympathektomie 498
       9. Novocainblockierung 498
      10. Abschlußmethode nach WRIGHT 498
      11. Wiederherstellungsoperationen 498
    IV. Behandlung der Schleimhautläsionen und Augenkomplikationen 499
    V. Physikalische Behandlung 500
    VI. Wiederherstellungschirurgie 501
Literatur 502

Verhütung und Bekämpfung der Lepra. Von MARCIAL I. QUIROGA, Buenos Aires . . . 512
1. Auffindung und Ausrottung der Verseuchungsherde 513
   a) Frühdiagnose 513
   b) Sanitätsreihenuntersuchungen 513
   c) Anzeige- und Meldepflicht 514
   d) Isolierung 514
   e) Ambulatorische Behandlung und Betreuung 516
   f) Adäquate und Frühbehandlung 516
2. Schutz der gesunden Bevölkerung 516
   a) Immunologische Untersuchung der gesunden Bevölkerung 517
   b) Entfernung der gesunden Kinder aus ihrer verseuchten Umgebung 517
   c) BCG-Impfung 517
3. Soziale Betreuung 518
Literatur 518

Kurzer Überblick über die Serologie der Lepra. Von HENNING SCHMIDT, Odense 520
Literatur 524

Namenverzeichnis 525
Sachverzeichnis 555

In memoriam
Victor Klingmüller
15. 1. 1870 — 1. 5. 1942

Pathologie und Klinik der Lepra

Von

Georg Klingmüller, Bonn

Mit 103 Abbildungen, davon 21 farbige

Einleitung

Die Lepraforschung hat seit der Bearbeitung von VICTOR KLINGMÜLLER (1930) eine mächtige Belebung erfahren. Zuerst war es die richtige Deutung des resistenten, *tuberkuloiden Typs*, der immunologisch der *lepromatösen Lepra* entgegengesetzt ist. Das führte zu der Klassifizierung in das „polare" System durch BÜNGELER. Die bis dahin verwandten klinischen Begriffe waren pathologisch-anatomisch und immunologisch verwirrend und unzureichend erfaßt. Sie wichen einer klareren Ordnung. Hierzu trug die — allerdings bis heute nicht restlos geklärte — Reaktion auf Lepromin wesentlich bei. Das Krankheitsbild fand bald über die *uncharakteristische Form* und die Übergangs- oder Grenzbilder zwischen den polaren Typen eine Ausweitung zur *dimorphen Lepra* und zu den nun stärker beachteten *Leprareaktionen*.

Mit der Erkenntnis der *Wandelbarkeit* und besonders der *spontanen Überwindung* wurde das bis dahin zumeist als starr angesehene Krankheitsbild lebendiger.

Durch den großartigen Einbruch, den man mit der Chemotherapie in den Ablauf der Krankheit (was übrigens vor dem in den Ablauf der Tuberkulose stattfand) erreichte, wurde die Lepra auch von dieser Seite her aktuell. Ihr altverwurzelter Schrecken wurde genommen. Es muß jedoch gerade auf diesem Gebiet weiter geforscht werden, weil das endgültige Ziel der Heilung noch keinesfalls erreicht ist, ganz anders als etwa bei der Syphilis und Tuberkulose. Und deswegen ist eine intensive Beschäftigung mit der Krankheit auch heute noch unbedingt nötig.

Es gibt wohl keine andere Hautkrankheit, die in einer solchen Vielgestaltigkeit fast unübersehbarer Variationen mit Verbindung und Verknüpfung zu allen anderen Organen, in erster Linie aber zum Nervensystem, einhergeht. Darin liegt für den Dermatologen und die im einzelnen angesprochenen Spezialisten der besondere Reiz, sich dieser Krankheit anzunehmen.

Die Osteoarchäologie, die MØLLER-CHRISTENSEN an mittelalterlichen Skeleten Lepröser entwickelte, wurde für die heutig tätigen Leprologen anregend wie befruchtend für die Medizinhistorie.

Es blieb bisher ein Rätsel, warum die Krankheit aus Skandinavien und Deutschland verschwunden ist. Die interessanten Hypothesen einer gekreuzten Immunität zwischen der Lepra und Tuberkulose von CHAUSSINAND sind an Bedeutung etwas zurückgetreten. Aber die Folgerung, mittels BCG-Impfung zu versuchen einen Schutz zu erreichen, wie es BIELING 1936 angeregt hatte, sind bis heute wichtige Maßnahmen geblieben.

Mit SHEPARDs Übertragungen des menschlichen Leprabacteriums in das kühle Mäusepfotenpolster und REES' Inoculationen auf abwehrgeschädigte Mäuse konnte erstmals sicher das Leprabacterium außerhalb des Menschen, im Tier, zur Vermehrung gebracht werden. Mit diesem Modellversuch öffnete sich ein weites Feld für die experimentelle Forschung, was bislang mit dem Mycobacterium lepraemurium nur unzureichend blieb.

Bedeutenden Einblick in die Substruktur der Lepra gewann man schließlich mit der Elektronenmikroskopie. Hiermit ist es zu einer Vertiefung der Kenntnisse und zu einer Bestätigung der klinisch erarbeiteten Typenentitäten der Krankheit gekommen. Auf diesem Arbeitsfeld können noch eine ganze Reihe weiterer Befunde erwartet werden. Vielleicht gelingt es, damit eine Brücke im Makromolekularbereich zu den immunologischen Vorgängen zu finden, die heute ja bis zur Annahme von Autoimmunprozessen bei der Krankheit gehen.

Die Lepra ist somit für den wissenschaftlich eingestellten Arzt eine aktuelle Krankheit. Wenn auch ihr Schrecken genommen zu sein scheint, so erschreckt sie heute völlig unverständlicherweise immer wieder und wird darin sogar gelegentlich zum Symbol genommen, wie in dem „ausgebrannten Fall" von GREENE. Andererseits mag in diesem Erschrecken auch die Bereitschaft zu Hilfsmaßnahmen begründet sein, mit denen aus weiter Sicht für die Kranken eine ganze Menge erreicht werden konnte.

In der Bearbeitung des Krankheitsbildes war es jetzt nicht mehr angebracht, die geographische Verteilung auf der Welt zu behandeln. Die Literatur ist hierzu unübersehbar geworden und ließ keine wesentlichen neuen Argumente erkennen. Die Zahlen über die Häufigkeit wurden von der WHO klarer erfaßt. Auf die Geschichte einzugehen erübrigt sich heute. Es soll aber nochmals hervorgehoben werden, daß man mit GAMBERG oder MØLLER-CHRISTENSEN, um nur einige zu nennen, keinen Anlaß hat anzunehmen, die Lepra sei in der Bibel erwähnt. Damit fehlt der „biblischen Angst" vor Lepra jede Begründung.

Die Lepra der Tiere und die Übertragung auf Tiere wurde von NISHIMURA ausführlich behandelt. Im einzelnen sei auf seine Monographie verwiesen.

Ich beginne in der Besprechung zunächst mit der submikroskopischen pathologischen Anatomie. Dann folgt nach der Schilderung des Beginnes und der Frühlepra weiterhin der Verlauf der Krankheitsformen. Dabei mag es der Übersicht halber für den Leser zweckmäßig sein, das Klassifizierungsschema immer vor Augen zu haben.

A. Die pathologische Anatomie der lepromatösen Lepra

Die pathologische Anatomie der Lepra, also die krankhaft auftretenden, charakteristischen Struktureigentümlichkeiten der Krankheit, können dank der Elektronenmikroskopie und Dünnschnittechnik bis in die sog. Ultrastrukturen verfolgt werden. Dabei zeigt sich, daß die vornehmlich pathologisch aufgebaute Typendifferenzierung der verschiedenen Lepraform in diesen ultramikroskopischen Bereichen durchaus aufrechterhalten wird oder sogar gerade hier eine gewisse weitere Bestätigung findet.

Es gelingt nunmehr, den Erreger in seinem Aufbau zu studieren, seine Degenerationsformen gut abzugrenzen und die reaktiven Veränderungen zwischen Wirtszelle und Bacterium besser zu erkennen und zu untersuchen. Das besondere Prinzip der lepromatösen Schaumzelle wurde neu bestätigt, deren Charakteristika sind strukturell nach den bisherigen Kenntnissen der elektronenmikroskopischen

Histologie als spezifisch anzusehen. Ohne die Anwendung der Elektronenmikroskopie ist eine Weiterentwicklung in der Forschung der Lepra heute kaum mehr vorstellbar.

Aus allen diesen Erkenntnissen ergibt sich gleichsam zwangsläufig, die bisherigen elektronenmikroskopischen Befunde bei der Lepra zusammenzutragen als Voraussetzung für das weitere Verständnis der Krankheit.

Gegenüber vielen Krankheiten, besonders der Tuberkulose, ist es allerdings nachteilig, daß die Lepraerreger nicht isoliert, angereichert zur Verfügung stehen. Das macht sich naturgemäß vornehmlich bei der Deutung biochemischer Vorgänge bemerkbar, wenn nicht diese Erkenntnisse durch Imponderabilien vorzeitig gezogener Analogieschlüsse belastet werden sollen. Die Einblicke, die man durch die Elektronenmikroskopie bei der Lepra bisher gewonnen hat, sind schon jetzt recht bedeutend.

1. Über Zahl und lichtoptische Färbungen des Mycobacterium leprae

Vorausgeschickt seien einige Überlegungen über die Verdoppelungszeit, das Volumen und die mögliche Anzahl der Bakterien im Gewebe.

Die experimentellen Untersuchungen und die Übertragungen auf die Mäusepfote ließen SHEPARD darauf schließen, daß sich das Mycobacterium leprae in 20—30 Tagen verdoppelt. SHEPARD hatte genau berechnen können, daß sich nach Übertragung von 1000 Bakterien in 7—11 Monaten so viele Erreger vermehrt hätten, wie er in einem Gramm lepromatösen Gewebes gezählt hat. Allerdings weiß man mit McFADZEAN und VALENTINE, wie es auch G. KLINGMÜLLER und ORFANOS zeigen konnten, daß der größte Anteil der Bakterien, nämlich 20—91% oder im Durchschnitt 56%, als degeneriert, mithin nicht lebensfähig angesehen werden können. Durch diese Berechnungen wird die lange Inkubationszeit der Lepra verständlich (SKINSNES). Nach SHEPARD kann man berechnen, daß 1 ml Leprom etwa 0,05 ml Bakterien enthält. Schätzt man weiter, daß lepromatöse Kranke gelegentlich 1 m² der gesamten Körperoberfläche mit bis zu 2 cm dicken Lepromen haben, so entspräche das zirka 2 kg Leprom. Darin wären rund 100 ml Bakterien vorhanden, was einer Menge von 10^{16} Bakterien gleichkäme. Das einzelne Bakterienvolumen wurde mit $1,2$ mal 10^{-16} cm³ angegeben. Die Anzahl der Bakterien im Gewebe kann einen Einblick über die Abwehrkraft oder die Ausdehnung und Aktivität einer lepromatösen Lepra geben, die Änderung der Bakterienzahl gewisse bakteriologische Rückschlüsse über den Verlauf besonders auch unter dem Einfluß der Chemotherapie gestatten. Weitere einzelne Probleme sind die Frage danach, ob während der klinisch zu erkennenden Abheilung die bakteriologische mitläuft, verzögert oder gar vorausgeht. Dabei müssen spontane Änderungen der Bakterienmenge mit berücksichtigt werden (BROWNE).

Man kann beobachten, daß die Lepromas unter der Behandlung kleiner werden, danach aber gleichhohe Anzahl von Erregern im Gewebe enthalten. Dabei ist zu bedenken, daß die Größe der Lepromas von der Menge der Schaumzellen abhängt und nicht von ödematöser entzündlicher Reaktion. Somit nimmt die absolute Zahl der Erreger zwar mit der Größe der Lepromas ab, in den verkleinerten Lepromen bleiben wohl in relativem Verhältnis gleiche Bakterienzahlen nachweisbar. Das hieße, daß unter der Behandlung Leprazelle für Leprazelle abgebaut würde, wobei man wohl zuerst im Abbau an die gealterten und gefäßnahen denken möchte. WADE diskutiert sogar eine gewisse Konzentrierung bezogen auf das Gewebsvolumen, weswegen gelegentlich ein Anstieg der Bakterienzahl unter der Therapie zu beobachten sei. Oder die Lepromas sind so weit gebessert, daß man schon einen negativen bakteriellen Befund erwartet, aber überrascht einen stark positiven erhält.

Man hat errechnet, daß zum mikroskopischen Nachweis von Tuberkelbakterien im Sputum rund 10000 Mycobakterien in 1 ml enthalten sein müssen[1]. Das errechnet sich so (WADE): Zum Ausstrich braucht man 0,01 ml. In 10 min können etwa 2 mal 3 mm oder 1000 Felder durchmustert werden. Das wäre $1/75$ des Ausstriches oder 1:7500 ml des Ausgangsmaterials. Mithin sind rund 10000 Bakterien im ml nötig, um gerade im beschriebenen Feld ein Stäbchen erkennen zu lassen.

Bei der lepromatösen Lepra sind demgegenüber gewaltige Anzahlen von Bakterien zu finden. HANKS schätzte in 1 ml Gewebe 2,5 mal 10^9 Erreger.

HANKS hat nach WADEs Ausstrichmethode auf Lepraherden genaue quantitative Versuche unternommen bezüglich der Ausbreitung und Bakterienzahl pro Feld. Denn solche quantitativen Schätzungen werden durch unterschiedliche Blut- und Gewebeanteile oder durch das unbekannte Volumen der eingetrockneten Ausstrichmenge gestört.

Solche Untersuchungen führten zu dem sehr brauchbaren Bakterienindex von RIDLEY und neuerdings zu dem logarithmischen Index von RIDLEY und HILSON, den RIDLEY schließlich im Gewebe beispielhaft durchgeführt hat.

Auf die weitere nötige Bearbeitung über die Anreicherung und Anfärbungen sei hier lediglich verwiesen. Über Anreicherungen arbeiteten: z.B. DHARMENDRA u. MUKHERJEE, KHANOLKAR u. RAJLAKSHMI, KHANOLKAR, WALCOTT u. Mitarb., KAR u. Mitarb., HAN u.a.; über Anfärbungen: Versilberungen nach RIO HORTEGA s. SANCHEZ oder BLANCO u. FITE, Nachtblau s. HALLBERG; Fluorescenzfarbstoffe wie Auramin 0 s. NERURKAR u. KHANOLKAR, GOHAR, GONZALES-PRENDES u. Mitarb. und VON HAEBLER u. MURRAY, wie Berberin s. DUBOIS u. SWERTS. Die Fite-Wade-Methode oder die verschiedenen Techniken der Ziehl-Neelsen-Methode (s. JÄGER) seien hier nur summarisch erwähnt. Alle diese Methoden dürften in Zukunft unter dem besonderen Aspekt der Submikroskopie neue Bearbeitung erfahren, wenn sie auch vorerst praktisch von größter Wichtigkeit sind.

In letzter Zeit hat die Frage nach der lichtoptischen Unterscheidung lebender von toten Leprabakterien mittels Malachitgrün-Fuchsin-Färbungen von MUROHASHI Interesse erweckt, der dieses bei Tuberkelbakterien erprobte. Malachitgrün soll sich spezifisch mit hoch polymerisierter Desoxyribonucleinsäure bei pH 4 verbinden. Lebendige Erreger würden sich damit grün, tote rot anfärben lassen, womit eine einfachere Methode gegeben wäre als mit der Unterscheidung auf Grund der Struktur der Erreger, wie sie REES und VALENTINE zeigen (s. Abb. 11). Aber KANETSUNA zeigte, daß Malachitgrün auch andere Substanzen basophiler Art färbt. Das sind nicht Desoxyribonucleinsäuren, sondern Lipide, wahrscheinlich nach Oxydation ungesättigter Fettsäuren. Aus dieser Erwägung ist die Färbung ungeeignet, tote von lebenden Bakterien zu unterscheiden.

Histochemische lichtoptische Befunde über Lipide (CHATTERJEE u. Mitarb.), Glutaminsäure-decarboxylase (PRABHAKARAN u. Mitarb.), Oxydationen mit Diaphorase (Mori) dürften gleichfalls erst submikroskopisch bessere Deutungen erwarten lassen.

An den Polkörpern und ähnlichen Strukturen im Bakteriencytoplasma sprach die positive Nadireaktion für vorhandene Cytochromoxydase. Das ließ sich auch mit der Formazanreaktion erkennen (CHATTERJEE u. Mitarb.). Die zentrale Zone ist feulgenpositiv, die DNS entspricht dem Kern. Letzterer ist auch aktiv für alkalische Phosphatase, offenbar mehr in Teilung als im Ruhezustand. Bei

---

[1] Editorial. Searching for tubercle bacilli. J. Amer. med. Ass. **154**, 1424 (1954).

Teilungen scheint sich DNS eher an den Polen zu konzentrieren. CHATTERJEE konnte auch Lipide stärker im Polargranulum als an der Bakterienkapsel nachweisen, letzteres dort, wo auch Polysaccharide vorzufinden sind.

2. Feinstruktur der Leprabakterien

Zur feineren Differenzierung oder Aufgliederung der Leprabakterien wurden elektronenoptische Untersuchungen zunächst an ganzen Leprabakterien vorgenommen. Jedoch war die saubere Darstellung anfangs schwierig (HAEDIKE u. Mitarb.), weil ja keine Reinkulturen zu gewinnen sind und die Bakterien aus eiweißreichen Zellhomogenaten befreit werden müssen, dazu die menschlichen Leprabakterien gegenüber dem Mycobacterium leprae murium recht fest an den Zellpartikeln zu kleben scheinen, was ich mit POHLMANN bestätigen konnte. Neben TERADA u. YAMAOKA, DE SOUZA-ARAUJO zeigten BISHOP u. Mitarb, CHATTERJEE u. Mitarb., dann KOOIJ recht gute Bilder, auf denen dichte Granula an den Polen konzentriert erscheinen, aber auch durch die ganze Zelle in mäßiger Menge verbreitet sind. Anfangs konnten die Bakterien nicht ganz isoliert von Verunreinigungen photographiert werden. Immerhin weisen diese Mycobakterien ähnliche Strukturen wie andere säurefeste Bakterienarten auf. Eine bestimmte strukturelle Zuordnung zu verschiedenen Virulenzstufen oder Teilungsformen konnte damals nicht gefunden werden.

Im ganzen scheint die Anordnung der Innenkörper dem Typ A der mykoiden Bakterien von KNAYSI u. BAKER zu entsprechen. Diese sind breit und undurchsichtig, weisen keine bestimmte innere Anordnung auf. Die Innenkörper wurden als Zellkerne angesehen, die meist bipolar angeordnet sein sollen.

CHATTERJEE u. Mitarb. beschrieben noch kurze ovale Elemente mit nur einem oder zwei Innenkörpern, oder ziemlich lange Formen mit abwechselnd hellen und dunklen Zonen, unter denen offenbar eine Teilungsfigur zu beobachten wäre, schließlich lange, gleichmäßig dicke Bakterien. Nach Chloroformextraktion bleiben nur die Zellwände erhalten.

Die Größe der Bakterien wurde von MALFATTI mit 2—6 µ Länge und 0,3 bis 0,5 µ Dicke angegeben. Die Enden seien abgerundet, der Leib ist zentral dicker. Die Innenkörper liegen nicht am äußersten Ende. Um die Bakterien findet sich ein Hof, der als Stoffwechselprodukt angesehen wird (s. später). Diese Stoffwechselprodukte begünstigen die Agglomeration, sie entspräche der klassischen *Gloea*, dem Schleim.

MALFATTI gab weiterhin an, daß unter der Sulfonwirkung der periphere Hof verschwinde, dessen Existenz hänge also offenbar vom normalen Bakterienstoffwechsel ab. Weiterhin schwelle das Cytoplasma des Bacteriums an und eine Granulierung nehme unter den Sulfonen zu.

MCFADZEAN u. VALENTINE beschrieben nach ähnlichen Untersuchungen am Mycobacterium leprae murium, daß die lebenden Bakterien gleichmäßig elektronendicht seien, während tote oder nicht lebensfähige sehr aufgelockert werden.

Zur Darstellung der inneren Strukturen der Bakterien müssen nach YOSHIDA u. Mitarb. wesentlich längere Fixierungszeiten angewandt werden, als es für gewöhnliche Gewebszellen heute üblich ist. Die besten Bilder erhielten SHINOHARA u. Mitarb. nach Fixierung des Mycobacterium avium über 2 Tage, der Tuberkelbakterien (FUKUSHI) über 5 Tage und von BCG bei 37°C über 9 Tage. CHAPMAN u. HANKS u. Mitarb. halten zur Darstellung des M. leprae murium 2% Osmiumtetroxyd-Fixierung bei pH 8,5 über 6 Tage am geeignetsten.

Feinere Studien der Innenstruktur wurden erst nach Anwendung sog. ultradünner Schnitte der Bakterien möglich, wie sie 1956 BRIEGER u. GLAUERT,

danach YAMAMOTO, NISHIURA, HARADA u. IMAEDA u.a. durchführten. YAMA-
MOTO u. Mitarb. beschrieben folgende Einzelheiten: Der Zellwall sei etwa 6 nm
dick, bestehe aus einer äußeren und inneren elektronendichten Schicht, deren
Zwischenschicht weniger dicht sei. Das Cytoplasma selbst ist mäßig elektronendicht und relativ homogen. Chemotherapeutisch beeinflußte Bakterien weisen
eine endständige Kondensation im Cytoplasma auf. Der Nuclearapparat ist aus
mäßig elektronendichten Fäden von 9 nm Dicke zusammengesetzt, die in einer
transparenten Matrix eingebettet seien. Eine Hüllmembran um den Nuclearapparat bestehe nicht. Nach Behandlung in abheilenden Lepromen scheinen diese
Fäden nicht mehr deutlich ausgeprägt zu sein.

Diese nur in aktiv wachsenden Lepromen zu findenden nuclearen Bänder entsprechen offenbar feulgenpositiven Granula oder Stäbchen inmitten der Bakterienkörper. Möglicherweise handelt es sich um die Chromosomen oder Chromonemen
der sich teilenden, also virulenten Bakterien.

Hinweise für die Vitalität von Leprabakterien werden demnach also von MAL-
FATTI darin gesehen, daß die einzelnen Bakterien und Bakterienhaufen in der
Form von Globi von einer (nach YAMAMOTO u. Mitarb.) elektronentransparenten
Zone eingenommen werden. Fehle diese Zone, so möge direkter Kontakt der
Bakterien mit dem Cytoplasma die Antikörperbildung erleichtern, wie es später
bei der Grenzlepra von IMAEDA gezeigt wird. YAMAMOTO u. Mitarb., NISHIURA
halten indessen die Ausbildung des Nuclearapparates im Bakterienkörper für ein
sicheres Vitalitätszeichen; denn nach dem Bakterientod bleibe die periphere
elektronentransparente Zone weiterhin sichtbar. Wie schon angeführt, wird diese
Zone als Stoffwechselprodukt angesehen. Junge Bakterien weisen einen mehr
gleichmäßig elektronendichten deutlichen Bakterienkern auf; ältere sollen bipolare
Cytoplasmakondensationen ohne sichtbaren Nuclearapparat enthalten.

Die in tuberkuloiden Herden selten beobachtbaren Bakterien entsprechen, wie
KOOIJ angibt, völlig denjenigen aus lepromatösen Herden.

DE SOUZA-ARAUJO hob schon 1953 hervor, daß die Bakterien 1. eine Zellmembran haben, 2. ein in Bewegung befindliches granuläres Cytoplasma aufweisen
und 3. einen klaren Außenhof besitzen, der der Gloea entsprechen soll. Später
haben BRIEGER u. Mitarb. nochmals die Befunde subtiler beschrieben.

a) Der Zellwall

Der Bakterienleib wird nach außen von einer mehr festen, rigiden, sicher nicht
elastischen Struktur abgegrenzt, die man als Zellwall der Bakterie bezeichnet.
Man gebraucht hierfür auch die Begriffe Hülle, Schale, Membran u.ä. Unter
geeigneten Bedingungen ist solche Hülle vom Erregerkörper trennbar, wie es
SALTON gezeigt hat. Das ist am Leprabacterium noch nicht durchgeführt.

In sorgfältigen ultradünnen Schnitten nicht degenerierter Leprabakterien weist
der Bakterienwall mehrere Schichten auf, vornehmlich zwei osmiophile elektronendichte mit einem hellen Spalt dazwischen (Abb. 1 und 2). Die äußere Schicht wird als
Wall, die innere als Plasma- oder Cytoplasmamembran bezeichnet. Diese Bezeichnungen sind in der Literatur jedoch noch unterschiedlich und unsicher gebraucht,
die Kenntnisse über diese Membran zu gering. Beide Membranlamellen haben,
worauf SJÖSTRAND im allgemeinen Sinne hinweist, enge Verbindung. Er spricht
von „compound membrane", gelegentlich wird auch der Begriff „Sandwichform"
gebraucht, der deswegen zweckmäßig erscheint, weil damit gleichzeitig die Fett-
zwischensubstanz angedeutet wird. Das Membransystem weist also weitgehend
parallellaufende Züge auf, die wiederum von einer helleren Schicht nach innen zu
mit einer Verdichtungszone verbunden erscheinen, die man auch als die wirkliche

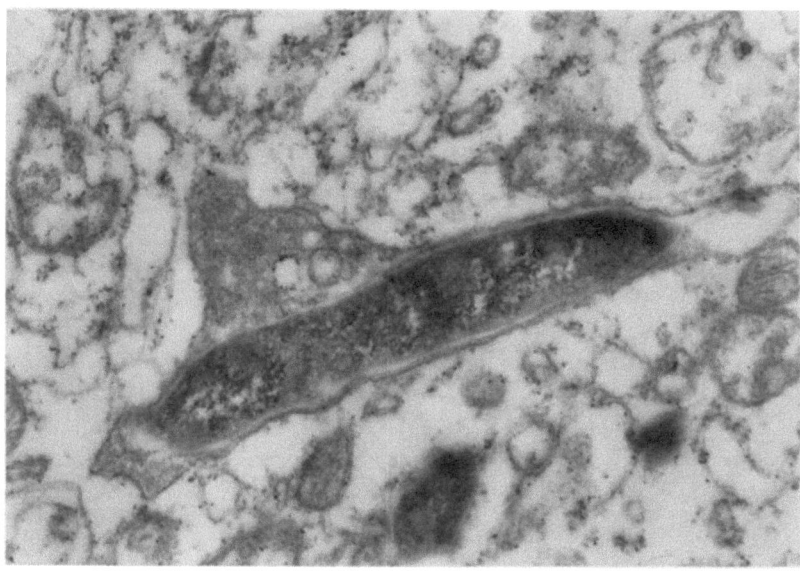

Abb. 1. Mycobacterium leprae in Leprazelle. Vergr. 42600fach. Aktive, virulente Bakterien liegen im allgemeinen dicht umschlossen vom Wirtszellcytoplasma, das einen Wall eventuell mit zwei dunklen Außen- und einer hellen Zwischenzone als diffuse Schicht bildet

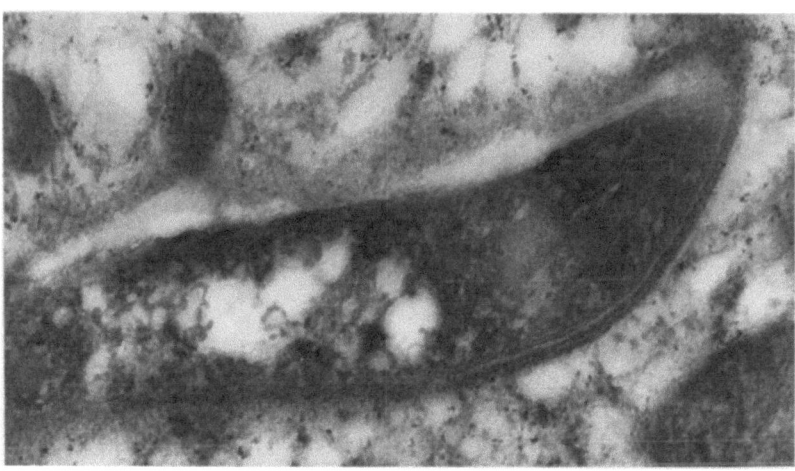

Abb. 2. Mycobacterium leprae. Vergr. 40000fach. Das Bacterium ist von einer breiteren (bis 70 nm) diffusen Schicht umgeben. Rechts unterhalb besteht diese aus zwei dichteren und einer dazwischenliegenden hellen Zone, während sie rechts herum nach oben in diffuseres Wirtscytoplasmamaterial übergeht. Diese ist an verschiedenen Stellen durch erweiterte elektronentransparente Zonen vom Bacterium abgesetzt. Im Bakteriencytoplasma links perlschnurartiges Kernmaterial

Cytoplasmakondensationsmembran auffassen möchte. Die Dicke dieser Membranen wird folgendermaßen angegeben, und zwar von außen nach innen: nach BRIEGER u. Mitarb. 3 nm, 4 nm, 3 nm; nach IMAEDA u. Mitarb. 10 nm, 3 nm und 3 nm. G. KLINGMÜLLER fand 8 nm, 3,2—7 nm, 2,4—7 nm. Diese Membranstrukturen bleiben erhalten, auch wenn menschliche Leprabakterien, z.B. auf Goldhamster, übertragen werden. Die Membranstrukturen sind ein typisches Merkmal für dieses Mycobacterium und werden daher von IMAEDA u. Mitarb. als Charakteristikum betrachtet. IMAEDA u. Mitarb. beobachten im Goldhamster, daß der mäßig dichte osmiophile Zellwall annähernd 10 nm dick sei. Nach innen folgt eine 3 nm dicke dichte Schicht, die wieder durch eine weniger dichte, 3 nm breite abgesetzt ist und die nun folgende elektronendichtere Schicht wird als Bakteriencytoplasmamembran bezeichnet. Es handelt sich also um 2 dichte Membranen, die durch einen helleren Spalt getrennt erscheinen (auch CHATTERJEE u. Mitarb.). Ähnliche Befunde hat FUKUSHI beim Tuberkelbacterium beschrieben.

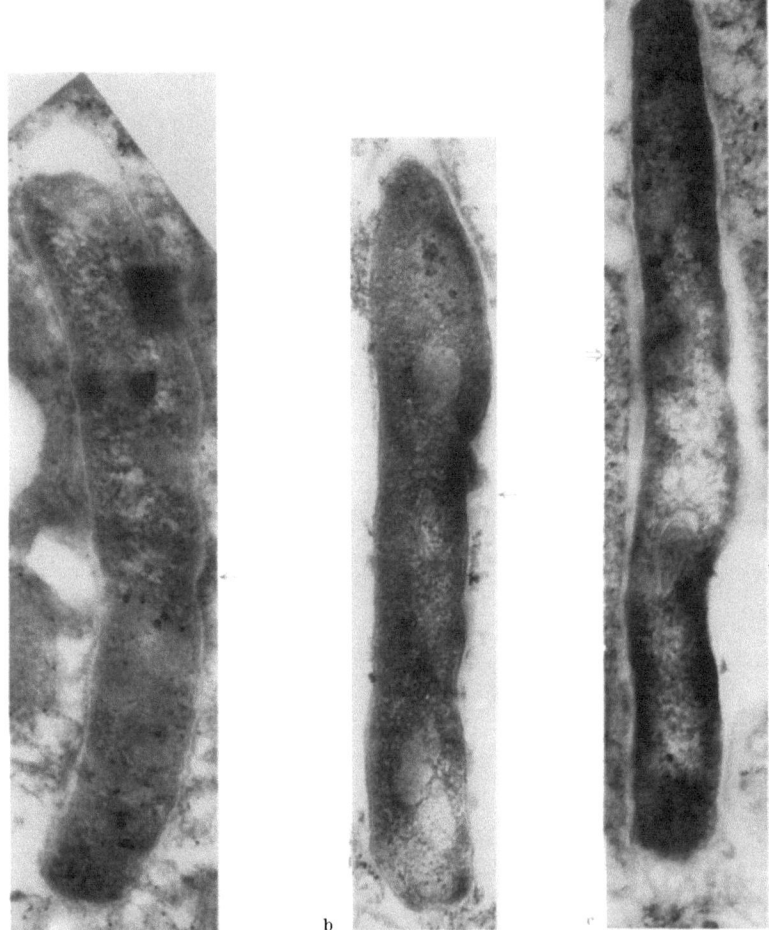

Abb. 3a—c. Mycobacterium leprae. Ultradünnschnitt. a und b 62000fach und c 49500fach vergrößert. In einer schmalen (5 nm) elektronentransparenten Hüllzone liegt das Bacterium durch Zellwall und Plasmamembranen abgesetzt. Im Innern finden sich fein granulierte Cytoplasmamatrix, größere homogen erscheinende Tropfen (sog. Polyphosphatkörper) und bei c in der Mitte fädiges Kernmaterial. Weiter oben (⇒) wellige Wandstrukturen. Im Zentrum der Bakterien (←) sieht man intracytoplasmatische doppelte Membranstrukturen (sog. Mesosomen). Von hier aus könnte eine Teilung eingeleitet werden

Es mag noch einmal zusammengefaßt werden, wie die verschiedenen Membranen von IMAEDA und OGURA im einzelnen beschrieben werden.

Als *Zellwall* (von außen nach innen) wird angesehen:
1. die diffuse Schicht;
2. eine schwach elektronendichte Schicht, die das Bacterium einhüllt, von 5 nm Dicke und
3. die dichte Schicht von 10 nm Dicke.

Zur *Plasmamembran* gehören:

1. eine 3 nm dicke dichte Schicht, die bei virulenten Erregern der 3. Schicht des Zellwalles eng anliegt und nur nach Plasmolyse von ihr abgetrennt wird;
2. eine hellere Zwischenschicht von 3 nm Dicke und
3. eine wieder 3 nm dicke, dichte innere Schicht.

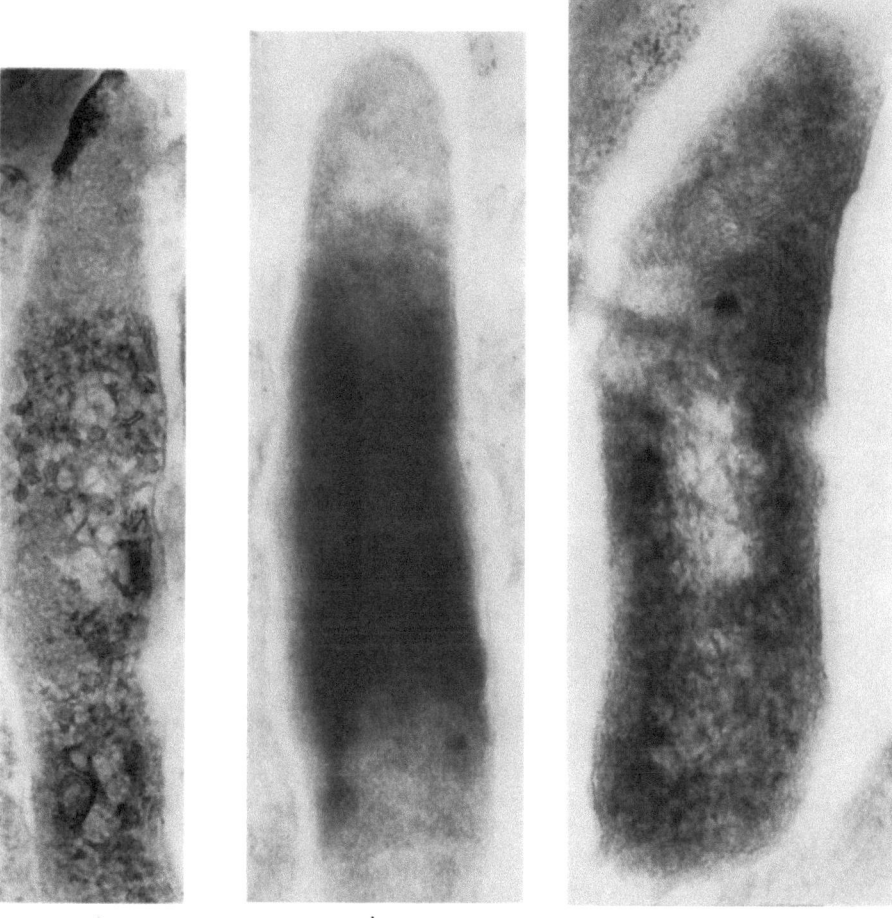

Abb. 4a—c. Längs- oder Schräganschnitte virulenter menschlicher Leprabakterien. Eponeinbettung. Schnittdicke: a etwa 300 Å; b und c etwa 500 Å. a Vergr. 79000fach. Hier sind vermehrt verteilte tubuliartige intracytoplasmatische Membransysteme neben zentralen netzig-fädigen Kernelementen zu erkennen. b Vergr. 89000fach. Im Schrägschnitt des oberen Anteils weist die Plasmamembran eine längsgerichtete parallele Zeichnung auf. Das entspricht offenbar den von NISHIURA beschriebenen Fibrillen. c Vergr. 117000fach. Im unteren Anteil parallele, längsgerichtete fibrilläre Strukturierung. Oben welliger Verlauf intracytoplasmatischer Membransysteme. Eine weitere Deutung oder Beziehung der vielfältigen Strukturen etwa zum Alter der Bakterien kann noch nicht gegeben werden

Sie folgen hierin van ITERSON, der solche Schichtung am Bacillus subtilis beschrieben hatte.

Nach außen sind die Bakterien, wie sich zeigt, immer von einer elektronentransparenten Zone umgeben, und wiederum weiter außerhalb findet sich eine sog. diffuse Schicht (s. u.).

In neuerer Zeit hatte sich gezeigt, daß die äußere Seite der Zellwand der Tuberkelbakterien eher rauh als glatt, ohne Faltenbildung sei. Weiterhin läßt

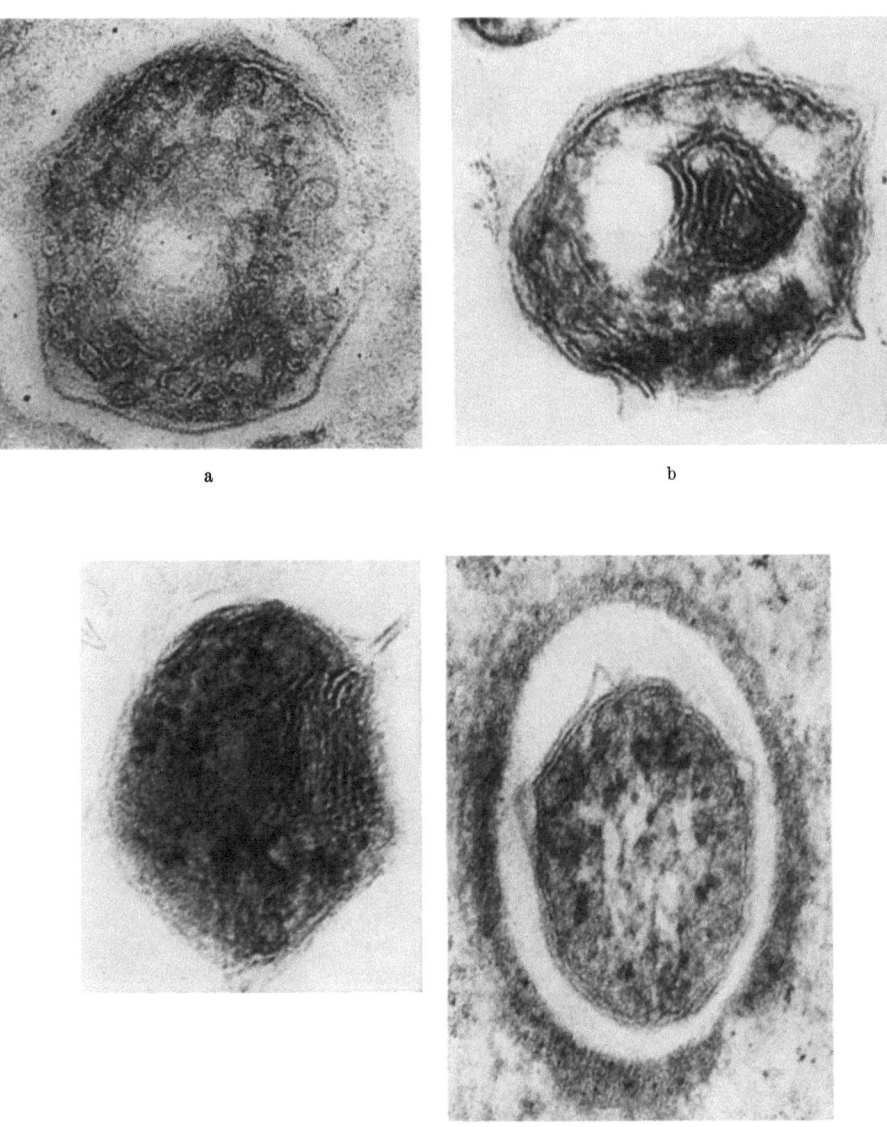

Abb. 5a—g. Querschnitte virulenter menschlicher Leprabakterien. Eponeinbettung. Schnittdicke: a etwa 300; b—g etwa 500 Å. Vergr. alle: 135000fach. Nach Zellwall und Plasmamembran ist die Cytoplasmamatrix in g feingranuliert. d, e und f weisen eine zentrale Auflockerung mit netzig-fädigen Verdichtungen auf. Diese könnten Kernmaterial entsprechen. Intracytoplasmatische Membranen oder Mesosomen rollen sich in b spiralig auf. Sie stülpen sich von der Plasmamembran ein (c) oder sind gehäuft tubuliartig in a zu erkennen. Polyphosphatkörper sind in e angeschnitten

sich häufig eine gewisse fibrillär-vernetzende Streifung erkennen (BASSERMANN). KÖLBEL meint zwei verschiedene Schichten zu erkennen. Die äußere sei strukturlos, die innere bestehe vorwiegend aus längsorientiert seitlich vernetzten Fibrillen. TAKEYA und HISATSUMA nannten dies „paired fibrous structures". IMAEDA konnte solche feinen Fibrillen nur in chrombeschatteten oder negativ gefärbten Bakterienwänden sowohl auf der Außen- als auch auf der Innenseite nachweisen. Er schrieb 1965 ausdrücklich, daß diese Strukturen in osmiumfixierten Ultradünnschnitten nicht zu beobachten seien.

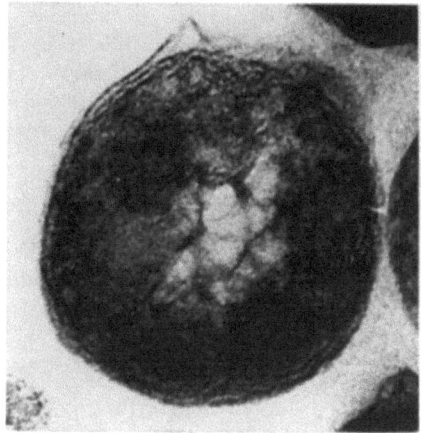
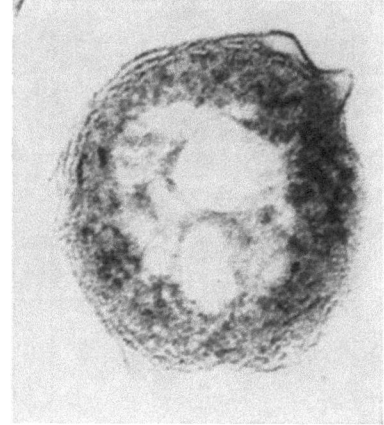
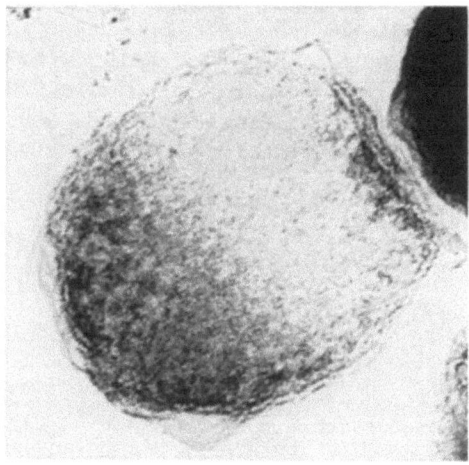

Abb. 5 e—g

Verfolgt man auf eigenen elektronenmikroskopischen Aufnahmen die weiter unten zu besprechenden intracytoplasmatischen Membranen, so finden sich diese bei einer frischeren lepromatösen Lepra, also solche mit reichlich oder vorwiegend virulenten Erregern, in einer ziemlichen Häufigkeit. Demgegenüber scheinen bei einer älteren knotigen lepromatösen Lepra dann, wenn überwiegend degenerierte Erreger zu beobachten sind, nur wenige solche Membransysteme vorzukommen. Wendet man sich diesen Membransystemen zu, so wird gleich zu zeigen sein, daß diese offensichtlich aus der Zellwand herkommen. Es ist schwer vorstellbar, hier eine flächenhafte Einstülpung zu vermuten. Vielmehr sprechen die neuesten Befunde von IMAEDA und NISHIURA dafür, daß man ähnlich wie bei dem Tuberkelbacterium in der Zellwand eine fibrilläre Struktur erkennen kann. NISHIURA u. Mitarb. haben schon, wie IMAEDA oder OKADA und SATO bemerkten, auf oberflächlich bedampften oder negativ gefärbten Erregern bandartige Strukturen an der Bakterienoberfläche nachweisen können. Die Bakterien wurden von einem lepromatösen Kranken gewonnen, bei dem knotige Leprome trotz Therapie schnell auftraten (Abb. 3, 4 und 5).

Diese Bandstrukturen bestehen aus zarten, etwa 150 Å dicken Bändern, welche den Bakterienleib ausgebildeter Erreger wie ein Bambusknoten oder ein

Gürtel umschnüren, während andere solche Filamente mehr in Längsrichtung verlaufen. Ähnliche Strukturen werden auch bei anderen Mycobakterien wie Mycobacterium leprae murium, H 37 R a, Vogeltuberkulosebacterium (Stamm Jucho) und ICRC-Bacterium gefunden. NISHIURA u. Mitarb. sagen, daß solche Bandstrukturen bei aktiv wachsenden Bakterien entweder in vivo oder in vitro zur Beobachtung kommen. Offenbar finden sie eine Bedeutung bei der Bakterienteilung, besonders bei der queren Septumbildung des Zellwalles. Nach meinen Untersuchungen an Ultraschnitten einer „frischen" lepromatösen Lepra (Abb. 4) lassen sich an Längsschnitten einmal wiederum die intracytoplasmatischen Membransysteme erkennen, die, wie auch an Querschnitten zu sehen ist, sich im Cytoplasma gelegentlich mehr am Rande befinden. Weiterhin kommen mehr wellige, manchmal mehr wirbelige, gelegentlich parallel orientierte filamentöse Strukturen zur Darstellung. An schräg angeschnittenen Bakterienwänden sind die letzteren Elemente vorwiegend längsgerichtet und von ziemlich einheitlicher Dicke. Allerdings konnte ich bisher die queren, gürtelartigen Bänder nicht erkennen, was mir GIESBRECHT bestätigte. Auch ließ sich eine Vernetzung wie auf den Bildern von IMAEDA nicht nachweisen.

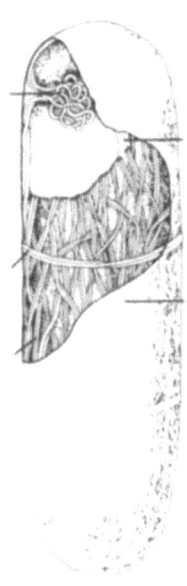

Abb. 6. Mycobacterium-Zelle nach NISHIURA, KYOTO

Mit diesen Befunden findet NISHIURAs Schema der Leprabakterienhülle (Abb. 6), besser der „Plasmamembran", eine gute Stütze in Schnittpräparaten und vielleicht sollte man in Zukunft nicht mehr von einer „Plasmamembran", sondern von einem „Plasmahüllgeflecht" sprechen.

b) Chemische Bestandteile der Bakterienwand

Wie schon BASSERMANN für das Tuberkelbacterium ausgeführt hat, ist auch beim Leprabacterium nach dem „Wachsmantel" als Ursache der „Säurefestigkeit" zu fragen. Als Kapsel wird in der Bakteriologie ein Substrat bezeichnet, welches die Zellwand umhüllt, aber ohne eine nachweisbare Oberflächenmembran zu besitzen. Eine solche Kapsel wäre also ein akzessorischer Faktor, kein integrierender Bestandteil der Bakterienzelle. Für diese viel diskutierte „Kittsubstanz", „Wachsmantel" oder „Cordfaktor" konnte bisher submikroskopisch kein morphologisches Äquivalent nachgewiesen werden. Das Phänomen der „Säurefestigkeit" muß daher in spezifischen biochemischen Struktureigenschaften dieser Bakterienwände zu suchen sein.

Mit der Chemie der Erregerwand, die verhältnismäßig leicht zu isolieren ist, hat sich IMAEDA ausführlicher beschäftigt. Da sich die Wirtszelle naturgemäß zuerst mit der Bakterienwand auseinandersetzen muß und man hier gleichfalls zuerst immunologische Abwehrreaktion vermuten kann, ist solche Analyse von grundlegender Bedeutung. Es mag daher IMAEDA in folgendem ausführlicher zu Worte kommen.

In der Tuberkelbakterienhülle nahm 1927 MUDD Kohlenhydrate an. FÖLDES wies nach Phenolextraktion außen Lipoproteine und innen zwei Polysaccharide P_1 und P_2 nach. TEPPER sagt, daß außen ein Polysaccharid-lipid-aminosäure- und innen ein Peptid-muraminsäure-acetylglucosamin-Komplex vorhanden sei. Durch Phenolextraktion entfernt man eine Zellwandmatrix, hauptsächlich aus Lipoproteinen. Die zurückbleibenden Fibrillen bestehen dagegen aus Polysacchariden.

Die weitere Analyse der Fibrillen weist folgende Zusammensetzung auf: Chloroformlösliche Lipide 29,8%: reduzierte Zucker 18,7%; Hexosamin 7,3%; Pentose 15,7%; Stickstoff 3,8%: Gesamtphosphor 1%. Von Aminosäuren finden sich hauptsächlich Glutaminsäure, Alanin und Diaminopimelinsäure. Demnach handelt es sich bei diesem Fibrillennetz um Lipopolysaccharide mit Peptiden, in die Lipoproteine eingebettet sind.

Neuerdings haben KANETSUNA und IMAEDA diese Analysen an Mäuseleprabakterien weitergeführt und größere Anteile von Arabinose, Galaktose und Mucopeptiden gefunden oder (nach Phenolextraktion): Phosphat 0,11%; N 2,65%; Arabinose 15,6%; Galaktose 14,1%; Glucosamin 7,6%; Alanin 15%; Mykolsäure 33,8%. Damit handelt es sich um einen Mykolsäure-arabino-galactan-mucopeptid-Komplex, der typisch für den Stamm der Mycobacteriaceae ist.

Über die Zellwand der Mycobakterien im allgemeinen hat ASSELINEAU berichtet. Sie weist ein charakteristisches Lipoid auf und das steht im Einklang mit älteren Beobachtungen, aus welchen man die Vorstellung gewann, die Bakterien seien durch einen Wachspanzer eingehüllt. Im weiteren weiß man, daß Lipoidfaktoren (oder mit Lipoiden verbundene komplexe Substanzen) für die allergene Aktivität unerläßlich sind. ASSELINEAU erwähnt auch die fundamentale Rolle der D-Wachse bei diesem Phänomen, womit die Anwesenheit der D-Wachse in der Mycobakterienzellwand bestätigt sei. Beziehungen zwischen der Zellwand und der immunisierenden Aktivität sind offenbar noch komplizierter.

c) Das intracytoplasmatische Membransystem

Unter geeigneten Bedingungen werden Bakterien angeschnitten, die deutlich eine Einbuchtung der äußeren Membranhüllen in den Zelleib erkennen lassen. Es handelt sich dabei offensichtlich um eine Einfaltung der Plasmamembranen. Die Faltung bildet einen Sack, in dem mehrere kugelige bis ovaläre Gebilde wiederum mit einer doppelten Membran zu beobachten sind. Gelegentlich finden

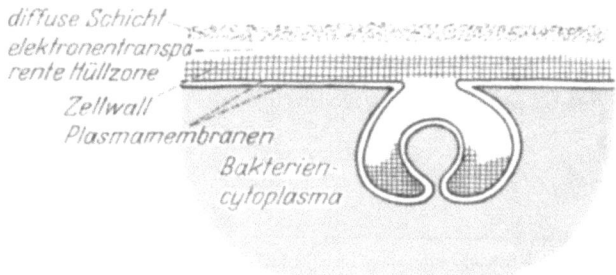

Abb. 7. Schema der Schichtung von Zellwall und Plasmamembran des Leprabacteriums in ihren Beziehungen zum intracytoplasmatischen Membransystem nach IMAEDA und OGURA

sich eher konzentrische Anordnungen verschiedener Lamellen. Die kugeligen oder ovalären Gebilde dringen bei einer Aufnahme IMAEDAs über die nach innen abschließende Membran in das Cytoplasma des Bakterienleibes ein. Die Dicke der umrandenden Membranen, auch der kleinen kugeligen Körper, entspricht durchaus derjenigen des Zellwalles. Es handelt sich zweifellos um tubuläre Einfaltung der invaginierten Plasmamembran (Abb. 7). Das intracytoplasmatische Membransystem spielt eine wichtige Rolle bei der Zellteilung (IMAEDA u. OGURA), oder, wie früher MALFATTI, ohne genauere Definition der einzelnen Strukturen, annahm, im Lebenscyclus der Bakterien.

Solche Membranstrukturen wurden nach verbesserter Technik an verschiedenen Bacillen und Bakterien beobachtet. Nach FITZ-JAMES werden diese Strukturen auch als Mesosomen bezeichnet. Sie weisen damit Ähnlichkeiten zu den Mitochondrien auf. Und biochemisch mögen hieran ebenso wie an der Cytoplasmamembran Enzyme, besonders die der Atmungskette, lokalisiert sein, was an Leprabakterien bisher jedoch nicht direkt nachgewiesen werden konnte. Es wäre denkbar, daß dies mit der Reduktion von Tetrazoliumsalzen oder Mitochondrienfärbungen möglich wäre.

WADE stellte einmal die Frage, ob es sich bei den kugeligen ovalären Gebilden mit der Doppelmembran, die IMAEDA dargestellt hatte, um sporenartige Gebilde des Bacteriums oder um eine ultramikroskopische Form des Erregers handeln könnte. Aber IMAEDA lehnt auf Grund elektronenmikroskopischer Kenntnisse das ab, vielmehr sind es sicher Querschnitte tubulärer intracytoplasmatischer Membranfaltungen.

Es mag kurz erwähnt werden, daß WADEs Frage aus der klinisch-bakteriologischen Beobachtung her zu verstehen ist; denn bei der tuberkuloiden Lepra lassen sich im produktiven ruhenden Stadium bislang kaum säurefeste Stäbchen oder Granula nachweisen. Allerdings hatte LOWE 1936 und 1937 bei sorgfältiger Beobachtung dennoch Bakterien zu 60 oder 70%

Tabelle 1. *Die verschiedenen Anteile des Leprabacteriums*

Bezeichnung	Eigenschaften, Bedeutung	Elektronenmikroskopisches Verhalten
Diffuse Außenschicht	adsorbierte Substanzen der Wirtszelle	etwa 16—70 nm dick; gelegentlich 2 dunklere von einer mäßig dichten Schicht getrennt
Mantelsubstanz (elektronentransparente Zone)	fettlöslich, wachsige Substanz der Bakterienkapsel?	etwa 10 nm dick; entspricht der später auftretenden elektronentransparenten Zone, dann der Gloea oder dem Schleim
Zellwall	offenbar stoffwechselinaktiv; Glycosaminopeptide? Mucopeptide?	etwa 10 nm dick; wird als Stützmantel angesehen. Widersteht osmotischem Innendruck bis zur Bakteriendegeneration
Cytoplasmamembran	Lokalisationsort für Enzyme	dem Zellwall eng anliegend, löst sich bei Einfaltungen oder Bakteriendegeneration; doppelte Membran mit Zwischenschicht in Sandwich-Form, jede Schicht 3 nm dick
Intracytoplasmatisches Membransystem (Mesosom)	mitochondrienartiger Lokalisationsort der Atmungsfermente; Zusammenhang mit der Bakterienteilung	faltet sich in den Bakterienleib hinein, wobei tubuläre Strukturen mit doppelten Membranen zu erkennen sind
Cytoplasma	Matrix mit körnigen Ribosomen	elektronendichte Ribosomengranula 1—2 nm groß
Nucleus (A-Granula)	Desoxyribonucleinsäuren	offenbar fädige Anordnungen der genetischen Substanzen ohne abgrenzende Membranen
Tropfenkörper (Lysosomen?)	Polyphosphate, beteiligt am Energie-Pool? Poly-β-hydroxybutylatkörper	homogene dichte Tropfen ohne eindeutige Abgrenzung zum Cytoplasma weniger dichte Tropfen; Verhalten bei Degenerationen unklar

in tuberkuloiden Herden festgestellt. Die neuere Beachtung der teils auch reaktiv auftretenden Übergänge in die Grenzform konnte Lowe noch nicht berücksichtigen, weil diese klinische Form erst herausgearbeitet wurde. Lowe nahm also keine heute nötige Spezifizierung der Krankheitsformen vor. Wahrscheinlich hat er die Bakterien immer bei solchen Übergangsformen vorgefunden. So muß man mit Wade auch heute noch sagen, daß bei der reinen tuberkuloiden, ruhenden Lepra kaum Bakterien vorzufinden sind. Dennoch müssen Erreger vorhanden sein; denn im Übergang zur Grenzlepra sind wiederum genügend Bakterien nachweisbar. Es ist also nach wie vor danach zu fragen, in welcher Form sie bei der tuberkuloiden Lepra vorliegen. Wade hoffte, in diesen sporen- oder virusähnlichen Gebilden eine Klärung zu gewinnen. Aber das trifft, wie wir sahen, nicht zu. Das Problem ist bisher nicht gelöst. Auch Rees u. Valentine geben ausdrücklich an, daß es keine haltbaren Beweise für ein Sporenstadium oder für gekapselte Leprabakterienformen gäbe. Deswegen heißen die Erreger ja auch Mycobacterium leprae, also Leprabakterie und nicht etwa „Leprabacillus".

Imaeda und Ogura haben neuerdings die engen Beziehungen zwischen der Plasmamembran und der intracytoplasmatischen Membranstruktur beispielhaft

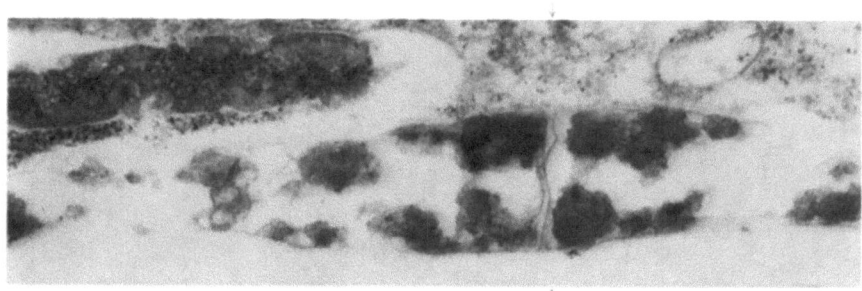

Abb. 8. Mycobacterium leprae. Vergr. 50000fach. Neben einem noch vollständigen und intakten Bacterium liegt ein überlanges Doppelbacterium nach unten ganz von elektronentransparenter Zone umgeben. Das Bakterienplasma ist klumpig, was als Degenerationszeichen angesehen wird. Im Mittelteil ziehen senkrecht durch das ganze Bacterium Plasmamembranen hindurch. Diese trennen das Bacterium. Im Spalt Material diffuser Schicht, welches durch eine zarte, helle Zone von den Plasmamembranen abgesetzt ist. Es bleibt unklar, warum das Doppelbacterium vor endgültiger Trennung schon degeneriert ist

für alle Mycobakterien an den Leprabakterien zeigen können und fassen diese inneren Strukturen als Mitochondrien auf. Die zwei dichten Plasmamembranschichten dringen, wie schon erwähnt, in das Cytoplasma ein und bilden dann das innere Membransystem in kontinuierlichem Übergang. Dabei kann es zu einer Lamellenstruktur kommen, die unter geeigneter Schnittführung viele Bläschen vortäuschen, aber wie gesagt tubulären Einfaltungen entsprechen. Durch die innere Schicht der Plasmamembran sind diese Membranstrukturen vom Cytoplasma getrennt. Innerhalb dieser Einfaltungen mögen Reste von Zellwallkomponenten vorhanden sein oder diese Komponenten werden hier neu gebildet.

Bei der *Bakterienteilung* dringen diese Plasmamembranschichten senkrecht zur Zelloberfläche durch das Bacterium ein und sind dann von transparenten Zonen weiter getrennt. Gelegentlich finden sich auch dann noch direkte Übergänge in das intracytoplasmatische Membransystem. Allerdings konnten diese Verhältnisse von Imaeda und Ogura bisher nur bei nicht klassifizierbaren Mycobakterien gezeigt werden, also bei Bakterien, die sich schneller als Leprabakterien teilen. Offenbar werden auch hier zwischen den Bakterien, also zwischen Mutter- und Tochterbacterium, die Zellwallvorstufen von der Plasmamembran neu produziert. Die transparente Zwischenzone entspricht den späteren wachsigen Substanzen (Abb. 8).

Es handelt sich also um eine Querteilung der Bakterien. Dieser Befund scheint der Beobachtung zu widersprechen, daß die Bakterien in den Leprazellen im allgemeinen in der Längsrichtung nebeneinander liegend angetroffen werden. Vielleicht erklärt sich dies damit, daß die neuen Tochterbakterien durch den Zellwall umgebogen und neben die älteren geschoben werden (IMAEDA u. OGURA). Es wäre noch anzufügen, daß bislang Verzweigungen der Bakterien nicht festgestellt werden konnten.

d) Der Bakterieninhalt

Das Leprabacterium ist im Cytoplasma dichtgefüllt mit einer Matrix, die mit kleingranulären Elementen, die den sog. Ribosomen entsprechen, durchsetzt ist. Diese Matrix wird aber weitgehend verdrängt durch tropfenartige, homogen

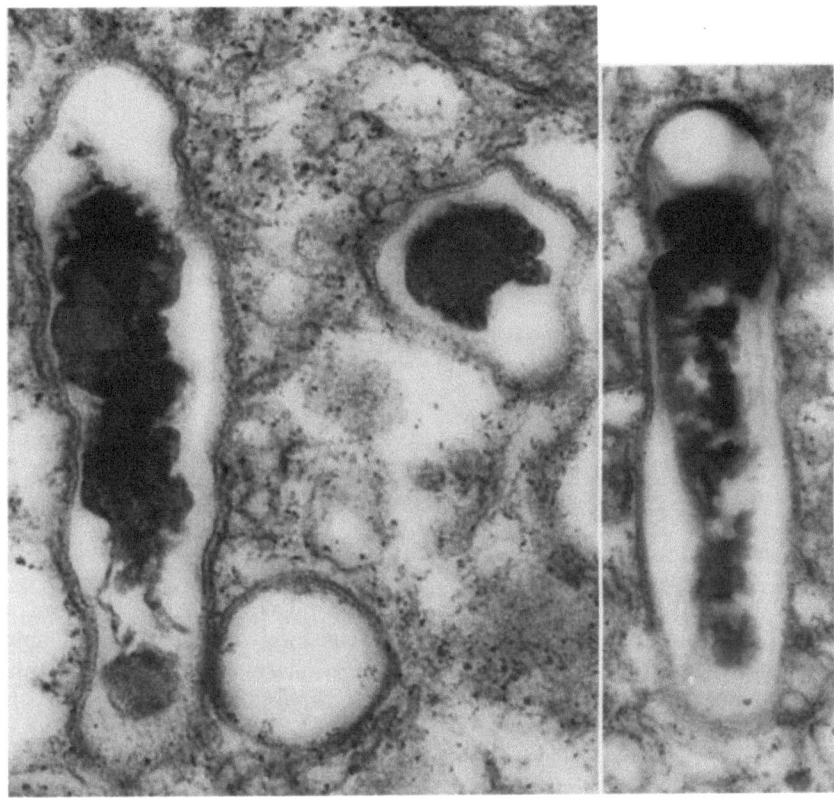

Abb. 9. Degenerierte menschliche Leprabakterien. Vergr. links 72000fach; rechts 54000fach. Das Cytoplasma weist im Längs- und Querschnitt deutliche Verklumpungen auf, in denen sog. Polyphosphatkörper noch zu erkennen sind. Die Plasmamembranen lösen sich offensichtlich ab. Eine Flächenstruktur der Membranen ist nicht zu erkennen. Die diffuse Schicht ist wieder als doppelte Membran zu erkennen. Allerdings ist eine Entscheidung auf Grund dieser Bilder nicht möglich, ob deren innere Membran als Zellwall anzusehen ist

erscheinende Substanzen, die ohne jede Membran darstellbar sind. Diese werden als sog. Polyphosphatkörper oder von GLAUERT einige, die elektronenheller erscheinen, als Poly-β-Hydroxybutulatkörper bezeichnet. Es handelt sich also um zwei verschiedene Körper: einer ist elektronendichter, der zweite ist weniger elektronendicht (Abb. 3, 4a und 5).

Der Bakterienkern scheint ein dichtes, irregulär gestaltetes Gebilde zu sein. Gelegentlich zeigen sich feine Fäden. Dieser Kernapparat verschwindet zuerst bei den ersten Anzeichen von Degeneration, was ZAPF u. WAHN für die Tuberkelbakterien beschrieben haben. Eine isolierte Darstellung der Kernmassen ist für das Leprabacterium noch nicht möglich gewesen.

Alle diese Produkte zusammen geben ein sog. normales, lebensfähiges oder wohlgestaltetes Leprabacterium. Daneben sieht man aber im Cytoplasma der Wirtszellen bei lepromatöser Lepra dann, wenn es zur Ausbildung der Schaumzelle kommt, in größeren elektronentransparenten Aufhellungen Fragmente einer dichten Membran von der Größe der Bakterienwände. Im Inneren zeigt sich ein dichtes koaguliertes, unregelmäßig gestaltetes Material. Diese Elemente werden als Reste degenerierter Bakterien angesehen. Bei der bakterienreichen lepromatösen Lepra finden sich intracellulär sehr viele degenerierte, gekörnt aussehende Bakterien. Teilweise werden Zahlen bis zu 95% angegeben (Abb. 9 und 10).

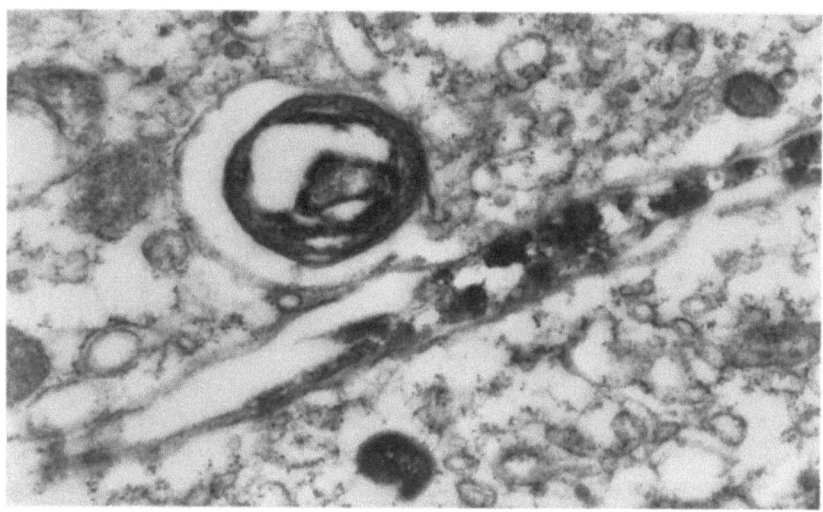

Abb. 10. Lepromatöse Lepra, unbehandelt. Leprazellenausschnitt. Vergr. 38200fach. Neben längsgeschnittenen Bakterien zwiebelschalenartige Struktur (Degenerationsprodukt opaken Materials?) um Bakterienrest. Diese werden auch als sog. Myelinfiguren (NISHIURA) bezeichnet

REES u. VALENTINE haben untersucht, ob man auf Grund der Bakterienmorphologie etwas über die Lebensfähigkeit der Bakterien aussagen könne. Zunächst beziehen sie sich auf die Ziehl-Neelsen-Färbung und die lichtoptische Untersuchung. Schon früher hatte ja besonders V. KLINGMÜLLER vorsichtige und schonende Färbungen, ohne Anwendung größerer Hitze, der Leprabakterien für lichtoptische Prüfungen empfohlen und auch HANKS schreibt heute solches. REES u. VALENTINE haben dieses Vorgehen genauestens überprüft und die Annahme bestätigt, indem sie identische Bakterien sowohl lichtoptisch wie elektronenmikroskopisch dargestellt haben (Abb. 11). Heute gelingt es, wie sie ausführlich zeigen konnten, nach dieser Methodik lebende und tote Erreger deutlich zu unterscheiden.

Eine charakteristische Erscheinung der menschlichen Leprabakterien nach Ziehl-Neelsen-Färbungen ist nämlich das Auftreten von unregelmäßig angefärbten Erregern. Wenn man diese veränderten Bakterien auch kannte, so war es bislang nicht möglich, ihre Lebensfähigkeit zu prüfen, da die Erreger ja weder züchtbar noch auf Tiere übertragbar waren. Es gelang bisher auch nicht, mit Spezialfärbungen über Fluorescenzfarbstoffe oder mit Malachitgrün nach MUROHASHI eine Differenzierung vorzunehmen. Aus diesem Grunde sind verschiedene Deutungen ihrer Natur verständlich: HOFFMANN meint, daß die granulären Formen von degenerierten oder zerbrochenen herstammen und MANALANG glaubt, daß sie in den aktiven Lebenscyclus des Bacteriums hineingehöre, daß unregelmäßig gefärbte Bakterien einer Proliferationsphase entsprechen.

In der letzten Zeit, besonders bei der Beurteilung der Chemotherapie, neigte man eher der Auffassung zu, in diesen unregelmäßigen Formen wirkliche Degenerationsprodukte in den Bakterien zu sehen (DAVEY).

McFADZEAN, REES u. VALENTINE zeigten nun, daß elektronenmikroskopisch sichtbare degenerative Erreger der Rattenlepra als tote anzusehen sind. Daraus schließen sie, ähnliche Strukturänderungen an menschlichen Leprabakterien gleichfalls als Ausdruck einer Schädigung auffassen zu dürfen.

Mit Carbolfuchsin nach Formalinfixierung werden nicht die Zellwände, sondern das Cytoplasma (wie schon OKADA zeigte), wahrscheinlich Mykolsäure angefärbt. Lebensfähige Bakterien weisen sowohl lichtoptisch wie elektronenmikroskopisch

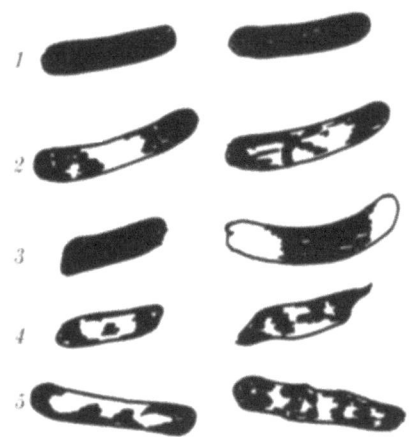

Abb. 11. Zuerst lichtoptische (links) und dann elektronenmikroskopische (rechts) Beobachtung identischer Mycobakterien. (Nach REES und VALENTINE.) *1* normales Mycobacterium leprae murium; *2* und *3* degenerierte Mycobacteria leprae muria; *4* und *5* degenerierte menschliche Leprabakterien

eine gleichmäßige Dichte auf. Diese wird geändert, wenn man Bakteriensuspensionen in Phosphatpuffer bei 37°C über Monate aufbewahrt (HANKS, McFADZEAN, VALENTINE, REES). Ihre Lebensfähigkeit nimmt ab (REES u. VALENTINE) und man sieht, daß das Leprabakteriensklelet innen mit nodulären Verdichtungen besetzt ist. Gelegentlich ziehen sich die dichten, cytoplasmatischen Substanzen zusammen, täuschen dann gut geformte Erreger vor. Aber die gleichen Erreger lassen elektronenmikroskopisch längere leere Bakterienhüllen erkennen (Skizze). Nun kann man ja leider nicht überall diese Veränderungen an den Bakterien elektronenmikroskopisch kontrollieren. Deswegen haben REES u. VALENTINE nochmals unter sorgfältigen Kautelen bei verschiedener Temperatur und unterschiedlicher Länge das Ergebnis der Ziehl-Neelsen-Färbung lichtoptisch und elektronenmikroskopisch verglichen. Es zeigte sich, daß die sicherste Färbung bei 37°C über 6—15 Std lang gelingt (basisches Fuchsin 5 g; kristallisiertes Phenol 25 g; absoluter Alkohol 50 ml; Wasser ad 500 ml. Entfärbung in 25% H_2SO_4 für 10 min. Gegenfärbung in 1% wäßriger Methylenblaulösung für 1 min.). Die dann beobachtbaren lichtoptischen Bakterienveränderungen entsprechen weitgehend denen, die man elektronenmikroskopisch feststellen kann.

McFADZEAN, REES u. VALENTINE halten alle fragmentierten, granulierten und körnigen, also unregelmäßigen Bakterien für tote. Hiermit findet RIDLEYs Beachtung der granulierten Formen bei dem bakteriologischen Index zur Beurteilung der Chemotherapie (DAVEY) wertvollste Unterstützung. Degenerierte Formen der Leprabakterien finden sich übrigens nach McFADZEAN u. VALENTINE bei der Rattenlepra zu 5%, bei unbehandelter, lepromatöser, menschlicher Lepra aber zu 20—96%, was ich durchaus bestätigen kann. Überraschend war, daß nach längerer Sulfontherapie der Anteil degenerierter Formen elektronenmikroskopisch ganz wesentlich zurückgeht, was ja wieder in keiner Weise RIDLEYs Beobachtungen entsprechen dürfte, aber MCFADZEAN u. VALENTINE sahen gleichzeitig in den nach üblichen Methoden gewonnenen Abstrichen genügend degenerierte Formen. So muß man schließen, daß diese durch die Sulfone so weit verändert werden, daß sie bei der elektronenmikroskopischen Aufarbeitung vollständig extrahiert worden sind, also chemisch verändert wurden.

Es mag angeführt werden, daß es sowohl kurze wie lange Bakterien gibt. RATH DE SOUZA hat schon früher angegeben, daß kürzere, die kaum länger als 4 μ seien, bei der borderline-Lepra auftreten. Lange Bakterien enthalten meist ein gut entwickeltes, intracytoplasmatisches System, worauf auch IMAEDA u. OGURA hingewiesen haben. Man muß wohl annehmen, daß hier eine baldige Zellteilung angekündigt wird.

Das *Mycobacterium leprae murium* wurde in Schnittpräparaten von YAMAMOTO u. Mitarb. beschrieben. Es wird in den Wirtszellen gleichfalls von einer deutlichen, elektronentransparenten Zone umgeben. Das Bacterium ist etwa 1,7 μ lang und 0,3 μ breit, also schmäler als andere Erreger (REES u. VALENTINE). Es wiegt 6×10^{-14} g, degeneriert $3,6 \times 10^{-14}$ g; der leere Zellwall wiegt $1,4 \times 10^{-14}$ g (VALENTINE, REES u. VALENTINE).

Der Bakterienzellwall wurde früher mit 6 nm Dicke, die Cytoplasmamembran mit 1 nm angegeben, wobei doppelte Membranbildungen zunächst unberücksichtigt blieben. Das Cytoplasma ist mäßig elektronendicht und weist manchmal Verdichtungen an den Enden auf. Der Nuclearapparat besteht aus einem Netzwerk feiner Fäden in der Matrix. Opake Tropfen werden an den Wirtszellen nicht festgestellt. Der Zellwall ist jedoch nach CHAPMAN u. Mitarb. manchmal als solider Ring, von 12—15 nm Dicke, oder als 2 konzentrische Ringe mit einem hellen Spalt dazwischen von je 4—5 nm zu erkennen. Die Cytoplasmamembran legt sich häufig dicht an die Zellwallstrukturen an, ist am besten an geschrumpften Stellen freier sichtbar. Der Nucleus besteht aus fädigen Elementen, wie es ja vordem schon gefunden worden ist. Die einzelnen Fäden haben einen Durchmesser von 4—6 nm. Offenbar wurden diese für Mitochondrien gehalten. Die sog. A-Granula nennt OKADA dichte Zonen; sie entsprechen aber zweifellos den Polyphosphatkörpern.

3. Die sog. extracelluläre Kapsel der Leprabakterien, die elektronentransparente Zone (Nishiura), Gloea und Globibildung

Die außen den Bakterien anliegenden Substanzen wurden schon immer genügend beachtet. Man nimmt an, daß eine nach dem Bakterienzellwall elektronenmikroskopisch zu beobachtende, helle Zone durch die Bakterien selbst gebildet wird oder als Produkte der Auseinandersetzung der Bakterien mit den Wirtszellen aufzufassen sind. MALFATTI sah bei isolierten Bakterien einen peripheren Hof, von dem er meinte, daß es sich um Substanzen bakterieller Sekretion oder Exkretion handeln müsse, die er der Gloea gleichsetzte. Bakterienkonglomerate waren insgesamt von solchem Hof umgeben. HANKS sah 2 Stadien der Bakterien, ein leicht anfärbbares, ohne Kapsel, und ein schwer anfärbbares, mit breiter Kapselsubstanz. DE SOUZA-ARAUJO glaubte, daß die Höfe bei unbehandelten Kranken eher zu beobachten seien und auch MALFATTI u. JONQUIERES brachten den Mangel an Kapselhöfen mit gestörter oder abnehmender Pathogenität der Erreger zusammen, was BRIEGER u. GLAUERT gleichfalls betonten. Nach MUKERJEE verschwinden diese Gloeahöfe um die Bakterien unter der Sulfontherapie. YAMAMOTO u. Mitarb. beschrieben um die Bakterien eine elektronentransparente Zone. Der Begriff stammt offenbar von NISHIURA. Die Bakterien liegen elektronenmikroskopisch immer etwas getrennt voneinander in den Zellen. Bisher sind es noch offene Fragen, ob diese Kapselsubstanzen auch bei spontaner Besserung der Krankheit verschwinden und ob überhaupt Beziehungen zwischen der Ausdehnung der Kapselhöfe und der Pathogenität der Bakterien bestehen. Chemisch sind die Kapselsubstanzen in Chloroform löslich; denn geklumpte Bakterien werden durch Chloroform auseinandergelöst, nicht aber durch Andauung mit Pankreatin (HANKS). Auch das Verhalten im isoelektrischen Punkt spricht nicht dafür, daß größere Gewebskomponenten hier adsorbiert sind. Die Impermeabilität der Kapsel kann durch Phenol, Chloroform oder Hitze verändert, gelöst werden, was ja bei den Anfärbungen ausgenutzt wird. Dagegen werden die Kapselsubstanzen durch übliche Fixierungsmittel (Formol usw.) nur verfestigt. Lichtoptisch war es bislang schwer, Aussagen über die Kapselsubstanz zu machen, weil sie ja bei den Färbungen gelöst wurde. HANKS hat daher die Bakterienausstriche zuerst mit Formalin-Alkohol fixiert, dann 5 min bei 37°C mit Carbolfuchsin oder Nigrosin behandelt und nunmehr den Kapselhof gut darstellen können. Wenn man frische Ausstriche Osmiumdämpfen aussetzt (WADE), so sind die Höfe gleichfalls gut darstellbar.

Die elektronentransparente Zone könnte
1. aus nicht osmiophilen Substanzen oder
2. aus niedermolekularen Stoffen mit nur schwacher Dichte für Elektronenstrahlen bestehen, oder
3. hier sind Substanzen bei der Einbettung extrahiert.

IMAEDA meint dazu folgendes: Neutralfett ist auch nach Alkohol und Methacrylat (beides Fettlösungsmittel) osmiophil, während Cholesterin weniger osmiophil ist. Somit handelt es sich sicher nicht um ein Sterol, vielleicht eher um einen aliphatischen Alkohol. Demnach können in diesen Zonen, die der Gloea entsprechen, weder osmiophile Lipide oder Cholesterin sein. Eher handelt es sich um nichtosmiophile Lipide oder andere niedermolekulare Substanzen. Früher meinte IMAEDA, daß es sich um wasserlösliche Bakterienmetaboliten handele.

Bemerkenswert ist IMAEDAs Feststellung, daß die elektronentransparente Zone nicht um die teils auch in größeren Gruppen vorkommenden Bakterien bei Grenzlepra, sondern nur bei lepromatöser Lepra zu finden seien. Das läßt sich allerdings lichtoptisch nur schwer, dagegen elektronenmikroskopisch gut erkennen. Sicher ist solche Annahme nicht zu streng auszulegen, worauf LEIKER hinwies; denn an der lepromatösen Seite der Grenzlepra mögen mehr Globi auftreten als an der tuberkuloiden.

Während noch NISHIURA dazu neigte, die elektronentransparente Substanz mit dem Stoffwechsel des Bakterienwachstums zusammenzubringen, neigt IMAEDA u. Mitarb. neuerdings dazu, diese als ein Resultat cytoplasmatischer Veränderungen der Wirtszellen, bedingt durch den bakteriellen Parasitismus, aufzufassen. Denn zumeist sind die vollständig degenerierten Bakterien ganz von solchen Substanzen umgeben.

Diese Untersuchungen bei lepromatöser Lepra durchzuführen, sind deswegen schwer zu beurteilen, weil hier zu viele verschiedene bakterielle Phasen, zumeist degenerierte Zustände der Bakterien, wie oben angeführt, angetroffen werden. Aus diesem Grunde war es geschickt, daß IMAEDA u. Mitarb. nach klinisch guter Abgrenzung der Grenzlepra durch CONVIT subtile elektronenmikroskopische Befunde bei diesem borderline-Lepratyp durchführten.

Bei unbehandelter Lepra sind die Bakterien dann einzeln ohne elektronentransparente Substanzen im Zellcytoplasma gelegen. Die umgebende Matrix des

Zellcytoplasmas weist dabei zunächst ohne jede Membran eine geringere Dichte mit feinen Granula auf, die den RNP-Partikeln entsprechen mögen. Offensichtlich wird diese Matrix in späterem Stadium von elektronentransparentem Material durchbrochen, welches an den Bakterien gelegen ist. Die etwas dichtere Matrix, die noch mit dichten Granula durchsetzt ist, wird dabei zusammengedrängt und gleichzeitig bildet sich um eine solche Bakteriengruppe zum Wirtscytoplasma hin eine Membran. Diese Schicht wird gelegentlich auch die diffuse Schicht genannt. Auf Grund unserer Bilder weist die diffuse Schicht eine breite Zone von über 70 nm auf. Kristallisiert sich eine Doppelmembran heraus, so finden sich Breiten von 16—64 nm.

Bislang war der Begriff „Globi" nicht genügend klar umschrieben. Lichtmikroskopisch wurden darunter alle Bakterienklumpen verstanden, die mit einer wachsartigen Substanz, der „Gloea", umhüllt waren, wie es NEISSER formulierte. Es ist heute verständlich, daß bei der ersten Beschreibung der Grenzlepra auch irrtümlicherweise „Globi" angegeben wurden. Aber schon RATH DE SOUZA sah hierbei kaum solche Gebilde.

Richtiger Aufschluß konnte erst elektronenmikroskopisch gebracht werden. Unter *Globi* sind nunmehr Bakterienanhäufungen mit umhüllender, elektronentransparenter Substanz anzunehmen. Letztere entspricht, wie oben ausgeführt, der *Gloea*, dem Schleim bei der lichtmikroskopischen Betrachtung.

Solche echten Globi werden bei der Grenzlepra kaum beachtet. Es kommt zeitlich nicht dazu. Und solche Gebilde werden heute wegen der bald einsetzenden, therapeutischen Beeinflussung kaum noch beobachtet und bei der Grenzlepra nur im weiteren Ablauf dieses Typs in Richtung nach lepromatös zur Ausbildung kommen. Unter der Chemotherapie finden sich dagegen bei der Grenzlepra degenerierte Bakterienklumpen mit elektronentransparenter Substanz. Bei diesen handelt es sich demnach prinzipiell natürlich auch um „Globi".

4. Folgerungen aus den elektronenmikroskopischen Befunden über die Kapselsubstanz für die Infektiosität der dimorphen Lepra

Auf Grund elektronenmikroskopischer Untersuchungen zeigte IMAEDA, daß bei der dimorphen Lepra (Grenzlepra), besonders in unbehandeltem Zustand, keine echten *Globi* vorkommen. Vielmehr liegen die Bakterien kaum degeneriert in der Cytoplasmamatrix der Wirtszellen ohne breitere elektronentransparente Substanzen oder *Gloea* in engem Kontakt mit dem Zellstoffwechsel. Da die in Gruppen oder einzeln auftretenden Bakterien also überwiegend normal sind, muß die Infektiosität der Grenzlepra als hoch gelten. Das hob schon WHEATE aus klinischen Gründen hervor. Der Grenzleprakranke müsse isoliert werden.

Andererseits bringt dieser enge Kontakt der Bakterien mit dem Wirtszellcytoplasma eine schnellere chemotherapeutische Beeinflußbarkeit mit sich, was wiederum der klinischen Erfahrung entspricht. Offenbar sind die bei älterer lepromatöser Lepra dazu noch zum größten Teil degenerierten (toten?) Bakterien mit ihren Abbauprodukten in der elektronentransparenten Substanz bei lepromatöser Lepra für die therapeutischen Einflüsse ein Hindernis.

Die Beachtung von Änderungen an den elektronentransparenten Substanzen unter der Chemotherapie war Gegenstand einer Arbeit NISHIURAs u. Mitarb. Bei lepromatöser Lepra soll die elektronentransparente Zone unter Sulfonen größer werden, oder sie bleibt relativ konstant, während die sog., später zu besprechenden opaken Tropfen größer werden. Gleichzeitig koaguliert das bakterielle Cytoplasma und der Bakterienkern verschwindet. Im Endstadium solchen Bakterienabbaues wird schließlich der Bakterienzellwall aufgelöst. Dagegen scheint durch

Ciba 1906 das Cytoplasma zusammenzubrechen, die elektronentransparente Zone zusammenzufallen und die Bakterien werden schneller zerstört. Die Signifikanz dieser Befunde ist jedoch nicht genügend sicher.

Es kann zusammengefaßt werden: Die Kapselsubstanz der Bakterien ist zunächst eine schmale Zone elektronentransparenter Substanzen, die sich immer um jedes menschliche Leprabacterium findet. Diese Zone erweitert sich oder vermehrt sich zur Gloea, zum Schleim. Geklumpte Bakterienhaufen liegen entweder parallel oder in Längsrichtung nebeneinander in einer Matrix, die der Gloea oder den elektronentransparenten Substanzen entsprechen. Dieser ganze Komplex wird auch als Globi bezeichnet.

5. Ultramikroskopische Befunde der Leprazellen

Unter „Leprazellen" sind im allgemeinen die Zellen zu verstehen, die Leprabakterien in ihrem Cytoplasma aufnehmen. YAMAMOTO, NISHIURA u. Mitarb. haben ultradünne Schnitte von Lepragewebe, meistens lepromatöser Formen, im Elektronenmikroskop untersucht und folgende Befunde über die Entwicklung der Leprazellen beschrieben: Anfangs liegen junge Bakterien einfach im Cytoplasma neben unveränderten Organellen (Mitochondrien usw.) in den Histiocyten, die damit als „Leprazellen" ausgezeichnet sind. Manchmal sind die Bakterien von einer Membran umgeben. Diese könnte aus Zellmembrananteilen, die nach der Phagocytose der Erreger mitaufgenommen werden, herstammen. WADE meint dagegen, daß das nicht ganz zutreffen könne; denn bei Leprabakterien, die in der Wirtszelle erst entstehen, kann natürlich keine Wirtszellwandumhüllung vorhanden sein. In der weiteren Entwicklung werden die Bakterien von elektronendichten Tröpfchen eingeschlossen. Sie liegen dann gerne Seite an Seite. Vielleicht handelt es sich bei dieser elektronendichten Substanz um sudanophile Lipide der lipoiden Degeneration, aber ein genauerer Beweis fehlt noch. Bald treten innerhalb dieser Tropfen schaumige Gebilde auf, anfangs dicht neben dem Bacterium gelegen. Sie nehmen später einen großen Teil der elektronendichten Substanz, schließlich ganze Zellkomplexe ein und drücken den Zellkern abflachend an die Seite. Bevor die Bakterien in solchen schaumigen Strukturen aufgenommen werden, weisen sie gelegentlich den vorher beschriebenen, elektronentransparenten Hof im sonst normalen Cytoplasma auf. Wie angeführt, entspricht dieser Hof der Gloea. Bakterien im Wirtszellkern wurden, wie auch bei der Rattenlepra (CHAPMAN u. Mitarb.), niemals gesehen (Abb. 12—14).

In einer schematischen Zeichnung (Abb. 15) soll die Entwicklung dieser Schaumstrukturen im Cytoplasma der Leprazellen noch einmal dargestellt werden.

Die ausgebildeten Leprazellen enthalten nicht sehr viele Mitochondrien, wie man sie etwa in den epitheloiden Zellen der tuberkuloiden Reaktionsherde beobachten kann. Im Leprom liegen die Zellen dicht aneinander, jedoch jeweils getrennt durch einen konstanten intercellulären Spalt von 20 nm. Gelegentlich treten kollagene Fasern dazwischen. Die Zellmembranen sind geradlinig im Gegensatz zu den bei der tuberkuloiden Lepra, wo sie gewellt erscheinen. Offenbar ist die cytoplasmatische Bewegung in den Leprazellen sehr verlangsamt, der Stoffwechsel reduziert. Extracelluläres Ödem findet sich höchstens in succulenten, lepromatösen Herden bei infiltrativer Lepra. Eine Auflösung kollagener Fasern wird in lepromatösen Herden gewöhnlich nicht beobachtet.

YAMAMOTO, NISHIURA u. Mitarb. untersuchten auch die elektronenoptischen Befunde tuberkuloider Reaktionsherde. Auch hier liegen die dann zu beobachtenden Bakterien in schmalen elektronendichten Tröpfchen. Eine transparente Zone um die Bakterien läßt sich nur sehr schmal erkennen. Man könnte daraus

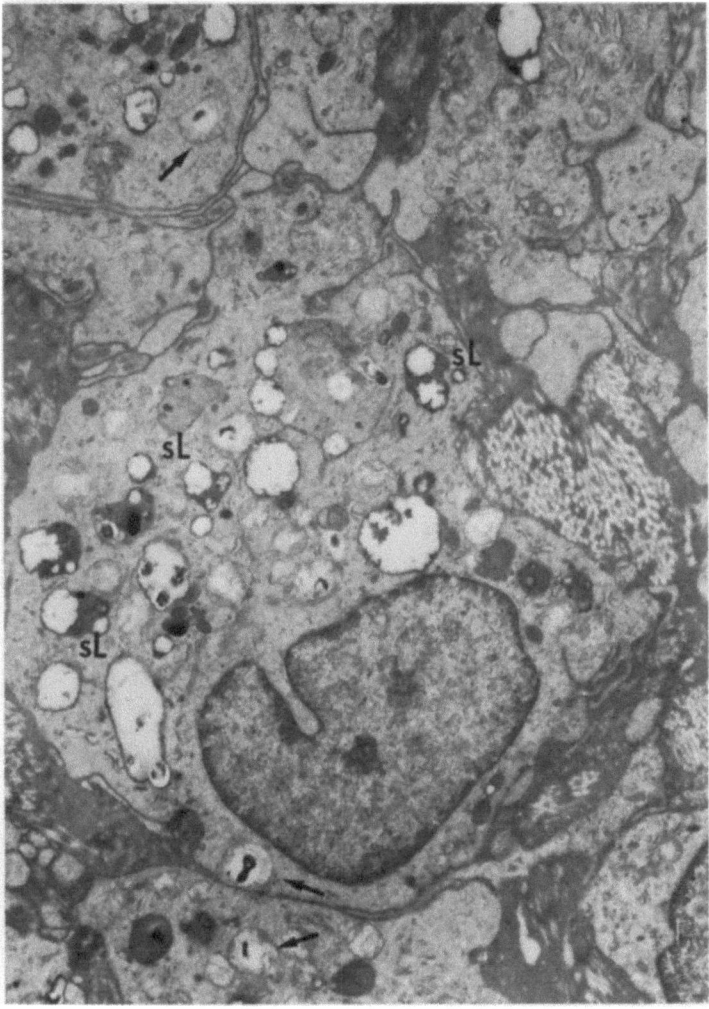

Abb. 12. Lepromatöse Lepra. Leprazelle mit erregerhaltigen sekundären Lysosomen in verschiedenen Vacuolisierungsstadien (sL). Auffällige Mitochondrien-Alteration (Pfeil). Vergr. 12000fach. [Präparat von C. ORFANOS: Arch. klin. exp. Derm. **225**, 218 (1966)]

auf eine sehr geringe Stoffwechselaktivität der Bakterien im Cytoplasma epitheloider Zellen schließen. Schaumzellbildungen werden nur ganz vereinzelt und dann nur sehr schwach beobachtet. Bemerkenswert ist die größere Anzahl von Mitochondrien. Die Wirtszellmembran verläuft wellig, wohl als Ausdruck heftiger cytoplasmatischer Bewegung in diesen epitheloiden Zellen. Vielleicht handelt es sich hierbei um den Ausdruck einer Abwehr gegen die phagocytierten Bakterien. Außerhalb solcher Zellen finden sich dann oft Auflösungen kollagener Fasern. In ruhenden tuberkuloiden Herden sieht man weniger Mitochondrien. Danach wären die Epitheloidzellen tuberkuloider Reaktionsherde gleichsam biologische „Sterilisationsapparate" für die Bakterien (YAMAMOTO u. Mitarb.). Ob aber die Leprabakterien durch bakteriologische Cytoplasmaprodukte der Epitheloidzellen oder durch hemmende Stoffe aus extracellulärem Serum (HANKS, GRAY) zerstört werden, bleibt ein bisher ungelöstes Problem.

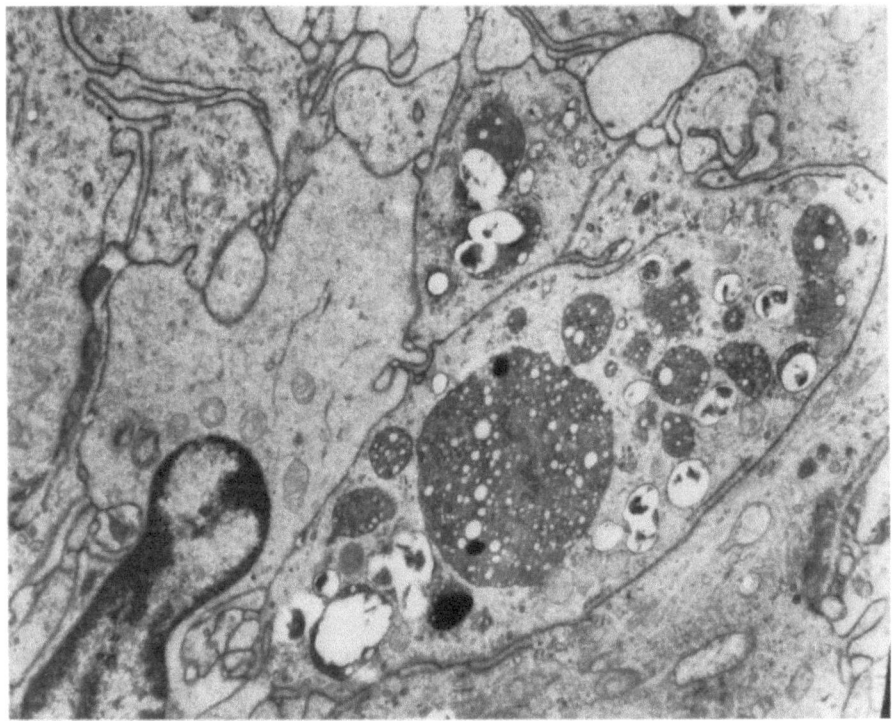

Abb. 13. Lepromatöse Lepra. Leprazellen mit kleinfleckig vacuolisierten sekundären Lysosomen und Ausbildung eines Riesenlysosoms. Die lysosomale Substanz entspricht den opaken Tropfen NISHIURAs. Vergr. 12000fach. Vestopaleinbettung. Präparat von C. ORFANOS

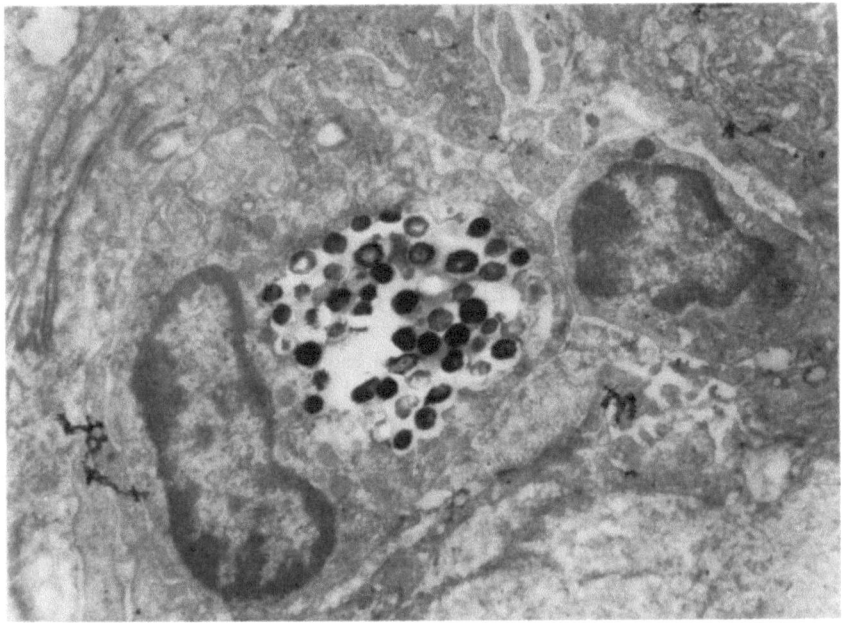

Abb. 14. Frische lepromatöse Lepra. Epon-Einbettung. Vergr. 11200fach. In der Leprazelle finden sich viele quergeschnittene, also nebeneinander, zigarrenbündelartig angeordnete, virulente Bakterien in einer elektronentransparenten Substanz

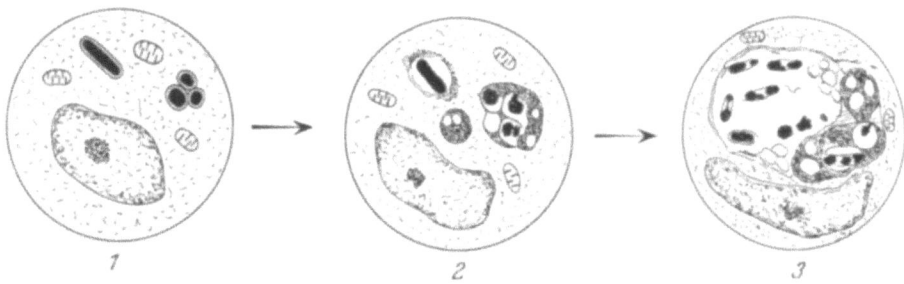

Abb. 15. Schema der Entwicklung von Leprazellen. (Umzeichnung nach YAMAMOTO u. Mitarb.) *1* Im Phagocyten finden sich Bakterien mit dünner elektronentransparenter Zone und diffuser Schicht eng im Cytoplasma eingebettet. *2* Um die Bakterien erweitert sich ein elektronentransparenter Raum mit umrandeter diffuser Schicht. Es treten opake Tropfen dazu. Diese lagern sich um degenerierte Bakteriengruppen und lassen vacuolige Aufhellungen erkennen. *3* Normale und reichlich degenerierte Bakterien liegen innerhalb von elektronentransparentem Material, opaken Tropfen und kleinen Bläschenbildungen, vom Cytoplasma immer durch Membranen abgegrenzt. Das sind die typischen Zeichen der lepromatösen Schaumzelle

a) Über die Herkunft der Leprazellen aus elektronenmikroskopischer Sicht

Während CAMPOS meinte, daß beide Typen der Zellen, nämlich die Virchowsche Leprazelle und die epitheloide, von Monocyten abstammen und weder definitiv noch irreversibel seien, meint NISHIURA wie andere (BRIEGER u. ALLEN), eher eine Herkunft für beide von Phagocyten abzuleiten. Es wird damit begründet, daß man in Monocyten nur kleine Mitochondrien und reichlich glatt begrenztes, endoplasmatisches Reticulum in angedeuteter und kleiner Bläschenform sieht, niemals aber granuliertes oder rauhes Reticulum. Dieses letztere findet sich dagegen häufig in den Epitheloidzellen der tuberkuloiden Granulome. Solche Unterschiede an den Organellen sprechen gegen eine Verwandtschaft oder Beziehung von Monocyten und Epitheloidzellen.

Auch nach COWDRY bilden sich die Leprazellen aus Makrophagen. COWDRY sah keinen Übergang von Fibroblasten in solche Zellen. Elektronenmikroskopisch beschreiben IMAEDA u. Mitarb. strukturelle Übergänge zwischen dichten Zellen, die unreifen Reticulocyten oder jungen Histiocyten und epitheloiden Zellen entsprechen. Normalerweise entwickeln sich die unreifen Reticulocyten in kollagenproduzierende Fibroblasten. Aber es muß auch eine Bildung von Leprazellen aus den Pericyten oder Adventitiazellen der Capillaren geben, die von den Capillarwänden abwandern. Ähnliche Entwicklungen hatte IMAEDA bei den Fettzellen der Xanthome beschrieben.

Es scheint also möglich, daß sich bakterienhaltige Zellen aus unreifen Mesenchymzellen und/oder Pericyten entwickeln können; also beides Zellen der Dermis. Reticulumfasern mit 50 nm Durchmesser und einer Querstreifung von 60 nm sollen in einer feinfibrillären oder amorphen Matrix eingebettet sein. Solche Fasern werden in normaler Cutis selten gefunden, weil sie sich zu Kollagen kondensieren mögen. In pathologischen Granulomen sollen dagegen viele vorkommen als Ausdruck aktiver Bildung junger mesodermaler Zellen. Das Reticulumfasernetz soll dichter und weitmaschiger, je nach dem Grad des intercellulären Ödems, sein.

Nach eigenen elektronenmikroskopischen Untersuchungen kann nur bestätigt werden, daß im Beginn der Leprombildungen gefäßnahe Speicherzellen auftreten, die bald mit ihrem histiocytären Charakter zu großen Komplexen proliferieren. Die Leprabakterien werden also grundsätzlich von Phagocyten aufgenommen, mögen diese sehr jugendlich oder älter sein. Es handelt sich in jedem Fall um Histiocyten, denen diese phagischen Funktionen eigen sind. Mit GIESEKING ist nun die Funktion der Fibroblasten vornehmlich auf die Synthese von langen Makromolekülen (Tropokollagen oder auch Amyloid) gerichtet. Bemerkenswert

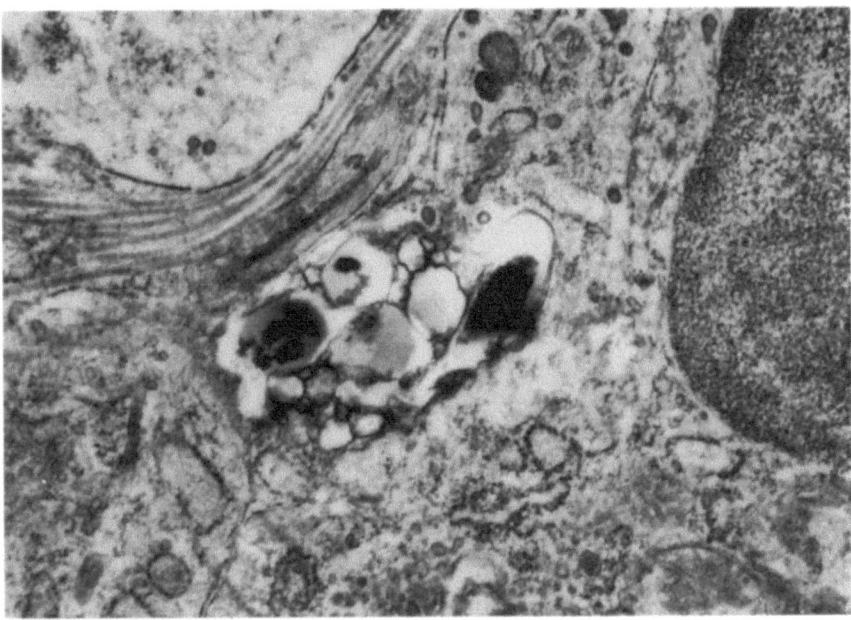

Abb. 16. Lepromatöse Leprareaktion. Der übliche Nachweis von säurefesten Erregern in akuten entzündlichen Schaumzellengranulomen war ausgesprochen schwierig. Um die Granulome fanden sich vermehrt Fibroblasten. Diese enthalten umschriebene vacuolige Herde degenerierter Leprabakterien. Dieser Befund ist auffallend. Im allgemeinen scheinen nur Histiocyten zur Phagocytose oder Speicherung fähig. Deswegen ist die gewöhnliche Leprazelle wohl ein Histiocyt. Der Fibroblast wird dagegen als (Kollagen oder Amyloid usw.) synthetisierende Zelle angesehen. Offensichtlich scheint er unter bestimmten Bedingungen auch zur Phagocytose fähig zu sein, wobei sich ein ungewöhnliches cytoplasmatisches, vacuoliges Gebilde in den Zellen entwickelt. Epon-Einbettung. Vergr. 24200fach. Das Cytoplasma mit vermehrt rauhen endoplasmatischem Reticulum weist die Zelle als Fibroblast aus. Rechts der Kern; links außerhalb der Zelle Kollanenfibrillen. Der vacuolige, schaumige Einschluß enthält mehrere, ziemlich dichte koagulierte Bakterien

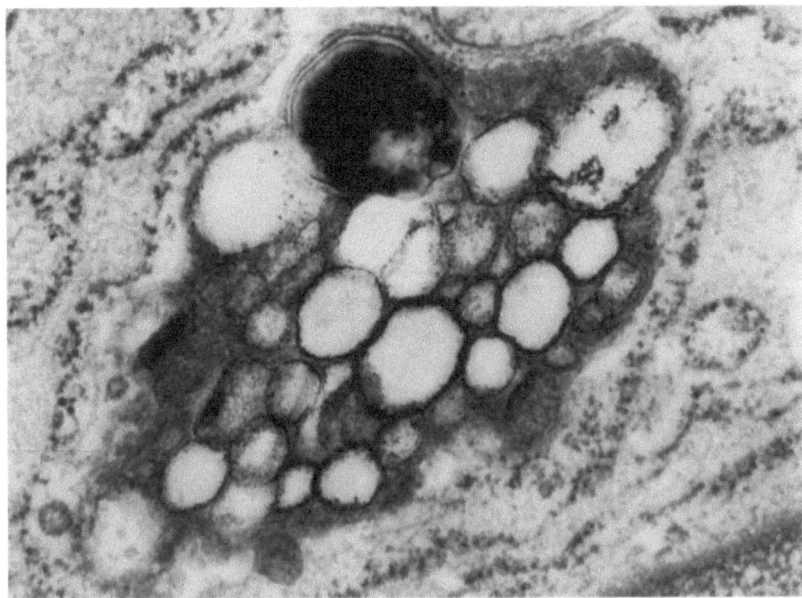

Abb. 17. Vergr. 53400fach. Fibroblast mit scharf vacuolig berandeten Einschlußkörpern. Ein Bakterienquerschnitt. Dessen dichte und grobe Struktur kann als Degenerations- oder Abbauform angesehen werden. Die umgebenden dichteren Zwischenstrukturen entsprechen opakem Material

ist jedoch, daß Fibroblasten in der Kultur Leprabakterien aufnehmen, was YOSHIE und JADIN gezeigt haben. Wir konnten hierfür ein Beispiel während einer Leprareaktion bei einer Frau geben und elektronenmikroskopisch in Fibroblasten Mycobakterien nachweisen. Als Charakteristikum des Fibroblasten wurde ausgeprägtes rauhes endoplasmatisches Reticulum angesehen, was nur submikroskopisch zu erkennen ist (Abb. 16 und 17).

b) Die sog. opaken Tropfen oder Lysosomen

Die in lepromatösen Leprazellen vorkommenden opaken Tropfen (YAMAMOTO u. Mitarb.) sind verschieden gestaltet, verschieden groß, gelegentlich halbmondförmig (Abb. 18). In frühen Lepromen, was nach dem klinischen Verlauf zu erkennen sein mag, enthalten die Zellen reichlich strukturell virulente Erreger. Diese liegen vorwiegend parallel nebeneinander, gebündelt, wie Zigarren hat man gesagt. Sie werden von weiten elektronentransparenten Räumen umgeben, liegen aber gerne an der Peripherie, wobei sie die Grenze nach außen vorwölben. Solche „Vacuolen" weisen außen nur gering verdichtetes Zellmaterial auf, das nun wieder als beginnende lysosomale Substanz angesehen werden kann. Handelt es sich um ältere, schon länger bestehende Leprome, ist die Polymorphie der Leprazelle ausgeprägter. In solchen finden sich vornehmlich koagulierte Erreger mit keinerlei Anzeichen von intracytoplasmatischen Membranen.

Um degenerierte Bakterienhaufen sind die Tropfen schaumig aufgelockert und bilden schließlich die Schaumstruktur (BRIEGER u. GLAUERT) der Leprazellen. Neben einheitlich dichten Tropfen sieht man solche, die NISHIURA „gefensterte opake Tropfen" nennt. Offenbar liegen diese eher nahe an Capillaren. Offenbar sind sie eine Ansammlung des elektronen-opaken Materials innerhalb von endoplasmatischem Reticulum. Sie sind elektronenmikroskopisch deutlich von der elektronentransparenten Substanz zu unterscheiden. Sie scheinen von außen Bakteriengruppen zu umgeben. NISHIURA glaubt nicht, daß sie von den Bakterien, sondern vom Wirtszellcytoplasma gebildet als lipoide Substanzen sich um Bakterienhaufen anlagern. Die elektronentransparente Substanz sei dagegen mit dem Bakterienabbau oder mit der Bakteriendegeneration verknüpft.

Nach IMAEDA wurden 3 Möglichkeiten ihrer Entstehung diskutiert:

1. Sie werden durch Ansammlungen von pinocytisch aufgenommenen Fetttropfen aus dem umgebenden Fettgewebe gebildet (OGATA) und sie bestehen aus Neutralfett.

2. Sie entstehen als Reaktionsprodukt zwischen Cytoplasma und Invasion der Bakterien (HARADA, MITSUDA, UEDA).

3. Es handelt sich um Abbauprodukte degenerierter Bakterienkörper (SUGAI).

Genauere Untersuchungen IMAEDAs sprechen jedoch eher für die erste Annahme OGATAs, nämlich die Ansammlung von pinocytisch aufgenommenen Tropfen. Gelegentlich kann man solche Pinocyten an der Wirtszellwand beobachten. Diese Pinocyten scheinen zusammenzufließen zu den opaken Tropfen. Die opaken Tropfen enthalten ein Lipoprotein des Blutes. Sie unterliegen auch einer Degeneration, wobei kleine Bläschen (wahrscheinlich aus Phosphatiden) auftreten. Schließlich bildet sich der ganze Komplex opaken Materials mit Bläschen zu einer Schaumstruktur aus. Im ganzen enthält die Schaumstruktur gesättigte Fettsäuren, deren Ester und niedermolekulare Substanzen. Die kleinsten Bläschen innerhalb der opaken Tropfen werden von einer 5 nm dicken Membran abgesetzt, was der doppelten Länge des Lecithinmoleküls entspricht. IMAEDA glaubt daher, eine parallele radiäre Anordnung solcher Moleküle außen mit ihrer hydrophilen Seite anzunehmen.

Zwischen Schaumstruktur und opaken Tropfen findet sich eine 5 nm dicke Membran, die wahrscheinlich wieder einer parallel-radiären Anordnung von Phosphatiden entspricht, wie sie bei den kleinsten Bläschen beobachtet werden.

Auch die elektronentransparente Zone ist von opaken Tropfen durch eine 5 nm dicke Membran abgesetzt. Gelegentlich sieht man eine doppelte Membranierung,

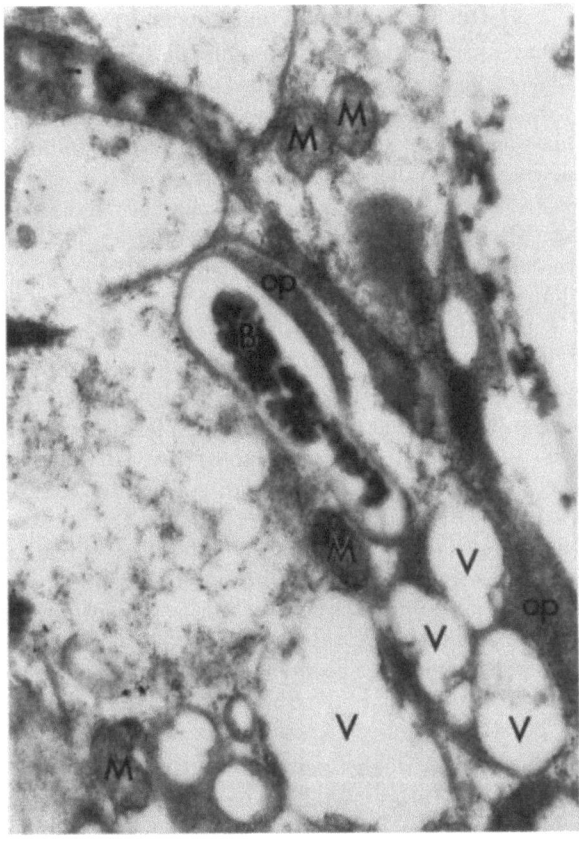

Abb. 18. Lepromatöse Lepra. Leprazellenausschnitt. Vergr. 30300fach. Degeneriertes Bacterium (B), das rechts oben außerhalb der elektronentransparenten Zone halbmondförmig von opaken (op) Material umgriffen ist. Nach rechts unten weiteres opakes Material mit Vacuolen (V) durchsetzt, unabhängig von normalen Mitochondrien (M). Dies entspricht der Schaumstruktur

wovon eine zum opaken Tropfen nach außen, die innere zur elektronentransparenten Zone gehört. Letztere muß demnach eine wäßrige Phase darstellen, während in den opaken Tropfen eine ölige sein muß.

Die für die Schaumzellen typischen Körper charakterisieren BRIEGER u. ALLEN nunmehr folgendermaßen:

1. Die in den Schaum-Zellen auftretenden Körper haben eine Lipoproteinmembran.
2. Sie kommen in aktiv-phagocytierenden Zellen vor.
3. In ihnen entwickeln sich Bläschen.
4. Sie finden sich dort in den Zellen, wo degenerierte Bakterien liegen.

Alle diese Charakteristika sprechen auch dafür, sie als den Lysosomen DE DUVEs entsprechende Gebilde anzusehen.

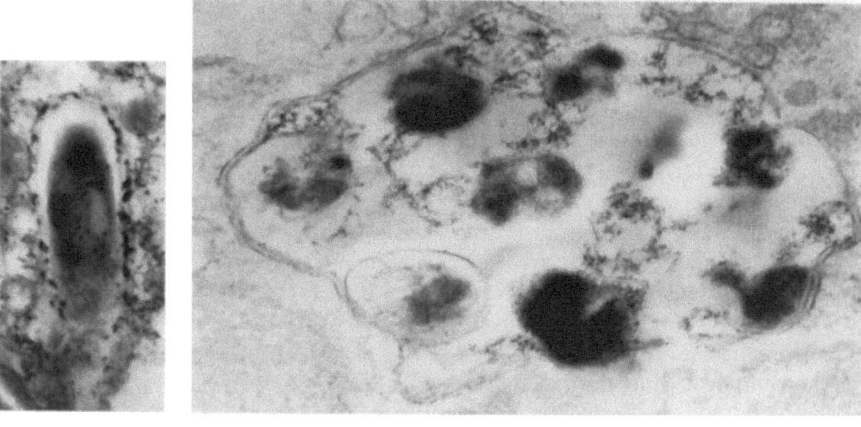

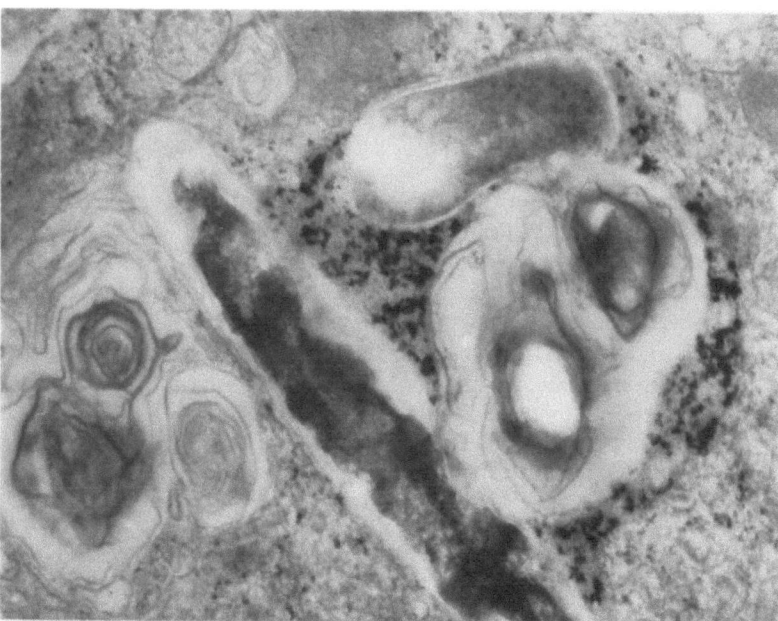

Abb. 19 a—c. Lepromatöse Lepra. Darstellung der Aktivität saurer Phosphatase. Epon-Einbettung. a Vergr. 36000fach. Aktivitätsniederschläge am Rande der elektronentransparenten Zone um ein schräg angeschnittenes Bacterium, dort, wo opakes Wirtszellmaterial beginnt. Dies läßt hier lysosomale Substanzen annehmen. b Vergr. 33300fach. Mehrere quergeschnittene Bakterien mit diffus verteilter Aktivität saurer Phosphatase innerhalb elektronentransparenten Materials. c Vergr. 42000fach. Degeneriertes und koaguliertes und rechts oberhalb virulentes Leprabacterium eingeschlossen in opakes phosphatasepositives Material. Daneben zwiebelschalenartige Residualkörper. Deren Größe könnte auf weitgehend ab- oder umgebaute Bakterien gleichsam als Kristallisationsherd für das Entstehen der Residualkörper schließen lassen

YAMAMOTO und NISHIURA haben 1958 die Bezeichnung „Lysosom" noch nicht gekannt. IMAEDA und BRIEGER u. ALLEN haben an diesen Substanzen saure Phosphatase nachweisen können, weswegen sie nunmehr als lysosomale Substanzen angesehen werden können. Neuerdings konnten wir bei einer frischen lepromatösen Lepra gleichfalls Aktivität saurer Phosphatase darstellen (Abb. 19). Wie schon IMAEDA angab, findet sich ein Aktivitätsniederschlag kaum in der elektronentransparenten Substanz. Allerdings gilt das nur für die wirklich substanzfreien

Zonen. Schon in wolkigem oder feingranuliertem Material läßt sich ein diffuser Niederschlag erkennen. Diese nimmt an Intensität an der, oder besser, in der Randzone opaker Natur zu und ist am kräftigsten in den eigentlichen opaken Tropfen (G. KLINGMÜLLER). Recht bemerkenswert ist das Fehlen von Enzymaktivität in den gleich zu besprechenden Residualkörpern.

Auf ähnliche Befunde, die MERCKX u. Mitarb. bei weißen Mäusen mit intravenös applizierten Tuberkelbakterien erzielten, machte WADE aufmerksam. Hier waren die Bakterien von einer elektronentransparenten Zone umgeben, die wieder von einer Membran eingehüllt waren. Diese Gebilde wurden als „Phagosomen" bezeichnet. Einige waren in opaken Tropfen oder Körpern eingebettet, die als Lysosomen aufgefaßt wurden. MERCKX u. Mitarb. unterscheiden zwei Körper: 1. Die „Y"-Körper, die klein und elektronendicht, dabei häufig vacuolisiert sind. Diese finden sich im Endstadium der Infektion extracellulär. 2. Die „X"-Körper, welche sehr groß sind und hier nur in den Lungen vorgefunden wurden. Diese Körper sind aus lockerblättrigem, häufig zerbrochenem osmiophilem Material aufgebaut. Sie seien nicht ohne weiteres den „zwiebelartigen" Körpern NISHIURAs bei Lepra an die Seite zu stellen.

Alle diese Körper werden für Lysosomen verschiedenen Aktivitätszustandes gehalten.

Opake Tropfen oder „cytosomen-ähnliche Substanzen" finden sich auch bei Infektionen mit E. coli (BLINZINGER u. HAGER und NELSON), Staphylokokken (BREWER) und, worauf IMAEDA weiter hinwies, nach COHEN bei der Whippleschen Krankheit.

WADE führte noch an, daß bei der Lepra außer diesen opaken Tropfen keine anderen den Lysosomen zuzuordnende Gebilde beobachtet wurden. Es mag sein, daß die lepromatöse Lepra für andere Gebilde kein so günstiges Ausgangsmaterial ist, denn hierin werden die Erreger verhältnismäßig leicht toleriert, während bei den mehr tuberkuloiden Formen mit größerer Zellabwehr zu rechnen ist.

Das von KALKOFF u. HOLTZ bei der tuberkuloiden Lepra beschriebene Ceroid oder intracytoplasmatische Lipopigment, das nach GEDIGK u. BONTKE bei anderen Epitheloidzellengranulomen gleichfalls saure Phosphatase enthält, kann wohl auch als Lysosom angesehen werden. Dessen Entstehen ist jedoch anders zu erklären, zumal es außerhalb oder im Randzonenbereich dieser Granulome vorzufinden ist. Bislang sind im Ceroid auch noch keine Residualkörper beschrieben worden. Bei der Lepra müssen somit entsprechend den polaren Typen der Krankheit zwei verschiedene Lysosomenarten unterschieden werden: 1. das Ceroid bei der tuberkuloiden Lepra und 2. die (phagierenden) Lysosomen bei der lepromatösen Lepra.

Bemerkenswert mag sein, daß die Produktion der Lysosomen bei der lepromatösen Lepra unter der Chemotherapie zunehmen soll, was IMAEDA beschreibt. Schließlich meint IMAEDA, daß mit dem Maß der lysosomalen Substanz eine Degeneration der Bakterien zunimmt. Das haben auch SCHULZ bei der Lungentuberkulose und NELSON u. Mitarb. bei Infektionen mit E. coli beobachtet. IMAEDA hält es für eindeutig, daß die hydrolytischen Enzyme in den Lysosomen sich mit dem Bakterienstoffwechsel auseinandersetzen, was zu deren Degeneration führe. Es resultiere nach Zerstörung der Bakterien die Schaumzellenstruktur in den Lysosomen, worin sich lipoproteinähnliches Material, Bakterienreste usw. finde.

Damit gewinnen die Lysosomen und deren Enzyme für die weitere Pathogenese der Veränderungen eine wesentliche Bedeutung, was von BERGEL bezüglich eines Einflusses von Vitamin E oder von PALEKAR u. MAGAR zur Erklärung der Sulfonwirkung ausgenutzt wurde.

NISHIURA hat die elektronenmikroskopischen Befunde bei den verschiedenen Krankheitsformen zusammenfassend beschrieben. Lepromatöse und tuberkuloide

Tabelle 2. *Die elektronenmikroskopischen Unterschiede von Leprazellen bei lepromatöser Lepra und Epitheloidzellen tuberkuloider Lepra nach* NISHIURA

	Lepromatös	Tuberkuloid
Zellmembran	geradlinig begrenzt, konstanter Spalt von 20 nm zwischen den Zellen	wellig begrenzt, unregelmäßiger Intercellularraum; bei Reaktionen aufgebrochene Membranen
Bakterien	viele häufig degenerierte in elektronentransparenter Substanz und opaken Tropfen, in cytoplasmatischer Schaumstruktur	nur bei Reaktionen in abgrenzender Membran zusammen mit mäßig elektronendichter granulierter Substanz gelegen
Opake Tropfen (NISHIURA) (Lysosomen nach BRIEGER u. ALLEN)	mäßig osmiophil, zahlreich und von beträchtlicher Größe	nur bei Reaktionen (akuter Schub); gering elektronendicht, leicht granuliert; mit abgrenzender Membran
Elektronentransparente Zone (NISHIURA)	immer um die Bakterien (Produkt der Stoffwechselaktivität der Bakterien?)	nicht vorhanden (wegen unterdrückter Stoffwechselaktivität der Bakterien?)
Schaumstruktur	ziemlich ausgeprägt um Bakterien	nur bei Reaktionen geringe Andeutungen
Mitochondrien	nicht viele (als Ausdruck mangelnder Zellabwehr?)	zahlreich (Ausdruck kräftiger Abwehr?)
Endoplasmatisches Reticulum	geringe Mengen granuliertes Reticulum	einseitig granuliertes Reticulum bildet ein organisiertes Ergastoplasma; in Reaktionen zunehmende Menge glatten Reticulums
Golgi-Apparat	selten, außer im Frühstadium der Zellen	häufig zu erkennen

Granulomzellen sind auf Grund ihrer verschiedenen Struktur gut unterscheidbar. Eine wichtige Rolle spielt hierbei das Auftreten von Lipoiden, was histochemisch ja schon AZULAY als Merkmal erkannte. Immer dann, wenn bei tuberkuloider Reaktion (akuter Schub) Lipoide vorhanden sind, muß man den Fall wohl als lepromatös ansehen. Nur lipoider Staub in epitheloiden Zellen spricht nach DE SOUZA und ALAYON oder CAMPOS für tuberkuloide Reaktion (akuter Schub). NISHIURA meint, daß dieser den weniger elektronendichten, opaken Tropfen, die man elektronenmikroskopisch darstellen kann, entspräche.

Die epitheloiden Zellen beim *akuten Schub* (reactional tuberkuloid) weisen eine wellige Zellmembran auf, die zusammen mit den mäßig elektronendichten, opaken Tropfen von NISHIURA die aktive Pinocytose andeuten können. Meist sind hier die Mitochondrien vermehrt und dann ist organisiertes Ergastoplasma einseitig angehäuft. Das glatte endoplasmatische Reticulum füllt die Zellen schließlich ganz aus. Bei verstärkter Reaktion brechen alle Elemente einschließlich der phagocytierten Bakterien in den extracellulären Raum hinein.

In ruhendem tuberkuloiden Granulom sind die Zellorganellen vermindert, die Bakterien, wie schon erwähnt, nicht nachweisbar.

Die unterschiedlichen Befunde an Virchowschen Leprazellen bei lepromatöser Lepra und an den Epitheloidzellen bei tuberkuloider Lepra mögen nach einer Zusammenstellung NISHIURAs tabellarisch nochmals verglichen werden. Da sich die epitheloiden Zellen bei Lepra sonst kaum von denen bei der Tuberkulose unterscheiden, sind in dieser Übersicht mehr die Zellveränderungen bei Reaktionen, besonders bei dem sog. „akuten Schub", eingetragen. Es mag noch erwähnt werden, daß NISHIURA niemals bei seinen Patienten, die solchen Schub erlitten, einen Übergang in eine lepromatöse Lepra beobachtet hat. Vielmehr gingen bei allen nach längerer Zeit diese Reaktionsschübe in die ruhende Phase der tuberkuloiden Lepra zurück. Das spricht für eine gewisse Stabilität dieser tuberkuloiden Form. Und damit ist deren Einordnung oder Gruppierung in unsere Tabelle unter tuberkuloider Lepraform gestattet. Auf die elektronenmikroskopischen Veränderungen bei dimorpher Lepra wollen wir nun zu sprechen kommen.

c) Elektronenmikroskopische Charakterisierung der Granulomzellen bei dimorpher Lepra

Die dimorphe Lepra wird immunologisch als ein Zwischenstadium zwischen lepromatösem und tuberkuloidem Typ aufgefaßt, also zwischen allergischem und anergischem Zustand. Auch hierzu lassen sich elektronenmikroskopische Befunde ordnen oder erklärend beibringen; denn in den Infiltrationszellen der Grenzlepra finden sich gegenüber den lepromatösen Leprazellen reichlich cytoplasmatische Organellen. Eher gleichen diese Zellen den epitheloiden bei tuberkuloiden Herden. Man meint, daß die epitheloiden Zellen die Bakterien sehr schnell zerstören. Offenbar ist dies von dem Mikrosomengehalt der Zellen abhängig; denn nach STAVITSKY ist der Sitz der Antikörperbildung am endoplasmatischen Reticulum und RNP-Partikeln zu suchen. Und HANKS deutet die celluläre Allergie als Anhäufung intracellulärer Antikörper oder Antikörpervorstufen..

Wenn man also diese Mikrosomen in Grenzleprazellen vorfindet, so spricht das nach IMAEDA u. Mitarb. durchaus dafür, daß in diesen bakterienhaltigen epitheloiden Zellen noch intracellulär Antikörper gebildet werden.

Die Wechselwirkungen zwischen Wirtszelle und Parasit bei Grenzlepra werden verschieden gedeutet: Einmal könnten vorhandene Antikörper die Bakterienvermehrung hemmen (URBACH) oder die Bakterienvermehrung hemmt die Antikörperbildung (DAVEY).

IMAEDA u. Mitarb. meinen, in der Grenzlepra einen gewissen Gleichgewichtszustand zwischen cellulärer Reaktionsfähigkeit und bakterieller Aktivität zu sehen. Überwiegt eines hiervon, so kommt es z.B. bei erhöhter, der cellulären Reaktionsfähigkeit überlegenen Bakterienaktivität zu Bildern an den Wirtszellen, die den echten Leprazellen entsprechen, also dann mit opaken Tropfen, Schaumstrukturen usw. Im anderen, umgekehrten Falle werden die Bakterien bald abgebaut, die Granulomzellen werden epitheloider.

Nunmehr ist es einleuchtend zu verstehen, daß man auch elektronenmikroskopisch das Gewebsbild bei der Grenzlepra auf Grund der Erscheinungen, der Strukturen an den einzelnen bakterienhaltigen Zellen gut erkennen und sowohl von tuberkuloiden, wie lepromatösen Granulomen abgrenzen kann (IMAEDA), Submikroskopische Untersuchungen der tuberkuloiden Lepra sind erst im Fluß, die Mitsuda-Reaktion hatte dagegen OGAWA beschrieben.

d) Residualkörper in Leprazellen
Die sog. „Myelinfiguren" oder Residualkörper bei lepromatöser Lepra

Schon früher haben IMAEDA u. Mitarb. bei einem lepromatösen Kranken mit gleichzeitigem Xanthoma tuberosum zwiebelartige lamellierte Strukturen neben Leprabakterien beobachtet, wie sie bislang sonst nicht in Leprazellen gesehen worden sind. Allerdings hatte NISHIURA sog. Myelinfiguren oder zwiebelartige Körper häufiger in nekrobiotischen Zellen tuberkuloider Nerven festgestellt. Bei lepromatöser Lepra fanden sich solche Strukturen jedoch weder in den Hautgranulomen noch in den peripheren Nerven — bis NISHIURA u. Mitarb. solche als einmaliges Vorkommen bei einer 52jährigen lepromatösen Frau entdecken konnten.

Außer bei der Lepra wurden ähnliche Strukturen bei folgenden Krankheiten oder Prozessen beschrieben: Experimentelle Tuberkulose der Maus, im Lungengewebe (CEDERGREN, 1956: MERCKX u. Mitarb.); in HeLa-Zellkulturen nach Beimpfung mit Adenovirus Typ 3 (ANDERS u. NIELSEN, 1960); in Zellkulturen nach Beimpfung mit ECHO-Virus (NUNEZ-MONTEL u. Mitarb., 1961); bei Silcon-Lipophanerosis (POLICARD u. Mitarb., 1960); bei Pankreasdegeneration durch dl-Ethionin (HERMAN u. Mitarb., 1960); bei Otocysten, die in Gewebekulturen durch Dimycin beeinflußt wurden (FRIEDMAN u. Mitarb., 1960) und nach Neutralrot-Vitalfärbungen (TANAKA, 1961). Diese Aufstellung dürfte sicherlich bald wesentlich erweitert werden.

Mehrere Wege der Entstehung dieser Strukturen in degenerierenden Zellen scheinen möglich. Die lamellierten Gebilde könnten vom endoplasmatischen Reticulum oder auch vom Golgi-Komplex abstammen. Auch wird von NISHIURA u. Mitarb. eine Parakristallisation von Phospholipiden in Mikrokörpern diskutiert, wie es MERCER in vitro zeigte. In gewissem Sinne erinnern diese Bildungen auch an KÖLBELs assoziierte Fettsäuren beim Mycobacterium avium.

Die Bildung von Myelinfiguren wird damit als Ausdruck degenerativer Prozesse im Zellcytoplasma angesehen, unter anderen hervorgerufen durch verschiedene Vorgänge bei bakteriellen und viralen Infektionen. NISHIURA führte noch an, daß MENEFEE u. EVANS lamelläre Körper in menschlichen Epithelzellkulturen dann beobachteten, wenn im Kulturmedium Protein vorhanden sei. Im proteinfreien Milieu treten sie hingegen niemals auf. Dagegen haben KOJIMA u. KOZUKA an HeLa-Zellen genau das umgekehrte Verhalten beobachtet.

Während man die Bildung solcher Strukturen früher aus oder an Mitochondrien deutete, machten schon NISHIURA u. Mitarb. darauf aufmerksam, daß sie doch wohl aus vielerlei anderen cytoplasmatischen Organellen entstehen mögen, nicht aber an Mitochondrien. Eine Erklärung für das einmalige Auftreten solcher Zellstrukturen bei der lepromatösen Lepra konnten NISHIURA u. Mitarb. nicht geben.

Ich konnte diese Gebilde sowohl bei frischer wie auch älterer lepromatöser Lepra nachweisen. Im frischen Leprom (Eponeinbettung) finden sich solche lamellierten Gebilde in einer elektronentransparenten Zone im Querschnitt etwa so groß wie Bakterien. Die einzelnen Lamellen weisen an geeigneten Stellen 2—6 zirkuläre Streifungen auf. Solche Gebilde sind weiterhin von opakem Material umschlossen oder sie sind auch bezüglich der oben erwähnten Aktivität saurer Phosphatase völlig reaktionslos im Wirtszellcytoplasma gelagert (Abb. 19c).

Bei älterer lepromatöser Lepra (Metacrylateinbettung) sind diese Gebilde lamellierter und blättriger. Sie erscheinen brüchig und können sich zu breiten zwiebelschalenartigen Gebilden, den sog. Myelinfiguren NISHIURAs, entwickeln. Wichtig ist, daß sie in allen Beobachtungen immer in der Nähe von degenerierten, koagulierten Erregern vorzukommen pflegen. Das läßt besonders gut die Abb. 10 erkennen. Material von einer Kranken mit frischer lepromatöser Lepra, in dem sonst nur virulente vollausgebildete Bakterien vorkommen.

Somit ist das Vorkommen und die Art der Strukturierung dieser Residualkörper bei der Lepra ein weiteres Charakteristikum, zwar nicht spezifischer, sondern wohl typischer Art. Aus ihrer Gestaltung mag manches über das Alter, die Akuität und wohl auch den Verlauf der Krankheit abzulesen sein.

In der bekannten mangelnden Reaktionsfähigkeit des Körpers bei lepromatöser Lepra bleiben die Bakterien lange Zeit in den Wirtszellen liegen. Die degenerierten Erreger können weder eliminiert oder gänzlich ausgestoßen noch beseitigt werden. Aus diesem Grunde scheinen die Abbauprodukte mit der mäßigen Wirtszellreaktion zu lamellierten blättrigen Gebilden zu werden. Das trifft offensichtlich für eine ältere, chemotherapeutisch unbehandelte Lepra zu. Therapeutische Einflüsse scheinen eher die aktive Lysosomentätigkeit zu fördern (IMAEDA). Für das Auftreten der Residualkörper gerade in Leprazellen sprechen auch MERKERS Hinweise, daß den Lysosomen Lipasen mangeln. Die in Residualkörpern angesammelten Phosphorlipoide und andere polaren Lipide könnten daher kaum abgebaut werden und bleiben in der alternden Zelle liegen. Es ist weiterhin anzunehmen, daß dann die intracytoplasmatische Bewegung erheblich verlangsamt ist. Das ganze entspräche dem bekannten langweiligen Krankheitsverlauf der Lepra.

e) Das Zusammentreffen von Lepra- und Xanthomzellen

IMAEDA, CONVIT u. Mitarb. bringen eine bemerkenswerte Mitteilung über das gleichzeitige Vorkommen von lepromatöser Lepra und Xanthoma tuberosum bei einem Kranken. Diese Gleichzeitigkeit ließ sich elektronenmikroskopisch bestätigen. Man fand in den gleichen Zellen die Charakteristika von echten Leprazellen und die von Xanthomzellen, nämlich zusammenfließende Pinocytentropfen, opake Tropfen, Schaumstrukturen und Leprabakterien neben zwiebelschalenartigen Strukturen und transparenten (völlig bakterienfreien) Vacuolen. Die Zellen haben wohl zuerst Fette gespeichert und sind dann mit Leprabakterien überimpft worden. Im Vergleich zeigte sich übrigens, daß das unterschiedliche elektronendichte Verhalten der Schaumstrukturen gegenüber den den Xanthomen zuzusprechenden transparenten Vacuolen gegen ein Vorkommen von Sterolen in den Schaumstrukturen sprechen. Steroide müssen ja in den Xanthomen und Vacuolen vorhanden sein.

6. Die Lepra als Thesaurismose

FISCHER hat in Äthiopien eine ganze Reihe Probeexcisionen von unbehandelten lepromatösen Leprakranken entnommen, die ich dann aufarbeiten konnte. Unter klinischer und pathologischer Belegung zeigen sich ziemlich gleichförmige histologische Veränderungen, wie sie schon immer beschrieben und bekannt geworden sind. Wegen der besseren Wiedergabetechnik sei es erlaubt, diese Befunde hier noch einmal vorzulegen. Die Einzelheiten sind von V. KLINGMÜLLER oder ROULET, von KHANOLKAR, JOB oder SATO, um nur einige zu nennen, ausführlich behandelt. Genauestens hatte auch MITSUDA die Schaumzelle beschrieben.

Recht eigentlich fällt immer wieder auf, wie nach dem freien Grenzstreifen (NEISSER, V. KLINGMÜLLER) die lepromatösen Granulome bei der rein lepromatösen Form völlig reaktionslos, also ohne jede Beteiligung anderer Zellen, im Corium liegen. Zweifellos erkennt man zu Beginn oder an den Rändern größerer Leprome einzelne sudanophil oder mit säurefestem Material beladene Zellen nahe an Gefäßen liegend. Hier sei allerdings auf JONQUIÈRES verwiesen, der folgendes ausführt:

Junge Leprome sind charakterisiert durch Histiocyten, Lymphocyten, Plasmazellen und Fibroblasten ohne jede zügige Anordnung, ohne klassische Leprazellen mit reichlich langen und geklumpten Bakterien. In solchen Stadien sei die Fettfärbung immer negativ, obgleich gelegentlich kleine Fetttropfen zu erkennen seien. Das käme sehr häufig vor. Es wäre also nötig, eine deutliche Unterscheidung zwischen *beginnender* lepromatöser Lepra und einer Ausbreitung am Rande schon bestehender Leprome zu machen.

Nicht von ungefähr scheinen Adventitiazellen zuerst beladen zu sein (Abb. 20 und 21). Im übrigen kann man wohl sagen, daß sich sudanophile Substanzen und säurefestes Material weitgehend in gleicher Weise am gleichen Ort finden lassen. Das gilt natürlich nicht in jeder Situation, wie aus der vorangegangenen submikroskopischen Darstellung zu entnehmen ist. Im Beginn der lepromatösen Lepra, dann, wenn nur einzelne Bakterien phagocytiert sind, lassen sich diese lichtoptisch nur mittels der Ziehl-Neelsen- oder entsprechender Färbung erkennen. Erst sekundär setzt die Fetteinlagerung ein.

Nach solchen ersten mit Erregern und bald mit Lipoiden beladenen Zellen an den Gefäßen entwickeln sich kleine Granulome und später größere, durch kollagenes Gewebe abgegrenzte Komplexe (Abb. 22 und 23). Das Kollagen wird dabei verdrängt, aber nicht sicher verdichtet. Der Prozeß erhebt sich über das Hautniveau zu den typischen Knoten. Bei der Durchsicht größerer Bezirke lassen sich unterschiedlich mit sudanophilen Massen beladene Granulome erkennen (Abb. 24). Man ist geneigt, in den wenig beladenen jüngere und in den kräftig sudanophilen orangenen Herden ältere Leprome anzunehmen. Reines Fettgewebe oder Talgdrüsen färben sich dagegen stark rot-orange an.

Ausgeprägte große Leprome weisen nach ausgezogener Epidermis mit gänzlich verstrichenen Reteleisten ein einheitliches Schaumzellenbild auf (Abb. 25—28). Der kollagene Grenzstreifen ist mit der Trichromfärbung nach MASSON immer gut ausgeprägt sichtbar.

Offensichtlich müssen in solchen Lepromen fibroblastische Elemente in genügender Zahl vorhanden sein, weil sich bei Versilberungen reichlich intercelluläre weitmaschige retikuläre Fasern vorfinden (Abb. 29 und 30). Es ist aber sicher nicht richtig, deswegen nun in der lepromatösen Lepra im weiteren Sinne eine Retikulose annehmen zu wollen. Denn diese Anteile stehen zweifellos in jeder Weise nach. Das Übergewicht bei der Pathohistologie der Lepra ist an die histiocytäre, phagische Komponente der mesenchymalen Zellen gebunden.

Die Sudanfärbung weist bei den ausgeprägten Lepromen eine mehr schmutzige oder unregelmäßig grau-orange Tönung auf. Im Vergleich mit der Submikroskopie kann das auf die unterschiedlichen Zellanteile (elektronentransparente, -dichtere, opake Substanzen und Residualkörper) zurückgeführt werden. (Zum Beweis konnte das in 10% Formalin von Äthiopien hergeschickte Gewebsmaterial zusätzlich noch nach 2—3 Jahren elektronenmikroskopisch aufgearbeitet werden. Darin waren die Bakterien erstaunlich gut, die anderen zelligen Anteile noch gut erkennbar. Lediglich die Membranen und die zarten, empfindlichen Mitochondrien waren nicht mehr sichtbar. Immerhin gelang es uns auf diese Weise, das Material aus Afrika lichtoptisch und elektronenmikroskopisch genügend zu vergleichen und zu beurteilen.)

Die Fettspeicherung bei der lepromatösen Lepra kann eigenartige Form annehmen, wie sie bei einem Kranken, der 9 Jahre Lepra gehabt hat und 1 Jahr mit Sulfon behandelt wurde, zur Beobachtung kam. Das Corium der Herde war bis zur Subcutis mit gewöhnlichen Schaumzellennestern, allerdings unterschiedlicher Sudanophilie, durchsetzt. Zusätzlich fanden sich am Rande mehr als im zentralen Bereich der Leprome mehrkernige Riesenzellen mit sternförmigem Cytoplasma und weiter große bis riesengroße Vacuolen, deren dichterer Rand die Kerne enthielten. Diese Riesenzellen sind ganz mit sudanophilen Massen angefüllt, und zwar durchweg so, daß eine Schicht gelboranger dichter Färbung zentral granulierte, grau-orange Massen aufweist (Abb. 31). Solche Zellen finden sich gelegentlich gruppiert in allen Größen dem üblichen Granulom in gleichmäßigem Übergang angelagert oder auch einzelne zwischen kollagenen Fasern.

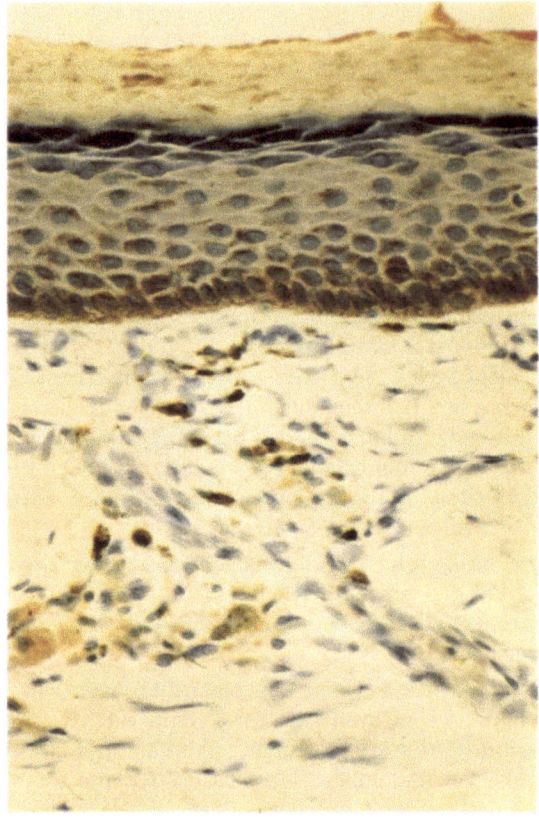

Abb. 20. Lepromatöse Lepra bei einem Afrikaner. Frische hämatogene Ausbreitung. Vergr. 490fach. Sudan III-Färbung. Neben vermehrt melaninhaltigen Chromatophoren finden sich perivasculär links sudanophile und bakterienhaltige Zellen

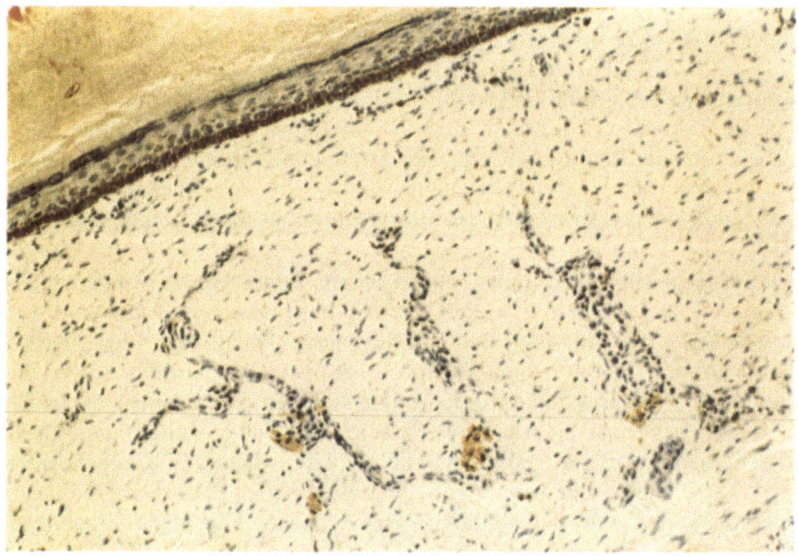

Abb. 21. Lepromatöse Lepra, Sudan III-Färbung. Vergr. 195fach. Disseminiert gefäßnahe oder gefäßgebundene kleine sudanophile Schaumzellenherde

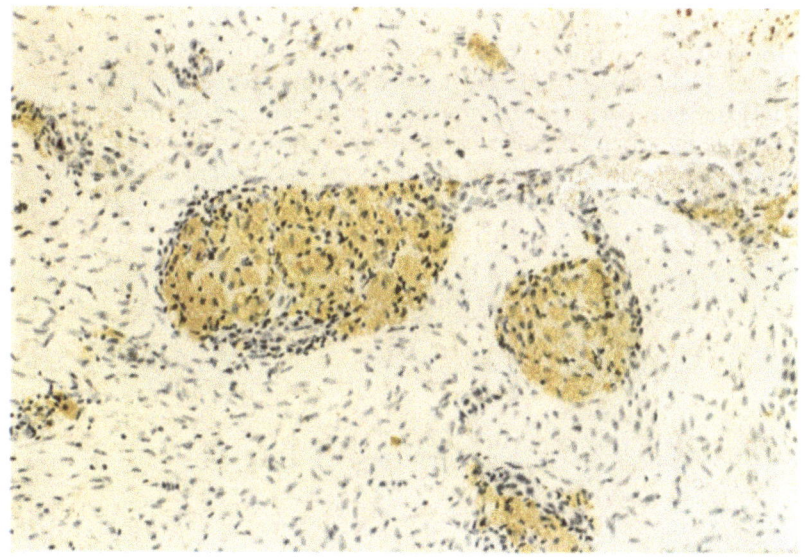

Abb. 22. Lepromatöse Lepra, Sudan III-Färbung. Vergr. 195fach. Weitere Ausbildung von sudanophilen Granulomen links und oben nach Gefäßverzweigung rechts

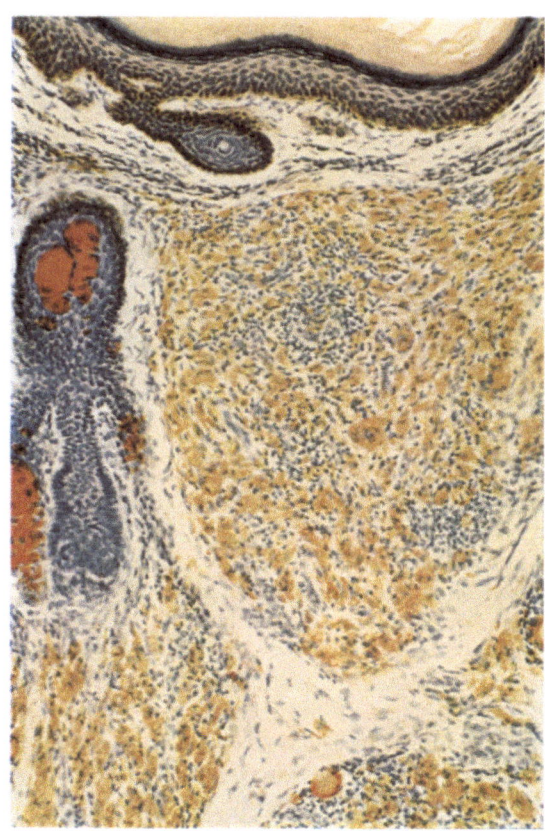

Abb. 23. Lepromatöse Lepra in mäßiger Reaktion. Sudan III-Färbung. Vergr. 195fach. Neben und an einem Follikel mehrere umschriebene Schaumzellengranulome mit leukocytären Infiltraten. Am Rande des unteren Granuloms sudanophile Riesenzelle

Diese extremen Bilder einer Fettspeicherung in den Zellen, in denen sowohl nach der Ziehl-Neelsen-Färbung als auch submikroskopisch offenbar virulente Bakterien, wenn auch deutlich weniger vorhanden sind, kann man immer wieder bei der lepromatösen Lepra beobachten. Sie fanden sich u.a. auch in den gewöhnlichen Schaumzellengranulomen bei lepromatöser Lepra neben einer histoiden Variante (WADE). BÜNGELER hatte 1942 auf diese Prozesse besonders mit seiner

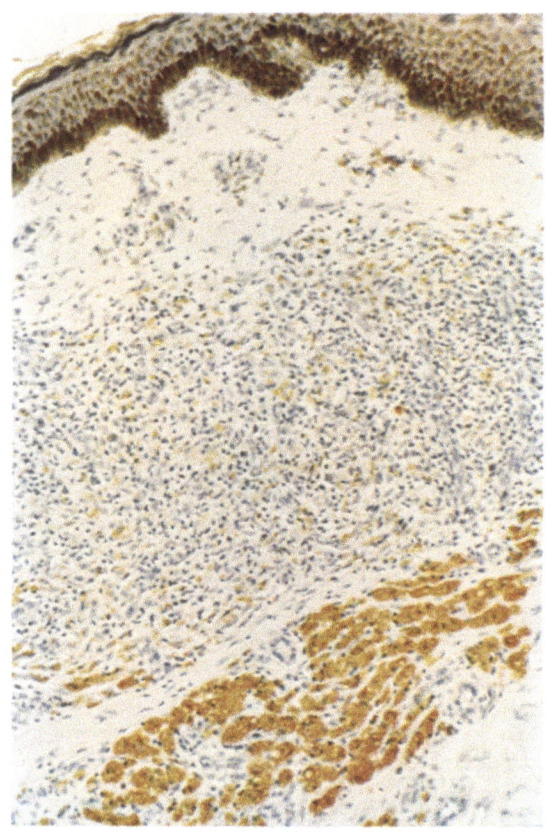

Abb. 24. Lepromatöse Lepra. Sudan III-Färbung. Vergr. 195fach. Oben insgesamt nur schwach, unten intensiv sudanophile Massen enthaltende Granulome. Die Bakterien lassen sich im oberen Bereich nach ZIEHL-NEELSEN deutlicher darstellen. Vielleicht sind sie prozentual virulenter. Das ließe auf eine frischere Leprombildung schließen

Abb. 49 aufmerksam gemacht und darauf hingewiesen, daß das Aussehen der hier auftretenden Riesenzellen in keiner Weise dem Langhans-Typ entspricht. Es handelt sich vielmehr um oft monströse Zellgebilde von der Art der Fremdkörperriesenzellen. BÜNGELER vergleicht diese Fremdkörpergranulome mit dem Lipogranulom, man könne das Leprom leicht mit einer Speicherkrankheit verwechseln. Wir meinen (G. KLINGMÜLLER, 1968) sogar weitergehen zu können und sagen, daß die lepromatöse Lepra eine Thesaurismose mit bekanntem Erreger ist. Das ganze makroskopische und histologische sowie submikroskope Erscheinungsbild entspricht weitgehend den Xanthomatosen.

Im vorangehenden wurde bei der ruhenden oder rein lepromatösen Lepra der submikroskopische Aufbau der Virchow-Zellen, der die Leprabakterien phagocytierenden Zellen, ausführlich dargelegt. Es konnte hiermit neu belegt oder

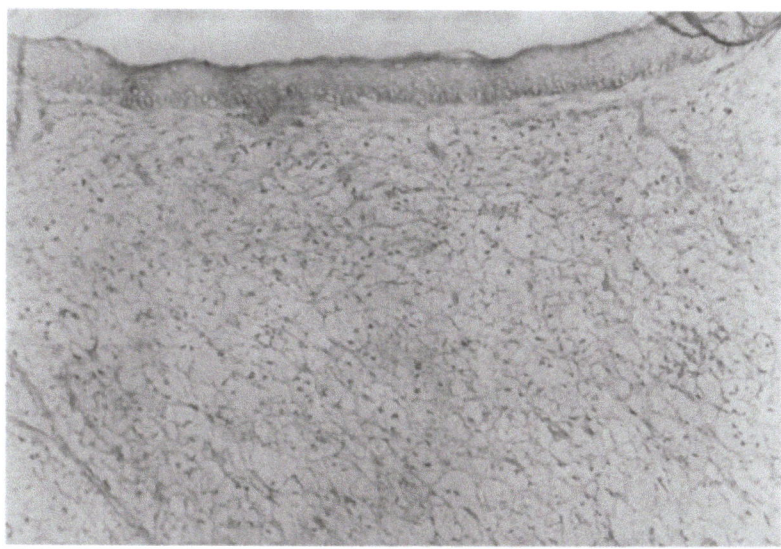

Abb. 25. Reine lepromatöse Lepra. H.-E.-Färbung. Vergr. 195fach. Die Epidermis ist verstrichen. Nach freiem Grenzstreifen ist das gesamte Corium von lockeren Schaumzellen mit kleinen, zumeist zentralen Kernen eingenommen. Bei der Ziehl-Neelsen-Färbung lassen sich wie bekannt erhebliche Mengen säurefesten stäbchenförmigen Materials nachweisen

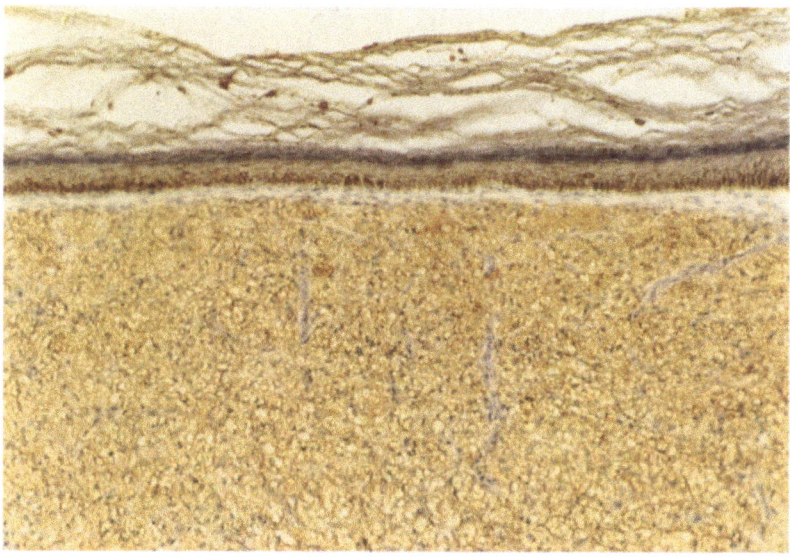

Abb. 26. Lepromatöse Lepra. Sudan III-Färbung. Vergr. 195fach. Orthohyperkeratose. Die in der Basalschicht reich pigmentierte Epidermis (des Afrikaners) ist verstrichen. Deutlicher freier Grenzstreifen. Darunter im ganzen Corium ziemlich gleichförmiges, sudanophiles Granulom nach Art eines ruhenden Speichergranuloms. Der Sudanophille etwa entsprechendes säurefestes Material enthält hier nach elektronenoptischer Untersuchung überwiegend degenerierte und coagulierte Leprabakterien, neben den bei älterer lepromatöser Lepra beschriebenen sekundären lysosomalen Substanzen bis zu Residualkörpern

bestätigt werden, daß es sich bei der lepromatösen Lepra um eine „Einlagerungskrankheit" in die Zellen, nicht um eine Ablagerung [wie etwa beim Lichen amyloidosus (RODERMUND u. G. KLINGMÜLLER)] handelt. Es ist also eine Thesauris-

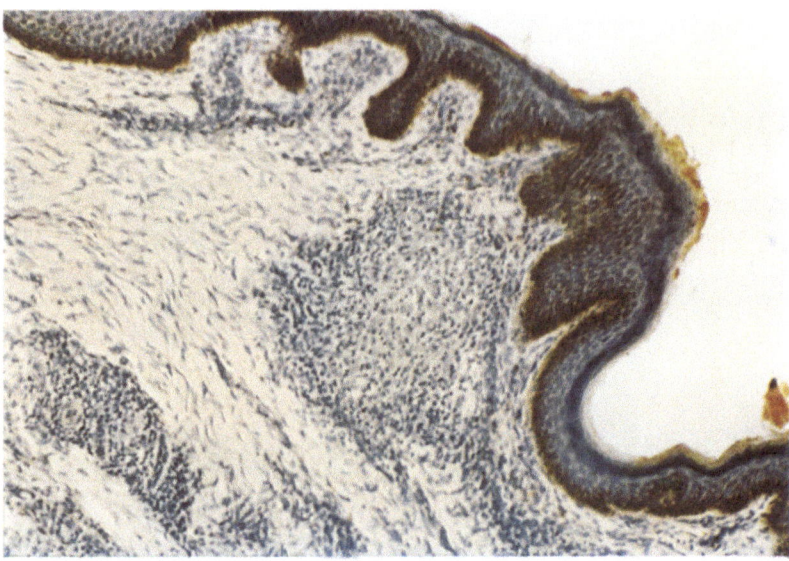

Abb. 27. Tuberkuloide Lepra bei einem Afrikaner. Sudan III-Färbung. Vergr. 195fach. Zum Vergleich: bei der tuberkuloiden Lepra lassen sich in dem Granulom keine sudanophilen Substanzen nachweisen. Das zentrale epitheloidzellige Granulom ist von einem mäßig breiten Lymphocytenwall umgeben

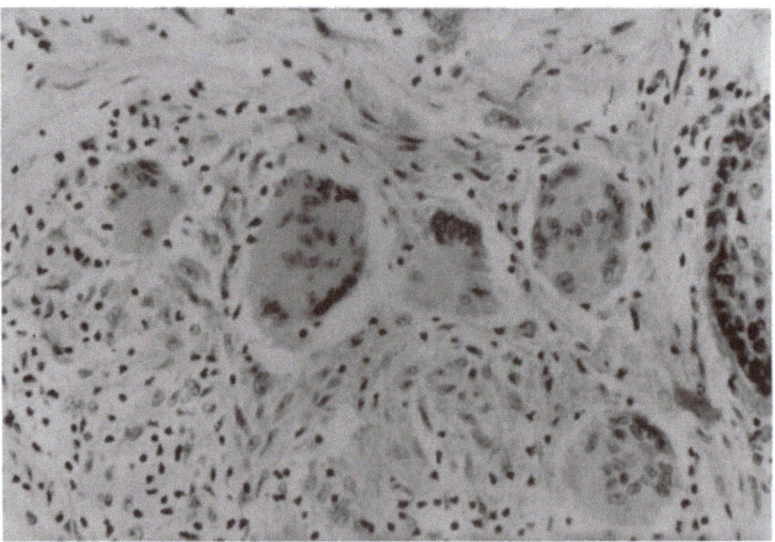

Abb. 28. Tuberkuloide Lepra. Sudan III-Färbung. Vergr. 785fach. Auch in reichlich Langhansschen riesenzellenhaltigen Granulomen finden sich keinerlei sudanophile Substanzen, wenn auch die epitheloiden Proliferate eine angedeutete schaumige Struktur aufweisen

mose in erster Linie eines bekannten Erregers. Damit gewinnt die Lepra unter den Thesaurismosen eine bevorzugte allgemeine klinische und pathologische Bedeutung (G. Klingmüller).

Eingelagert sind nach den Bakterien, wie gezeigt wurde, Lipoide, denen wir uns jetzt zuwenden wollen.

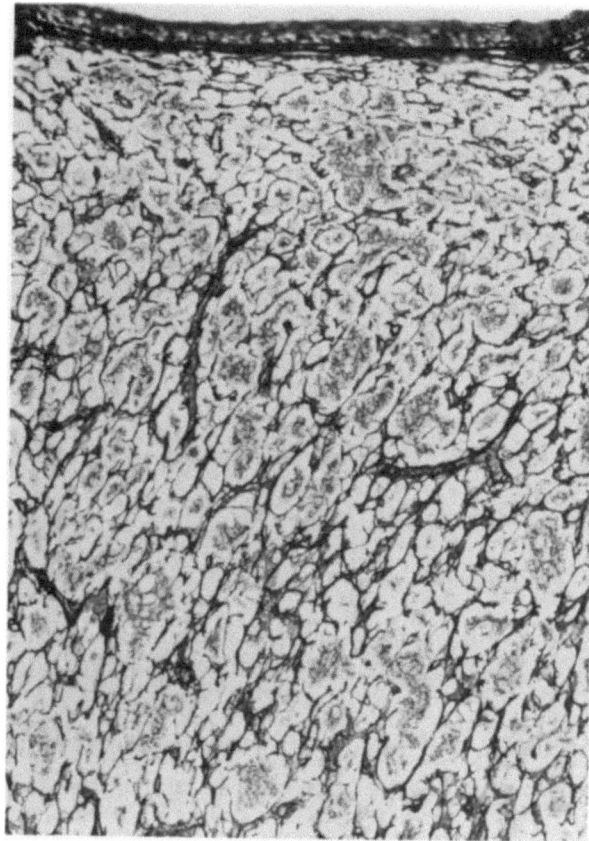

Abb. 29. Lepromatöse Lepra. Versilberung nach GÖMÖRI. Vergr. 195fach. In dem argyrophilen Maschennetz findet sich leichter Silberniederschlag auch innerhalb der Schaumzellen

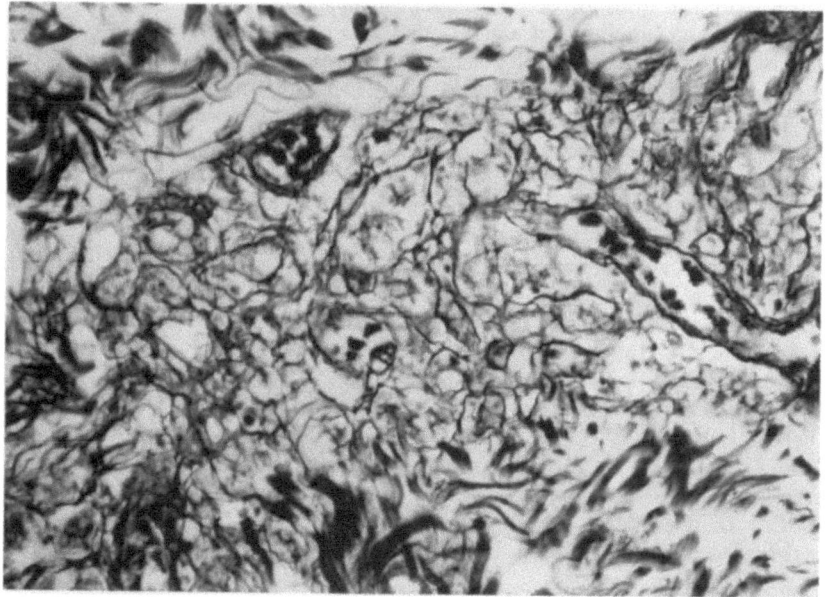

Abb. 30. Lepromatöse Lepra. Versilberung nach GÖMÖRI. Vergr. 490fach. Gefäßgebundenes Leprom im oberen Corium. Die argyrophilen Fasern haben direkte Beziehung zu den Gefäßen

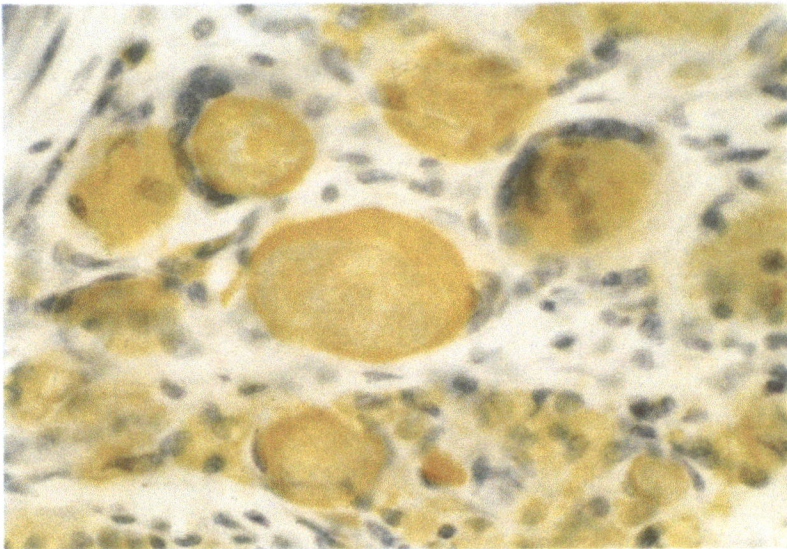

Abb. 31. Lepromatöse Lepra. Sudan III-Färbung. Vergr. 785fach. Offenbar älteres Speichergranulom mit reichlich sudanophilen Massen speichernden mehrkernigen Riesenzellen. Während die Sudanophilie in der Zellperipherie zonenartig intensiver ist, weist sie zentral eine eher schmutzig-graue Gelbfärbung auf. Das über 2 Jahre in Formalin aufbewahrte Gewebe ließ elektronenoptisch in diesen Riesenzellen mehrere Leprabakterien erkennen

7. Die Lipide und Lipoide im lepromatösen Granulom

Die Lipide und Lipoide haben dank neuerer histochemischer Nachweismöglichkeiten, aber auch durch systematische Untersuchungen in Beziehung zu den verschiedenen Lepratypen (AZULAY u. a.), in der vergangenen Zeit eine weite Beachtung gefunden, ohne letztlich darüber Aufschluß gewinnen zu lassen, weswegen sie auftreten und wie sie gebildet werden. Schon die Affinität der Bakterien zu den Schwannschen Zellen kann bisher nicht erklärt, sondern nur festgestellt werden. Dieser Affinität muß in der Pathogenese der Krankheit trotz vieler unbeantworteter Fragen eine hohe spezielle Bedeutung beigemessen werden. Das Auftreten von Lipoiden in den Leprazellen selbst ist eine weitere Eigentümlichkeit, die wohl neuerdings eine Bestätigung und bessere Deutung in den submikroskopischen Strukturen bei der Lysosomenbildung findet. Eine ganze Reihe von Untersuchungen und Befunden, auch in ihren Beziehungen zu Serumveränderungen, die vielleicht in Abhängigkeit von gewissen Leberstörungen stehen, können indessen noch keine übersichtliche Synthese gestatten. Diese müssen zwar vermerkt, dürfen aber nicht übergangen werden.

V. KLINGMÜLLER schrieb 1930, daß NEISSER die Veränderungen im Plasma der Leprazellen als eine fettige Degeneration auffaßte, während man vorher die vakuoligen Gebilde nicht weiter erklären konnte. Später hat sich in gleichem Sinne MITSUDA nach Sudan III-Färbungen geäußert. RATH DE SOUZA und ALAYON haben den Lipoidgehalt zur Diagnostik der verschiedenen Strukturtypen der Lepra empfohlen, was dann CAMPOS speziell für die schwierige Abgrenzung der reactional tuberculoid leprosy, den „akuten Schub", ausnutzte. CAMPOS fand — mit Sudan IV gefärbt — Lipoide immer in lepromatösem Granulom, niemals im tuberkuloiden, aber doch wohl in reaktionellen Phasen. Bei lepromatöser Lepra war Lipoid in größeren Tropfen, beim akuten Schub in feiner Verteilung nachweisbar. Das Lipoid fand sich nur in den Zellen, CAMPOS sagt Monocyten, denen

Tabelle 3. *Vorkommen von Lipoiden (Sudan III-Färbung) im Gewebe bei verschiedenen Krankheitsformen nach* AZULAY u. CEZAR DE ANDRADE

Krankheitstyp	Sudan III-Gehalt			Gesamtzahl	Positive Befunde in %
	positiv	negativ	fraglich		
Lepromatös	2022	20	3	2045	98,87
in Rückbildung	856	—	—	856	100
Restprozesse	86	—	—	86	100
Grenzlepra (borderline, dimorph)	29	18	1	48	60,42
Uncharakteristisch					
Übergang in lepromatös	—	23	—	23	—
Uncharakteristisch	—	2708	—	2708	—
Übergang nach tuberkuloid	—	55	—	55	—
Tuberkuloid					
ruhend	—	494	—	494	—
in Reaktion	—	221	—	221	—
Gesamtzahl	2993	3539	4	6536	

die Fähigkeit mangele, die phagocytierten Leprabakterien zu zerstören. In der Deutung des akuten Schubes muß heute vermerkt werden, daß CAMPOS die Grenzlepra noch nicht weiter berücksichtigen konnte, was erst später bei AZULAY und CEZAR DE ANDRADE zu ersehen ist. PORTUGAL hat zur Charakterisierung des Krankheitstyps die Lipoide 1946 schon beachtet, was dann AZULAY und CEZAR DE ANDRADE 1952 an 1053 und 1963 an 6536 Excisionen in eindrucksvoller Weise zeigen konnten. Man kann allein aus diesem histochemischen Befund so weitgehende diagnostische Schlüsse ziehen, nämlich dann, wenn Lipoide nachweisbar sind, die Fälle mit vermeintlichem akuten Schub bei tuberkuloider Lepra sicher der lepromatösen Lepra zuordnen.

Erinnert das lepromatöse Granulom in Struktur und Zelltyp an ein Histiocytom, kann der Lipoidbefund manchmal negativ sein. Man entnimmt der Tabelle 3 leicht, daß diese Lipoidfärbung (mit Sudan III) bei Lepromatösen in Rückbildung und den Reststrukturen eindeutig positive Ergebnisse bringt und daß bei der häufig klinisch schwer abgrenzbaren tuberkuloiden Reaktion Lipide völlig vermißt werden. Die Grenzlepra wurde im einzelnen nicht weiter differenziert, scheint aber eher der lepromatösen Lepra näher als der tuberkuloiden Form zu stehen. Zunahme der intrazellulären Lipoide bringen RATH DE SOUZA u. ALAYON oder JONQUIERES u. Mitarb. mit den regressiven Veränderungen lepromatöser Strukturen in Zusammenhang. Man könne danach die Besserung der Infiltrate abschätzen.

Das Vorkommen der Gesamtlipoide (mit Sudanschwarz) zeigen nach ORTMANN u. STEIGLEDER bei lepromatöser Lepra große epitheloide Zellen mit großer Plasmamasse, die eine granuläre Lipoideinlagerung im ganzen Plasma erkennen lassen. Deren großer bläschenförmiger Kern liegt meist exzentrisch und hat einen auffallend großen Nucleolus. Diese Zellen liegen gefäßnah. Weiterhin finden sich Zellen vollgefüllt mit granulärem Lipoidmaterial. Dieses Material ist im Baker-Test gleichfalls positiv für Phospholipoide. Diese Fette haben keine Doppelbindungen und enthalten keine nennenswerten Mengen von Neutralfetten oder Lipoiden mit freien Säuregruppen. ORTMANN u. STEIGLEDER zeigten weiter eine Anfärbung der gleichen Zelleinschlüsse mit Perjodsäure-Schiff-Reagens, also eine Polysaccharidreaktion.

Alle Autoren sind sich darin einig, daß die intrazellulären Neutralfette, Phospholipide, Fettsäuren nur in den bakterienhaltigen Wirtszellen etwa im

gleichen Verhältnis zum säurefesten Material stehen (CAMPOS, SUGAI, AZULAY u. Mitarb., RICHTER u.a.). GHOSH u. Mitarb. meinen allerdings, daß sie direkt den Bakterien angehören und nicht im Cytoplasma der Wirtszellen neben den Bakterien gelegen seien. Man könne also nicht sagen, daß das Eindringen der Erreger eine fettige Degeneration oder Metamorphose der Zellproteine bedinge, wie es etwa HARADA genauer ausführte. Diese Befunde scheinen nach den neueren submikroskopischen Untersuchungen indessen nicht mehr zuzutreffen. HARADA nennt 3 Stadien in der Entwicklung der Fettsubstanzen:
1. Die Bakterien werden von Histiocyten phagocytiert, worauf
2. eine fettige Degeneration hervorgerufen würde, die
3. durch eine in Vacuolen abgelagerte Neutralfettproduktion kenntlich wird.

Auch DHARMENDRA u. MUKHERJEE betrachten die Lipoide als ein Degenerationsprodukt der phagocytierten Bakterien. Dieses weist nach CHATTERJEE u. Mitarb. auch eine deutliche Affinität zu Kernechtrot auf, mit anderen Worten zu Calciumphosphaten, was auch KOSSAs Silbermethode anzeigt. Man müsse demnach einen locker gebundenen Calciumphosphat-Lipoidkomplex annehmen. PEPLER u. Mitarb. sahen Neutralfette immer in Virchow-Zellen, aber auch in einzelnen epitheloiden bei tuberkuloider Lepra. Dagegen konnten sie Phospholipide nicht nachweisen.

Im vollentwickelten lepromatösen Granulom sind also ziemliche Massen von Lipoiden nachweisbar (RICHTER), und zwar in den epithelnahen stärker als gegen die Tiefe zu. Dabei bestehen deutliche Beziehungen zu den, das Granulom durchziehenden, kleinen Gefäßen (ORTMANN u. STEIGLEDER, RICHTER). In epitheloiden Zellen sind die Lipoide mehr diffus granulär, teils in einer zentralen Vacuole mit lipoidfreiem Plasmasaum. RICHTER wies in Schaumzellen, also in solchen mit vacuolärer Degeneration, Lipoide im Cytoplasma, aber nicht in den schaumigen Bläschen selbst, nach.

Alte, sudanophile Schaumzellen enthalten Bakterien oder bakterielle Elemente, die im histologischen Schnitt kaum als Stäbchen zu bezeichnen sind, während man im Abstrich nach üblichen Färbemethoden noch solche als säurefest erkennen kann. Offenbar handelt es sich nach neueren submikroskopischen Befunden hier um zweierlei:
1. um Bakterien und degeneriertes koaguliertes Bakterienmaterial, und
2. um die phagierenden Lysosomen und deren Residualkörper.

Cholesterin konnte GRILLO nur wenig in Leprazellen nachweisen, dagegen fand GRILLO u. CIACCIO in diesen Phosphatide.

Über die *hydrolytischen Enzyme* ist folgendes zu berichten:

PEPLER u. Mitarb. oder SANZ IBANÉZ u. Mitarb. fanden *saure Phosphatase* in Virchow-Zellen, kaum in epitheloiden und Riesenzellen. Offensichtlich finden diese lichtmikroskopischen Befunde eine wertvolle Ergänzung von IMAEDA, der später das Enzym in Lysosomen bei lepromatöser Lepra nachwies, was ich bestätigen konnte.

Unspezifische Esterase findet sich in Virchow-, Epitheloid- und Riesenzellen (PEPLER u. Mitarb., RICHTER: α-Naphthylacetatmethode) und ist an Lipoid und bakterienreiche Zellen gebunden. Man kann demnach mit Recht folgern, daß die starke Esteraseaktivität in irgendeinem Zusammenhang mit dem Abbau der Bakterien steht. Die hohe Esteraseaktivität von Fibroblasten und Histiocyten läßt erkennen, daß sich wohl hieraus die Leprazellen entwickelt haben. Sulfatase sahen PEPLER u. Mitarb. im Infiltrat aller Lepraformen.

Die *Lipaseaktivität* scheint nach GUILLOT u. MANJON in lepröser Haut gegenüber normaler nicht wesentlich verändert. Allerdings meint SELMI GUIMARAES mittels eines Lipaseindex einen Einblick in das Resistenzverhalten zu gewinnen, da die Lipase um so niedriger sei, je höher der Bakterienindex ist.

Die Plasma-Lipoprotein-Lipaseaktivität fand MAYAMA niedriger in lepromatöser als Grenzlepra, bei Tuberkuloiden so wie bei Gesunden. *Lipase* konnte RICHTER in den Leprazellen nicht bemerken (Tween-Methode).

8. Die Bedeutung des Methylenblautests

In der Zeit, als man intensiver den therapeutischen Wert verschiedener Farbstoffe auf die Lepra untersuchte (RYRIE u.a.), wurde von einigen Leprologen die Beobachtung gemacht, daß lepromatöses Gewebe durch Methylenblau elektiv angefärbt wird (MONTEL, LA SCALA, MERCKEN, GOUGEROT, DEGOS u. Mitarb., GANS u.a.). Dabei zeigte sich nach BERGEL, daß sowohl lepromatöses wie gelbes Fettgewebe die Farbstoffe adsorbiert, nicht aber normales Fett. Einige Autoren meinten, daß auch die Bakterien selbst in vivo oder supravital das Methylenblau aufnehmen, was indessen schwierig zu beobachten ist. Hier ist an die schon von UNNA aufgegriffene Frage zu erinnern, tote von lebendigen Erregern mittels der Fähigkeit unterschiedlicher Farbstoffspeicherung zu erkennen. MONTEL hat nun gezeigt, was später von CONVIT u. Mitarb. bestätigt wurde, daß man mit Methylenblau in zufriedenstellender Weise bei der (borderline, dimorphen) Grenzlepra makroskopisch den lepromatösen vom tuberkuloiden Anteil unterscheiden kann. Aber reine Grenzlepra speichert nach CONVIT u. Mitarb. den Farbstoff nicht.

CONVIT gab übrigens 1% Methylenblaulösung i.v. 3 ml am 1. Tag, 4 ml am 2. Tag, 5 ml am 3. Tag und weiter in ansteigender Menge bis zu 10 ml am 15. Tag. Trat keine Anfärbung auf, so erhielten die Patienten täglich 10 ml bis zum 21. Tag, selten über Monate; insgesamt etwa 100 ml.

Im einzelnen bringt dieser Methylenblautest nach CONVIT u. Mitarb. folgende wertvollen Hinweise zur Differentialdiagnose der Typen:

1. Tuberkuloide und unbestimmte Lepra färben sich nicht.
2. Alle lepromatösen Gewebe, auch im Schleimhautbereich, färben sich schon nach 6—20 ml Farblösung. Bei mäßig fortgeschrittenen bleiben nichtgefärbte neben diffus schwachgefärbten Zonen bestehen. Andererseits tritt eine deutliche Anfärbung inapperenter Herde hervor, was schon GOUGEROT, DEGOS u. Mitarb., MAURANO und MONTEL beobachtet hatten. Beim Erythema nodosum zeigt sich keine Farbretention, erst in der anschließenden hyperchromen Restefflorescenz, dann also, wenn der akute Zustand überwunden ist und fibröses, bald lepröses Gewebe in den Vordergrund tritt. Die Tingierung der Herde kann über 1 Jahr lang anhalten. Restherde lepromatöser Lepra, die gefärbt sind, weisen wohl immer Bakterien und Schaumzellen auf.
3. Bei der Grenzlepra läßt sich gelegentlich ein deutlicher Unterschied zwischen den verschiedenen (dimorphen) Gewebsanteilen erkennen; denn der Farbstoff wird ja nur von lepromatöser Struktur aufgenommen. Das zeigt sich besonders auffällig in infiltrierten, scharf berandeten Herden, die sonst eher an tuberkuloide erinnern.

Nach CONVIT u. Mitarb. wird Methylenblau nicht bei Leishmaniosen, Mykosen, Treponematosen, nach MIDANA nicht im Lupus vulgaris adsorbiert. Bemerkenswerterweise konnte CONVIT u. Mitarb. aber bei einer disseminierten hypercholesterinämischen Xanthomatose eine ähnliche Anfärbung erreichen. So wird denn auch überlegt, in Lepra- wie in den Xanthomzellen, beide histiocytäre Elemente mit Lipiden beladen, einen gleichartigen Lipidfaktor anzunehmen, der Methylenblau bindet. Das hat auch FREITAS bewogen, eine analytische Pathologie aus der Sicht dieses Lipids für die Virchowschen Zellen zu postulieren, worin er eine gewisse Stütze für BERGELS Autooxydationstheorie finden will.

Zur Therapie wurde Methylenblau nicht nur für sich allein, sondern auch in gewissen Grenzen als „Schleppersubstanz" benutzt: von GANS mit Kupfer, von PICCARDI u. RADAELI mit Molybdän. Zur Diagnostik hatte FUKUDA die methylenblaugefärbten leprösen Veränderungen entlang der cutanen Nerven in der Präparation gut verfolgen können.

Zusammenfassend läßt sich sagen, daß das Methylenblau von den Lipiden der Virchowschen Leprazellen elektiv gebunden wird, ähnlich wie sich andere Farbstoffe der Fette (Sudan III usw.) im Gewebsschnitt an die gleichen Zellen binden. Während letzteres aber nur in Probeexcisionen möglich ist, kann Methylenblau am Kranken zu makroskopischer Differenzierung in vorzüglicher Weise angewandt werden.

Der Bindungsort des Farbstoffes kann, wie für das Sudan III, an den Lysosomen der Virchowschen Schaumzellen vermutet werden, und zwar offensichtlich an den von den Lysosomen aufgenommenen Lipoiden oder Lipiden, die sie mangels Lipasen nicht weiter abbauen können. Immer dann, wenn diese bakterienhaltige und davon abhängige, mit fettigen Lysosomen durchsetzte Zelle auftritt, ist der Methylenblautest auch makroskopisch positiv. Das haben neuerdings auch AVILA und CONVIT mittels Extraktionen der Fette und deren Bindungen mit dem oxydierten Methylenblau nachweisen können.

9. Über Serumveränderungen als Ausdruck einer Fettstoffwechselstörung bei Lepra

Zu diesem Problem finden sich folgende Befunde:

DHOPLE u. MAGAR sahen, daß die ungesättigten Polyen-Fettsäuren im Serum aller Lepraformen weniger als bei Normalen vorkämen. GOKHALE u. GODNOLE: Die Serumlipide (Phospholipide, Gesamtcholesterin, Gesamtfettsäuren, Gesamtlipide) sind höher als normal bei erhöhter lipolytischer Enzymaktivität. Deswegen sei auch eine Störung im Fettstoffwechsel bei Leprösen anzunehmen. Cholesterin ist [in Erythrocyten (NATH)] und im Plasma bei Leprösen erniedrigt (LAVERINA u. LEON BLANCO, LANCEPLEINE, KUSAKA, TARABINI, CHEKHERDEMIAN, RAMU u. Mitarb., NATH u. CHATTERJI) und nur in Erythrocyten bei tuberkuloider Lepra, bei der auch Phospholipide vermindert nachweisbar sind. LIPPI sah Verminderungen des Serumcholesterins bei Kranken in allgemein schlechter Verfassung mit Leberstörungen oder Leprareaktionen, was auch KUSAKA u. TARABINI bestätigen. Nierenstörungen (nephrotisches Syndrom usw.) weisen dagegen hohe Cholesteringehalte und sehr niedrige α-Lipoproteine auf (TARABINI).

Eine Lipoproteinfraktion im Serum wurde von MAYAMA bei lepromatösen Kranken mit einem Molekulargewicht von 173000 bestimmt, während dies bei tuberkuloiden 330000 oder maculoanaesthetischen 395000 betrug.

TARABINI und CHEKHERDEMIAN haben mittels Elektrophorese die Serumlipoproteine differenziert und sahen bei Leprösen mit erniedrigtem Cholesterin das Verhältnis von α- zu β-Lipoproteinen in normalen Grenzen. Während der Leprareaktionen fällt das α-Lipoprotein ab, weist jedoch unter ACTH oder Corticosteroiden einen relativen Anstieg auf. MAYAMA hat den Einfluß solcher Lipoproteinfraktionen auf die Phagocytose von Leukocyten untersucht und sah eine Aktivierung bei der Phagocytose von Tuberkelbakterien. Aber es ließen sich keine Antikörper in Antiseren gegen lepromatöse Serumlipoproteine, sondern nur gegen Seren tuberkuloider Patienten nachweisen. Schließlich haben MISRA u. Mitarb. mittels Säulen- und Papierchromatographie in leprösem Serum einen Abfall von Gesamtlipiden, Cholesterin und Phospholipoiden (Cephalin, Lecithin, Sphingomyelin und Lysolecithin) nachweisen können.

Diese Befunde widersprechen bezüglich der Lipide, Cholesterin und Phospholipiden den Befunden GOKHALES u. Mitarb., und bezüglich der Phospholipide auch KUSAKA, der keine Abweichung sah. Wenn alle Lipidkomponenten nach MISRA eine Verminderung zeigten, so blieben verestertes Cholesterin unverändert, Triglyceride leicht ansteigend gegenüber Normalwerten.

Alle diese Untersuchungen weisen auf eine spezielle Beteiligung der Leber bei den Stoffwechselstörungen, die die Leprösen erleiden, hin.

TARABINI versuchte, die Veränderungen im Lipoidstoffwechsel bei Leprösen vom lepromatösen Typ unter einem einheitlichen Gesichtspunkt zu betrachten. Das Auftreten pathologischer Lipoide im Gewebe oder die Möglichkeiten ihrer Absorption aus dem Serum könne, so meint er, das negative Verhalten der Leprominreaktion und die Bildung antilipoider Antikörper im Serum bewirken. Unter dieser Betrachtung wäre dann auch die charakteristische Hypocholesterinämie zu verstehen.

Zusammenfassend läßt sich die Bedeutung der Lipide so beschreiben:

Es konnte eindeutig gezeigt werden, daß sich die Lipide und Lipoide im Gewebe als ein Charakteristikum in den Virchowschen Schaumzellen erwiesen (CAMPOS, AZULAY u.a.). Ihr Auftreten steht in innigem Zusammenhang mit der Phagocytose von Leprabakterien. Die Menge des Lipides in den Zellen entspricht weitgehend der Bakterienanzahl. Damit ist der histochemische Lipidnachweis ein wertvolles Kennzeichen des lepromatösen Typs der Krankheit. Lipide finden sich nicht im tuberkuloiden Granulom. Offenbar fehlen in den lipidhaltigen Schaumzellen Lipasen, während unspezifische Esterasen (RICHTER) in gleicher Weise und am gleichen Ort nachzuweisen sind. Das gilt auch für die saure Phosphatase.

Damit ist eine Brücke zu den von der Elektronenmikroskopie her bekannten Befunden über das Auftreten von Lysosomen geschlagen. Diese Zellorganellen bilden sich um die Leprabakterien (NISHIURA, IMAEDA, G. KLINGMÜLLER) und weisen entsprechende Eigenschaften im Enzymgehalt (IMAEDA, G. KLINGMÜLLER) bis zu Residualkörpern (NISHIURA, G. KLINGMÜLLER) auf. Man weiß, daß Lysosomen Lipasen mangeln, weswegen die in ihnen phagierten Lipide nicht weiter abgebaut werden können. Allerdings müssen zu diesen auf der Hand liegenden Deutungen bei der Lepra die einzelnen Befunde noch weiter vorgelegt werden. Besonders konnte bisher noch kein einwandfreier elektronenmikroskopisch histochemischer Beweis für die Annahme, in den Lysosomen oder opaken Tropfen NISHIURAs und den schaumigen Vacuolen sicher Lipide zu sehen, gegeben werden. Allerdings ist es kaum denkbar, daß die lichtoptisch nachweisbaren Lipidsubstanzen in anderen Organellen der Leprazellen vorhanden sind.

Die in diesem Kapitel mitbehandelten Serumveränderungen, u.a. die bekannte Hypocholesterinämie usw., wurden bisher nur von TARABINI mit den charakteristischen Gewebsveränderungen in hypothetischem Zusammenhang gebracht. Nach dem derzeitigen Befunde scheinen sie weit mehr von Störungen im Leber- (oder Nieren-)Stoffwechsel abzuhängen, wobei man jedoch nicht die Beziehungen zu den häufig mächtigen lepromatösen Prozessen außer acht lassen sollte.

Über die Beziehung der Lipide oder Lipoproteine zu Immunvorgängen oder Antigen-Antikörperreaktionen sind vorerst nur vage Vorstellungen zu gewinnen.

10. Intracytoplasmatisches Lipopigment (Ceroid)

KALKOFF und HOLTZ haben die Vermutung ausgesprochen, daß das in seiner Ursache bisher unbekannte Phänomen der „Eigenfarbe" der Sarkoidose, des Lupus vulgaris und der tuberkuloiden Lepra auf dem Ceroidgehalt ihrer Granulome beruhe. Dieses Lipopigment wurde offenbar von APLAS als vermeintlicher

Erreger der Sarkoidose angesehen. Das Ceroid besitzt eine gelbbräunliche Eigenfarbe. Es ist säurefest, läßt sich mit Silber imprägnieren, ist Perjodsäure-Schiff-(PAS-) bzw. Perameisensäure-Schiff- (PFAS-)positiv, färbt sich im Paraffinschnitt mit Fettfarbstoffen an und weist ein deutliches Reduktionsvermögen, eine starke Basophilie und eine weißgelbliche Fluorescenz auf. Weiterhin ist darin saure Phosphatase nachweisbar (GEDIGK u. BONTKE).

Mit allen diesen Eigenschaften gewinnt das Ceroid auch bei der tuberkuloiden Lepra besonders im Unterschied zu den in den Virchow-Zellen vorzufindenden Lipoiden wesentliche Bedeutung. KALKOFF u. HOLTZ konnten das lichtoptisch nachweisbare Ceroid bei der Sarkoidose stärker in den umgebenden Histiocyten des Bindegewebes und deutlicher als in den Epitheloidzellgranulomen und hier eher in den Randabschnitten als im Zentrum nachweisen. Man kann gleiches bei der Lepra vermuten. Dieses lichtoptische Lipopigment entspricht in der Elektronenmikroskopie Cytosomen, die unterschiedlich mit diffusen oder gröberen tropfigen osmiophilen Granula gefüllt sind. Sie sind mit einfachen oder doppelten Membranen umgeben, im Cytoplasma als selbständige Organellen aufzufassen. KALKOFF u. HOLTZ konnten nicht klären, ob sie von Mitochondrien oder ihren Vorstufen abstammen. Ein lysosomaler Charakter wurde noch nicht diskutiert, dürfte aber auf der Hand liegen, zumal es ja GEDIGK u. BONTKE gelungen ist, darin saure Phosphatase nachzuweisen.

11. Histoides Leprom (Wade) bei der lepromatösen Lepra

Die bindegewebige Umwandlung älterer Leprome war schon immer bekannt. BÜNGELER hatte darüber schon 1942 berichtet und eine keloidartige Verhärtung bemerkt. Innerhalb solcher fixen fibrocytenartigen Bindegewebszellen konnte er zahlreiche alkoholfeste Stäbchen nachweisen. Eine Umwandlung der Bindegewebszellen zu Virchow-Zellen wurde von ihm nicht festgestellt. BÜNGELER hob hervor, daß der Fall zeige, wie sich ein Leprom gelegentlich unter dem Bilde eines narbigen Bindegewebes verbergen kann. Nur die Bakterienfärbung sei imstande, bei diesen Fällen die Natur der Erkrankung aufzudecken.

1963 beschrieb WADE eine histologisch atypische Form der lepromatösen Lepra, die er „histoide Varietät" nannte. Diese ähnelt einem Fibrom. Man findet sie in cutanen oder subcutanen Knoten mit organisiertem spindelzelligem Gewebe, also Histiocyten, ohne weitere entzündliche Granulombildung. Sie entwickeln sich als einzelner Tumor und werden häufig als reines Dermatofibrom oder als reiner lepromatöser Lepraknoten gedeutet. Meistens finden sich solche Tumoren bei alten Fällen nach jahrelangem Verlauf der gewöhnlichen lepromatösen Lepra, sie widerstehen offenbar der Therapie. Im einzelnen handelt es sich um noduläre Gebilde in der Subcutis oder auch im Corium. Sie dehnen sich aus und entwickeln eine Pseudokapsel, sind gut vascularisiert, enthalten aber keine Nerven. Ihr „Parenchym" ist von spindeligen, bakterienhaltigen Zellen histiocytärer Natur zusammengesetzt, das bald ein unregelmäßiges fibrocytäres „Stroma" aufweist. Diese Veränderungen nehmen mit dem Alter der Herde zu. Häufig neigen sie zu Aktivierung, wobei die spindeligen zu typischen rundzelligen Phagocyten werden. Dabei erweichen sie im Sinne einer lokalen Reaktion oder schmelzen zu Abscessen ein, jedoch ohne Auftreten polynucleärer Leukocyten. Globi finden sich nicht, aber reichlich Bakterien, besonders in den Rundzellen. Diese enthalten ziemlich dichte Bakterienmassen. Außerhalb dieser Knoten finden sich Reste von Schaumzellen der üblichen lepromatösen Prozesse, wobei ein gemischtes Gewebsbild in Erscheinung treten kann. Bemerkenswert sei, daß nicht selten Herde von Epitheloidzellen innerhalb solcher Tumoren auftreten, und zwar dann, wenn die Knoten von der Subcutis ausgehen. Das konnte WADE jedoch nicht weiter erklären.

Solche Tumoren, die auch keratoakanthomartig aussehen können, hatte DHARMENDRA und auch DINIZ u. Mitarb. abgebildet.

SANCHEZ möchte jedoch in solcher Entwicklung keine neue Abart der lepromatösen Lepra sehen. Er hatte unter 5000 Excisionen 7 gefunden, die von nodulösen lepromatösen Typen an den Extremitäten herstammen. Alle waren als subcutane Noduli beschrieben, eine erinnerte an eine Narbe. Die Kranken waren bis zur Excision nicht behandelt oder standen höchstens 6—12 Monate unter Sulfontherapie.

Alle Excisionen wiesen eine mäßige Acanthose mit Abflachung der Retezapfen, 2 auch eine Atrophie der Epidermis auf. Der subepidermale Grenzstreifen war frei.

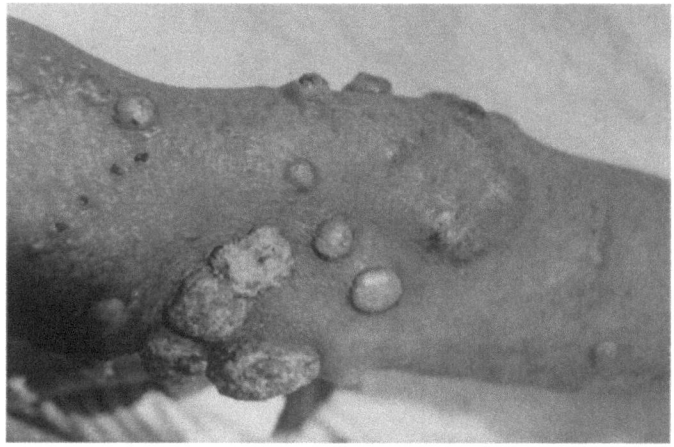

Abb. 32. Lepromatöse Lepra bei einem bisher unbehandelten 35jährigen Äthiopier. Die Lepra bestand ca. 8 Jahre. Während ein Teil der Leprome eine verruköse Oberfläche zeigte, blieben andere glatt prominierend. Histologisch wies einer von diesen in typischem Schaumzellengranulom eine histoide Struktur auf

Die Knoten selbst setzten sich aus Kollagenbündeln mit wechselnder Zahl spindeliger Zellen, aber auch einigen Schaumzellen zusammen. Darin waren genügend Bakterien und in der Umgebung reines lepromatöses Gewebe. Damit ist die Unterscheidung zu gutartigen Dermatofibromen gegeben.

JONQUIERES meinte, daß es sich um junge oder pseudofibromatöse Leprome handele. Er sah solche Knoten bei 5 Lepromatösen und einen Grenzleprakranken (dimorph). Auch MELAMED u. Mitarb. konnten bei einem Übergang lang sulfonbehandelter Lepra in einer Grenzlepra histoide Strukturen mit tuberkuloiden Follikeln nachweisen.

Neuerdings (1968) haben auf Cebu RODRIGUEZ u. Mitarb. solche Knoten bei 35 Patienten von 524 Leprösen beobachten können. 28 dieser Patienten hatten rückläufige Lepra, 7 vordem keine Sulfontherapie erhalten. Klinisch zeigten sich frische Noduli bei Philippinos mit rötlicher Farbe, sie sind rund oder oval, gut abgegrenzt, glänzend und ein wenig saftig. Gelegentlich treten sie gruppiert dunkelrot auf, können dann auch als papulöse Plaques erscheinen. Subcutane Noduli finden sich nur bei rückläufiger Lepra. Dann liegen sie deutlich unter der Dermis. Sie schmerzen nicht und schmelzen nicht ein. Einmal verschwand ein solcher Knoten bei einem vorher unbehandelten Kranken gänzlich. Die Knoten treten eher gelegentlich an den Extremitäten auf.

Man beobachtet solche Knoten mehr bei reiner lepromatöser Lepra, dann aber auch bei Grenzlepra.

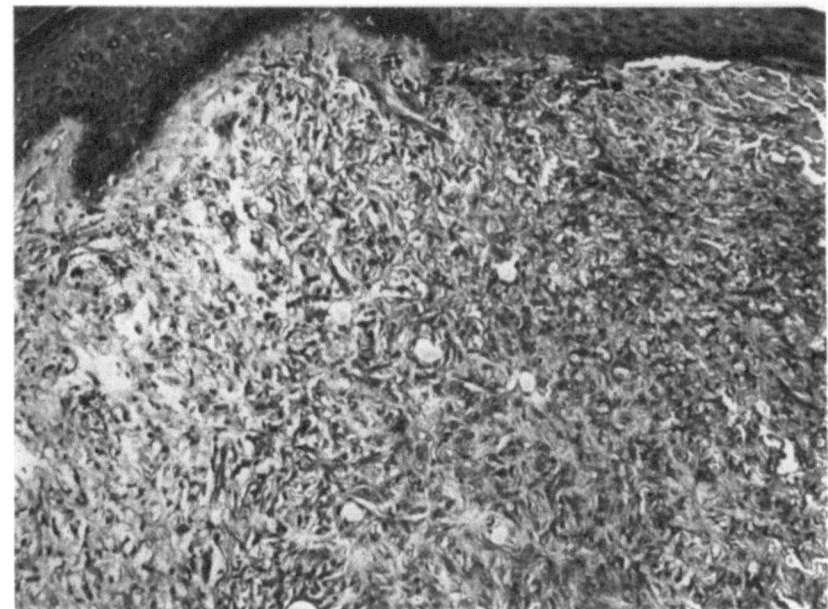

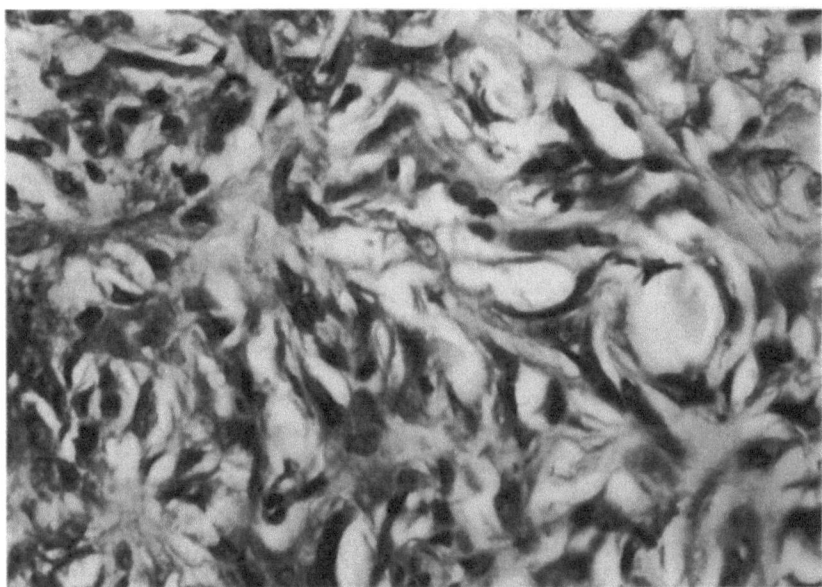

Abb. 33a u. b. Histoide Variante der lepromatösen Lepra. Klinisch prominierender, harter Knoten. Paraffineinbettung, H.E.-Färbung. a Vergr. 195fach. Links noch reines Schaumzellengranulom. Nach rechts unter der verstrichenen Epidermis mehr wellenförmige Anordnung unregelmäßiger spindeliger Zellen, teilweise mit Riesenzellbildung. Submikroskopisch konnten in den 2 Jahre alten formalinfixierten Geweben genügend Bakterien nachgewiesen werden. Allerdings war die sonstige Zellstruktur nur ungenügend erhalten. Gefrierschnitte ließen nach Sudanfärbung besonders am Rande große fetthaltige, eventuell mehrkernige Zellen erkennen, die gleichfalls noch Bakterien enthielten. b Vergr. 785fach

Bei allen diesen Knoten konnten RODRIGUEZ u. Mitarb. WADEs Beobachtung durchweg bestätigen, nämlich darin, daß spindelförmige Histiocyten mit Bakterien beladen sind. Es handelt sich nach MALLORYs Anilinblaufärbung sicher nicht um

Fibroblasten, sondern um Histiocyten. Die Abgrenzung von anderen Veränderungen (Keloid, Dermatofibrom, Neurofibrom, Fibrosarkom usw.) gelingt leicht, wie erwähnt, durch den Nachweis säurefester Bakterien. Unter Sulfonbehandlung blieben diese Knoten bei 10 von 18 rückfälligen Kranken bestehen, bei 5 traten sogar lepromatöse Efflorescenzen um die Knoten auf. Somit sind die histoiden Leprome gegen die Sulfontherapie sehr resistent, ja es können sogar unter der Therapie neue Knoten auftreten und die Vermehrung der Bakterien nicht verhindert werden.

RODRIGUEZ u. Mitarb. vermuten, daß diese histoiden Knoten durch eine resistente Mutante des Leprabacteriums bei den rückfälligen, also lange mit Sulfon behandelten Kranken bedingt sein können. So seien z.B. die Bakterien, die man in solchen Knoten finde, wesentlich länger als übliche Leprabakterien. Diese resistenten Stämme regen neue Proliferationen spindelförmiger Histiocyten an und vermehren sich darin phagocytiert schnell.

Wie MONTGOMERY sagt, handelt es sich zweifellos um ein definitives histologisches Bild, das von einer fibrösen Involution oder nodulärer subepidermaler Fibrose einschließlich Keloid deutlich zu unterscheiden sei.

Bei einem lepromatösen Kranken, dessen Krankheit wohl 9 Jahre lang bestand, hatte FISCHER 1 Jahr lang parenteral Sulfon gegeben. Ein Excisat eines harten prominierenden Leproms wies ein ziemlich umschriebenes „Fibrom" auf mit dichten histiocytären, unregelmäßig wirbelig angeordneten Zellzügen. Die Epidermis war gespannt, die Retezapfen verstrichen, die Pigmentbildung gestört. Eingeschlossen fanden sich große fettspeichernde Zellen. In der nahen Umgebung oder am Rande in der Tiefe sind kleinere Herde einer Fremdkörperreaktion mit Riesenzellen und weiterhin typische Schaumzellengranulome vorhanden. Einige von diesen enthalten wiederum mehr am Rande der Granulome große sudanophile Riesenzellen wie beim leprösen Lipogranulom (Abb. 32 und 33).

12. Riesenzellen im Leprom

Es ist keine Frage, daß man bei den verschiedenen Lepromen immer wieder auf unregelmäßige, meist bizarre Riesenzellen stößt, deren Charakter keinesfalls an *Langhans-Zellen* erinnert. Das wurde schon von V. KLINGMÜLLER und auch besonders BÜNGELER erwähnt. Offensichtlich finden sich mehrere solche Zellen, gelegentlich auch neben [oder in direktem Übergang(?) zu echten] Langhans-Zellen bei der dimorphen, borderline (Grenz-)Lepra. Auch ISHIHARA konnte im Leprom Riesenzellen hauptsächlich vom Fremdkörpertyp, gelegentlich vom Toutontyp, aber auch selten als Langhanssche Zellen definieren. Einige scheinen aus Histiocyten konfluiert zu sein und von pericapillaren Regionen auszuwandern. Immer wieder kann man in solchen Zellen Asteroidkörper und nicht, wie CROXATTO und CHIRIBOGA beschrieb, auch Schaumann-Körper sehen. Bemerkenswert ist, daß ISHIHARA solche Einschlußkörper niemals in tuberkuloiden Herden beobachtete, dafür aber, was verständlich ist, beim Erythema nodosum leprosum.

13. Leprabakterien in Naevuszellen

Es war zu erwarten, daß ebenso wie die Schwannschen Zellen auch die Naevuszellen Leprabakterien enthalten können. Ähnliches dürfte für die Melanocyten gelten. Alle diese Zellen stammen von der Neuralleiste ab. Mit KAWAMURA hält man eine nahe entwicklungsgeschichtliche Verwandtschaft zwischen Schwannschen Zellen und Naevuszellen für gegeben. Die Naevuszellen werden als fehldifferenzierte Neuralleistenzellen aufgefaßt. ISHIBASHI und KAWAMURA haben

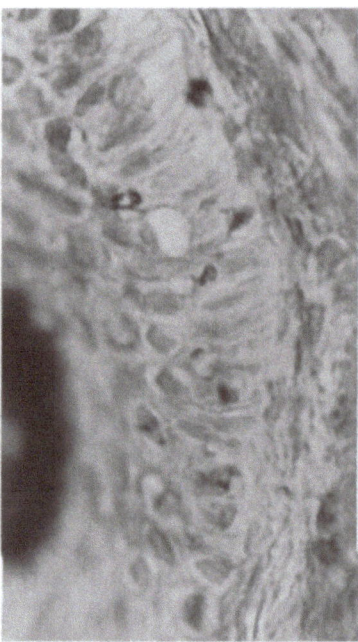

Abb. 34. Lepromatöse Lepra. HALLBERGs Nachtblaufärbung. Vergr. 785fach. Am Haarbalg sind in der Basalschicht Leprabakterien (hier blau gefärbt) zu erkennen. Lichtoptisch kann jedoch keine weitere Aussage darüber gemacht werden, welche Beziehung die Bakterien zu eventuell vorhandenen dendritischen Zellen oder Nervenendfasern haben. Präparat Y. ISHIBASHI

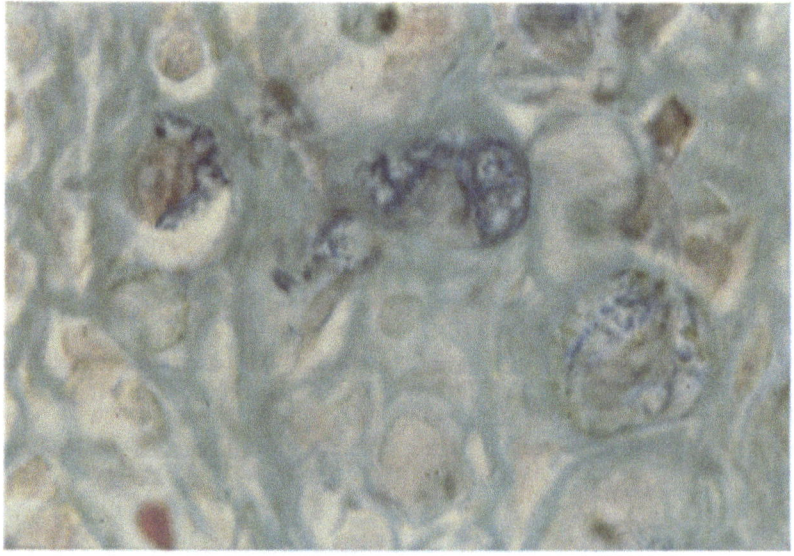

Abb. 35. Naevuszellnaevus bei lepromatöser Lepra. HALLBERGs Nachtblaufärbung. Vergr. 785fach. Die Naevuszellen sind gering vacuolisiert und enthalten viele Bakterien. Durch diese Bakterienaufnahme wird die Verwandtschaft der Naevuszellen zu den Schwannschen Zellen unterstrichen. Präparat Y. ISHIBASHI

lichtoptisch den Beweis geliefert, daß Leprabakterien in Naevuszellen vorkommen (Abb. 34 und 35), und neuerdings konnten KLINGMÜLLER und ISHIBASHI hierfür eine elektronenmikroskopische Bestätigung bringen (Abb. 36—38).

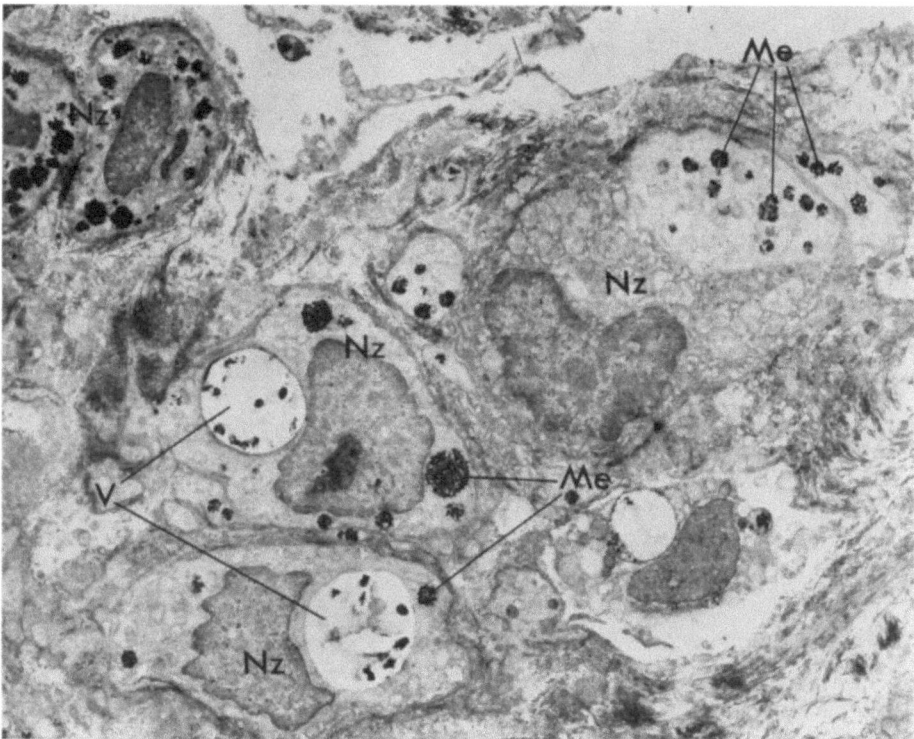

Abb. 36. Dermaler Naevuszellnaevus im Bereich lepromatöser Herde. Vergr. 5950fach. Die melanisierten Melanosomen (*Me*)-haltigen Naevuszellen Typ A (*Nz*) weisen Vacuolen (*V*) mit Leprabakterien auf

Mit FISCHER habe ich in Äthiopien lepromatöse Leprakranke auf Naevuszellnaevi untersucht. Es mag erwähnt sein, wie selten Äthiopier Naevuszellnaevi haben, was in deutlichem Gegensatz zu ihrem reichlichen Vorkommen bei Europäern und Japanern steht. Immerhin konnten wir einige Naevuszellnaevi vom dermalen Typ innerhalb von lepromatösen Herden untersuchen. Der submikroskopische Aufbau der verschiedenen Naevuszellen mag nach MISHIMA hier als bekannt vorausgesetzt werden. In den oberen A-Zellen von dermalen Naevi lassen sich neben reichlich Mitochondrien und Melanosomen verschiedener Ausprägung (s. TRÖGER und KLINGMÜLLER oder NIESTROY) große Vacuolen erkennen, in denen einzelne oder mehrere Leprabakterien enthalten sind. Die Struktur der Bakterien ist nicht besonders gut darstellbar. Es ist anzunehmen, daß es sich um ältere Stadien der Bakterien handelt. Damit entsprechen diese den gleichfalls eher koagulierten grobschollligen melaninhaltigen Melanosomen. Unerklärt ist bisher noch die Diskrepanz zwischen dem Mitochondrienreichtum und dem erhöhten Enzymgehalt (PETZOLD) der Naevuszellen und ihrer klinischen „Ruhe". Die Aufnahme der Leprabakterien durch Naevuszellen spricht eher für eine gewisse Ruhe auch dieser Zellen.

Dieser Befund, also die Aufnahme von Leprabakterien in Naevuszellen, ist in zweierlei Richtungen bedeutsam. Einmal unterstreicht dies die „Affinität" der Erreger zu den Abkömmlingen der Neuralleiste. Beide wären damit als „Bakterienreservoire" anzusehen. Zum andern wird durch diese „Affinität" die nun schon bekannte Beziehung beider Zellgruppen unterstrichen. Wichtig ist schließlich, hiermit einen ersten Beweis für eine Naevuszellenphagocytose zu haben.

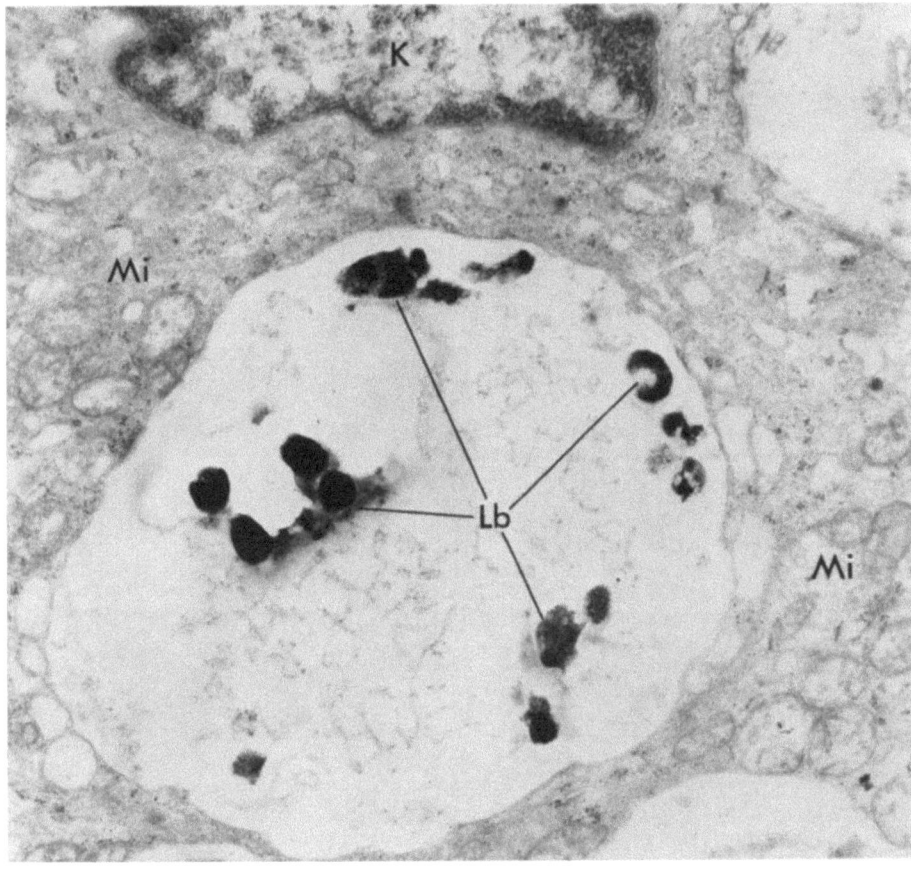

Abb. 37. Dermale Naevuszelle im Leprom. Vergr. 22800fach. Neben reichlich Mitochondrien (*Mi*) findet sich eine große Vacuole mit Leprabakterien (*Lb*). *K* Kern

14. Das sog. „isopathische Phänomen"

Bei zwei Patienten mit lepromatöser Lepra, deren klinische Erscheinungen unter der Behandlung verschwunden waren, beobachteten SAGHER, KOCSARD und LIBAN nach intracutaner Tuberkulininjektion eine persistierende Veränderung. Diese war sowohl klinisch wie histologisch von einem echten Leprom nicht zu unterscheiden. Diese lepromähnlichen Prozesse blieben 6 oder 11 Monate bestehen und zeigten umschriebene Granulome aus Schaumzellen, Fibroblasten und Lymphocyten, also typische Struktur lepromatöser Lepra. Etwas ähnliches war früher offensichtlich niemals beschrieben worden.

BÜNGELER hatte 1942 über histologische Untersuchungen von „Leprolin"-Tests an lepromatösen Kranken berichtet, die offenbar keine ähnlichen lepromatösen Strukturen zeigten. Dabei berücksichtigte er ausdrücklich das Vorkommen lepromatöser Infiltrate in klinisch gesund erscheinender Haut.

SAGHER u. Mitarb. hatten bald ihre Beobachtungen an 14 lepromatösen Kranken wiederholt. 2—28 Tage nach der Injektion fanden sich Schaumzellennester oder granulomatöse Strukturen und Blutgefäße der subpapillären Schicht und an den Anhangsgebilden ohne wesentliche Bakterienbefunde. Daraus wurde der Schluß gezogen, daß die Lepra eine spezifische Veränderung der Haut hervorrufe,

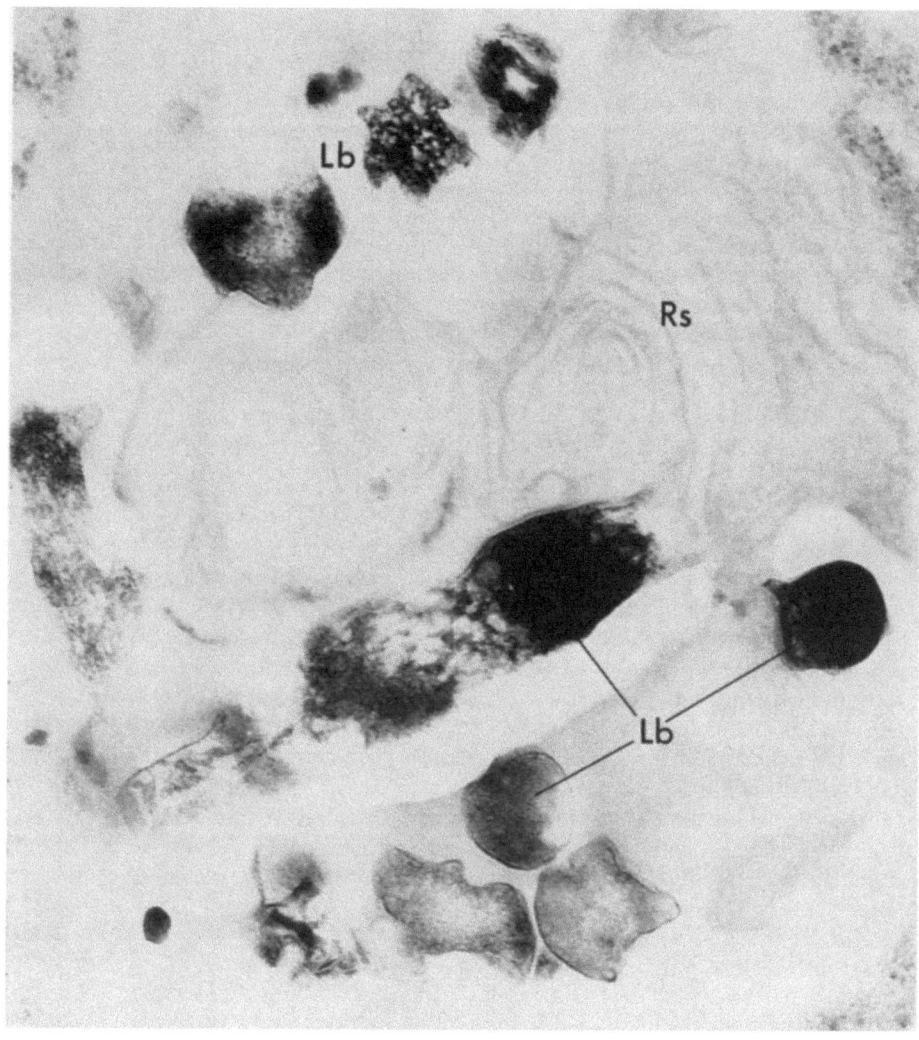

Abb. 38. Vacuole einer Naevuszelle im Leprom. Vergr. 72 000fach. Die Leprabakterien (*Lb*) sind teilweise etwas schrumpelig, lassen aber deutliche feingranuläre oder netzige Innenstrukturen erkennen. Daneben lamellierte Gebilde (*Rs*), die an Residualkörperbildungen denken lassen

die tief verankert sei. Die Leprakranken haben einen hohen Grad spezifischer Reaktivität erworben: Auf verschiedene Fremdkörper oder Allergene komme es zur charakteristischen gewebseigenen Reaktion.

In einer dritten Publikation wurde über solche spezifischen Gewebsveränderungen auch nach Leishmanin, Milch und Peptonen, schließlich nach Sandflohbiß berichtet und mit den Erythema nodosum-ähnlichen Eruptionen verglichen.

Nun wäre es möglich, daß die spezifische Gewebsveränderung sich auf klinisch nicht sichtbaren, aber vorher schon bestehenden lepromatösen Herden entwickelt. Hierzu ist auf die Untersuchung von BÜNGELER u. Mitarb., dann WADE und C. MANALANG hinzuweisen, die bei lepromatösen Leprakranken gelegentlich prälepromatöse Herde klinisch normal erscheinender Haut beobachteten. BÜNGELER und MARTIUS DE CASTRO sahen z. B. immer im Bereich lepromatöser Leprareaktionsherde vorher existierende spezifische Gewebsveränderungen. Dann wären die spezifischen Gewebsveränderungen nach SAGHER nurmehr angeregte Lokalreaktionen. Aber SAGHER u. Mitarb. entnahmen klinisch gesunder Haut Proben, die zu 66% weder Schaumzellen noch lepromatöse Herde aufwiesen. Dagegen fanden sich solche Strukturen an 20 Probeexcisionen von 17 Patienten am Orte oben genannter Injektionen. Wiederum ließen sich in den induzierten Schaumzellen kaum Leprabakterien nachweisen, woraus sich andererseits ergibt, daß Schaumzellen aus Makrophagen auch ohne die Vermehrung der Leprabakterien entstehen könnten.

Bemerkenswert ist noch, daß das Stadium der Krankheit keine Rolle bei der Reaktion spielt, denn man beobachtet diese spezifischen Veränderungen bei Patienten mit aktiven wie inaktiven Herden.

In weiteren Arbeiten wurden die Versuche auf lebende Organismen Leishmania tropica und BCG ausgedehnt, die grundsätzlich das gleiche Ergebnis brachten. Dabei riefen die Erreger nicht das ihnen zustehende spezifische Bild, sondern ein lepromähnliches hervor. RICHTER, später WAALER und REYES-JAVIER konnten die Ergebnisse bestätigen. RICHTER dehnte die Versuche auch auf organische Stoffe aus — mit gleichem Effekt. Bemerkenswert war der Befund bei unbestimmter Lepra mit histologisch ähnlichem prälepromatösen bis lepromatösen Granulationsgewebe.

Damit gewinnt dies von SAGHER als isopathisch bezeichnete Phänomen grundsätzliche Bedeutung für die Diagnostik. Gewisse Ähnlichkeiten bestehen mit dem isomorphen Reizeffekt KÖBNERs, der mehr durch unspezifische Irritationen ausgelöst wird. RICHTER betont, daß das isopathische Phänomen mit dem isomorphen Reizeffekt nicht ohne weiteres in Analogie gebracht werden darf, denn ersteres bestehe aus einem spezifischen infektiösen Granulationsgewebe, während letzteres auch bei sicher nicht infektiösen Dermatosen vorhanden ist. Weiterhin ist dabei das Epithel beteiligt.

Gewisse Ähnlichkeiten bestehen zu lupoid-allergischen Reaktionen von VOLK beim Morbus Boeck und damit wäre auch das isopathische Phänomen an bestimmte (eigentlich noch unbestimmte!) infektions-allergische Reaktionslagen gebunden (RICHTER).

Zur Klärung des Mechanismus des Phänomens versuchte WAALER einen passiven Übertrag auf seine eigene Haut, was jedoch erfolglos war. Daraus kann geschlossen werden, daß die isopathische Reaktion abhängig von lebenden Zellen ist, es handelt sich nicht nur um einen humoralen Faktor und es ist nicht hitzestabil.

Die grundsätzlich biologische Bedeutung des Phänomens wurde von WADE unterstrichen. Er erwägt auch eine Anwendung zur praktischen Diagnostik, um so mehr, als heute mit der dimorphen Grenzgruppe und den verschiedenen Reaktionsformen eine gewisse Unsicherheit in der genauen klinischen Definition der Krankheitsbilder auftreten könnte. Dabei sollte eine einheitliche auslösende Substanz verwandt und eine gleichbleibende Frist zwischen Injektion und Probeexcision vereinbart werden, was nur durch weitere Versuche gefunden werden kann.

WADE machte noch auf die technische Schwierigkeit geeigneter Fixierungen zum Studium der Probeexcisionen aufmerksam. Denn es ist noch nicht geklärt, um was für Vacuolen es sich in den Histiocyten der von SAGHER beschriebenen „prälepromatösen und lepromatösen" Veränderungen handele. Es wäre Wert auf eine Fixierung zu legen, die jede Schrumpfung verhüte. Im übrigen seien die Bezeichnungen ungeeignet und irreführend, da es sich ja nicht um Leprome handele: denn es handelt sich ja nicht um direkte Lepraherde, sondern um eine veränderte Gewebsreaktion auf verschiedene Reize hin. „Paralepromatös" scheint besser, „lepromähnlich" oder „lepromatoid" wäre zwangloser.

SAGHER hält die Veränderungen für Imitationen lepromatösen Gewebes, es handle sich nicht um lokale Aktivierung lepromatöser Prozesse. Niemals finden sich solche Bakterienansammlungen wie in letzteren, höchstens wie an anderen Lokalisationen gleicher Art beim gleichen Patienten.

Bisher wurden ähnliche Untersuchungen bei den anderen Lepratypen noch nicht durchgeführt. SAGHER selbst betreute überwiegend nur lepromatöse Kranke. Bei Kontaktpersonen empfiehlt er die Injektion mit Tuberkulin durchzuführen und nach 48 Std zu excidieren, da später die örtliche Reaktion wieder abfällt.

Neuerdings haben auf Anregung von WADE KOOIJ und PEPLER eine Nachprüfung unternommen und bei 20 von 35 lepromatösen Leprakranken nach BCG-Injektion eine epitheloide Zellreaktion in einem vorwiegend lepromatösen Gebiete gefunden. Die Zahl solcher Reaktionen dürfte noch höher sein, wenn bei allen erst 14 Tage nach der Inoculation nachgesehen würde. Denn eine Epitheloidzellenstruktur benötigt im allgemeinen diese Zeit zu ihrer Ausprägung. Nun fand sich neben den genannten Veränderungen häufig eine lepromatöse Struktur, die aus weiteren Kontrollen von KOOIJ und PEPLER immer gerade an klinisch gesund erscheinender Haut zu beobachten sei. Also im lepromatösen Lepragebiet wurde eine epitheloide Reaktion ausgelöst. Das widerspricht allerdings sehr den Beobachtungen von SAGHER und anderen, woraus zu schließen ist, wie schwierig die Deutung morphologischer Befunde ist. Allerdings wandte SAGHER ein, daß KOOIJ und PEPLER bei Schwarzen, er aber bei Weißen untersucht habe. Denn bei Schwarzen seien inapparente Herde ausgesprochen schwer zu erkennen. So erkläre er sich den hohen Anteil positiver lepromatöser Kontrollen im Gewebe (von 75%).

Neuerdings ist nochmals KANAAR diesen Fragen nachgegangen. Er konnte nach intradermal injiziertem Tuberkulin und Indischer Tinte keine spezifischen Gewebereaktionen, also kein „isopathisches Phänomen" feststellen. Die lepromatösen Strukturen, die von ihm nachgewiesen wurden, entsprachen schon vorher bestehenden, nicht erkannten lepromatösen Prozessen.

Bemerkenswert ist weiterhin der Befund von KOOIJ und GERRITSEN, die bei tuberkuloiden Kranken mit normalen Gewebesuspensionen histologisch eine tuberkuloide Gewebereaktion feststellen konnten. KLOKKE u. Mitarb. haben nach Anregung von SAGHER und SKINSNES in Vellore an 45 Kranken verschiedene Kranke des tuberkuloiden Typs mit Lepromin Dharmendra und Implantation von Baumwollkügelchen, dann auch normaler Gewebesuspension prüfen können. Es kam jeweils zu einem tuberkuloiden Granulom verschiedenen Grades, womit auch bei tuberkuloider Lepra ein isopathisches Phänomen demonstriert und die Befunde von KOOIJ und GERRITSEN bestätigt werden konnten. Mithin mag die Leprominreaktion vom Mitsuda-Typ als eine Art einer Fremdkörperreaktion aufzufassen sein.

B. Zur pathologischen Anatomie der tuberkuloiden Lepra

Bisher wurden bevorzugt die pathologisch-histologischen Veränderungen der lepromatösen Lepra behandelt. Es steht noch aus, etwas näher auf die histologischen Veränderungen bei der tuberkuloiden Lepra einzugehen. Dies soll nun nicht in voller Breite stattfinden, zumal seit der frühen Beschreibungen von V. KLINGMÜLLER, dann BÜNGELER und ROULET, um nur einige zu nennen, keine wesentlichen neueren Gesichtspunkte beigetragen wurden, es sei denn, man bezieht dies auf die Übergangssituationen der Krankheitsform nach dimorph.

Es ist allerdings zweckmäßig, an einigen Abbildungen die tuberkuloiden Prozesse zu erläutern, um dann auf die submikroskopischen Veränderungen hinzuweisen. Diese ähneln in vielem den schon vom Lupus vulgaris her bekannten Strukturen. Eindeutige elektronenmikroskopische Unterschiede zwischen den verschiedenen Epitheloidzellengranulomen können noch nicht genannt werden. Es kann möglich sein, daß es diese im üblichen Sinne gar nicht gibt. Bisher sind diese Forschungen noch im Beginn. Ausführlich hat erst G. KLINGMÜLLER 1969 darüber berichtet.

1. Lichtoptische Gewebsveränderungen bei tuberkuloider Lepra

Die Gewebsveränderungen bei der tuberkuloiden Lepra sind nicht immer so charakteristisch, wie man es im allgemeinen vermutet (s. Abb. 27). Es sei denn, es handelt sich um ausgeprägte Bilder der Abwehrgranulome. Dann meint man

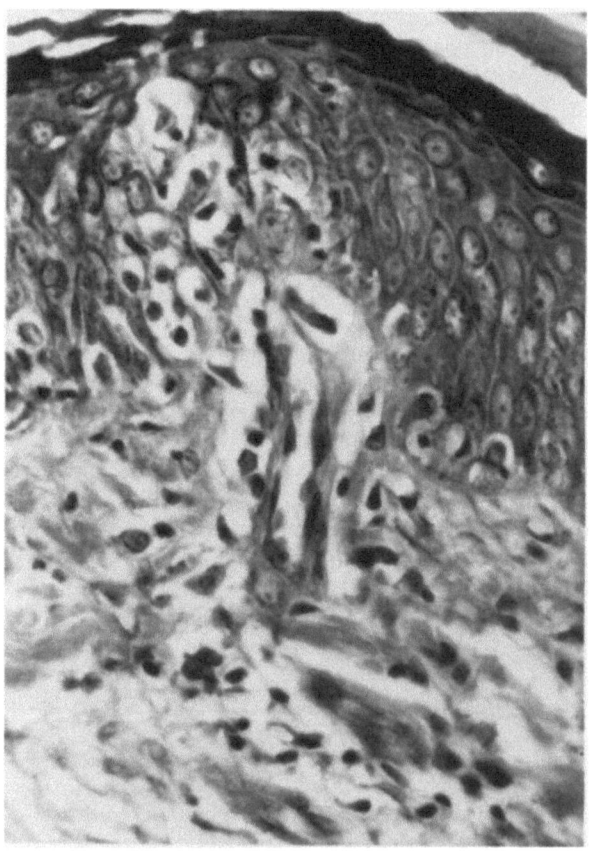

Abb. 39. Prätuberkuloide Lepra. H.-E.-Färbung. Vergr. 490fach. Orthohyperkeratose. In die Epidermis sind Lymphocyten eingebrochen. Die Capillare ist erweitert, es besteht perivasculäres Ödem mit noch uncharakteristischem lympho-histiocytärem Infiltrat. Die nahe Basalschicht der Epidermis weist weniger Melaningranula auf

sogar sarkoide Strukturen zu sehen. Andererseits können die Veränderungen schon sehr früh an der Basis der Epidermis ablaufen. Vielleicht ist diese ein Ausdruck einer frühen Bakterienaufnahme von Basalzellen (s. Abb. 34).

Am Rande typischer tuberkuloider Granulome, wie es etwa in Abb. 27 wiedergegeben ist, finden sich leichtere und auch ziemlich ausgeprägte Gefäßverände-

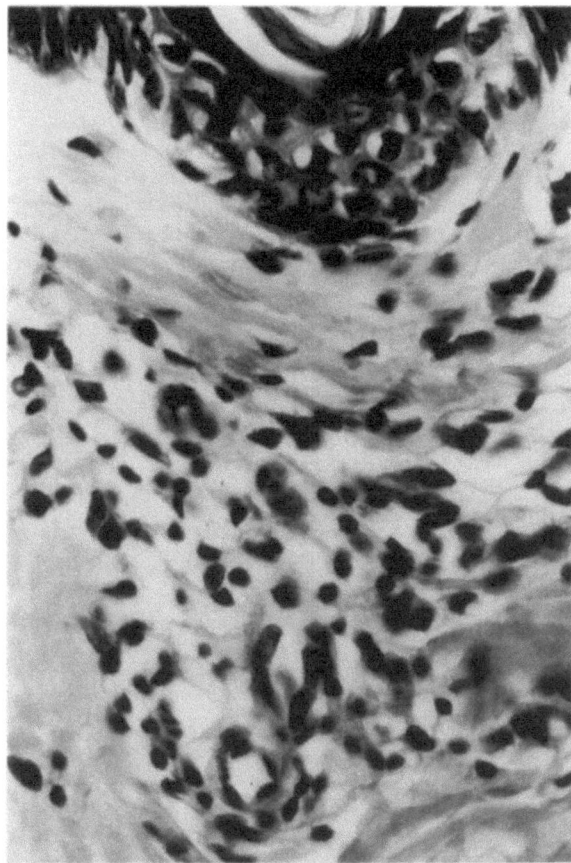

Abb. 40. Tuberkuloide Lepra. H.-E.-Färbung. Vergr. 490fach. In einem gewissen Abstand von ausgeprägten tuberkuloiden Granulomen finden sich perivasculär lympho-histiocytäre unspezifische Infiltrate

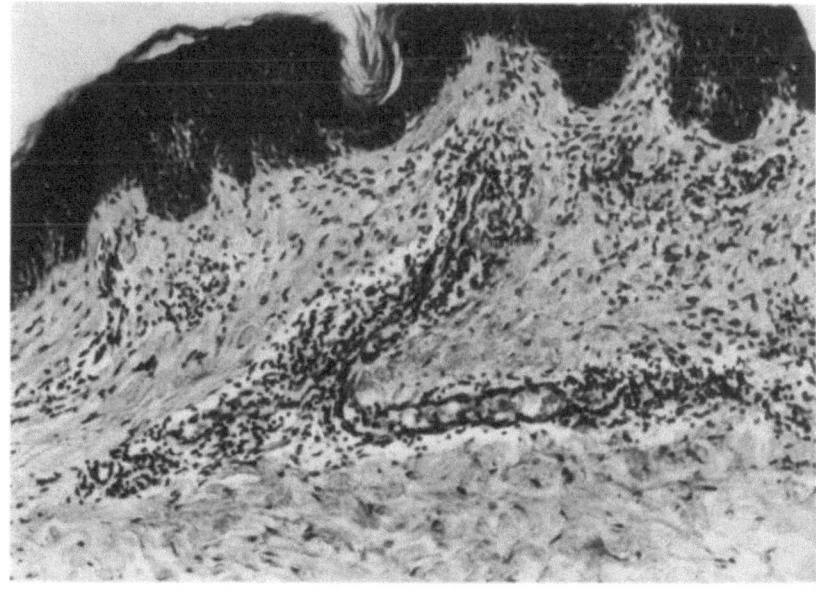

Abb. 41. Tuberkuloide Lepra. H.-E.-Färbung. Vergr. 195fach. Noch unspezifische gefäßgebundene lympho-histiocytäre Infiltrate, die von Gefäßen im mittleren Corium etwas dichter bis an die Capillaren ziehen

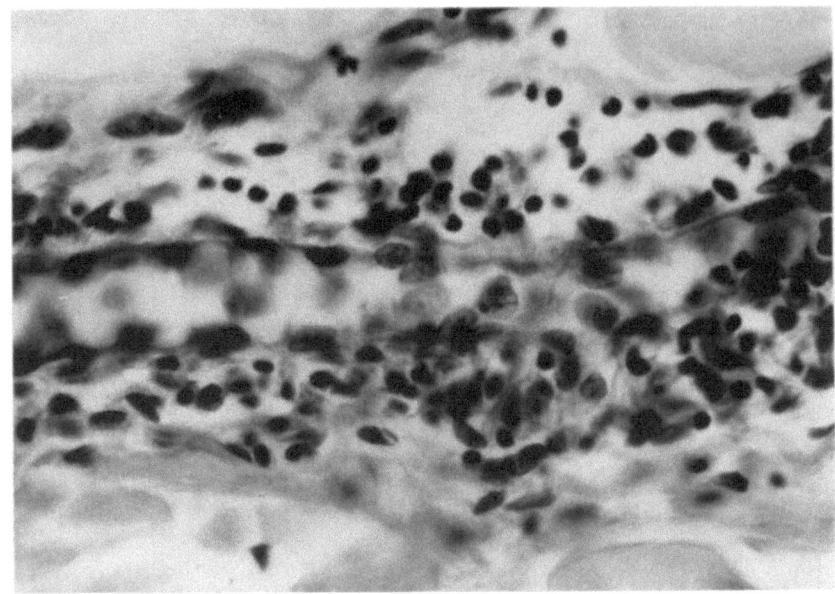

Abb. 42. Tuberkuloide Lepra. H.-E.-Färbung. Vergr. 490fach. Koriales erweitertes Gefäß mit lymphohistiocytärem Infiltrat

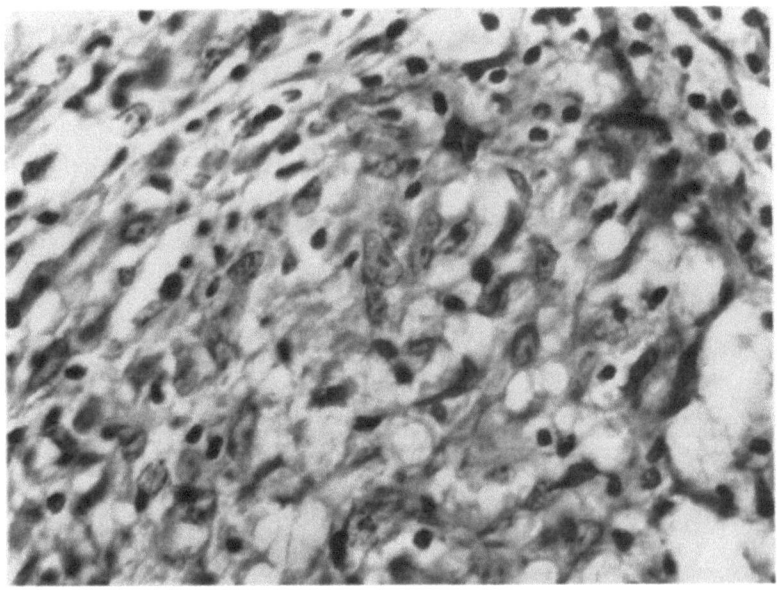

Abb. 43. Tuberkuloide Lepra. H.-E.-Färbung. Vergr. 785fach. Im zentralen Anteil der einzelnen mit Lymphocyten durchsetzten Granulome sind die ovalären Epitheloidzellen gelegentlich schaumiger im Cytoplasma gestaltet

rungen (Abb. 39—42). Die perivasculären Infiltrate bestehen aus Lymphocyten und Histiocyten. Die Gefäßwände sind dabei geschwollen. In solchen Prozessen können jedoch schon reaktive Vorgänge angedeutet sein, wenn diese auch klinisch nicht zu erkennen waren. Gelegentlich sind klinisch ruhende tuberkuloide Granu-

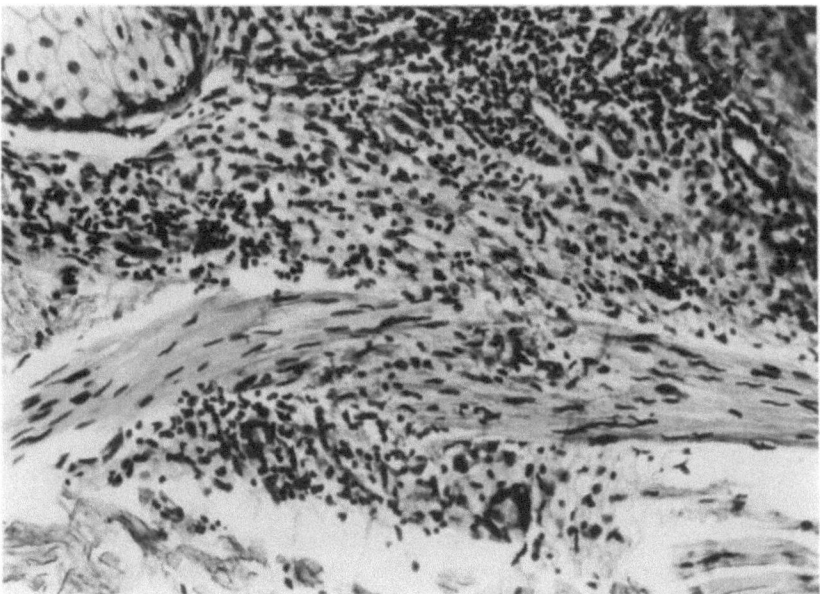

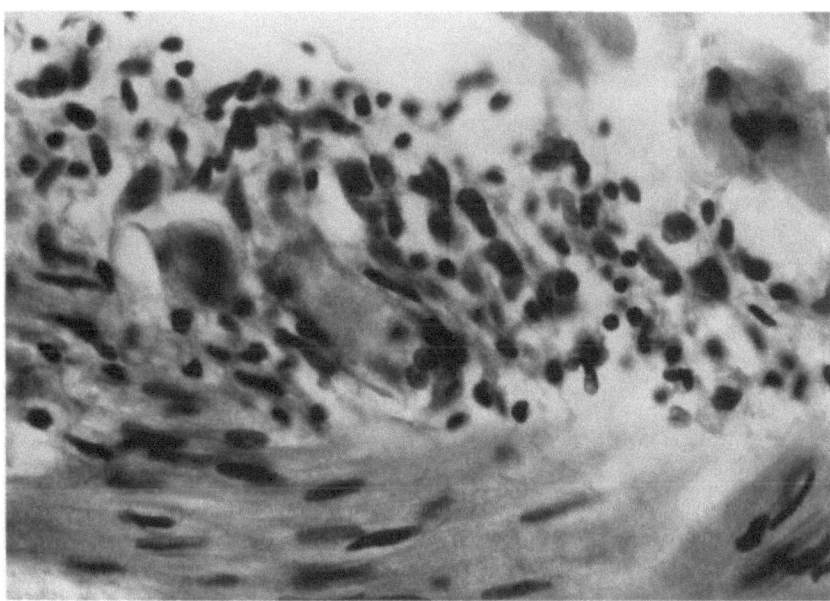

Abb. 44a u. b. Tuberkuloide Lepra. H.-E.-Färbung. a Vergr. 195fach. Ein glatter Muskel ist mit tuberkuloidem, etwas ungeordnetem und lymphocytenreichem Infiltrat durchsetzt. b Vergr. 490fach. Neben einzelnen Epitheloidzellen schon Riesenzellbildung

lome mit Lymphocyten locker durchsetzt, wobei man auch eine mehr schaumige Struktur im Cytoplasma der Epitheloidzellen erkennen kann (Abb. 43). Das aber leitet über zu der submikroskopischen Struktur der tuberkuloiden Granulome, die hierzu bessere Einblicke gestattet. Im übrigen sind gleiche leichte oder diskrete

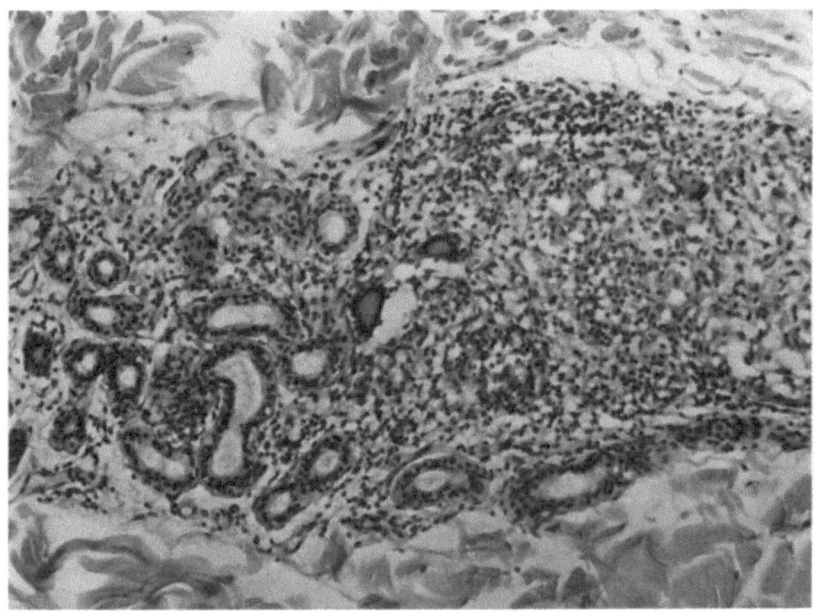

Abb. 45. Tuberkuloide Lepra. H.-E.-Färbung. Vergr. 195fach. Riesenzellhaltiges tuberkuloides Granulom in, um und über einer ekkrinen Schweißdrüse

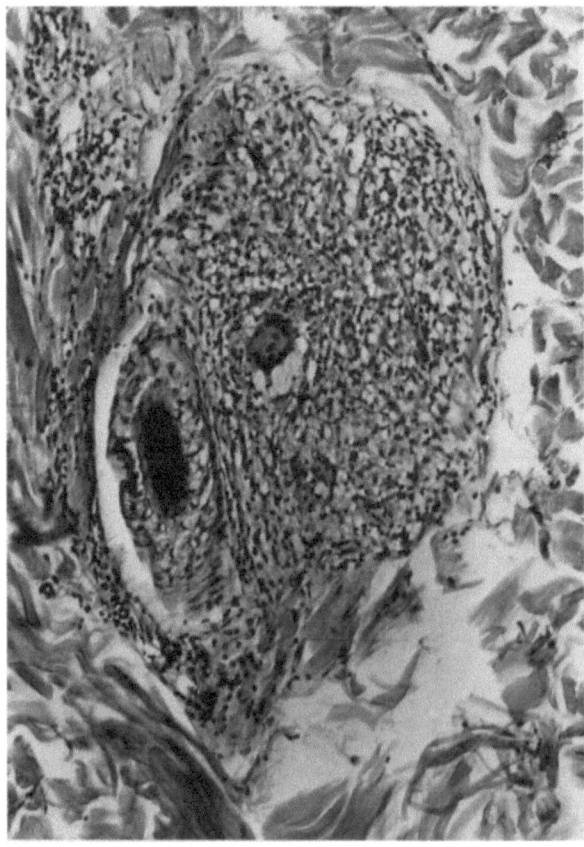

Abb. 46. Tuberkuloides Granulom an einem Haarfollikel. Vergr. 195fach

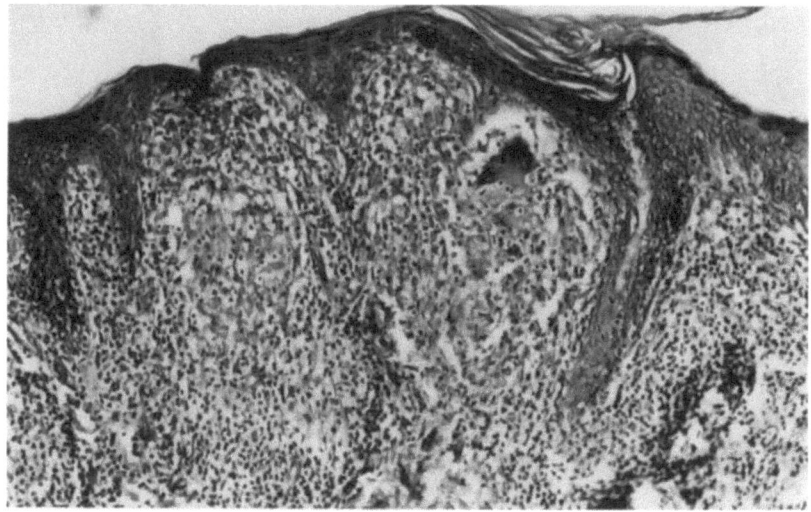

a

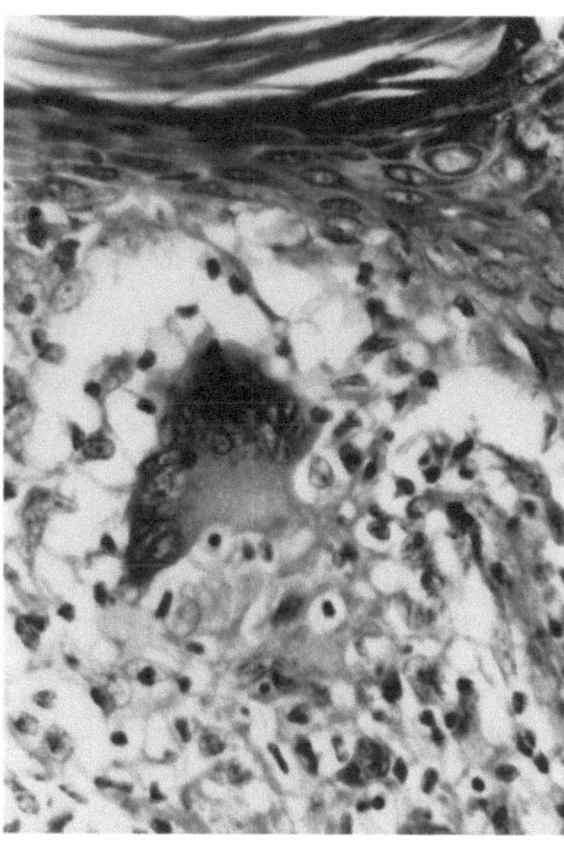

b

Abb. 47a u. b. Tuberkuloide Lepra. H.-E.-Färbung. a Vergr. 195fach. Ausgeprägtes tuberkuloides Granulom, das sich in die Epidermis drängt. Ein freier Grenzstreifen fehlt. Über der mehrkernigen Riesenzelle findet sich ödematöse Auflockerung unter der verdünnten und besonders in der Malpighischen Schicht gestörten Epidermis. In gleicher Weise sind auch Melanocyten geschädigt. b Vergr. 785fach

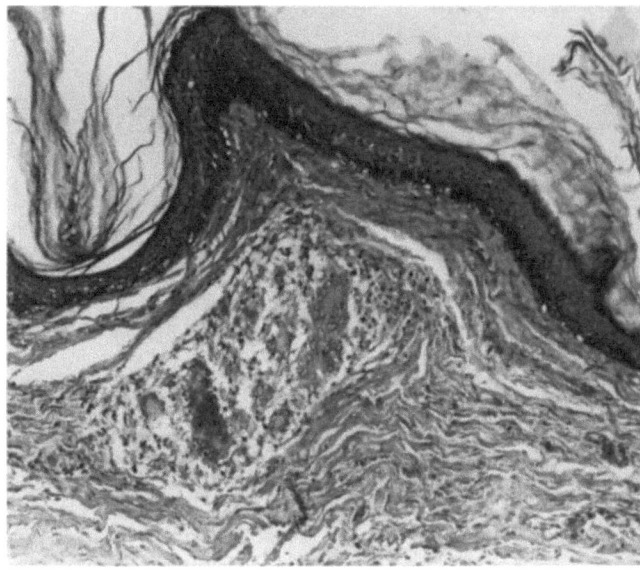

Abb. 48. Tuberkuloide Lepra. H.-E.-Färbung. Vergr. 195fach. Kleines, vorwiegend atypische mehrkernige Riesenzellen enthaltendes Granulom im oberen Corium

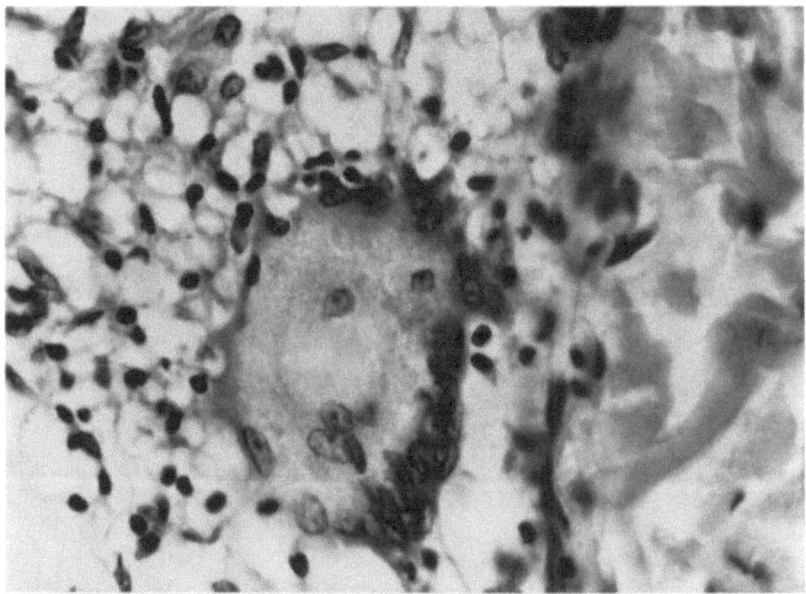

Abb. 49. Tuberkuloide Lepra. H.-E.-Färbung. Vergr. 785fach. Riesenzelle mit zentralem Hof. Man findet alle Varianten von Riesenzellen bei der tuberkuloiden Lepra und eher solche vom Fremdkörpertyp bei der lepromatösen Lepra

schaumige cytoplasmatische Veränderungen lichtoptisch beim Lupus vulgaris oder der Sarkoidose zu beobachten.

In tuberkuloiden Lepraherden sind häufig auch die glatten Muskeln der Haut entzündlich durchsetzt (Abb. 44), wie ja auch Schweißdrüsen (Abb. 45) oder Haarfollikel (Abb. 46) befallen sein können.

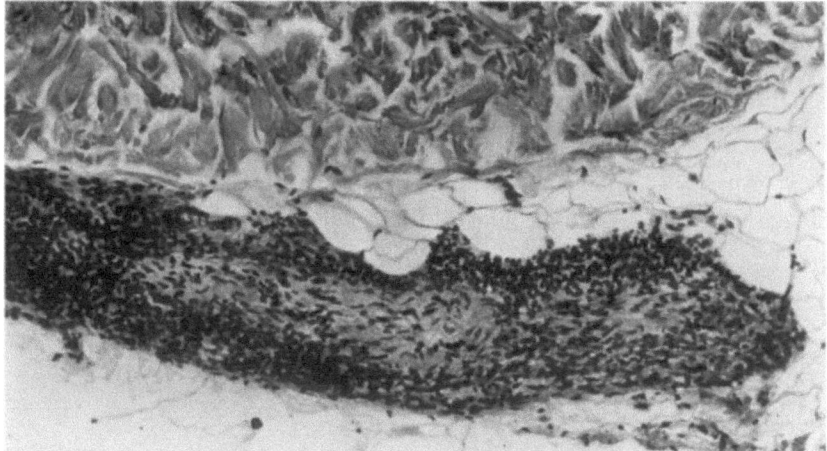

a

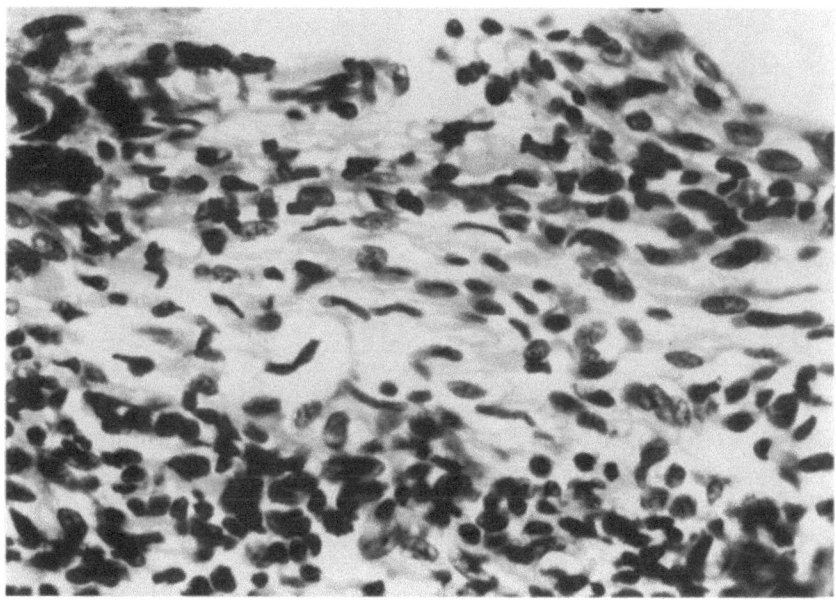

b

Abb. 50a u. b. Tuberkuloide Lepra. H.-E.-Färbung. a Vergr. 195fach. An der Corium-Subcutisgrenze liegender Nerv mit perineuraler Infiltration, die in das Endoneurium hineinzieht. b Vergr. 490fach. Ein vorwiegend lymphocytäres Infiltrat mit einigen Epitheloidzellen liegt perineural, dringt jedoch in den Nerv hinein

Die tuberkuloiden Veränderungen reichen zum Unterschied von der lepromatösen Lepra oft bis in die Epidermis (Abb. 47). Daraus kann klinisch makroskopisch ein mehr epidermaler Charakter der Krankheit mit erythematössquamösen Efflorescenzen erklärt sein (s. Abb. 60), was differentialdiagnostisch an eine Mykose denken läßt.

Die Anzahl und Gestalt der Riesenzellen ist in den Granulomen von Patient zu Patient verschieden, bei einem Kranken mit seiner speziellen Abwehrsituation offensichtlich einheitlicher. Das entspricht aber wohl auch der individuellen Abwehrlage, was sich im makroskopischen Krankheitsbild gleichfalls widerspiegelt.

Als Varianten der tuberkuloiden Granulome seien Abb. 27 und Abb. 43 angeführt. Die Riesenzellen gleichen dabei solchen vom Fremdkörpertyp (Abb. 47b) oder vom Langhans-Typ (Abb. 49). Dazwischen finden sich alle Stufen. Demgegenüber sind die Riesenzellen, wie erwähnt, bei der lepromatösen Lepra vornehmlich vom Fremdkörpertyp.

Der Vollständigkeit halber seien hier noch die Nervenveränderungen erwähnt, wozu 3 Bilder gegeben werden (Abb. 50a, b und 51). Auf die Nervenveränderungen wird später noch ausführlich eingegangen.

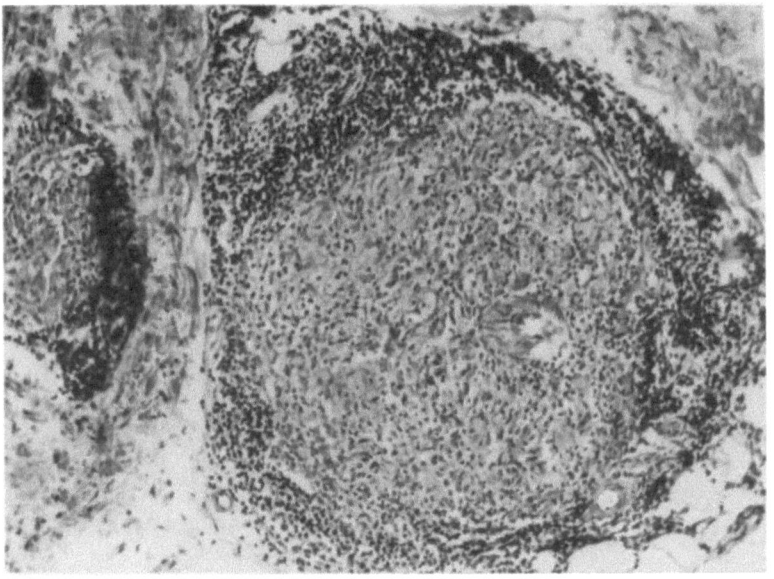

Abb. 51. Tuberkuloide Lepra. H.-E.-Färbung. Vergr. 195fach. Querschnitt eines Nerven an der Corium-Subcutisgrenze. Das entzündliche Infiltrat findet sich schalenförmig perineural, zieht aber auch diffus durch den ganzen Nerven

2. Feinstruktur der Epitheloidzellen bei tuberkuloider Lepra

Über erste elektronenmikroskopische Befunde bei tuberkuloider Lepra haben YAMAMOTO u. Mitarb. 1958 berichtet. Damals sahen sie bei einem akuten Schub Bakterien ohne weitere transparente Zone im Cytoplasma von Epitheloidzellen. Diese enthielten weiterhin mäßig dichte tropfige Elemente und reichlich Mitochondrien. Die Zellmembran wurde als wellig beschrieben. Auf Grund dieser Veränderungen meinten die Autoren, eine Art biologischer Sterilisation dieser Zellen für Leprabakterien annehmen zu können.

1964 haben KALKOFF und HOLTZ ein Bild einer tuberkuloiden Lepra mit bizarr geformten Cytosomen gebracht, die sie, wie schon erwähnt, als Ceroid auffassen. Weitere Untersuchungen bei der tuberkuloiden Lepra sind mir nicht bekannt geworden.

Hier ist an die Untersuchungen von GUSEK über die Epitheloidzellen bei Sarkoidosegranulomen zu erinnern, zumal, wie wir gleich sehen werden, durchaus verwandte Züge zur tuberkuloiden Lepra wiederzufinden sind. Das hat GUSEK mit MESTWERDT ausführlicher auch für den Lupus vulgaris belegen können. GUSEK meint, daß sämtliche Bindegewebszellen zur epitheloidzelligen Metamorphose potentiell befähigt seien.

Im einzelnen weisen die ovalären Epitheloidzellen deutliche Grenzmembranen mit langen Fortsätzen auf. Im Cytoplasma finden sich reichlich Mitochondrien,

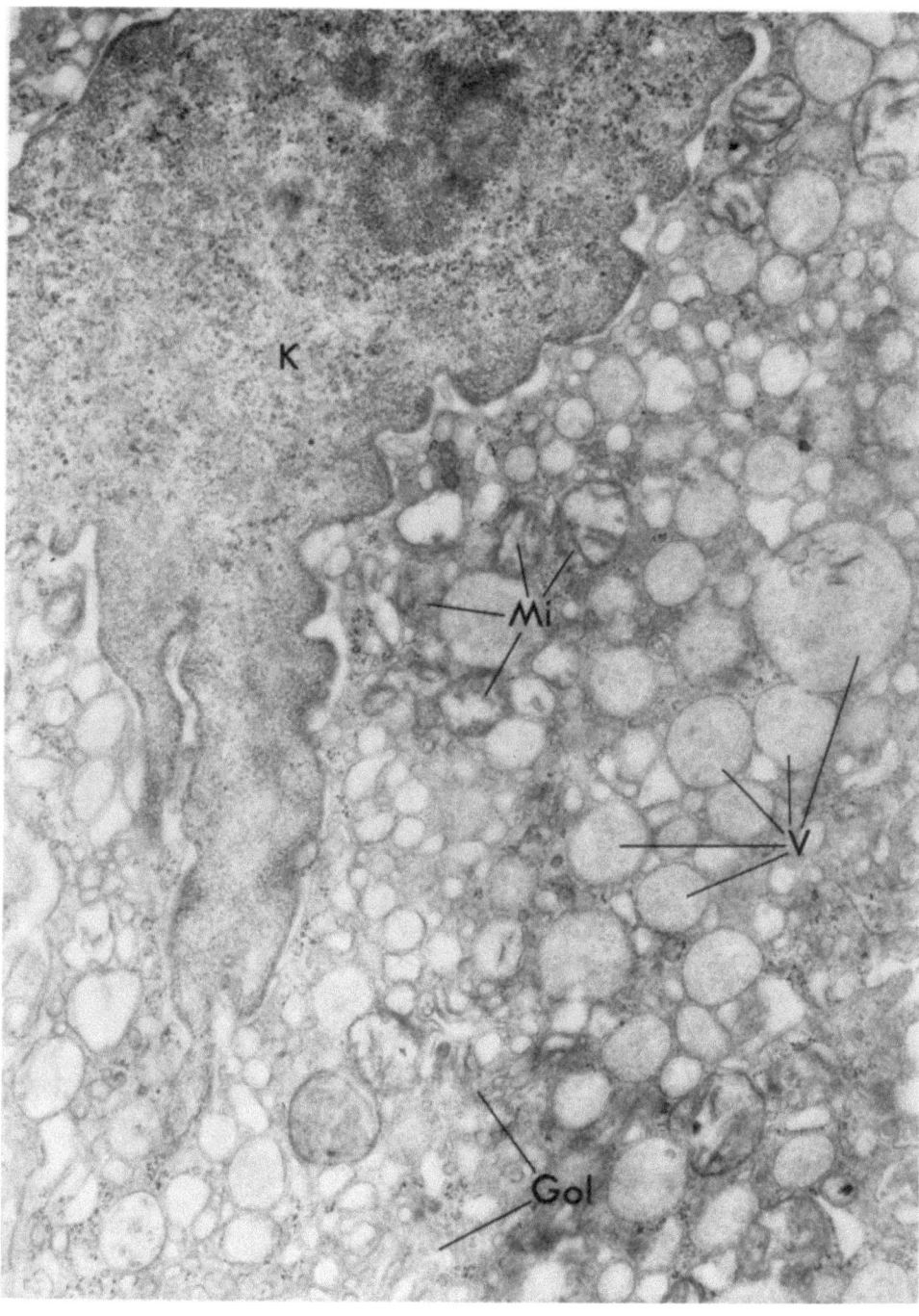

Abb. 52. Tuberkuloide Lepra. Epitheloidzelle. Vergr. 22800fach. Der Kern (K) ist groß mit welliger Wand. Im Cytoplasma viele leicht geschwollene Mitochondrien (Mi), gut ausgebildeter Golgi-Apparat (Gol) und reichlich schwach osmiophile Vacuolen

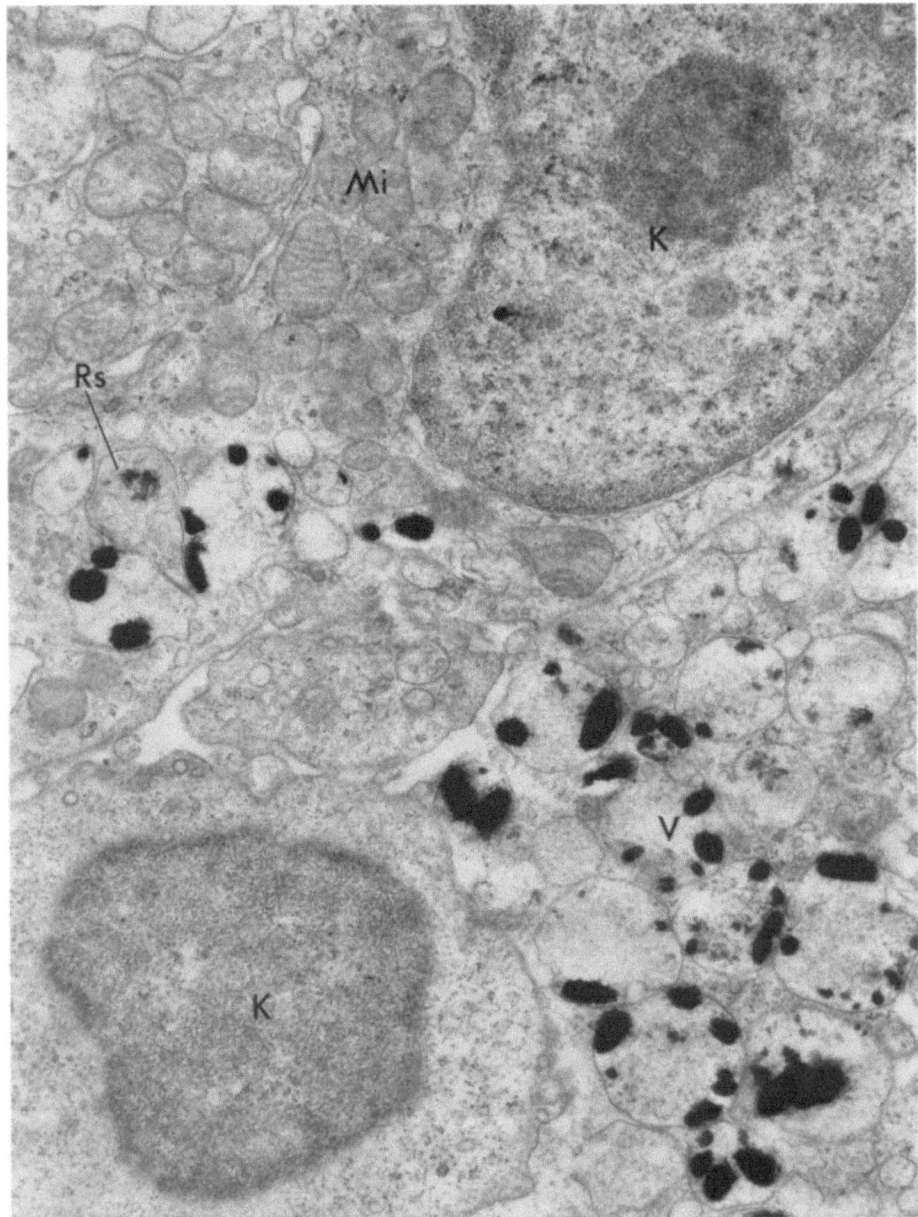

Abb. 53. Tuberkuloide Lepra. Epitheloidzellen. Vergr. 22800fach. Sowohl die Mitochondrien (*Mi*) wie dichte osmiophile Körper enthaltende Vacuolen (*V*) finden sich gruppiert angeordnet. Gelegentlich enthalten solche Vacuolen lammeläre Residualkörper (*Rs*). *K* Kern

ausgeprägter Golgi-Apparat und viele osmiophile Cytoplasmakörper (Abb. 52). Diese werden wieder als Lysosomen angesehen. An der Bildung der Schaumann-Körperchen sind zugrunde gehende Mycobakterien offenbar unmittelbar beteiligt, was ja auch bei der lepromatösen Zelle für die Residualkörper gezeigt wurde. Die Epitheloidzellen können, was man schon lichtoptisch erkennen kann, extrem

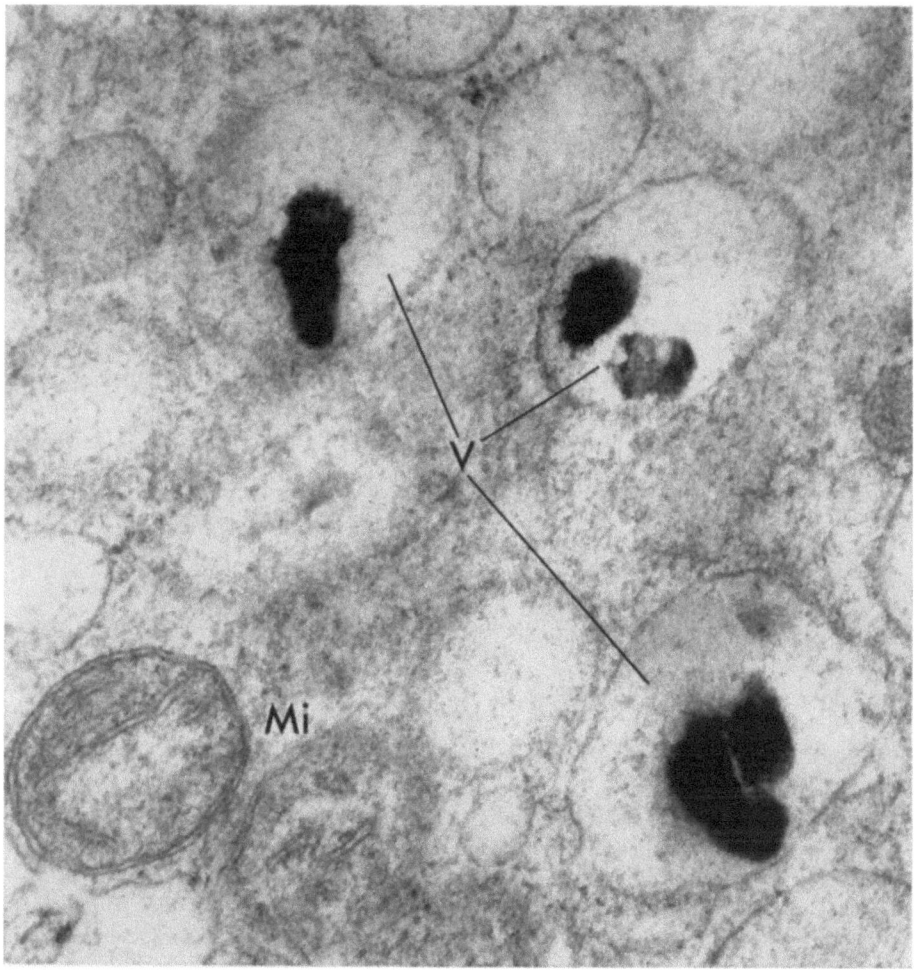

Abb. 54. Tuberkuloide Lepra. Epitheloidzelle. Vergr. 68400fach. Neben geschwollenen Mitochondrien (*Mi*) finden sich Vacuolen (*V*) mit zarter Doppelmembran. Diese enthalten sehr dichte osmiophile Körper, die Bakterienreste sein können

vacuolisiert und gebläht erscheinen. ORFANOS hat grundsätzlich ähnliche Zellveränderungen beim Lupus vulgaris beschrieben, aber auch schon auf gewisse elektronendichte, in Vacuolen eingeschlossene Körper aufmerksam gemacht. Diese hält er für Tuberkelbakterienreste.

Bei der tuberkuloiden Lepra zeichnen sich die Epitheloidzellen nun so aus: Der Kern kann ovalär gebogen oder wellig sein (Abb. 52). Im Cytoplasma finden sich reichlich, gelegentlich geschwollene Mitochondrien und auffallend viele, verschieden große Vacuolen mit schwach osmiophilem Inhalt. Der Golgi-Apparat ist meist gut zu erkennen. In einzelnen, eventuell gruppiert liegenden Vacuolen, deren Wand eine zarte Doppelstruktur zeigt, sind kleine bis grob-ovaläre, sehr dichte osmiophile Körper vorhanden (Abb. 53 und 54). Manchmal scheinen sie etwas netzig strukturiert und in ihrer Nachbarschaft finden sich lamelläre Gebilde, die zweifellos Residualkörpern entsprechen können. Ich vermute, kann es aber noch nicht sicher beweisen, daß es sich bei diesen harten Elementen um koagulierte

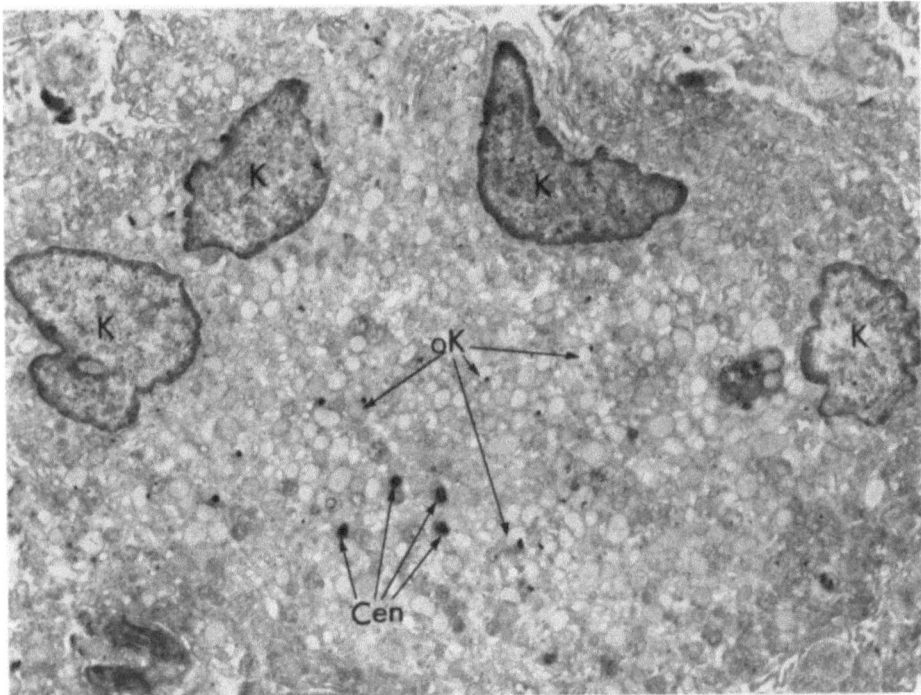

Abb. 55. Tuberkuloide Lepra. Riesenzelle. Vergr. 6300fach. Die Zelle enthält 4 Kerne (*K*). 4 Centriolen (*Cen*) sind angeschnitten. Das Cytoplasma ist neben Mitochondrien mit kleinen Vacuolen gefüllt. Einige weisen dichte osmiophile Körper (*oK*), wahrscheinlich Bakterienreste, auf. Die Zellmembran zeigt viele fingerförmige Fortsätze

Bakterienreste handelt, wie es ja auch bei der lepromatösen Lepra vorgezeichnet wurde. Das entspräche dann auch den Vorstellungen von ORFANOS beim Lupus vulgaris.

Die Riesenzellen bei tuberkuloider Lepra sind grundsätzlich ähnlich aufgebaut. Ihre Zellwand ist sehr wellig und mit vielen fingerförmigen Ausläufern versehen. In den reichlichen Vacuolen lassen sich auch hier dichte koagulierte Körper, also wohl Bakterienreste, nachweisen (Abb. 55).

Im ganzen läßt sich schon jetzt erkennen, daß man auch bei der tuberkuloiden Lepra je nach der Aktivität der Krankheit, einen eigenen elektronenmikroskopischen Aufbau der für diesen chronischen Krankheitsprozeß wichtigen Epitheloidzellen vorfinden kann. Diese zeigen verschiedene Grade in ihrer Gestalt und cytoplasmatischen Zusammensetzung. Sie ähneln in wesentlichen Zügen den anderen Epitheloidzellengranulomen, sicher mehr als den Schaumzellen, was indessen zu erwarten war.

C. Inkubationszeit, Infektion und Erbfaktoren bei Lepra

In den vergangenen Jahren hört man immer wieder die alte Meinung vertreten daß der Lepra eine äußerst lange Inkubationszeit eigen sein soll. Im Extrem werden sogar 30—40 Jahre genannt. Diese Angaben sind jedoch bei näherer Kenntnis der Materie sicher irrtümlich oder gar in Unkenntnis der klinischen Erscheinungen entstanden. Sie mögen sich erklären durch die frühere, wieder historisch belastete

Scheu oder Zurückhaltung, die Leprakranken als „Aussätzige" zu betrachten und ihrem weiteren Schicksal zu überlassen, ohne sie und ihre Angehörigen genügend sorgfältig zu untersuchen. Aus sachlichen Erwägungen mag der Mangel eines „Primäraffektes" zu einer zurückhaltenden Auffassung über die ersten Vorgänge nach der Infektion beigetragen haben. Die wertvollen und sorgfältigen klinischen Untersuchungen der neueren Zeit lehren jedoch, wie eigentümlich das Krankheitsbild gerade im frühen Verlauf ist, und lassen mit der Beachtung erster Veränderungen andere Schlüsse bezüglich der Zeiten erkennen. Es mag nochmals mit aller Deutlichkeit hervorgehoben werden, daß die vermeintlich überlangen Inkubationszeiten mit größter Zurückhaltung zu betrachten sind. Wahrscheinlich verbergen sich hierin in erster Linie *diagnostische Schwierigkeiten*; denn die durchschnittliche Zeit zwischen ersten Anzeichen der Krankheit und der Diagnosestellung mit Beginn der Behandlung betrug z. B. bei den Kranken Carvilles in USA nach COCHRANE 7 Jahre, mit einem Maximum bei 20 Jahren.

Unter dem Abschnitt der frühen Erscheinungen wird alles das erwähnt, was als erste manifeste Symptome der Krankheit anzusehen ist. Hier soll auch an die frühe Beteiligung der peripheren Nerven erinnert werden, die, wie noch auszuführen sein wird, häufig als reine leprose Neuritis, also ohne typische Hautveränderungen, auftreten kann. Man kann erwarten, einwandfreie Daten über die Inkubationszeit bei Kindern zu gewinnen, wenn bei Kindern nicht besondere immunologische Verhältnisse vorzufinden wären. Wie im Abschnitt über die Frage nach der konnatalen Lepra angegeben, gibt es keinen Hinweis für das Auftreten konnataler Lepra. Der ausgesprochene Mangel an leprösen Veränderungen im Genitalbereich schwangerer Frauen scheint die praktische Erfahrung zu bedingen, daß die sofort nach der Geburt getrennt von der Mutter aufwachsenden Kinder (weitgehend) leprafrei bleiben. Aus diesem Grunde kann man folgern, daß die *Infektionen zumeist erst nach der Geburt* anzunehmen sind.

Hier seien einige solcher Beobachtungen von Kindern genannt, die erste typische Veränderungen in folgendem Lebensalter aufwiesen:

MONTESTRUC: Im 2. Monat achrome Macula.
DREISBACH (1955): Im 7. Monat leprose Veränderungen.
FLOCH u. LAJUDIE (1949): Im 9. und 15. Monat.
LARA (1948): 4 Kinder im 11. und 12. Monat.
ROLLIER u. ROLLIER: Im 1. Lebensjahr tuberkuloide Lepra bei 2 Kindern lepromatöser Mütter, im 2. Lebensjahr bei einem lepromatösen Vater.
GAY PRIETO u. DAUDEN SALA: Tuberkuloide Lepra mit 2,5 Jahren, vielleicht 4 Monate vorher bei der leprösen Großmutter infiziert.

Es ist LARA durchaus beizupflichten, wenn er die Inkubationszeit bei Kindern, die von der Geburt ab einer Infektionsmöglichkeit ausgesetzt sind, in weiten Grenzen für variabel hält. Wie erwähnt, fand er sichere Lepraherde frühestens mit dem 11. Lebensmonat, im allgemeinen erst mit dem 20. Allerdings konnte er feststellen, daß die erste leprose Efflorescenz häufig vollständig verschwindet, was die richtige Beurteilung sehr erschwert.

PRASAD u. ALI bestimmten für Erwachsene mit lepromatöser Lepra im Durchschnitt eine Inkubationszeit von 85,3 Monaten, während bei nichtlepromatösen Kindern, besonders weiblichen, die Zeit am kürzesten sei, und zwar durchschnittlich 29,6 Monate.

1. Inoculationen mit Leprabakterien

PERRITT u. OLSEN berichteten über 2 Soldaten, die sich 1943 in Melbourne tatauieren ließen. $2^{1}/_{2}$ Jahre danach hätten sich in der Narbe tuberkuloide Granulome entwickelt, klinisch in maculo-anaesthetischer Form. WADE überlegte später, ob wohl eine intradermale Überimpfung besser angehe als eine transepidermale. MANALANG findet diese Fälle ebenso wie CHIYUTO für zu unsicher, während LOWE es durchaus für möglich hält. Mit CHATTERJEE hat er bei mehreren Patienten die einzige Läsion am Ort der Tatauierung gesehen. Nun ist es möglich, daß die Kranken mittels einer Tatauierung den Lepraherd verdecken wollen. Auch wäre zu überlegen, ob durch das Trauma die Lepra örtlich provoziert würde. Aber schließlich mag bei einer schmutzigen Tatauierung wirklich Lepra übertragen werden, meint LOWE. Zu dem Problem der Übertragung mit Inoculation hat WADE an die Versuche von MOURITZ, die 1884—1888 durchgeführt wurden, erinnert. Alle diese Versuche an 15 gesunden Personen, aber Ehepartnern oder Verwandten von Leprösen, blieben negativ. Bekanntlich lebte auf Hawai damals auch Pater Damien, der leprös wurde und starb. MOURITZ schrieb, daß Pater Damien besonders sorglos und unbekümmert mit Leprösen umgegangen sei.

Über eine mutwillige Übertragung berichteten GAY PRIETO und CONTRERAS. MONTESTRUC u. Mitarb. erlebten bei einer offensichtlich unsterilen Antitetanusinjektion einige Tage später eine persistierende Lokalreaktion. Nach einigen Wochen entwickelte sich eine Macula um den Injektionsort. Diese wurde nach 2 Jahren infiltriert und nach 5 Jahren wurde endlich Lepra diagnostiziert. Leider war nicht zu entscheiden, ob sich die Lepra am Traumaort manifestiert hatte oder von außen inoculiert worden ist. Ähnliches sah MIRANDA: Wegen Masern wurde Blut von der Mutter der 7 Monate alten Tochter i.m. injiziert. Die Mutter erkrankte 2 Monate später an einer primären reaktiven Lepramatosis. Das Kind bekam in 4 Monaten einen Absceß am Injektionsort bald tuberkuloider Art, was $4^1/_2$ Jahre persistierte und unter Sulfonen abheilte.

Zufällige blutige Verletzung des Untersuchers Lepröser, etwa mit einer Nadel, war Anlaß zu einer Umfrage im Intern. Journal of Leprosy [17, 313—320 (1949)]. Der Frager hatte die Anaesthesie eines Leprösen geprüft und sich dabei mit der Prüfnadel am Arm verletzt. 20 min später habe er die Wunde mit Schwefelsäure ausgeätzt. Zur Beantwortung ist zunächst der Typ der Krankheit des Patienten wichtig zu wissen. MARCHOUX hatte bei einer Operation eines Leprösen den Finger seines Assistenten verletzt, der später Lepra bekommen habe. Auch LAGOUDAKY soll sich Lepra selbst inoculiert haben. Weiter berichtete DE LANGEN über einen Infektionsfall durch eine kontaminierte Nadel. MUIR erwähnte, daß DANIELSSEN sich und seine Assistenten wiederholt ohne Erfolg inoculiert habe. Ausführliches Waschen halten indessen COCHRANE oder FRÄSER für genügend; sie haben sich im übrigen bei solchen Untersuchungen selbst unzählige Male verletzt, was auch RODRIGUEZ, PARDO CASTELLO, FERNANDEZ oder SCHUJMAN für sich und eine große Zahl von Leprologen anführen können. Auch DUBOIS, CHAUSSINAND, BASOMBRIO glauben, daß solche Verletzungen völlig harmlos seien. Sollte es sich um einen Patienten mit positivem Bakteriennachweis handeln, so sind nach SCHUJMAN drei Tatsachen wichtig zu berücksichtigen:

a) Nur ein sehr kleiner Anteil Erwachsener, die in intimem langen Kontakt mit Leprösen leben, werden selbst leprös.

b) *Alle* experimentellen Inoculationen auf Menschen seien bisher praktisch ergebnislos geblieben.

c) Es genüge nicht, in einem kontagiösen Milieu zu leben, um leprös zu werden, sondern dazu sei eine spezielle Disposition nötig. Diese Disposition sei bei Erwachsenen aber sehr ungewöhnlich.

FERNANDEZ oder PARDO CASTELLO ist beizupflichten, wenn sie nach der Leprominempfindlichkeit des Sichverletzenden fragen. Diejenigen mit negativer Reaktion sollten weiterhin genauer beobachtet und vielleicht einer Sulfonprophylaxe unterzogen werden. An eine Excision des Wundgebietes denkt lediglich DAVISON, was er, wie er angibt, 6mal durchgeführt habe.

Alle diese Hinweise tragen keine wesentlichen neuen Momente über gesicherte Inoculationen am Menschen bei, besonders wenn man, wie es die Autoren angeben, das Vorkommen sehr vieler ähnlicher, traumatischer Zwischenfälle berücksichtigt. Es ist wohl unbestritten, daß im gegebenen Fall der betroffene Leprologe besonders aufmerksam eine mögliche Infektion verfolgt haben dürfte. Es zeigt sich nach allem, daß die Übertragung der Lepra von Mensch zu Mensch nicht in einfacher Weise möglich ist, sondern zusätzliche Faktoren anzunehmen sind. Gelegentlich hört man in diesem Zusammenhang sogar die extreme Meinung, in der Lepra keine Infektionskrankheit im eigentlichen Sinne, sondern eine Symbiosekrankheit anzunehmen. Dazu geben möglicherweise die epidemiologischen und genetischen Untersuchungen weitere Auskunft.

2. Infektionsgefährdung von Ehepartnern

Die Infektionsgefährdung *gesunder Ehepartner von Leprösen* wurde seit jeher genau beachtet. Vielleicht auch deswegen, weil es erstaunlich selten zu Infektionen gekommen ist. AYCOCK, der selbst hierzu nichts beitragen konnte, hat 1948 diese Beachtung besonders empfohlen. CHAUSSINAND u. Mitarb. konnten in Paris eine eheliche Infektion feststellen, die sich eine weiße Frau von einem schwarzen Mann mit uncharakteristischer prälepromatöser Lepra zugezogen hatte. Unter DDS änderte sich dessen Krankheitsbild in einer Reaktion nach tuberkuloid. Vorher muß die Ansteckung stattgefunden haben. Bei der Frau entwickelte sich eine tuberkuloide Form innerhalb von 3—5 Jahren, trotzdem diese Frau 1951 mit BCG vacciniert worden war. Wie gesagt, breitet sich die Lepra bei Ehepartnern erstaunlich selten aus. Wenn ein Ehepartner an Lepra erkrankt ist, so sind die vordem gesunden Gatten nach QUAGLIATO zu 7,8%; BASOMBRIO u. Mitarb. zu 4,4%; DO PATEO zu 14,1% und BECHELLI zu 9,7% erkrankt. ARCOS sah sogar keine Lepra beiden Partnern von 150 Leprösen. MOHAMED ALI untersuchte in Chingleput in Südindien unter rund 200000 Einwohnern 4384 Lepröse, von denen 1830 verheiratet waren. Nur 106 oder 5,5% erkrankten an Lepra nach der Heirat mit einem Leprösen, zumeist innerhalb von 5 Jahren. Auch für diese ist nicht sicher, ob sie nicht die Krankheit aus anderer Quelle erworben haben. 49 bakteriell geprüfte, positive Partner waren sogar 1—30 Jahre verheiratet, ohne ihren Partner anzustecken. BADGER nennt in Louisiana 185 Familien, in denen entweder der Mann oder die Frau Lepra hätten. Offenbar wurden 9 oder 4,8% gesunde Ehepartner später leprös. ROGERS und MUIR haben 1946 2—6% angenommen, allerdings wird keine genauere Analyse der Situation gegeben. Es wäre in erster Linie zu fragen, ob sich nicht Leprakontaktpersonen zusammengefunden haben zur Ehe. BASOMBRIO sah bei 272 Ehepartnern 12 Infektionen = 4,4%. Er meint, daß zumeist eheliche Infektionen tuberkuloider Natur seien. Die Prognose der Neuerkrankten sei meist sehr gut (BRENES IBARRA u. ROMERO), trotzdem alle ihre Probanden mit bakterienpositiven Partnern zusammengelebt hätten. 8 wurden tuberkuloid, 3 unbestimmt und nur 1 lepromatös. Schließlich hat QUAGLIATO über 10 Jahre bei 7,8% von 639 Kontaktpartnern sich Lepra entwickeln sehen, und zwar wieder nur von lepromatösen Ehepartnern angesteckt.

Man findet demnach in den neueren Angaben bei gesunden Ehepartnern, die mit Leprösen verheiratet sind, eine Morbidität im allgemeinen von 4,4 bis höchstens 14,1%. Zumeist sind die vorher leprösen Gatten lepromatös, also als offen infektiös anzusehen. Auch der Fall von CHAUSSINAND u. Mitarb. war zum Zeitpunkt der Übertragung als infektiös zu betrachten.

Unter 6000 Kranken konnte HAYASHI in einer japanischen Leproserie 20 Infektionen unter Ehepartnern finden. Bei 12 waren die Männer, bei 8 die Frauen vorher krank, und zwar zumeist lepromatös. Einer war vorher tuberkuloid. 14 der Angesteckten bekamen tuberkuloide, 6 lepromatöse Lepra. Auch CHRISTIAN u. Mitarb. bestätigen das seltene Übertragen der Krankheit unter Ehepartnern.

Leider wurden in allen Berichten nur ungenaue Daten für die mögliche Inkubationszeit vermerkt. In dieser Hinsicht ist hier kein weiterer Aufschluß zu gewinnen.

Wenn man diese Zahlen mit der allgemeinen Morbidität in leprös durchseuchten Gegenden vergleicht, so scheint sich doch auch bei den ehelichen Übertragungen eine gleiche Ansteckungsrate einzupendeln wie bei der übrigen Bevölkerung. Mithin ist das Problem und die Möglichkeit einer Infektion in der Ehe keinesfalls leicht zu nehmen oder gar von der Hand zu weisen.

3. Ansteckung mit Lepra bei Ärzten, Missionaren, Pflegepersonal usw.

Über die Ansteckungsmöglichkeit bei Leprologen, Missionaren und Pflegepersonal gibt es nur wenig sichere Angaben. Ich beobachtete eine Krankenschwester, die nach $1^1/_2$ Jahren Tätigkeit in einem afrikanischen Leprosarium wahrscheinlich als latente Bakterienträgerin anzusehen war. Damit wurde die Frage für deutsche Verhältnisse ziemlich aktuell. Das berühmte Beispiel des Pater Damien ist, wie erwähnt, nicht geeignet, herangezogen zu werden, weil er zu unbekümmert und unvorsichtig unter den Leprösen lebte. Seine Leistung lag auf ethisch-moralischem Gebiete. Im Makogai-Leprosarium auf den Fiji wurde in 50 Jahren nur eine Schwester, die dort seit 1951 arbeitete, etwa 1959 leprös.

Nach DAVISON wurde über die erste Infektion bei einem Arzt von ROBINSON 1867 berichtet. Bis 1930 fand V. KLINGMÜLLER 16 Infektionen. DAVISON kennt einen weiteren Fall in Südafrika: Ein lepröser Arzt aus England, der in Südafrika arbeitete, war sehr unhygienisch und schmutzig. Vielleicht hatte er sich selbst infektiöses Material zu Studienzwecken eingespritzt (DAVISON). Ein zweiter Arzt hatte sich bei einer Operation an lepromatösen Patienten 1929 am linken Zeigefinger gestochen. 3 Monate später im Alter von 60 Jahren bekam er an der Wundstelle einen tuberkuloiden Herd und später eine schmerzhafte Neuritis.

Bei Pflegern oder Schwestern zählten ROGERS u. MUIR 139 Fälle und V. KLINGMÜLLER 34, dazu 11 Priester und 5 Nonnen, die leprös wurden. Sicher ist eine weit größere Zahl anzunehmen, da ja im allgemeinen auch heute noch die Tendenz besteht, die Krankheit zu verheimlichen. Ich kenne noch 2 deutsche Missionare, von denen einer im Norden Brasiliens lebt. DAVISON nennt weiter 3 Europäer, die sich ihre Lepra in Leprosarien zuzogen, und zwar alle im Mannesalter.

Unter dem Bantupersonal in Pretoria, die in der Verwandtschaft keine Leprösen aufwiesen, sah DAVISON 10 Erkrankungen. Deren durchschnittliches Erkrankungsalter betrug 48 Jahre, während die Lepra sonst bei Bantus im 19. Lebensjahr acquiriert wurde.

COCHRANE meint, daß wegen der hohen natürlichen Immunität das Risiko für die Leprahelfer, krank zu werden, vernachlässigt werden könne. Immerhin sollen rund 1% leprös werden, wie man es etwa auch bei anderen Infektionskrankheiten beobachten kann. Folgt man jedoch den Darstellungen DAVISONs, so ist doch nach wie vor größte Sorgfalt Ärzten und allen Leprahelfern nahezulegen, was heute mit der verbesserten Hygiene und guten Desinfektionsmöglichkeiten kein großes praktisches Problem mehr sein dürfte.

4. Die Übertragung durch Arthropoden

Die Übertragung der Lepra durch Arthropoden war schon seit jeher diskutiert worden (siehe u. a. SIMONS), jedoch sind bis heute keine eindeutigen Beweise beigebracht worden. DUNGAL hat ausgeführt, daß man nur ungenügende Kenntnisse über die Art der Übertragung hat und daß man die Rolle der Insekten dabei keineswegs außer acht lassen dürfe. Er kann aber über Fliegen, Läuse und Sarcoptes wenig beitragen. Man weiß auch nicht, ob Moskitos oder Bettwanzen von lepromatösen Kranken Bakterien aufnehmen und auf andere Menschen übertragen. Sollte ein solcher Blutsauger zuerst einen lepromatösen Kranken heimgesucht haben, so müßte danach bei einem tuberkuloiden eine Mikroleprominreaktion auftreten. Aber auch darüber weiß man nichts (McFADZEAN u. MACDONALD). Zwar weisen lepromatöse Patienten nach Moskitobiß keine längeren Reaktionen im Gegensatz zu Tuberkuloiden oder Gesunden auf. Aber das mag von der allgemeinen Reaktionsarmut solcher lepromatöser Kranker abhängen. DE SOUZA ARAUJO hat über 12 Jahre nach Beweisen gesucht und meint, daß unter gewissen Umständen die Übertragung durch Blutsauger (Mücken, Zecken, Läuse, Wanzen, Flöhe und Fliegen) möglich sein könne. Sicher scheinen dort am meisten Flöhe vorzukommen, wo auch die lepromatöse Lepra ist. MUNEZ RIVAS hatte folgende Untersuchungen angestellt und kommt zum Ergebnis:

1. Leprabakterien in Flohlarven. Im Larvenmagen solcher aus Leprawohnungen fand er säurefeste Bakterien zu 41,6%, aber keine in Wohnungen Gesunder.

2. In 1627 Imagoformen des Pulex irritans, die an leprösen Patienten saugten, fanden sich Bakterien zu 11,4% und keine bei 575 Flöhen, die Gesunde gebissen hatten. Imagines von ausgebrüteten, experimentell infizierten Larven wiesen zu 2,3% säurefeste Erreger im Magen auf, dagegen fanden sich keine bei nichtinfizierten.

3. Veränderungen am Bacterium aus dem Verdauungskanal der Flohlarven konnte er nicht beobachten.

4. Übertragungen von bakterienhaltigem Flohmaterial riefen an Makaken und Cebuaffen Lymphknotenschwellungen hervor und ließen vorübergehend säurefeste Erreger am Injektionsort nachweisen.

Mithin werden allerhand Hinweise für die alte Annahme D. DE CARRASQUILLAS gebracht, der 1905 die Flöhe als Überträger beschuldigte.

In Französisch-Guayana fanden FLOCH u. LAJUDIE säurefeste Bakterien in 4 von 50 Aedes aegypti (in Stegomyia fasciata CHAUSSINAND) und 8 von 235 Culex fatigans aus Leprasiedlungen. Aus 4 Triatoma rubro fasciata, die von einem lepromatösen Herd gefressen hatten, und auf 96 Culex fatigans aus Leprahäusern ließen sich säurefeste Erreger auf Löwensteins Nährboden züchten, die vielleicht zu den Paratuberkelbakterien gehören.

Bei einem 4 Monate alten Kind, das von lepromatöser Mutter genährt wurde, sahen MONTESTRUC und BLACHE 24 Std nach Moskitostich im Stichbereich säurefeste Bakterien und Globi, die sie auch im blutgefüllten Intestinum der Mücken nachweisen konnten. Allerdings muß man hierbei wohl das isopathische Phänomen SAGHERs berücksichtigen. Leider fehlt die Nachbeobachtung dieses sehr fraglichen Falles.

Über die Übertragungsmöglichkeiten von menschlichen Krankheiten durch Bettwanzen (Cimex lectularius) berichtete zusammenfassend BURTON. In Wanzen, die auf leprösen Prozessen gefüttert wurden und danach 100 Std hungerten, fanden sich keine Bakterien mehr. Zwar waren in 20 von 75 Wanzen, die an Leprösen saugten, säurefeste Erreger (einmal bis zu 16 Tagen) im Kopf, Proboscis und im

Hämocöl nachweisbar, aber sie konnten diese Bakterien nicht weiter übertragen. *Cimex hemipterus* nahmen keine Erreger von lepromatösen Kranken auf.

MOISER glaube, besonders die *Kakerlaken* anzuschuldigen, die im Intestinaltrakt säurefeste ovale Körper aufweisen und die er für eine pleomorphe Form der Leprabakterien hielt. Solches Material findet man noch 16 Monate im Mist von Kakerlaken. Gelegentlich sollen Kakerlaken Menschen beißen, was zur Übertragung führen könne. MOISER hat in anderen Insekten wie Flöhen, Bettwanzen und Zecken niemals säurefeste Erreger nachweisen können, während in den Kakerlaken die Bakterien nach lichtmikroskopischen Kriterien als sichere Leprabakterien angesprochen werden. BUXTON meint dagegen, daß Kakerlaken doch alles mögliche fressen, auch Bacillen und säurefeste Erreger, so daß man nichts über wirkliche Leprabakterien aussagen könne. In Indien prüften DHARMENDRA u. MUKERJEE den Darminhalt nach Fütterung leprabakterienhaltigen Materials, stellten jedoch eine abfallende Anzahl der Erreger im Darm fest. Im übrigen fanden sie säurefeste Bakterien in gleicher Weise in Kakerlaken von Leprahäusern wie anderer Herkunft. Außerdem seien auf Petragnani-Nährböden Kulturen gewachsen. Intradermale Tests mit Kulturextrakten hätten jedoch anomale leprominähnliche Reaktionen hervorgerufen. Die Hypothese MOISERs findet damit keinerlei Unterstützung.

Von den Arthropoden, die unter die Haut dringen, wurden von LAMA die *Sarcopsilla penetrans*, der Sandfloh, beschuldigt, jedoch ohne weitere Beweise beibringen zu können.

Neuerdings hat wieder KIRCHHEIMER die Frage einer Übertragung der Lepra durch Arthropoden aufgeworfen. Grundsätzlich gilt ja, daß die Erreger einmal die Epidermis durchdringen und dabei überleben müssen, wobei sie evtl. im Verdauungstrakt der Tiere geschützt sind. Man weiß, daß nur wenige aktive Leprabakterien im Fußpolster der Mäusepfote sich 1000—10000fach vermehren können. Und hiermit ließe sich ein Toxin herstellen, das bei der Leprominreaktion völlig kongruente Reaktion erwarten läßt. Damit wäre eine Beweismöglichkeit für die echte lepröse Natur solcher Erreger gegeben, aber diese Untersuchungen sind noch nicht durchgeführt. PFALTZGRAFF bestätigte die alten Befunde über das Vorkommen von Leprabakterien in *Demodex folliculorum* von lepromatösen Patienten, was SPICKETT veranlaßte, diese Tiere genauer zoologisch zu untersuchen. Bisher konnte auch für die Übertragung durch Demodex nichts Sicheres beigebracht werden.

Im großen und ganzen muß man doch wohl feststellen (BORRELL NAVARRO), daß die Übertragung durch blutsaugende Tiere trotz ihrer weiten Verbreitung und großen Bedeutung keineswegs genügend bewiesen worden ist. Vielmehr wäre jetzt wohl zu fragen, warum diese die Lepra eigentlich nicht übertragen können und ob sie gleichsam bakteriostatische oder -cide Stoffe in Speichel und Darm besitzen. Bemerkenswert ist, daß im Buch von COCHRANE u. DAVEY die Frage nach der Übertragung durch Insekten ganz außer acht gelassen wurde. Die Rolle der Kakerlaken ist ziemlich umstritten. Neuere Beobachtungen fehlen. Da durch die Insecticide Arthropoden in Lepraheimen weitgehend zurückgedrängt werden, kann die Bedeutung einer Übertragung durch sie nicht mehr sehr ins Gewicht fallen. Ob *Demodex folliculorum* in dieser Hinsicht mehr zu beachten wäre, muß weiter geprüft werden. Abschließend kann lediglich festgestellt werden, daß eine Übertragung der Lepra durch Arthropoden zwar denkbar, aber bislang nicht bewiesen ist. Klinische Gesichtspunkte sprechen nicht sehr dafür. Wie schon REINER MÜLLER sagte, sind die anderen Übertragungsmöglichkeiten weitaus wichtiger.

5. Zur Frage der angeborenen Lepra

Auch heute noch schwierig zu klären ist die Frage nach der konnatalen Übertragung, der intrauterinen Übertragung der Lepra, über die V. Klingmüller ausführlich berichtet hatte. Eine Klärung ist für alle prophylaktischen Maßnahmen sehr wichtig, wenn man auch schon seit 1885 auf Grund von Arnings Beobachtungen auf den Hawaii-Inseln die Kinder lepröser Eltern unmittelbar nach der Geburt isoliert und somit das Problem praktisch gelöst hat. Denn heute hat sich die Forderung dieser Isolierung allgemein durchgesetzt. Und man hat zur Genüge erfahren, daß die Lepra in der Regel eine *postnatal erworbene Infektionskrankheit* ist. Die intrauterine Übertragung hat praktisch keine Bedeutung.

Büngeler wies darauf hin, daß man theoretisch eine *kongenitale* Übertragung und Ansteckung zugeben müsse. Denn Leprabakterien können bei dem häufigen Befall der Hoden und Nebenhoden im Samen nachgewiesen werden. Aber die Hodenlepra führt fast immer zu weitgehender Parenchymatrophie, so daß eine Fertilitätsstörung resultiert. Immerhin hatte Büngeler leprose Infiltration der Hoden bei erhaltener Spermiogenese und bis in die Prostata Leprabakterien verfolgen können. Aber bisher ist kein Fall bekannt geworden, bei dem eine kongenitale Infektion durch den Kranken bei gesunder Mutter vorgekommen sei. Placentauntersuchungen mit positivem Befund waren 1928 von Pineda angegeben, was auch Cerrutti und Bechelli bestätigen konnten. Demnach wäre eine fetale Übertragung möglich. Büngeler sah nie lepröse Veränderungen der Placenta. Mehrere Hinweise auf konnatale Übertragungsfälle gab Büngeler, die hier nur erwähnt zu werden brauchen, da bei allen keinerlei sichere anatomische Bestätigungen gegeben wurden und bei kritischer Durchsicht die Fälle auch als postnatale Infektion erklärt werden können. Grundsätzlich wäre eine intrauterine Infektion möglich, wie sie bei der Tuberkulose in ganz seltenen Fällen vorkommen kann. Es käme dann auch eine Prophylaxe mit BCG in Betracht, wie sie von Manca vorgeschlagen wurde.

Eine systematische Untersuchung (pathologisch-anatomisch) zur Frage intrauteriner Übertragung verdankt man Büngeler mit Nelson de Souza Campos, die 300 Kinder klinisch und 60 anatomisch beobachteten. Unter der Annahme, daß die Hansen-Bakterien durch die intakte oder lepromatös veränderte Placenta treten können, müßten sich die ersten und am stärksten ausgeprägten Veränderungen lepröser Natur im Terminalgebiet der Umbilicalvene nachweisen lassen. Aber in keinem einzigen der mitgeteilten Fälle konnte der Nachweis angeborener Lepra geführt werden.

Rodriguez fand bei 160 Neugeborenen leprakranker Mütter auf Culion keine Anzeichen für Lepra und in 10 Jahren sah Schaller bei 500 solcher in Addis Abeba auch keinerlei Hinweise. Aber Bakterien sind in der Placenta und auch im Nabelschnurblut nachgewiesen worden (Rodriguez, 1926, zit. nach Lara). Auch Worth konnte keinerlei Anhalt für eine Übertragung auf Kinder in der pränatalen Zeit oder während der Geburt finden. Hier ist aber die aus dem üblichen herausfallende Beobachtung von Floch und Rivierez anzuführen, die bei einem Neugeborenen einer Mutter mit fortgeschrittener tuberkuloider Lepra schon am 8. Lebenstag eine erythematöse Macula vorgefunden hätten. Eine weitere Bestätigung wurde indessen nicht angegeben. Immerhin nimmt man mit Lara und Pineda an, daß eine intrauterine Übertragung keinesfalls gänzlich ausgeschlossen sei.

Es gibt also praktisch keine konnatale Lepra. Da andererseits Kinder besonders infektionsgefährdet sind, hat sich seit langem als allgemein anerkannte Regel durchgesetzt, die Kinder sofort von den leprösen Eltern-Mutter zu isolieren.

Aus der großen Zahl der vielen über diese Frage veröffentlichten Arbeiten seien hier nur einige genannt: BORREL NAVARRO, BROWN, CHAUSSINAND, COCHRANE, CONTRERAS, DAUDEN VALLS, DREISBACK, ELLIOTT, FERNANDEZ, FIGUEREDO, FLOCH, GAY PRIETO u. Mitarb., GOMEZ ORBANEJA u. Mitarb., IGNACIO u. TIONG, INNES, JOHANSEN u. Mitarb., LARA u. NOLASCO, LAVIRON u. Mitarb., MONTERO RODRIGUEZ, MONTESTRUC u. Mitarb., PEREIRA, PESSOA MENDEZ, RODRIGUEZ, ROMERO, SALOMAO, TEICHMANN, TOUZIN u. Mitarb., WADE, WHARTON, YOKOTA u.a.

6. Mögliche Erbfaktoren bei Leprakranken

Die Auffassung, die Lepra als Erbkrankheit anzusehen, ist alt. Bekanntlich vertraten DANIELSSEN und BOECK diese Ansicht. Mit HANSEN wurden genetische Fragen bei der Lepra jedoch vorübergehend beiseite gelegt. Aber mit der Zunahme neuerer Beobachtungen in Familien, verschieden Völkern und Rassen sind mehrere Phänomene allein nicht mit einer reinen, weiterhin unbeeinflußten Beziehung Erreger — Organismus zu erklären.

LECHAT hatte kürzlich hervorgehoben, daß bei genauer Betrachtung der Epidemiologie der Lepra einige solcher Diskrepanzen zu verzeichnen sind, die eben nicht allein auf der Basis der Infektion erklärt werden können, sondern zu der Annahme führten, eine angeborene Resistenz einzelner oder einer Gruppe von Bevölkerung gegen die Lepra, besonders aber gegen die lepromatöse Lepra zu vermuten.

Zusammengefaßt wird diese Vermutung durch folgendes unterstützt:

1. Viele Menschen werden trotz einer Gefährdung in entsprechender Lepragegend nicht krank. Rund 95% aller gesunden Ehepartner von Leprösen bleiben gesund. Über 80% der Kinder von Leprösen, die nicht mit der Geburt den kranken Eltern fortgenommen wurden, sind evtl. nach Überwindung früherer Lepra später völlig gesund.

2. Unerklärt ist die Dualität der Lepra. Nur 7% der Leprapatienten sind in Afrika lepromatös, aber 50% oder mehr in Brasilien.

3. Unerklärt ist ein anhaltender Mangel auf Lepromin auch nach einer BCG-Vaccination zu reagieren, was dann nach Infektion zu lepromatöser Form führe.

4. Unerklärt ist die unterschiedliche Ausbreitung der Krankheit in Bevölkerungsgruppen, die vorher leprafrei waren.

Zwar läßt sich ein Teil dieser Diskrepanzen nach LECHAT immunologisch, besonders auch mit gekreuzten Immunvorgängen, erklären. Aber hiermit kann nicht alles gedeutet werden. LECHAT hebt daher hervor, daß man zur Zeit noch genötigt sei, die Erfahrungen bei anderen Krankheiten, besonders bei der Tuberkulose, mit anderen Kombinationen auszunutzen, wobei an die Sichelzellanämie und Malaria, den Favismus u.a. erinnert wird. Man muß solche Beziehungen zwischen der Lepra und anderen genetischen Merkmalen in Zukunft genauestens beachten.

Im einzelnen wird dafür von LECHAT genannt: Bestimmung der Blutgruppenfaktoren AB0, MNSs, Rh, CDEcde, Kidd, Kell, Duffy und Lutheran; dann die Bestimmung der Glucose-6-phosphatdehydrogenase und verschiedene Serumproteine, wie Transferrin, Haptoglobin, β-Lipoprotein und Australienantigen. Mit BEIGUELMAN muß auch die Geschmacksprüfung auf Phenylthioharnstoff mit herangezogen werden.

Zur Prüfung der Frage, wieweit Erbfaktoren bei der Lepra eine Rolle spielen, wären nach BLUMBERG grundsätzlich verschiedene Hypothesen anzunehmen:

1. Die Krankheit würde im einfachen Mendelschen Sinne als autosomaler oder geschlechtsgebundener dominanter oder recessiver Vorgang vererbt;

2. als reine Abweichung hiervon.

3. Die Vererbung wird von mehr als einem Gen beeinflußt, wäre also polygenisch oder es handelt sich um eine quantitative Vererbung.

4. Es gäbe eine erbliche Empfänglichkeit für die Krankheit. Ein Erbfaktor an ein oder mehrere Gene gebunden, mache den Probanden für die Krankheit empfänglich, wenn es weiterhin einem geeigneten äußeren Agens ausgesetzt würde.

Zur Prüfung der Erbeinflüsse genügt es nicht, allein den Leprabefall verschiedener Rassen zu untersuchen, da sich darin zuviel kulturelle und soziologische Unterschiede widerspiegeln. Einige Übersichten gaben dazu SPICKETT, AUSTIN oder CHUNG-HOON und HEDGCOCK, um nur einige zu nennen. Auch der hohe Leprabefall der weitgehend isolierten und mit Inzucht belasteten deutschen Volksgruppe in Tovar, Venezuela (CONVIT u. Mitarb.), ist hier nicht ausreichend. Wichtiger sind Beobachtungen in Familien anzustellen.

Eine Belebung in dem Sinne, genetische Faktoren bei der Lepra zu berücksichtigen, brachte mit ausführlichen Arbeiten seinerzeit AYZOCK, mindestens in der Hinsicht, daß es eine gewisse Empfänglichkeit für Lepra geben müsse. Das hatte schon ROTBERG mit der Postulation eines konstitutionellen Faktors „N" herausgestellt, ohne den die Lepra nicht angehen könne. Demgegenüber sprach STEINIGER von einer erblichen Disposition bei der Entstehung der Lepra. Auch KINNEAR BROWN schloß sich solchen Gedanken an.

In neuerer Zeit widmete sich diesen Problemen besonders SPICKETT, wobei die Krankheitsform, die Wirksamkeit der Medikamente, schließlich auch das epidemiologische Bild der Lepra innerhalb einer Bevölkerung die genetische Struktur des Volkes widerspiegeln. Weiterhin müssen — so meint SPICKETT — genetische Änderungen am Mycobacterium leprae selbst berücksichtigt werden, über die allerdings bis heute nichts bekannt ist.

SPICKETT begann seine Untersuchungen mit einer Übersicht über den unterschiedlichen Befall mit Lepra bei differenten Bevölkerungen. Dazu gab MUIR 1927 Daten dreier Hindukasten der Provinzen Bihar und Orissa oder GEHR und MUNDAR und SPICKETT über die verschiedenen Rassen in Surinam, WAYSON in Hawaii, HUMPHREY über Eingeborene und Europäer in Australien, BECHELLI u. ROTBERG über geborene und eingewanderte Brasilianer. Weitere Angaben finden sich auch bei AUSTIN und zusammenfassend wieder bei SPICKETT. Allerdings können die aus diesen Untersuchungen hervorgehenden Differenzen über die Häufigkeit der Lepra, bezogen auf die verschiedenen Rassen, nicht unbedenklich als genetisch bedingt angesehen werden. Die unübersehbaren vielen Berichte über die geographische Verteilung der Lepra sollen hier nicht weiter berücksichtigt werden. Sie gehen ins Uferlose und bringen für die allgemeinen Kenntnisse keinen wesentlichen Nutzen, wenn ihnen auch für die einzelnen Gegenden selbst als Voraussetzung der Leprarbeit großer Wert beigemessen werden muß.

Dort, wo Lepra weniger vorkommt, findet man eine Bevorzugung zu Erkrankungen in gewissen Familien. Das haben AYCOCK für New Brunswick, MELSOM für Norwegen, MARIANI in Italien, MUIR auf Cypern und BARBADOS, STEINIGER im Baltikum beschrieben. Aber auch in den Lepraländern ist dies gut zu erkennen. Das hatte mir GUINTO in Cebu in eindrucksvoller Weise demonstrieren können. GUINTO hatte seinerzeit die ausführlichen und sorgfältigen epidemiologischen Studien der ganzen Bevölkerung der Kreise Cordova und TALUSAY bei Cebu mitgemacht. Damit war er als Lepraarzt in der Bevölkerung gut bekannt. Bei meinem Besuch in der Ambulanz kam eine tuberkuloide Mutter mit ihrem 5. Sohn, bei dem sie nun auch eine depigmentierte, etwa 2 cm Durchmesser große, leicht erythematöse Macula auf der Schulter festgestellt hatte. Jetzt waren in dieser Familie alle Kinder — glücklicherweise nur wenig ausgeprägt — leprös.

Weitere Beobachtungen über Familienkrankheiten in Lepraländern brachten BANCROFT u. Mitarb. auf den Philippinen, MCGREGOR auf Sarawak, MERLE in Kamerun und dann einzelne von BOGOUNE, BELKNAP u. HAYES, MOHAMED ALI oder auch AYCOCK, SAND und LIE, die 2010 Kinder von 587 Ehepaaren untersuchten. Schließlich sind hier zu nennen DUARTE u. LIMA, FERNANDEZ, GUINTO u. Mitarb., MUKERJEE u. GHOSH, DREISBACH, MELSOM, NEFF u. SNODGRASS, QUAGLIATO, COCHRANE u. RAJAGOPALAN, NAVARO, KHOURY u. RINALDI, PRASAD u. MOHAMED ALI.

COHEN u. MOHAMED ALI geben folgende Befallsrate von Verwandten in Familien, in denen entweder ein Elter oder beide oder keines krank war: Wenn der Vater leprös war, so waren 36%, wenn die Mutter, so 43%, wenn Vater und Mutter krank, 35%, und wenn beide Eltern frei, waren 34% befallen. Bei SAND und LIE zeigte sich, wenn der Vater krank war, daß die Befallsrate 7%, bei kranker Mutter 15% und wenn beide Eltern krank waren, die Befallsrate sogar 26% betrug.

Die Lepra in Familien tritt offensichtlich häufig im gleichen, aber dann wieder zu überwiegendem Anteil nicht im gleichen Typ auf (MOHAMED ALI, SPICKETT), was im einzelnen noch nicht genauer erklärt werden kann.

Über Lepra bei *Zwillingen* berichtete bisher nur 1939 KEIL und später KINNEAR BROWN und STONE, MOHAMED ALI. Letztere sahen bei eineiigen tuberkuloide Lepra. Nähere Aufschlüsse können aus diesen geringen Zahlen jedoch nicht gewonnen werden.

SPICKETT hatte alle diese Beobachtungen nach möglichen genetischen Momenten durchgesehen, wobei er auch den Befall bei älteren und jüngeren Probanden unterschieden hat, der im übrigen gleich geblieben sei. Es zeigte sich, daß es offenbar Unterschiede in der Empfänglichkeit der Lepra innerhalb der Familien gibt. Die Umgebungseinflüsse sind, so meint SPICKETT, ziemlich gleich, wären damit zu vernachlässigen. Draus lassen sich dann Schlüsse für genetische, womöglich ziemlich einfach verankerte Abhängigkeiten finden.

Untersuchungen einzelner Stammbäume, wie der von STEININGER, weisen darauf hin, daß die Empfänglichkeit für Lepra offenbar von einem einzelnen irregulären, dominanten Gen gesteuert würde. Der Stammbaum von AYCOCK u. MCKINLEY wurde von SPICKETT auf den Penetranzwert hin mit 83,3% für diese Population berechnet. Hier lag eine Heterozygotie vor, da beide Eltern keine Lepra hatten. Der Penetranzwert könnte höher sein, wenn eines oder beide Eltern die Krankheit hätten.

SPICKETT hat versucht, alle diese Beobachtungen für die Auffassung einer gewissen Erbgebundenheit der Lepra auszuwerten und daran anknüpfend verschiedene Theorien zu Rate gezogen. Besonders ist er auf die gegenseitigen Beziehungen zwischen Wirt und Parasit in ihrer Ausprägung der Lepraformen wieder in Abhängigkeit vom Genotyp eingegangen, ohne jedoch zur Zeit genügend sichere Beweise für eine solche Beziehung bei der Lepra selbst beibringen zu können. Immerhin müssen diese Verhältnisse in Zukunft weiter beachtet werden.

a) Geschmacksempfindung von Phenylthioharnstoff bei Leprösen

Zur Erkennung erblich gebundener Phänomene bei der Lepra wurde auch das Nichtschmecken von Phenylthioharnstoff (Phenylthiocarbamid = PTC) benutzt. Dieses Phänomen wurde nach KLEIN 1931 zufällig von dem amerikanischen Chemiker FOX entdeckt, der selbst nichts schmeckte, während seine Mitarbeiter alle schmeckten. Größere Testreihen stellte daraufhin 1932 BLAKESLEE an, wobei man fand, daß es sich um eine Erbeigenschaft handelt, die an *ein* recessives Gen gebunden ist. Es zeigte sich, daß Kinder nichtschmeckender Eltern alle Nichtschmecker sind.

Man kann den Test mit Filtrierpapierstückchen oder besser mit einer Konzentrationsreihe (0,000975% — 0,00391% — 0,0156% — 0,0625% — 0,25%) am Zungengrund mittels jeweils 3,0 ml durchführen. Man prüft gleichzeitig Konzentrationsreihen von Chinin und Saccharin und spült zwischendurch mit Wasser. Wer bis 0,0156% nichts Bitteres schmeckt, gilt als Nichtschmecker.

Die Prüfung verschiedener Volksstämme zeigt, daß z.B. Chinesen und Indianer die meisten Schmecker, westliche Völker und besonders die Basken die meisten Nichtschmecker aufweisen. Im ganzen zeigen sich Ähnlichkeiten zum Auftreten der verschiedenen Blutgruppen.

BEIGUELMAN hatte 1699 Leprakranke geprüft, zwischen tuberkuloiden und lepromatösen keinen signifikanten Unterschied gefunden, aber gegenüber Gesunden waren Lepröse stärker mit Geschmacksmangel ausgezeichnet. Später hat BEIGUELMAN die Untersuchungen auch auf Drogen mit antiprösen Wirkungen ausgedehnt. Neuerdings wurden PTC-Tests zur Untersuchung der Erbeigenschaften auch von BLUMBERG und COHEN empfohlen, ohne indessen weitere Ergebnisse beizutragen.

b) Die Blutgruppen bei Leprakranken

Die Prüfungen der verschiedenen Blutgruppenfaktoren bei der Lepra haben eine gewisse Bedeutung erreicht, einmal, um, wie erwähnt, gewisse erbliche Faktoren, die eine Erkrankung begünstigen, zu erkennen, und zum anderen, um serologische Beziehungen zwischen dieser Krankheit und den Blutgruppen herauszufinden. Man weiß aus anderer Sicht, daß die Antigene einiger pathogener Organismen den Blutantigenen serologisch ähnlich sein können (BEIGUELMAN) und fragt nunmehr, ob solche Beziehungen auch bei der Lepra vorhanden seien. Gewisse Antigengemeinschaften werden ja zwischen *Pocken* oder *Salmonellen* und denen der Blutgruppe A diskutiert (FINGER). Solche zu den bei der tuberkuloiden Lepra wichtigen Blutgruppe 0 sind indessen noch nicht bekannt geworden.

Frühere Untersuchungen von MARTI, MONTESTRUC u. Mitarb., SATO u. Mitarb., NETTO ließen zunächst keine wesentlichen Differenzen in der Verteilung der Blutgruppen, bezogen auf die Lepratypen der normalen Bevölkerung, erkennen. Erst HSUEN u. Mitarb. fanden einen signifikanten Unterschied im Vorkommen der AB0-Blutgruppen zwischen Leprösen und Kontrollen. Lepröse hatten gegenüber Kontrollen nämlich ein Verhältnis 0:B = 1,74:1; bei Lepromatösen betrug das Verhältnis 1,48:1; bei Nichtlepromatösen sogar 2,06:1. Für einen Zusammenhang sprachen sich auch SEHGAL u. Mitarb., GUPTA u. GUPTA, und zwar für einen zur AB-Gruppe ähnlich wie bei der Tuberkulose aus. COHEN meint jedoch, daß die Kontrollen nicht genügend im Alter, Geschlecht und nur bei grober Untersuchung ausgewählt seien. BEIGUELMAN oder YANKAH berichteten, daß tuberkuloide Kranke mehr Blutgruppe 0 als die normale Bevölkerung hätten, was bei lepromatösen nicht zu beobachten sei.

Weder SATO noch VERMA u. DOUGRE im Baroda-Gebiet noch YANKAH in Ghana, LECHAT u. Mitarb. in Venezuela, SINGH u. OJHA, SALZANO oder schließlich POVEY u. HORTON, dann HSUEN u. Mitarb. konnten an größeren Krankenzahlen diese Beziehungen bestätigen. POVEY u. HORTON haben ihre Untersuchungen in Karigiri und Vellore anstellen können, weswegen ihre Befunde gegenüber denen von HSUEN u. Mitarb., die nur in Karigiri arbeiteten, erhebliches Gewicht beigemessen werden kann. Offenbar scheinen geographische Unterschiede HSUEN u.

Mitarb. einer Bevölkerungsgruppe mit höherem Vorkommen von 0-Blut und einer anderen Altersverteilung miteinbezogen zu haben. POVEY u. HORTON fanden bei ihren 1085 Leprösen ebenso wie LOWE und VERMA und DOUGRE keinerlei bestimmte Beziehungen zwischen Krankheitstyp und den AB0-Gruppen. Das wieder entspricht nicht den Mitteilungen von BEIGUELMAN und YANKAH.

Es wäre noch anzufügen, daß POVEY u. HORTON keine Beziehungen zwischen Transferrin und Haptoglobin und der Krankheit erkennen konnten. Und in einer ausführlichen Arbeit haben neuerdings LECHAT u. Mitarb. keine überzeugenden Beweise für Blutgruppenarten und der Lepra gebracht. LECHAT hatte diese Ergebnisse kürzlich nochmals zusammengefaßt. Schließlich sei erwähnt, daß SEHGAL u. DUBE im Speichel bei lepromatösen Kranken keine blutgruppenspezifische Substanz nachweisen konnten. Der Rh-Faktor sei etwa gleich bei Tuberkuloiden wie bei Lepromatösen verteilt. Weitere Untersuchungen auf diesem Sektor scheinen wertvoll, womit dann eine gewisse Klärung über die spezifische Empfänglichkeit für Lepra erklärt werden könnte.

c) Die Geschlechtsdifferenz bei Leprakranken

Während man früher (GOMEZ u. Mitarb., RODRIGUEZ) weitgehend identischen Befall der Geschlechter sah, konnte LARA bei männlichen mit $5,89 \pm 0,32\%$ einen höheren als bei weiblichen Kranken feststellen. Die meisten Leprologen berichten gleichfalls über deutliches Überwiegen der Männer, so ROGERS u. MUIR, MUIR, LOWE u. CHATTERJEE, WAYSON (Männer zu Frauen = 1,6:1), DOULL, BADGER (in Carville 2,4:1; unter den in USA geborenen 1,9:1). BADGER hat die Zahlen für USA genauer analysiert und die Einwanderer, die ja vornehmlich Männer sind, ebenso wie die in den endemischen Lepragegenden tätigen Männer berücksichtigt. Die Männer haben für die Verhältnisse in USA zweifellos größere Kontaktmöglichkeiten.

Geeignetere Daten sind in den Lepraländern zu finden, wie in Japan von KOBAYASHI u. AMAGASAKI (3:1), Australien von HUMPHRY (2:1), Cuba nach IBARRA PEREZ u. GONZALEZ PRENDES (1,52:1), Brasilien (1948) nach ALONSO und FONTE bei 33198 Lepromatösen 63% Männer, während der Kindheit männlich zu weiblich wie 1,3:1. In BOMBAY waren nach CHODANKAR Kinder im gleichen Geschlechtsverhältnis befallen, vielleicht weil Kinder weniger häufig lepromatös seien.

DAVEY u. SCHENCK führten das häufigere Vorkommen der Lepra auch auf endokrine Momente zurück. Während in der Kindheit der Befall auf die Geschlechter etwa gleich verteilt sei (LOWE, BADGER; dagegen aber: LARA), tritt der unterschiedliche Befall erst nach der Pubertät in Erscheinung, und zwar zunächst mehr bei den Mädchen. Ähnliches hatte auch CHAUSSINAND in einer tabellarischen Übersicht aus Indochina beibringen können. Weiterhin sei die Lepra bei Männern im allgemeinen schwerer: KINNEAR BROWN sah in Uganda bei Männern signifikant mehr lepromatöse Lepra, Frauen dagegen mehr tuberkuloide oder nichtlepromatöse Formen.

In Nigeria haben DAVEY, DREWETT u. STONE die Empfindlichkeit für Tuberkulin und Lepromin, bezogen auf das Alter, geprüft und bis zur Pubertät etwa gleiches Verhalten, danach aber deutlich mehr positive Reaktionen bei Männern als bei Frauen festgestellt.

LEIKER u. SLOAN sahen auf New Guinea bei Papuas deutliches Überwiegen der lepromatösen Lepra bei Männern (was SPICKETT mit $^2_1\varkappa = 21,09$, p kleiner als 0,001 berechnete), allerdings ein Geschlechtsverhältnis für alle Lepraformen Männer zu Frauen wie 1,2:1,0, was im Vergleich mit anderen Daten niedrig ist.

Ähnliche Zahlen bringt MONTESTRUC aus Martinique, wo in 6 Jahren bei 199 Lepromatösen 62% Männer zur Beobachtung kamen, wogegen sich unter 655 mit den gutartigen Lepraformen nur 46% Männer fanden. Damit stimmte auch eine längere Behandlungszeit bei den Männern überein. MONTESTRUC bezog die Geschlechtsunterschiede auf hormonelle Einflüsse. Auf Costa Rica waren nach ROMERO u. BRENES IBARRA lepröse Männer mit 60% überwiegend. Bei leprösen Frauen fanden sich häufig ovarielle Störungen, weswegen zusätzlich follikelstimulierende Hormontherapie empfohlen wurde. Die Geschlechtsverteilung bei den verschiedenen Lepratypen brachte nach CHODANKAR für die aus tuberkuloider Form sich entwickelnde Grenzlepra mit 11,2:1 ein starkes Überwiegen der Männer. Das zeigt deutlich, daß die Resistenz der Frauen wesentlich größer als bei Männern ist.

DOULL u. Mitarb. oder BECHELLI denken sogar daran, daß eine größere erbliche Empfindlichkeit den bevorzugten Befall des männlichen Geschlechtes erkläre.

Aus den bisher vorgelegten Übersichten geht noch nicht eindeutig hervor, ob das weibliche Geschlecht eine relative Immunität gegen die Ansteckung mit Lepra selbst habe, wie es DO PATEO meinte, oder ob es sich um eine kräftigere Resistenz im Verlauf der Lepra handle.

Für das Überwiegen der Lepra bei Männern kommt demnach folgendes in Betracht:

1. Die Männer sind sozial beweglicher (KINNEAR BROWN), sie reisen weiter, wandern eher herum usw. und haben deswegen leichtere Kontaktmöglichkeiten. Das gilt nach BADGER sowohl für die USA, aber auch nach den anderen Beobachtern für die wirklichen Lepragegenden. Im großen und ganzen handelt es sich hier mehr um epidemiologische Probleme.

2. Bisher noch unbekannte endokrine Momente beeinflussen den Verlauf der Lepra, evtl. auch die Ansteckungsmöglichkeit. Männer werden leichter und schwerer krank als Frauen (DAVEY u. Mitarb. u. a.).

3. Die „natürliche" Resistenz könnte mit genetischen Faktoren verknüpft sein (DAVEY u. Mitarb., DOULL u. Mitarb.), wofür indessen weitere Hinweise noch fehlen (SPICKETT).

D. Die Lepra bei Kindern

Die gesonderte Beschreibung der Lepra bei Kindern ist aus mehreren Gründen notwendig. Man weiß, daß sich Kinder gegenüber den Infektionen weitgehend anders als Erwachsene verhalten: Einmal in der Säuglingszeit, bedingt durch die von der Mutter erhaltene übertragene Immunität und dann wegen der nun erst im spezifischen Sinne einsetzenden Abwehrvorgänge.

Hier wäre anzufügen, daß Neugeborene eine gute Erstausstattung von γ-Globulinen als mütterliche Mitgift bekommen. 14 Tage nach der Geburt sinken die γ-Globuline ab und erst vom 3. Monat an beginnt die Eigenproduktion, die gegen Ende des 2. Lebensjahres den Ausgangswert der Geburt erreicht. Hierbei mißt man den γ-Globulinen ein spezifisches Abwehrvermögen bei, was also im 2. Lebensjahr erst maximal sei und am geringsten im 3.—4. Lebensmonat. In der Ketosteroidausscheidung sah man einen Gradmesser für die Infektionsresistenz. Bemerkenswert sei weiter, daß die Plasmazellen erst gegen Ende des 1. Jahres aufzutreten pflegen.

Diese allgemeinen Beobachtungen spiegeln sich, wie zu beschreiben ist, gerade bei der kindlichen Lepra wieder.

Darüber hinaus dient die frühe Lepra bei Kindern dazu, den Infektionsablauf der langwierigen Krankheit gut zu verfolgen, da sie wohl weitgehend unbeeinflußt von anderen, durch ihre „Kreuzung" störenden Immunvorgänge sein dürfte. Denn gerade solche gekreuzte Immunität, etwa zwischen Lepra und Tuberkulose, ist ein wichtiges Problem, das beim Erwachsenen inzwischen genügende Berücksichtigung fand, ohne indessen sichere Aufschlüsse darüber geben zu können, wieweit durch solche Kombination die Lepra beim einzelnen Kranken geändert wird. Schließlich ist die richtige und rechtzeitige Deutung der frühen lepröseu Veränderungen auch bei Kindern von wesentlicher Bedeutung für deren weiteres Schicksal.

In der Darstellung wird zunächst auf die mehr pathologisch-anatomischen Arbeiten von BÜNGELER und N. SOUZA CAMPOS und danach auf die grundlegenden klinischen Beobachtungen LARAS eingegangen.

Es wird allgemein angenommen, daß Kinder für die Lepra besonders empfänglich sein sollen. Das ist jedoch nicht unwidersprochen (BROWNE, LEIKER, VARMA u. PRASAD). Da der Verlauf der Inkubationszeit häufig sehr kurz sein kann — MONTESTRUC beschrieb bei einem 2 Monate alten Kleinkind ausgedehnte achromische Hautherde, die im 3. Monat $1/5$ der Hautoberfläche eingenommen haben und in denen zahlreiche Bakterien nachweisbar waren, FLOCH u. LAJUDIE beobachteten Inkubationszeiten von 9 und 15 Monaten —, zum andern der Verlauf gelegentlich als sehr bösartig beschrieben wird (BORREL NAVARRO), dagegen zumeist wesentlich gutartiger als bei Erwachsenen abläuft (YOKOTA, LARA, TEICHMANN, CONTRERAS u.a.) und häufig sogar früh abheilen kann (BÜNGELER, LARA u.a.), schließlich die Krankheit mit ihren Efflorescenzen ein besonderes Gesicht zeigt (LARA, KHANOLKAR u.a.), ist eine genauere Beachtung der kindlichen Lepra nötig. Dies besonders auch deswegen, weil in dieser Altersgruppe die geeignetste Vorbeugung und Behandlung größten Erfolg bringt.

BÜNGELER berichtete 1941 über klinische Untersuchungen von NELSON SOUZA CAMPOS, der bei sofort nach der Geburt isolierten Kindern niemals Lepra beobachtet hatte. Aber bei denen, die längere Zeit von der leprösen Mutter genährt wurden und wochen- und monatelang mit ihr zusammenlebten, traten innerhalb der ersten Lebensjahre (1—4 Jahre) sichere Anzeichen *tuberkuloider* Hautlepra in Form vereinzelter Knoten mit wiederholt papulösen reaktiven Formen auf. Diese früh erworbene Lepra verläuft auffallend *gutartig* und neigt nach vorübergehenden Reaktionen zur spontanen Heilung. Übergänge in die maligne lepromatöse Form hatten BÜNGELER u. NELSON SOUZA CAMPOS niemals beobachtet. Die Kinder weisen offensichtlich eine besondere Resistenz gegenüber dieser Infektion auf. Es ist möglich, daß diese Resistenz in Form einer passiven Immunität von der Mutter auf den Neugeborenen übergeht. Weiter scheint der frühe Zeitpunkt einer leprösen Erstinfektion eine wesentliche Bedeutung für den Ablauf dieser „Frühlepra" zu besitzen. Ähnlich wie bei der Tuberkulose, die in der Regel nicht zu einer Generalisation der Tuberkulose, sondern fast immer mit der Einkapselung des Primärherdes zur Heilung unter Hinterlassung weitgehender Immunität (s. auch TEICHMANN) führt, so nimmt BÜNGELER auch bei der Lepra gleiche Vorgänge an. Deswegen wäre nach Überstehen der „Frühlepra" die in der Regel zu beobachtende tuberkuloide, zur Ausheilung neigende Form leichter erklärt. Dazu gehört auch die fast typische Form der tuberkuloiden *reaktiven* Lepra, die sich in isoliert stehenden Knötchen und Papeln manifestiert, die dazu zu spontaner Rückbildung mit vollkommener Ausheilung neigt. Ältere Kinder zeigen dieses für das frühe Kindesalter charakteristische Bild nicht; denn nach dem 4. Lebensjahr werden bösartigere, zur Generalisierung neigende Formen festgestellt.

Die Anzahl der Kinder ist in den Leprosarien teils recht hoch. Aber BROWNE gab für Uganda an, daß 29% aller Patienten in den Leprosorien Kinder seien, während der Anteil der Kinder an der Gesamtbevölkerung 40% sei. Daraus könnte geschlossen werden, daß eine Bevorzugung im Kindesalter für Lepra in Uganda nicht bestehe. Es sei weiterhin ein Irrtum, verminderte Empfänglichkeit in zunehmendem Alter anzunehmen (s. auch RODRIGUEZ); denn nur 27% der Leprakranken seien in Ostafrika unter 20 Jahren. 73% würden erst nach der Kindheit leprakrank.

Eine weitere Analyse über 1492 Kinder in Ost- und Zentralafrika gab INNES. Allgemein wird die Krankheit in der Kindheit und Jugend acquiriert. 21% aller Leprösen seien Kinder, von denen männliche zu weibliche Kranke im Verhältnis 4:3 seien. Hauptsächlichster Anstieg sei zwischen dem 5. und 14. Lebensjahr zu beobachten, was auch LAVIRON u. LAURET für Französisch-Westafrika, WHARTON für British Guayana schätzen. Insgesamt seien 1953 30000 lepröse Kinder anzunehmen. Diese Zahl steigt weiterhin an, weswegen hier nicht von einem Rückgang der Krankheit gesprochen werden könne.

Für Martinique geben MONTESTRUC u. Mitarb. 30% lepröse Kinder an, von denen wieder 34% lepromatös seien. WHARTON beobachtete in British Guayana unter 42811 Kindern 94 Kranke, von denen 91 neurale Formen hätten und einer lepromatös sei.

Kinder können also schon bald (frühester Fall im 2. Lebensmonat) an Lepra erkranken. Sie zeigen dann entweder papulöse oder knötchenförmige Prozesse (GAY PRIETO u. DAUDÉN SALA, GOMEZ-ORBANEJA, PESSOA MENDEZ), denen aber hypopigmentierte Flecken vorausgehen oder mit denen sie gleichzeitig vorkommen. FLOCH u. LAJUDIE sahen häufig nur einen Herd im Gesicht, Nacken. Zur näheren Erläuterung sei weiter unten auf die einzelnen klinischen Beobachtungen eingegangen.

1. Empfänglichkeit der Kinder für Lepra

MANALANG, CHIYUTO und LARA vertreten 1932—1950 die Auffassung, daß nur Kleinkinder und Kinder unter 5 Jahren besonders empfänglich für eine Infektion mit Lepra seien, während Erwachsene weitgehend immun wären. Die Berichte über erste Infektionen bei Erwachsenen sollten genauer überprüft werden. Auf diesen Erwägungen, auf die wir noch zurückkommen werden, beruhen die praktischen Folgerungen, Neugeborene frühzeitig von den kranken Eltern zu trennen (CHIYUTO, LARA, YOKOTA, CHAUSSINAND, MENDES, BLENSKA u. v. a.), was ja heute allgemein üblich geworden ist. DAVISON hält aber die Annahme einer besonderen Empfänglichkeit der Kinder allerdings nicht für völlig zutreffend. Seine Beobachtungen über acquirierte Lepra bei Leprahelfern lassen deutlich auch die Empfänglichkeit von Erwachsenen erkennen. Auch wendet sich DAVISON scharf gegen die verbreitete Ansicht, daß nur langwieriger Kontakt mit Leprösen eine Infektion mit sich bringe, was teilweise dazu geführt habe, in einigen Leprosorien die gesunden Kinder zwar in einem gesonderten Heim aufzunehmen, aber von ihren leiblichen Müttern ernähren zu lassen (s. VINCENT).

Es ist sicher falsch anzunehmen, daß die Lepra sich wegen der langen Inkubation erst nach dem 3. Lebensjahr entwickle. Andererseits betrachtet LARA das Auftreten lepröser Herde etwa im 5. Lebensmonat für eine Ausnahme. Nur bei 4 Kindern konnte er sichere Herde schon im 11. oder 12. Monat feststellen. Bei 196 Kindern, bei denen die Lepra vor dem 5. Lebensjahr manifest wurde, betrug das Durchschnittsalter der ersten sicheren leprösen Efflorescenz nach LARA 20,4 ± 1,92 Monate. ROLLIER u. Mitarb. meinen, die Möglichkeit einer Infektion in utero oder durch das Säugen nicht außer acht zu lassen. Sie sahen zweimal tuberkuloide bei Einjährigen und einmal bei 2jährigen Kindern, die alle lepromatöse Eltern hatten. Der Fall von MONTESTRUC weist darauf hin, daß eine Infektion schon in den ersten beiden Lebensmonaten möglich sein muß.

Klinisch findet sich nach solcher Infektion in Übereinstimmung mit MUIR und COCHRANE in grober Ordnung entweder eine einfache neurale Lepra oder ein prälepromatöser Prozeß vielleicht zu 5—10% bei der Kinderlepra, woraus im allgemeinen eine lepromatöse Lepra würde. Darin unterscheidet sich die kindliche Lepra nicht sehr von der bei Erwachsenen auftretenden. In neuerer Zeit haben sich mit der kindlichen Lepra nun besonders LARA und NOLASCO auf den Philippinen und, wie erwähnt, DE SOUZA CAMPOS in Brasilien beschäftigt. Weitere übersichtliche Arbeiten über die Lepra bei Kindern, jedoch ohne wesentlich andere Gesichtspunkte, brachten DAUDÉN VALLS u. Mitarb., FIGUEREDO u. DESAI, ROMERO, ELLIOTT u.a.

2. Das klinische Bild der kindlichen Lepra

Auf der Insel Culion hat LARA an 770 Kindern folgende Beobachtungen gemacht, die hier deswegen ausführlicher wiedergegeben werden sollen, weil sie nach klinischen Kriterien in der letzten Zeit die besten Kenntnisse über den Beginn der Lepra überhaupt gebracht haben. Die Neugeborenen oder Kinder konnten wegen des Krieges nicht woanders untergebracht werden, blieben also bei den Eltern.

Die Krankheit begann bei sog. Kontaktkindern, also solchen, die nicht den Eltern genommen wurden, im 1. Lebensjahr bei weniger als 1%, im 2. bei 17%, im 3. bei 19% und im 4. und 5. nun wieder in deutlich geringer Zahl. Mit dem 5. Lebensjahr waren rund 50% aller Kinder in irgendeiner Weise leprös geworden. LARA selbst hatte die Kinder vom 1.—5. Lebensjahr kontinuierlich untersucht. Die höchste Morbidität fand sich in den Familien mit leprösen Müttern, dann leprösen Töchtern, schließlich erst mit kranken Söhnen und Vätern (PLANTILLA).

a) Die erste papulo-nodulöse Efflorescenz

Ohne wesentliche Prodromi kann man beim Kind erste erkennbare Efflorescenzen gewöhnlich als gut umschriebene, manchmal leicht hypopigmentierte (nicht erhabene) Makel erkennen. Diese ist bakteriologisch negativ. LARA sah fast ebenso häufig flache kleine Papeln oder weniger oft nur schwach erhabene, rötliche oder hypopigmentierte Herde (zu 20%), papulo-nodulöse (zu 12,7%), mikro-papulöse, dann auch indurierte narbenartige Prozesse. Verhältnismäßig selten sind diese Flecken anaesthetisch. Unter 2 Jahren waren etwa 21% der Erstherde papulo-nodulös. Die verdickten, runden, etwas weichen oder auch urticariellen Efflorescenzen sind meist unregelmäßig rosa- bis rötlich gefärbt, etwas glänzend oder feingefältelt auf der Oberfläche. Wenn sich diese 3—5 mm, höchstens 10 mm Durchmesser großen Herde abflachen, werden sie hypopigmentiert, teilweise mit verwaschenem Hof. Gelegentlich sind solche Herde, wie FERNANDEZ sagt, als „reaktionelle", ähnlich einer torpiden Tuberkulose, aufzufassen.

Innerhalb von 6 Monaten bis 1 Jahr nimmt das Infiltrat ab, die meisten verschwinden gänzlich und weisen nach 1—2 Jahren eine schwach eingesunkene Narbe auf. Ganz selten bleibt eine depigmentierte Stelle einige Jahre bestehen.

Gewöhnlich finden sich nur einzelne (PORTO u. Mitarb.), höchstens bis 6 solcher papulo-nodulöser Prozesse, von den flachen Flecken jedoch zahlreiche zerstreut an den Extremitäten. Manches erinnert an die frühe Scabiespapel, die allerdings durch einen vesiculösen Prozeß bedingt ist. Diesen ersten Herden mangelt ein entzündlicher Hof. Sie machen keinerlei Sensationen und sind gegenüber banalen Prozessen permanenter.

b) Die größere maculo-papulöse Efflorescenz

Ein nächstes Stadium betrifft die von LARA noch als leicht erhabene Macula bezeichneten, die gewöhnlich rosa oder hypopigmentiert und angedeutet induriert sind. Sie erinnern gelegentlich an einen Mückenstich. Diese werden größer, follikulär, blassen ab und können auch wieder spurlos verschwinden; sind aber von wechselndem Verlauf bei den Kindern bis über 3 Jahre zu finden (s. auch SOUZA CAMPOS).

c) Die hypopigmentierte Macula

Man findet solche bei der Hälfte aller 3—6jährigen Kinder. Die Ränder der Herde sind zumeist scharf begrenzt, die Efflorescenz selbst schwach glänzend oder angedeutet atrophisch, zuerst etwa 1 cm im Durchmesser. Sie vergrößern sich, werden randbetonter und schwach granuliert. Sie persistieren oder verschwinden innerhalb von 2 Jahren. Bakterien finden sich kaum.

d) Die feingranulierte Efflorescenz

Frühe granulierte, hypopigmentierte Prozesse sind eher bräunlich und flüchtiger als die vorher beschriebenen. Sie sind rund oder auch unregelmäßig gestaltet und bleiben etwa 2 Jahre bestehen. Bei älteren Kindern finden sich solche zu 12%. Hieraus entwickeln sich die papulovesiculären Eruptionen und „gänsehautartigen" oder lichenartigen Herde CHIYUTOS.

LARA unterscheidet somit nach der Morphologie folgende Frühherde: Papulonodulöse, narbig-indurierte, lichenoide, feingranuläre (wheal-like), maculöse mit Randbetonung, flache maculöse und infiltrierte Efflorescenzen.

Von allen diesen Frühefflorescenzen finden sich im Durchschnitt in den ersten beiden Monaten nach dem Beginn der Krankheit etwa 2 Herde bei jedem Kind, gelegentlich 6 oder gar 10. Sie sind an den Wangen, an den Unterarmaußenseiten, Ellenbogen, Gesäß, Oberschenkelaußenseiten, Knien, Vorderseiten der Unterschenkel gelegen, während Brust, Leib, Nacken, Rücken und Stirn erst später beteiligt sind.

3. Der Verlauf der frühen Lepra bei Kindern

Die ersten beiden Jahre mit Auftreten der beschriebenen Veränderungen können als *1. Stadium der Lepra* bezeichnet werden. In dieser Zeit gehen die Efflorescenzen zurück und verschwinden mehr oder weniger vollständig. Höchstens bei 1% aller Betroffenen zeigt sich eine Generalisation oder bei 15—20% eine allmähliche Ausbreitung. Bei älteren Kindern persistieren diese Frühherde. Bei solcher Ausbreitung der Krankheit werden auch die Frühherde selbst größer. Das zeigen die randbetonten oder flachen hypopigmentierten Maculae, woraus sich eine maculo-anaesthetische oder lepromatöse Form entwickelt.

Die erste Einzelefflorescenz breitet sich mit pseudopodienartigen Prozessen oder mit Tochterherden am Rande aus, wobei man eine Konfluenz beobachtet. Im Zentrum kann ein Rückgang, selten eine Verdickung eintreten. Im übrigen bleiben die primären Herde länger als die nach ihr auftretenden anderen Frühefflorescenzen bestehen. Offensichtlich sind alle Frühherde einheitlichen pathologisch-anatomischen Charakters.

Eine der wichtigsten neueren klinischen Beobachtung bei der Lepra ist sicherlich LARAS Feststellung, die ja auch SOUZA CAMPOS gemacht hat, daß rund 88% aller kranken Kinder mit papulo-nodulösen Typen der Frühherde eine vollständige Abheilung aufweisen. 85% dieser Herde zeigen in 1—13 Jahren keinen weiteren

Rückfall. Die entzündlich-follikulären heilen ohne Rezidiv zu 77,6%, die berandeten Maculae zu 44,2% und die flachen hypopigmentierten allerdings nur zu 25,8% ab. Die letzte Form neigt also am meisten zu einer Ausbreitung. Eine solche weitgehende Tendenz zur Spontanheilung ohne jegliche Therapie unter den Kindern wurde bisher, also bis zu dieser Mitteilung LARAs, nicht so klar beschrieben. Zwar hatten 1922 GOMEZ u. Mitarb. das Verschwinden von Frühherden ohne Therapie erwähnt, aber der Zeitraum von nur 9 Monaten war zu kurz, um diese Beobachtung zu sichern, die Nachbeobachtung fehlte. Erst LARA und DE VERA und SOUZA CAMPOS haben hierüber längere Untersuchungen durchführen können.

LARA u. NOLASCO verstehen unter *Frühheilung* folgendes: Alle aktiven Herde sind bis spätestens 3 Jahre nach Auftreten innerhalb von 6 Monaten verschwunden. Als Spätheilung wird aufgefaßt, wenn eine Heilung nach 3 Jahren eintritt. Eine unvollständige Heilung mit Rückfall läßt zwar eine Tendenz zur Heilung erkennen, ist aber nicht vollständig, sondern wird durch Exacerbationen unterbrochen.

Insgesamt heilen rund $^3/_4$ aller Efflorescenzen ab, was auch PEREIRA u. SALOMAO oder JONQUIERES, ROLLIER und MANGEON bestätigt haben. Es wird auf die spontane Abheilung der leprösen Herde noch einmal bei den „unbeständigen Efflorescenzen" eingegangen.

4. Der Beginn einer Anaesthesie bei kindlicher Lepra

Die Prüfung der Gefühlsstörungen ist bei Kindern äußerst schwierig. Deswegen können eindeutige Angaben hier nicht gemacht werden. Offenbar scheinen die indurierten Frühherde keinen Schmerz auf Incision zu zeigen, während beim Abschaben zur Gewinnung von Abstrichen eine Abwehr der Kinder beobachtet wird. Weitere Nervenveränderungen sind klinisch nicht festzustellen. Schreitet die Krankheit maculoanaesthetisch oder vorübergehend tuberkuloid fort, dann nimmt auch die Anaesthesie zu. Bei lepromatösen Fällen tritt die Anaesthesie wesentlich später in Erscheinung, und zwar entsprechend der Beteiligung größerer Nervenstämme. Im allgemeinen war die Prüfung des Histamintests von untergeordnetem Wert.

5. Die Leprareaktionen bei frühen kindlichen Lepraformen

Auch Reaktionen werden erst im weiteren Verlauf beobachtet. Am frühesten einmal 2 Jahre nach Beginn der Krankheit. Die Reaktionen treten sowohl bei allmählich fortschreitender Krankheit als auch bei solchen Kranken mit abgeheilten Frühherden auf. Mit solcher Reaktion breitet sich im allgemeinen die Krankheit weiter aus.

6. Die Leprominreaktionen bei der frühen Lepra der Kinder

Wie CHIYUTO und MANALANG konnte LARA feststellen, daß die Mitsuda-Reaktion bei Kleinkindern mit Frühlepra im allgemeinen (wegen mangelnder aktiver Immunisierung) negativ blieb. Positive Reaktionen ließen keinen weiteren Aufschluß über die Entwicklung der Lepra zu. Wiederholte Lepromintests bewirkten später stärkere Leprominreaktionen, wodurch ein gewisser prophylaktischer Schutz hervorgerufen wurde. IGNACIO u. TIONG haben diese Befunde bestätigt und auch feststellen können, daß starke Leprominreaktionen eine gute Prognose anzeigen. Kontaktkinder sind später zu größerem Anteil leprominpositiv als andere, nicht der Lepra ausgesetzte (CAMBIAGHI).

7. Bakterienbefunde

In rund 53% aller Frühherde ließen sich Leprabakterien nachweisen, und zwar in den papulo-nodulösen mehr, sogar mit Globi, als in den anderen. Die depigmentierten Maculae waren bakteriologisch meist negativ. Ansonsten entsprach der Bakteriengehalt dem Verlauf der Efflorescenzen. Dem Nasenabstrich wurde von LARA keine weitere Beachtung geschenkt.

8. Histologische Befunde bei der Frühlepra der Kinder

Die morphologischen Veränderungen der Frühherde bei Kindern untersuchte besonders KHANOLKAR, LARA u. NOLASCO. Sie fanden folgendes: Die papulo-nodulösen Herde wiesen eine uncharakteristische Struktur auf mit diffuser monocytärer Infiltration und einigen Epitheloidzellnestern, nach 2monatigem Bestand jedoch schon sog. „junge Leprome", wie NOLASCO sagt. Die flachen depigmentierten Maculae waren uncharakteristisch oder zeigten nur perivasculäre Rundzelleninfiltrate. Die bakteriologisch negativen Frühherde zeigten zu 12% Ansammlungen von Rundzellen, zu 81% tuberkuloide und zu 5% uncharakteristische Strukturen. Somit waren zumeist tuberkuloide Bilder vorherrschend (NOLASCO u. LARA). In der Abheilung ändert sich das Gewebe und wird mehr oder weniger fibrös. Schreitet die Krankheit fort, so ändert sich die Gewebsstruktur entsprechend dem späteren Charakter der Krankheit. Bei Kindern, die die Frühherde überwunden haben und später (rund 11 Jahre danach) verstarben, konnten NOLASCO, LARA und IGNACIO weder an der Haut am abgeheilten Sitz der Efflorescenzen noch an den regionalen Lymphknoten, peripheren Nerven und Testes irgendwelche Hinweise für noch bestehende Lepra finden. Man kann demnach wohl folgern, daß die Frühinfektion bei Kindern vollständig ausgeheilt ist.

9. Allgemeine Folgerungen aus den Beobachtungen Laras

Der Sitz der frühen Efflorescenzen bei den Kindern entspricht weitgehend den Stellen, die einer engen Berührung oder dem Druck mit Erwachsenen ausgesetzt sind. Die hohe Morbiditätsrate unter den Kindern unterstützt die Auffassung der großen Empfänglichkeit für die Krankheit im Kindesalter. Die Ersteflorescenzen der Kinder sind im übrigen denen der Erwachsenen gleich, sowohl hinsichtlich ihrer Struktur als auch ihrer Verteilung. Man gewinnt den Eindruck, daß sie sich am Sitz der Inoculation oder einer Einreibung durch den Druck von den kranken Eltern entwickelt haben.

Das weitgehend einheitliche Gesicht der frühen kindlichen Lepra läßt noch keine weitere Differenzierung in einen der endgültigen Typen zu. Auffällig ist, bei Kleinkindern mehr bakterienhaltige, verdickte, papulöse Herde zu sehen, während ältere häufiger bakterienfreie flache, hypopigmentierte zeigen. Da sich frühe lepromatöse Formen leichter aus den maculösen als aus den bakterienreichen, papulo-nodulösen entwickeln, muß man den ersten eine niedere Resistenz zubilligen.

Die große Rate der Spontanheilungen spricht für Auftreten relativ hoher Resistenz bei der überwiegenden Zahl der Fälle vom 3. bis zum 5. Lebensjahr. Nur bei wenigen bleibt die Resistenz von Kindheit an bis ins spätere Leben niedrig oder sie mangelt.

RODRIGUEZ hat diese Beobachtung nochmals besprochen und auf die wichtige Unterscheidung zwischen (den meistens übersehenen!) *papulo-nodulösen* und *maculösen* Frühherde hingewiesen. Wie gezeigt wurde, sind sie nach ihrer Morphe, nach Verlauf und Prognose klar zu differenzieren. An sich meinte man, daß der bekannte maculöse Herd das früheste Anzeichen der Lepra sei, weswegen er weitgehend der uncharakteristischen, unbestimmten Form zugerechnet wurde. Die Untersuchungen auf Culion bringen nun aber zusammenfassend folgendes:

1. Die ersten Lepraherde bei Kindern unter 5 Jahren sind entweder papulös oder maculös. Die papulösen Efflorescenzen weisen auf hohe Resistenz *gegen* die Krankheit, die maculösen sind mit einer relativ niedrigen verbunden.

2. Die papulösen Herde sind häufiger (zu 67%) bei Kleinkindern bis zum 3. Jahr, die maculösen überwiegend bei 3—6jährigen (zu 75%) zu beobachten. Demnach scheinen die Kleinkinder eine höhere Resistenz gegen die Lepra als die älteren aufzuweisen.

3. Nach dem 6. Lebensjahr nehmen die Prozesse einen Charakter an, wie er bei Erwachsenen vorzufinden ist.

4. MONTESTRUC hat weiter die wertvolle Beobachtung gemacht, daß die erste Infektion der Lepra bei Kindern schneller als bei Erwachsenen abzulaufen pflegt.

Die meisten Kinder lepröser Eltern werden mit einem hohen Grad natürlicher Resistenz gegen die Lepra geboren. Diese fällt zwischen dem 2. und 3. Lebensjahr ab. Die Kinder werden dann empfänglich und gewinnen erst allmählich die relative Resistenz des Erwachsenen. So findet sich bei der angeborenen natürlichen Resistenz eine allergische Abwehr gegen den Lepraerreger, die sich als tuberkuloide Gewebsreaktion zu erkennen gibt.

Die *primären Efflorescenzen* der Lepra sind somit weitgehend tuberkuloider Natur oder durchlaufen im Beginn ein solches Stadium (RODRIGUEZ).

Unabhängig von LARA hat, wie anfangs ausgeführt, die gleichen Beobachtungen SOUZA CAMPOS in Brasilien gemacht, was hier nochmals ausdrücklich vermerkt sei. Später sind die Befunde und Deutungen von PESSOA MENDEZ vollauf bestätigt.

10. Über die Prophylaxe bei lepragefährdeten Kindern

Bleiben die Kinder bei ihren kranken Eltern, so werden nach WORTH zwischen dem 5. und 14. Lebensjahr bis zu 40% selbst leprös. Allerdings mag die Sterblichkeit der Kinder, die nach der Geburt den kranken Eltern genommen werden, höher sein als bei der Normalbevölkerung (VINCENT sagt bis zu 36%). Die allgemeine Sterblichkeit der Kinder ist also niedriger, wenn man sie bei der leprakranken Mutter läßt (SALAMAO), aber diese Kinder weisen später eine hohe Morbidität (im Kongo 12%) an Lepra auf. Aus diesen Gründen solle man die Kinder bei den Eltern dort lassen, wo keine richtige Pflege in einem Kinderheim gewährleistet ist. Hinzuweisen ist auch auf die BCG-Vaccination, auf die, wie bekannt ist, besonders CHAUSSINAND, FERNANDEZ, FLOCH, VINCENT, MANCA (schon vor der Geburt!), besonders aber MONTESTRUC u. GARCIN u. Mitarb. u.v.a., neuerdings KINNEAR BROWN u. Mitarb. mit einer ausführlichen statistischen Beweisführung eingetreten sind. Allerdings scheint BCG nicht immer das Auftreten der frühen Lepra bei Kindern zu verhindern, was MANGEON bei 2 kurz nach der Geburt vaccinierten sah. Es entwickelten sich später bei beiden noduläre tuberkuloide Herde. (Über die BCG-Vaccination s. Beitrag BECHELLI.)

Weiterhin wird gerne mit DDS prophylaktisch behandelt. Man könne um so beruhigter sein, wenn auch die nährende lepröse Mutter gleichzeitig Chemotherapie erhalte. Durch die Milch würde Sulfon für den Säugling abgegeben (DREISBACH). [Allerdings soll ja auch mit der Milch kranker Frauen Bakterien übertragen werden (PEDLEY).] TOUZIN u. MERLAND meinen allerdings, daß diese Sulfonmenge nicht ausreiche. Eine Schädigung des Blutbildes oder anderer Organe sei durch das Sulfon bei Säuglingen nicht zu befürchten (ADIAO u. DEL MUNDO). Die Meinung geht weiterhin dahin, alle möglichen Superinfektionen, etwa von schweren infektiösen Leprakranken, bei Kindern besonders sorgfältig zu vermeiden, um damit nicht die Resistenz unnötig zu belasten [Editorial in Lep. India 19, 1—2 (1946)].

E. Die beginnende Lepra beim Erwachsenen

Die ausführliche Kenntnis der frühesten Herde beginnender Lepra auch beim Erwachsenen wäre von wesentlicher praktischer Bedeutung für die rechtzeitige Erfassung der Krankheit. Darüber hinaus ist die sichere Deutung der Veränderungen für das Verständnis und die Erklärung der Übertragung, der Infektion, der Inkubationszeit usw., also für die gesamte Pathogenese der beginnenden Infektionskrankheit, ausschlaggebend. Leider sind — wie wir sehen werden — wegen des Mangels klarer Phänomene beim Erwachsenen die Meinungen zu den einzelnen Fragen sehr unterschiedlich, wenn sie sich auch in den letzten Jahren international weitgehend aneinander angeglichen haben.

In erster Linie möchte man gerne etwas über einen *Primäraffekt* wissen. Nun gerade hierzu ist es in den letzten Jahren stiller geworden. Allerdings wäre die wichtige frühe Affinität der Erreger zum peripheren Nervensystem ein wesentlicher Faktor, das Problem des „Primäraffektes" anders zu sehen:

Mit der Übertragung des Erregers — wie sie auch sein mag — ist erster längerer Sitz oder Aufenthalt des Bacteriums in den Schwannschen Zellen zu vermuten. Hierauf wird näher im Abschnitt „Nerven" eingegangen.

Vielleicht ist die Frage nach dem „Primäraffekt" schablonenhaft und damit wohl falsch gestellt. Wir wissen, daß sich die pathogenen Mycobakterien unterschiedlich schnell vermehren. Diejenigen mit kurzer Verdopplungszeit, wie das Tuberkelbacterium von 24 Std, liefern schnell nötige Antigenmengen, um damit eine entsprechend kräftige Antigen-Antikörperreaktion hervorzurufen. Diese äußert sich dann als „Primäraffekt bis -komplex". Das Leprabacterium verdoppelt *sich*, wie man schätzt (SHEPARD), in 24—30 Tagen, was einen so schleichenden Antigenanstieg mit sich bringt, daß eine klinisch in Erscheinung tretende Reaktion kaum auftreten kann.

Wenn BOENJAMIN den von ihm gleichsam postulierten Primäraffekt herausschneidet und danach keinen Rückfall der Lepra beobachtet, so kann dies keinesfalls als Beweis für dessen Existenz gelten. Man weiß zur Genüge, daß die frühen Lepraherde einem ziemlichen Wechsel in ihrer Erscheinung unterliegen. Das wird besonders im Abschnitt der impermanenten Macula besprochen. BOENJAMIN spricht offenbar solchen frühen Maculae den Charakter eines Primärherdes zu.

Im folgenden sollen klinische Gesichtspunkte im Vordergrund bleiben. In dieses Kapitel wurden die frühen Veränderungen tuberkuloider und lepromatöser Lepra miteinbezogen, weil auch diese noch in den Formenkreis der Frühlepra hineingehören.

1. Die uncharakteristische Frühlepra

Nach COCHRANEs Auffassung ist die erste „Zielscheibe" des Leprobacteriums die Schwannsche Zelle. Aus diesem Grunde finden sich die allerersten Anzeichen der Krankheit an den peripheren Nerven. Diese weisen eine gewisse Taubheit oder Anaesthesie auf. In solchen Frühherden, die klinisch weder makroskopisch noch mikroskopisch irgendwelche Besonderheiten erkennen lassen, kann man bei sorgfältigster Durchmusterung an den Nerven säurefeste Erreger beobachten (GOUGEROT, COCHRANE). Damit wird es verständlich, zur Deutung der Frühherde größtes Gewicht auf die Prüfung der Berührungsempfindung zu legen, wozu eine Wattespitze oder im Gesicht ein einzelnes Haar (RYRIE) dient. FLOCH beobachtete gleichfalls solche unsichtbaren Herde. Versagt die makroskopische Betrachtung in der Deutung solcher „unsichtbarer Lepraherde", so hilft nach GOUGEROT, diese dem Sonnenlicht, nach SIMONS einer Berloquedermatitis auszusetzen. Die Lepraflecken bleiben dabei hell, die Umgebung dunkelt. Dieses Leukomelanoderm sei typisch für den Frühherd. Geeignet ist auch die intravenöse Verwendung von Methylenblau, womit solche Efflorescenzen sichtbar gemacht werden können (GOUGEROT, DEGOS u. Mitarb.).

2. Der Pigmentschwund im Erstherd

Die Entwicklung hypopigmentierter Herde findet nach ROGERS und MUIR durch Ausbreitung statt. Zumeist werden diese Erstherde erst als ausgebildete Macula entdeckt. FITE meinte, daß sie im ganzen abblassen und sich nicht ausbreiten. Dabei muß offenbar die Melanocytenfunktion gestört werden, die im Stratum germinativum besonders bei tuberkuloiden Formen angegriffen werden. Bei lepromatöser Lepra scheint die granulomfreie subepidermale Zone die Melanocyten nicht zu beeinflussen, was in guter Übereinstimmung mit dem klinisch-makroskopischen Befund steht.

Theoretisch sind nach CORCOS 3 Wege möglich:
1. Gleichmäßig sich ausdehnender Pigmentschwund.
2. Allmählich zunehmende Pigmentabnahme eines ganzen Herdes.
3. Zunehmende Pigmentabnahme eines sich ausdehnenden Herdes.

Alle 3 Wege konnten in gleichem Verhältnis gleich häufig beobachtet werden. Offenbar entsteht der Pigmentschwund nicht durch direkten Mycobakterieneinfluß allein, sondern im Gefolge anderer Mechanismen subcellulärer, sich ausbreitender Vorgänge, die durch Mycobakterien angeregt werden.

Die hypochromen Flecken sind zwischen 6. und 12. Lebensjahr gewöhnlich im Gesicht und erinnern an eine Pityriasis alba. Sie sind nicht sicher negativ auf die Histaminreaktion (DE SOUZA LIMA u. Mitarb.). Die reinen uncharakteristischen Flecken heilen eigentlich nicht spontan ab (s. Abb. 56). Als *Primärefflorescenz* bezeichnet DESAI eine oder mehrere kleine, kreisförmige, hypopigmentierte, flache oder nur wenig erhabene Prozesse ohne Gefühlsstörungen, aber mit Bakterien. In solchem Stadium sei die Leprominreaktion im allgemeinen positiv. Erst später treten Gefühlsstörungen hinzu, was DESAI als „persistente Läsion — frühneural" bezeichnet und die weitgehend tuberkuloider Natur seien. Nach der Kairo-Konferenz sagt man dazu auch „einfache Macula". In diesen Anfangsefflorescenzen sind weiter eine Gruppe prälepromatöser Maculae enthalten, worüber BÜNGELER, später COCHRANE schrieb. DESAI meint, daß die lepromatöse Lepra nicht vom Beginn als solche auftritt, sondern ein Stadium der Primärefflorescenz durchläuft, was vielleicht der prälepromatösen Macula entsprechen dürfte. Es gibt eine gewisse Differenz in der Auffassung der Erscheinungsform frühester Herde. Während man auf den Philippinen (LARA) oder in Brasilien (PESSOA MENDEZ) gelegentlich hört, daß erste Efflorescenzen papulös oder nodös seien, haben JOHANSEN u. Mitarb. hervorgehoben, daß die frühesten einer Macula entsprechen.

In Spanien wurden von GAY PRIETO u. Mitarb. rund 90% der Frühherde als achrome oder hypochrome Maculae mit uncharakteristischer Histologie beschrieben, allerdings finden sich schon bei 10% tuberkuloide noduläre Strukturen.

3. Über den Sitz der Erstherde

HORTON und POVEY gaben eine Übersicht der ersten einzelnen Herde, hypopigmentierte oder anaesthetische Flecken nach dem Alter des Beginns der Lepra. Dabei wurde der Sitz der Kleidung oder der Schutz durch Kopfbehaarung berücksichtigt. Sollte die Verteilung der Erstherde dem Zufall unterliegen, so müßten sie proportional zur Körpergegend sein, wie es BERKOW ausgerechnet hat. Während sich nun für Kleinkinder unter 10 Jahren eine gute Übereinstimmung ergab, war die Verteilung vom 10.—18. Lebensjahr ausgeprägter, aber bei Erwachsenen keineswegs zufällig. Kinder sind in Indien unbekleidet. Bei Erwachsenen finden sich deutlich weniger Herde am Stamm, dort, wo Kleidung schützt. Linker und rechter Arm sind in gleicher Weise befallen. In diesem Sinne äußert sich auch SUSMAN, der in Togo für die Lokalisation der Erstherde folgende Daten nennt:

Am Kopf 14,6%;
an Armen, Händen 34,6%;
am Rumpf, Gesäß und Schenkeln 32,1% und
an den Beinen und Füßen 18,7%.

Das alles spricht für die Annahme, daß der Eintritt durch die Haut stattfindet, durch direkten Kontakt von Mensch zu Mensch, wobei Mikrotraumen mitspielen dürften.

4. Die impermanente lepröse Efflorescenz

Das spontane Verschwinden von Efflorescenzen beim Erwachsenen, die sicher der Lepra zuzuordnen sind, war Gegenstand einer ganzen Reihe sorgfältigster Beobachtungen. SAGHER sah dies bei uncharakteristischer Lepra, die nicht sicher anaesthetisch war. Bakterien waren nicht oder nur selten nachweisbar. Solche impermanenten hypochromen Maculae sind bei Kindern nach RODRIGUEZ und CONVIT mit banalen Rundzelleninfiltrationen begleitet. Nach LARAS Erfahrungen waren die meisten vorübergehenden Herde zunächst tuberkuloider Natur. COCHRANE sah dies in Madras, DE SOUZA CAMPOS und DE SOUZA LIMA in Sao Paulo. Zumeist heilen solche Herde spontan ohne jede Therapie ab, was auch DHARMENDRA beschrieben hat.

Ich sah bei FÉRON in Harar eine große Zahl von Kindern im Leprosorium, die nach seiner Beobachtung solche Efflorescenzen gehabt hätten. Er gab diesen Kindern zur Belohnung irgendwelcher Tätigkeiten gezuckertes Sulfon mit dem Erfolg, daß sie keine weiteren Symptome der Lepra mehr boten.

DHARMENDRA meint übrigens, daß die wieder verschwindenden hypopigmentierten Flecken bei bakteriologisch negativen Kontaktpersonen nicht unbedingt eine frühe Manifestation der Krankheit seien.

Sorgfältige klinische Beobachtungen verdankt man, wie im Kapitel der kindlichen Lepra erwähnt, LARA oder RODRIGUEZ. Die hypopigmentierten Prozesse mit leicht erhabenem, scharf abgesetztem Rande sind meist tuberkuloid und leprominpositiv. Bei Kindern bleiben diese Herde ein bis wenige Jahre bestehen und verschwinden dann. Flachere maculöse Herde weisen wechselnde Perioden ansteigender oder abfallender Aktivität auf und schreiten häufig weiter, sind dann bakterienpositiv und schließlich rein lepromatös. Sie entsprechen nicht der beginnenden diffusen, lepromatösen Lepra mit reichlich Bakterien, was auch auf den Philippinen beobachtet wird.

Nach RODRIGUEZ läßt sich nicht sicher voraussagen, was aus der einfachen hypopigmentierten Macula wird. Einige werden tuberkuloid, sehr wenige lepromatös, die meisten verschwinden aber vollständig oder werden niemals mehr aktiv (RADNA, COCHRANE). RODRIGUEZ und ALONSO halten sie aber sicher für frühe klinische Manifestationen der Lepra; denn er sah solche Herde nicht bei der gleichen normalen Altersgruppe. Das Verschwinden solcher nun als sicher leprös anzusprechenden Frühherde kann als Zeichen der Krankheitsüberwindung aufgefaßt werden. DAUDÉN VALLS sah gleiche Herde bei 2 Brüdern, behandelte nur einen und beobachtete die Abheilung beider. Das spricht für den impermanenten

Charakter solcher beginnender und überwundener Lepraherde. Möglicherweise sind hier auch diese Herde einzuordnen, die BOENJAMIN als *Primärläsionen* versteht. Er entfernte solche chirurgisch und sah keinen Rückfall in 3—12 Jahren.

Die Abgrenzung solcher Frühherde von banalen Dermatosen ist ungemein schwierig. Während manche Leprologen (u. a. RODRIGUEZ, DAVISON) zu äußerster Vorsicht, also zu sorgfältiger weiterer Beaufsichtigung mahnen, neigen andere eher dazu, nicht alles gleich als wirkliche Lepra aufzufassen. Da die meisten — und es handelt sich vorwiegend um Kinder — niederen sozialen Klassen angehören, ist sehr häufig mit oberflächlichen banalen Entzündungen zu rechnen (CONTRERAS u. JAVIER GUILLEN). JONQUIERES spricht von Pityriasis alba oder simplex, DAUDÉN VALLS von Macula alba, CHAUSSINAND von Streptokokkenekzematid, MUIR erinnert an Avitaminosen.

5. Die sog. latente Lepra

Unter Kontaktpersonen werden ohne irgendwelche Symptome der Lepra gelegentlich Bakterien nachgewiesen (MUIR). DESAI hat entweder mit tiefer Biopsie vom Ohrläppchen oder später mit der Chloroformextraktion mit FIGUEREDO unter 1852 Kontaktpersonen 610 bakteriologisch positiv gefunden. 27 entwickelten danach primäre Efflorescenzen, die nur zu geringem Anteil wieder verschwanden. Die überwiegende Anzahl bekam ausgeprägtere Lepra. KHANOLKAR nennt daher diese Phase innerhalb der Infektion die *ruhende Phase*. Diese Patienten müssen zweifellos als infektiös angesehen werden. Die meisten sind auf Lepromin positiv oder man kann bei ihnen durch wiederholte Lepromingabe oder BCG-Vaccination eine Positivierung der Reaktion anregen (HANKS).

Im weiteren Sinne müssen bei den vorübergehenden frühen Lepraformen hier auch die Vorgänge Erwähnung finden, die man bei ausgeprägten Krankheitsbildern beobachten kann. Es handelt sich um die Eliminierung der Bakterien und den deutlichen spontanen Rückgang von typischen Efflorescenzen. Diese sind ein weiterer Hinweis für die Wandelbarkeit der so häufig als starr und anhaltend angesehenen, langwierigen Krankheit. Auch bei ausgeprägter lepromatöser Lepra mag ohne therapeutische Maßnahmen die Bakterienmenge zurückgehen, was BROWNE mit genauen Bestimmungen der Bakterienindices feststellen konnte. Es handelte sich um eine Patientin mit einer Psychose, bei der die Chemotherapie mit DDS unterbrochen werden mußte.

6. Die Frühdiagnose der Lepra

Eine große Reihe von Autoren befaßte sich ausführlich mit der Frühdiagnose der Lepra. Sie werteten dazu die Erfahrungen und Beobachtungen an Kontaktpersonen aus (ARGUELLO PITT u. Mitarb., RADNA u. a.), wie es oben schon ausführlicher im Abschnitt der kindlichen Lepra erwähnt wurde. Als erste Efflorescenzen werden mit Recht einzelne Maculae betrachtet (ARNOLD, RYRIE), die auch erythematös (PEREZ u. Mitarb.) sein können, sicher aber mit leichter Entzündung einhergehen (FIDANZA) und, sobald sie erhaben werden, sich eher in einen tuberkuloiden Prozeß weiterentwickeln (ARNOLD), über längere Zeit als einfacher flacher Herd lepromatös zu werden neigen (ARNOLD und BROWNE). FITE hält eine Unterscheidung zwischen tuberkuloider oder lepromatöser Frühform für schwierig, beide beginnen histologisch gemischt. Allerdings meint RYRIE, bei Chinesen primär eher tuberkuloiden Charakter gesehen zu haben, aus dem später dann eine lepromatöse Lepra würde. Weitere Beobachtungen in Übersichtsform gaben DE BROEKERT, RABELLO, ARNOLD, FINDLAY und MITSUDA zur primären tuberkuloiden Lepra.

Gesichert kann die Diagnose Lepra zweifellos erst dann sein, wenn — wie DOULL sagte — 1. Bakterien, 2. Nervenverdickungen und 3. Sensibilitätsstörungen nachgewiesen werden können. Prinzipielle Bedeutung haben in der Deutung klinisch makroskopischer Efflorescenzen solche bei kleinsten Kindern, die in ihrer ganzen Abwehrlage noch weitgehend unbelastet sind (MONTESTRUC und BERDONEAU). Zur Frühdiagnose werden gerne auch Tests mit Nicotinsäure (PAVLOV), Histamin oder Pilocarpin (TIANT) u. a. benutzt, worüber im einschlägigen Kapitel praktische Angaben gebracht werden.

7. Die Prodromi und die ersten allgemeinen Symptome der beginnenden Lepra

Die Frage nach den Prodromi der Krankheit ist sehr schwierig zu beantworten oder zu klären. Der ganze Ablauf der Frühlepraperiode selbst ist so uncharakteristisch, der Beweis einer maculösen, als sicher leprös anzusehenden Efflorescenz so ungemein schwierig, daß es verständlich erscheint, keinerlei überzeugende Hinweise für Prodromi gewinnen zu können, wie es LARA ja auch bei der kindlichen Lepra beschrieb. Wir folgen in dieser Auffassung gerne SIMONS. Nach seiner Ansicht ist das Fehlen von Prodromi gut mit der allgemein geringen Toxicität des Leprobacteriums vereinbar, was bedingt, daß trotz großer Anzahl von Erregern kaum weitere Symptome allgemeinerer Art im Körper hervorgerufen werden. Von den Prodromi sind natürlich die zuerst auftretenden Symptome zu unterscheiden, wie sie etwa von TRESPALACIOS oder COCHRANE genannt wurden. Es handelt sich dabei um Anzeichen peripher-nervöser Störungen. CHAUDHURY et al. nennen folgende Symptome, die auf einen Beginn der Lepra hinweisen können, nämlich Gliederschmerzen und Brennen, Schlappheit, Gewichtsverlust, Anorexie, Anämie, wiederholte Traumen, anhaltende Ekzeme und Epitaxis. Es will erscheinen, daß nur die 3 letzten genannten Symptome einen spezifischeren Hinweis geben, während die ersteren mehr allgemeine Phänomene darstellen.

F. Die uncharakteristische Lepra
(Lepra indeterminata: unbestimmte Lepra)

Im vorangehenden wurden die beginnenden frühen Veränderungen der Lepra besonders bei Kindern behandelt, von denen mehr oder weniger anzunehmen ist, daß sie die Situation komplizierende andere Krankheiten noch nicht erlebt haben. Deswegen dürfte bei ihnen die beginnende Lepra ein „reineres" Bild zeigen. Diese Efflorescenzen gehören nun schon in die große Gruppe der von BÜNGELER treffend als „uncharakteristische" Infiltrate bezeichneten Prozesse. BÜNGELERS Mitarbeiter LAURO DE SOUZA LIMA und F. L. ALAYON haben hierzu 1941 eine monographische Übersicht vorgelegt und „uncharakteristisch" und „incaracteristica" übersetzt. Von hier aus beginnt historisch die Ordnung in der Klassifizierung der Lepra. Natürlich waren diese Veränderungen auch in ihrer Bedeutung schon bekannt. Nur die Besonderheit in der modernen Einteilung hatte nunmehr Schule gemacht. Bald hatte man im englischen Sprachbereich *„indeterminate Leprosy"*, im französischen „indéterminé" verwandt, was im Deutschen mit „unbestimmt" übersetzt wurde. Das entspricht alles der alten frühen „Lepra maculosa".

Irreführend dürfte die Bezeichnung „intermediäre Form" sein, was im Prinzip der dimorphen (borderline-)Lepra zuzusprechen ist.

Es entspricht einer alten Gepflogenheit, den zuerst gebrauchten Begriff vornehmlich zu benutzen, besonders dann, wenn er eine gewisse Prägnanz in der

Formulierung bietet. Das trifft für BÜNGELERs pathologisch-anatomische Definition der *„uncharakteristischen Infiltration"* (u. I.) durchaus zu, und es ist weiterhin gerechtfertigt, in diese Definition die klinischen und immunologischen Kriterien mit einzufügen in die *„uncharakteristische Lepra"*, wie wir es später bei der Klassifikation weiter besprechen werden.

BÜNGELER hatte ausdrücklich hervorgehoben, daß es besser sei, die Lepra nach der Art des sie kennzeichnenden Granulationsgewebes zu klassifizieren, welche sich je nach der Art der Krankheit in ganz verschiedener Form aufbaut. Heute, unter der Beachtung der Submikroskopie, wird dieser Standpunkt nur bekräftigt.

Im einzelnen wird auf die ausführliche Beschreibung BÜNGELERs verwiesen.

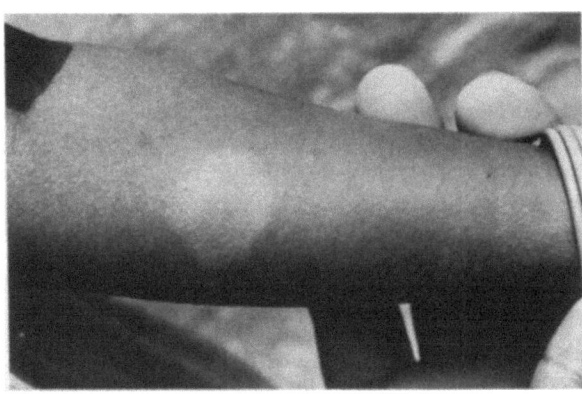

Abb. 56. Uncharakteristische Lepra (Lepra indeterminata) bei 4jähriger Äthiopierin. Einzelner Herd, noch nicht sicher anaesthetisch. Angeblich seit 1 Jahr bestehend. Beobachtung Dr. FISCHER

Das auch als „Macula simplex" bekannte uncharakteristische Infiltrat ist vielfach nur ein Durchgangsstadium bzw. in manchen Fällen ein Ausheilungsstadium. Es wandelt sich in eine der drei Typen, zumeist nach tuberkuloid oder lepromatös um. Man versteht darunter reine Hautveränderungen, viscerale Lokalisationen sind kaum bekannt, weil man vorwiegend auf Probeexcisionen angewiesen ist und weitere Untersuchungen im visceralen Bereich schwer vornehmen kann.

BÜNGELER unterschied drei Formen:

a) Das *flache Erythem*; rosarote, unscharf begrenzte, nicht infiltrierte Herde;

b) das *Erythema hypochromicum*, in dem sich zur leichten Rötung eine fortschreitende Depigmentierung gesellt. Dadurch treten diese Veränderungen bei dunklen Rassen deutlicher in Erscheinung (Abb. 56).

c) Die einfache *Hypochromie* und *Achromie*, in denen eher Ausheilungszustände nach tuberkuloiden Affektionen zu verstehen seien.

Offensichtlich sind solche Efflorescenzen Ausdruck einer Frühgeneralisation. Kommt es beim u.I. zur Verdickung der Haut, so bedeutet diese in jedem Falle den Übergang zu einem Lepratyp. Das u.I. ist verschieden groß, verschieden scharf oder unscharf diffus begrenzt. Positiver oder negativer Bakterienbefund läßt bei diesen Maculae noch keine Schlüsse über die spätere Entwicklung der Krankheit zu. Auch die Leprominreaktion bleibt uncharakteristisch. Bemerkenswert ist, daß sich der histologische Bau über mehrere Jahre hindurch konstant erhielt, was BÜNGELER in dem Sinne deutet, in solchen Residualerscheinungen anzunehmen.

Andere Maculae wandeln sich bald in tuberkuloide Granulationen fort, die WADE als *prätuberkuloide* Form bezeichnete (Abb. 57); oder es finden sich gruppenförmig zusammenstehende bakterienreiche Schaumzellen um die Gefäße, Nerven,

Follikel und Drüsen. Die regelmäßig folgende Umwandlung solcher Prozesse in lepromatöse Lepra läßt diese als *prälepromatöse* Herde erkennen.

Die achromischen Efflorescenzen weisen in der Regel keine Aktivitätszeichen (mehr) auf, weswegen hierzu in erster Linie residuale Veränderungen nach ausgeheilter tuberkuloider Lepra anzunehmen sind.

Erytheme werden in jedem Falle als Aktivitätszeichen betrachtet. Sie bleiben mehr oder weniger lang, gleichsam „latent" bestehen.

Histologisch zeigen sich in achromen Herden kleine Rundzellen, dann Histocyten um Gefäße, Nerven, Follikel und Haut, und, wie gesagt, gelegentlich

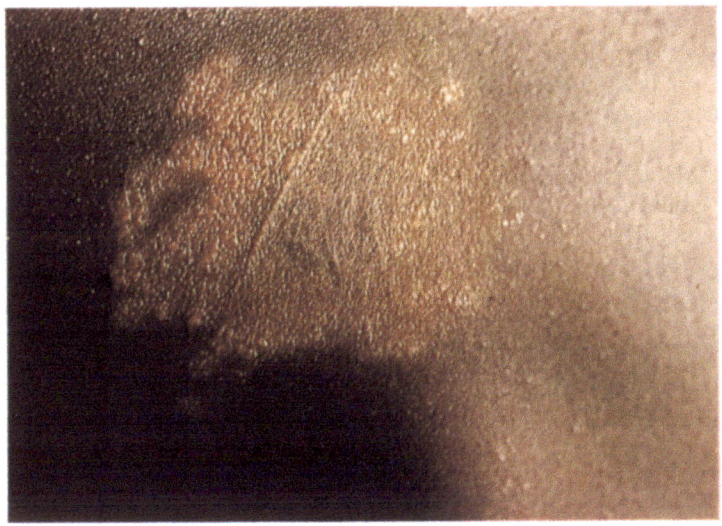

Abb. 57. Prätuberkuloider Herd. Zentrales Erythem mit kleinen papulösen Prozessen im Randgebiet

epitheloide Zellen, womit in Zuordnung zur prätuberkuloiden Phase gegeben wäre. Sollten in der Nähe von Hautnerven, Gefäßen umschriebene Rundzellenherde mit zahlreichen vacuolisierten Zellen und Bakterien auftreten, so wäre die prälepromatöse Phase erreicht.

Als nächste Entwicklungsstufe wäre die *uncharakteristische Papel* anzunehmen, wobei die histologische Struktur schon typische Formen angenommen hat.

BÜNGELER hielt die *Umwandlung* solcher Prozesse für wesentlich. Unter Umwandlung ist eine histologische Änderung der Struktur des leprösen Granuloms zu verstehen, was gleichbedeutend mit einer Änderung des immun-biologischen Verhaltens und damit mit einer Änderung des Bakteriengehaltes der leprösen Infiltrate ist. Solche Umwandlungen sind progressiv in Richtung auf einen ausgeprägten Lepratyp, wie regressiv in Richtung Ausheilung zu verstehen. Dazu gibt BÜNGELER folgende Übersicht:

A. Progressive Umwandlung:
  1. Transformierung des u.I. in die tuberkuloide Lepra
    a) Progressive Umwandlung
      α) in das figurierte Tuberkuloid
      β) bis zum Prätuberkuloid
      γ) mit Papelbildung

  b) abrupte Umwandlung
   α) durch intensiven Schub tuberkuloider Reaktion
   β) durch diskreten Schub tuberkuloider Reaktion
 2. Transformierung des u.I. in die lepromatöse Lepra
  a) progressive Umwandlung
  b) abrupte Umwandlung
   α) durch urticariellen Schub
   β) durch einen Schub reaktiver lepromatöser Lepra oder lepröses Erythema nodosum
B. Regressive Umwandlung:
 1. Umwandlung der tuberkuloiden Lepra in das unspezifische Infiltrat

Eine regressive Umwandlung der lepromatösen Lepra hat BÜNGELER nie beobachtet. Alle diese Prozesse hatte er mit klinischen und pathologisch histologischen Beispielen genügend belegt. Die Wichtigkeit der regressiven Umwandlung ist besonders darin zu sehen, als BÜNGELER auch von seiten der Pathologie auf die Variationsfähigkeit der Krankheit, auf die sog. Spontanheilung begründet hinwies und mit durch seine Untersuchungen (oder LARAs und LEIKERs, um einige zu nennen) das Lebendige der Krankheit wesentlich verständlicher wurde. Vordem war die Krankheit im Ablauf vielleicht zu starr und auch zu stabil angesehen.

 Damit ist BÜNGELERs Umwandlungscyclus

```
Initiales u.I.
(z.B. Achromie)  ──────▶ Prätuberkuloide Lepra ──────▶ Tuberkuloide Lepra
                                                              │
Residuales u.I.  ◀───────────────────────────────────────────┘
(z.B. Achromie)
```

eine wesentliche Voraussetzung für die Klassifizierung der Lepra in ihren Frühstadien geworden.

 Im praktischen Gebrauch ordnen nun viele Leprologen alle die Kranken mit (flachen) Maculae in die uncharakteristische Lepra ein. Andere, wie LEIKER, behalten dies nur wenigen Kranken vor. Manche sagen, daß die typische tuberkuloide Lepra oder die diffuse lepromatöse sich kaum über die uncharakteristische Form entwickelt. Dagegen durchläuft die niederresistente tuberkuloide Form ein unbestimmtes Stadium, was auch für die dimorphe Lepra und die nichtdiffuse lepromatöse Lepra gilt. Es handelt sich dann um ein vorübergehendes, zeitlich begrenztes Stadium, das von der anergischen oder allergischen Situation abhängt (SENTHILLES).

 Sicher führt es zu weit, sog. ruhende Lepraformen, die sich als typisch tuberkuloide oder dimorphe Lepraherde entwickeln, hier einzubeziehen. Stärkere Hypopigmentation, Atrophie, Haarschwund, Schweißstörungen, gröbere Hypaesthesie, schwierig zu definierende Herde müssen abgesondert werden. Sie verlangen genauere Prüfung der Anamnese. Häufig verbergen sich hierin spontan abgeheilte Prozesse sicherer tuberkuloider Formen. Gleiches gilt für die Nervenbeteiligungen, die LEIKER übrigens als Zeichen der Gewebsresistenz ansieht.

 Im strengen Sinne rechnet LEIKER nur solche Kranke zur uncharakteristischen Form, die einzelne flache, schwach hypopigmentierte, kaum atrophische Effloreszenzen, ohne viel Haarschwund, Schweiß oder Sensibilitätsstörung, ohne ernstere Nervenstörungen aufweisen. Diese Herde dürfen niemals erhaben gewesen sein. Die Leprominreaktion ist schwach, aber nicht negativ und auch nicht stark positiv. Bakterien fehlen oder sind nur vereinzelt nachweisbar.

Es wird heute von allen Autoren betont, in der uncharakteristischen Lepra nur eine zeitlich beschränkte Form anzusehen, die zumeist in die polaren Gruppen übergeht, aber wohl auch längere Zeit verharren kann oder dann wieder spontan verschwindet. Wenn man so will, ist die Postulation dieser Form eine Kompromißlösung, um nicht irgendeine endgültige Form zu präjudizieren, was zweifellos eine Berechtigung in der Praxis hat, zumal darin auch die Wandlungsfähigkeit der Krankheit selbst genügend ausgedrückt und immer wieder vor Augen geführt wird.

Häufig handelt es sich also um eine vorübergehende Klassifizierung. Gelingt es kraft der Abwehr des Organismus oder mittels rechtzeitiger Therapie, die Ausdehnung der Krankheit zu verhindern, dann bleibt der Zustand permanent (LEIKER).

LEIKER möchte andererseits nur die als Lepra indeterminata bezeichnen, die in die Zwischenformen (dimorphe) der Krankheit übergeht, also die im breiten polaren Klassifizierungsspektrum zu den mittleren Formen neigen.

Solches wurde damals *dimorphe maculöse* Lepra von COCHRANE u. KHANOLKAR 1953 erstmals so bezeichnet. BROWNE nennt ihre Charakteristika:

Sie beginnt mit einer einzelnen hypochromen Macula mit gut umschriebenen Rändern, mehr oder weniger anaesthetisch, gelegentlich schwach erythematös. Der Anfangsherd bleibt über Monate stationär, manchmal über Jahre, und dann setzt ein exanthematischer Ausbruch kleiner Efflorescenzen ein, die erst hypochrom erythematös, maculös, später hyperämisch und infiltriert sind. Während die Herde anfangs bakterienfrei sind, finden sich vor dem Ausbruch der Sekundärefflorescenzen zahlreiche Bakterien einschließlich Globi. Der primäre Herd weist nach BROWNE kurz vor dem Schub eine vorübergehende Rückbildung auf. Damit stimmt die dimorphe mit den uncharakteristischen Formen BÜNGELERs, SOUZA LIMA u. ALAYON überein.

Später schloß sich dem auch GAY-PRIETO an, indem er sagt, es handele sich lediglich um eine Übergangsphase einer initialen unbestimmten Efflorescenz, wie es auch COCHRANE u. SMYLY neuerdings wieder aufzeichnen.

Mit der Einführung der uncharakteristischen Lepragruppe gab es anfangs gewisse Schwierigkeiten in der Absprache südamerikanischer und indischer Leprologen in bezug auf die Stellung der *maculoanaesthetischen Form*. Diese ist weit stabiler als die doch ziemlich unstabile uncharakteristische Lepra. Dazu ist sie stärker tuberkuloid in der Struktur und schließlich grundsätzlich lepromin-positiv. Erst 1953 wurde die maculoanaesthetische Form der tuberkuloiden zugeordnet, was in der Praxis — also rein klinisch — nicht immer leicht ist.

G. Die maculo-anaesthetische Lepra

Noch heute gebraucht man in Indien den Begriff der maculo-anaesthetischen Form, die hier sogar als eigene Gruppe angesehen wird. Sie zeichnet sich dermatologisch folgendermaßen aus (DHARMENDRA und CHATTERJEE): Die Maculae sind fleckenhaft, hypopigmentiert ohne jegliche Erhebung, aber mit scharfer Berandung. Bei umschriebenen Gefühlsstörungen ist die Oberfläche rauh und trocken. Meistens zeigt sich histologisch nur eine einfache Entzündung ohne Bakterien. Der Verlauf ist gutartig. Die indischen Leprologen halten ihre Abgrenzung, ihre gesonderte Stellung in einer breiten Gruppe nichtlepromatöser gutartiger Lepra für zweckmäßig, was zuletzt DHARMENDRA ausführlich erklärte. Die Unterschiede zu uncharakteristischen Efflorescenzen meint DHARMENDRA folgendermaßen zu sehen:

Tabelle 4

	Maculoanaesthetische Lepra	Uncharakteristische Lepra
Größe	variabel, mäßig klein und groß	meist kleiner
Anzahl	wenige, solitär	mehrere, kleine
Verteilung	nicht weit verstreut, nicht symmetrisch	verstreut, symmetrisch
Farbe	hypopigmentiert	hypopigmentiert, erythematös
Gestalt	maculös, trocken, scharf berandet	flach maculös bis verdickt, nicht trocken, nicht scharf abgesetzt
Empfindlichkeit	anaesthetisch mit Nervenverdickung, gelegentlich einseitig polyneuritisch	nicht konstant anaesthetisch, ohne Nervenverdickung
Bakteriologisch	negativ	gewöhnlich positiv
Leprominreaktion	meist positiv	negativ bis schwach positiv
Entwicklung	stabil abheilend oder nach tuberkuloid	unstabil, in die polaren Formen
Histologie	unspezifisch oder prätuberkuloid; meistens peri- oder endoneurale Infiltrationen	unspezifisch bis prätuberkuloid oder prälepromatös; zumeist keine oder nur geringe endoneurale Infiltrationen

H. Lepromin

Bevor das Krankheitsbild der Lepra weiter verfolgt wird, ist es notwendig, einen kurzen Abschnitt über das Lepromin einzufügen. Wie erwähnt, wurde durch dieses „Antigen" die immunologischen Verhältnisse der Krankheit erst in voller Breite erkannt, was dann zu der klareren Differenzierung der verschiedenen Krankheitstypen führte. Darauf wird anschließend ausführlich eingegangen. Auch beruhen BECHELLIs Erörterungen über die „Prämunition der Lepra" weitgehend auf der Verwertung des Leprominreaktionsausfalles.

Diese durch das Lepromin gewonnenen Erkenntnisse sind deswegen so erstaunlich, weil man es eigentlich mit einer ziemlich diffusen, uneinheitlichen Substanz zu tun hat.

Die Kenntnis des Lepromintests ist aber zum Verständnis des folgenden unumgänglich. Es soll jedoch hier nicht in aller Ausführlichkeit darauf eingegangen werden, da einmal etwa von SATO, KUPER oder SKINSNES schon genügend angeführt wurde und zum andern noch sehr viele Fragen unter neueren immunologischen Gesichtspunkten offen bleiben. Das deuteten KOOIJ und GERRITSEN schon 1956 an. In letzter Zeit haben sich in Tokyo unter YOSHIDA besonders ABE und MAEDA u. Mitarb. genaueren Forschungen gewidmet, auf die hier ausdrücklich hingewiesen sei.

Die Geschichte des *Lepromin-Tests* verhält sich nach WADE (1951) folgendermaßen. Es ist zweifellos das Verdienst von K. MITSUDA, über „den diagnostischen Wert der Hautreaktion bei Lepra mit Hilfe einer Emulsion aus Lepraknoten" schon 1919 berichtet zu haben. MITSUDA hatte zunächst keine weiteren Publikationen über dieses Problem vorgelegt, bis FUMIO HAYASHI 1929 diesen Test stärker beachtete.

OTA und NITTA berichteten dagegen, daß der Wert der sog. Lepromin-Reaktion zuerst von YOSHINOBU HAYASHI erkannt wurde. Deswegen wurde der Test auch Hayashi-Mitsuda-Hayashi-Reaktion genannt.

Y. HAYASHI hatte 1918 „beobachtet, daß menschliches Leprom zum Zweck der Anreicherung von Leprabacillen in Ringerscher Lösung aufbewahrt, einen

Preßsaft liefert, welcher intracutan eingespritzt bei der Mehrzahl von Nervenleprakranken eine starke lokale Entzündung hervorruft, während bei Knotenleprakranken, besonders in schweren Fällen, nur ein leichtes vorübergehendes Erythem erzeugt wird".

Allerdings handelt es sich, wie MITSUDA (nach H. L. ARNOLD) schrieb, hierbei offensichtlich um Inoculationsmaterial einer Nährlösung, die mit Material von Leprapatienten infiziert war. Damit wäre eine dem Luetin ähnliche Reaktion zu erreichen, was bei der „Lepra nervorum" besonders intensiv gelang. 1918 hatte MITSUDA diesen Versuch nachgeprüft und bei Knotenlepra zu 15—65%, bei Nervenlepra zu 8—21% negative Ausfälle gesehen.

Man muß somit auch Y. HAYASHIs Verdienst bei der Entwicklung des praktisch von MITSUDA ausgearbeiteten Test berücksichtigen.

Auf die 1916 von R. O. STEIN beschriebene Cutisreaktion oder auf die spezifischen Reaktionen von BABES (1910) soll hier nicht mehr eingegangen werden, wenn auch diese als wertvolle Vorläufer zu gelten haben.

Die Leprominbereitung wurde von MITSUDA so angegeben: 1 g Leprom wird in 10 ml isotonischer Salzlösung zerrieben. Hierzu wird noch 0,5% Phenol gegeben. Nach Sterilisation werden jeweils 0,1 ml am äußeren Oberschenkel, Oberarm und gelegentlich auch am Unterarm injiziert (WADE).

Dieses klassische Hayashi-Mitsuda-Antigen kann jedoch nicht genau standardisiert werden. Es enthält zu viele Gewebsanteile und verursacht bei stark positivem Reaktionsausfall oft große, lang anhaltende Ulcerationen. Andererseits hat die Herstellung des Lepromins eine ganz wesentliche Bedeutung gewonnen. Ein wiederholbar herzustellendes Antigen ist wegen der mangelnden Züchtbarkeit des Erregers unmöglich. Die Leprome müssen von verschiedenen lepromatösen Kranken entnommen werden. Man hat also immer mit beeinflußten Bakterien, mit Beimischungen von Wirtsgewebe zu rechnen. Deswegen sind eine Reihe komplizierterer Reinigungsmethoden vorgeschlagen worden. Diesen sind aber wegen der schwierigen Beschaffung von Lepromen bald praktische Grenzen gesetzt.

Gereinigtere Lepromine sind folgende:

1. Das „Bacillen-Lepromin" nach FERNANDEZ und O. CASTRO. Eine wäßrige Suspension gekochter und zerriebener Leprome wird mit NaCl auf ein spezifisches Gewicht von 1,050 gebracht, dann zentrifugiert. Die meisten Bakterien bleiben suspendiert, während die Gewebeanteile sedimentieren. Der Überstand wird nun mit Alkohol auf ein spezifisches Gewicht von 0,950 reduziert. Dann werden die Bakterien abzentrifugiert, im Vakuum getrocknet, zu Puder verrieben, gewogen. Daraus wird eine 1%-Suspension gewonnen. Von dieser werden Verdünnungen 1:10; 1:100 und 1:1000 gebraucht. — Leider ist der Materialverlust beträchtlich, weswegen es kaum benutzt wurde.

2. DHARMENDRAs Methode ist vielleicht geeigneter: Das Gewebe wird in Chloroform zermahlen, das Chloroform abdestilliert, der Rückstand in Äther aufgenommen und die Bakterien abzentrifugiert. Mit diesem gewebsarmen Lepromin erhält man gute Frühreaktionen, etwas mildere Spätreaktionen, aber keine Ulcerationen. Später (1954) gab DHARMENDRA geringe Veränderungen an, um eine etwas stärkere Spätreaktion zu erreichen: Die Chloroformbehandlung soll nur eine Stunde dauern, das Zermahlen 5 min.

3. WADE verbesserte das klassische Mitsuda-Antigen dadurch, daß er die Lepromsuspension durch ein feinmaschiges Nylonsieb filtrierte. 1 g Lepromgewebe wurde in 20 ml Salzlösung suspendiert. Dieses Lepromin diffundiert am Injektionsort langsamer als andere, wie etwa das nach DHARMENDRA. Die Standardisierung kann über das Trockengewicht von Lepromgewebe oder das Auszählen von Er-

regern und deren genaue quantitative Einstellung in der Suspension (HANKS, NITTO, ABE et al.) versucht werden.

Statt zu kochen kann das Lepromin auch mit Formalin behandelt werden. CHIYUTO hat im Vergleich letzteres sogar für etwas besser gehalten. Mir ist ein allgemeiner Gebrauch jedoch nicht bekannt geworden. LEW u. Mitarb. trennten die Eiweißbestandteile mittels Trypsinverdauung. Und CHAUSSINAND u. Mitarb. benutzten Ultraschall. NOLASCO führte übrigens an, daß das klassische Hayashi-Mitsuda-Antigen über 8 Jahre ohne jede Kühlung seine antigenen Eigenschaften voll behalten habe.

4. Gesamtprotein-Leprolin. OLMOS CASTRO u. ARCURI halten ein Antigen dann für geeignet, wenn folgendes weitgehend erreicht ist: 1. hoher Grad an Spezifität und Empfindlichkeit, 2. das Antigen soll kaum sensibilisieren, es muß 3. standardisierbar sein, es muß 4. die antigenische Aktivität nach der Zubereitung lange behalten, es muß 5. leicht herstellbar sein und es muß 6. den gleichen Wert wie die üblichen Lepromine haben. Unter diesen Kriterien haben sie folgendes „Leprolina proteica total" entwickelt. Die Bezeichnung „Leprolin" ist in Analogie zum Tuberkulin gebraucht, was insofern nicht zutrifft, als es sich natürlich beim „Leprolin" nicht um ein Kulturfiltrat handelt, wie es ursprünglich ROST annahm. Früher nannte man „Leprolin" Suspensionen von säurefesten Bakterien ohne M. leprae, dann kurze Zeit sogar die Mitsuda-Hayashi-„Vaccine", bis BARGEHR hierfür den Begriff „Lepromin" einführte.

Zur Technik. Frische bakterienreiche Leprome werden im Wasserbad 30 min gekocht. Die Epidermis und Nicht-Lepromgewebe wird entfernt. Die gereinigten Leprome werden bei 56° C getrocknet, dann gewogen und zu einem feinen Pulver verrieben. Man verreibt mit Chloroform so lange weiter, bis Bakterien nicht mehr nachweisbar sind. Das Chloroform wird verdampft, der Rückstand mit Äther mehrmals ausgewaschen (Zentrifugieren für 15 min bei 4000 U/min). Das Sediment wird mit destilliertem Wasser im Verhältnis 4 g des ursprünglich getrockneten Leproms auf 1000 ml aufgenommen. Nach Zentrifugieren über 1 Std bei 4000 U/min wird der Überstand jeweils zu 1 ml in Fläschchen abgefüllt, bei 56° C getrocknet (wodurch die Antigenwirkung des Proteins erhalten bleibt), sterilisiert bei 120° C für 30 min und verschlossen.

Das Chloroform beschleunigt beim Zerreiben die Zerstörung der Bakterien, wobei ein großer Anteil der antigenen Bakteriensubstanz gewonnen wird. Mit Äther werden die Lipide entfernt, die keine antigenen Effekte im Überempfindlichkeitstest haben sollen. Diese ätherlöslichen Lipide können zur Herstellung des Antigens für den serologischen Test nach OLMOS CASTRO u. BONATTI benutzt werden. Zur Anwendung wird der getrocknete Rückstand mit 1 ml isotonischer Salzlösung gelöst und 0,1 ml intracutan injiziert. Die Ablesung erfolgt nach 24 und 48 Std — wie üblich — bei der Frühreaktion.

So ungenügend die moderne Lepratherapie auch noch sein mag, so zeigt sich doch ein zunehmendes und unerwartetes Problem bei der allgemeinen Leprominanwendung, nämlich genügend bakterienreiches Lepromgewebe als Ausgangsmaterial für Lepromin zu gewinnen.

In dieser Situation sind Versuche unternommen, einmal Leprominverdünnungen zu benutzen oder gar Leprome von Leichen zu verwenden. Verdünnungen waren deswegen naheliegend, weil man schon seit langem wußte, daß es zur Reaktionsauslösung keiner bestimmten Bakterienkonzentration bedarf, sondern daß die Reaktion — wie HAYASHI sagte — nach dem Alles-oder-Nichtsgesetz abliefe. Allerdings sind genügend unterschiedliche Reaktionsfälle als besonders nachteilig bekannt geworden, weswegen unbedingt eine Antigenstandardisierung anzustreben sei. Diese Beobachtungen sprechen im übrigen sehr gegen die allgemeine Verwendung uneinheitlichen Lepromins oder gar seiner Verdünnungen.

PARDO-CASTELLO und TIANT hatten vermerkt, daß ein Lepromin-positiver Kranker auch auf eine Verdünnung 1:3000, wenn auch geringer, reagiert habe. Und FLOCH sagte, daß das normale Mitsuda-Antigen zu konzentriert sei. Deswegen hielte er Verdünnungen für besser. Er verwandte Verdünnungen von 1:750, womit er nur wenig schwächere Reaktionsausfälle als mit 1:100 sah. Der Abfall der Reaktionsgröße ginge nicht mit der Verdünnung parallel. Bei genaueren Prüfungen fand er, daß normales Mitsuda-Antigen 1:150 verdünnt ohne weitere Einbußen im Reaktionsausfall einhergehe, während 1:750 gegenüber normaler Zubereitung um einen Einteilungsgrad schwächer sei. WADE kritisierte allerdings, daß FLOCH nicht genügend Vergleichsuntersuchungen anstellte und die Untersuchungen nur bei schwach reagierenden durchführte. Auch sei nicht genügend die mögliche unterschiedliche Leprominkonzentration berücksichtigt worden. DINIZ u. NETO stimmten aber zu und meinten, daß ein verdünnteres Antigen mehr als bisher zur Routineanwendung kommen könne. Dabei solle man ähnlich wie bei der Mantoux-Reaktion vorgehen. Gegenüber dem Tuberkulin ist allerdings zu berücksichtigen, daß beim Lepromin die Partikel der Bakterien am Injektionsort wegen eines Gewebsfiltereffektes (WADE) liegenbleiben, sich also kaum ausbreiten und hier dann zur Wirkung kommen.

Lepromin aus Leichengewebe wurde von CAMPOS vorgeschlagen. Wenige Stunden nach dem Tode eines lepromatösen Kranken werden dazu Milz und Leber entnommen, fein zerschnitten, dann in isotonischer Salzlösung 10 min gekocht und nach DHARMANDRAs Vorschrift weiter verfahren. Die Bakterien unterschieden sich nicht gegenüber solchen aus frischen Lepromen. Auch SCHUJMAN, dann CONTRERAS u. Mitarb. sahen mit solchen ,,visceralen Lepromin" günstige Ergebnisse. Geringe Unterschiede im Reaktionsausfall wurden von ARGUELLO PITT und CONSIGLI auf verschiedene Bakteriengehalte des Ausgangsmaterials zurückgeführt. Immerhin haben eine Reihe von Autoren solches Lepromin benutzt, BASOMBRIO u. GATTI halten es ebenso wie TORELLA (aus dem suprarenalen Kapselgebiet) Hautlepromen für gleichwertig. Später haben LI und LI hervorgehoben, welch große Mengen an Lepromin so zu gewinnen seien. Es werden 400—800 ml genannt.

Soweit heute zu übersehen ist, hat diese um 1950 empfohlene Methode, aus Leichen Lepromgewebe zu verwenden, keinen weiteren Anklang gefunden. Das mag an dem Mangel an pathologischen Abteilungen in Leproserien liegen. Weiterhin sind zusätzliche bakteriologische Prüfungen solchen Materials unumgänglich. Deswegen kann solches Material nicht ohne Bedenken allgemein empfohlen werden.

Beim Lepromintest unterscheidet man praktisch eine der Tuberkulinreaktion ähnliche *Frühreaktion* nach 24—48 Std, auf die erstmals FERNANDEZ aufmerksam machte, und eine *Spätreaktion*, deren positiver Ausfall nach einer Woche mit knotiger Infiltration beginnt und seinen Höhepunkt nach 3—4 Wochen erreicht. Häufig bleibt diese Spätreaktion, die man auch als Mitsuda-Reaktion bezeichnet, länger bestehen.

Man wertet das Reaktionsergebnis nach folgenden Kriterien:

Frühreaktion nach FERNANDEZ:

	Größe der erythematösen Infiltration:
negativ (—)	geringer als 5 mm ⌀
zweifelhaft (±)	zwischen 5 und 10 mm ⌀
schwach positiv (+)	zwischen 10 und 15 mm ⌀
mäßig positiv (++)	zwischen 15 und 20 mm ⌀
stark positiv (+++)	über 20 mm ⌀

Spätreaktion nach MITSUDA:

negativ (—)	keinerlei Reaktion
zweifelhaft (±)	leichte Infiltration geringer als 5 mm ⌀
schwach positiv (+)	deutliche Infiltration zwischen 5—9 mm ⌀
mäßig positiv (++)	noduläre Infiltration über 10 mm ⌀
stark positiv (+++)	Ulceration

I. Die tuberkuloide Lepra

Folgt man der Entwicklung der Lepra bei günstiger Abwehrlage weiter, so kommt es zu den bekannten Abwehrgranulomen, wie sie auch anderen chronisch entzündlichen Infektionskrankheiten eigen sind. Es ist nicht immer einheitlich zu erkennen, ob sich nun die typische tuberkuloide Lepra in jedem Falle über ein uncharakteristisches Stadium bildet. Grundsätzlich muß man das wohl annehmen, wenn der uncharakteristischen Phase verschiedene Zeiten zugebilligt werden. Diese dürften dann von dem unterschiedlichen „Anspringen" immunologischer Prozesse abhängen, welche wiederum erst allmählich in Gang gesetzt werden durch die Bakterienvermehrung und damit den Antigenanschub.

Man nahm häufig an, daß die daraufhin einsetzenden Abwehrmechanismen bei der Lepra weitgehend cellulär fixiert zu verstehen seien. Und deswegen lag das Übergewicht in der gesamten Beurteilung der Krankheit in der Pathohistologie. In gewissem Sinne gilt das noch heute, wenn man die neueren submikroskopischen Befunde richtig wertet, dabei aber bedenkt, welche weiteren Aufschlüsse im „Prämakromolekularbereich" auch für die immunologischen und dynamischen Vorgänge zu gewinnen sind. Andere Forschungen bringen indessen genügend Hinweise über das Vorkommen humeraler Antikörper oder auch in Veränderungen mit Komplementgehalt (s. Beitrag H. Schmidt oder die Beobachtung von Bonomo et al. usw.).

Sicherlich sind bei diesen Vorgängen lokalisatorische Probleme mit im Spiel, mögen sie vom Terrain der Durchblutung in segmentaler Weise (Hauser) oder im kleineren Bezirk von der Art des Ansetzens an einer Drüse, am Nerven in der Schwannschen Scheide usw. abhängen.

Übereinstimmung herrscht wohl darin, daß die niederresistente tuberkuloide Lepra eine uncharakteristische Phase durchläuft. Leiker meint, daß die maculöse tuberkuloide Form mit ausgedehnter Hyperpigmentierung und Hypaesthesie bei starker Abwehr das uncharakteristische Stadium gleichsam überspringe.

Das histologische Bild der tuberkuloiden Lepra ist nach Büngeler und Fernandez durch die Knötchenbildung vom Papillarkörper bis in die Corium-Subcutisgrenze bestimmt. Der Aufbau der Knötchen entspricht dem Epitheloidzellengranulom mit verschieden starkem Lymphocytenwall, in der Regel ohne Nekrosen.

Mir scheint bemerkenswert, daß diese Granulome bis an die Epidermis um Papillargefäße heranreichen. Die Epidermis ist dann mitbeteiligt, etwas atrophisch verdünnt mit überliegender Ortho-Hyperkeratose. An anderen Stellen, offensichtlich in Randpartien voll entwickelter tuberkuloider Herde sieht man dagegen geringe unspezifische lymphohisticytäre Infiltrate um die Capillaren mit Einbruch in die Epidermis. Diese Randinfiltrate sind nicht einwandfrei von den Frühinfiltraten zu differenzieren, wenn sie auch grundsätzlich andere immunologische Voraussetzungen haben und deswegen einen völlig anderen Charakter enthalten müssen.

Die einmaligen Beobachtungen der frühen tuberkuloiden Lepraherde in Nordghana von Walter u. Schumacher stellen insofern eine Besonderheit dar, weil in den histologisch wohldefinierten und immunologisch leprominpositiven Efflorescenzen keinerlei Gefühlsstörungen festgestellt werden konnten. Auffällig ist, daß die Autoren histologisch schon eine Nervenbeteiligung feststellen konnten. Deswegen werden diese als *nicht typische* tuberkuloide Lepra beschrieben. Man ist geneigt, in ihnen eine Weiterentwicklung der uncharakteristischen Lepra zu vermuten, wenn nicht auch bei diesen schon die eine oder andere Gefühlsstörung vorhanden wäre. Allerdings sieht man gelegentlich bei der „reactional tuberculoid leprosy" nach Orbaneja und Perez zunächst keinerlei Sensibilitätsstörungen.

Es soll nun hier nicht dem tuberkuloiden Typ in voller Breite Raum geboten werden. Das Besondere des Krankheitsbildes ist zur Genüge bekannt. Andererseits ist die Submikroskopie noch unzureichend erforscht. Ich konnte erst neuerdings entsprechendes Material aufarbeiten (s. oben). Diese Forschung ist im Flusse. Nötiger erscheint es nach kurzen Ausführungen über die Verschiedenheiten innerhalb des tuberkuloiden Types überhaupt auf die historische Entwicklung, die Erarbeitung des Typs einzugehen, die dann nach den grundlegenden Arbeiten BÜNGELERs zur modernen Klassifizierung der Lepra geführt hat.

Die tuberkuloide Lepra tritt im allgemeinen in zwei unterschiedlichen Formen auf: Einmal handelt es sich um einen

1. gut entwickelten *Einzelherd*, zum anderen
2. um *disseminierte Prozesse*.

Beide Formen haben ähnlichen immunologischen Charakter, unterscheiden sich hinsichtlich ihres klinischen Bildes und ihrer Histologie, worauf COCHRANE besonders aufmerksam machte.

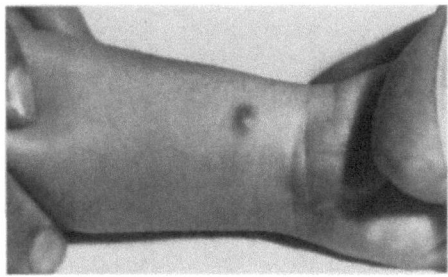

Abb. 58. Nodulärer Herd tuberkuloider Lepra beim Kind

ad 1. **Tuberkuloide Lepra, Einzelherd.** Die gut entwickelten tuberkuloiden Effloreszenzen treten mit geringer — dann spricht man auch von minor-Form — oder ziemlicher Infiltration als major-Form auf. Wichtig ist, daß nur ein Herd oder nur wenige weitere mit scharfer Begrenzung zu beobachten sind. Die Ränder sind häufig erhaben, papulös, während das Zentrum leicht eingesunken sein mag. Das spricht für eine zentrifugale Ausdehnung. Gelegentlich beobachtet man auch eine Rückbildung. Immer sind solche Herde anaesthetisch wegen Befalls der zugehörigen Nerven. DAUDÉN VALLS beschreibt sie auch als anuläre lichenoide Herde. Man findet im Corium mächtige Epitheloidzellengranulome, die auch die subepidermale Zone ausgefüllt haben. COCHRANE hält diesen Typ der tuberkuloiden Lepra der Tuberculosis cutis verrucosa sinngemäß verwandt, bei der die Infektion von außen durch Inoculation stattfinde. Natürlich läßt sich solcher Infektionsmodus bei der Lepra schlecht beweisen oder bestätigen. Solche Einzelherde können in einer akuten Reaktion als Erysipel oder Cellulitis mißdeutet werden. Die sorgfältige Prüfung der immer vorhandenen Nervenbeteiligung bringt die Differenzierung. Abb. 58—62.

ad 2. **Die disseminierte tuberkuloide Lepra.** Die tuberkuloide Lepra kann weiter disseminiert am ganzen Integument vom Beginn ab auftreten. Die multiplen Herde sprechen für eine hämatogene Ausbreitung oder Ausdehnung (Abb. 63 und 64). Die Einzelherde sind von der vorher besprochenen Form nicht zu unterscheiden. Sie sind gleichfalls scharf begrenzt. Histologisch ist das Bild weniger ausgeprägt durch Epitheloidzellengranulome, auch mag die lymphoidzellige Infiltration um die Granulome weniger deutlich sein. Offenbar ist bei dieser Form die Gewebsabwehr nicht so kräftig wie bei der zuerst erwähnten. Aus diesem Grunde scheinen

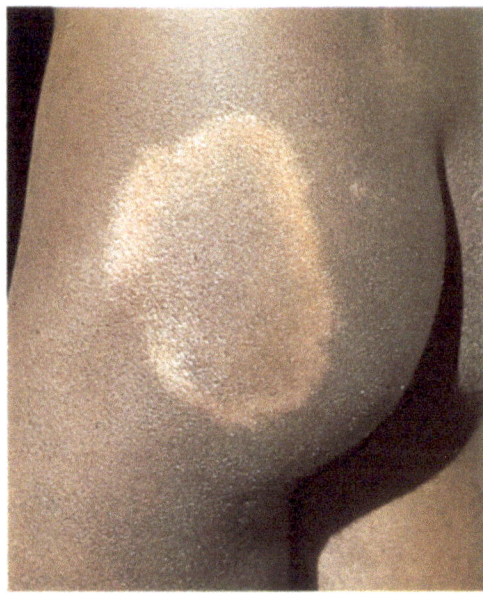

Abb. 59. Tuberkuloide Lepra am rechten Gesäß. Zentraler Rückgang mit peripherer schärfer begrenzter Ausdehnung. Deutlich anaesthetisch. Beobachtung Dr. FISCHER

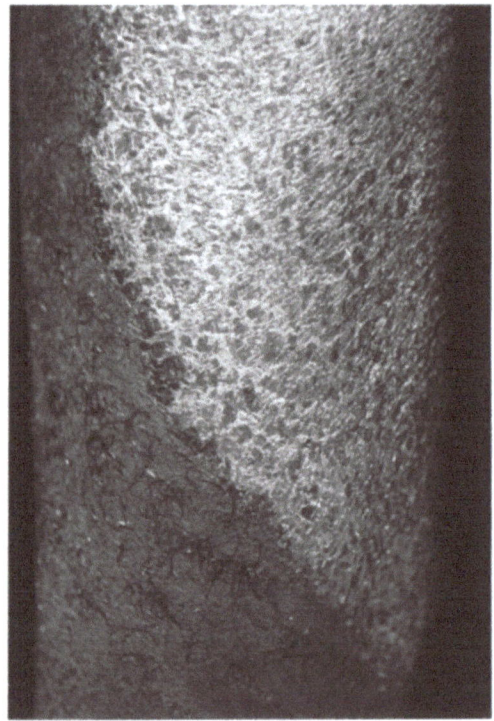

Abb. 60. Tuberkuloide Lepra am linken Oberschenkel. Großflächig depigmentierter, schuppender Herd mit scharfer Begrenzung. Die Anaesthesie besteht nur im Herdbereich. Beobachtung Dr. FISCHER

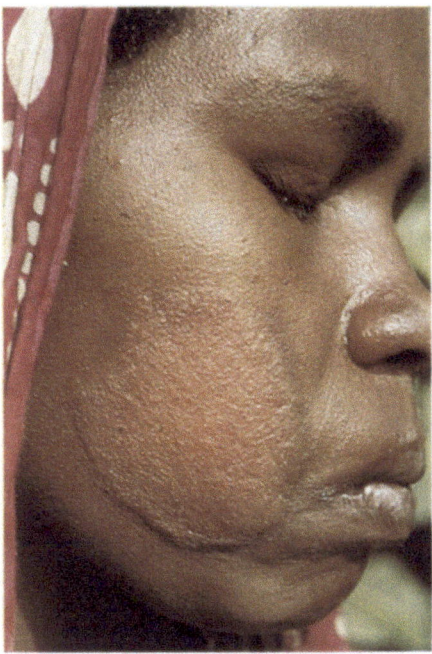

Abb. 61. Tuberkuloide Lepra bei 25jähriger Äthiopierin. Scharf begrenzter, infiltriert erhabener anaesthetischer Herd. Beobachtung Dr. FISCHER

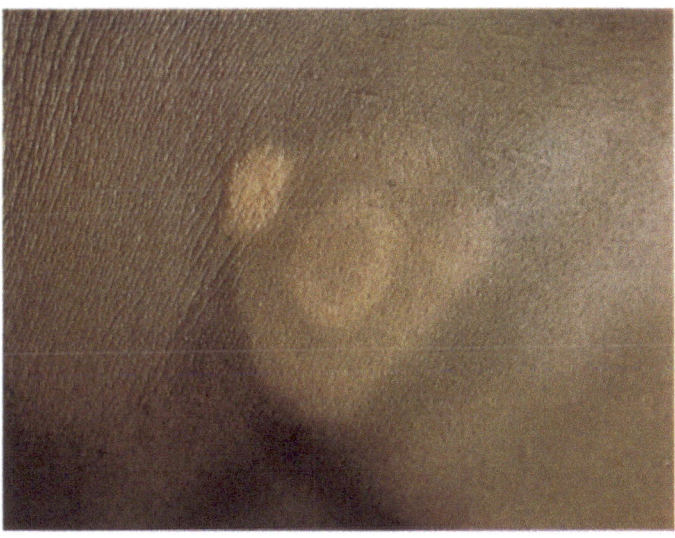

Abb. 62. Tuberkuloide Lepra. Nach Rückgang erneute Infiltration im Zentrum und frische Efflorescenzen am Rande, deren Zentrum ist schon wieder leicht eingesunken

gelegentlich Bakterien gefunden zu werden, besonders dann, wenn solche tuberkuloide Form in Reaktion geht. Dann kann sich auch eine Lymphknotenbeteiligung dazugesellen (BÜNGELER).

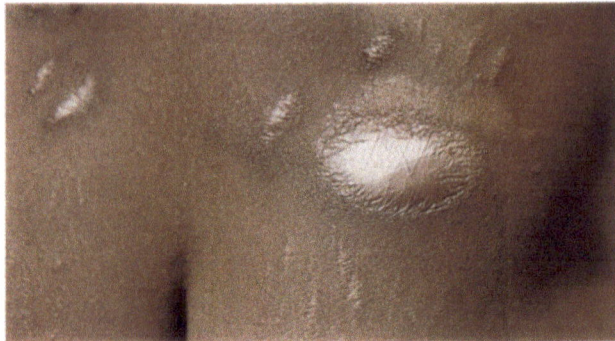

Abb. 63. Tuberkuloide Lepra bei 5jährigem Jungen. Nach Ausbrennen des Erstherdes weitere Ausbreitung mit erythematöser Depigmentation über der Brandnarbe. Beobachtung Dr. FISCHER

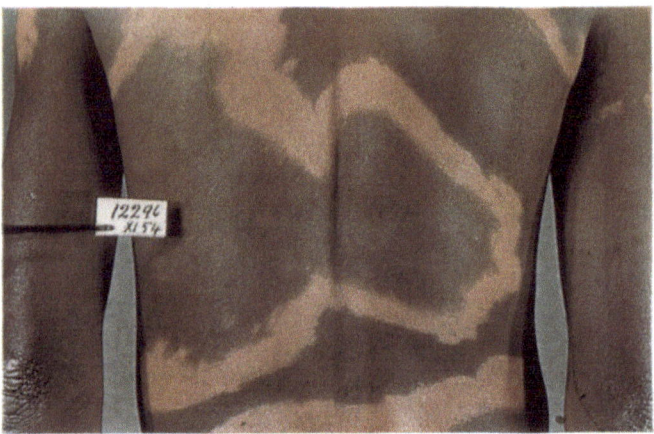

Abb. 64. Tuberkuloide Lepra. In Abheilung begriffenes Zentrum mit aktiver Randzone. Beobachtung Dr. KOOIJ

Die Unterteilung der tuberkuloiden Lepra nach dem Grad ihrer Resistenz hat viele Vorzüge. LEIKER nennt

1. die *hochresistente oder typische tuberkuloide Lepra* und
2. die *niederresistente* Form.

ad 1. Die **hochresistente Lepra,** sie kann nur tuberkuloid sein, zeichnet sich durch geringe Anzahl typischer, asymmetrischer, scharf begrenzter, papulöser, zentral heilender, deutlich hypaesthetischer Herde aus, deren Haarwachstum und Schweißbildung (Abb. 65) kräftig gestört ist. Bei einigen, die zu schneller Selbstheilung neigen, sind die dermalen Prozesse weniger stark ausgeprägt. Diese werden dann auch als maculös tuberkuloid klassifiziert.

Entsprechend dem Ausmaß der Infiltration und der Größe der Erhebungen, spricht man von der minor- oder major-Varietät, was auch dem histologischen Bilde entspricht.

Zumeist ist der typische tuberkuloide Herd ein lokalisierter Prozeß, vielleicht am Inoculationsort gelegen. Gelegentlich zeigen sich sekundäre Herde oder die Bakterien befallen einen oder zwei größere Nervenstämme, die wegen der großen Gewebsabwehr sehr früh und kräftig ergriffen werden. Der Prozeß am Nerven ist örtlich beschränkt nur an einem kleinen Bezirk und — wie die Hautverände-

Die Geschichte der tuberkuloiden Lepra (Jadassohn — V. Klingmüller) und Büngelers Klassifizierung der Krankheit

Die tuberkuloide Lepra als besondere Form der Krankheit wurde erst allmählich in ihrer vollen Breite erkannt. Es hat 40 Jahre gedauert, bis es endlich BÜNGELER gelang, eine pathologisch anatomische Begründung der modernen Klassifizierung der Krankheit zu entwickeln, die nunmehr — erweitert unter Berücksichtigung von den Anfängen der Infektion, dann mit Übergangsbildern zwischen den extremen oder polaren Gruppen, hie lepromatös, dort tuberkuloid — überall Anerkennung gefunden hat. Das Verdienst BÜNGELERs kann nicht klar genug herausgestellt werden, denn erst durch seine Arbeit wurde die Lepra in ihrer vollen klinischen Breite der Erscheinungen erkannt, was ausschlaggebend und richtungsweisend für alle weitere Beschäftigung und Forschung wurde. Die Deutung der Übergangsform der „borderline leprosy" WADE und RODRIGUEZ oder nach COCHRANE „dimorphe" Lepra, was wir im Deutschen mit „Grenzlepra" übersetzen, ließ sich danach gut einfügen und ist gleichfalls als Ergebnis der Büngelerschen Klassifizierung anzusehen.

Es ist nötig, dem verschlungenen Pfad der Entwicklung der tuberkuloiden Lepra noch einmal zu folgen, weil er gewissen Fehldeutungen unterlegen ist.

Es sei erinnert, daß die Bezeichnung maculo-anaesthetika von KÖBNER vorgeschlagen und von HANSEN gebraucht wurde. Diese klinische Bezeichnung ist später in die tuberkuloide Lepra eingegangen. Als erster verwandte J. JADASSOHN 1898 das Adjektiv „tuberkuloid", als er „über tuberkuloide Veränderung in der Haut bei nicht tuberöser Lepra" auf dem 6. Kongreß der deutschen dermatologischen Gesellschaft in Straßburg berichtete. Es handelte sich um einen geborenen Elsässer, der sich in Algier seine Lepra geholt hatte. In den scharf berandeten Herden fanden sich in der oberen Cutis scharf gegen die Umgebung abgesetzte Infiltrationsherde aus epitheloiden Zellen, oft sehr großen Riesenzellen und Plasmazellen. Zentrale Partien wiesen nekrobiotische Degenerationen auf. Eine Mischinfektion mit Tuberkulose konnte ausgeschlossen werden.

JADASSOHN erwähnt, daß DARIER und HODARA im Prinzip ähnliche Veränderungen beschrieben hätten. ARNING hatte schon 1884 in peripheren Nerven ähnlichen Gewebsaufbau gefunden und MONTGOMERY beschrieb 1890 im Lepraerythem gewisse Riesenzellen. Jedoch können die Angaben von HODARA (nach einem Vortrag in Konstantinopel) und MONTGOMERY kaum weiter gewertet werden, denn beide schildern lediglich Auftreten eigentümlicher bis riesengroßer Riesenzellen perivasculär bzw. in Blutcapillaren. Ein Vermerk über epitheloidzellige Strukturen findet sich noch nicht. Wichtiger war wohl der Hinweis von SCHÄFFER, der außerordentlich selten Langhanssche Riesenzellen gesehen haben will, und insbesondere der von DARIER auf der Lepraconferenz in Berlin dargestellte Fall 7. DARIER erwähnt: Bei einem 7jährigen Kinde ließ das Excisat von einem anaesthetischen Fleck histologisch ein Infiltrat schwach anfärbbarer bindegewebiger Zellen mit reichlich Langhansschen Riesenzellen erkennen mit einer Protoplasmadegeneration. Diese Elemente sind von rundzelligen Lymphoid- und einigen Plasmazellen UNNAs umgeben. Bakterien konnten spärlich nachgewiesen werden. Ein Hinweis auf Ähnlichkeiten zur Tuberkulose fand sich allerdings nicht.

NEISSER hatte JADASSOHNs Schilderung zunächst mit Skepsis aufgenommen. Er ließ sich schließlich erst durch V. KLINGMÜLLERs ausführliche Untersuchungen „über tuberkuloseähnliche Veränderungen der Haut mit Auftreten von epitheloiden Zellen, Riesenzellen und Nekrose bei Lepra maculo-anaesthetica" überzeugen. In dieser grundlegenden Arbeit werden die wichtigsten Züge der tuber-

rungen — gewöhnlich asymmetrisch. Bei starker Leprominreaktion finden sich keine Bakterien. Rückfälle treten höchstens ganz selten auf.

ad 2. Die **niederresistente tuberkuloide Lepra** ist zwar vorherrschend tuberkuloid, aber insgesamt weniger ausgeprägt. Anfangs findet sich eher ein unbestimmtes Bild, nicht typisch tuberkuloid. Der Einzelherd ist wenig erhaben, feinpapulös, nur schwach hypopigmentiert. Das Haarwachstum ist weniger gestört, ebenso die Schweißbildung oder der Sensibilitätsverlust.

Häufig finden sich bei dieser Form sog. Satellitenherde. Die Zentren weisen eine geringe Tendenz zur Rückbildung mit Ausbreitung am Rande auf.

Die Abheilung solcher Herde ist langsamer als bei der typischen Form oder es bilden sich neue, erst wenige, dann immer mehr, wenn nicht behandelt wird.

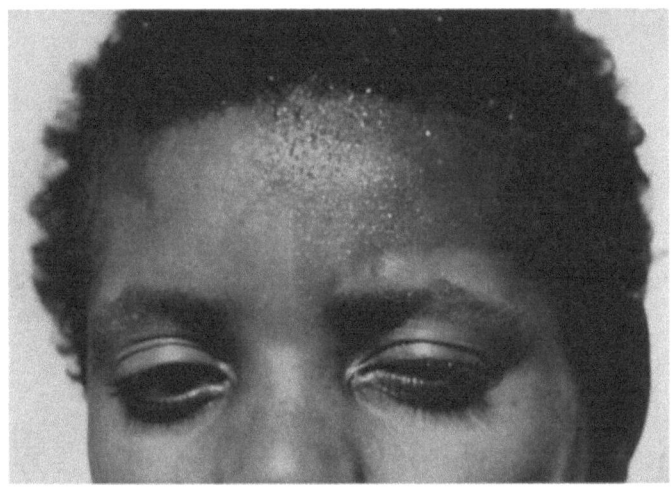

Abb. 65. Tuberkuloide Lepra an der rechten Stirn und im Gesicht mit Störung der Schweißdrüsen. Die linke, nicht befallene Stirnpartie weist deutlich Schweißperlen auf

Diese verteilen sich aber weiterhin am Stamm asymmetrisch und dann peripher nunmehr symmetrisch. Häufig ist die zentrale Gesichtspartie mit einer großen oder vielen kleineren, wohl auch schmetterlingsförmigen Anordnung über Nase und Wangen befallen. Gleichzeitig finden sich Herde an den Ellenbogen, Händen, Knien und Füßen.

LEIKER hob weiter hervor, daß die Herde später gern dort zu beobachten sind, wo man die typischen tuberkuloiden nicht findet, nämlich auf dem behaarten Kopf, Ohr, Nase, Kinn, Handflächen, Fußsohlen und am Genitale. Die Nerven sind weniger lokal beschränkt als in ganzer Länge und schließlich eher symmetrisch befallen. Deformierungen treten weniger akut als bei typischer tuberkuloider Form auf, sind aber häufig sehr schwer.

Während die Leprominreaktion nicht so stark positiv ist, finden sich einzelne Bakterien in aktiven Stadien, manchmal in den Nerven.

Meistens bleibt das Krankheitsbild stehen, aber Rückfälle sind nicht ungewöhnlich. LEIKER hat selbst Verschlimmerungen nach lepromatös niemals gesehen. Aber das scheint dennoch vorzukommen, wenn man WADE folgt.

Nach LEIKER müßte man dieser niederresistenten tuberkuloiden Lepra einen Platz der Klassifizierung zwischen der typischen tuberkuloiden und dimorphen Lepra einräumen. Diese Unterscheidung hat praktischen Wert wegen der ernsteren Prognose und der nötigen Sorgfalt in der Behandlung.

kuloiden Lepra klar dargestellt, und zwar an Nerven wie in der Dermis. Damit sind die bis dahin isolierten Beschreibungen an den Nerven (ARNING) oder in der Haut (DARIER, JADASSOHN) zusammengefaßt zu einer Krankheitseinheit.

Bei V. KLINGMÜLLERs Kranken war es klinisch unmöglich, an etwas anderes als an Lepra maculo-anaesthetica zu denken, während JADASSOHN bei der Beschreibung seines Falles die Ähnlichkeit des klinischen Bildes mit Lupus vulgaris hervorhob. V. KLINGMÜLLER meint deswegen, ein früheres Stadium vor sich zu haben, womit das breite Feld der klinischen und histologischen Prozesse bei der tuberkuloiden Lepra von vornherein aufgezeigt war. Das klinische Bild dieses wichtigen Falles wurde von V. KLINGMÜLLER 1930 als Abb. 76 und das histologische 1900 als Farbtafel, schließlich der weitere erscheinungsfreie Verlauf des Kranken bis zum Tode 1927 veröffentlicht.

BÜNGELER hatte 1942 in seiner ausführlichen Darstellung der pathologischen Anatomie der Lepra gerade diesen nach dem von JADASSOHN ersten genauer beschriebenen Kranken mit tuberkuloider Lepra zum Anlaß einer Kritik genommen (S. 559) und meinte ihn als einfaches Erythem im Sinne eines uncharakteristischen Infiltrates zu bewerten.

Das trifft nicht zu. Denn gerade bei diesem Kranken wurde das histologische Bild nach J. JADASSOHNs Mitteilung mit den beiden farbigen Abbildungen von V. KLINGMÜLLER zum Ausgangspunkt für die Definition der tuberkuloiden Lepra. BÜNGELER bestätigt das in treffender Weise an anderer Stelle selbst (S. 563), wo er schreibt, ,,die Abbildung 158 und 159 auf Seite 564 und 565 (von V. KLINGMÜLLER) zeigen dagegen sehr charakteristische tuberkuloide Veränderungen". Offensichtlich gibt BÜNGELER dem uncharakteristischen Infiltrat in der klinischen Klassifizierung einen breiteren Raum. Es handelt sich eben dann nicht mehr um ein uncharakteristisches Infiltrat, wenn die histologische Struktur eine Deutung in eine der polaren Formen zuläßt. BÜNGELERs Deutung, in dem anderen von V. KLINGMÜLLER ausführlich dargestellten Fall tuberkuloider Lepra von 1927 ein lepromatöses Bild vor sich zu haben, erscheint mir hier auch zweckmäßig zu berichtigen. V. KLINGMÜLLER schilderte damals einen Chinesen, der 1913 in Kiel stationär beobachtet wurde. Über die Ausdehnung und Verteilung geben Skizzen, über die Morphe und den allgemeinen histologischen Befund die Beschreibung Auskunft. Die Herde waren gerötet, etwas bläulich schimmernd, scharf begrenzt, gelegentlich mit infiltriertem, leuchtend rotem, etwas erhabenem, scharf berandetem Randwall. Weiter werden Gefühlsverminderungen an der linken Hand genannt, die an Ausdehnung zugenommen haben. Nach der Schilderung der histologischen Veränderungen ist anzunehmen, daß das Lupenbild dieses Falles von V. KLINGMÜLLER 1930 auf S. 558 als Abb. 151 den weiteren Abbildungen (Abb. 152 bis 154) entsprechen, die BÜNGELER auch als uncharakteristische Infiltrate ansprach, während er für Abb. 151 den ,,tuberkuliden" Charakter gelten ließ. Auch diese Berichtigung an BÜNGELERs Bemerkung sei gestattet.

BÜNGELER vertrat eindeutig die Auffassung, daß die tuberkuloide Lepra eine Erkrankung der Haut und der peripheren Nerven sei (bei der allenfalls die regionären Lymphknoten beteiligt sein können). Diese zunächst rein pathologisch-anatomische Feststellung fand ihre erste und damit klassische Darstellung in der Arbeit von V. KLINGMÜLLER.

Es soll hier nicht mißverstanden und deswegen nochmals ausgeführt sein: Die tuberkuloiden Veränderungen bei Lepra sind als grundsätzlicher Prozeß in ihrer Sonderart zuerst von J. JADASSOHN erkannt worden. So sagt es auch V. KLINGMÜLLER. Die Erweiterung auf Haut und Nerven brachte dann V. KLINGMÜLLER.

Nun gebraucht BÜNGELER im deutlichen Gegensatz zu JADASSOHN das Adjektiv *tuberkulid*, womit er ausdrücken will, daß die granulomatösen Veränderungen denen der Tuberkulose völlig gleich seien. Andererseits legte BÜNGELER erstmals, offensichtlich mit FERNANDEZ, größten Wert auf die Verwendung der Mitsuda-Reaktion, also der immunologischen Verhältnisse zur rechten Beurteilung des pathologischen Substrats. Weiterhin führte er einige Kritiken oder Verbesserungen an der früheren Darstellung von V. KLINGMÜLLER an, die er zweifellos mit Recht unter den neueren immunologischen Kriterien verstanden wissen will. Aber gerade diese letzteren Kriterien haben gelehrt und gezeigt, daß das tuberkuloide histologische Granulom nicht der Tuberkulose gleich (-id), sondern nur ähnlich, also „oid" ist (G. KLINGMÜLLER). Entsprechend hat sich diese Definition BÜNGELERs auch nicht durchsetzen können, zumal von Beginn an die pathologischen Prozesse bei der tuberkuloiden Lepra von der Hauttuberkulose differenziert wurden und werden konnten.

Die zurückhaltende Beurteilung der Toxintestung von Lepraextrakten bei Leprösen von V. KLINGMÜLLER fußen historisch auf seiner Arbeit mit W. SCHOLTZ über Versuche, aus Leprabacillen einem dem Tuberkulin ähnlichen Stoff darzustellen. Weder mit einem Glycerin-, noch wäßrigen Extrakt aus Lepromen konnten sie bei zwei tuberösen (heute lepromatösen) Kranken Reaktionen erkennen. Beide Kranke reagierten auch nicht auf 0,1 mg Tuberkulin. Diese Reaktionslosigkeit bei lepromatöser Lepra ist uns heute verständlich, führte aber damals offensichtlich dazu, diese diagnostischen Impfungen für weniger wertvoll anzusehen. Der Umbruch auf diesem wichtigen Sektor wurde erst 1918 mit HAYASHIs und 1919 mit MITSUDAs Lepromin an einer größeren Reihe (273 knotigen und 124 neuromaculären Leprakranken) erreicht. HAYASHI benannte diese Reaktion bekanntlich nach MITSUDA. Aber diese Reaktion wurde erst viel später als wesentlich erkannt, zumal japanische Autoren sie nicht weiter bekannt machten (s. WADE: Intern J. Leprosy 24, 430, Fußnote).

Als V. KLINGMÜLLER Ende der 20er Jahre das Buch über Lepra schrieb, hatte sich die Kenntnis der Leprominreaktion noch nicht genügend durchgesetzt. Übrigens galt das auch für WADE oder die Lepra-Konferenz in Manila 1931 und schließlich auch noch für den Kongreß in Kairo 1938. Auf der Manila-Konferenz wurde weiterhin nicht das Besondere der tuberkuloiden Lepra beachtet, obwohl WADE und PINEDA 1927 über tuberkuloide Hautveränderungen bei Leprösen auf den Philippinen berichtet hatten. Die heute anerkannte Klassifizierung der Lepra konnte somit damals (1930) nur nach klinischen und besonders pathologischen Gesichtspunkten vorgenommen werden.

Kurz nach dem Kongreß bricht sich nun die neue Klassifizierung, merkwürdigerweise von Südamerika her mit der Veröffentlichung von AGUIAR PUPO aus Sao Paulo 1939, Bahn. Hierüber hat DE SOUZA LIMA 1945 zusammenfassend berichtet und WADE hat 1952 im Internat. J. Leprosy Heft 4 dieser Klassifizierung nochmals genügend Raum geboten. In allen diesen Arbeiten fehlt leider der Name BÜNGELERs. Er ist nirgendwo erwähnt.

Es ist das große Verdienst von BÜNGELER, im deutschen Schrifttum alle verschiedene Momente, besonders natürlich der pathologischen Abläufe geschildert zu haben. Aber leider sind seine ausführlichen Arbeiten, durch die Zeitumstände bedingt, im ausländischen Schrifttum fast unbekannt geblieben. Das ist um so erstaunlicher, als er ja gerade in Brasilien gewirkt und gelehrt hat, von wo dann besonders nach dem Kriege die moderne Klassifizierung der Lepra in die zwei polaren Formen ihren Ausgang genommen hat. BÜNGELER hatte sich 6 Jahre, seit 1936, mit dem Aussatz beschäftigt und wurde, wie er ausdrücklich hervorhebt, von seinen langjährigen Mitarbeitern FERNANDEZ, dann LAURO DE SOUZA LIMA und F. L. ALAYON unterstützt. Es ist nochmal nötig hervorzuheben, daß erst BÜNGELER als Pathologe der klaren Einteilung der Lepra zum Durchbruch, zur allgemeinen Annahme verholfen hat.

Die genaue histologische Schilderung der tuberkuloiden Lepra von V. KLINGMÜLLER trifft auch heute noch zu. Im einzelnen sei daher auf diese Arbeiten verwiesen.

Aus heutiger Sicht ist nun allerdings bemerkenswert, daß V. KLINGMÜLLER die tuberkuloide Lepra selbst nicht so stark gewertet hat, wie es eben bald BÜNGELER tat, und wie es in der modernen polaren Klassifizierung zum Ausdruck kam.

Hier scheint mir sich folgendes wiederzuspiegeln, was ja seit WADE und RODRIGUEZ wiederum Allgemeingut der Leprologen geworden ist.

Hören wir zuerst V. KLINGMÜLLER. Er schrieb 1927: ,,Die tuberkuloiden Veränderungen stellen eine besondere Reaktionsform des Organismus auf den Leprabacillus dar. Diese Annahme kann nur mit gewissen Einschränkungen gelten, denn der tuberkuloide Aufbau ist in verschiedenen Stadien bei den verschiedenen Typen der Lepra beobachtet worden." V. KLINGMÜLLER hielt, offensichtlich wie J. JADASSOHN auch, die tuberkuloide Lepra nicht für einen streng abgrenzbaren Typ neben der nervösen oder tuberösen Form. Sondern er hielt sie nur für eine *Phase* im Krankheitsverlauf mit den Arten:

1. Erythematöse anaesthetische flache und glatte Herde (welche in nichts an Tuberkulose erinnern).
2. Lupoide Flecke oder Herde.
3. Abscesse an oder in den Nerven.

V. KLINGMÜLLER besaß eine große Sammlung von Probeexcisionen aus aller Welt. Unter diesen haben sich sicher eine ganze Reihe solcher befunden, die morphologisch nicht so ohne weiteres in eine der polaren Formen zu ordnen waren, sondern doch wohl viele, die man als Mischform, heute würde man sagen als dimorphe, borderline- oder als Grenzlepra, ansprechen müßte. Diese Kenntnisse konnten erst später klarer herausgestellt werden und heute finden sich eine breite Reihe verschiedenster morphologischer und immunologischer Bilder, wieder in bestimmter Weise im Gesamtspektrum der Klassifizierung. Diese Breite war wiederum BÜNGELER noch nicht bekannt, denn erst in der gleichen Zeit (1940) beschrieben WADE und RODRIGUEZ die ,,Borderline tuberkuloid Leprosy", die ja allerdings schon 1893 von ARNING und NONNE einen Niederschlag gefunden hat, kurz, in der Zeit, als auch DARIER, HORADA und MONTGOMERY Abweichungen vom Schaumzellen-Leprom beachtet haben. Somit spiegelt sich in V. KLINGMÜLLERs Beschreibung die ,,Unruhe" des Krankheitsbildes wieder, während mit BÜNGELER eher eine starre Polarisierung der Form in den Vordergrund der Betrachtung geriet und man heute mit WADE oder COCHRANE eher eine Auflockerung der zweifellos nötigen Polarisierung in mehr fließende Übergänge bei dem langwierigen Verlauf der Lepra kennengelernt hat.

Das Problem der neueren allgemeinen Klassifizierung der Lepra, das übrigens nach einer gewissen Abklärung naturgemäß in letzter Zeit wieder in den Hintergrund des aktuellen Interesses geraten ist, ist in erster Linie die Bestrebungen einer Abgrenzung der tuberkuloiden polaren Form von der klassischen lepromatösen, nodösen oder tuberösen Lepra. Im weiteren war es die Einordnung der Grenzlepra in dieses polare System. Der alte Begriff der ,,Lepra mixta" ist damit ganz verlassen worden und in keiner Weise mehr anwendbar. Allerdings wurde schon mit diesem Begriff vom rein Klinischen her die heutige Differenzierung versucht.

K. Die Klassifizierung der Lepra nach den Prinzipien Büngelers

Die jetzt gültige, allgemein anerkannte Klassifizierung wurde 1953 auf dem Kongreß in Madrid erstmals ausführlicher dargestellt (BASOMBRIO, GAY PRIETO, KITAMURA, RABELLO, WADE, COCHRANE, KHANOLKAR, LATAPI, VEGAS, H. ARNOLD).

Die Klassifizierung basiert auf folgenden Kriterien:
1. Klinisch, 2. bakteriologisch, 3. immunologisch und 4. histopathologisch. Die Aufzählung der verschiedenen Kriterien ist nach ihrer Bedeutung vorgenommen worden. Es wurde empfohlen, daß als wichtigstes Kriterium der klinische Aspekt, die Morphologie der Hautefflorescenzen und die neurologische Manifestation beachtet werden muß. Unerläßlich mit der klinischen Untersuchung ist die bakteriologische Prüfung, die im wesentlichen in der Untersuchung von Ritzabstrichen der Efflorescenzen und erst sekundär in der Untersuchung des Nasenschleimes besteht. Weiterhin basiert die Klassifizierung auf den immunologischen Kriterien, insbesondere dem Lepromintest und dann auf dem histologischen Bild der Herde. Alle diese Kriterien sind wertvoll für die Bestimmung des Typs und auch für die Bestimmung des Untertyps.

Die histologische Untersuchung, so wichtig sie auch für die Diagnose der Lepraform und in konsequenter Weise für die Prognose ist, soll nicht die primäre Einordnung bestimmen, außer wenn eindeutige Irrtümer in der klinischen Klassifizierung damit erkannt werden. Sollte letzteres der Fall sein, so kann mit der Leprominreaktion die Krankheit besser eingestuft werden.

Der einzelne Krankheitsfall soll nur nach den augenblicklichen, also zur Zeit der Untersuchung stattfindenden Befunden klassifiziert werden, allerdings können durch die Anamnese oder durch objektive Hinweise auf eine frühere Form oder eine frühere Phase der Entwicklung gewisse Hinweise auf die gegenwärtige Einordnung getroffen werden. Zum Beispiel können einzelne Fälle nur einfache Flecken aufweisen, die früher eindeutig tuberkuloid gewesen sind. Solche Fälle sollten als „zurückbleibende (residual) tuberkuloide" und nicht als „unbestimmte" bezeichnet werden. Die mögliche Änderung in eine andere Form oder Phase der zukünftigen Entwicklung der Krankheit darf die Bestimmung der Form nicht beeinflussen, bis eine solche Änderung nicht wirklich eingetreten ist.

Es wird ausdrücklich betont, daß dieses System der Klassifizierung als ein mögliches angesehen wird, das weiteren Ausbau oder Änderungen durchaus gestattet.

1. Haupteinteilung

Es ist zu empfehlen, die zwei verschiedenen Typen der Lepra, nämlich lepromatös und tuberkuloid, anzuerkennen, die die Annahme einer Gegensätzlichkeit (oder Polarität) enthalten. Weiterhin wird empfohlen, daß zwei Gruppen anzuerkennen sind, und zwar die unbestimmte und die Grenzform, die WADE borderline oder COCHRANE dimorph nennt.

Folgende Definitionen erscheinen zweckmäßig:

Der *Typ* ist definiert durch klinische und bakteriologische feststehende klare Kriterien. Er ist charakterisiert durch eine bemerkenswerte Stabilität und eine gegenseitige Unvereinbarkeit.

Gruppen haben weniger eindeutige oder positive Charakteristika, sind weniger stabil und weniger gewiß im Hinblick auf ihre weitere Entwicklung.

Mit *Varietät* bezeichnet man eine Unterteilung eines Typs oder einer Gruppe.

Damit ergibt sich folgendes Bild der vorgeschlagenen Typen, Gruppen und Varietäten.

Die unbestimmte Gruppe oder Lepra indeterminata (I):
  macular
  rein neuritisch
Tuberkuloider Typ (T):
  macular
  minor tuberkuloid (Mikropapuloid usw.)
  major tuberkuloid (Plaques, annuläre Herde usw.)
  rein neuritische Prozesse
Lepromatöser Typ (L):
  macular
  diffus
  infiltriert
  nodulär
  rein neuritisch(?) (Fälle dieser Varietät wurden zwar von einigen Leprologen beobachtet, sind aber bisher in der Literatur nicht sicher berichtet worden)
Grenzform oder borderline-Lepra (dimorph) (B):
  infiltriert
  andere Form

a) Die unbestimmte Lepra, indeterminata oder Büngelers „uncharakteristisches Infiltrat" (I)

Die unbestimmte Lepra ist zunächst eine benigne Form, aber relativ unstabil. Sie ist selten bakteriologisch positiv, zeigt flache hyperpigmentierte oder erythematöse Efflorescenzen. Die Leprominreaktion kann negativ oder auch positiv sein. Neuritische Manifestationen, mehr oder weniger ausgedehnt, können in solchen Fällen schon lange Zeit bestehen. Die unbestimmte Gruppe enthält im wesentlichen die einfachen fleckförmigen Fälle. Diese Fälle können sich zu einem lepromatösen oder tuberkuloiden Typ entwickeln oder sie bleiben lange Zeit unverändert.

b) Der tuberkuloide Typ (T)

Der tuberkuloide Typ ist gewöhnlich gutartig, stabil, allgemein negativ in bezug auf bakteriologische Befunde, in den meisten Fällen finden sich erythematöse Efflorescenzen, welche erhaben sind und mehr oder weniger scharf begrenzt sein können. Der Leprontest ist positiv. Die Beteiligung der peripheren Nervenstränge entwickelt bei einer gewissen Anzahl der Fälle ernste und verstümmelnde Deformierungen. Diese Deformierungen scheinen häufig als Ergebnis der Ausdehnung der Krankheit an den cutanen Nervenzweigen und weniger durch systematische Ausbreitung der Krankheit bedingt zu sein. Daher sind diese Veränderungen häufig asymmetrisch und einseitig. Man unterteilt diesen Typ folgendermaßen:

Maculäre tuberkuloide Lepra (mT). Diese Fälle zeigen Flecken mit scharfer Abgrenzung, die Oberfläche ist allgemein weich und trocken, sie weisen in verschiedener Art Verlust der Hautsensibilität auf. Bakteriologisch bleiben sie fast immer negativ, höchstens zeigen sich einige wenige Bacillen.

Das Minortuberkuloid (Mikropapuloid usw.) (Tt). Die Efflorescenzen sind nur wenig oder mäßig erhaben, häufig nur im Rand oder im Randbereich ausgeprägt. Sie sind gewöhnlich auf der Oberfläche unregelmäßig. Die Veränderungen sind relativ oberflächlich und tastbare Verdickungen der Hautnerven sind nicht immer kongruent mit den Hauterscheinungen festzustellen.

Das Majortuberkuloid (Plaques, ringförmige Herde usw.) (TT). Die Efflorescenzen dieser Varietät sind oft auf der Oberfläche weich und ganz merklich erhabener und dicker als die der Minorvarietät. Das befallene Gebiet ist gewöhnlich größer. Die frischeren Efflorescenzen können teilweise zentrale Ringbildung erkennen lassen. Wegen der Ausdehnung der Erkrankung in die tieferen Hautpartien sind die cutanen Nerven relativ häufig und bemerkenswert mitbefallen.

c) Der lepromatöse Typ (L)

Es handelt sich bei dem lepromatösen Typ um den bösartigen, der besonders stabil im Hinblick auf den Typ, aber nicht auf die Schwere der Krankheit ist. Ihm sind stark positive bakteriologische Befunde, mehr oder weniger infiltrierte Efflorescenzen und ein negativer Lepromintest eigen. Die peripheren Nervenstränge werden hauptsächlich beim weiteren Verlauf der Krankheit befallen, häufig in symmetrischer Art und oft mit nervösen Störungsfolgen in fortgeschrittenen Stadien.

d) Die dimorphe Lepra (borderline oder Grenzlepra) (B)

Hierbei handelt es sich vornehmlich um eine maligne Form. Sie ist sehr unstabil, immer stark positiv bei bakteriologischer Prüfung, die Leprominreaktion ist gewöhnlich negativ. Solche Fälle können aus dem tuberkuloiden Typ unter dem Bilde wiederholter Reaktionen entstehen und entwickeln sich meistens zum lepromatösen Typ hin. Die Nasenschleimhaut bleibt oft bakteriologisch negativ, auch wenn die Efflorescenzen streng positiv sind. Die Efflorescenzen bestehen gewöhnlich aus Plaques, Streifen, Knoten usw., wobei die örtliche Verteilung ähnlich derjenigen beim lepromatösen Typ ist, jedoch mit einer auffallenden Asymmetrie in Erscheinung tritt. Die Ohrläppchen zeigen meistens lepromatöse Infiltration. Die Efflorescenzen sind häufig weich oder succulent, sie fallen zur Peripherie vom Zentrum her langsam ab und zeigen keine scharf abgeschnittene oder gut definierte Beränderung, wie sie bei dem tuberkuloiden Typ beobachtet wird. Diese Prozesse werden oft für reine Leprome gehalten. Die Oberfläche der Efflorescenzen ist im allgemeinen weich, etwas glänzend und violett gefärbt, vielleicht auch mit einem braunen sepiaartigen Einschlag.

2. Reaktionsphasen der Lepratypen und -formen

Alle diese Lepraformen können Aktivierungs- oder Reaktionsphasen durchlaufen. Es gibt offensichtlich drei mehr oder weniger gut abgrenzbare Reaktionsphasen der Lepra.

1. Die lepromatöse Leprareaktion

Hierbei müssen zwei Formen unterschieden werden,

a) die Leprareaktion, von welcher es zwei oder mehr Varietäten gibt. Sie bestehen vorwiegend aus einer Verschärfung schon vorher existierender Efflorescenzen. Sie tritt gewöhnlich mit Fieber oder einer Ausbreitung der lepromatösen Prozesse auf.

b) Das Erythema nodosum leprosum, das durch das Auftreten von erythematösen knötchenförmigen Efflorescenzen charakterisiert ist, vom Fieber begleitet wird und im allgemeinen eine günstige Prognose haben mag. Eine gewisse Aufmerksamkeit sollte auch „dem Lucio-Phänomen" oder dem Erythema necrotisans gewidmet werden, das nur bei diffuser lepromatöser Lepra hauptsächlich in Zentralamerika beobachtet wurde.

2. Die tuberkuloide Leprareaktion

Es handelt sich um infiltrierte Efflorescenzen von aktiver succulenter Erscheinung ohne zentrale Rückbildung, die sich abrupt von major-tuberkuloiden Efflorescenzen entwickeln oder von Herden geringerer Ausdehnung (minortuberkuloid) oder evtl. unbestimmter Form oder die an Stellen auftreten, die bisher nicht befallen waren. In einigen Fällen kann man mehr oder weniger zahlreiche und weit verstreute kleine metastatische Knoten beobachten. Die Veränderungen der peripheren Nervenstränge treten mehr hervor, Nekrose und ebenso Abszeßbildung gesellen sich dazu. Obgleich man bei bakteriologischer Prüfung der Hautherde Bakterien, häufig sogar sehr viele findet, bleibt die Nasenschleimhaut meistens negativ. Während der Reaktion kann der Lepromintest an Intensität zunehmen. Fieber und allgemeine Symptome sind unbekannt.

3. Die Reaktionen der dimorphen Lepra (borderline oder Grenzlepra)

Diese Reaktionsform zeigt ausgedehntes Ödem, Erythem und Desquamation der Efflorescenzen. Sie dehnt sich auf die Nerven aus und verursacht erhebliche Nervenschmerzen und Funktionsausfälle. Die Efflorescenzen können während dieser Phase oberflächlich mehr oder weniger weit und tief ulcerieren. Sie sind häufig akut weicher als vordem. Die Efflorescenzen sind bakteriologisch stark positiv. Die Leprominreaktion ist zumeist negativ.

Ergänzende Bemerkungen — Klassifikations-Schemata

1. Die Klassifizierung basiert hauptsächlich auf klinischen Erwägungen, aber einzelne Forscher messen den immunologischen und histopathologischen Kriterien besonderes Gewicht bei. Mit diesen Faktoren kann dann die Plazierung des Falles in einen besonderen Typ oder Gruppe besser vorgenommen werden.

2. Lepromatöse oder tuberkuloide Fälle, die nur zurückbleibende oder Restefflorescenzen aufweisen, gehören zu ihrem entsprechenden Typ. Solche Fälle können mit dem Eigenschaftswort recessiv oder residual umschrieben werden und diese Bezeichnungen könnten in der Beschreibung der Haupttypen eingefügt werden, etwa Lres oder Tres usw.

WADE vermerkte noch eine unterschiedliche Auffassung über die maculäre Varietät des tuberkuloiden Typs aus folgenden Gründen:

Die Abgrenzung zwischen dem tuberkuloiden Typ und den Gruppen, die sich in einfachen, flachen Makeln zeigen, sollen so deutlich wie möglich sein. Diese Unterscheidung muß notwendigerweise auf Grund der klinischen Erscheinungsform erfolgen, zuerst nach der Morphologie der Efflorescenz, ihrer Erhebung über das Hautniveau und gewöhnlicherweise nach gewissen anderen Erscheinungen, die die weniger rein tuberkuloiden Fälle charakterisieren. Nach seiner Meinung bedingt die Einfügung der einfach macularen Varietät in diesen Typ die bislang als maculo-anaesthetisch bekannt war, einige Konfusionen. Die überwiegende Zahl der Prozesse, welche gewöhnlich ,,macular tuberkuloid" genannt werden, weisen histologisch nur mäßige tuberkuloide Veränderungen auf. Wenn man genügend danach sucht, muß gesagt werden, daß sie sich bei einem relativ niedrigen Grad der Gewebereaktion kaum verändern. Diese Fälle sprechen auch kaum auf die Behandlung wie bei den rein tuberkuloiden Formen an. Unglücklicherweise bringt die Bedeutung des Wortes ,,macular tuberkuloid" einige Konfusionen in der Terminologie mit sich. Alle die Efflorescenzen bei tuberkuloider Lepra werden gewöhnlicherweise von den meisten Leprologen als maculär bezeichnet und die Japaner brauchen den Ausdruck ,,Lepra maculosa" für die tuberkuloide Form insgesamt. Aus diesem Grund neigt WADE dazu, zuerst diese in der Definition zum tuberkuloiden Typ der unbestimmten Form zu zählen, die auch durch das Sachverständigenkomitee der Lepra seitens der WHO vorgeschlagen worden ist. Deren hauptsächlichste Kriterien enthalten folgendes:

1. Die unbestimmte Gruppe zeigt flache Efflorescenzen. Diese Gruppe setzt sich zusammen aus gelegentlich einfach maculären Fällen und enthält auch jene Fälle, die gewöhnlich als maculo-anaesthetisch bekannt sind.

2. Die Fälle der tuberkuloiden Gruppe zeigen erythematöse Efflorescenzen, die leicht erhaben sind und mehr oder weniger scharf begrenzt sind, dann die Minorvarietät mit nur mäßig erhabenen Efflorescenzen, deren Randpartien mäßig erhaben sind und die gewöhnlich auf der Oberfläche unregelmäßig gestaltet sind.

Es besteht volle Übereinstimmung darin, daß solche Fälle, die zur maculo-anaesthetischen Form gehören, nicht in die unbestimmte uncharakteristische Gruppe einzubeziehen sind. Sie sollten lieber als eine Gruppe abgegrenzt werden, ähnlich wie es von indischen Leprologen vorgeschlagen wurde. KHANOLKAR und COCHRANE glauben, daß eine maculare, dimorphe Efflorescenz existiert, die aus klinischen, bakteriologischen, immunologischen und histologischen Gesichtspunkten eine Einordnung in die Grenzgruppe rechtfertigt. Sie meinen weiterhin, daß es nach sorgfältigen Untersuchungen wohl eine rein neuritische Form der Grenzgruppe geben mag.

Es ist noch angeführt, was man unter einer ,,dimorphen Macula" verstehen sollte. Diese Macula zeigt klinisch sowohl Hinweise für eine tuberkuloide, wie auch für eine lepromatöse Lepra. Ihre Anordnung ist lepromatöser Art. Der Rand der Efflorescenz ist weniger scharf wie bei der tuberkuloiden maculären Läsion, aber nicht so unbestimmt, wie bei der lepromatösen Macula. Die Oberfläche neigt zur Trockenheit und zeigt runzelige oder faltige Beschaffenheit. In sorgfältiger Untersuchung dürfte eine verminderte Hautsensibilität festzustellen sein.

Nach dieser in Madrid vorgeschlagenen Klassifizierung wurden später besonders von indischen oder japanischen Leprologen, schließlich auch von COCHRANE, COCHRANE und SMYLY gewisse Abweichungen genannt, dazu verschiedene schematische Aufzeichnungen versucht. Grundsätzlich aber sind die Prinzipien BÜNGELERs immer wieder zum Ausgangspunkt genommen. Zum Beispiel wurde über die südamerikanischen Autoren sein Begriff uncharakteristische Lepra als ,,incaracteristico" für die auf der Kairo-Konferenz gebrauchte einfache neurale Veränderung der Lepra eingeführt. Der Name BÜNGELERs blieb wiederum von COCHRANE und SMYLY bei der Erörterung der historischen Entwicklung der Klassifikation unerwähnt.

Den Standpunkt der indischen Leprologen hatten DHARMENDRA und CHATTERJEE, dann S. N. CHATTERJEE 1958 dargelegt, den der Japaner KITAMURA. Darin zeigten sich im wesentlichen Unterschiede über die Auffassungen und Einstufung der maculo-anaesthetischen und polyneuritischen Fälle. Nach AZULAY gehören erstere zur tuberkuloiden Lepra, während die polyneuritischen Prozesse erst ihr wahres Gesicht im Verlauf zeigen werden, lange Zeit aber in reiner Form bestehen bleiben und daher z.B. von den indischen Leprologen als rein neuritische Form aufgefaßt werden (s. COCHRANE und SMYLY).

Es ist zweifellos nicht einfach, die maculöse Efflorescenz ohne weitere Bedenken, also nur auf Grund des klinischen Bildes in den tuberkuloiden Typ einzuordnen. COCHRANE und KHANOLKAR sprechen einigen schon dimorphen und nicht unbestimmten (indeterminate) Charakter zu. WADE wie BÜNGELER sprechen daher von prä-lepromatös oder prä-tuberkulid.

COCHRANE und SMYLY modifizierten oder erweiterten daher die ursprüngliche Madrid-Klassifikation in folgender Weise:

Tabelle 5. *Unterteilung der Lepratypen nach* Cochrane *und* Smyly

Typ	Untertyp	Varietät	Leprominreaktion
Lepromatöse Lepra	lepromatös	maculöse { prälepromatös / lepromatös diffuse infiltrierte einschließlich nodulärer	negativ
Tuberkuloide Lepra	voll ausgeprägte tuberkuloide Lepra	maculös (maculo-anaesthetisch oder prätuberkuloid) infiltriert { Minorform / Majorform neuritisch	+++
	niederresistente tuberkuloide Lepra (disseminiert)	maculös (multiple anaesthetische Herde) infiltriert { Minorform / Majorform neuritisch (?)	++ oder +++

Tabelle 6. *Unterteilung der Lepragruppen nach* Cochrane *und* Smyly

Gruppe	Untergruppe	Varietät	Leprominreaktion
Unbestimmte Lepra		maculös neuritisch	variabel
Dimorphe Lepra	tuberkuloide dimorphe Lepra dimorphe Lepra lepromatös dimorphe Lepra	maculös infiltriert neuritisch	+ oder ++ ± oder + negativ

Cochrane hat schließlich die Auseinandersetzung der Kranken mit dem Erreger in einem ausführlichen Schema zusammengefaßt, in dem sowohl die Stabilität der polaren Typen wie der fließende Charakter der Gruppen zum Ausdruck kommen soll. In der Inkubationszeit sind keine klinischen Anzeichen festzustellen. Diese beginnen mit der unbestimmten (indeterminate) oder nach Büngeler mit der uncharakteristischen Form, laufen bei vorliegender Abwehr über eine dimorphe (prätuberkuloide) Zone, niederresistente in die reine tuberkuloide polare Lepra. Fehlt die Abwehr oder tritt solches im Verlauf ein, so brandet die Krankheit in die lepromatöse polare Lepra aus (Abb. 66).

Wichtig erscheint Cochrane die Differenzierung der niederresistenten tuberkuloiden Lepra von der voll entwickelten (established) Lepra. Bei der letzteren finden sich Prozesse mit ausgeprägter Gewebsabwehr, die sich nicht mehr ausbreiten und nicht mehr in eine lepromatöse Lepra übergehen. Dies wäre seiner Ansicht nach der wirklich polare tuberkuloide Typ. Die niederresistente tuberkuloide Lepra dagegen sei auch in ihrer Entwicklung, besonders aber im Verlauf einer heftigen Gewebsreaktion unterworfen. Das kann mit ulcerierenden Herden oder mit einer Wendung nach lepromatös einhergehen. Damit drückt er auch aus, daß die verschiedenen Formen der Leprareaktion innerhalb seines Schemas zu suchen sind, was einige Vorzüge bietet. Cochrane zieht zur Erklärung und Deutung der verschiedenen Formen und Abläufe genetische Faktoren heran, die solches beeinflussen oder steuern mögen. Wie schon ausgeführt wurde, kann diese Hypothese bislang nicht genügend bewiesen werden, wenn auch manches dafür sprechen mag.

Statt des Begriffs der dimorphen Lepra benutzen Ridley und Jopling „borderline Lepra" und fassen die Klassifizierung im Sinne eines Spektrums auf,

120

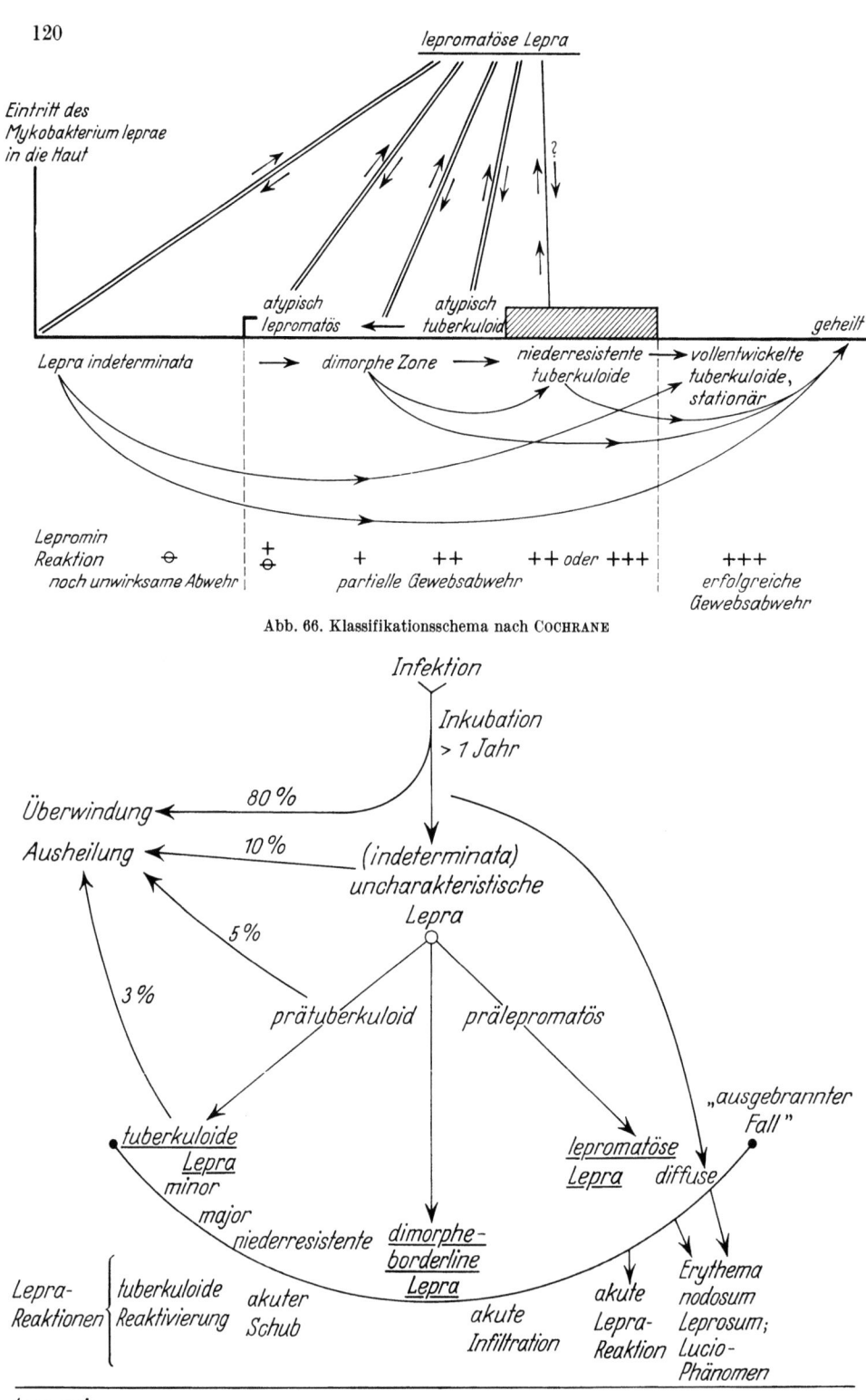

Abb. 66. Klassifikationsschema nach COCHRANE

Abb. 67. Klassifizierungsschema der Lepra. Über die Inkubation kommt es zu den verschiedenen Krankheitsformen. Diese liegen auf dem weiten Bogen, der als Spektrum aufgefaßt werden kann. Die Überwindung oder Ausheilung ist prozentual grob geschätzt vermerkt. Unterhalb des Bogens sind die Reaktionsformen eingeordnet. Schließlich ist die Abwehrlage nach der Leprominreaktion angegeben was auch ARNOLD, G. KLINGMÜLLER, DOEPFMER und SEIPP, WAGNER, PFALTZ-GRAFF u.a. vorgezogen haben. Des weiteren gibt es eine ganze Reihe solcher Klassifizierungen, wie wir es von CHAUSSINAND, GUINTO und TOLENTINO oder PESCE kennengelernt haben. Im großen und ganzen finden sich heute nur noch geringe Nuancen, die hier vernachlässigt werden können. Zum praktischen Gebrauch sei ein Schema angefügt, das gleichzeitig die geschätzte prozentuale Heilung erkennen läßt. Es sei erwähnt, den Begriff der bösartigen, malignen Lepra im Sinne einer nicht mehr erwartenden Abheilung zu verstehen. Das ist für die lepromatöse Lepra, evtl. vom Beginn der Erkrankung an, charakteristisch. Der befallene Mensch kann unter geeigneter Behandlung dennoch damit durchaus gut lebensfähig sein (Abb. 67).

Diese eingehende Erörterung der verschiedenen Klassifizierungsprinzipien ist zweckmäßig, weil in dieser Einteilung gleichfalls die große Erfahrung der verschiedenen Leprologen besonders klar zum Ausdruck kommt. Es besteht wohl kein Zweifel, daß man zuerst der aus rein wissenschaftlichen Gründen bestehenden Einteilung, die alle nur möglichen Untersuchungen und Befunde in gleicher Weise heranziehen, den Vorzug geben muß. Mehr spekulative Prinzipien verdienen wegen ihres anregenden Charakters einige Bedeutung. Es ist schließlich verständlich, daß man den praktischen Bedürfnissen der praktisch tätigen Leprologen, die häufig ohne jede weiteren Hilfsmittel arbeiten müssen, gerecht werden kann. Die Bemühungen und die Klassifizierung der Lepra, besonders aber die Erörterung der häufig als strenge gegensätzliche Formen aufzufassenden polaren Typen, lepromatös und tuberkuloid, dürfen niemals vergessen lassen, daß es sich, wie es MONTEL ausgedrückt hat, bei der Lepra in allererster Linie um eine einheitliche chronische Infektionskrankheit handelt.

L. Die lepromatöse Lepra

Die Klinik der lepromatösen Lepra ist weitgehend bekannt. Sie ist sicherlich die älteste Form oder heute besser: der älteste Typ der Krankheit. Das weiß man

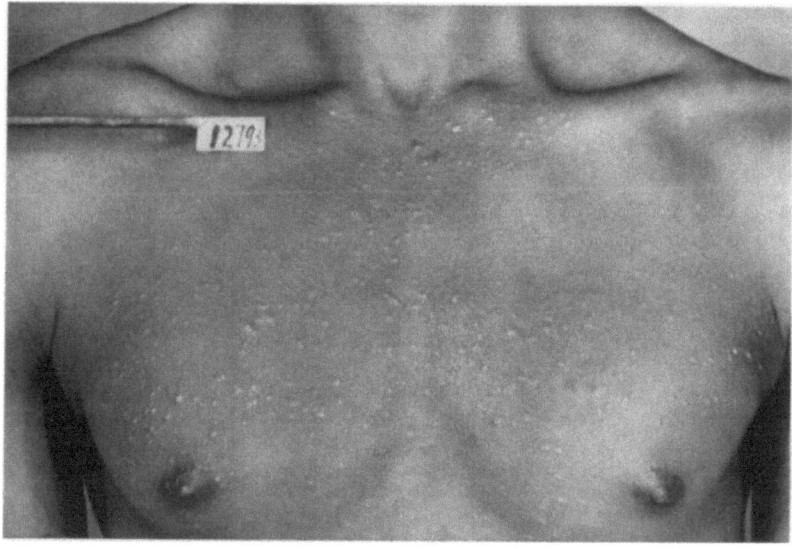

Abb. 68. Lepromatöse Lepra mit kleinknotigen disseminierten Lepromen und einzelnen diffusen, leicht depigmentierten Infiltraten. Beobachtung Dr. KOOIJ

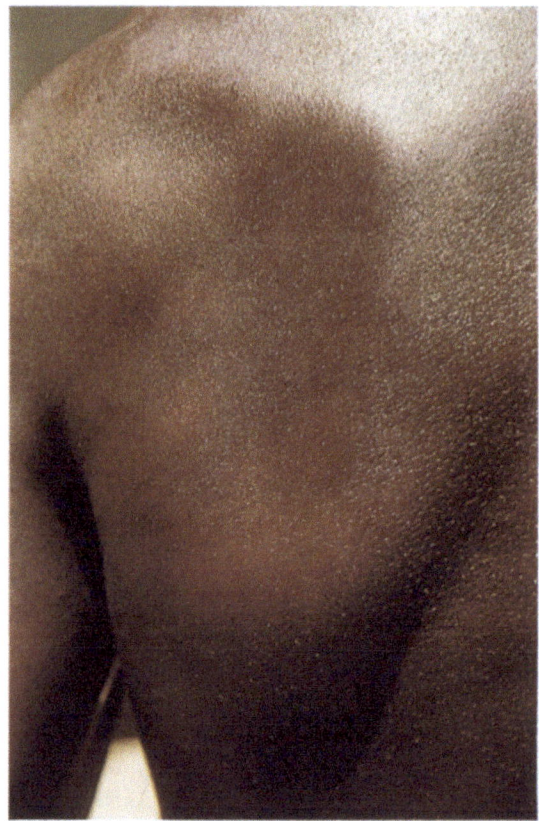

Abb. 69. Lepromatöse Lepra. Unscharf begrenzte, teils konfluierende, depigmentierte und leicht erythematöse Infiltrate. Beobachtung Dr. Fischer

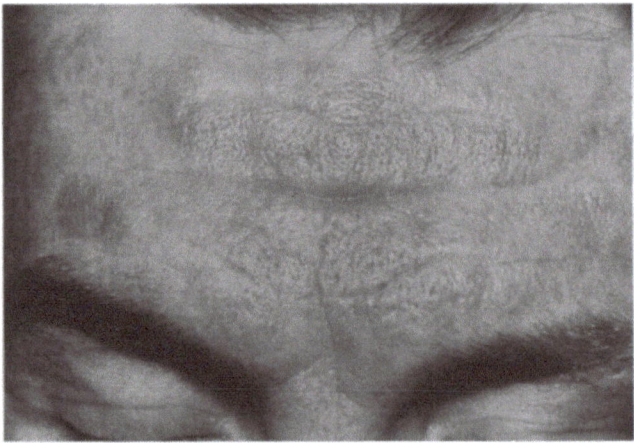

Abb. 70. Lepromatöse Lepra im Stirnbereich bei einem 30jährigen Deutschen. Befallen sind besonders die Stirn mit diffusen grauen erythematösen Infiltraten. Partieller Verlust der seitlichen Augenbrauenpartien links

aus den osteoarchäologischen Untersuchungen Møller-Christensens oder von Andersen. Dieser Typ ist bislang am eindrucksvollsten gewesen, an diesem wurde die pathologische Histologie mit der Schaumzelle zuerst gedeutet und

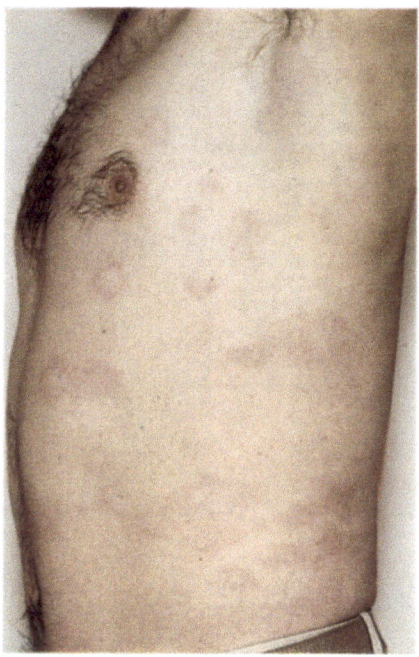

Abb. 71. Lepromatöse Lepra bei 30jährigem Deutschen mit unscharf begrenzten, anfangs eher urticariellen, später mehr randbetonten, aber deutlich substanzvermehrten Erythemen. Leicht unscharf, Anaesthesie aller Herde. Jedoch verschwindet diese vor der leicht unscharfen Grenze der Efflorescenz

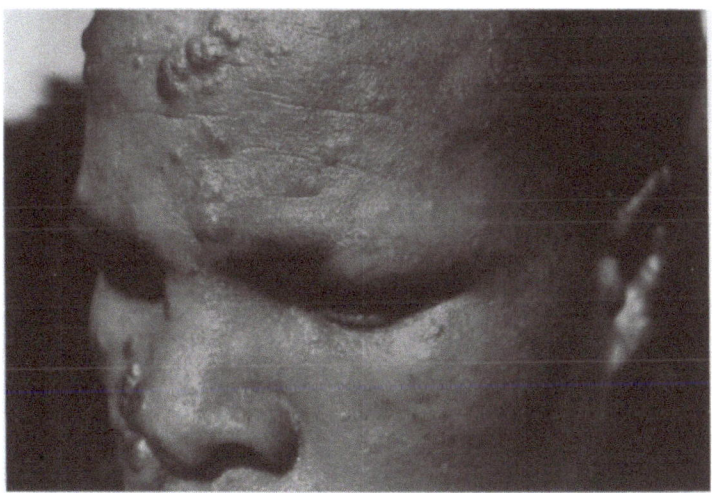

Abb. 72. Lepromatöse Lepra bei 25jährigem Äthiopier mit knotigen Lepromen und Verlust seitlicher Augenbrauen. Beobachtung Dr. FISCHER

hierin hatte HANSEN den Erreger nachweisen können. In der neueren Literatur ist die lepromatöse Lepra entsprechend berücksichtigt worden (COCHRANE, SATO, RICHTER u. a.).

Wir haben ausführlicher über die Histologie und besonders die Submikroskopie dieses Typs berichtet. Wir brachten ihn in dem Abschnitt der Klassi-

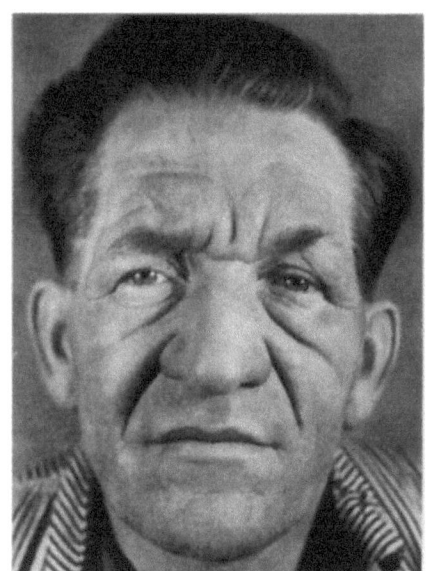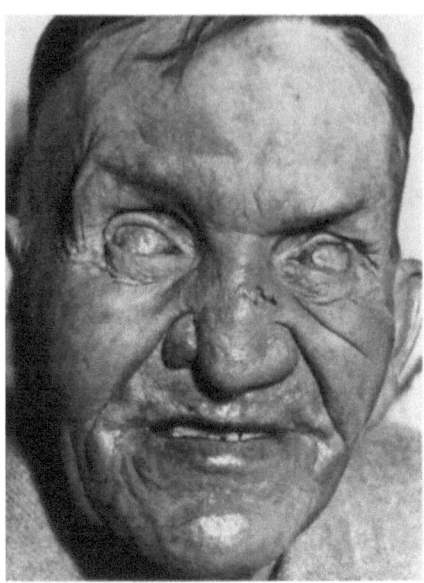

Abb. 73a u. b. Lepromatöse Lepra bei einem Deutschen. Infektion in Brasilien. Facies leonina mit Verlust seitlicher Augenbrauen. a Zustand 1947. b Zustand 1956, sog. ,,ausgebrannter Fall". Beobachtung Prof. LANGHOF, Jena

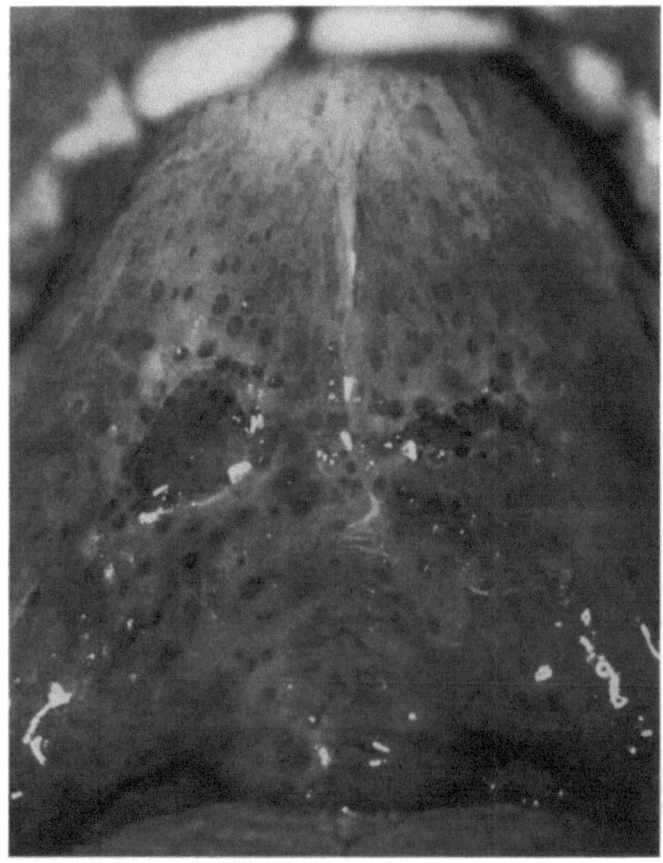

Abb. 74. Lepromatöse Lepra. Kleinknotige Leprome am harten Gaumen. Beobachtung Prof. PIPER, Erfurt

fikation und weiterhin bei den Reaktionen, wie er auch immer bei allen weiteren Kapiteln erwähnt wird (Abb. 68—74).

Die Entwicklung aus der uncharakteristischen Form über ein präpromatöses Stadium ist besprochen. So bleibt nur übrig, einige Sonderformen zu behandeln, die anzeigen, daß die lepromatöse Lepra auch von vornherein diffus beginnen kann. FRENKEN hat hier eine ausführliche Monographie vorgelegt, auf die auch wegen der guten Abbildung in erster Linie verwiesen sein mag.

1. Die beginnende diffuse lepromatöse Lepra

Die lepromatöse Lepra beginnt häufig generalisiert in diffuser Ausbreitung über den ganzen Körper. Man kann etwa 3 verschiedene Ausprägungen annehmen, deren verschiedene Schweregrade von einer verbleibenden Resistenz der befallenen Individuen abhängen mögen. Während die konfluierende maculöse Form bei Westafrikanern vorzuherrschen scheint, pflegt die bösartigste diffuse Lepromatosis Lucio hauptsächlich in Mittelamerika aufzutreten und ist in anderen Ländern fast unbekannt. Damit könnte eine rassengebundene Abhängigkeit dieser Variationen anzunehmen sein, wenn man die nun im folgenden zu besprechenden Formen unter einem einheitlichen Gesichtspunkt innerhalb der ganzen Krankheit sehen will. Da immunologische oder serologische Differenzierungen zwischen diesen Formen bisher nicht möglich sind und wohl noch nicht nach modernen Gesichtspunkten durchgeführt wurden, besteht vorerst kein Grund, qualitative Unterschiede anzunehmen. Sie scheinen dagegen eher quantitativ zu sein, quantitativ im Sinne der klinischen Erscheinungen. Es handelt sich um

1. konfluierende maculöse lepromatöse Lepra;
2. diffuse lepromatöse Lepra und
3. diffuse Lepromatosis Lucio.

2. Die maculöse lepromatöse Lepra

DAVEY beschrieb 1942 eine maskierte lepromatöse Lepraform, bei der allmählich zusammenfließende maculöse Prozesse das ganze Integument ergreifen können. Die Kranken fühlen sich dabei verhältnismäßig wohl. Die ausgedehnte Hypopigmentierung fällt nicht weiter auf, wenn nicht tiefer gefärbte Partien bei Westafrikanern im Beckenbereich hervorstechen. Die Diagnose Lepra wurde zumeist erst erkannt, wenn die besser bekannten Symptome der Krankheit zusätzlich auftreten. Entsprechende Beobachtungen hatte DHARMENDRA u. Mitarb. auch in Indien machen können.

Neuerdings hat BROWNE dieser wohl auch als diffus zu bezeichnenden lepromatösen Lepra genauere Beachtung in Nigeria geschenkt. Nach seiner Erfahrung ist das Auftreten knotiger Leprome de novo, man kann wohl auch sagen in d'emblée-Form, bei Westafrikanern ungewöhnlich (wie es etwa „kurioserweise" von CONDERT u. COLOMB gesehen wurde). Deswegen ist die Beachtung generalisierter Aufhellungen konfluierender Flecken für die Frühdiagnose wesentlich. Meist werden Inguinalgegend, in breitem Bande die Lumbalregion und die Axillen ausgespart. Die peripheren Nerven sind schon verdickt — vornehmlich am Ulnarnerv. Histologisch finden sich Bakterien in Leprazellen im Corium ohne besondere knotige granulomatöse Strukturen. Dementsprechend lassen sich überall leicht Bakterien und Globi nachweisen. Die Leprominreaktion ist und bleibt bei solchen Kranken negativ.

Es muß hier ausdrücklich hervorgehoben werden, daß diese generalisierte maculöse lepromatöse Lepra zwar dem Charakter nach als eine diffuse Ausbreitung anzusehen ist. Aber sie ist nicht zu verwechseln mit der üblicherweise als ,,diffuse lepromatöse Lepra" bezeichneten Form mit Ödemen, wie sie LUCIO als erster beschrieben hat. Diese ist im ganzen Verlauf schwerer und neigt dementsprechend eher und leichter zu Reaktionen.

3. Die diffuse lepromatöse Lepra

Die diffuse lepromatöse Lepra ist wegen der diffusen Infiltration in der Haut viel leichter zu tasten als zu sehen (COCHRANE) (s. Abb. 75). Beim Weißen ist das Kolorit leicht grau. Anaesthesie fehlt noch, höchstens findet sich an den Händen

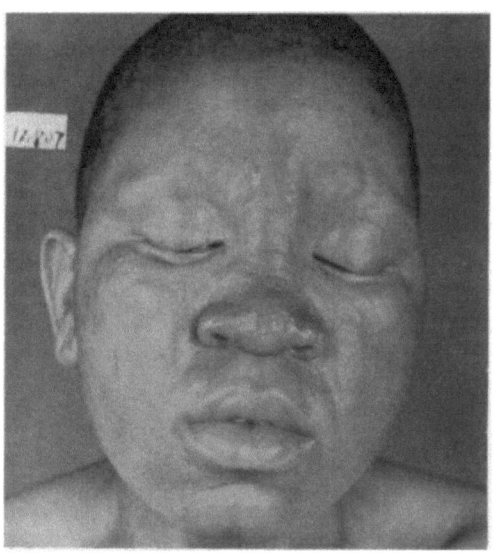

Abb. 75. Lepromatöse Lepra diffuser Art mit Verlust der Augenbrauen. Beobachtung Dr. KOOIJ

eine gewisse Taubheit. Im Bereich dieser diffusen Herde lassen sich Bakterien sehr leicht nachweisen, während der Nasenabstrich noch keinen Aufschluß gibt. Histologisch bleibt das diffuse Infiltrat mit freier Zone von der Epidermis getrennt. Das Infiltrat besteht aus Histiocyten und großen Makrophagen mit schaumiger Zellstruktur.

COCHRANE trennt diese diffuse lepromatöse Lepra von der diffusen Lepromatosis LUCIOS, bei der schon Verlust der Augenbrauen und Wimpern, auch der Körperbehaarung eine ernstere Ausprägung der Krankheit kennzeichnen und die gerne oder leicht in reaktive Phasen exacerbiert.

Man hat sich weitgehend daran gewöhnt, die einzig möglichen Gewebsreaktionen auf das Leprabacterium als zwei Alternativen aufzufassen: einmal werden die Bakterien gleichsam als harmloser Fremdkörper behandelt, was zur Entwicklung von Lepromen führt, die nicht entzündlich sind und über Jahre langsam größer werden. Zum anderen läuft die Gewebsabwehr so heftig, daß die meisten Bakterien zerstört werden und eine tuberkuloide Struktur entsteht.

In dieser Situation sind die Beobachtungen von LATAPI besonders bedeutungsvoll, die einen ganz anderen, von vornherein bösartigen Krankheitsverlauf der Lepra betreffen (ARNOLD jr.) und offensichtlich in die unterschiedlichen Leprareaktionen einzuordnen sind.

4. Diffuse lepromatöse Fleckenlepra (Lucio) in Mexiko

Rafael Lucio und Alvarado beschrieben 1852 eine hauptsächlich nur in Mexiko vorkommende Krankheitsform als „Lazarine Lepra", die sich von den anderen Formen, namentlich der nodulären und den anaesthetischen, wesentlich unterschied. Diese Form war gekennzeichnet durch rote und schmerzhafte Flecken in der Haut bei schwererem Krankheitsbild.

In einer ausführlichen Studie befaßte sich Wade mit der historischen Entwicklung dieser Form. Über Poncet wurde Lucios Gruppeneinteilung a) tuberculosus, b) anaestheticos, c) lazarinos oder manchados in Europa bekannt und letztere in einzelnen Falldarstellungen Poncets als „Lazarine Lepra" von Leloir beschrieben. Über Zambacho Pacha, Souton, V. Klingmüller, Jeanselme finden sich meist nur kurze Hinweise zur „maculären und bullösen Lepra, die von gewissen Autoren lazarine Lepra genannt wird".

Erst 1931 mit Pardo Castello und Caballero beginnt eine Unterscheidung zwischen der „Lazarinen Lepra" als Krankheitsform (ein Begriff, der abzulehnen sei), dem „Lazarinen Phänomen" bei verschiedenen Lepraformen und der diffusen Lepra von Lucio. Wenden wir uns zunächst letzterer zu.

Seit 1938 wurde diese Form von Latapi gleichsam wiederentdeckt und als „Lucio-Lepra" in Mexiko besser bekannt. Es handelt sich dabei um eine diffuse, generalisierte cutane Infiltration. Zuerst werden besonders Gesicht und Hände succulent und myxödematoid oder Jahre später atrophisch und ichthyosiform. Darauf entwickeln sich andere episodenhafte Symptome. Latapi hat auch eine rosaseaähnliche, mit Rötung und Teleangiektasien einhergehende Varietät beschrieben. Das Krankheitsbild wurde dem lepromatösen Typ zugeordnet als reine und einfache diffuse Lepromatosis. Die episodenhaft auftretenden roten und schmerzhaften Stellen bezeichnete Latapi als Erythema necroticans oder „Lucio-Phänomen", eine Leprareaktion, die durch multiple, akute, nekrotisierende Vasculariitis hervorgerufen ist.

Escalona u. Palomo und Gonzales Ureña beobachteten einen besonderen Typ von Kopfalopecie.

Leprabakterien werden in Nasenabstrichen und infiltrierter Haut zwar reichlich, kaum aber in Necrotisans-Herden gefunden. Allerdings werden von anderen viele Bakterien in dem Eiter angegeben. Die Luesserologie gibt übereinstimmend positive Werte. Die Blutsenkungsgeschwindigkeit ist immer beschleunigt (Rico). Latapi beobachtete diese Lepraform etwa zu 15—20% der klinischen Fälle in Mexiko-Stadt, gelegentlich in Jalisco und Sinaloa. Aber auch auf Costa Rica soll sie zu 31,5% aller Leprafälle oder 45% der lepromatösen Lepra vorkommen (Romero, Ibarra, Fallas). Aus anderen Gegenden, Hawaii von Arnold jr., Cuba von Pardo Castello und Pinneyro, Los Angeles von Obermayer, Bonar und Rosenquist, Spanien von Gomez Orbaneja und Garcia Parez, Argentinien von Fiol und Jonquiores, Brasilien von Rodriguez de Souza werden nur vereinzelte Fälle geschildert.

Eine zusammenfassende Beschreibung gab Latapi und Frenken. Die Patienten befinden sich im Beginn der Hautinfiltration recht gesund, aber schon bald kommt es zu schneller und tiefgreifender Verschlechterung mit Todesfällen innerhalb weniger Jahre unter ausgedehnten Ulcerationen in Kachexie. Jede aktive Behandlung älterer Art führte zur Verschlimmerung, die Sulfone bessern.

Die diffuse cutane Infiltration ist, wie erwähnt, succulent oder später atrophisch, zeigt eine diffuse Gefühlsstörung und abnorme Histaminreaktion, Alopecie der Augenbrauen, Wimpern, Körper- und Kopfhaare. Histologisch weichen diese Krankheitsformen etwas von dem lepromatösen Typ ab durch leichte epitheliale

Veränderungen während der „succulenten" Phase, mäßige Atrophie und Hyperkeratose in der „trockenen". Um die vermehrten Hautgefäße finden sich konstante Infiltrationen typischer Virchow-Zellen, die zunächst ohne, später aber als breite granulomatöse Infiltrate in der Cutis zu erkennen sind.

Während des sog. „Lucio-Phänomens" beobachtet man anfangs unspezifische proliferative Gefäßveränderungen in diffuser lepromatöser Struktur mit Nekrose von den kleinen Gefäßen ausgehend. Diese Arteriitis erscheint bedeutungsvoll. Sie führt über Blasenbildung, dunkelblaues Erythem zu ausgedehnteren polygonalen nekrotischen oder ödematösen Prozessen und hinterläßt ziemlichen Defekt. Die Abheilung geht mit erheblicher Bindegewebsproliferation einher.

MEDINA fand als erster, daß die Fernandez-Leprominreaktion schon in 4 bis 6 Std zu erkennen ist und 2 oder mehr Tage anhält. Sie ist weniger stark mit Dharmendra als mit dem Gesamtlepromin. Diese Reaktion wiederholt im übrigen das spontane Lucio-Phänomen. Histologisch finden sich nach 48 Std polymorphkernige Leukocyten und viel Eosinophile.

Immunologisch handelt es sich bei dieser schnellen Reaktion offenbar um den Ausdruck bakterieller, mit verschiedenen Kokken synergistischen (LATAPI und CHEVEZ, ZAMORA, SAUL u. Mitarb.) Überempfindlichkeit, die nichts mit der Reaktion bei tuberkuloider Lepra gemein hat, sondern mehr an das Sanarelli-Shwartzman-Phänomen erinnert (RODRIGUES DE SOUZA).

Die besondere Stellung der „Lucio-Lepra" wurde von DHARMENDRA bestätigt, der Ähnliches in Indien nicht kennenlernte. Auch DAVISON fand solche Leprareaktion in einer diffusen Lepromatosis in Südafrika bisher nicht. WINTER erinnert daran, daß in Australien ein klinisch ähnliches Krankheitsbild von MACCALLUM u. a., durch ein neues Mycobacterium hervorgerufen, bekannt wurde. Dieses kann durch entsprechende Untersuchungen von der Lepra abgesondert werden

5. Das „Lazarine" Phänomen bei tuberkuloider Lepra

Wie erwähnt, widmeten PARDO CASTELLÓ und CABALLERO in Cuba 1931 diesen mehr allgemein aufzufassenden Phänomenen ihre Aufmerksamkeit. Der erste von CABALLERO beschriebene Fall wurde von PARDO CASTELLÓ zunächst als phagedenische Ulceration angesehen. Aber V. KLINGMÜLLER diagnostizierte Lepra und fand säurefeste Bakterien in den Nerven.

Bei dem Phänomen handelt es sich (PARDO CASTELLO und PIÑEYO) um einzelstehende Blasen in einem erythematösen Fleck. Sie platzen bald auf, werden tief nekrotisch, wobei die Ulceration Sehnen, Fascien, Muskel und auch Knochen angreift. Histologisch bleibt die Struktur tuberkuloid mit zentraler Nekrose. Bakterien werden sehr zahlreich im nekrotischen Gebiet, aber kaum im umgebenden Gewebe gefunden. Der Lepromintest ist konstant positiv. Die Prozesse bilden sich meistens spontan zurück, offensichtlich nach dem Abstoßen des bakterienreichen, eitrig-nekrotischen Materials. Atrophische anaesthetische Narben blieben bei 2 Patienten ohne Zeichen weiterer aktiver Lepra lange Zeit zu erkennen. Übertragungsversuche auf Meerschweinchen verliefen negativ.

PARDO CASTELLO und PIÑEYO sehen keinerlei Anlaß, einen besonderen lazarinen Typ der Lepra anzuerkennen, sondern sie betonen ausdrücklich, daß dieses bullöse oder lazarine Phänomen bei beiden „polaren" Typen beobachtet werden könne. 1935 berichtete RODRIGUEZ von einem ähnlichen Fall mit tuberkuloider Struktur auf den Philippinen, RYRIE und RODRIGUEZ und WADE von ähnlichen bullösen tuberkuloiden Reaktionen, die aber nicht ganz so monosymptomatisch verliefen. Nach FLOCH und DESTOMBES bleibt indessen der Gebrauch des Wortes „lazarin" unklar, der historisch zuerst von LUCIO angewandt wurde und daher aus Prioritätsgründen eher zum Lucio-Phänomen passe. Zur Vermeidung von Irrtümern sollte der Ausdruck „lazarin" ganz aufgegeben werden. Einfacher bleibt es, beide Erscheinungsbilder, die diffuse Lucio-Lepra und das lazarine Phänomen als jeweilige ulcerative Krankheitsbilder der lepromatösen und der tuberkuloiden Lepra anzusehen.

Im allgemeinen scheint man dazu zu neigen, in ihnen besondere Arten einer Leprareaktion zu sehen. Die diffuse lepromatöse Fleckenlepra ist dann eine besondere volks- oder rassengebundene primär so beginnende Leprareaktion der leprösen Lepra. Das lazarine Phänomen bedarf noch spezieller Abgrenzungen von der Australischen Krankheit, die sich möglicherweise auf eine tuberkuloide Leprareaktion aufgepfropft haben könnte.

6. Lazarine Lepra von Lucio

Der Begriff der „lazarinen Lepra" wurde erstmals 1852 von RAFAEL LUCIO und ALVARADO (der Artikel ist von GONZALEZ URENA nachgedruckt) in Mexiko gebraucht, um eine gegenüber den anderen Formen nodulärer oder anaesthetischer Art unterschiedliche Verlaufsform zu kennzeichnen. Diese auch mit „manchada" (Flecken) charakterisierte Form entwickelt sich auf einer diffusen lepromatösen Lepra mit Eruptionen roter, schmerzhafter Flecken innerhalb von 15 Tagen, hauptsächlich auf den Extremitäten, in fortgeschrittenen Formen weit disseminiert. Zunächst zeigen sich flache Maculae, die bald infiltrieren, aber niemals Knoten bilden. Das Zentrum wird dunkel und bedeckt sich mit einer schmalen, dünnen, trockenen Kruste oder in entzündlichen Herden treten Hämorrhagien mit schlaffen Blasen auf. Platzen diese, so hinterlassen sie tiefe Ulcerationen mit unregelmäßigem Rande, umgeben von einer Entzündungszone.

Zum Krankheitsbild gehören noch: Rhinitis, Alopecia der Augenbrauen, Wimpern und Körperhaare; dann Störungen im Verdauungs- und Respirationstrakt und schließlich auch im Kreislauf. Die Prognose ist schlecht, der Tod tritt früher als bei anderen Krankheitsformen auf.

Über PONCET, der in Mexiko tätig war, wurden LUCIOS Arbeiten in Europa bekannt und von LELOIR, SOUZAN und JANSELME erwähnt. V. KLINGMÜLLER hatte 1930 einen kurzen Hinweis gegeben und eine gewisse Unterscheidung zum Pemphigus leprosus vermerkt.

Trotz dieser guten Beschreibung von LUCIO und ALVARADO war diese Krankheitsform allmählich in Vergessenheit geraten (u.a. T. A. FURTADO). Vielleicht hatten hierzu Veröffentlichungen von ZAMBACO-TACHÁ (1897), PARDO-CASTELLO und CABELLERO (1931) und PINEYO, RODRIGUEZ und WADE über „lazarine Lepra" beigetragen, die dazu eine gewisse Verwirrung bereiteten.

PARDO-CASTELLO beschrieb eine besondere monosymptomatische Form, die RODRIGUEZ wegen eines schnelleren Verlaufes interessierte: Auf erythematösen Flecken entwickelten sich Blasen und Pusteln, denen nach Aufplatzen Ulcerationen mit tiefen Nekrosen bei einem hämorrhagischen Charakter folgten. Dabei war eine typische *tuberkuloide* Struktur bemerkenswert mit großer Zahl von Bakterien im zentralen nekrotischen Bereich. Zunächst wurden diese Ulcerationen als phagadenische Ulcerationen angesehen, aber V. KLINGMÜLLER diagnostizierte Lepra und fand, wie oben schon erwähnt, in vorgelegten Präparaten säurefeste Bakterien in den Nerven. Die Nekrosen griffen bald Sehnen, Fascien, Muskel und Knochen an. Der Lepromintest blieb konstant positiv. Die Prozesse bildeten sich meist spontan zurück, offensichtlich nach Abstoßen des bakterienreichen eitrignekrotischen Materials. Übertragungsversuche auf Meerschweinchen verliefen negativ. Atrophische anaesthetische Narben blieben bei 2 Patienten ohne Zeichen weiterer aktiver Lepra lange Zeit zu erkennen.

In Lateinamerika waren im übrigen solche Blasennekrosenbildungen als vejigón blanco und negro bekannt (BARRERA und PENA CHAVARRIA). Nicht ganz so monosymptomatisch verliefen Fälle von RYRIE, RODRIGUEZ und WADE.

Seit 1938 hatte nun LATAPI u. Mitarb. in Mexiko vermehrt die Fleckenlepra von LUCIO beobachtet und eine Abgrenzung zu anderen Formen herausgestellt: Zunächst handelt es sich um morphologisch und klinisch diffuse, generalisierte *lepromatöse* Infiltration in der Cutis, ohne jegliche nodösen Herde, besonders im Gesicht und auf den Extremitäten. Diese Veränderungen sind anfangs succulent und myxödematös, später atrophisch und ichthyosiform. Auf dieser diffusen Lepromatosis entwickeln sich episodenhaft rote, schmerzhafte Flecken mit bald blasigen hämorrhagischen ulcerierenden Prozessen.

LATAPI gebührt zweifellos der Verdienst, diese Form gleichsam wiederentdeckt zu haben, die er dann mit „Lucio-Phänomen" bezeichnete. In Analogie zum Erythema multiforme oder nodosum gebraucht er auch den Begriff „Erythema necrotisans" (besser: necroticans).

Histologisch findet sich reine lepromatöse Lepra mit diffuser Ausbreitung des Granuloms aus Virchow-Zellen. Die Hornschicht ist verdickt und locker, das Stratum spinosum ödematös. Auch in der Dermis findet sich Ödem mit perivasculärem Infiltrat von schaumigen Makrophagen. Die Gefäße weisen zunehmende Veränderungen mit Thrombosen auf (LATAPI und CHEVEZ). Die Blasenbildung setzt mit einer Nekrobiose der Malpighi-Schicht durch Verflüssigung einzelner Zellen ein oder es bildet sich eine trockene Nekrose ohne Blasenbildung. Darauf stellt sich eine nekrotisierende Vascularitis, besonders als Arteriolitis mit Verschluß durch Endothelproliferation, ein. Histologische Untersuchungen führten MARTINEZ BAEZ, dann FRENKEN, FASAL und KAMP, LEIKER u. FRENKEN durch. Sie sahen im mittleren und tieferen Corium eine allergische Vasculitis mit fibrinoidem Material in den Gefäßen, also Veränderungen, die durchaus der „allergischen Vasculitis" RUITERs identisch sind. Aus diesen Gründen hat LATAPIs Meinung mehr Gewicht, daß einem anderen Erreger neben dem Leprabacterium eine wichtige Rolle in der Entstehung des Lucio-Phänomens beizumessen ist, obgleich dieser nicht direkt der Grund für die Vasculitis sein könne. LATAPI denkt an eine synergische Sensibilität auf Leprabakterien und andere Mikroorganismen, evtl. aus einem Focus einer Sekundärinfektion. Bemerkenswert ist immerhin die Besserung der beiden Fälle von KAMP u. Mitarb. auf antibiotische Behandlung.

In diesem Zusammenhang sind noch zu berücksichtigen die nekrotisierenden Reaktionen, wie sie sonst bei der lepromatösen Lepra auftreten können, worüber WATERS u. RIDLEY berichteten, und was wir bei 2 eigenen Kranken gesehen haben. Diese Reaktionen sollten indessen vom Lucio-Phänomen abgegrenzt werden.

Es mögen noch Beobachtungen von MOSCHELLA (6 Fälle) und MERCAU u. Mitarb. angeführt werden, die jedoch besagen, daß das Lucio-Phänomen nicht nur bei diffusen, sondern auch bei knotigen lepromatösen Leprakranken auftrete.

Gute Abbildungen zu diesen Störungen finden sich in der Übersichtsarbeit von LATAPI in Minerva Dermatol. *34*, 271—278 (1959), deren Titel „Lepromatosis difusa" heißt. Im übrigen kennzeichnet LATAPI dies Krankheitsbild als „reine diffuse Lepromatosis mit Ausbruch multipler nekrotisierender Vascularitis".

Der Lepromintest verhält sich entsprechend dem Grund der Krankheit negativ. Interessant ist die zitierte Beobachtung von MEDINA (zit. nach LATAPI), daß im Injektionsbereich des Lepromins des Lucio-Phänomen nach 4—6 Std bis zu 2 Tagen wiederholt wird.

Das Lucio-Phänomen wird durch therapeutische Maßnahmen, wie antisyphilitische (Arsen-)Behandlung, Jodide, Toxide und besonders Chaulmoograöl verschlimmert. Dagegen weist die Sulfonbehandlung gute Erfolge auf.

Weitere Berichte von GONZALEZ URENA, ESCALONA, MARTINEZ BAEZ runden das klinische Bild ab. GONZALEZ CHAVEZ fand die klassischen Luesreaktionen stark positiv. Die Prognose ist nicht günstig. Das ganze Syndrom kann sich über 6—8 Jahre erstrecken.

Während die ersten und häufigsten Beschreibungen in Mexiko und Costa Rica ROMERO u. Mitarb. zu verdanken sind, schlossen sich bald Mitteilungen aus Kalifornien bei einem Mexikaner (OBERMAYER), Hawaii (ARNOLD jr.), Französisch Guayana (FLOCH und DESTOMBES), Brasilien (FERNANDEZ, FURTADO), Argentinien (FIOL und JONQUIERES. BOSQ u. WOSCOFF), Spanien (GOMEZ ORBANEJA), Peru (MONTOYA FERNANDEZ) an. ROMERO u. Mitarb. berichteten, daß es in Costa Rica 70% der lepromatösen Leprapatienten gebe, von denen 44,8% an der Lucio-Form leiden. DAVIDSON hatte Ähnliches in Südafrika und DHARMENDRA in Indien nicht gesehen. Aber KHANOLKAR und neuerdings JOB und GAULT haben ein ähnliches Krankheitsbild in Südindien als bullösen Typ der Leprareaktion beschrieben. Sicherlich wird die diffuse Lepra häufig verkannt und erst bemerkt, wenn die Augenbrauen als erstes eindeutigeres Symptom verlorengehen.

Immerhin bleibt das eigentümlich vermehrte Vorkommen dieser Krankheitsform in Mittelamerika recht bemerkenswert, besonders im Nordwesten von Mexiko (O. RODRIGUEZ).

WINTER erinnert daran, daß in Australien ein klinisch ähnliches, mit tiefen hämorrhagischen Nekrosen einhergehendes Krankheitsbild nach MACCOLLUM u. Mitarb. durch das Mycobacterium hervorgerufen wird.

Nun hatte PARDO-COSTELLO, RODRIGUEZ und WADE, jetzt auch JOB und GAULT, bald darauf hingewiesen, daß es sich bei den von ihnen beschriebenen Krankheitsformen, die ja dem tuberkuloiden Typ zugehörten, um eine eigentümliche Reaktion handele. die sowohl bei tuberkuloiden wie lepromatösen Typen vorkommen könne. Es handele sich also nicht um einen weiteren neuen Krankheitstyp, die lazarine Lepra habe keine getrennte Entität, sondern sei nur eine besondere Krankheitsphase.

Diese Verquickung offensichtlich gleicher, episodenhafter Krankheitssymptome bei den grundsätzlich verschieden aufgefaßten polaren Lepratypen hatte in der Deutung erhebliche Verwirrung bereitet. So hatte sich FLOCH und DESTOMBES dafür eingesetzt, das Wort „lazarin", das eigentlich unklar bleibt, nur der bullösen akuten Reaktion der tuberkuloiden Lepra vorzubehalten, während er — ähnlich wie WADE — „Lucio-Phänomen" für die Reaktionen bei diffuser Lepromatosis LATAPIs verwendet. Allerdings hatte schon LUCIO „lazarin" benutzt, weswegen es aus Prioritätsgründen zu dem häufig auch benannten „lazarine Lepra von LUCIO" passe. Auch ARNOLD jr. meint, daß „lazarine Form" nur Konfusion bringe.

Mir scheinen diese gegensätzlichen verschiedenen Auffassungen, also die engere Begrenzung nur auf die diffuse lepromatöse Lepromatosis von LATAPI und die erweiterte Charakterisierung von Schüben bullös-hämorrhagischer Nekrosen bei tuberkuloiden wie lepromatösen Lepratypen nach PARDO-COSTELLO oder JOB und GAULT, eine Erklärung und Verbindung im Sanarelli-Shwartzman-Phänomen zu finden.

Schon LATAPI hatte darauf hingewiesen, daß das Krankheitsbild diesem Sanarelli-Shwartzman-Phänomen gleiche, was später auch von RODRIGUEZ DE SOUZA erwähnt wurde. Eigene Fälle von Sanarelli-Shwartzman-Phänomen erinnerten mich nach der Literaturkenntnis sehr an das Lucio-Phänomen, weswegen ich eine Synthese beider Auffassungen für diskutabel halte.

Beim Sanarelli-Shwartzman-Phänomen (siehe u.a. bei SCHUERMANN) handelt es sich um schnelles Auftreten von Hämorrhagien mit folgender Nekrose. Während das Sanarelli-Phänomen intravenös präpariert und provoziert, generalisiert auf mehrere Organe gerichtet ist, wird nach SHWARTZMAN durch Injektion in ein Organ (Haut usw.) präpariert und intravenös provoziert. Man braucht also zwei NOXEN:

1. eine „Präparation" in einem Gewebsbezirk und
2. eine „Provokation" durch eine Noxe, die über die Blutbahn an das präparierte Gewebe herangeführt wird.

Es handelt sich nicht um eine allergische Reaktion im Sinne spezifischer Antigen-Antikörperreaktion. Sondern diese Umstimmung ist unspezifisch, zeitlich begrenzt. Blutungen sind dabei offensichtlich obligat. Das Phänomen ist auch nicht identisch mit infektionsallergischer Sensibilisierung.

Diese von SCHUERMANN gegebene kurze Übersicht scheint besonders geeignet, das zunächst eigentümliche Auftreten offensichtlich gleicher Phänomene bei den immunologisch so unterschiedlichen polaren Lepratypen zu erklären, da allergische Probleme keine besondere Rolle spielen.

Als präparierende erste Noxen gelten allgemein Pyodermien (PROPPE, RICHTER) oder nach LATAPI Foci, während die Provokation durch die diffuse Lepra gegeben sein könnte. Indessen wäre auch die umgekehrte Folge möglich.

Sollten diese aus der Klinik und Experiment kommenden theoretischen Überlegungen zutreffen, so wären die nun ohne Schwierigkeit als „lazarine Lepra von LUCIO" — also unter Verwendung beider Begriffe „lazarin" und „LUCIO" — zu bezeichnenden episodenhaften Phänomene weder als besonderer Typ, noch Form der Lepra anzusehen, sondern tatsächlich nur eine *bestimmte Komplikation im Verlauf vornehmlich diffuser lepromatöser wie auch tuberkuloider Lepra* anzusehen.

Um jedoch diese Vorstellungen genügend bekräftigen zu können, müssen weitere klinische Beobachtungen abgewartet werden. Vorerst mag es manchem übersichtlicher und klarer erscheinen, im Lucio-Phänomen lediglich eine bullös-hämorrhagisch-nekrotische Verlaufsform bei diffuser Lepra zu verstehen.

M. Die dimorphe Lepra
(Grenzlepra, borderline Leprosy, intermediäre oder interpolare Lepra)

ARNING und NONNE berichteten 1893 über ein besonderes „tubero-maculares" Bild der Lepra nach typischen Bildern, die als besonderer Typ der Krankheit von WADE mit RODRIGUEZ unter der Bezeichnung „borderline tuberkuloid Leprosy" bekannt wurden. Kurz darauf beschrieb COCHRANE eine gleiche Veränderung unter der Bezeichnung „intermediate", was leider zu gewissen Verwechslungen mit „indeterminate" führte. Andere beschrieben diese Veränderungen als „atypisch" (LOWE) und „dimorph" (KHANOLKAR und COCHRANE, später: DESTOMBES u. Mitarb., KOSOLAPKINA u. Mitarb., CONSIGLI, SAUL). Im portugiesischen Sprachbereich findet sich die Bezeichnung „Limitante", im spanischen „Limitrofe", dann fronteirico, N ? C (CN ? L) und im englischen weiterhin dimorphous.

Die Anerkennung der dimorphen Lepra macht nun bis heute in ihrer Abgrenzung von den polaren Seiten große Schwierigkeiten, weil die verschiedenen Autoren jeweils aus recht unterschiedlicher Sicht Beschreibungen geben, die dazu noch allerhand Zwischenstufen reaktioneller Zustände berücksichtigen wollen. Das hat zu den vielen Bezeichnungen beigetragen, die je nach Auffassung evtl. hartnäckig benutzt werden. Unsere eigene Meinung geht dahin, daß bisher WADE die klarsten Berichte und Definitionen gebracht hat, was nicht ausschließen soll, die Vielgestaltigkeit von Übergangssituationen mit zu berücksichtigen oder zu beachten. Gerade in der Frage nach der klinischen Existenz dieser Lepraform läßt sich erkennen, wie variationsreich die Lepra selbst ist. Darin übertrifft sie wohl alle sonst bekannten Dermatosen, deren nosologische Entitäten einigermaßen umrissen scheinen. Es drückt sich aber weiter hierin die große klinische Arbeit der Leprologen in den vergangenen 30 Jahren aus, die nun erst das gesamte Krankheitsbild weiter umgreifen läßt.

In der Schilderung dieser Zusammenhänge bleibt es nicht aus, verschiedene Wege zu verfolgen, die bei grober Betrachtung eine gewisse Unordnung der Anschauungen erkennen lassen. Da jedoch das Konzept oder die Abgrenzung der

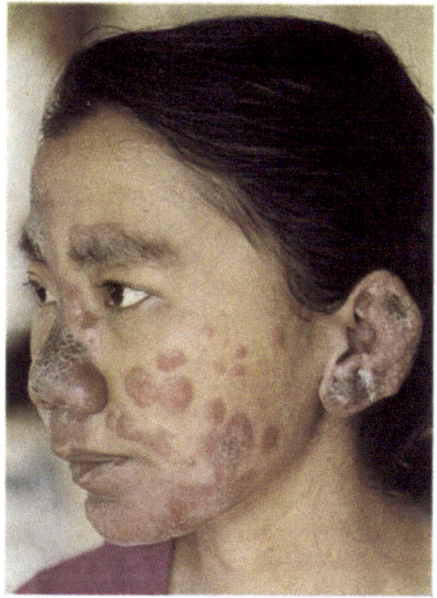

Abb. 76. Dimorphe Lepra (borderline Leprosy) bei Philippinin. Asymmetrische, relativ scharf begrenzte, erhaben infiltrierte Erytheme mit Schuppenbildung bei Fieber. Die Augenbrauen sind erhalten

Grenzlepra — wie es GAY PRIETO sagt — noch nicht abgeschlossen ist, wäre es voreilig, die Gegebenheiten zu apodiktisch zu behandeln.

Die Übertragung der Begriffe ins Deutsche macht einige Schwierigkeiten. Ich zog ,,Grenzlepra" vor, um ein kurzes, einprägsames Wort vor Augen zu haben, das darüber hinaus der Formulierung ,,borderline" WADEs am nächsten kommt. Natürlich sind verschiedene Einwände gebracht worden. So handelt es sich nicht um eine Grenze, eher bietet ,,*Grenzsituation*" *zwischen den polaren Typen* eine Brücke. Es mag daher der Einfachheit halber gestattet sein, weiter ,,Grenzlepra" zu verwenden, was dem Begriff ,,borderline Leprosy" gleichgesetzt werden möchte, wenn ich heute auch lieber aus histologischer Sicht die Bezeichnung ,,*dimorphe Lepra*" vorziehe. Jedoch sei gleich erwähnt, daß hierin keine Einigkeit besteht, worauf z.B. JONQUIERES aufmerksam gemacht hat.

Diese Grenzlepra hat besonders von südamerikanischen Leprologen ausgehend stärkeres Interesse gefunden. Sie wird neuerdings immer mehr diskutiert und gerade in dem Verlauf reaktiver Abläufe der Lepra häufiger beobachtet, worüber ich mich im Tala-Leprosarium bei Manila durch IGNACIO und Eversly-Child-Sanitarium auf Cebu durch TOLENTINO und GUINTO überzeugen konnte (Abb. 76).

Bevor die einzelnen Berichte behandelt werden, ist es angebracht, die international vereinbarten Definitionen über diese Krankheitsformen voranzustellen. Sie sollen in den danach zu schildernden Beobachtungen und speziellen Untersuchungen einen gewissen roten Faden geben; denn es bleibt im Studium dieser Form nicht aus, eine ziemliche Unruhe, teilweise Unklarheit durch vielerlei Widersprüche vorzufinden, wie es die Vielgestaltigkeit der Grenzlepra mit sich bringt. Auch lassen sich Wiederholungen schon besprochener Befunde und Ansichten nicht vermeiden.

1. Internationale Definition der dimorphen Lepra

Die allgemeinen Kennzeichen wurden auf dem VI. Internationalen Kongreß in Madrid 1953 folgendermaßen zusammengefaßt und auch 1958 in Tokyo nicht geändert.

Unter der borderline, dimorphen Gruppe (B), also der von uns verdeutschten „Grenzlepra", ist folgendes zu verstehen:

Es handelt sich um eine maligne, sehr unstabile Form, die fast immer stark positiv auf bakterielle Untersuchungen ist. Die Leprominreaktion ist allgemein negativ. Solche Zustände entstehen aus tuberkuloidem Typ als Resultat wiederholter Reaktionen. Manchmal entwickelt sie sich aus lepromatösem Typ. Die Nasenschleimhaut bleibt oft bakteriologisch negativ, wenn die Hautprozesse auch stark positiv sein können.

Als Hautprozesse sieht man gewöhnlich Plaques, Bänder oder Noduli in einer regionalen Verteilung, ähnlich der lepromatösen Lepra, aber sie sind deutlich asymmetrisch. Die Ohrläppchen zeigen Erscheinungen lepromatöser Infiltrationen. Die Herde sind häufig weich oder succulent und sie breiten sich vom Zentrum peripher aus, zeigen aber keine scharfe Begrenzung nach außen wie bei tuberkuloidem Typ. Sie werden daher irrtümlicherweise leicht für lepromatöse Leprome gehalten. Die Oberflächen der Herde sind allgemein glatt, glänzend, violett, manchmal in dünner Haut mit braun-sepiafarbenem Hintergrund.

Auf dem Internationalen Kongreß in Rio de Janeiro 1963 wurde die Grenzlepra in einem Rundgespräch folgendermaßen skizziert (s. auch AZULAY):

Präambel

Die klinische und histologische Manifestation der Lepra wird durch die Resistenz des Individuums auf die Infektion bestimmt. Hohe Resistenz führt zum tuberkuloiden Bild und niedrige oder fehlende Resistenz zum lepromatösen. Diese beiden Typen geben die beiden Pole der Lepra (oder die beiden polaren Typen, welche allgemein für stabil gelten). Zwischen diesen zwei „Polen" finden sich die Patienten, deren Resistenz dazwischen liegt und unstabil ist.

Definition der Grenzlepra

Man stimmt mit den Feststellungen, wie sie auf dem Kongreß in Madrid getroffen wurden, überein, die borderline (dimorphe; intermediate; bipolare) Gruppe als eine Varietät von Fällen zwischen dem tuberkuloiden und lepromatösen Typ aufzufassen. (CONTRERAS, PUCHOL und IMAEDA lehnen allerdings die Wörter „dimorph" und „bipolar" ab.) Man ist der Meinung, daß die Stellung jeden borderline-Falles im Spektrum zwischen tuberkuloider und lepromatöser Lepra von den Beziehungen des Wirtes zum Parasiten abhängt, oder mit anderen Worten von der Resistenz des Patienten auf die Infektion.

Beginn und Entwicklung

Die Grenzlepra kann als Grenzlepra beginnen oder sie mag sich aus der unbestimmten (indeterminate) Gruppe entwickeln, seltener vom tuberkuloiden Typ oder vom lepromatösen unter der Behandlung. Diese Entwicklung kann akut oder mehr schrittweise eintreten. Es wird allgemein angenommen, daß es eine unstabile Lepraform ist. Wenn auch einige Fälle immer borderline bleiben, so bewegen sich andere gegen den lepromatösen oder gegen den tuberkuloiden „Pol" des Spektrums.

Klinische Beschreibung

Die Frage der Resistenz ist grundlegend. Einige Kranke nehmen eine Stellung näher am tuberkuloiden „Pol" des Spektrums ein, einige näher am lepromatösen. Andere bleiben dazwischen. Dann findet sich eine ziemliche Variation der klinischen Erscheinungen. Nur einige klinische Gesichtspunkte seien hervorgehoben. Einmal sieht man ovale oder kreisförmige Herde normaler oder hypochromer Haut, gelegentlich atrophisch, die von einem Band erhabener Hautprozesse verschiedener Weite und unregelmäßiger Gestalt umgeben sind. Die Begrenzung nach innen zum zentralen Kreisherd ist scharf, wodurch der Prozeß ausgestanzt oder wie Schweizer Käse aussieht. Die Begrenzung nach außen ist dagegen langsam abfallend in die normale Haut. Solche Efflorescenzen wechseln in Anzahl, Größe und Lokalisation. Sie können verschieden starke Anaesthesie aufweisen. Die Plaques ahmen die der tuberkuloiden und lepromatösen Lepra nach, können gut oder auch unscharf begrenzt sein. Sie sind häufig succulent und glänzend. Ihre Farbe ist ziemlich auffällig. Die Hautprozesse sind gewöhnlich asymmetrisch verteilt, die Ohrläppchen sind oft mitbefallen, häufig einseitig. Ödeme können an den Extremitäten auftreten. Eine Beteiligung der peripheren Nerven kann vorhanden sein. Dadurch kommt es zu verstärkten Gefühlsstörungen an den Extremitäten mit oder ohne tastbarer Verdickung der befallenen Nerven. Eine Muskelschwäche kann vorhanden sein, mit oder ohne direkten Befall der Muskulatur.

Bakteriologie

Die Efflorescenzen sind gewöhnlich bakteriologisch positiv, deren Grad der Positivität hängt weitgehend von der Stellung des Falles im obengenannten Spektrum ab. Globi kommen nur selten vor oder fehlen gänzlich. Die Nasenschleimhaut ist negativ.

Histologie

Wie der bakteriologische Befund, so hängt auch das histologische Bild von der Stellung des Falles im Spektrum ab. Es findet sich eine unvollständige und locker gepackte tuberkuloide Struktur, deren Hauptanteil epitheloide Zellen sind. Meist besteht eine deutliche, aber schmale subepidermale Zone. Dann gibt es nicht vollständig entwickelte, lepromatöse Strukturen mit ziemlicher Anzahl von Histiocyten. Hiervon enthalten viele Lipide. Die Zellen sind dann vacuolisiert. Im Gegensatz zur lepromatösen Lepra finden sich unterschiedliche Stärke einer cellulären Infiltration an den cutanen Nerven.

Immunologie

Der Lepromintest (MITSUDA) ist im allgemeinen negativ, wenn er jedoch positiv ist, so niemals sehr stark. Er wechselt zwischen negativ und schwach positiv während des Krankheitsverlaufes („oscillatorisches Phänomen") hin und her.

Prognose und Verhalten auf die Behandlung

Die Prognose ist günstiger als bei lepromatöser Lepra. Der Behandlungseffekt setzt schneller ein.

Soweit die sog. offiziellen Berichte.

Wenden wir uns nunmehr den einzelnen Arbeiten zu.

WADE führte einige wesentliche Züge an, die man beachten soll:

1. Gewöhnlich entwickelt sich diese Form bei tuberkuloiden Patienten nach wiederholten schweren Reaktionen, die die Resistenz der Kranken niederbricht, so daß sie nicht mehr zum ursprünglichen tuberkuloiden Status zurückkehren, sondern eine Kombination tuberkuloiden und lepromatösen Charakters annehmen.

2. Obgleich diese Form durch Reaktionen hervorgerufen wird, ist sie selbst keine Reaktion, sondern dieser Zustand, der nach abklingenden akuten Reaktionen andauert, ist typisch und wesentlich. Den Prozessen der Haut fehlt die Möglichkeit, in ihren vorhergehenden Zustand zurückzufallen.

3. Diese Grenzfälle werden wegen ihrer malignen Erscheinungsform, ihrem unregelmäßig positiven Bakteriengehalt und ihrer häufigen negativen Lepromintests oft als lepromatös gedeutet. Aber sie weisen bei genauerer Betrachtung Stigmen ihres ursprünglich tuberkuloiden Zustandes, besonders eine *deutliche Asymmetrie* der Herde auf. Auch histologisch zeigen die Herde ausgesprochene Abweichungen vom lepromatösen Typ auf.

4. Früher oder später können diese Veränderungen in lepromatöser Richtung weiterschreiten.

5. Diese Patienten behalten potentiell oder latent einen gewissen Resistenzgrad — wie er vordem vorhanden war. Infolgedessen sprechen sie besser auf die Behandlung an als diejenigen, die vom Beginn an lepromatös waren.

6. Diese Form schließt nicht die unbestimmte (indeterminate) oder beginnenden Leprafälle ein.

Im Frühstadium dieses Krankheitstyps kommt es nach KHANOLKAR und COCHRANE zur „dimorphen" Macula, die von der tuberkuloiden und lepromatösen Makel abzutrennen wäre. Sie ist verhältnismäßig groß, hypopigmentiert, häufig an den Extremitäten gelegen. Sie ist gewöhnlich anaesthetisch auf Berührung und Temperatur. Neben dem Hauptherd treten Satellitenherde auf. Der Rand ist verschieden scharf begrenzt. Nach einiger Zeit treten andere am Rücken und Stamm in einer Verteilung wie bei lepromatösen Maculae auf. Die neuen Herde sind klein mit verwaschenen Rändern. Die Herdoberfläche ist rauh oder auch runzelig.

Bakterien können gelegentlich, besser mit einem Anreicherungsverfahren nachgewiesen werden. Häufig durchlaufen diese Flecke eine bakterienpositive Phase und dann finden sich viele, was mit einfachen Routinemethoden feststellbar ist.

Alle Patienten mit solchen Herden weisen variable Lepromintests auf, niemals stark positiv, meistens schwach positiv bis negativ oder umgekehrt.

Histologisch finden sich mäßig bis intensive, exsudative, entzündliche Reaktionen in der Dermis. Diese Infiltrate drängen die Epidermis nicht nach außen und lassen gewöhnlich die Papillarschicht frei. Sie sind aus runden und histiocytären Zellen, gelegentlich aus Klumpen von epitheloiden Zellen zusammengesetzt, sitzen in der Nähe von Hautanhangsgebilden. Im Längsschnitt findet sich am Nerven lepromatöser Aufbau mit vielen Bakterien. Zwischen den Nervenfasern gibt es ein Rundzelleninfiltrat, manchmal auch typische Epitheloide. Lassen sich Bakterien im Nerven finden, so sind sie wie bei lepromatöser Macula gelagert, also einzeln eher als in Haufen oder Globi.

Diese „dimorphe" Macula ist — worauf KHANOLKAR und COCHRANE besonders hinweisen — viel häufiger anzutreffen, als sie ursprünglich annahmen, was wohl für die ganze Welt gelten dürfte. Der phasenhafte Bakterienanstieg ist sicherlich von wesentlicher epidemiologischer Bedeutung, also auch für die Übertragungsmöglichkeit der Krankheit.

Über die Weiterentwicklung solcher mit „dimorpher" Macula behafteten Patienten weiß man noch wenig. Es ist durchaus möglich, daß sie in die ausgeprägteren Formen der Grenzlepra übergehen können. Jedoch findet sich hierzu noch keine eindeutige Beschreibung, was bei der verhältnismäßig kurzen Zeit ihrer Kenntnis nicht verwundern sollte.

In den ersten Beschreibungen wurde darauf hingewiesen, daß die Herde der Grenzlepra den Reaktionsformen tuberkuloider Lepra sehr ähnlich sein können. Aber sie sind infiltrierter, dabei typisch succulent im Sinne einer weichen Infiltration. Der Herdrand ist nicht so scharf wie bei gewöhnlichem tuberkuloiden Typ, sondern flacht sich langsam in normales Hautniveau ab, etwa wie bei lepromatösen Infiltrationen. ALONSO und AZULAY fanden die Infiltrationen dazu so ausgedehnt, daß es zum Ödem an Händen und Füßen kam. Schon rein klinisch ist es möglich, das Nebeneinander tuberkuloider und lepromatöser Efflorescenzen zu beobachten.

WADE fand am ehemaligen Sitz von größeren tuberkuloiden Herden eine zentrale Abflachung ohne neuere Beteiligung. Unmittelbar anschließend an solche zentrale „Immunitätszone" findet sich eine verhältnismäßig scharfe Erhebung, im Gegensatz zu dem mehr diffusen Auslauf dieser ringförmigen elevierten Prozesse. Damit erinnern die ganzen Veränderungen etwas an tuberkuloide Reaktionen, aber immer finden sich gänzlich gegensätzliche Charakteristika. Neuerdings gaben ALONSO und AZULAY hierzu gute Beispiele. Die Nasenschleimhaut kann ulcerieren, was kaum bei tuberkuloider, aber gewöhnlich bei lepromatöser Lepra vorzufinden ist. Gelegentlich stellen sich auch Ulcerationen an der Haut ein (s. weiter unten).

DHARMENDRA und CHATTERJI schließen sich dieser Beschreibung an, beziehen sich im übrigen weitgehend auf die Darstellung von WADE (1952). Diese entsprechen dann den oben wiedergegebenen Bildern von ALONSO und AZULAY.

Die Variationen dieser ganzen Gruppe sind im übrigen so vielgestaltig, daß eine allgemeingültige Beschreibung noch schwer fällt. Die Variabilität rührt verständlicherweise aus der grundsätzlichen „Grenzsituation" der Form her, die mehr oder weniger zwischen tuberkuloid und lepromatös, wie JONQUIERES sagt, gelegentlich ping-pongartig hin- und herpendelt.

So möchten einige 2 Variationen annehmen, von denen die eine mehr auf tuberkuloider, die andere mehr auf lepromatöser Seite gelegen ist. Für den praktischen Gebrauch trennt daher LEIKER die dimorphe Lepra in eine tuberkuloide und lepromatöse Abart.

2. Die tuberkuloide Grenzlepra

Die tuberkuloide Grenzlepra ist im Spektrum nach der niederresistenten tuberkuloiden Form in Richtung auf lepromatös zu suchen. Diese Form neigt zur spontanen Heilung, allerdings langsam und häufig erst nach Verschlimmerungsphasen. LEIKER meint, daß sie nie lepromatös würde. Die Leprominreaktion ist schwächer positiv. Bakterien finden sich, aber keine Globi. Nach Besserung der Hautprozesse bleiben die Bakterien in Nerven nachweisbar. Diese Herde sind zahlreich und besonders am Stamm teilweise symmetrisch. Hypopigmentierungen, Haarverlust, Schweiß- und Sensibilitätsstörungen sind wenig ausgeprägt. Die Herdoberfläche ist kaum papulös. Zentrale Abheilung fehlt, wenn auch eine gewisse Rückbildung beobachtet wird. Die Zone größter Aktivität findet sich zwischen Rand und Zentrum und dann zeigt sich ein leicht hypopigmentierter Hof um den Herd (Abb. 77). Gelegentlich bleiben abgeheilte erste Efflorescenzen später „immun".

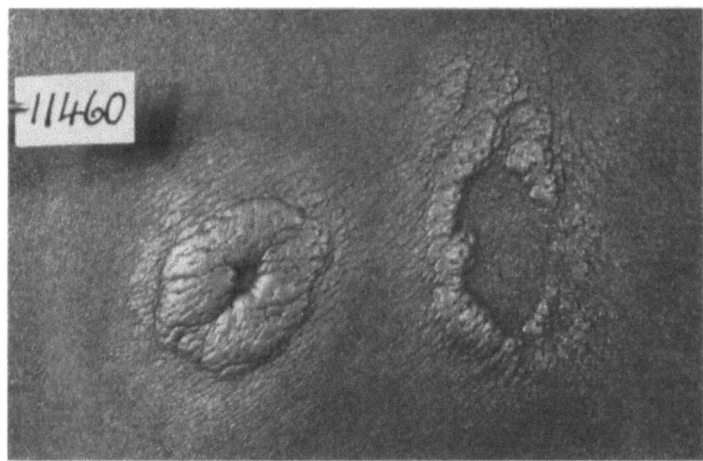

Abb. 77. Dimorphe Entwicklung mit erhabenen infiltrierten Rändern an abgeheilten tuberkuloiden Lepraherden. Beobachtung Dr. KOOIJ

3. Die lepromatöse Grenzlepra

Die lepromatöse Grenzlepra weist gegenüber der reinen lepromatösen Lepra eine deutlichere Ausprägung auf. Das gilt für die Pigmentierungsstörung, für die gleichmäßige Erhebung über das Hautniveau. Eine zentrale Rückbildung findet sich nicht. Der Hof ist breit, die Berandung nicht besonders scharf. In reaktiven Zuständen findet sich die größte Aktivität im Zentrum, nach deren Abklingen nunmehr eine zentrale Heilung angedeutet wird. Sogenannte Immunzonen sind weniger als bei tuberkuloider Grenzlepra ausgeprägt. Bakterien sind reichlich nachweisbar, Globi sind ungewöhnlich. Die Leprominreaktion ist zweifelhaft. Nervenprozesse treten in den Hintergrund und entwickeln sich in reaktiven Phasen langsamer. Diese Form weist einen wechselhaften Verlauf auf, ist aber im ganzen progressiv.

Nach LEIKER beginnt die lepromatöse Lepra mit deutlich sichtbaren hypopigmentierten Maculae, die wohl zunächst unbestimmt ist, aber bald typischen lepromatösen Charakter annimmt. Dabei wird sie zunehmend infiltriert. Schon früh treten reine noduläse Elemente dazu.

Offenbar läßt sich aber ein mehr akutes, oder besser weniger stabiles Bild herausstellen, das eher lepromatösen Infiltrationen als tuberkuloiden gleicht und aus tuberkuloiden Rückfällen nach weitgehender Abheilung entsteht (ausführliche Literatur bei WADE, 1952). Diese entsprechen dann den Formen von ALONSO und AZULAY. Diese Formen reagieren gut auf die Behandlung und verschwinden auch spontan. Teilweise entwickeln sie zuerst bullöse und ulcerative Herde, die dann der lazarinen Lepra entsprechen. Ob man hierin eine reaktive Phase der Grenzlepra sehen kann, ist noch nicht sicher. Die mehr chronische Form, die gewöhnlich aber nicht notwendig aus wiederholten Reaktionen entsteht, ist im ganzen ausgedehnter, stabiler und andauernder. Die Herde sind bizarrer, variabler und weniger leicht von lepromatösen Herden zu unterscheiden. Wesentliches klinisches Unterscheidungsmerkmal ist die erwähnte Asymmetrie, die auch LOWE 1938 aufmerken ließ: Verdächtig für Grenzlepra ist einseitiger lepromatöser Befall eines

Ohres, während das andere normal oder nur gering befallen wird. In solcher Situation ist genauere Untersuchung einschließlich Probeexcision notwendig. Meistens finden sich noch Hinweise oder Stigmen für die vorhergehende tuberkuloide Phase. Es treten zusätzlich bei solchen langwierigen Formen polyneuritische Manifestationen auf.

Anaesthesie läßt sich auf den Herden an den Extremitäten oder im Zentrum einiger anderer nachweisen. Die peripheren und cutanen Nerven sind, wie schon erwähnt, teilweise verdickt, jedoch weniger als bei der tuberkuloiden Lepra. Die größeren Nerven weisen unregelmäßige Beteiligung in fortgeschrittenerem Stadium auf. Über einen einzelnen Patienten, der als Syringomyelie fehlgedeutet wurde, berichtete JOPLING. Bei 5 Patienten fanden COCHRANE und KHANOLKAR Gefühllosigkeit ohne andere cutane Manifestationen. An den subcutanen Nerven wurden viele Bakterien gefunden und histologisch war weder rein tuberkuloide noch lepromatöse, sondern „dimorphe" Struktur zu finden. Es gibt wohl wesentlich mehr solcher nur maculöser und polyneuritischer Manifestationen, wie sie sonst vornehmlich bei tuberkuloider, seltener auch bei lepromatöser Lepra zu finden sind. In der Gruppe der polyneuritischen Lepra muß man demnach auch der Grenzlepra eine gewisse monosymptomatische Selbständigkeit zubilligen.

Wichtig wäre noch die Feststellung, daß die Grenzlepra nicht in Erythema nodosum leprosum-Reaktionen übergehe (HALE, MOLESWORTH u. Mitarb.), was im weiteren Verlauf zur Abgrenzung vom lepromatösen Typ diene (JONQUIERES), was indessen von KARAT, JOB und KWITTKEN u. Mitarb. widerlegt erscheint.

Über die Häufigkeit der Grenzlepra nennt JONQUIERES für Buenos Aires von 1948—1963 rund 8% aller Leprösen. CONVIT u. Mitarb. geben für Venezuela 1956 3,2% aller 8872 bekannten Leprafälle an, von denen 100 genau untersucht werden konnten. Als besondere Merkmale weisen sie auf eine „dimorphe" Facies hin mit Infiltrationen auf der Stirn, zwischen den Augenbrauen, auf der Nasenwurzel und dem Kinn, was einem „zerschlagenen" Gesicht ähnlich sei. Die Einzelherde weisen zu 27% einen hypochromen Hof, vielleicht nach Rückbildung, auf. Hypochrome Flecken werden neben aktiven Prozessen bei 61% der Patienten gesehen. Sie variieren an Zahl, Größe, Form und Begrenzung. Damit ist eine Unterscheidung von dem unbestimmten Lepratyp sehr schwierig, zumal hierbei der Lepromintest versagt.

Auf Grund von Beobachtungen im tropischen Regenwald des Kongos gab BROWNE noch nähere Erläuterung. Er verwandte als Bezeichnung „dimorphe maculäre Lepra". Diese Prozesse sind hypopigmentiert, gelbbraun in dunkelbrauner Haut.

Das Ausfallen der Augenbrauen beschrieb GAY PRIETO bei einer Patientin mit dimorpher Lepra, welche histologisch nach PUCHOL einer tuberkuloiden Reaktion entsprach.

Mit dem Rückgang der Herde vermindert sich die Bakterienzahl, aber sie bleiben lange Zeit nachweisbar, im Gegensatz zu der tuberkuloiden Form. Bei neuen Schüben oder Rückfällen nimmt ihre Zahl wieder zu. ALONSO und AZULAY konnten einige Male keine Bakterien nachweisen. Die Bakterien sind offenbar auch stärker granulär gestaltet. Im ganzen ist die Lepra, wie erwähnt, als eine „offene" Krankheitsform (WADE) anzusehen.

Auch der *Lepromintest* ist variabel. Bei einzelnen Patienten wechselt sein Ausfall mit Änderung klinischer Aktivität. Allgemein ist der Test negativ, aber in akuten Phasen findet sich ein positives Ergebnis, das allmählich schwächer oder negativ, mit dem Rückgang der Phase aber, mit neuer Aktivierung, wieder positiv werden kann. ALONSO und AZULAY beobachteten einmal sogar eine Nekrose im

Lepromintest. DE SOUZA LIMA und MAURANA sahen bei 35 Patienten mit Grenzlepra 8 positive Tests.

Zur Entwicklung dieser Grenzform als gewissermaßen eigenständigem Typ innerhalb der Lepra sei noch auf die Zusammenstellung von WADE (1952) verwiesen, der in einem Symposium mit ARNOLD, BADGER, BASOMBRIO, S. N. CHATTERJEE, CHAUSSINAND, COCHRANE, DHARMENDRA, GAY PRIETO und CONTRERAS, LARA, LOWE, RODRIGUEZ, DE SOUZA LIMA und NELSON, DE SOUZA CAMPOS, TIANT, VEGAS und CONVIT, VILANOVA zur Abgrenzung der Besonderheiten Wesentliches beigetragen hat.

Unter dem Eindruck dieser Kenntnisse wurden von WADE folgende Fragen aufgeworfen, die in Zukunft auch unter Berücksichtigung früherer Mitteilungen zu bedenken sind: Wieviele als lepromatös angesehene Fälle sind wirklich Grenzlepra? Und wie ist der Wert neuerer Behandlung abzuschätzen, der unterschiedslos bei lepromatöser und Grenzlepra geprüft wird? Denn die primären lepromatösen Patienten reagieren auf die Therapie wegen völliger Resistenzlosigkeit sicher schlechter als die sekundär lepromatös gewordenen, die einmal Grenzformen zuzuordnen waren und noch Reste gewisser Resistenz besitzen. Im allgemeinen scheint die „reine" Grenzlepra besser auf die Behandlung zu reagieren als andere Formen, weswegen sie nicht als maligne gelten sollte.

4. Klassifizierung der Grenzlepra

Wenn man die verschiedenen Berichte verfolgt, so gewinnt man den Eindruck, daß die Grenzlepra sich aus tuberkuloider Lepra in Richtung lepromatös entwickelt. Dafür gab WADE das folgende Schema:

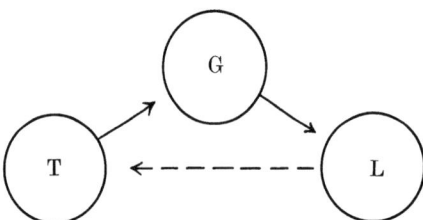

Abb. 78. Darstellung der Entwicklung der Grenzlepra (G) aus tuberkuloider (T) und in ungünstiger Situation in lepromatöse (L) Lepra. Die mögliche Änderung so entstandener lepromatöser Leprakranker in weniger malignen Zustand ist angedeutet. (Nach WADE)

Aber schon frühzeitig wurde auch die Möglichkeit umgekehrter Entwicklung, also von lepromatös in tuberkuloid angenommen, was in Einzelfällen KHANOLKAR und COCHRANE mitteilten (s. auch später).

Wie mir auf den Philippinen IGNACIO, FERNANDEZ, TOLENTINO und QUINTO zeigten, muß man innerhalb der Grenzlepra grundsätzlich alle Entwicklungsrichtungen annehmen, wobei wohl keine bevorzugt etwa nur nach lepromatös bestehe. Man muß dabei berücksichtigen, daß in solcher schematischen Formulierung nichts über die Häufigkeit der einzelnen Vorkommnisse ausgesagt sein soll; denn zweifellos (und das ist ja wohl auch für die Praxis das wichtigste) finden sich mehr Patienten mit der Entwicklung nach bösartig, also lepromatös. Gerade auf den Philippinen neigen die Leprologen dazu, weit mehr Grenzfälle anzunehmen, als man noch vor wenigen Jahren unter strenger Berücksichtigung der polaren Gruppierung anzuerkennen glaubte. TOLENTINO, IGNACIO und QUINTO nehmen etwa folgende Schematisierung an:

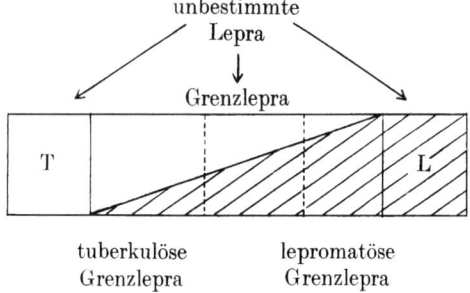

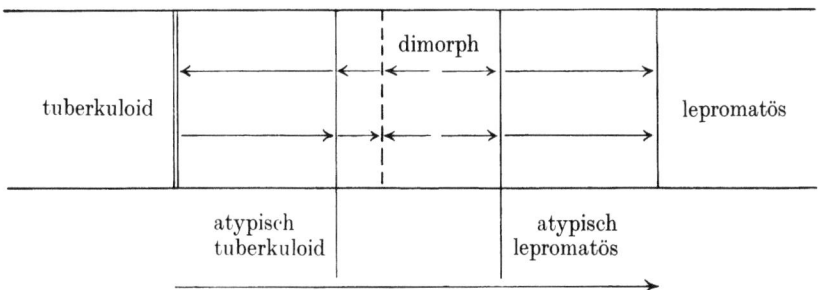

KHANOLKAR und COCHRANE bringen ein breites Spektrum zwischen tuberkuloider und lepromatöser Lepra als „dimorphe Gruppe" nach folgendem Schema:

Eine doppelte Linie trennt den tuberkuloiden Typ von der dimorphen Gruppe (= Grenzlepra) als Hinweis für die Änderung stark positiven Lepromintests nach negativ. Die einzelnen Linien nach lepromatös sollen die große Tendenz dimorpher Herde, in lepromatösen Typ überzugehen, andeuten. Das gleiche soll auch durch die Pfeile ausgedrückt sein. Der Verlauf der Grenzlepra ist beinahe unveränderlich, wenn unbehandelt, in Richtung lepromatösen Typ. Das soll durch den langen Pfeil ausgedrückt sein. Diese Vorstellung findet die klinische und histologische Bestätigung darin, daß alle dimorphen Herde abhängig vom vorherrschenden Element ein entsprechendes Bild aufweisen, das einmal als tuberkuloider oder dann als lepromatöser Typ ausgedeutet werden könnte.

Kehren wir noch einmal zur historischen Entwicklung der Krankheitsform zurück. Als WADE 1934 die *Reaktionen bei tuberkuloider Lepra* studierte, beobachtete er bei einigen einen Übergang in lepromatösen Zustand, was DAVISON nodular nannte. Später ordnete er mit LOWE diese Fälle der lepromatösen Lepra zu. Und LOWE brauchte hierzu das Symbol „N ?C". Der Begriff „borderline" wurde, wie erwähnt, von WADE u. RODRIGUEZ 1940 zum ersten Mal gebraucht. Sie schilderten tuberkuloide Patienten, die Rückfälle erlitten und sich schließlich nach lepromatös änderten. WADE unterschied 1941 mehrere Möglichkeiten solcher Entwicklung, einmal tuberkuloide Rückfälle als eine Anfangsphase und zum andern mehr fortgeschrittene Situation von borderline tuberkuloider Lepra. GAY PRIETO hob später nochmals hervor, daß also von WADE ursprünglich nur eine gewisse Form als borderline Lepra bezeichnet wurde, während in der Folge auch solche, die von Beginn an borderline waren, hinzugerechnet wurden.

Die Schwierigkeit in der Erfassung dieser Zustände spiegelt sich nach GAY PRIETO besonders in den verschiedenen Publikationen COCHRANEs wider, die WADE zusammenstellte:

Die „intermediate" Form bezeichnete COCHRANE 1946 mit „incharacteristic" oder „borderline". Diese solle sich in 4 Variationen einstellen, nämlich atypisch tuberkuloid, wirkliche Zwischenform, sarkoide und atypisch lepromatöse Form. 1948 benutzte COCHRANE „atypische" Lepragruppe, 1949 „dimorph" mit den Charakteristika eines Leproms und Leprids. 1951 wendete er sich wieder „intermediate" und 1953 gemeinsam mit KHANOLKAR „dimorph macular" zu und sprach auch von „dimorph neural". Das Commitee des Madridkongresses 1953 setzte schließlich „dimorph" gleich „borderline".

GAY PRIETO hat nun seinerseits eine Ordnung versucht und trennt 1. in die „genuine borderline Gruppe" und 2. in die sog. „dimorphe maculöse Form".

Die Grenzlepra schließe zwei Varietäten ein, sie sei einmal enger an den tuberkuloiden Typ, hauptsächlich dem „akuten Schub", und zum andern mehr dem lepromatösen, also der „genuinen Grenzlepra" angelehnt. Klinische Charakteristika sind nach GAY PRIETO erhabene Herde als Plaques, Bänder oder Knoten rötlich oder weinrot gefärbt, manchmal grau, oder Herde an den Ohrläppchen wie bei reiner lepromatöser Lepra. Das Allgemeinbefinden der Patienten ist gestört; sie sind immer bakterienpositiv, um so mehr, je weiter sie zum lepromatösen Typ hin tendieren. Entsprechend verhält sich der Lepromintest.

Dagegen könne die dimorphe maculöse Form nicht als Gruppe oder Typ bezeichnet werden. Vielmehr handelt es sich um ein Übergangsstadium aus der unbestimmten Lepra in lepromatösen Typ. Aus diesem Grunde ist die Bezeichnung „dimorph" nur irreführend.

Die klinische Differenzierung zwischen dem akuten Schub und der Grenzlepra ist keineswegs leicht. GAY PRIETO und CONVIT stimmen darin überein. So ist die Beziehung, wie sie GAY PRIETO zeichnet, vielleicht zu verstehen.

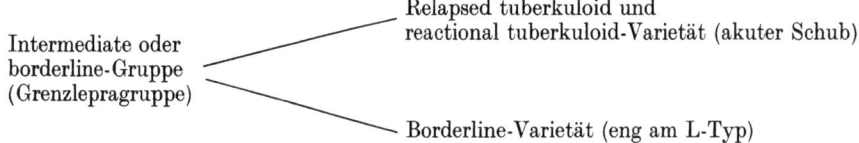

DE SOUZA CAMPOS hat gleichfalls Schwierigkeiten, die Grenzlepra von dem „akuten Schub", oder hier besser, seiner reactional tuberkuloid leprosy (DE SOUZA CAMPOS) zu trennen. Daher sollte die Grenzlepra in die reactional tuberkuloid leprosy eingeschlossen werden. Er findet darin Unterstützung von RATH DE SOUZA in histologischer Sicht; denn die Grenzlepra und der akute Schub sind auch histologisch nur als unstabile Formen zu verstehen und beide überlappen einander in klinischer Hinsicht zu sehr. Es sei künstlich, ihnen innerhalb der Klassifizierung einen getrennten Platz zuzuweisen.

Damit neigen beide Autoren dazu, die Grenzlepra gänzlich aufzugeben, sie dafür dem akuten Schub (reactional tuberculoid) beizuordnen und beiden eine Sonderstellung außerhalb des tuberkuloiden Typs zuzuweisen, womit letzterer einer echten polaren Konzeption entsprechen würde. Als Bezeichnung könnte ausgewählt werden: dimorph, bipolar, interpolar, transitional, limitrofe, limitante; Vorzüge genießt aber zweifellos interpolar. Aus sprachlichen Gründen lehnen beide im Portugiesischen „borderline" als nicht zweckmäßig ab.

Auch BECHELLI u. QUAGLIATO sehen in der Grenzlepra nur Übergangssituationen, Phasen oder Stationen, wie auch PEREIRA, weswegen der Grenzlepra kein Platz in der Klassifizierung einzuräumen sei.

RABELLO wirft ein, daß die Grenzlepra nur selten vom Beginn ab, sondern zumeist nach wiederholten Reaktionen, aus tuberkuloider Lepra, was heutzutage hauptsächlich durch Sulfone provoziert wird, entstehe. Er nennt den Zustand dann „bivalent" oder „bipolar".

Lepromatöser und tuberkuloider Typ der Lepra sind so außerordentlich fixierte Zustände, daß ROTBERG diesen beiden keinen weiteren gegenüberstellen möchte. Die Übergangsbilder seien vielmehr „pseudotuberculoid" (so auch RODRIGUEZ VIEIRA) oder diejenigen, die der borderline-Lepra zugehören, so weit der lepromatösen nahe, daß eine Satellitengruppe als „perilepromatös" mit relativem Resistenzgrad zu fordern wäre. Die Schwierigkeiten in der Anerkennung der Grenzlepra scheinen auch PORTUGAL größer als die Übereinstimmung über das, was man als borderline anzusehen geneigt ist. Genaueste Berücksichtigung aller Phänomene können erst die unterschiedlichen Meinungen klären (CERRUTI).

KITAMURA möchte offensichtlich aus allen diesen Schwierigkeiten in der Nomenklatur einen Ausweg finden, wenn er empfiehlt, nur noch in der Klassifizierung zwischen lepromatöser und nicht lepromatöser Lepra zu unterscheiden; denn unter der Behandlung wird die Grenzlepra ebenso wie die reine lepromatöse Lepra nach tuberkuloid geändert. Schließlich meint SAGHER, den Begriff „dimorph" vorzuziehen, gleichfalls offensichtlich durch die Wandelbarkeit der Krankheit hierzu angeregt.

Die Grenzlepra kann, man sagt auch: kann häufig (dies im Unterschied zur Angabe des Rundgespräches in Rio de Janeiro) aus tuberkuloidem Typ als Ergebnis wiederholter Reaktionen entstehen. Natürlich entwickelt sie sich auch aus anderen Lepraformen, gelegentlich aus einfachen maculösen Fällen. Oder sie ist von Anfang an borderline. Bis 1960 gab es für letzteren Weg nach WADE jedoch keine sichere Mitteilung. Es heißt weiter: nur tuberkuloide Fälle können sich direkt nach borderline entwickeln, also muß es sich um einen partiellen Verlust der allgemeinen „Resistenz" handeln, welche die fundamentale Basis der ursprünglich tuberkuloiden Lepraform darstelle.

WADE meint, diesen Übergang gewöhnlich, wenn nicht immer, nach wiederholten Reaktionen zu sehen. Es handelt sich also um einen Prozeß, der Schritt für Schritt vorangeht. Deswegen nennt WADE die ersten Stadien des Prozesses auch „relapsed tuberkuloid". Kein Zweifel, daß dieser Prozeß leicht mit dem „akuten Schub" (reactional tuberkuloid) verwechselt wird. Erst die weitere Entwicklung bringt die Entscheidung oder eine Klärung mit sich.

Nach diesen mehr allgemeinen Vorstellungen ist es wertvoll, sich auf Grund einzelner typischer Beispiele zu orientieren. So hat WADE die Deutung der Grenzlepra, wie er sie sieht, in zwei klinischen Beobachtungen genauer beschrieben. Einmal hat er die erste Phase einer Umbildung in Grenzlepra (borderline) geschildert, die er auch als sog. „relapsed tuberkuloid"-Zustand bezeichnet hat. Zum andern beschrieb er mit PERRIN einen Fall einer fortgeschrittenen Grenzlepra, der sich aus einem früher als lepromatös angesehenen Bilde zurückentwickelt hat. Damit will WADE die Weite des Spektrums gekennzeichnet wissen, in die alles das zu ordnen wäre, was seiner Meinung nach als „borderline lepra" zu verstehen ist.

Der erste Fall war ursprünglich tuberkuloid und wurde ohne schwerere Reaktion borderline. Es handelte sich um ein 18jähriges Mädchen. Dieses hatte seit dem 10. Lebensjahr einen allmählich größer werdenden tuberkuloiden Herd (major) auf der linken Wange. Offenbar war er völlig ruhend, bis es zur relapsed reaction kam. Um das 18. Lebensjahr traten nämlich erhabene Herde am rechten Oberschenkel auf und 2 Monate später kam sie mit einem Herd über der linken Wange bis an die Nase, beide Augenlider, Schläfe, Ohr reichend zur Untersuchung. Mit weichem rötlichem Infiltrat war der Herd deutlich reaktioneller Natur. Nach außen zu fiel das Infiltrat langsam in die normale Haut ab, innen war die Infiltration nur mäßig ausgeprägt, zeigte eine Immunzone, wo vordem ein großer tuberkuloider Herd lokalisiert war. Dieser war inzwischen weitgehend abgeheilt. Ein Beweis für seine tuberkuloide Natur kann in einer bestehenden Lidlähmung erblickt werden. Die ursprüngliche Efflorescenz hatte die oberflächlichen Nerven mitbefallen. Bakterien wurden noch nicht nachgewiesen. Histologisch fand sich mäßig ausgeprägtes, tuberkuloides Gewebe. Der Lepromintest war 5 cm Durchmesser groß, gleich schwach positiv. Bald danach wurde das Mädchen gänzlich und typisch grenzleprakrank.

Bemerkenswert ist bei dieser Schilderung, den Pathologen WADE die Diagnose nach klinischen Gesichtspunkten stellen zu sehen. WADE sagt selbst, daß dem klinischen Bilde in der Deutung der Grenzlepra Vorrang gebührt, auch wenn, wie hier, Bakterien noch nicht nachgewiesen werden konnten, was eigentlich eine der Voraussetzungen für die Grenzlepraentwicklung aus tuberkuloidem Typ ist. Es mag noch einmal erwähnt sein, daß eine Grenzlepra sich nicht unbedingt aus schwereren Reaktionen heraus zu entwickeln braucht.

Der Unterschied der Grenzlepra von dem „akuten Schub" (reactional tuberkuloid leprosy) ist von WADE genügend hervorgehoben. Auch hierfür gibt er einzelne Beispiele. Bei diesen ist der „Mutterherd" als breite Immunzone scharf abgesetzt gegen das erhabene neue Infiltrat und der Körper mit multiplen, metastatischen Efflorescenzen, meist flachen, scharf begrenzten Knoten oder kleinen Plaques übersät.

Im frühesten Stadium der Grenzlepra bleibt die tuberkuloide Struktur unverändert, wird nicht gemischt, diphasisch oder dualistisch, wobei allerdings mehr oder weniger reaktionelle Veränderungen hinzutreten. Je fortgeschrittener die Grenzlepra im Spektrum wird, desto mehr ändert sich natürlich der Gewebsaufbau. Aber die Diagnose des borderline-Status selbst hängt nicht von einem gemischten oder biphasischen (tuberkuloiden und lepromatösen) Charakter des Gewebes ab: Die Diagnose der Grenzlepra ist nicht von der Histologie abhängig, sondern sie wird aus klinischen Erwägungen gestellt.

Zur weiteren Erläuterung hat WADE mit PERRIN den Ablauf bei einem Kranken beschrieben, bei dem es sich um eine im „Spektrum" der Grenzlepra dem lepromatösen Typ nahestehende Form handelt: Ein 26jähriger Neger beobachtete 9 Jahre nach Aufenthalt auf den Philippinen am Unterarm einen insektenbißartigen Herd, der 6 Monate später histologisch als „Sarcoidosis" gedeutet wurde. Weitere 2 Monate später — nach diesem tuberkuloiden „Mutterherd" — kam es zu einem asymmetrischen Eruptionsschub erhabener, runzeliger, weicher diskreter Knoten ohne Beteiligung der Augenbrauen, bei dem man an einen „akuten Schub" (reactional tuberkuloid leprosy) denken konnte. Wegen dieser Veränderungen wurde schließlich die Lepra erkannt. Bakterien waren nachweisbar. Histologisch: in der tiefen Dermis typisches lepromatöses Granulom, in der oberen „stromartige" Zellanordnung, wie man sie bei Reaktionen beobachtet. Der Armherd war anaesthetisch. Ein ähnlicher entwickelte sich am Leib, anders als diejenigen im Gesicht. Unter Sulfonen heilte alles praktisch bis 1961 ab.

WADE u. PERRIN heben nochmals hervor, daß für den „akuten Schub" Herde mit zentraler Abheilung, die als Immunzone aufgefaßt werden, und eine scharfe Begrenzung nach außen charakteristisch sind. Aber hier bei diesem Patienten finden sich unscharfe Begrenzungen am Unterarm und Leibherd. Das spricht alles eindeutig für Grenzlepra. Auch war der Zellaufbau lepromatöser. Die Heilung trat — trotz negativer Leprominreaktion — ungewöhnlich schnell ein, was auch der Grenzlepra eigen ist.

Die deutliche, wiederholt erwähnte Asymmetrie bei der Grenzlepra kann DAVISON 1961 nicht ganz bestätigen. Vielmehr sieht er Grenzlepraherde aus normaler Haut entstehen oder aus einer Immunzone, wie sie im Zentrum alter tuberkuloider Efflorescenzen bestehen. Besonders schwierig ist zweifellos die Differenzierung zwischen Grenz- und tuberkuloider Lepra bei Reaktionsfällen.

Für Grenzlepra spricht nach DAVISON:
1. Infiltrierte Herde mit Bakterien müssen in sonst bakterienfreier Haut liegen. Das Zentrum ist gewöhnlich mehr als der Rand erhaben. Der Rand verläuft flachdiffus in die Umgebung, wenn es sich nicht um einen ursprünglich tuberkuloiden Herd handelt.
2. Vorkommen flacher Immunzonen im Zentrum.
3. Negativer Lepromintest.
4. Histologisch lepromatöses oder unspezifisches Gewebe.
5. Nur geringe neurologische Zeichen.

Die Herde können im Gesicht, am Stamm oder an den Extremitäten sein, treten eher akut auf und verschwinden plötzlich. Die Art der Efflorescenzen weist Infiltrationszonen, gelegentlich diffuser oder granulärer Art, auf. Daneben gibt es Maculae oder Plaques. DAVISON beobachtete auch Übergänge in Grenzleprareaktion. Dabei nimmt er einen ,,Bakterienschauer" durch den Körper an mit der Entwicklung multipler, erhabener, erythematöser oder knötchenförmiger Plaques.

Schließlich unterscheidet heute LEIKER bei der Grenzlepra zwischen
a) Grenzleprafällen an der tuberkuloiden Seite,
b) typischen Grenzfällen mitten im Spektrum und
c) solchen an der lepromatösen Seite des Klassifikationsspektrums.

Die ,,niederresistente tuberkuloide oder dimorphe makulöse Lepra" gehören nach LEIKER nicht zur Grenzlepra.

5. Über Änderungen von lepromatöser nach tuberkuloider Lepra

Bisher sind sichere Beobachtungen einer Änderung von ursprünglich lepromatöser Lepra nach borderline, also die Entwicklung eines tuberkuloiden Gesichtes im Sinne einer umgekehrten Reaktion nicht bei unbehandelten Patienten beschrieben worden (WADE, 1955), wenn man nicht solches nach KHANOLKAR und COCHRANE annehmen will. PEREIRA u. PEREIRA bestätigen diese Behauptung für den Ablauf bei der unbehandelten Grenzlepra, also vor dem Gebrauch von Sulfonen. Aber sie beschreiben bei 4 Kranken mit lepromatöser Lepra regressive Veränderungen nach tuberkuloid unter der Therapie, die sie nun der ,,dimorphen" Lepra zuordnen. FERNANDEZ u. Mitarb. haben solches bis zur Heilung verfolgen können.

6. Über Reaktionen bei der Grenzlepra

Auch dürfte es schwierig sein, in kleinen infiltrierten Herden mit kleinen Vesikeln und folgenden oberflächlichen Ulcerationen ein Reaktionsstadium der Grenzlepra zu vermuten, was gelegentlich reactional borderline state genannt wurde. Die besondere Situation der Grenzlepra schließt vielleicht eigene spezielle Reaktionen aus, da ihr ja schon selbst ein reaktiver schubförmiger Charakter eigen ist (s. auch FITE). In einer kurzen Notiz hat neuerdings JONQUIERES als charakteristisches Symptom der dimorphen Lepra die akute Infiltration TAJIRI oder die tuberkuloide Pseudoexacerbation lepromatöser Patienten unter der Sulfontherapie (SOZUA LIMA und RATH DE SOUZA) erwähnt, was er bei 35% von 115 Patienten mit dimorpher Lepra gesehen habe. Interessanterweise identifiziert JONQUIERES diese Reaktionen mit der ,,borderline"-Lepra von WADE u. RODRIGUEZ und es scheint ihm, daß die ,,borderline"-Lepra ein besonderer reaktioneller Aspekt der dimorphen Lepra oder mit anderen Worten die ,,dimorphe Reaktion" sei. Er hält also ,,dimorph" und ,,borderline" nicht für synonym. Schließlich sagt er, daß während dieses ,,borderline"-Stadiums die dimorphe Lepra klinisch und histologisch in Richtung auf den akuten Schub (reactional tuberkuloid) tendiere.

Mit dieser Meinung JONQUIERES werden die Verhältnisse keineswegs klarer, sondern eher undurchsichtiger, zumal nur wenige Autoren bisher die akute Infiltration TAJIRIs mit in die Diskussion der Grenzlepra gebracht haben.

Allerdings ist es hier sinnvoll, TOLENTINO zu folgen, der als akute Reaktion der Grenzlepra — wie die ganze philippinische Schule von WADE u. RODRIGUEZ — 2 Möglichkeiten herausgearbeitet hat.

Als akute Grenzleprareaktion sind danach aufzufassen:

1. Die borderline (dimorphe) Leprareaktion, die durch das Auftreten neuer Grenzlepraherde gekennzeichnet ist. (Wenn TOLENTINO hier noch „dimorph" in Klammern beigefügt hat, so halte ich dies lediglich für eine vermittelnde Konzessionsbereitschaft.)

2. Das Umkehr-(reversal-)Phänomen nach WADE, die Pseudoexacerbation nach SOUZA LIMA oder die akute Infiltration nach TAJIRI (es handelt sich bei diesen 3 Phänomenen um das gleiche). Diese sind durch Auftreten tuberkuloider oder tuberkuloidartiger Herde bei einem lepromatösen Fall charakterisiert.

7. Der Methylenblau-Test zur Gewebsdifferenzierung

Zur Unterscheidung der lepromatösen Elemente im Gewebe von anderen wird, wie oben erwähnt, deren Speicherung oder Aufnahme von Farbstoffen benutzt. Das gelingt am einfachsten mit Methylenblau, welches sich nicht an tuberkuloides Gewebe bindet. Im gemischten Gewebe, wie es bei der Grenzlepra vorzukommen pflegt, färbt sich nur der lepromatöse Anteil. Es gelingt also, diese makroskopisch von den evtl. daneben lokalisierten tuberkuloiden Strukturen zu unterscheiden. Diesen intravenösen Methylenblautest halten MONTEL, CONVIT u. Mitarb. dann TRAPPMANN für sehr wertvoll, um zwischen dem „akuten Schub" und der Grenzlepra zu differenzieren. Ähnlich schätzen ALONSO und FREITAS den Methylenblautest ein, wobei FREITAS zur Fixation und Immobilisierung BETHEs Ammoniummolybdatlösung vorzieht.

8. Histologische und elektronenmikroskopische Befunde bei der Grenzlepra

Wie wir sahen, kann man dem histologischen Befunde bei der Grenzlepra nur eine zweitrangige Bedeutung in der Diagnose einräumen. Grundsätzlich wechselt der Aufbau des Granuloms von tuberkuloid nach lepromatös, gelegentlich gemischt, je nach der Phase im Spektrum zwischen den polaren Typen. Aber WADE hob schon mehrfach hervor, daß dieses Verhalten nicht immer eindeutig zu sein braucht. Das hatte ja auch RATH DE SOUZA feststellen können.

Bei unbehandelter Grenzlepra finden KUNDU u. Mitarb. dementsprechend ziemlich variable Gewebsveränderungen, die dazu nicht immer mit dem klinischen oder immunologischen Bilde übereinstimmen. Lepromatöse oder tuberkuloide Elemente mit unterschiedlichen Anteilen von Bakterien unterstreichen die äußerst unstabile Situation. Unter geeigneter Therapie zeigt sich eine Tendenz in Richtung nach tuberkuloid zu verändern. Vacuolenbildung in Riesenzellen — KUNDU u. Mitarb. sprechen dann von hydropischer Degeneration — weisen auf eine Entwicklung nach lepromatös. Eine Verwechslung der Grenzlepra mit dem „akuten Schub" (reactional tuberkuloid) ist nach der Klinik und der Histologie eigentlich nicht möglich.

Einen typischen histologischen Befund beschrieb JOB folgendermaßen: Die Epidermis ist im Herdbereich atrophisch, die Retezapfen abgeflacht. Im Corium, teils tieferen Corium findet sich eine breite bandartige Ansammlung von Infiltratzellen aus Epitheloiden, Riesenzellen, Makrophagen und Lymphocyten. Diese Zone ist von der Epidermis streifenförmig abgesetzt. Die Nervenfasern weisen sowohl perineural als auch intraneural Entzündungen auf. Nach ZIEHL-NEELSEN lassen sich viele abgebrochene Bakterien in den Nervenfasern erkennen. Weitere Beschreibungen gab GOODWIN.

KUNDU u. Mitarb. sahen Lipide in Histiocyten nur in Abhängigkeit von der Bakterienzahl ohne Beziehungen zum Wirtszellcytoplasma. In tuberkuloider Struktur ist höchstens eine zarte Fettfärbung nachzuweisen. Phospholipide ließen sich im lepromatösen Gewebe entsprechend der Bakterienmenge, nicht aber in tuberkuloidem Gewebe finden. Diese Phospholipide können mit Pyridin extrahiert werden. Somit dienen Fettfärbungen mit zur Deutung des besonderen Charakters der Grenzlepra, was auch AZULAY und PORTUGAL hervorheben. PORTUGAL beachtet weiterhin auch das fibröse Stroma.

RATH DE SOUZA schildert als histologische Zeichen der Grenzlepra ein lepröses Granulom, das an lepromatöses Gewebe und an das des akuten Schubes erinnert, mit einer Mischung variierender Anteile epitheloider Zellen, häufig durch Ödem vacuolisiert, dann Histiocyten makrophagischer Natur. Darin gibt es kaum eine Tendenz, Riesenzellen zu bilden, obgleich sie vorhanden sind. Die Bakterien sind meist kurz, selten länger als 4 μ, während sie im Leprom sonst bis 6,5 μ lang sind. Kurze Bakterien sind sowieso ein Kennzeichen aller anderen Lepraformen, nur nicht der lepromatösen, was als Ausdruck der „Resistenz" dieser Lepra angesehen werden mag. Diese Beobachtungen an den Bakterien können zur Differenzierung der Formen sicher beitragen (PORTUGAL).

Neuerdings wurden die lichtmikroskopischen Befunde durch elektronenmikroskopische wertvoll von IMAEDA, CONVIT und LAPENTO erweitert.

Während bei lepromatöser Lepra in den Zellen nur mäßige cytoplasmatische Organellen bei klarer Zellmembran, dann opake Tropfen, Schaumstrukturen und elektronentransparente Substanzen um die geklumpten Bakterien liegen, lassen sich solche als typisch bezeichneten Leprazellen bei der Grenzlepra niemals finden. IMAEDA u. Mitarb. meinen sogar, daß die gelegentlich lichtoptisch beobachteten Schaumzellen bei Grenzlepra nicht den echten Leprazellen entsprechen, sondern cytologisch epitheloide Zellen sind, die nur durch einige Elemente, wie sie bei Leprazellen auftreten, verändert sind.

Im anderen Typ finden sich Schaumzellen, epitheloide Zellen und Leukocyten. Dieses Zellbild findet sich meistens bei chemotherapeutisch behandelten Kranken nach einigen Monaten. Dieser Typ entspricht den Herden, in denen tuberkuloide und lepromatöse Elemente nebeneinander beschrieben worden sind.

IMAEDA u. Mitarb. haben ebenso wie vordem RATH DE SOUZA bei Grenzlepra weniger überlange Bakterien als bei lepromatöser Lepra gesehen. Diese überlangen mogen evtl. Ausdruck einer baldigen Bakterienteilung sein, die bei der lepromatösen Lepra häufiger anzutreffen wäre. Nicht immer sind die zumeist einzeln verteilt liegenden Zellen von einer gut ausgebildeten Zellmembran umgeben. Bei Reaktionsphasen zerfallen die Zellen offenbar schneller. Deswegen bilden sich wohl auch keine typischen Bakteriengruppen. Man sieht dann nur die ersten Stadien einer bakteriellen Invasion in die Zellen.

Bei unbehandelter Grenzlepra sind höchstens Anhäufungen einzelner Bakterien ohne elektronentransparente Substanz in direktem Kontakt mit dem Wirtszellcytoplasma zu erkennen und die umgebende cytoplasmatische Matrix weist (ohne jede Membran) eine geringere Dichte mit feinen Granula auf. Diese werden als RNP-Partikel angesehen. Vielleicht wird diese Matrix erst im weiteren Verlauf von elektronentransparenten Zonen durchbrochen.

Es kommt demnach bei unbehandelter Grenzlepra nicht zur Globibildung wie beim lepromatösen Leprom. Erst unter der Behandlung, schon nach wenigen Monaten einer Chemotherapie, sind die meisten Bakterien degeneriert und von elektronentransparenter Substanz umgeben. Diese geklumpten Bakterien entsprechen dann den Globi.

Aus elektronenmikroskopischer Sicht, also aus morphologischem Standpunkt, kann somit die Annahme bestätigt werden, daß die Aktivität der Bakterien und die celluläre Reaktion bei der Grenzlepra in einem gewissen Balancezustand sind. Die Bakterien sind relativ lange Zeit intakt, bis durch therapeutische Eingriffe das Gewicht zugunsten der Gewebsabwehr verschoben wird.

Diese elektronenmikroskopischen Befunde sind offenbar typische Charakteristika der Grenzlepra, die damit — gleichfalls wie bei anderen Lepraformen — bis in die Ultramikroskopie hinein ihre eigentümlichen Besonderheiten bewahrt.

Das Bemühen, zu einer einheitlichen Auffassung über die Grenzlepra zu kommen, ist, wie man sieht, einen recht unruhigen Weg gegangen und noch heute sind nicht alle Leprologen einer Meinung. Wenn auch die klinischen, histologischen, bakteriologischen und immunologischen Kennzeichen eigentlich genügend charakterisiert worden sind, können sich manche Autoren immer noch nicht entschließen, diese Form als eine wohlumschriebene und in gewissem Sinne getrennte Gruppe zwischen den großen polaren Lepratypen anzuerkennen. In dieser Situation ist es durchaus zu empfehlen, in erster Linie den klaren Ausführungen der Philippinischen Schule, unter der Führung von WADE, zu folgen. Die Forschung hierüber ist sehr im Fluß. Eine weitere Entwicklung der Anschauungen ist natürlich nicht absehbar. Dennoch ist ein Resümee zu ziehen, wenn man diesem auch nur einen vorläufigen Charakter einräumen muß.

Mit der Grenzlepra ist zweifellos eine ziemliche Bewegung in die Klinik der Lepra gekommen. Diese macht besonders deutlich, in ihr kein starres Krankheitsbild zu sehen, sondern durch die Grenzlepra wird gerade die Lebendigkeit der Auseinandersetzung der verschiedenen Kranken mit der Lepra reichhaltig illustriert. Und weiter: Die Herausarbeitung der Grenzlepra bringt es mit sich, die so getrennten polaren Lepraformen, die gleichsam gegensätzlichen, nunmehr umfassender als große nosologische Krankheitseinheit zu betrachten.

N. Leprareaktionen

Eine Eigentümlichkeit der Lepra im Verlauf dieser langwierigen, chronischen Krankheit ist das häufig wiederholte Auftreten sog. „Leprareaktionen" oder des früher gebräuchlichen Begriffes des Leprafiebers. V. KLINGMÜLLER hatte hierüber schon ausführlich berichtet. Seitdem ist es zu einer wesentlichen Erweiterung verschiedener Formen unter verschiedenen Aspekten in der klinischen Beobachtung gekommen, wozu die ursprünglich strengere Auffassung der beiden polaren Typen, tuberkuloid-lepromatös, und die Erkenntnisse, die man aus der Anwendung des Lepromintestes gezogen hat, beigetragen haben. Weiterhin hat der Einbruch in die Therapie, den man durch die Sulfone erreicht hat, zu gewissen reaktiven Vorgängen, wieder mit bestimmten klinisch und morphologisch abgrenzbaren Formen, geführt (s. auch HORTHA). Es ist gleichsam in dem so langwierigen und wohl auch langweiligen Ablauf der Krankheit eine Belebung durch äußere Maßnahmen gelungen. Das findet im vermehrten Auftreten solcher Reaktionen unter der modernen Therapie beredten Ausdruck.

In gewissem Sinne ist durch diese Reaktionsformen und durch die Erkenntnis und Abgrenzung der dimorphen Lepra (borderline) eine Brücke zwischen den polaren Typen geschlagen, die die Gesamtheit des Krankheitsbildes in der Mannigfaltigkeit seiner Erscheinungsformen einheitlicher betrachten lassen. Allerdings wird dies nur durch die genaue Kenntnis aller Varianten in den verschiedenen Gegenden möglich sein, was dem einzelnen, praktisch tätigen Leprologen gewiß manche Erschwernisse bereiten dürfte.

Wiederum sind führend BÜNGELERs ausführliche Untersuchungen über die allergischen Reaktionen bei der Lepra als spontane Reaktionen bei der lepromatösen oder auch über künstliche Aktivierung bei der tuberkuloiden Lepra, die er mit MARTINS DE CASTRO oder FERNANDEZ beschrieben hat.

FERNANDEZ hatte zur Auslösung von Reaktionen bei der tuberkuloiden Lepra Lepromin benutzt, was der Herdreaktion nach Tuberkulin bei der Tuberkulose entspricht. Nach subcutaner Injektion von 1,5 ml Lepromin (Leprolin) kommt es zu folgenden Erscheinungen:

1. Eine lokale Reaktion am Ort der Einspritzung.
2. Eine starke allgemeine Reaktion, die nach 6 Std beginnt mit hohem Fieber und Gelenkschmerzen.
3. Gleichzeitig eine Herdreaktion mit Anschwellung und breitem Hof um vorhandene Efflorescenzen und im Bereich früherer Leprominreaktion.

Während 2. und 3. etwa nach 24 Std verschwinden, wandelt sich die Lokalreaktion innerhalb von 3 Wochen in der Regel zu einer oberflächlichen Geschwürsbildung um. Die frühe Lokalreaktion ist heute als *Fernandez-Reaktion* in die Literatur eingegangen.

Diese typische „dreifache Reaktion" fanden BÜNGELER und FERNANDEZ ausschließlich bei dem tuberkuloiden Typ, und zwar an allen Efflorescenzen, auch solchen, die zunächst makroskopisch nicht zu erkennen waren. Sogenannte aktive oder voll ausgeprägte Formen weisen intensivere Reaktionen als solche, die in Ausheilung begriffen seien. Histologisch lockern sich alte tuberkuloide Herde auf, zeigten kollaterales Ödem und mächtige Hyperämie. Die Epitheloidzellen vacuolisieren, zentral zeigen sich fibrinoide Nekrosen und in der Umgebung breite Rundzelleninfiltrate. Innerhalb einer Woche kehrt diese Reaktion auch histologisch in das Bild der ruhenden tuberkuloiden Lepra zurück. Im Unterschied zur spontanen tuberkuloiden Reaktion lasse sich säurefestes Bakterienmaterial nicht nachweisen. Im umgebenden Ödem kommt es zu einer Mobilisierung histiocytärer Elemente, zu Organisationen der Nekrosen und schließlich zum Epitheloidzellengranulom. Die Untersuchungen unterstreichen die Annahme, die tuberkuloide Lepra als eine Infektion bei einem Kranken mit hoher Immunität anzusehen.

Unter „Leprareaktion" verstand man allgemein 3 Gruppen klinischer Phänomene (NELSON SOUZA CAMPOS und RATH DE SOUZA):

1. die klassische Leprareaktion bei lepromatösem Typ, die in der Erscheinungsform dem Erythema nodosum, multiforme, exsudativum gleicht,
2. tuberkuloide Leprareaktion, und
3. akuter Ausbruch und Verschlimmerung bei beiden Typen.

Es wurden also reaktive Vorgänge oder Phänomene verschiedener Natur und auch verschiedenen Ablaufes unter „Leprareaktion" verstanden. Das schien NELSON SOUZA CAMPOS und RATH DE SOUZA unlogisch. Deswegen wollen sie den Begriff der „Leprareaktion" lediglich für die sog. Form, die nur bei lepromatöser Lepra auftritt, vorbehalten. Die akuten Phänomene oder Verschlimmerungen anderer Ausgangsbasis, also bei tuberkuloiden Typen, wollen sie mit akuter Aktivierung, Reaktivierung oder klinischer Exacerbation benennen. Andernfalls solle man den Begriff „Leprareaktion" überhaupt fallen lassen. Man müßte dann für die akuten Verschlimmerungen bei lepromatöser Lepra „Erythema nodosum" gebrauchen. Aber auch das befriedigt nicht ganz.

Als klinische Zeichen einer Reaktion nennen Browne und Hogerzeil

1. oberflächliche und anwachsende, oft scharf berandete, hochrote Flecken, vornehmlich im Gesicht, Ohren, Armen, Unterarmen und Schenkeln;

2. tiefe und mehr diffuse Herde subcutaner Panniculitis an den Streckseiten der Schenkel, Außenstreckseiten der Arme und prätibial;

3. mehr ausgedehnte diffuse und weiche Schwellungen des subcutanen Gewebes, oft doppelseitig symmetrisch, typisch am Unterarm und unteren Tibialabschnitt, dabei erhöhte Temperatur.

Allgemein finden sich dann: Adenitis (inguinal, crural, cervical, submental); akute Infiltration der Helices; Neuritis der hauptsächlichsten peripheren Nervenstränge, besonders des Ulnaris im subcutanen Verlaufsgebiet; generalisierte Hautinfiltration; lokalisierte Infiltration des Gesichtes, Stammes und der Glieder; subcutane Fibrose an besonderem Sitz des Herdes; multiple Ulcerationen am indurierten, infiltrierten und hyperpigmentierten Integument; Ulcerationen der Lepraknoten, akute Schwellung der Testes, der Brustwarzen und der Areolae.

1952 wurde auf einer Leonard Wood Memorial Conferenz in Japan (neben dem Erythema nodosum leprosum) als Reaktion bei lepromatöser Lepra die „akute lepromatöse Infiltration" diskutiert. Nun verdankt man Tajiri (s. auch Wade), daß es sich hier um 2 verschiedene Formen handelt:

1. Die „akute lepromatöse Reaktivierung", die in einer Aktivierung alter Herde besteht, wozu neue gleicher Art treten können, die stark bakterienhaltig und histologisch wie lepromatös sind. Er nannte diese Form auch „akute lepromatöse Infiltration", war aber auf Anregung von Wade — zur Vermeidung von Verwechslungen — mit der Änderung von „Infiltration" in „Reaktivierung" einverstanden.

2. Die „akute Infiltration" bei lepromatöser Lepra, einem plötzlich auftretenden Zustand, bei der eine Entwicklung in immunologischer und morphologischer Hinsicht in Richtung tuberkuloid stattfindet.

Diese „akute Infiltration" scheint der „Pseudoexacerbation" de Souza Limas ähnlich zu sein, die wiederum nur bei lepromatösen Patienten unter der Sulfontherapie auftritt, weswegen Rabello zur Bezeichnung „induzierte tuberkuloide Reaktion" geraten hatte — jedoch bleiben diese Patienten leprominnegativ.

Von Rodriguez und Wade wird bei den nach tuberkuloid gerichteten Reaktionen lepromatöser Fälle die Frage aufgeworfen, ob es sich hier nicht um Patienten mit „sekundärer" lepromatöser Lepra handele, also um eigentlich sog. Grenzfälle (borderline). Dann wären solche Reaktionen als Umkehrungsphänomene zu deuten.

Es hat sich erst verhältnismäßig spät herausgestellt, akute Reaktionen auch bei der tuberkuloiden Lepra abzugrenzen. So berichteten 1934 Wade, bald Schujman, Fernandez und Souza Campos über „Leprareaktion bei tuberkuloider Lepra", die nach heutigen Einteilungsprinzipien als sog. „akuter Schub" anzusehen wäre. Auf der 2. Panamerikanischen Lepra-Konferenz 1946 wurden in die Klassifizierung 2 Reaktionsarten, nämlich

1. die tuberkuloide Leprareaktion (tuberkuloid reactivation) (Wade) und

2. die tuberkuloide Lepra in Reaktion (reactional tuberkuloid Leprosy) (de Souza Campos)

eingeordnet. De Souza Campos hat später mit Rath de Souza eine schärfere Abgrenzung beider Reaktionsformen gegeben. In Japan benennt man seit langem de Souza Campos' Form mit „akutem Schub" (Tajiri, Hayashi), eine Bezeichnung, die den Zustand recht gut charakterisiert und sich bei der anfangs verwirrenden Wortgestaltung als besonders zweckmäßig erweist.

Es wäre noch zur *Pathogenese* der Reaktionen Stellung zu nehmen. Leider bestehen hierüber nur wenig Kenntnisse, die dazu noch wenig Übereinstimmung zeigen.

So hatten MELAMED u. MUIR früher, wie auch CONTRERAS u. Mitarb., die Theorie des allgemeinen Adaptionssyndroms von SELYE herangezogen. Eine Provozierung könne durch Pockenimpfung, Tuberkulin, Kaliumjodid, Sulfone u.ä. stattfinden. Dadurch käme es zu einem Systemstreß, der als Alarmreaktion die Leprareaktion zur Folge habe. Später hatte MELAMED — nach Untersuchungen über die Gefäßbeteiligungen — auf Ähnlichkeiten mit fixen Gefäßreaktionen hingewiesen, wozu auch die Periarteriitis nodosa gehöre. Das lepromatöse Gewebe finde sich im kritischen Gleichgewicht mit Steroiden-Cortison. Alle cortisonkonsumierenden Vorgänge führen daher zu einer Provokation oder Verschlimmerung einer Leprareaktion. Diese Reaktionen müssen daher vermieden — der Stressfall verhindert werden und das Lepragewebe müsse davor geschützt sein (Effektor oder Schockorgan).

Im Verfolg dieser Gedanken formuliert MELAMED neuerdings die Leprareaktion als ein akutes und subakutes Entzündungsphänomen an vorhandenen granulomatösen Herden und gelegentlich auch außerhalb derselben. Dies Phänomen setzt sich aus einer gesamten Störung aller Elemente des Bindegewebes im leprösen Herd zusammen. Die akute Entzündung mit Gefäßveränderungen und die Nekrose des leprösen Herdes sind eng verbunden mit Ursache und Effekt. Die wichtigsten Faktoren im Auftreten der Reaktion sind Gefäßlähmung neuralen Ursprungs, Permeabilitätsstörungen an Capillaren, Kolloiden und Anoxämie, Autoantigen-Antikörperreaktion, Veränderungen antiphlogistischer Hormone in Beziehung zu Streßsituationen, Dysproteinämie und besonders Hypoalbuminämie.

Man fand, daß Phenylbutazon Leprareaktionen auslöst, wahrscheinlich wegen eines Einflusses auf die Größe der wechselnden Flüssigkeit. Auch Kaliumthiocyanat hat nach MELAMED solchen provozierenden oder verschlimmernden Effekt auf die Reaktion. Es bestehen weiterhin Ähnlichkeiten zu den sog. Kollagenosen im vorhandenen Sensibilisierungsphänomen. Aber die prinzipiellen, reaktionsauslösenden Faktoren sind in Veränderungen der cellulären vasculären und interstitiellen Permeabilität zu suchen. Jetzt wäre auch die länger bekannte Empfindlichkeit der Lepra auf Jodide zu verstehen, die in gleicher Weise auf das Stroma wirken sollen. GUILLOT und CAPURRO beobachteten gehäuftes Auftreten mit der Menstruation, weswegen man an ein hyperfolliküläres Syndrom denken müsse. RAMU sieht in Fettstoffwechselstörungen eine Rolle in der Entstehung der Reaktionen. Sicher treten die lepromatösen Reaktionen bei verminderter Organabwehr und der Unfähigkeit, Antikörper zu bilden, auf (FERNANDEZ u. Mitarb.), weswegen nicht ein allergischer Prozeß, sondern eine reduzierte RES-Funktion anzunehmen wäre (RODRIGO ABAD). Früher hatte man allergische Phänomene mehr diskutiert, da Ähnlichkeiten zu allergischen Dermatosen bestehen und die klinischen Symptome recht mannigfaltig seien. Vielleicht unterliegt die Lepra grundsätzlich einem Evolutionscyclus (BRENES IBARRA), in dessen Verlauf Reaktionen notwendiges Geschehen darstellen.

Nun ist eine Entwicklung im Sinne verminderter Abwehr aus pathologisch-anatomischen Gründen einleuchtend bei den Reaktionen lepromatöser Lepra in Richtung Verschlimmerung anzunehmen, aber in Richtung tuberkuloid ist Zunahme einer Abwehr durch Anregung gleicher Zerfallsvorgänge eher zu diskutieren.

Hieraus ist die Notwendigkeit gegeben, solange keine weiteren Kenntnisse vorliegen, die klinischen Erscheinungsformen klinisch scharf zu trennen.

Schon seit längerem nimmt man an, die Reaktionsformen als plötzlichen, hämatogenen Bakterienstreuschub aufzufassen. Durch verschiedene Einflüsse, besonders natürlich die moderne Chemotherapie, kommt es (bei den teils mit Bakterien überladenen Zellen) zu einem Zerfall der Leprazellen. Da die Bakterien (s. auch bei HANKS) generell nur intracellulär wuchern und nur hier wesentliche Energie aufnehmen, aber extracellulär nicht existieren mögen, kommt es zu plötzlichen Reaktionen, die teils als Herxheimer-Reaktion, natürlich wesentlich langwieriger Art, aufgefaßt werden könnten.

Bei einem leprominnegativen Individuum führt solche Reaktion zur Verstärkung, Verschlimmerung der Krankheit, während bei Leprominpositiven eine intensivere Gewebsreaktion evtl. eine Besserung einleiten könnte. Dazwischen wären die Grenzfälle einzuordnen, bei denen solche Aktivierung aus lepromatöser Basis zur Entwicklungsrichtung tuberkuloid führt.

Die *Behandlung* der verschiedenen Leprareaktionen wird meistens in der Literatur ohne spezielle Unterscheidungen der einzelnen neuerdings herausgearbeiteten Reaktionsformen angegeben. Das mag daran liegen, daß ihre genaue Differenzierung auch erfahrenen Leprologen nicht immer ganz leicht fällt, zumal, wenn die histologischen Zusatzuntersuchungen nicht durchführbar sind und der zeitlich meist längere Ablauf der Reaktionen zur speziellen Diagnostik nicht genügend abgewartet werden kann.

Im allgemeinen wendet man heute bei allen Reaktionsformen ACTH und Cortisone an (FERNANDEZ u. Mitarb., IGLESIA, DEL POZO u. Mitarb., MELSOM, LORENZO, NICHOLAS, JOPLING und COCHRANE, LEWIS u. Mitarb., MERKLEN u. Mitarb., JONQUIERRES u.a.). CAPURRO und GUILLOT hatten Vitamin D_2 (FLOCH und DESTOMBES) besonders bei beiden Reaktionen verwandt. VISHNEVSKY und HORAN hielten vor der Cortisonära Novocain für günstig. Später wurden Antihistaminika empfohlen (ausführliche Literatur bei WADE, 1950) in der Annahme, daß es sich bei den Reaktionen um allergische Phänomene handele (MOM, BOX). Während CARBONI und FERNANDEZ die tuberkuloide Reaktion als allergisches Phänomen deuten, halten sie die lepromatöse für ein parallergisches. Die rationelle Therapie muß daher jede Interferenz vermeiden durch

1. Hemmung (Cortisone, ACTH, Antihistaminika) oder
2. spezifische und unspezifische Desensibilisierung (Lepromin, Tuberkulin, BCG — VACCARO, CAMPA und CARBONI; MONTESTRUC), dann
3. direkte Wirkung auf das Allergen und Parallergen (mit Chemotherapie), schließlich
4. mit Ausrottung der Krankheit.

WOLCOTT, BRENES und ROMERO fanden keine besonders gute Wirkung der Antihistaminika. Chlorpromazin empfehlen SMAKA und CAPP. MELAMED und JONQUIERRES finden Butazolidin und Jrgapyrin für wertvoll und BORGES DE MACEDO und BERTI berichten über JNH.

Schon RODRIGO ABAD hielt die Leprareaktionen nicht für einen allergischen Prozeß, sondern nur für einen episodenhaften Zustand reduzierter Abwehr bei schlechtem RES. Es sei daher eine unspezifische Therapie zweckmäßig. Periston N wandten RIEDEL, CONTRERAS u. Mitarb. an.

FERNANDEZ u. Mitarb. deutete die Leprareaktionen als verminderte Organabwehr neben einer Unfähigkeit, Antikörper zu bilden. Deswegen wendet er mit gutem Effekt Bluttransfusionen an. γ-Globuline und Plasma von disanaphylaktisiertem Kalbsblut empfahl CONTRERAS u. Mitarb., das 12 Patienten sehr gut und 6 mit leichten Nebenwirkungen gut vertrugen. FLOCH und HORTH gaben mit günstigem Effekt Nicotinamid.

Da die lepromatösen Reaktionen nach GUILLOT und CAPURRO (wie erwähnt) häufig mit der Menstruation auftreten, gaben sie Testosteronpropionat, wonach neue Reaktionen nicht mehr aufgetreten seien. Auch Antibiotica, wie Dihydrostreptomycin (SAENZ), wurden empfohlen; Aureomycin (CONTRERAS u. Mitarb.).

In diese Vorstellungen ist nun dank SHESKINs und SAGHER mittels des Thalidomids eine Belebung eingetreten. SHESKIN hatte seit 1964 eine zunächst verblüffende Besserung von Reaktionen auf die Gabe von Thalidomid innerhalb kurzer Zeit beobachtet. Die Beobachtungen haben sich bestätigt (MARQUES und OPROMOLLA, BACCERADDA-BOY, BERTAMINO und NUNZI, CARDAMA u. Mitarb., MATTOS u. ALONSO, DE LAS AGUAS und ROSTOLL). SHESKIN ist in der Deutung der Thalidomidwirkung sehr zurückhaltend. Sichere Beweise für eine Immunosuppression sind noch nicht gegeben. Allerdings scheinen auch andere immunsuppressive Substanzen ähnliche Effekte zu haben, wie Indomethacin (BACCAREDDA-BOY u. Mitarb., PARIKH und GANAPATI). Sicher ist nach SHESKIN aber wohl das, daß das Thalidomid nicht die reine Lepra chemotherapeutisch beeinflußt, sondern nur die Reaktionsphase. Insofern müssen diese Beobachtungen hier erwähnt werden, weil sie neues Licht in die Deutung der Reaktionen bringen. Des weiteren wird auf den Abschnitt von BECHELLI verwiesen.

RIDLEY hat kürzlich unter Berücksichtigung der immunologischen Verhältnisse die Reaktionen bei Lepra in folgender Weise unterteilt.

1. Eine Downgrading-Reaktion mit einem Immunitätsverlust bei unbehandelter tuberkuloider und dimorpher Lepra.

2. Eine Reversal- oder Umkehrreaktion mit ansteigender Immunität, was bei dimorpher oder dimorph-lepromatöser Lepra unter der Behandlung, evtl. nur in milder Weise, auftrete.

3. Knotige Exacerbation bei unbehandelter lepromatöser Lepra, evtl. während eines Rückfalles (relapsed), was zu histoiden Knoten führen könne.

4. Erythema nodosum leprosum oder Erythema necrotisans innerhalb sichtbarer oder inapparenter lepromatöser Herde verschiedener Schwere bis zu nekrotisierenden und ulcerierenden Prozessen. Das beginne mit polymorphen Infiltraten und breite sich systemisch mit Beteiligung des RES auch an weiteren Organen aus.

Eine Folgerung könnte sich hieraus z.B. ergeben, bei den Reaktionen mit Immunitätsverlust keine immunosuppresiven Mittel zu verordnen.

Nach diesem allgemeinen Überblick sollen jetzt die einzelnen Reaktionsformen genauer betrachtet werden, die etwa der Übersicht in Tabelle 7 entsprechen.

Dabei sollen die Pfeile mögliche Entwicklungsrichtungen andeuten, wenn man das Grundprinzip polarer Ordnung der beiden Lepratypen zugrunde legt.

Nicht eigentlich in die Reaktionsformen gehört die lazarine Lepra von LUCIO. Aber hier handelt es sich nach ihrer Klinik doch auch um ein im Verlauf der Krankheit akuter auftretendes Phänomen, weswegen es im weiteren Sinne im Anschluß an die Leprareaktionen besprochen und angefügt werden kann. Vielleicht ist es so auch leichter, eine gewisse Systematik der mannigfaltigen Erscheinungsformen klar vor Augen zu halten.

Im einzelnen ist noch anzufügen, daß sich selbstverständlich aus jedem Lepratyp eine Reaktion entwickeln kann. Der Einfachheit halber wurde der uncharakteristische Typ in der Übersicht nicht mit angefügt. Reaktionen aus der dimorphen Lepra kommen natürlich vor, was mir auf den Philippinen von TOLENTINO, GUINTO, IGNAZIO, FERNANDEZ u.a. gezeigt wurde, aber sie sind bisher nicht gesondert von den angeführten literarisch scharf geschieden. Diskutiert wird dagegen die Wendung der akuten Infiltration von dimorpher Lepra nach lepromatös und wieder zurück nach tuberkuloid erscheinender dimorpher Lepra.

Tabelle 7. *Übersicht der*

Ausgangstyp	Tuberkuloide Lepra		→ Dimorphe Lepra
Reaktionsform	tuberkuloide Reaktivierung (Wade)	akuter Schub	[Lucio-Phänomen] ?
Klinik	lokale erythematöse Ausbreitung vorhandener Herde	Aufschießen erysipeloider Herde	hämorrhagische Nekrosen (Sanarelli-Shwartzman-Phänomen)
Histologie	reines Epitheloidzellen-Granulom, ödematös	Epitheloidzellen, Granulom, ödematös	tuberkuloid
Bakterien	∅	kaum	vorhanden
Lepromintest	+	++	+
Prognose	relativ günstig, selten Wendung nach lepromatös	relativ günstig, aber Komplikationen und gelegentlicher Umschlag in lepromatös	spontane Rückbildung

Diese Übersicht stellt natürlich nur einen Versuch einer Schematisierung der, die bei

Diese Dinge sind im ganzen in ihrer Klinik noch sehr im Fluß und finden bei den verschiedenen Volksstämmen und Rassen noch keine einheitlich anerkannte Struktur.

1. Tuberkuloide Reaktion
(Tuberculoid Reactivation — Wade)

WADE hatte als erster beschrieben, daß bei tuberkuloider Lepra frische tuberkuloide Herde oder eine Reaktivierung älterer spontan auftreten kann, was später SCHUJMAN, FERNANDEZ und RYRIE bestätigten.

Bei dieser akuten Exacerbation besonders circinärer tuberkuloider Lepra werden vorhandene Herde aktiver und wachsen an Umfang. Ebenso können neue Herde auftreten. Alle diese Herde sind strukturell gleichartig. Die Nerven sind bei dieser Krankheitsphase mitbeteiligt. SOUZA LIMA und MAURANO geben folgende Beschreibung:

Bei Patienten mit tuberkuloider Lepra treten häufig für einige Jahre relativ gering intensive Herde oft nur unter dem Eindruck rein lokaler Phänomene auf. Diese Eruptionen sind diskret, bewirken niemals Allgemeinstörung. Sie beginnen trügerisch, allmählich und die Patienten merken zunächst nur mehr oder weniger deutlich infiltrierte erythematöse Plaques im Gesicht, auf den Oberlidern, Backengegend oder Kinn und Lippen (Abb. 79 und 80). Schon jetzt könnte die Diagnose

sogenannten Leprareaktionen

Lepromatöse Lepra				
akute Infiltration Tajiri	(Pseudoexacerbation)	akute lepromatöse Reaktion	Erythema nodosum leprosum	[Lucio-Phänomen]
unter Fieber Aufschießen erysipeloider Herde (ähnlich dem „akuten Schub") im Rückbildungsstadium der Lepra	akuter Ausbruch neuer Herde, teils nur als alte; frühzeitig	allgemeiner Infektionstyp mit erythematöser bis erythrodermischer Ausbreitung; auch an inneren Organen	Eruptionen multipler subcutaner Knoten im Gesicht und Extremitäten; Fieber	blasig hämorrhagische Nekrosen bei diffuser Lepromatosis; Fieber
Lympho-Epitheloidzellen Infiltrate	Epitheloidzellen neben lepromatösen Herden	lepromatös	Panniculitis nodosa leprosa	nekrotisierende Vascularitis, Arteriolitis neben diffuser Lepromatosis
vermindert	weniger	massenhaft	viele	viele
von $0 \to +$	0	0	0	0
günstig, da morphologische wie immunologische Entwicklung in tuberkuloide Reaktionslage	günstig, da morphologische Entwicklung in tuberkuloide Reaktionslage	ernst	schlechter	sehr schlecht

weiterer Entwicklung sicher Änderungen unterworfen sein wird.

gestellt werden, denn gleichzeitig setzen Veränderungen an den schon vorhandenen circinären Lepriden ein. Das wird von den Patienten jedoch meist erst später festgestellt. Die Herde werden bald infiltrierter und erythematöser als vorher. Dazu werden die ursprünglichen Herde größer. Das zentrale Gebiet verändert sich nun nicht so stark, aber auch dies wird infiltrierter und erythematöser.

Eine genaue klinische und besonders histologische Beschreibung brachten BÜNGELER und FERNANDEZ. So sei der Beginn in der Regel schleichend, subakut verlaufend. Ältere Herde werden reaktiv und umgeben sich mit einem breiten, infiltrierten hyperämischen Hof. Die Oberfläche ist mehr samtartig. Daneben können neue Eruptionen in vorher gesunder Haut hinzutreten. Erst nach langer Zeit, in Monaten, beginnt eine Rückbildung solcher Prozesse, dann werden sie wieder bakterienfrei, sind etwas eingesunken mit leichter Atrophie der Haut. Das Allgemeinbefinden leidet auffälligerweise kaum. FERNANDEZ wies während solcher Reaktionen im Blut Bakterien nach.

Histologisch zeigt sich starkes Ödem und Hyperämie, diffuse und herdförmige perivasculäre, periglanduläre, perineurale und perifolliculäre lymphocytäre Infiltrate und Degenerationen in Adventitiazellen und im weiteren Stroma nach Art der fibrinoiden Degeneration mit Nekrose. Später sah BÜNGELER stets eine Mobilisierung histiocytärer Zellen und schließlich eine vollkommene Organisation durch Epitheloidzellen. Wegen des Neuauftretens in gesunder Haut denken BÜNGELER und FERNANDEZ an eine hämatogene Streuung.

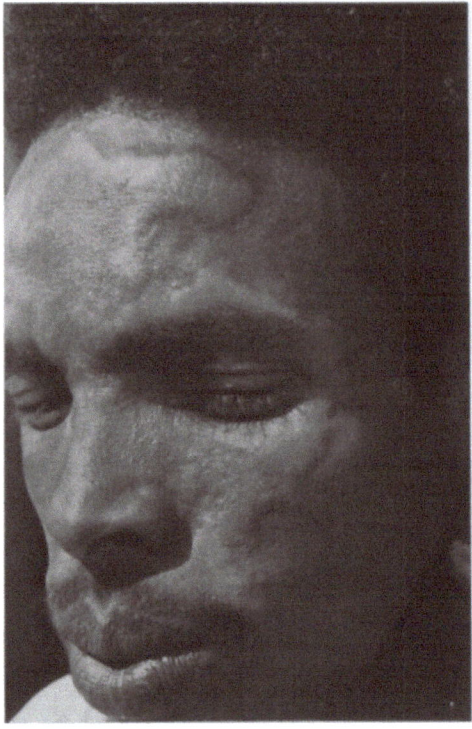

Abb. 79. Tuberkuloide Reaktion ursprünglich flache depigmentierte, anaesthetische, also maculöse Herde, die unter Sulfonbehandlung mehr in einem breiten Randbereich innerhalb weniger Tage infiltriert wurden. Beobachtung Dr. FISCHER

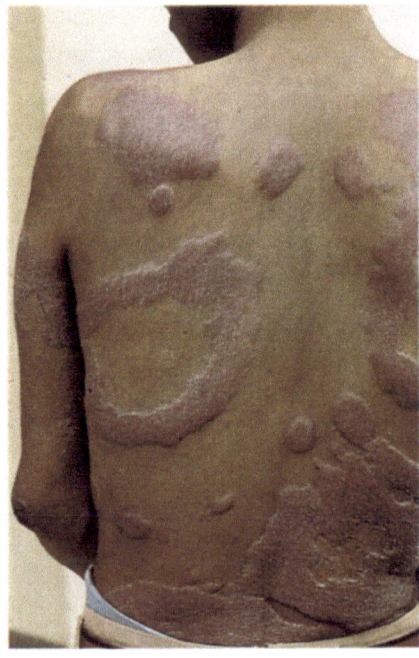

Abb. 80. Tuberkuloide Leprareaktion (tuberkuloid reactivation — WADE) bei Philippino. Nach Abheilung zentraler Herde plötzlicher, breit erhabener infiltrierter erythematöser Prozeß mit leichter Schuppung. Beobachtung Dr. TOLENTINO und D. GUINTO

Diese Reaktion ist verschieden stark und andauernd. Wenn sie nur gering und kurz bleibt, findet man sie nur an den vorher bestehenden Herden. Reaktion nur einzelner Herde beobachteten CARBONI u. Mitarb. Aber dann gibt es ausgedehnte schwere Bilder mit einem wirklichen Reaktionszustand.

Mit verlängertem Andauern kommt es zu einer zentrifugalen Ausbreitung. Dann treten schwere Nervenveränderungen mit folgenden schweren trophischen Störungen auf, alles ohne Zunahme der Größe der Nerven. Hierdurch wird die Prognose bezüglich der resultierenden Deformierungen nicht besser.

Bakteriologisch werden die Herde nach BÜNGELER u. FERNANDEZ positiv. Der Lepromintest bleibt unverändert positiv.

Allerdings wurde in einer Umfrage im International Journal of Leprosy zunächst nach allgemeiner Auffassung angeführt, daß bei tuberkuloiden Fällen, die in solche Reaktionen geraten, der Lepromintest geringere Intensität zeigt und wohl auch negativ werden kann. Wenn jedoch vor der Reaktion der Test stark positiv war, würde er nach J. V. RODRIGUEZ, DE SOUZA LIMA niemals negativ. Auch FERNANDEZ und SCHUJMAN sahen niemals solche Negativierung, aber vorübergehende Verminderung besonders schwerer Reaktion, besonders am Beginn in stärker bakterienpositiven Fällen. Meistens läßt sich keine Änderung des Tests beobachten. SCHUJMAN stellt übrigens eine gute Prognose, wenn der Test stark positiv bleibt. Demgegenüber fanden BASOMBRIO und GATTI unter 74 Fällen in 50% eine Negativierung.

Histologisch findet sich einfaches intra- und intercelluläres Ödem im typischen tuberkuloiden Granulom. Die Granulomzellen scheinen vacuolig, aber Lipide lassen sich nicht nachweisen. Von der tuberkuloiden Leprareaktion (akuter Schub) läßt sie sich durch den reinen tuberkuloiden Aufbau unterscheiden.

Es ist bemerkenswert, daß die Sonderung dieser Reaktion nach TAJIRI in Japan erst seit den Arbeiten der südamerikanischen Leprologen Bedeutung gewann.

Während wohl niemals ohne Reaktionen ein Übergang aus tuberkuloiden in lepromatösem Typ beobachtet ist, wird solche Entwicklung unter oder nach Reaktionen von VELASCO und besonders von SCHUJMAN beschrieben.

VELASCO sah einen Patienten mit tuberkuloider Reaktion in Rückbildung, bakteriologisch negativ, der etwa 8 Monate später wegen typischer lepromatöser Lepra erneut in Behandlung kam. Bei einem 43jährigen Mann konnte SCHUJMAN unter genauer morphologischer und immunologischer Darstellung dasselbe belegen. Dieser ungünstige Übergang kann offensichtlich bei Kranken mit niederer Resistenz gegen Lepra, deutlich an schwach positivem Lepromintest („hypoallergisch"), eintreten. Denn bei stark positiv auf Lepromin reagierenden Patienten würde solches nie geschehen. Gewisse Ähnlichkeiten zur dimorphen Lepra wurden diskutiert, aber bei diesem genannten Übergang handelt es sich doch um etwas anderes.

2. Akuter Schub
(Reactional tuberkuloid leprosy)

Der akute Schub wurde als Lepra tuberculoide reacional zuerst von SOUZA CAMPOS 1940 und 1944 von BECHELLI u. Mitarb. beschrieben. Es handelt sich um einen exanthematischen Ausbruch neuer Herde, nicht um die Reaktivierung schon bestehender tuberkuloider Efflorescenzen (BECHELLI u. Mitarb.). SOUZA CAMPOS und RATH DE SOUZA gaben hierzu 1964 genaue Differenzierungen. Offenbar findet auch GAY PRIETO, daß aus dem akuten Schub eine dimorphe Lepra werden könne.

Außerdem ist die Differentialdiagnose zwischen beiden Formen besonders schwierig, während es viel einfacher ist, den akuten Schub von der tuberkuloiden Reaktivierung zu unterscheiden. GAY PRIETO zweifelte schließlich überhaupt an der Existenz des akuten Schubes. Es handele sich letztlich doch nur um eine dimorphe Lepra. Demgegenüber bemerkten WADE u. PERRIN, daß die Herde beim akuten Schub zentrale Abheilung mit scharfer Begrenzung nach außen aufweisen. Dies sei ein charakteristisches Charakteristikum zur Unterscheidung von der borderline-Lepra, die ziemlich unscharf in die Umgebung abzufallen pflegt.

Wie dem auch sei, nach HAYASHI handelt es sich bei dem akuten Schub um eine plötzliche und ausgedehnte erythematöse Infiltration bei neuralen oder tuberkuloiden Leprapatienten oder auch im Rückbildungsstadium des lepromatösen Typs, worunter er die „akute Infiltration" verstand. Lange Zeit wurde nach dieser Definition der Begriff „akuter Schub" gebraucht, was natürlich Verwirrung brachte (TAJIRI). Zwar bestehen ohne Berücksichtigung des Typs klinische Ähnlichkeiten zwischen dem „akuten Schub" und der „akuten Infiltration". Bei beiden erinnern die mit Fieber und Allgemeinsymptomen einhergehenden infiltrativen Herde an Erysipel. Aber es gelang doch, Unterschiede zwischen beiden Eruptionserscheinungen herauszuarbeiten, woraus sich ergab, daß der „akute Schub" nur bei tuberkuloider Lepra und „neuralen" Fällen aufzutreten pflegt.

Nach RATH DE SOUZA ist das Granulom des akuten Schubes hauptsächlich aus epitheloiden Zellen zusammengesetzt mit charakteristischem Ödem. Das intracelluläre Ödem bewirke eine Vacuolisierung der Epitheloidzellen und dadurch kommt es zu einer Auseinandersetzung der Granulomelemente. Bakterien werden etwa bei 75% aller Herde gefunden, meist nur wenige und niemals so viele wie im lepromatösen Leprom. Die Bakterien sind kurz, selten über 4 µ lang.

Auf Grund dieser Studien hält RATH DE SOUZA den akuten Schub nicht für reine tuberkuloide Lepra, er sollte nicht diesem polaren Typ zugeordnet werden. Diese Reaktionsform ist unstabil deswegen auch, weil sie sich leicht in eine lepromatöse Form entwickeln mag.

Der „akute Schub" kann durch wiederholte Injektionen von Jod, Tuberkulin, Salvarsan oder anderen Drogen wie Cepharantin ausgelöst werden und verhält sich darin wie die „akute Infiltration". Es treten plötzlich erysipelähnliche Eruptionen mit starken Ödemen auf. Wie bei der „akuten Infiltration" findet sich eine Schuppung der allerdings zunächst hell- bis scharlachroten Eruptionen.

Eine leichte Leukocytose kann bestehen (ONISHI). Die Mitsuda-Reaktion ist meist stark positiv. Im Vergleich dazu ist sie bei der „akuten Infiltration" nur schwach positiv. Leprabakterien werden kaum gefunden.

Bei einem Patienten wurde die Eruption als Cellulitis gedeutet, bis große Penicillindosen keine Heilung brachten (DHARMENDRA und CHATTERJEE). Weitere solche Eruptionen werden ab und zu während der Sommermonate gesehen.

DHARMENDRA, MUKERJEE und E. V. CHATTERJEE beobachteten solche Patienten längere Zeit. Manchmal war die Einordnung der Erscheinungen schwierig. Im ganzen war aber 1947 eine schärfere Unterscheidung der tuberkuloiden Reaktionsformen noch nicht möglich.

Über das Schicksal nach dem Auftreten solcher Reaktionen berichtete FERNANDEZ u. Mitarb. Niemand der Patienten erlitt später eine Wendung in lepromatösen Typ. Aber trotzdem sind Komplikationen durch andere Krankheiten von ungünstigerer Wirkung und nach wiederholtem Auftreten solcher Reaktionen könnte doch ein Umschlag in lepromatösen Typ stattfinden.

Auffällig war ROTBERG, daß die eruptiven erythematösen Herde die Stelle früheren Lepromintests frei ließen.

3. Akute Infiltration (Tajiri)

Seit 1931 beobachtete TAJIRI 28 Patienten mit einer akuten Reaktion, die an die erysipelartigen Veränderungen des „akuten Schubes" der tuberkuloiden Lepra erinnert. Gewöhnlich tritt diese Reaktion spät im Resorptionsstadium lepromatöser Lepra auf, wenn Knoten oder Infiltrationen zurückgehen. Gelegentlich kommt es auch im Frühstadium zu solcher Reaktion. Sie geht mit vorübergehendem erysipelähnlichem Exanthem und Infiltrationen mit Fieber bis zu 39° und Gelenkschmerzen einher. Häufig ändert sich der Mitsuda-Test von negativ zu positiv über lange Zeit. Der Ausfall des Tests ist jedoch nicht so stark wie bei tuberkuloiden Fällen, kann aber 2—20 Jahre lang positiv bleiben. Obgleich die Kranken vor solcher Reaktion klinisch und histologisch rein lepromatösen Typ zeigen, werden die Herde danach histologisch tuberkuloid.

Diese Entwicklungsformen treten mit zunehmender Chemotherapie häufiger auf. In Japan nennt man diese Reaktion „kyusei shinjun", was am besten mit „akute Infiltration" zu übersetzen ist. Zum Unterschied von „akuter lepromatöser Lepra", womit eine Reaktion plötzlicher Verschlimmerung der nodulären oder infiltrativen Herde bei lepromatöser Lepra zu verstehen ist, ist die „akute Infiltration" wesentlich günstiger. Einige heilten ab, ließen nur noch sekundär neurologische Manifestationen erkennen. Es finden sich mehr Leprabakterien als bei der akuten Reaktion tuberkuloider Lepra, aber viel weniger als bei der gewöhnlichen lepromatösen Lepra.

KITAMURA bestätigte das Besondere der Reaktionsform und ordnete sie in direktem Gegensatz zur Änderung der tuberkuloiden Lepra zur Grenzform (borderline-Lepra). Es ist hier noch zu vermerken, worauf WADE hinweist, daß man in Japan das Adjektiv „tuberkuloid" weniger gebraucht. Es wird dem „maculo-anaesthetischen" gleichgesetzt, während „neural" den anderen nichtlepromatösen Varianten vorbehalten ist.

Auf den Philippinen wurde nach RODRIGUEZ nur einmal eine ähnliche Reaktionsform beobachtet und ähnliche klinische Bilder wurden bei tuberkuloiden Patienten gesehen, worunter wohl der „akute Schub" zu verstehen ist. Nach WADE hatte TOLENTINO in Cebu einen Patienten mit „akuter Infiltration" demonstriert.

In einer ausführlichen Studie hatte TAJIRI diese Reaktionsform noch genauer beschrieben, was hier wegen der Bedeutung der Abgrenzungen der verschiedenen Entwicklungsformen der Lepra wiedergegeben werden soll.

Dieses Syndrom tritt häufiger als bei frühen Fällen nach langer Rückbildung oder Resorptionsperiode der Lepra ohne Vergrößerung oder Verschlimmerung der ursprünglichen lepromatösen Herde auf, womit ein wesentlicher Unterschied gegenüber der „akuten lepromatösen Reaktivation (Infiltration)" gezeichnet ist.

Die Eruptionen erscheinen abrupt mit intensiver Entzündung eleviert und oft mit erysipelartigen Erscheinungen. Manche sahen wie tuberkuloide Plaques mit erhabenem Rande aus, also etwa wie sog. major tuberkuloide. Jedoch ist dessen Reaktion stärker entzündlich mit deutlicher Hyperämie und zentraler Erhebung. Die Farbe ist dunkelrot oder braunrot, während die Herde des „akuten Schubes" oder der tuberkuloiden Reaktion mehr hellrot bis scharlachrot sind. Die Eruptionen sind wie beim „akuten Schub" klinisch wie histologisch ödematös. Beim Rückgang der Herde des „akuten Schubes" wie der a.I. treten pityriasi- oder ichthyosiforme Schuppungen auf (während bei aktivierten lepromatösen Herden Schuppung gewöhnlich nicht gesehen wird) (Abb. 81).

Während der Reaktion fallen Augenbrauen und Kopfhaare aus. Die Haare wachsen wieder, wenn die Eruptionen verschwinden.

Das Fieber remittiert zwischen 37 und 39°, es geht vor vollständigem Rückgang der Herde zurück, gewöhnlich einige Wochen oder wenige Wochen. Mit der Eruption treten oft Neuralgien, Gelenkbeschwerden und auch Conjunctivitiden auf. In der Nähe der Herde findet sich gelegentlich eine Verdickung der peripheren Nerven. Die Herde können anaesthetisch sein, teilweise kommt es zur Muskelatrophie oder Fingerbeugung mit merklichem Kraftverlust der Hand. Durch eine Paralyse des N. tibialis kommt es zur Ataxie. Facialisparalyse kann auftreten und einmal wurden vorübergehend Symptome einer Bulbärparalyse (TAJIRI) gesehen. Im Blutbild findet sich eine mäßige Leukocytose, ein wesentlicher Unterschied

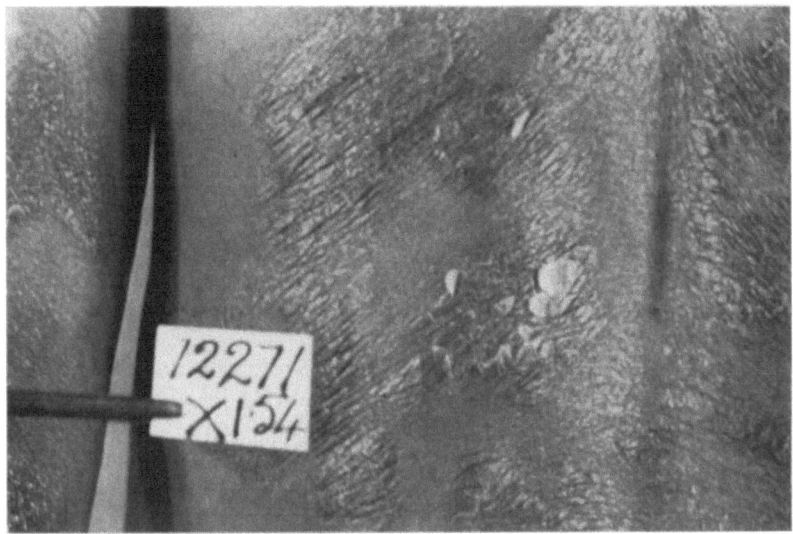

Abb. 81. Akute unscharfe Infiltration mit schuppenden Prozessen. Beobachtung Dr. KOOIJ

zum ,,akuten Schub" besteht nicht (ONISHI). Andere Veränderungen sind nicht festgestellt.

Im serösen Ausstrich aus typischen Efflorescenzen lassen sich Bakterien nur schwierig feststellen, wenn auch leichter als bei Eruptionsherden tuberkuloider Lepra.

Histologisch finden sich nur geringe Abweichungen in der Epidermis oder an der Basalmembran. Unter der papillaren Schicht und im oberen Corium ist eine dünne Zone relativ feiner lepromatöser Veränderungen. Nach Resorption der lepromatösen Infiltration ist die Haut meistens atrophisch und die Papillarschicht verschmälert. Die wichtigsten Veränderungen liegen tiefer, im Stratum reticularis mit stärkerer Infiltration schmaler Rundzellen neben epitheloiden Zellen. Langhans-Riesenzellen oder ähnliche Zellen kommen vor, fehlen aber auch. Daneben treten auch Mast- und Plasmazellen auf.

Epitheloide und Riesenzellen färben sich schwach mit Sudan III, wesentlich schwächer als richtige Leprazellen oder Schaumzellen mit Lipiden, die sich nirgendwo finden lassen. Die Epitheloiden sind geschwollen, meist vasculär gelagert. Bakterien sind degeneriert, nicht geklumpt, in Zigarrenbündel, höchstens zu wenigen zusammengelagert. Sie liegen in Epitheloiden der Lymphoid-epitheloidzellen-Infiltration phagocytiert, wo auch Riesenzellen auftreten. Einige wenige finden sich in der Papillarschicht, an Bindegewebszellen oder um Schweißdrüsen, teils in den interstitiellen Zellen der Nerven. Das kollagene Bindegewebe im

Corium ist durch die Infiltrationen in Lappen zerteilt. Elastische Fasern sind im Infiltrat nicht vorhanden, teilweise zusammengeballt um die Infiltrationen im unteren Corium. Die Capillaren sind im Infiltrat verdickt.

Nach HARADA bestehen die Herde aus konzentrischen Zonen von einem epitheloiden, dann lymphocytären und Leprazellen. Zentral liegen die Riesenzellen. Die sudanfärbbaren Anteile stammen vielleicht aus der Fettzellennekrose, die durch Änderung der immunologischen Bedingungen des Körpers entsteht.

Die wichtigste und zweifellos interessanteste Beobachtung bei der akuten Infiltration ist die häufige Änderung der Reaktion des Mitsuda-Tests von negativ nach positiv. TAJIRI gab im einzelnen die Testergebnisse bei 24 Patienten an. Die meisten (92%) zeigten eine Wendung nach dem Beginn der akuten Infiltration zu positiv, die über 2—20 Jahre anhalten konnte. Aber einige fielen nach einer gewissen Zeit wieder nach negativ zurück. Außer bei 3 Patienten war der weitere Verlauf günstig.

TAJIRI faßt die Grenzlepra (borderline Leprosy) als ein Übergangsstadium aus tuberkuloider Lepra in Richtung lepromatös auf, was häufig nach wiederholten „akuten Schüben" auftreten kann. Dann wäre die „akute Infiltration" ein gegensätzlicher Vorgang, nämlich eine gutartige Entwicklung eines malignen-lepromatösen Typs. Aber die akute Infiltration selbst ist nicht eigentlich in die Grenzgruppe einzuordnen.

Die „akute Infiltration" ist demnach grundsätzlich von dem Erythema nodosum leprosum und der „akuten lepromatösen Infiltration (Reaktivation)" zu unterscheiden und kommt niemals mit diesen Reaktionen gemeinsam vor.

Offenbar bestehen gewisse Unterschiede zu den Entwicklungsformen, die einmal DAVEY und DE SOUZA LIMA als „Pseudoexacerbation" beschrieb. DAVEY sah nach Sulphetronbehandlung bei einem fortgeschrittenen Leprapatienten ein papulöses Exanthem mit histologisch atypischer tuberkuloider Natur. Dabei wendete sich die Leprominreaktion von negativ nach stark positiv.

WADE machte auf DE SOUZA LIMA aufmerksam, der ihm 1948 Patienten mit sog. „Pseudoexacerbation" unter Sulfonbehandlung zeigte. Histologisch waren die der „akuten Infiltration" klinisch ähnlichen Fälle tuberkuloider Natur, wie bei tuberkuloider Leprareaktion oder Grenzlepra. Aber diese Pseudoexacerbation tritt frühzeitig nach der Sulfontherapie auf und bleibt negativ auf Lepromin, auch die Bakterien waren verändert.

4. Pseudoexacerbation

Zwei besondere Merkmale charakterisieren nach DE SOUZA LIMA die „Pseudoexacerbation":

1. tritt sie nur bei Patienten mit lepromatösem Typ unter der Sulfonbehandlung auf und
2. zeigt sich klinisch eine Eruption tuberkuloider Reaktion.

Schon 1946 hatte DE SOUZA LIMA über dieses, vielleicht von RABELLO auch mit „induzierter tuberkuloider" Form bezeichneten Reaktionsstadiums berichtet. Wie vorher schon LOWE oder RATH DE SOUZA und ALAYON fand er beim gleichen Patienten im selben histologischen Schnitt reine tuberkuloide und reine lepromatöse Struktur. Dabei läuft zwar ein tuberkuloides Reaktionsbild ab, jedoch ohne entsprechendes klinisches Verhalten.

DE SOUZA LIMA und RATH DE SOUZA sahen bei 12—15% ihrer Patienten im Beginn der Sulfontherapie eine geringe bis mäßige Exacerbation der Symptome meistens in einer Verstärkung der vorhandenen Herde mit Auftreten von neuen gleicher Art. Bei der „Pseudoexacerbation" kommt es auch in den ersten Monaten der Sulfontherapie, selten später, zu ähnlicher Exacerbation, aber der klinische Befund, die Art der Hautveränderungen unterscheidet sich von den vorher vorhandenen Elementen.

Es kommt ohne Prodromi zu einem akuten Ausbruch von infiltrierten erythematösen Herden mit teils rostbrauner Verfärbung oder erythrodermischen Veränderungen. Noduläre und papulöse Veränderungen zeigen sich um die Herde. Die Patienten weisen häufig Ödeme an Händen und Füßen auf. Die ursprünglichen lepromatösen Efflorescenzen werden umrahmt oder ersetzt durch diese neuen Eruptionen, können auch gleichzeitig bestehen bleiben. Das Allgemeinbefinden der Patienten ist wenig gestört, höchstens tritt geringes Fieber auf oder es treten schwere Neuritis dazu auf.

Histologisch zeigen sich Epitheloidzellenknötchen mit oder ohne Riesenzellen mit mehr oder weniger ausgeprägtem Ödem. Damit entspräche das Bild auch im Hinblick auf geringere Bakterienfunde einer reaktiven Variation des tuberkuloiden Typs.

Es können aber auch gleichzeitig Mischstrukturen mit tuberkuloiden und lepromatösen Prozessen nebeneinander gefunden werden, womit diese Fälle Übergangsstadium zwischen den polaren Typen darstellen.

Diese Änderung der Reaktionsfähigkeit lepromatöser Patienten ist beachtenswert. Jedoch bleibt der Mitsuda-Test negativ.

Diese akute, generalisiert auftretende Episode, die bei 29 Patienten beobachtet wurde, ist prognostisch nicht ungünstig, da die Patienten danach in eine günstigere Reaktionslage kommen. Im ganzen hält der Zustand etwa 3—6 Monate an. Danach geht dies entzündliche Phänomen ganz zurück oder unter Hinterlassung von pigmentierten oder atrophischen Herden. Manchmal bleibt jedoch eine mehr oder weniger ausgeprägte Muskelatrophie als Folge der begleitenden Neuritis bestehen. Dann erinnert klinisch nichts an das ursprünglich lepromatöse Bild.

Bei 61 Patienten wurde nur eine partielle „Pseudoexacerbation" gesehen, bei denen wenig tuberkuloide mit lepromatösen Herden zu beobachten sind. Der akute Prozeß läuft dann in geringerer Intensität ohne Beteiligung des peripheren Nervensystems ab. Auch hierbei wurde prognostisch eine günstigere Situation erreicht. Allerdings kann es bei einigen anschließend zum E.n.l. kommen.

WADE hat einige Patienten von DE SOUZA LIMA in Sao Paulo gesehen und eine gewisse Ähnlichkeit zur „akuten Infiltration" TAJIRIs festgestellt. Aber es handelt sich doch wohl um einen anderen episodenhaften Ablauf, der mehr an Grenzlepra erinnert und im Gegensatz zur „akuten Infiltration" im Beginn der Sulfontherapie einsetzt.

Auf den Philippinen machte RODRIGUEZ ähnliche Beobachtungen und führte aus, daß es sich um Grenzlepra handele, die typische Charakteristika des lepromatösen Typs entwickelt hätten, nun aber unter der Sulfontherapie einer „Pseudoreaktivierung" unterworfen seien: die Sulfone hätten die Fähigkeit, den tuberkuloiden Anteil der Doppelnatur dieser Fälle anzuregen. DE SOUZA LIMA räumte ein, daß es sich vielleicht bei diesen Kranken um sekundär lepromatöse Zustände nach Grenzstadien (borderline) handeln könne.

Nach WADE wäre der geschilderte Exacerbierungsvorgang ein „Umkehrungsphänomen" zwischen den polaren Typen, wobei man nach RODRIGUEZ eine Stimulierung des RES durch die Sulfone zu diskutieren hätte.

5. Akute lepromatöse Reaktion

CHAUSSINAUD braucht den Begriff der „wahren" Leprareaktion, CONTRERAS „genuine" und FLOCH „akute Lepromatisation". Während des Verlaufs der

Krankheit kommt es frühzeitig (DAVISON und KOIJI) akut oder subakut zur Manifestation lokaler oder systematisierter entzündlicher Phänomene, die die verschiedensten Organe und in verschiedener Art die Haut befallen und meistens mit Fieber einhergehen (FERNÁNDEZ) und daher, wie angeführt, mit „Leprafieber" bezeichnet wurde. Die Reaktion kann auch erste klinische Manifestation der Krankheit sein. Die häufig sich wiederholenden Reaktionsschübe gehen mit Allgemeinerscheinungen einher, wie man sie bei verschiedenen bekannteren Infektionskrankheiten beobachtet. Sie beginnen mit einem Prodromalstadium, einer Beginnperiode, dann einer Acme, endlich einem Rückgangsstadium. Das Fieber beginnt mit Schüttelfrost, Abgeschlagenheit, Kopfschmerzen, Übelkeit, Tachykardie, Kurzatmigkeit, Schmerzen in Knochen und Gelenken, die vor oder gleichzeitig mit mehr oder weniger generalisierten Eruptionen auftreten. In schweren Fällen beobachtet man entzündliche Beteiligung auch außer der Haut wie Lymphadenitis, Hepatosplenomegalie, Orchitis, Neuritis, Iridocyclitis, Keratitis und Ulcerationen des Nasenseptums (SAENZ).

Alle lepromatösen Herde werden etwa gleichzeitig ödematös, turgescent und entzündlicher oder es werden nur einzelne Herde akuter und allmählich beteiligen sich die übrigen (MUIR).

Diese Reaktionen erscheinen auf der Haut mit Knoten, Erythema multiforme und nodosumartigen Prozessen über den vorhandenen Maculae, Infiltrationen und erythematösen Herden, wie auch in normaler Haut. Die neuen Prozesse variieren in ihrer Größe, Gestalt und Grad. Sie sind meist druckschmerzhaft. Ihre Farbe wechselt von rot bis violett, sepia bis gelbbraun. Als wesentliches Charakteristikum gilt, daß alle verschiedenen Formen der Prozesse scharf begrenzt gegenüber der normalen Haut sind oder ein leichtes umgebendes Erythem zeigen. Nach gewisser Zeit gehen die Infiltrationen zurück, flachen ab in ursprüngliches Hautniveau und blassen ab, bis sie vollkommen verschwinden. Selten kommt es zur generalisierten Erythrodermie. Bedeutungsvoll ist es, daß die Patienten nach Rückgang der Reaktion mehr lepromatöse Herde haben als vorher.

Man kann vielleicht zwei Formen unterscheiden. Einmal einen klassischen Typ mit schweren wiederholten Fieberschüben, dann eine atypische Leprareaktion ohne oder nur mit mäßigem Fieber.

Histologisch fanden BÜNGELER und MARTINS DE CASTRO in frischen Eruptionen eine akute Entzündung unspezifischen Charakters perifokal um kleine, teils vorher bestehende Leprome, etwa wie eine Herdreaktion. Dann kann es sich nicht um frische hämatogene Metastasen handeln. Die Leprome und das umgebende Stroma werden ödematös, hyperämisch und leukocytär infiltriert. Dazu tritt interstitielle fibrinöse Exsudation. Die sonst scharfe Begrenzung der Leprome verwischt sich. In späteren Stadien beteiligen sich eosinophile Leukocyten und zentral mögen Abszeßbildungen auftreten. Darin finden sich kaum Bakterien, was G. KLINGMÜLLER auf verstärkte alkalische Phosphataseaktivität zurückführen möchte. Diese können Mycobakterien angreifen.

Schon 8—9 Tage nach Beginn sah BÜNGELER Rückbildungserscheinungen. Die Leukocyten zerfallen, gelegentlich verschwänden die eigentlichen Leprome. 2—6 Wochen nach Beginn setzen Heilungsvorgänge mit narbigen Veränderungen um die Leprome oder an Stellen der Leprome mit restlichen Rundzelleninfiltraten ein. Auffallend ist, daß sich größere Leprome im allgemeinen weniger (oder gar nicht) als die kleinen und kleinsten Herde an der Reaktion beteiligen. Die reaktiven Veränderungen sind um so *stärker*, je *kleiner* die lepromatösen Leprome sind.

Als Ursache für solche Reaktionen gibt es kaum verständliche Vorstellungen. Die bezüglich der gesamten Abwehrzellen fast reaktionslose, nur von den Histiocyten bewerkstelligte Granulombildung unter dem Eindruck einer Speicherkrankheit bei der lepromatösen Lepra muß dennoch mit einer intracellulären Bildung von Antigen-Antikörperkomplexen einhergehen. Das scheint sich submikroskopisch anzudeuten. Aus welchen Gründen es mit der Reaktion zu einer Bakteriämie (und wahrscheinlich Überschüttung mit den weiteren lepratypischen Zellorganellen, wie opaken Tropfen, Lysosomen und Residualkörpern) kommt, bleibt unklar.

REES und WEDDELL haben jetzt einen wichtigen Modellversuch beschrieben. Nach Angehen menschlicher Leprabakterien an der thymektomierten und bestrahlten Maus kann deren lepromatöse Lepra mittels lymphoider Zellen aus Milzen normaler Mäuse zur Reaktion gebracht werden. Diese Mäuse werden hierdurch immunologisch kompetent. Andererseits wurde auch die fraglich immunsuppressive Wirkung des Thalidomids von SHESKIN und SAGHER bekannt. Alle diese Befunde unterstützen die Auffassung (BÜNGELER usw.), in der lepromatösen Reaktion ein Überempfindlichkeitsphänomen zu sehen.

Ein ungewöhnliches Bild *vesiculöser, pustulöser Prozesse* bei lepromatöser Lepra nach Art eines *Erythema multiforme* beschrieben LANG u. Mitarb. bei einem 16jährigen Mädchen mit solcher Lepra, dessen Mutter gleichfalls an lepromatöser Lepra litt. Es hatte einen disseminiert vesiculösen bis pustulösen Ausschlag, der weitgehend an eine Dermatitis herpetiformis erinnerte. Aber im Pustelinhalt waren keine Bakterien, sondern nur im Corium in Histiocyten. Die Pusteln ulcerierten nicht. Ähnliches hatte COTTINI als febriles Erythema multiforme in Cuba oder auch JEANSELME u. HOROWITZ beschrieben. LEHMANN beobachtete bei nodulärer Lepra unter Fieber Erythema multiforme mit bullöser Reaktion in den Erythemen. Diese Veränderungen haben mit den bullös-nekrotischen Prozessen oder dem Lucio-Phänomen nichts gemein. BROWNE beschrieb das als varicelliforme Eruption im Verlauf einer akuten Exacerbation. Wir sahen bei zwei Kranken während reaktiver Phasen bullös, schwach nekrotisierende Veränderungen, ähnlich denen, wie sie von WATERS u. RIDLEY, KARAT und JOB oder CHAUDHURY (am Penis) berichtet wurden. Bei diesen schweren reaktiven Veränderungen handelt es sich jedoch noch nicht, wie erwähnt, um das Lucio-Phänomen, wie auch weiter unten auszuführen sein wird. Allerdings finden sich hier schon allergische Angiitis, wie PRUDZANSKI sah, womit wieder eine Brücke zur Vasculitis allergica leprosa geschlagen wäre.

Das Fieber ist remittierend, intermittierend oder weist eine Kontinua auf und hält 10—30 Tage lang, ohne durch therapeutische Maßnahmen beeinflußt zu werden, an. Prolongierte Reaktionen mit Rückfällen nach kurzer Unterbrechung verschlimmern gewöhnlich den weiteren Krankheitsverlauf.

Der Lepromintest bleibt negativ. Bakterien können in allen Ausstrichen massenhaft beobachtet werden. Die BSG ist erheblich beschleunigt bis zu 80/120 mm n.W. nach einer Stunde (SAENZ).

Patienten mit solchen Reaktionen bedürfen sorgfältiger Betreuung, denn die Prognose ist sehr ernst. Sie leiden nicht nur unter der Zunahme der eigentlichen Lepra, sondern auch unter dem schweren Fieber, neben den Augen- und Nervenbeteiligungen.

Eine pathologisch-anatomische Deutung mit vornehmlicher Beachtung der Gefäßveränderungen gaben MELAMED und ABULAFIA (s. auch oben). Angeregt wurden ihre Untersuchungen durch paradoxes Verhalten von Phenylbutazon, das entweder bessern oder verschlimmern soll. Die Patienten zeigen Gefäßveränderungen an Capillaren, Präcapillaren, gelegentlich auch an den Arteriolen, die man auch während der Ruhephasen beobachten könne. Während der Reaktion lassen sich zwei verschiedene Typen der Gefäßstörungen beobachten:

a) Stauung mit verschieden starkem Ödem und

b) Leukocytenaustritt, häufig von fibrinoider Gefäßnekrose und gelegentlich Thrombose und Hämorrhagien begleitet.

Weiterhin finden sich im lepromatösen Granulom intensive, nekrobiotische Phänomene mit Reduktion von Fett und erhebliche Verminderung der Bakterien, wie es ja BÜNGELER beschrieb.

Die Leprareaktion wird daher als eine Gefäßreaktion auf Veränderungen im Bacterium-Granulomkomplex aufgefaßt. Die funktionellen Beziehungen von Gefäßen zum abhängigen Gewebe deuten darauf hin, daß die Faktoren, die die Funktion oder die Struktur der kleinen Blutgefäße beeinflussen, auch fähig sein dürften, die Leprareaktionen hervorzurufen oder zu provozieren oder zu bessern.

Jeder Faktor, der die Stoffwechseltätigkeit von leprösem Granulom und den Bakterien, Zellpermeabilität, Nekrobiose von Fett beeinflußt, könnte solches bewirken.

Serum-Eiweißuntersuchungen der Labilitätstests und elektrophoretische Trennungen stellte TERENCIO an. Er fand erhöhte γ_2-Globuline, geringer von γ_1, bei normalem α-Globulin und erniedrigtem Albumin. Gleiches bestätigten MELAMED und BARCIA, sie sahen auch eine Normalisierung der Verhältnisse unter Prednison und ACTH.

Nach der Reaktion können die Patienten auch eine allgemeine Besserung ihrer Lepra zeigen (SCHUJMAN, SPADA u. Mitarb.), weswegen künstliche Provokation schon seit 1920 mit Chaulmoograöl oder KJ (SCHUJMAN) empfohlen wurde. Da dieses Problem, also der Reaktionseffekt auf die lepromatöse Lepra, jedoch nicht eindeutig war, veranlaßte SCHUJMAN eine Umfrage (WADE):

Es halten CHAUSSINAUD, BROWN, HAYASHI und LARA, CONTRERAS u. Mitarb. alle lepromatösen Reaktionsformen nicht für günstig, MUIR die mäßigen, aber nicht die schweren, für hilfreich. Früher war DE SOUZA LIMA gleicher Meinung mit SCHUJMAN, aber jetzt wie E. RODRIGUEZ nicht mehr.

DAVISON und KOOIJ finden die akute lepromatöse Infiltration, die früh im Verlauf der Krankheit einsetzen kann, als einen günstigen Effekt. Auch Erysipele und exfoliative Dermatitiden (nach Drogen) hatten einen günstigen Einfluß auf den weiteren Verlauf.

Die Reaktion reinigt gleichsam die vorhandenen klinischen Herde, wenn gleichzeitig behandelt wird (SCHUJMAN).

Von dieser akuten lepromatösen Reaktion bestehen fließende Übergänge zu dem jetzt gesondert zu besprechenden

6. Erythema nodosum leprosum
(Panniculitis nodosa leprosa)

Wie sehr die als Erythema nodosum leprosum bezeichnete Reaktionsform bei lepromatöser Lepra an Bedeutung gewonnen hat, mag aus dem Vergleich mit der kurzen Notiz in V. KLINGMÜLLER (S. 467) und der Angabe von RODRIGUEZ von 1957 hervorgehen:

Einer der bemerkenswerten Effekte der Sulfonbehandlung ist die ansteigende Frequenz des Erythema nodosum leprosum. Unter einer Gruppe mehr oder weniger fortgeschrittener lepromatöser Kranken entwickelten 83% eine akute Leprareaktion, hauptsächlich vom Typ des Erythema nodosum leprosum. Entweder hatte man diese akute Hautmanifestation übersehen oder — was wahrscheinlicher ist — unter der erst jetzt eingreifenden und wirksameren Therapie werden diese Erscheinungen provoziert. Unter Umständen muß sogar die Therapie unterbrochen werden (SHUTTLEWORTH). Schon CAMPLANI hatte über solche Provokation nach Neosalvarsan berichtet.

Genauere Zahlen über das Auftreten des Erythema nodosum leprosum geben DOULL u. Mitarb. LIPPELT fand es bei 65—70% aller lepromatöser Kranken.

Dieser Reaktionszustand wurde der Häufigkeit nach anfangs auf den Philippinen in der Central Luzon Leproserie zu 44,5%, in Eversly Child zu 24,8% beobachtet. Bemerkenswert ist die Untersuchung von DOULL u. Mitarb., daß das Erythema nodosum leprosum unter der Chemotherapie, was schon allgemein bekannt war, wesentlich mehr auftritt, daß es dabei offenbar nicht so sehr auf die Dosierung des Mittels ankomme, denn auf 2,5 mg/kg Körpergewicht und 4 mg/kg Diaminodiphenylsulfon beobachtet man jeweils eine Reaktionszunahme der lepromatösen Leprakranken auf 67—68%. Dabei scheinen auch keine Unterschiede in der Schwere der Reaktionen zu bestehen.

DANIELSSEN und BOECK kannten das Erythema nodosum schon 1848. Und Ende des 19. Jahrhunderts wurde die Bezeichnung von BROCQ (1890) und von HANSEN u. LOOFT (1895) gebraucht, geriet aber wieder in Vergessenheit. Erst seit 1930 wurde der Begriff von Japan ausgehend häufiger verwandt. Nach HAYASHI war es MURATA, der 1912 ausführlicher das Erythema nodosum leprosum (Enl) beschrieb. 1924 gaben BARRERA und CHAVARRIA eine gute Übersicht. MURATA beobachtete diese Eruptionen nur bei lepromatösen Kranken. Von diesen erlitten $1/3$—$1/4$, und zwar die infiltrativen doppelt so häufig wie die nodulären Formen eine Enl-Reaktion. Befallen werden Erwachsene meist 6 Jahre nach Beginn der Lepra. Im Frühling oder Herbst treten die Eruptionen stärker hervor, entweder mit Fieber oder Schüttelfrost, manchmal auch ohne Fieber, meist mit allgemeinem Krankheitsgefühl (JOB u. Mitarb.).

Die Einzelherde sind erhaben, linsen- bis walnußgroß, scharlachrot, solide und elastisch, später aber konfluierend, dabei sehr empfindlich. Sie erscheinen zuerst im Gesicht, dann im Gebiet der Lepromsitze oder auf den Beugeseiten der Extremitäten über Venen, wo Leprome gewöhnlich nicht auftreten. Beim Rückgang werden diese Herde dunkelrot, bläulichgrün bis braun. Der braune Farbton bleibt noch Tage danach zu erkennen. Sie heilen entweder ohne Spuren ab oder sie trocknen aus und die Haut faltet sich. Eventuell schuppen oder erweichen Herde mit gelbem Fleck im Zentrum mit sekundärer pyodermischer Note und Ulceration. Diese Ulcera heilen nur langsam in 3 Wochen bis zu 2 Monaten ab (JOB u. Mitarb.). Unter den allgemeinen Symptomen herrschen Neuralgien oder intensive Neuritis (SHUTTLEWORTH) durch Nervenbeteiligung, dann Gelenkbeschwerden als Folge von Synovitiden vor (Abb. 82).

Die Eruptionen treten akut schon 24—48 Std nach den Prodromi bis chronisch an der Haut in etwa 3 Graden auf. Die Prognose ist im allgemeinen gut. Histologisch findet sich eine Entzündung der Leprome im Fettgewebe oder an der Cutis-Subcutis mit Herdbildungen infiltrierender polymorphkerniger Leukocyten.

Die Schleimhäute werden selten befallen. JOB u. Mitarb. sahen nur einmal solche an der Nasen- und Pharynxschleimhaut und nur bei zwei Kranken solche an den Conjunctiven.

Bevor zu weiteren Veränderungen Stellung genommen wird, sei über die Morphologie der Erscheinungen berichtet.

SUGAI und MONOBE haben 1913 eine histologische Beschreibung gegeben. WADE hatte in Madrid über Untersuchungen an 23 Probeexcisionen aus Japan, Brasilien und Malaya berichtet. Offenbar tritt das En bei Lepra nur dort auf, wo ruhende Infiltrate alter, mehr oder weniger degenerierter Schaumzellen liegen, die sicher nicht erst sekundär gebildet sind. Die Herde beginnen in der Subcutis, MIESCHERs Radiarknötchen aus Histiocyten wurden nicht gefunden. Die herdförmigen Infiltrate sind hauptsächlich aus Rundzellen, besonders Monocyten mit verschiedenem Anteil von Neutrophilen, zusammengesetzt. Letztere bilden teils Mikroabscesse. Die Gefäßveränderungen sind gering und uncharakteristisch. Chronische Herde wiederholter oder persistierender Eruptionen weisen intensivere und komplexere Veränderungen auf. Die Neutrophilen gehen zurück. Dagegen tritt fibröses Gewebe in den ältesten Herden stärker hervor, die Gefäßveränderungen dagegen bleiben gering. WADE gewann den Eindruck, daß die Herde mehr in der Cutis und nicht, wie beim üblichen Erythema nodosum, in der Subcutis liegen (Abb. 83—86).

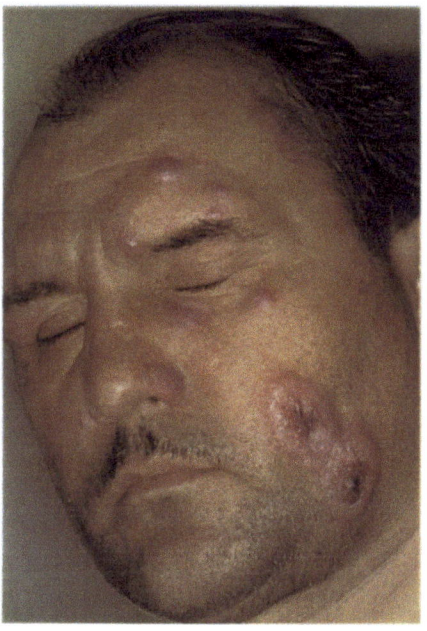

Abb. 82. Erythema nodosum leprosum bei einem Italiener in Deutschland. Auf linker Wange größere Prozesse mit zentraler Nekrosenbildung. Die kleineren infiltrierten Knoten sind eher im tieferen Corium gelegen

Schon GOMEZ ORBANEJA und PÉREZ fanden klinisch und ätiologisch deutliche Unterschiede zum gewöhnlichen En und hierzu hatte auch MONTEL und BOLGERT u. Mitarb., CANIZARES u. Mitarb., PETTIT u. WATERS, REISS Stellung genommen und auf das wohlabgegrenzte klinische Bild des gewöhnlichen Erythema nodosum hingewiesen. Vielleicht ist es angebracht, auf die Ausführungen von PAUTRIER über das Erythema nodosum zu verweisen, der, wie allgemein in der Dermatologie, diese polyvalente allergische Reaktion nicht symptomatisch für eine Krankheit bestimmter Ätiologie hält.

Zur Klinik des Enl ist noch anzuführen, daß es auch bei Kindern beobachtet werden kann (SALAMAO). Jedoch sind sich PORTUGAL und CARNEIRO nicht sicher, ob es sich dabei nicht um eine tuberkulöse Manifestation bei leprösen Kindern handelt, zumal MIESCHERs Radiärknötchen gesehen wurden. Am häufigsten tritt das Enl nach JOB u. Mitarb. zwischen dem 11. und 40. Lebensjahr entsprechend dem häufigsten Auftreten der Lepra schlechthin auf. Nach DOULL u. Mitarb. erlitten Männer und Frauen etwa gleich häufig das Enl. Zur Geschlechtsverteilung geben JOB u. Mitarb. an, daß sie Enl vorwiegend bei Männern sahen. Aber in Vellore sind sowieso 10mal mehr Männer stationär in Behandlung. Auch BROWNE

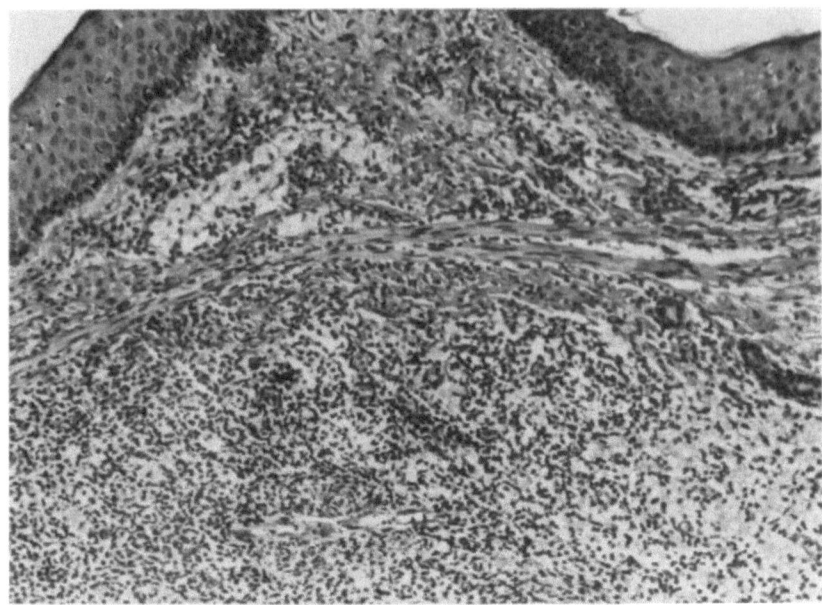

Abb. 83. Erythema nodosum leprosum. H.-E.-Färbung. Vergr. 195fach. Während sich links oben nach freiem Grenzstreifen ein kleines Schaumzellengranulom findet, ist unterhalb der quergestreckten Kollagenzone ein reichlich mit Lymphocyten durchsetztes größeres Leprom

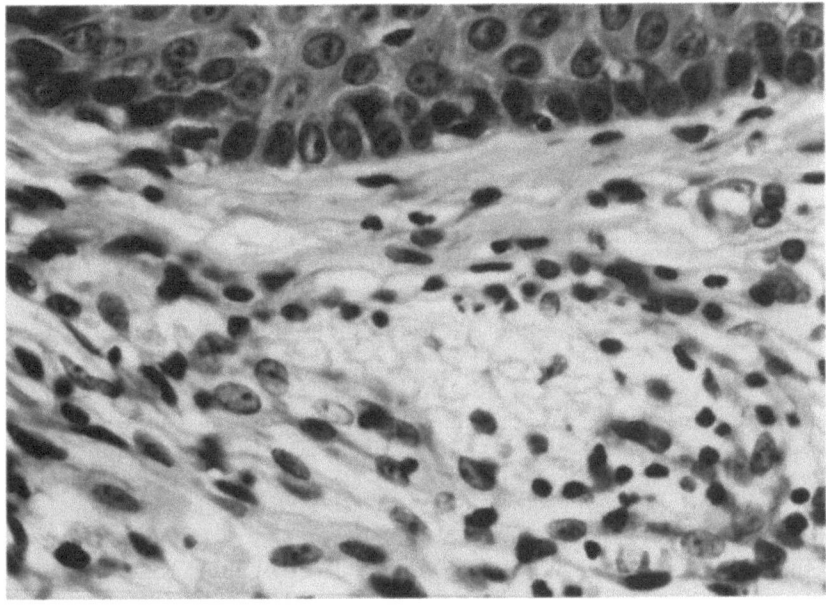

Abb. 84. Erythema nodosum leprosum. H.-E.-Färbung. Vergr. 785fach. Nach freiem Grenzstreifen weist dies kleine Leprom mehr am Rande beginnende lymphocytäre Reaktion auf

hatte mehr männliche Kranke mit Enl gesehen, während bei GUINTO u. Mitarb. die Frauen überwiegen. Es gab keinen Zusammenhang zwischen Alter und klinischer Besserung. MONTEL sah Pyodermien vom Typ Furunkel, teils auch

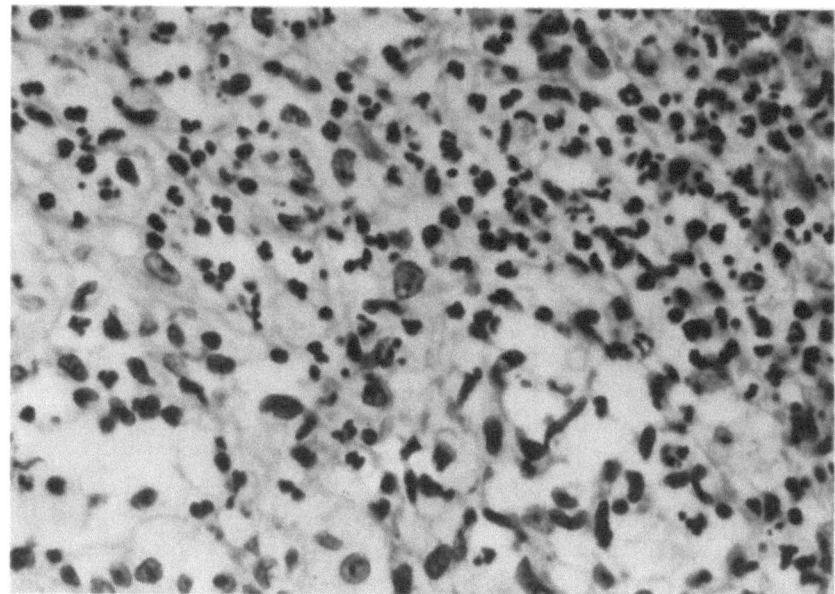

Abb. 85. Erythema nodosum leprosum. H.-E.-Färbung. Vergr. 490fach. Infiltration von Leukocyten und Lymphocyten in das Schaumzellengranulom

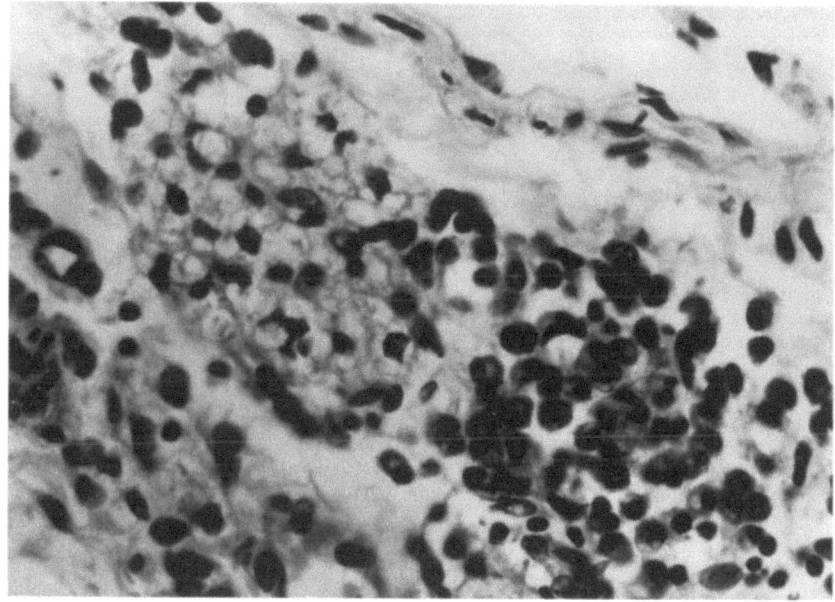

Abb. 86. Erythema nodosum leprosum. H.-E.-Färbung. Vergr. 785fach. Neben dem kleinen lymphocytär durchsetzten Leprom rechts unterhalb ein Plasmazellherd angelagert

akneiforme Herde, deren Eiter massenhaft Bakterien enthielten, was zu schneller Ausscheidung und Lyse führte. Über weitere klinisch-chemische Befunde bei Enl ist nur wenig berichtet. NAMBA und FUJIWARA fanden die Globuline entsprechend der tuberösen (lepromatösen) Lepra mit α- und γ-Globulinen erhöht, dabei eine

Albuminverminderung. Das C-reaktive Protein ist positiv (ABE u. HIRAKO), was bei anderen Reaktionen nicht der Fall sei.

UDUDA und SHIONUMA weisen auf mit dem Enl gleichzeitig auftretende Iridocyclitis hin. 4 Augen von 4 solchen Patienten mußten wegen erheblicher Schmerzen enucleiert werden. Histologisch entsprachen die Veränderungen dem Enl, wie es MITSUDA beschrieb.

Nun ist gegen die Bezeichnung Erythema nodosum leprosum eine wesentliche Kritik in sorgfältiger Studie von PEPLER, KOOIJ und MARSHALL erhoben worden. Zunächst sei das Enl mit akuter Leprareaktion verwechselt worden. Es tritt aber nur bei Patienten mit lepromatöser Lepra in akuten, subakuten bis chronischen Eruptionen, mit oder ohne Fieber auf. Die dunkelroten Knoten von 0,5—2 cm, nach JOB u. Mitarb. bis 4 cm Durchmessergröße treten meist plötzlich in wenigen Stunden auf den Streckseiten der Extremitäten, im Gesicht und weniger häufig am Stamm auf. Es treten zugleich wenige oder bis zu einigen Hundert Efflorescenzen auf, einige fließen zu Plaques zusammen. Der Einzelknoten ist schmerzhaft; er bleibt wenige Tage bis Wochen bestehen.

In der folgenden Tabelle sei nochmals die Unterscheidung zwischen dem Enl und der akuten lepromatösen Infiltration wiedergegeben, wie sie 1952 auf einer Leonard Wood-Memorial-Konferenz in Japan ausgearbeitet wurde. Allerdings sei gleich hervorgehoben, daß die akute lepromatöse Infiltration heute in ihrer schweren Symptomatik viel ernster angesehen werden muß (s. o.).

Tabelle 8

Akutes Erythema nodosum leprosum	Akute lepromatöse Infiltration
1. Schnelle Entwicklung, jeder Einzelknoten besteht 1—2 Wochen	Lange Dauer der Herde
2. Meistens Gruppen von Nodulae, die sich zeitlich und örtlich überlagern. Treten gewöhnlich in vorher bestehenden lepromatösen Herden auf	Schnelle Ausbreitung und Zusammenfließen getrennter Herde
3. Unregelmäßiges Fieber, jedoch gelegentlich ohne Fieber	Selten Fieber, höchstens geringe Temperaturerhöhung (heute meistens Bild einer Allgemeininfektion)
4. Begleitende Neuritis, Gelenkbeschwerden, Iridocyclitis, Schienenbeinschmerzen	Ohne Komplikationen (heute Orchitis usw.)
5. Die Herde sind empfindlich	Herde ohne Schmerzen auf Druck
6. Blasen und Pusteln auf der Höhe der Entwicklung bei schweren Fällen	Ohne Pusteln
7. Nach Heilung bleiben hyperpigmentierte Maculae zurück oder Übergang in chronisches Erythema nodosum leprosum, eventuell subcutane Knoten oder völlige Abheilung	Nach Heilung bleiben papierdünne Maculae, hyper- oder hypopigmentierte Flecken zurück

Das Allgemeinbefinden ist meist wenig gestört. Bei einigen Kranken verläuft die Reaktion weniger akut. Einschmelzung ist nicht ungewöhnlich. Die Herde heilen ohne Narben oder mit vermehrter Pigmentierung ab, nach Einschmelzungen natürlich mit Narbenbildung.

Zwar tritt das Enl bei unbehandelten Patienten auf, aber es ist häufiger nach Sulfonbehandlung.

Genauere Unterscheidung von der akuten Leprareaktion hatte auch WALCOTT gegeben. Wie schon oben angeführt, ist das Enl im Gegensatz zum gewöhnlichen En charakterisiert durch Befall im Gesicht, die große Anzahl der Einzelherde, die häufigen Rezidive, die Einschmelzung. Die subakuten Formen haben indessen größere Ähnlichkeit zum Erythema induratum, dem Sarcoid Darier-Roussy oder den cutanen Formen der Periarteriitis nodosa. Etwas ähnliches hatte auch RODRIGUEZ beschrieben:

Bei Patienten, die zuerst ein Enl hatten, wurde beobachtet, daß einige der akuten Papeln und Knoten dunkler, größer und tiefer als vordem wurden: dabei ging die Gesamtzahl der ursprünglichen Efflorescenzen zurück. Man nennt diese Erscheinung auf den Philippinen auch „Toloudron". Zu 90% waren diese großen, subcutanen Knoten auf den Handrücken und Unterarmstreckseiten oder über den Gesäßpartien lokalisiert. Diese Herde bleiben etwa 8—10 (1—19) Monate bestehen. Histologisch zeigt sich eine proliferative Gefäßentzündung an Arterien wie Venen mit massiver leprotischer Panniculitis.

Histologisch jedoch nicht einheitliche Befunde hatten STEIN, REISS, ERMAKOVA, WALCOTT, IYER u. NATH gegeben. PEPLER, KOOIJ und MARSHALL fanden den Sitz der Herde immer in der Subcutis. Daher handele es sich um eine Panniculitis. Das möchte BUCKING mit akuter oder subakuter paralepromatöser Dermohypodermitis bezeichnen.

Die *epidermalen Veränderungen* sind unwesentlich. In der *Dermis* zeigte sich neben lepromatösem Infiltrat dem Stadium entsprechende entzündliche Zellinfiltration.

Im *subcutanen Gewebe* fanden sich die wichtigsten Veränderungen, besonders in den Fettläppchen. Bei frühen Fällen wechselte das Bild von kleinen akuten entzündlichen Zellinfiltraten neutrophiler Leukocyten oder seröser Fettatrophie mit Nekrose bis zu ausgedehnter akuter Panniculitis mit zahlreichen Abseßbildungen. In mehr chronischem Stadium setzt sich das Infiltrat hauptsächlich aus Lymphocyten und Plasmazellen zusammen. Später zeigt sich eine fibröse Degeneration der Fettläppchen. Dazwischen finden sich auch Herde von Leprazellen, jedoch selten Bakterien.

In den sonst beteiligten Septen ist das Infiltrat gelegentlich sehr kräftig oder auch geringer ausgeprägt. Die Gefäße können bei akuten Fällen unbeteiligt sein oder sie sind erweitert, gelegentlich ödematös, aber es findet sich auch eine akute Entzündung an den kleinen Gefäßen, Venen bis zur Panarteriitis. Hierbei herrschen Ödem und Schwellungen der Endothelzellen vor und manchmal zeigt sich geringe Hämorrhagie (JOB u. Mitarb.). Einige Gefäße sind verengt, aber selten wurden von PEPLER u. Mitarb. Verschlüsse oder fibrinoide Nekrose gesehen. Wenn auch die Gefäßveränderungen häufig vorhanden sind, konnten sie nicht als primäre Veränderungen bezeichnet werden. Allerdings sahen JOB u. Mitarb. ausgedehnte Entzündungen bis zu nekrotisierender Arteriitis. Im Ausbruch der Reaktion finden sich nach R. RICHTER fibrinoide Degeneration, kenntlich durch verstärkte eosinophile Bundel und der normal nicht sichtbaren mucoiden Grundsubstanz, dann verstärkte PAS-Reaktivität sowie eine Homogenisierung des kollagenen Gewebes, die an Veränderungen erinnern, wie man sie bei akutem Lupus erythematodes beobachtet. Diese Veränderungen werden beim gewöhnlichen Enl nicht gesehen. Sie sind in älteren Herden nicht mehr nachweisbar, dann, wenn eine Fibrosierung eingesetzt hat, die an ein Keloid erinnern. Diese Befunde sprechen nicht gegen eine allergische Genese. Im ganzen werden die Befunde von STEIN bestätigt.

RIDLEY unterteilt das Enl je nach der Tiefe des Sitzes in 1. ein oberflächliches, 2. ein tiefes in unterer Dermis und im subcutanen Fett und 3. in eines mit nekrotischen Herden mit nekrotisierender Angiitis mit Tendenz zur Ulceration. PEPLER u. Mitarb. nannten 3 histologische Kategorien nach dem jeweiligen Zellaufbau:

1. akut: mit polymorphkernigen Leukocyten, Mikroabscessen und Fettnekrose;
2. subakut: mit gleichen Zellarten, nämlich Neutrophilen, Lymphocyten und Plasmazellen;
3. chronisch: mit Lymphocyten, Plasmazellen und Histiocyten.

Eine ausführliche histologische Untersuchung verdankt man MABALAY u. Mitarb., die sie auch auf histochemische Methoden ausdehnten. In akuten frühen Herden findet sich eine entzündliche Infiltration von Granulocyten, die schon am 4. Tag verschwinden und in älteren Herden nicht mehr beobachtet wird. Dann erst treten Lymphocyten und Plasmazellen, Mastzellen und Histiocyten dazu, also Befunde, wie sie BÜNGELER schon beschrieb. Die Gefäße schwellen an, es kommt zur Angiitis und Proliferation oder obliterierender Endarteriitis. Bakterien und Histiocyten degenerieren eher in der Tiefe. Die Mucopolysaccharide erscheinen früh und gehen zurück, wenn mit Kollagenneubildung und Proliferation von Reticulumfasern die Verheilung einsetzt.

Hervorzuheben ist, daß PEPLER u. Mitarb., RICHTER, wie auch WADE, DE MELLO niemals MIESCHERs Radiärknötchen beobachtet haben. Auch das muß ebenso wie die zumeist im Anfang vorhandene Abszeßbildung als ein wesentliches Unterscheidungsmerkmal gegenüber dem gewöhnlichen Erythema nodosum angesehen werden. Allerdings haben PIERINI u. Mitarb. diese Radiärknötchen gesehen und meinen, ihr Auftreten hänge von der jeweiligen Phase, also dem Zeitpunkt der Excision, ab.

Das morphologische Bild entspricht eher einer Panniculitis nonsuppurativa Weber-Christian, worauf BIRRELL hingewiesen hatte. Im Eiter konnten ITO u. OBIRA niemals pyogene Erreger nachweisen. Bakterien sind innerhalb der Gewebsreaktion weniger zahlreich, fehlen gelegentlich, die meisten Erreger sind zerbrochen oder granulär (WADE, JOB u. Mitarb.), was auch RIDLEY hervorhob. Man kann sogar sagen, daß das Enl häufig erst auftritt, wenn die lepromatösen Patienten schon lange Zeit leiden und nur mäßig große Zahlen zerbrochener und (degenerierter ?) granulärer Bakterien aufweisen.

Nach allem halten es PEPLER u. Mitarb. für zutreffender und genauer, das Enl als eine „Panniculitis nodosa leprosa" zu bezeichnen, was auch MOSCHELLA, WALZER u. Mitarb. hervorheben. Wir möchten uns auf Grund eigener Beobachtungen diesen gewichtigen Argumenten nur bedingt anschließen. Denn zumeist ist der pathologische Prozeß, wie es schon WADE ausführte, vornehmlich im tiefen Corium an der Grenze zur Subcutis gelegen. Die Subcutis ist zwar häufig mitergriffen und, wie erwähnt, können auch entzündliche Infiltrate in die Septen mithineinziehen. Aber diese Infiltrate und deren Folgen weisen eher einen sekundären Charakter auf. Das erste, was man histologisch bei dem Enl sieht, sind zweifellos die Infiltrationen entzündlicher Zellen in die vorherbestehenden Schaumzellengranulome, wie es auch WADE beschrieb. Diese Granulome finden sich aber vornehmlich im Corium, nicht in der Subcutis. Das ist ein weiteres Kennzeichen dafür, daß man von einer Panniculitis eher nur im weiteren Verlauf der Krankheit sprechen kann. Das klinisch und pathologisch Besondere des Enl, seine Eigenständigkeit gegenüber dem gewöhnlichen Erythema nodosum, mag genügend durch den Zusatz „leprosum" gekennzeichnet sein.

Die Pathogenese oder Ätiologie der Reaktionsformen bleibt unklar. ROLLIER u. ROLLIER nennen eine Reihe zusätzlicher Faktoren, die erwogen sein müssen. MITSUDA beschrieb, daß unter den Sulfonen die Bakterien zur granulären Form degenerieren. Die Leprazellen schwellen mit phosphatid- und lipoidhaltigen Granula aus der Bakterienauflösung an. Irgendwelche Stoffwechselprodukte gelangen in den Blutstrom und lösen nunmehr die Reaktion aus. Da diese Reaktionsform niemals bei der bakterienarmen tuberkuloiden Lepra auftritt, ist wohl die Gegenwart vieler Bakterien zur Auslösung der Reaktion notwendig (PEPLER u. Mitarb. wie beim Kochschen Phänomen FUKUSHI u. Mitarb.). Im gewissen Sinne ist die Häufigkeit der Reaktion zur Wirksamkeit des Medikamentes direkt proportional. Offenbar handelt es sich um eine spezifische Reaktion des Fettes gegen die Produkte aus der Bakteriendegeneration vielleicht im Sinne eines bakteriellen Allergids. Jedoch ist diese Vorstellung nicht ganz mit der negativen Leprominreaktion vereinbar. PEPLER u. Mitarb. oder JOB u. Mitarb. denken auch an einen Mechanismus im Sinne von ARTHUS oder SHWARTZMAN; allerdings handelt es sich bei letzterem ja nicht um ein allergisches Phänomen — s. unter „Lazarine Lepra von LUCIO". Einige schwere Fälle erinnern JOB u. Mitarb. an das Lucio-Phänomen.

COCHRANE und vordem REYES u. Mitarb. vergleichen das Auftreten des Enl mit einer Jarisch-Herxheimer-Reaktion. Auch SHUTTLEWORTH schloß sich dieser Meinung an, diskutiert aber daneben ein Shwartzman-Phänomen.

Die Beziehungen über das Auftreten des Enl zur *Prognose* sind noch nicht geklärt. In der vorzüglichen Arbeit von DOULL, RODRIGUEZ, DAVISON, TOLENTINO und FERNANDEZ, die an drei verschiedenen großen Leproserien in Westfort-Südafrika, Eversley Childs bei Cebu und Central Luzon bei Manila durchgeführt wurde, fand sich in einer Untersuchungsserie keinerlei Einfluß auf den Krankheitsverlauf. In einer zweiten und dritten Arbeit war der Verlauf ohne Enl günstiger. Weiterhin wurde kein Einfluß auf die Tuberkulinempfindlichkeit gesehen und Vaccination mit BCG bewirkt kein Auftreten von Enl, ist also ohne Einfluß, was schon LIPPELT festgestellt hat.

DAVISON und KOOIJ fanden, daß in dem Westfort-Institut, Südafrika, das Enl eine schlechtere Prognose und eine längere Behandlungszeit bedingt. Lange Behandlungszeit läßt dazu die Häufigkeit des Auftretens des Enl ansteigen. Wenn auch bei Patienten mit niedrigerem Bakterienindex weniger Enl und eine kürzere Behandlungszeit beobachtet wurde, so zeigt sich doch, daß das Enl nicht von dem Grad der Bakterienzahl, sondern von der Dauer der Behandlung abhängt.

In neuerer Zeit wurden die Reaktionen, besonders natürlich das Enl, auch unter dem Gesichtspunkt einer Autoimmunkrankheit betrachtet. Dafür gibt es eine Reihe von Beobachtungen und Untersuchungen. Einmal war es BONOMO u. Mitarb., die auf das Lupus erythematodes-Phänomen dann ABE u. Mitarb., die auf Waaler-Rose-Reaktion, den Antistreptolysintiter und einer dem rheumatoiden Faktor ähnliche Substanz im γ-Globulin aufmerksam gemacht haben. Hierher gehören weiterhin die Erhöhung des c-reaktiven Proteins, das nach REICH, TOLENTINO einen gleichlaufenden Zusammenhang mit der klinischen Akuität des Enl aufweist. Aus diesen Erwägungen mag es möglich sein, daß Zusatzfaktoren etwa mit hämolytischen Streptokokken einen wesentlichen bestimmenden Faktor in der Pathogenese des Enl, wie etwa beim rheumatischen Fieber oder den sog. Kollagenosen, spielen könnten. Wir haben das schon im Vorangehenden erwähnt, bei Reaktionen, die eher multiform bis zur Nekrose oder gar zum Lucio-Phänomen verlaufen.

HAYASHI, LARA, CHAUSSINAUD, RAMU u. RAMANUJAM, LANGUILLON finden das Enl prognostisch ungünstig und versuchen, solche Reaktionen möglichst zu vermeiden. Aber LARA kann nach 35jähriger Erfahrung noch keine sichere Voraussage über günstigen oder schlechten Effekt geben.

Differentialdiagnostisch sind vom Enl wie erwähnt abzugrenzen: 1. das klassische Erythema nodosum, das hauptsächlich zwischen den Septen im Fettgewebe liegt; 2. das Erythema induratum Bazin einschließlich dem Sarcoid Darier-Roussy und 3. die Periarteriitis nodosa. In mehr allgemeinem weiteren Sinne muß hier dann neben den verschiedenen Gefäßkrankheiten auch die Wegenersche

Granulomatose erwähnt werden. Sie hat indessen ein dermatologisch anderes Bild mit papulonekrotischen, urticariellen oder gangränösen, hämorrhagischen Prozessen (REED u. Mitarb.).

Zur *Therapie* wurden Fuadin (RODRIGUEZ), *Vitamin C* (INABA u. Mitarb.) Alkoholinjektionen (KOVAYASHI) oder Novocain, evtl. Novocainblockaden bei Neuralgien (HORAN) empfohlen. Letzteres hielt RODRIGUEZ jedoch für wertlos. Besser scheinen Cortisone zu wirken (RODRIGUEZ, SHUTTLEWORTH, SUSMAN u.a.), aber nur so lange, wie es gegeben wird. Auch Streptomycin ist unzuverlässig in der Wirkung (RODRIGUEZ). Als recht günstig hält RAMU das Resochin, das bei 8 Patienten eine ausgezeichnete symptomatische Besserung brachte. Neuerdings loben SHESKIN und SAGHER das Thalidomid, wovon ich mich auch überzeugen lassen konnte, BROWNE und PETTIT das B 663.

7. Zur Frage der Entwicklung des Erythema nodosum leprosum bei dimorpher Lepra

Aus mancherlei Gründen ist eine kürzlich von den KARATs und JOB mitgeteilte ausführliche pathologische Beobachtung bemerkenswert, in der die Entwicklung eines Enl auch von einer dimorphen (borderline) Lepra mit tuberkuloiden Granulomen auch an der Leber bei positivem Lepromintest beschrieben wird. Die reichlich nachweisbaren Bakterien in Haut, Leber und Knochenmark, andererseits die scharfe Trennung tuberkuloider Granulome von der Epidermis, die erhebliche viscerale Beteiligung mit nachweisbarem Leberparenchymschaden ließen natürlich auch an eine vorübergehende Schwankung im Immunitätsverhalten denken. Diese wäre dann für das Ansetzen eines Enl anzuschuldigen. Diese Mitteilung ist bisher einmalig wegen des klar positiven Lepromintests. HARTER hatte allerdings schon 1965 ausgeführt, Enl bei der borderline-Lepra gesehen zu haben und führt dazu eine Beobachtung von REISS 1937 an, bei dem das Enl mit Riesenzellen und Epitheloidzellgranulom auftrat. Auch KWITTKEN, TRAUTMAN u. SCHULZ sagen, daß sie ähnliches beobachtet haben, aber nicht histologisch prüfen konnten. KWITTKENs und HARTERs Patienten wiesen allerdings einen negativen Lepromintest auf.

8. Das akute Ödem der Hände und Füße bei Lepra

Den akut auftretenden Ödemen hat man erst in neuerer Zeit Aufmerksamkeit geschenkt. GOKHALE u. KURKURE sahen diese Ödeme immer gleichzeitig mit solchen an den Augenlidern. Dabei ließen sich mit der Phenolrotausscheidung Nierenfunktionsstörungen bemerken. Diese Ödeme werden als reaktionelle Phänomene aufgefaßt. DAVISON stimmt dieser Ansicht zu, fand aber nur einmal Eiweiß im Urin und sah die Schwellungen nicht am Augenlid, sondern im Gesicht bei einem Kranken.

Diese Ödeme werden übrigens bei tuberkuloiden wie lepromatösen Kranken gesehen. Sie sind gewöhnlich auf beiden Seiten der Extremitäten. Hände und Füße sind schmerzhaft. Auf Druck bleibt im Ödem eine Delle. Histologisch findet DAVISON nur eine akute Panniculitis. Mit Prednison verschwinden diese Ödeme in wenigen Tagen, ohne Therapie erst nach Monaten. Manchmal sieht man gleichzeitig eine Schwellung bestehender Maculae oder Plaques, dann eine Neuritis. DAVISON stellte einmal begleitende Orchitis, Leber- und Milzschwellung fest. Auch geht der Prozeß ohne weitere Folgen zurück. Die Behandlung ist aber wegen der Schmerzhaftigkeit nötig.

Das Ödem ist, wie WHEATE beobachtete, bei tuberkuloider Lepra im und um den Reaktionsherd, im Gesicht und an den Augenlidern oder es tritt nach den Reaktionen auf, nachdem sich die Hautveränderungen wieder gebessert haben. Bislang wurden solche Ödeme bei den Reaktionen tuberkuloider Formen gleichzeitig mitbesprochen.

WHEATE nennt weiter die Ödeme bei der „afrikanischen dimorphen" Lepra, die BROWNE als etwas Besonderes in Zentralafrika bezeichnet hat. Dabei entwickeln sich plötzlich generalisierte Eruptionen (reaktionell dimorph) mit Verdickungen und Schmerzhaftigkeit der Nerven (zu 70% bei den bakteriologisch positiven) und dann dieses Ödem. Das ist meist symmetrisch, wie die Efflorescenzen selbst. Diese Ödeme sind so schmerzhaft, daß die Kranken weder gehen noch arbeiten können.

Bei der Grenzlepra, besonders bei reaktiven Phasen, tritt Gleiches ein, wobei, wie WHEATE beschreibt, asymmetrische einseitige Lokalisation (an Händen oder Augenlidern) entsprechend der Grenzlepra vorkommt. Geht die Grenzlepra in eine lepromatöse über, so sieht man Ödeme an den Händen, Knoten an den Fingern und Schwellungen an Knochen um die proximalen Interphalangealgelenke herum.

Bei lepromatöser Lepra sieht man während der klassischen Leprareaktionen eine Ulceration der Knoten am Handgelenk, an den Händen und Fingern, die gleichfalls mit Ödemen einhergehen. Die progressiven Reaktionen oder Erythema induratum (RODRIGUEZ) weisen bei wiederholten Schüben des Erythema nodosum leprosum andauernde Ödeme an Füßen und Fußgelenken auf. Ödeme im Gesicht und an den Augenlidern sind nach WHEATEs Erfahrungen selten.

WHEATE hebt, wie die anderen Autoren, die solche Ödeme begleitenden Verdickungen und Empfindlichkeiten der großen Nervenstämme hervor. Besonders beteiligt sind der Ulnar- und der seitliche Poplitaenerv. Einmal sah er eine Beteiligung der Synovia am rechten Knie und ganglionartige Schwellung der Synovien an beiden dorsalen Handgelenken.

O. Viscerale Lepra

Die Beteiligung der inneren Organe bei der Lepra steht in der gesamten Betrachtung des Krankheitsbildes zurück. Zwar hat man solchen Prozessen schon immer genügend Beachtung geschenkt, aber naturgemäß ist deren sorgfältige Deutung nicht nur technisch nicht immer ganz einfach. Deswegen fehlen häufig eindeutige pathologisch-anatomische Befunde. Der ausübende Kliniker vermißt bei den Kranken kräftige Symptome bei visceralen spezifischen Veränderungen und beschränkt sich auf die mehr ins Auge springenden Manifestationen des Aussatzes.

Der einzelne Kranke leidet unter den leprösen Prozessen im Innern kaum, deren Ausprägung ist in der subjektiven Symptomatik zweitrangig, wenn man nicht Knochen- oder Nervenbeteiligung hier einbeziehen will.

Es gibt leider nur wenig ausführliche Sektionsberichte verstorbener Lepröser, wie sie etwa BÜNGELER durchgeführt hat. Man muß allerdings zugeben, daß die visceralen Beteiligungen auch dann nicht als sehr ausgedehnt erkannt werden, wenn man ihnen bei der Sektion besondere Aufmerksamkeit widmet. Dennoch ist eine subtile Beschäftigung mit dieser Materie gerade an den inneren Organen zum Verständnis der Krankheit von größter Wichtigkeit.

Die Ausbreitung der Krankheit ist im wesentlichen nur hämatogen, gelegentlich lymphogen und neuerdings auch über das periphere Nervensystem zu verstehen. Bei der hämatogenen Verbreitung muß ein genügender Anteil metastatischer Veränderungen auftreten, die als spezifische Prozesse gedeutet werden können. Es ist bisher nicht genügend geklärt oder verständlich geworden, warum das Integument oder die nervöse Peripherie einschließlich der Hoden und peripheren Knochen insgesamt stärker befallen werden als die inneren Organe. Allerdings gibt die Hypothese BRANDs einer Temperaturabhängigkeit für das Gedeihen der Erreger gewichtige Hinweise. Hiermit kann wenigstens zu einem Teil der unterschiedliche Organbefall zwischen Lepra und Tuberkulose erfaßt werden. Bei der Ausbreitung der Infektion sind immunologische Vorgänge mitbestimmend. Diese sind wegen ihres mesenchymalen Sitzes nur im Innern des Körpers zu lokalisieren, womit die Bedeutung des Viscerums zweifellos unterstrichen wird.

Es bleibt bei der Schilderung der Lepra an den inneren Organen nicht aus, auf die früheren ausführlichen Darstellungen von V. KLINGMÜLLER zu verweisen, nach denen höchstens dank neuerer Methoden weitere Einblicke gewonnen werden konnten. Auch in Zukunft sollte aber die Klinik und Pathologie der Lepra an den inneren Organen genügende Berücksichtigung finden.

1. Die Bakteriämie

Bei generalisierten lepromatösen Fällen konnte MONTEL immer im Blut Bakterien nachweisen. Man nimmt — wie schon LOWE beschrieb — 2—3 ml Venenblut (möglichst dort, wo die Haut keinerlei lepröse Veränderungen aufweist) mit Natriumcitrat und zentrifugiert. Die Bakterien finden sich in der Leukocytenschicht, meist in Bündeln in den Monocyten (s. auch IYENGAR), gelegentlich auch extracellulär. Während der fieberhaften Reaktion sind mehr Bakterien nachweisbar. Bei tuberkuloiden oder trophoneurotischen Fällen konnte MONTEL keine Erreger entdecken.

STEIN u. TUTKEVITCH benutzten den „dicken Tropfen" nach Stich in den Finger, verdünnt mit destilliertem Wasser, und konnten bei 51% von lepromatösen Patienten Bakterien finden. Allerdings hielt LOWE diese Methode mit dem dicken Tropfen für weniger geeignet, da zu leicht falsch positive Resultate von der kontaminierten Haut vorkommen.

Neuerdings nahm RHODES-JONES Venenblut in Oxalat auf. Nach sorgfältigem Mischen wird ein Tropfen dick ausgezogen bei 37°C getrocknet und nach ZIEHL-NEELSEN gefärbt. Unter Umständen wurden die Venen zur Punktion freigelegt, um Kontaminationen zu vermeiden.

Bei frühen Stadien lepromatöser Lepra lassen sich auf diese Weise Bakterien leichter als in späteren nachweisen. Bemerkenswert ist noch, daß RHODES-JONES bei den tuberkuloiden Formen gleichfalls Erreger, wenn auch nur 1—2 jeweils, entdecken konnte.

Mit diesen Befunden dürfte nunmehr an der alten Beobachtung von DOUTRELEPONT u. WOLTER kein Zweifel mehr bestehen, daß auch im peripheren Blut Leprabakterien vorkommen. Das wurde schon von V. KLINGMÜLLER genügend hervorgehoben, der ja schließlich auch an den Endothelzellen der Blutgefäße Bakterien nachweisen konnte.

In diesem Zusammenhang sind die Untersuchungen von TREO u. OLIVEIRA E SILVA erwähnenswert, die Leprabakterien mit dem Gesamtblut oder nur mit dem Plasma von Leprösen zusammenbrachten. Die Mycobacteria leprae bleiben mit Blut von Lepromatösen, Tuberkuloiden in Reaktion und Grenzleprakranken über 45 Tage unverändert. Mit Blut von Tuberkuloiden sind Erreger nach 25 Tagen kaum noch nachweisbar. Aber Plasma hat keinen solchen Einfluß. Der die Bakterien zerstörende Faktor muß demnach an celluläre Komponenten des Blutes gebunden sein, der offensichtlich bei Lepromatösen fehlt.

Weiterhin besteht bei den tuberkuloiden Kranken eine Korrelation zwischen dem Ausmaß der Leprominreaktion und der Zeit, die notwendig ist, die Bakterien zu zerstören.

Im *Sternalpunktat* konnten SATO u. WADA bei 20% lepromatösen, mäßig fortgeschrittenen Fällen Bakterien nachweisen. Sie geben aber weiter an, daß sie säurefeste Korpuskeln, die man gelegentlich im Mark neuromaculärer (=tuberkuloider) Kranker sieht, nicht ohne große Einschränkungen als Leprabakterien auffassen.

Das Knochenmark sezierter Lepröser wies nach HASHIMOTO u. KOZUMA folgende Befunde auf: Im Femur fanden sich meistens keine für Lepra charakteristischen Prozesse außer einzelnen Lepromen am distalen oder proximalen Ende vom Femur und Humerus, weitere waren im Sternum. Alle Leprome, isoliert oder aggregiert, hatten Kontakt mit der Cortex, nicht mit dem Mark der Diaphyse oder dem Mark des Kerns. Die Leprome waren höchstens reiskorngroß. Sie setzten sich aus Schaumzellen oder einzelnen ovalen Plasma- und Lymphzellen, selten eosinophilen oder Riesenzellen zusammen. Alle Leprome enthielten Arteriolen. Im umgebenden Gewebe sind Plasmazelleninfiltrationen vorzufinden. Eine Knochenatrophie ließ sich sowohl histologisch wie röntgenologisch nachweisen. Weitere Knochenprozesse werden im Abschnitt „Knochenveränderungen bei Lepra" besprochen.

2. Die Lymphknoten bei der Lepra

Alle Autoren sind sich darüber einig, daß auch die Lymphknoten, vornehmlich die regionalen, bei der Lepra mitbefallen werden. Das haben besonders auch BÜNGELER oder SHARMA u. SHRIVASTAV hervorgehoben. BASOMBRIO, SCHUJMAN u. VACCARO, ASH, FURNISS, JAMES u. JOPLING gaben hierzu Übersichten. BASSET u. ALBAHARY beschrieben einen Fall mit gleichzeitiger Milzvergrößerung, den man vom Morbus Hodgkin abgrenzen konnte. SHARMA u. SHRIVASTAV untersuchten 155 Kranke, von denen 95 klinisch vergrößerte Lymphknoten, und zwar epitrochlear (62%), inguinal (45%), cervical (33%) und axillar (20%) aufwiesen. Eine Beziehung zwischen dem Sitz der Hautveränderung und den Lymphknotenvergrößerungen bestand nicht. 40 Lymphknoten von diesen Patienten konnten histologisch geprüft werden. Meistens sind die Knoten nur wenig vergrößert und gelegentlich über 2 cm im Durchmesser groß. Äußerlich waren sie weich, dunkelrot, glänzend, ohne Anzeichen für eine Periadenitis. Im Schnitt sind sie gleichmäßig gelb oder mit gelblichen Herden durchsetzt. Alle Knoten zeigten charakteristische lepromatöse, bakterienhaltige Infiltrate, mehr in den intermediären als in den peripheren Sinus. Kapselverdickungen, Periadenitis, fibrotische Herde finden sich nur selten.

Zur Abgrenzung der lepromatösen Lymphknotenprozesse von tuberkulösen dienen gleichzeitige kulturelle Prüfungen. Diese blieben bei SHARMA u. SHRIVASTAV negativ. Eine Vermischung mit Tuberkulose bestand also nicht, außer bei einem Fall mit lepromatösem Infiltrat und typischen Tuberkeln mit Langhansschen Riesenzellen. Bei diesem wird trotz mangelndem Tuberkelbakteriennachweis eine Kombination angenommen. Ähnliches hatte auch FURNISS mitgeteilt.

Bemerkenswert ist weiter, daß durch die lepromatösen Prozesse die Retikulinfasern kaum alteriert werden, während die Tuberkulose diese zerstöre.

Durch Lymphknotenpunktionen kann gelegentlich der an der Haut fehlende Bakteriennachweis mit positivem Ergebnis erhalten werden (ASH, MARIANO).

Die Färbung oder röntgenologische Darstellung der Lymphgefäße bei lepromatösen Leprösen weist neben histologischen Veränderungen (Bakterien in der Adventitia, mittleren Tunica, Intima und Endothelzellen) auf den lymphatischen Ausbreitungsweg der Krankheit hin (CASTANÉ DECOUD). Lepromatöse Infiltrate verdicken die Lymphgefäße, was dann zum allgemeinen Ödem der Glieder führt.

Die Lymphknoten tuberkuloider Lepröser sind im Schnitt gleichmäßig rotgrau (SHARMA u. SHRIVASTAV). Früher haben RABELLO jr., LOWE, SCHUJMAN u. VACCARO, ASH angenommen, daß man tuberkuloide Lymphknotenbeteiligungen beobachten könne. Aber FURNISS und SHARMA u. SHRIVASTAV haben hierfür histologisch keinerlei Anhalt finden können. Offensichtlich werden bei tuberkuloider Lepra die Bakterien (zumeist) vor den Lymphknoten schon abgefangen.

3. Die Veränderungen in der Leber

Die Leber ist bei allen Krankheitsformen der Lepra mitbefallen, und zwar sowohl durch direkte Invasion der Bakterien als auch durch toxische Einflüsse an den Leberzellen. Man weiß, worauf BROWNE wieder hingewiesen hat, daß bei lepromatöser Lepra miliare lepromatöse Herde am RES und an der Glissonschen Kapsel auftreten. Die dort zu beobachtenden Leprazellen enthalten zahlreiche Bakterien und Globi und sind von Histiocyten und Lymphocyten umgeben. Damit ist die Leber gleichsam ein Reservoir der Infektion.

Bei den bakterienarmen Formen finden sich zwar häufig multiple tuberkuloide Herde, aber die serologischen Veränderungen sind minimal. Klinische Symptome, die auf Leberstörungen hinweisen, sind kaum zu erheben (VERGHESE u. JOB).

Die toxische Hepatitis nach hoher DDS-Therapie, die häufig von exfoliativer Dermatitis begleitet wird, kann hier nur erwähnt werden.

Die Klinik der Leberstörungen bei Lepra hatte BECHELLI beschrieben. Die Leber war bei rund 35% der lepromatösen und zu 17% bei tuberkuloiden Patienten vergrößert tastbar. Die vergrößerten Lebern sind schmerzlos, weniger fest und hart, meistens weich zu tasten. Die Vergrößerung nahm während der Reaktionsphasen zu, die Lebern wurden dann schmerzhaft. Hierbei zeigte sich kein Fieber, kein Ascites, keine Zirkulationsstörungen. Eine Gelbsucht gesellte sich nur bei Komplikationen hinzu. Die Lebertests (Takata-Ara, Galaktose-Test und Bilirubin) waren meist negativ. Als subjektive Symptome werden genannt: Magenbeschwerden, Schwindelgefühl, Appetitlosigkeit, Müdigkeit und Reizbarkeit.

Auch bei einem akuten generalisierten Auftreten der lepromatösen Lepra kann die Leber kräftig mitbefallen werden, wie es SPOSITO u. NAZZARO beobachteten. In der vergrößerten Leber fanden sich diffuse Granulome mit vielen säurefesten Erregern. Dieses Vorkommen von spezifischen Prozessen bei lepromatöser Lepra wird bekräftigt durch die Befunde von MITSUDA u. OGAWA, KEAN u. CHILDRESS, BLACK u. DENNY, FITE, POWELL u. SWAN, VERGHESE u. JOB, FAZO u. Mitarb., CAMAIN u. Mitarb., BRU u. ROLLIER, WU u. Mitarb., BETOURNE u. Mitarb., ORFANOS, GARCIA PEREZ u. Mitarb., LANGUILLON u. Mitarb.

Bei den Kranken, bei denen VERGHESE u. JOB Granulome in der Leber nachweisen konnten, bestand die Lepra über 4 Jahre. Sie meinen, daß nach kürzerer Krankheitszeit eher die Kupfferschen Sternzellen Bakterien aufnehmen, sich aber noch keine definitiven Granulome entwickeln. Diese Bakterien scheinen aus dem zirkulierenden Blut zu stammen. Erst später treten Granulome mit Makrophagen auf.

CAMAIN u. Mitarb. berichteten über Punktionen bei 20 gesunden Kontaktpersonen, von denen bei einem 2jährigen Kind ein kleiner Herd, ähnlich nach BCG-Vaccination gefunden wurde. Bei einer Nachuntersuchung hatte das Kind eine unbestimmte Macula zwischen den Augenbrauen. Das Leberparenchym weist nach BRU u. ROLLIER im RES noduläre oder eine disseminierte Verteilung der Prozesse auf. Das Parenchym selbst ist jedoch nicht alteriert oder zeigt nur kleine Herde in der nächsten Nachbarschaft der Noduli.

Die Kupfferschen Sternzellen und Histiocyten wandeln sich zu Virchowschen Schaumzellen um (CAMAIN u. Mitarb.), bilden sich zu miliaren Lepromen an den Sinusoiden. Es folgen Proliferationen an der Glissonschen Kapsel und an der zentralen Vene. Die Leprome setzen sich wie üblich aus großen Schaumzellen, wenigen Lymphocyten und Plasmazellen zusammen (VERGHESE u. JOB). BECHELLI oder FERRAND sahen periportale lepromatöse Infiltration, lepromatöse Induration und weiterhin Amyloidose. CAMPOS u. MOLINA halten nach früheren Berichten (bei V. KLINGMÜLLER u.a.) eine diffuse Infiltration der Leber bei lepromatösen Kranken für charakteristisch. AGUIRRE u. Mitarb., LLOMBART u. ALCACER haben bei Lepromatösen neben Hepatosplenomegalie, Cirrhosen, interstitielle Hepatitis und natürlich auch Amyloidose beschrieben. Die Leberleprome beim Erythema nodosum leprosum unterscheiden sich nach OKADA nicht sehr von denen ohne diese Reaktion, allerdings zeigen sich auch dann mehr Infiltrationen mit polynucleären Leukocyten.

Gelegentlich werden bei lepromatösen Kranken auch Cirrhosen gesehen (BECHELLI, TERENCINO u., CONTRERAS RUBIO, AGUIRRE u. Mitarb., LLOMBART u. ALCACER), wobei natürlich auch andere Ursachen in Betracht gezogen werden müssen. Nach BRU u. ROLLIER scheint die lepröse Cirrhose an den portalen Räumen zu beginnen. Alle Autoren stimmen überein, daß mit der Behandlung auch die spezifischen Leberprozesse zurückgehen (u.a. FERRAND, OLIVEIRA u. Mitarb.).

Bei 4 von 5 Grenzleprakranken fanden VERGHESE u. JOB multiple herdförmige Granulome im Lebergewebe. Diese waren sehr klein und bestanden aus Epitheloidzellen und Lymphocyten. Verkäsung zeigte sich nicht. Die Kupfferschen Zellen traten nicht hervor. Säurefeste Erreger ließen sich nicht erkennen.

Leberprozesse bei tuberkuloider Lepra

Über viscerale Manifestation bei tuberkuloider Lepra war wenig bekannt. 1936 frug ARNING danach. LOWE konnte nichts weiter zu dieser Frage beitragen, weil ja im allgemeinen Tuberkuloide nicht zur Sektion kommen. MÜLLER u. MERTODIDJOJO versicherten, daß die tuberkuloiden Strukturen an visceralen Organen niemals durch Lepra bedingt seien und MÜLLER meint schließlich, daß die tuberkuloide Lepra an inneren Organen nicht vorkomme.

Mit BÜNGELERs sorgfältigen Sektionsberichten von 6 Fällen mit tuberkuloider Lepra fand die Auffassung des Mangels entsprechender Prozesse im Körperinnern eine gewisse Bekräftigung. ROULET konnte noch schreiben, daß im Gegensatz zur lepromatösen Form in der Regel bei tuberkuloider Lepra keine parenchymatöse Lokalisation festgestellt wurde, außer in den Lymphknoten. In diesen hatte BÜNGELER erstmals tuberkuloide Lepra nachweisen können. Das führte ihn dazu, folgende grundsätzliche Formulierung zu treffen: Die tuberkuloide Lepra ist eine Erkrankung der Haut und der peripheren Nerven, bei der allenfalls die regionären Lymphdrüsen beteiligt sein können, bei der sich aber die inneren Organe (im Gegensatz zur lepromatösen Lepra) nicht beteiligen.

Auch COCHRANE u. KOBAYASHI (nach OKADA) hatten früher wenig Hinweise für tuberkuloide Herde an inneren Organen finden können und meinten, daß die Bakterien nur im subcutanen Gewebe bleiben, aber keine Möglichkeit einer Dissemination in die tieferen Organe hätten.

Demgegenüber hat schon RABELLO jr. darauf hingewiesen, daß die Veränderungen der tuberkuloiden wie auch die der lepromatösen Lepra nicht nur auf die Haut beschränkt seien, sondern daß die Lepra eine generalisierte Krankheit wäre. Dieser Ansicht schlossen sich auch SCHUJMAN und CARBONI, ROTBERG und BECHELLI an. Im großen und ganzen fehlten jedoch die sicheren Beweise für tuberkuloide Herde im Körperinnern.

CAMPOS u. MOLINA wiesen auf die häufigen Beobachtungen bei Reaktionen hin, bei denen man im Blutstrom Leprabakterien findet. Hierdurch müssen metastatische Herde auch visceral entstehen, wobei resistente Kranke mit tuberkuloiden Herden reagieren. Nur dadurch werden eindringende Erreger fixiert. Bei einer tuberkuloiden Lepra in Reaktion fand CAMPOS in der Leber und in abdominalen Lymphknoten histiocytäre Granulome mit peripherer Lymphocytenreaktion, jedoch keine typischen Tuberkel. Später haben CAMPOS u. MOLINA durch Laparatomie bei 5 weiteren tuberkuloiden Kranken makroskopisch zwar nichts, aber mikroskopisch tuberkuloide Granulome besonders unter der peritonealen Serosa und in den portalen Räumen gesehen.

Im einzelnen zeigte jeder Herd im Schnitt eine Gruppe von 8—10 Epitheloidzellen, nur selten vielkernige Riesenzellen. Bei Reaktionen sind die Herde zahlreicher und mit unspezifisch entzündlichen Elementen durchsetzt. Es findet sich ein lymphocytärer Hof und polymorphkernige Leukocyten, bald eine Vacuolisation in Monocyten und ein interstitielles Ödem. Das sonstige Gewebe und das Leberparenchym war nicht weiter verändert.

Die pathologisch-anatomischen Befunde zeigen nach CAMPOS u. MOLINA ziemlich kleine und nur umschriebene Herde. Vielleicht ist hierin, also im Quantitativen, die klinische Symptomenarmut begründet. In vielen Zügen darf man wohl die tuberkuloiden Veränderungen der Leber den sog. granulomatösen Hepatitiden zuordnen, wie sie bei der Sarkoidose, der Tuberkulose oder wohl auch nach toxischen Einflüssen durch Medikamente (Sulfonamide) auftreten.

Die lepröse Ätiologie der tuberkuloiden Herde in den Lebern kann nach CAMPOS u. MOLINA aus folgenden Gründen angenommen werden:

1. Keiner der Kranken hatte Hinweise für eine Tuberkulose.
2. Alle Kranken waren in gutem Allgemeinzustand.
3. Keiner hatte Anzeichen für Syphilis, Leishmaniose oder Sarkoidose.

Mittels der Leberpunktion konnten OKADA, CAMAIN u. Mitarb. bei 13 von 41 Kranken oder VERGHESE u. JOB bei je 5 tuberkuloiden Kranken tuberkuloide Granulome nachweisen, womit CAMPOS' und MOLINAs Befunde eine Bestätigung erfahren, wie ROULET sagt. OKADA beschrieb auch, daß mit der Besserung der tuberkuloiden Herde an der Haut oder in den Übergang in ein Leukoderm auch die tuberkuloiden Herde in der Leber zurückgehen oder sich in Infiltrationen mit kleinen Rundzellen umbilden. Bei neuraler Lepra seien die Leberveränderungen geringer als bei maculösen tuberkuloiden Formen.

Die tuberkuloiden Lebergranulome sind nach OKADA nicht immer voll ausgeprägt, sondern weisen auch frühere Entwicklungsstadien auf, die anfangs aus Sternzellen und einigen kleinen Rundzellen bestehen.

Im allgemeinen ist die Leberbeteiligung bei der tuberkuloiden Lepra launenhaft und läßt sich nur bei etwa 25% der Patienten nachweisen, die alle schwerere Krankheitsformen durchmachen (CAMAIN u. Mitarb.).

Bei Leberbeteiligung ist der Serumproteingehalt nach BROWNE im allgemeinen erhöht, das Albumin-Globulinverhältnis umgekehrt, das γ-Globulin deutlich erhöht. Die Leberfunktionstests sind gestört, jedoch nach VERGHESE u. JOB ohne nähere Beziehungen zur Krankheit, Bakterienzahl, Dauer, Leberbefall usw.

Erst bei fortgeschrittener lepromatöser Lepra oder in Reaktionsphasen wird die BSG größer und das C-reaktive Protein nehme zu. Im Einklang scheint damit die falsch positive Reaktion auf Syphilis und die positive Reaktion im Middlebrook-Dubos-Test für Tuberkulose zu stehen.

Die Bromsulfeinretention prüften LUNDIN u. ROSS, KINNEAR u. DAVISON neben anderen Serumlabilitätstests. Offensichtlich besteht ein enger Zusammenhang mit der Leberbeteiligung bei lepromatösen Kranken, während bei den geringen tuberkuloiden Lepraprozessen in der Leber nur geringfügige Leberdysfunktion besteht (KINNEAR u. DAVISON). Auf die Serumveränderungen wird weiter unten noch zurückzukommen sein.

Das häufige Vorkommen von Naevi aranei bei Leprösen, was UTSONOMIYA mit rund 20,7% angibt, sicher häufiger als bei anderen Hautkrankheiten und mehr bei Männern als bei Frauen zu beobachten ist, kann wohl auf die Leberstörungen zurückgeführt werden. Man diskutiert dabei ja Oestrogeneinflüsse.

4. Lungenveränderungen bei Lepra

Beobachtungen über reine Lungenlepra sind gegenüber der Zeit von 1930 sehr in den Hintergrund getreten. Es ist außerordentlich schwierig, mögliche Veränderungen einwandfrei von der Tuberkulose und anderen Infiltrationen zu trennen.

Neuere Berichte brachten RODRIGUEZ MORENO bei lepromatöser Lepra, ausführlicher NÈGRE und FONTAN. Im wesentlichen werden die früheren Kenntnisse zusammengefaßt. Demnach könnte es geben:
1. Peribronchitis und zentrale Bronchopneumonien.
2. Verkäsende diffuse Pneumonie (BABES).
3. Kavernen nach Bronchopneumonien (FAMBRI).
4. Miliare Beteiligungen (WISE).
5. Pleurabefall (SUGAI. REISNER).

Bei einer lepromatösen Patientin mit alter Tuberkulose traten während einer akuten Reaktion feuchte Geräusche auf, die möglicherweise ein Reaktionssymptom sein konnten (HEINEMANN).

NÈGRE u. FONTAN sahen unter 110 Leprösen röntgenologisch bei 3 Schatten, die nicht einer Tuberkulose entsprachen. Diese Schatten traten im Verlauf von Reaktionen auf, etwa nach Art Loefflerscher Infiltrate. Sie waren später röntgenologisch nicht mehr nachweisbar.

Es kann möglich sein, daß es sich bei diesen Infiltraten um lokale Reaktionen allergischer Natur handelt, ähnlich wie sie auch als mehr flüchtige Infiltrate in der Haut bei solchen Reaktionen zur Beobachtung kommen.

Bei 7 Leprosen beschrieben RANADE u. GOKHALE Husten, fanden darauf Infiltrationen, Fibrose oder Pleuraverdickungen. Bakterienhaltiges Sputum auf Meerschweinchen oder Kulturen übertragen, blieben bakteriologisch negativ. Mittels Bronchoskopie ließen sich bei einigen Kranken an den Schleimhäuten Schwellungen feststellen. Im Sekret wurden säurefeste Erreger nachgewiesen, die als Leprabakterien angesehen wurden.

Weiteren röntgenologischen Untersuchungen widmeten sich auch CHENEBAULT u. ROLLIER, vornehmlich aber, um das Auftreten und die Entwicklung einer Tuberkulose bei Leprösen zu studieren. Sie meinen, daß es wohl selten pulmonale Veränderungen bei Lepra geben mag. Die Diagnose solcher Prozesse kann bei negativer Tuberkulinreaktion durch mangelndes Wachstum säurefester Erreger bekräftigt werden.

5. Nierenveränderungen bei Lepra

Neuere Beobachtungen über spezifischen Befall der Nieren finden sich nicht. Autoptische Befunde sind ausgesprochen mager (s. bei BÜNGELER). Offensichtlich sind die sekundären Veränderungen zu ausgeprägt, besonders dann, wenn die Kranken versterben. Dagegen werden die pathologischen Ausscheidungen und Nierenfunktionsproben genau beachtet, natürlich vornehmlich dann, wenn sich sekundäre Amyloidosen entwickeln (TARABINI u. MASANTI). So fanden CERQUEIRA u. Mitarb. bei rund 20% von Insassen eines Leprosariums mittels Methylenblauausscheidung oder Volhardschem Wasserversuch eingeschränkte Nierenfunktion, während histologisch kein spezifischer Prozeß gesehen wurde.

ROMERO u. Mitarb. nennen 5,6% unter 214 Leprösen, offenbar meistens degenerative Veränderungen, die nicht durch Sulfone beeinflußt würden. Eine sichere Beziehung zum Krankheitsbild oder zur Dauer findet sich nicht (SLAVKO).

Das häufige nephrotische Syndrom bei Leprösen, das wohl nur bei renaler Amyloidose auftritt, führt nach TARABINI-CASTELLANI zu entsprechenden Serumveränderungen mit Abfall der Gesamtproteine und Albumine und relativer γ-Globulinerhöhung und in gleicher Weise zu Eiweißausscheidungen im Urin.

Während der reaktiven Phasen kommt es zu ödematösen Schwellungen von Händen, Füßen und der Augenlider. Die dabei angestellten Phenolrotausscheidungen waren nach GOKHALE u. KURKURE niedriger als in ruhenden Krankheitsphasen. Somit muß man solche Ödeme mit gleichzeitigen Nierenprozessen in Zusammenhang bringen.

Flüchtige Eiweißausscheidungen müssen nach McFADZEAN von Eiweißmangelstörungen unterschieden werden; denn wenn man neue lepröse Malaien einige Zeit normal ernährt, verschwindet die vorherige bei ihnen bestehende Proteinurie.

Der Ammoniakgehalt im Urin bringt vielleicht Hinweise über gestörten Säure-Basenhaushalt (IVANOWA); vermindert wird Ammoniak bei Lepromatösen in fortgeschrittenem Stadium ausgeschieden.

6. Herzbeteiligung bei Lepra

WU u. Mitarb. fanden tuberkuloide Herde im *Myokard* und in der Milz neben der Leber. Nach den älteren Berichten kann sich auch das lepromatöse Granulom im Herzmuskel einnisten. Das scheint im Vergleich bei der Tuberkulose allerdings fraglich zu sein. Man muß wohl auch unspezifische Phänomene als morphologisches Kriterium für die Auseinandersetzung des Körpers mit der Lepra deuten, die allerdings klinisch (ähnlich wieder wie die Tuberkulose) symptomarm verlaufen können (GROSSE-BROCKHOFF).

Vielleicht geben die Befunde bei Rattenlepra von SAVINICH gewisse Bestätigungen für die Spezifität der granulomatösen Veränderungen im Herzmuskel. Bei der Ratte sieht man Prozesse im interstitialen Gewebe des Myokards. Die eher unspezifischen Veränderungen finden sich im Bindegewebe als Kollagenisierung, Gefäßstörungen, albumine Degeneration der Muskelfasern. Das hatten ja schon TANIMURA u. NISHIMURA ausführlich beschrieben. Den visceralen Veränderungen hat man in Fontilles große Aufmerksamkeit geschenkt. MIGUEL u. MIRO haben bei 5 von 38 fortgeschrittenen Leprösen eine Myokarditis gesehen, aber es handelte sich nicht um spezifischen Befall. Die Myokarditis war bedingt durch unspezifische Infiltration und hyaline Degeneration, die häufig bei einer Amyloidosis vorkomme.

7. Muskelveränderungen bei Lepra

Über Muskelveränderungen bei der Lepra liegen mehr Befunde vor. Die Beteiligung der Skeletmuskulatur bei Lepra ist mit Paralysen und Atrophien so allgemein und wird als sekundäre Wirkungen der peripheren Nervenstörungen aufgefaßt, daß man, wie CONVIT meint, ihr keine große Aufmerksamkeit geschenkt hatte. Allerdings waren neben sekundären auch direkte leprose Muskelprozesse schon bekannt, worüber V. KLINGMÜLLER und danach JEANSELME berichtet haben. BLACK u. DENNEY geben den spezifischen Muskelprozessen den letzten Platz in der Häufigkeit der Manifestation. Zwischen den Muskelfasern des Verdauungstraktes hatte MITSUDA Leprazellen gesehen.

Neuerdings sind die Muskelprozesse nunmehr in den Vordergrund der klinischen Betrachtung gerückt, zumal das akute Einsetzen der diffusen lepromatösen Lepra im Anfang kaum von einer Dermatomyositis zu unterscheiden (SAGHER) und nur schwierig mit elektromyographischer Untersuchung zu differenzieren ist (KANDHARI u. SEGHAL).

Myositis interstitialis leprosa

Neben atrophischen Veränderungen weisen, wie ISHIHARA mitgeteilt hat, Muskeln klinisch Tumoren, etwa in den Waden, auf. Histologisch findet sich dann im Interstitium ein entzündliches Infiltrat aus Histiocyten oder Makrophagen, Fibroblasten und Lymphocyten mit reichlich Bakterien. Einmal konnte ISHIHARA auch eine „akute Infiltration" im Muskel erkennen. Dieser Prozeß hatte Langhans-Riesenzellen, eosinophile Leukocyten, wenig säurefeste Erreger und die Leprominreaktion bei den Patienten änderte sich von negativ nach schwach positiv. CONVIT u. Mitarb. haben gleichfalls den knotigen, tief in der Muskulatur liegenden Herden bei lepromatösen Kranken Beachtung geschenkt, die ihrer Ansicht nach doch häufiger vorkommen dürften. Diese Knoten sind hasel- bis walnußgroß, hart und schmerzhaft. Sie werden unter Reaktionen subjektiv unangenehm und klinisch deutlich größer. Sie nehmen also an den Reaktionen teil. Diese Knoten kommen in den Waden-, Arm- und Schultermuskeln vor. Sie wölben sich nicht über das Hautniveau, müssen also palpatorisch erkannt werden. Makroskopisch sind die Knoten deutlich heller als das umliegende gesunde Gewebe. Sie sind umschrieben und abgesetzt. Das Bindegewebe im Peri- und Endomysium weist im einzelnen Histiocyten und Bakterien auf, die Muskelfasern können durch lepromatöse Granulombänder getrennt sein. Die Bakterien sind dabei gerne granuliert oder fragmentiert, was CONVIT u. Mitarb. mit der höheren Temperatur in der Muskulatur in Zusammenhang bringen. Gelegentlich finden sich dichtere Granulome, die die Muskelfasern verdrängen. Letztere sind dabei im ganzen kaum verändert. Aber in der Nachbarschaft der Granulome sind die Muskelfasern degeneriert mit Verlust der Querstreifung und teilweiser Zerstörung. Einzelne Fasern sind im Leprom als Schatten erkennbar.

Auch CONVIT u. Mitarb. denken zuerst an einen interstitiellen Prozeß, der sich an den Gefäßen von Peri- und Endomysium entwickelt und dann erst zu einer sekundären Zerstörung der Muskelfasern führt. Sicher handelt es sich aber um eine direkte Invasion der Erreger in den Muskel, was auch ODIRIS, REYS u. CONVIT später berichteten.

Den *Kreatin*koeffizient und seine Beziehungen zu gestörter Muskelfunktion haben ROSS u. Mitarb. bei Leprösen untersucht. Die Kreatininausscheidung ist im ganzen vermindert bei Kranken mit Muskelatrophie, jedoch ohne klarere Korrelation zum Krankheitsbild.

8. Gefäßveränderungen bei der Lepra

Bei Leprösen läßt sich eine funktionelle Störung der *peripheren Durchblutung* feststellen (UTSNUOMIYA), wobei das Ausmaß der Störung von der Schwere der Krankheit abhängt. Das vasomotorische System bleibt jedoch trotz sensibler Störungen noch lange Zeit intakt, was ja CHATTERJEE aus klinischen Beobachtungen an den Muskeln nicht bestätigen konnte (s. weiter unten).

Entzündliche Veränderungen an der Aorta hat SAVINITCH bei 27 Leprösen festgestellt. Man findet solche Aortitis bei fortgeschrittener lepromatöser Lepra, evtl. mit Kollagenveränderungen an den Vasa vasorum. Diese werden, ebenso wie solche bei tuberkuloiden Patienten, als unspezifische Phänomene angesehen. Dabei wird an eine Desintegration des Bindegewebes gedacht.

Capillarmikroskopisch lassen sich bei Lepromatösen (ohne Aufgliederung in die verschiedenen Typen) nach GALLEGO BURIN atypische und gemischte Capillarformen erkennen. Diese haben aber bisher keine Beziehungen zur Krankheitsform oder zur Dauer. Auch sind evtl. gleichzeitig vorhandene Leberstörungen nicht berücksichtigt worden. Die *Capillarresistenz* ist ziemlich variabel und mehr oder weniger abhängig vom physikalischen Funktionszustand. Störungen sind ausgeprägter in der Peripherie, niedriger auf der Beuge- als auf der Streckerseite. Während des Erythema nodosum leprosum kann man einen Abfall der Resistenz feststellen (TAKEDA).

a) Lepromatöse Vasculitis

Spezifische Gefäßveränderungen führen zu lepromatöser Meningoencephalitis. Dabei weisen die Gefäße neben Bakterien in den Meningen eine hyaline, nekrotisierende Vasculitis mit Verdickungen der Gefäßwände besonders an den kleinen Arterien wie auch an den Venen auf. Manchmal sieht man Proliferationen und perivasculäre Infiltrationen um die Arterien, Arteriolen und Capillaren.

b) Muskelschwäche durch Gefäßstörungen

Muskelschwächen werden zumeist auf eine Degeneration der sie versorgenden Nerven zurückgeführt. CHATTERJEE hat nun beobachtet, daß sich nicht alle Phänomene der Muskelschwäche damit erklären lassen:

1. Man findet solche Muskelschwächen einmal mit einer Verdickung der zugehörigen Nerven. Die Schwäche ist dem Versorgungsgebiet des Nerven entsprechend ausgedehnt. Das bezieht sich auf gemischte Nerven, den Ulnaris, Radialis, Medianus oder den Wadennerven. Dann findet sich die Muskelschwäche ohne jegliche Verdickung. Diese Nerven sind meist rein motorisch. CHATTERJEE meint, daß sich in diesen die Infektion nicht von der Haut herkommend ausbreiten kann, da der sensible Anteil fehle.

2. Es gibt Patienten mit erheblichen Nervenverdickungen ohne jegliche Muskelschwäche.

3. Die Annahme einer Nervendegeneration und Regeneration sei nicht mit der Beobachtung plötzlicher Paralyse oder Schwäche bei Leprareaktionen, die sich bald nach solcher Reaktion völlig bessern, vereinbar. Auch ließe sich damit nicht die Besserung einiger Fälle nach Dekapsulierung der Nerven oder anderer Maßnahmen erklären.

4. Atrophische Anteile sind im Hautbereich und im Bereich gestörter Muskeln selbst kühler als normale vergleichbare Gegenden. Daraus schließt CHATTERJEE auf eine geringere oder gestörte Durchblutung.

5. Schließlich kann man beim Lagophthalmus beobachten, daß kurz nach Massieren die Augenlider besser geschlossen werden können. Solches Verhalten

kann nicht mit einer Degeneration des Facialis, sondern nur mit einem Effekt der Massage auf die Zirkulation in Verbindung gebracht werden.

Alle diese Beobachtungen führen CHATTERJEE zu der Ansicht, daß es eine Verminderung in der Blutversorgung der Muskeln geben muß, die eine schlechtere Ernährung und die Schwäche selbst mit sich bringt. Die Atrophie der Muskeln kann also nicht nur durch eine Degeneration der Nerven allein erklärt werden, sondern auch durch eine Durchblutungsstörung.

9. Das Problem der Gynäkomastie bei der Lepra
Hodenbeteiligung

Die Gynäkomastie ist eine allgemein bekannte Komplikation bei der Lepra (Abb. 87). Es gibt aber bisher keine übereinstimmende Meinung über die Ursache oder die Zusammenhänge, die zu dieser Störung führen (JOB, JIQUETI DEL POZO).

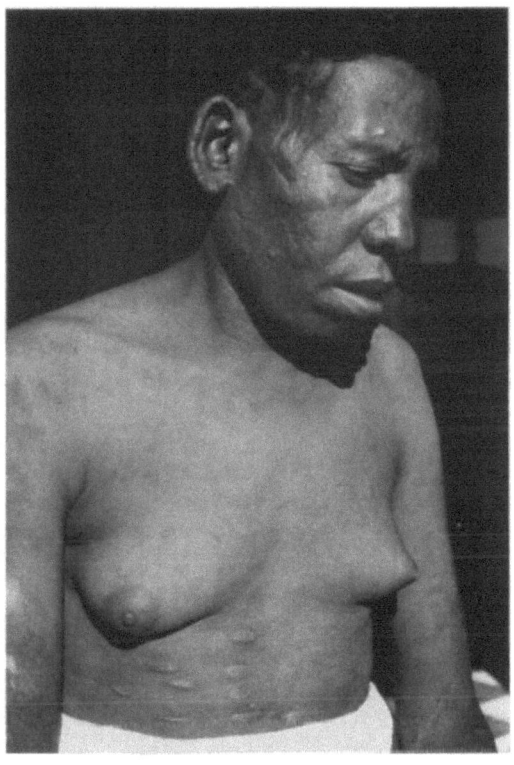

Abb. 87. Lepromatöse Lepra über Jahre unbehandelt mit Gynäkomastie. Beobachtung Fr. FISCHER

Es wurden bisher diskutiert, daß die Störung durch Hodenatrophie oder Leberkrankheiten oder allgemein hormonelle Störungen, schließlich auch durch eine Mangelernährung hervorgerufen werden. Erst neuerdings, mit der Entwicklung des Gebietes der männlichen Fertilitätsstörung und der leichten histologischen Untersuchung von Hodengewebe, gewinnt die Frage nach der Ursache dieser Störung weiteres Interesse.

Es mag hierbei angeführt werden, daß in den letzten Jahren nach dem Kriege die Fertilitätsstörungen gerade in Deutschland besonders beachtet werden. In letzter Zeit sind hierzu ausgezeichnete Monographien erschienen, einmal die von

VASTERLING und dann besonders von DOEPFMER u. HEINKE im „Handbuch der Haut- und Geschlechtskrankheiten", Ergänzungswerk, die nach dem derzeitigen Stand der Erkenntnisse weitgehend erschöpfend die Fertilitätsstörung beim Manne behandeln.

Auf den internationalen Leprakongressen wurden diese Probleme nur am Rande erörtert, eine klare Stellungnahme wurde zunächst nicht gegeben.

Nur bei Männern, die an lepromatöser Lepra leiden, wird das Auftreten einer Brustvergrößerung beobachtet, was zu unangenehmen zusätzlichen Eingriffen nötigen kann. BAPTISTA fand in Brasilien unter 842 Patienten aller Altersgruppen zu 8,6%, KINNEAR u. DAVISON in Südafrika unter 600 lepromatösen 6%, ROLLIER u. ROBOUL unter 700 zu 15% und HEMERIJCKX in Südindien unter 488 lepromatösen Kranken 11,8% Gynäkomastie. Bei tuberkuloiden Leprakranken wird eine Gynäkomastie nicht beobachtet (KINNEAR, JOB).

Ähnlich wie bei der gewöhnlichen Gynäkomastie findet sich bei der lepromatösen Lepra die Gynäkomastie am häufigsten zwischen dem 20. und 30. Lebensjahr. Im allgemeinen rechnet man mit dem Auftreten der Veränderungen 5 bis 10 Jahre nach der Infektion, die wohl meist vor dem 15. Lebensjahr stattfindet. Auch darin spiegelt sich der langsame progressive Verlauf der Krankheit an den verschiedenen inneren Organen wieder.

Natürlich wird die Gynäkomastie bei Leprakranken in jedem Alter *nach* der Pubertät beobachtet. Dabei handelt es sich entsprechend der sonst bekannten Gynäkomastie um verschiedene Volumenzunahmen, die man mit HALL in 3 Grade einteilt, wobei die Warze häufig vergrößert ist.

1. Vergrößerung des Mamillengebietes.
2. Vorwölbung der Brüste.
3. Vergrößerung der Brüste einer jungen Frau entsprechend.

Davon unabhängig werden auch Asymmetrien festgestellt.

Mikroskopisch findet sich ein der gewöhnlichen Gynäkomastie entsprechendes typisches Bild mit Proliferation der Epithelgänge. Eine Sekretion in den Gängen hat JOB nicht gesehen. Dazu tritt eine deutliche Bindegewebsproliferation ein. Fettgewebe ist manchmal vermehrt vorhanden, steht aber nicht im Vordergrund. Die Alveoli sind nicht vergrößert festzustellen. Im Stroma liegen Lymphocyten und Plasmazellen, aber kaum Bakterien. Im wesentlichen findet sich kein Unterschied zu der sonstigen Gynäkomastie.

Eine Beziehung zwischen Dauer und Größe der Gynäkomastie bestand nach JOB nicht. Spontane Rückbildungen werden zwar im 1. Grad, nicht aber nach dem 2. Grad beobachtet. Während einer Leprareaktion kommt es jedoch zu vorübergehender Vergrößerung, was auf spezifische Mitbeteiligungen schließen läßt. Wie bei der sonstigen Gynäkomastie geht die bei lepromatösen Kranken im allgemeinen nicht mehr zurück, wenn sie sich bis zum 2. Grad entwickelt hat, was eben schon angedeutet wurde. Nur gelegentlich wird eine Rückbildung in den Anfangsstadien beobachtet.

Die sekundären Geschlechtsmerkmale der Behaarung sind reduziert. Das Achselhaar ist vermindert (GRABSTALD u. Mitarb., JOB) und im Schamgebiet kann ein femininer Behaarungstyp vorhanden sein. Allerdings ist hierbei zu berücksichtigen, daß durch die Grundkrankheit häufig die Anhangsgebilde der Haut gestört und atrophisch sein können. Die Stimme wurde bei 21 Patienten von JOB als männlich angegeben. Erektion und Ejaculationen waren im Vergleich mit anderen Leprakranken nicht gestört. Spermauntersuchungen wurden bisher nicht durchgeführt.

Hodenbiopsien weisen folgende pathologische Veränderungen auf (WADE, FURNISS, JOB): Im Beginn oder bei nur mäßigem Krankheitszustand findet sich zunächst nur eine Störung des Keimepithels, während das Stützgewebe, die Sertoli-Zellen und das Zwischengewebe mit den Leydig-Zellen erhalten bleiben. Erst später werden auch die Sertoli-Zellen von hyalinisiertem fibrösen Gewebe ersetzt. Schließlich bei schwerer und massiver Beteiligung kommt es auch zu Zerstörung der Leydig-Zellen mit Ersatz durch hyalinisiertes fibröses Gewebe. Das entspricht den allgemeinen pathologisch-morphologischen Veränderungen am Hodengewebe (s. bei SELYE, DOEPFMER), was jetzt auch JOB für die speziellen Vorgänge bei der lepromatösen Lepra feststellte (auch PODESTA u. Mitarb., JAMES u. JOPLING).

Im wesentlichen finden sich nach JOB aber in den leprösen Hoden diese Prozesse:

1. Atrophie der Testes:
2. deutliche Verdickung der Tunica vaginalis;
3. Verdickung mit Hyalinisierung der Basalmembran bis zu völligem Ersatz der Tubuli durch hyalinisiertes fibröses Gewebe;
4. Hypertrophie der Leydig-Zellen mit Klumpung und zahlenmäßiger Vergrößerung oder Vermehrung.

Hier scheint nach JOB der Hauptunterschied zu den Kontrollfällen, also denen bei gleicher Grundkrankheit, aber ohne Gynäkomastie, zu sein, bei denen die Leydig-Zellen fehlen oder degeneriert sind. JOB meint sogar, daß nur aus der Kenntnis des mikroskopischen Hodenbildes auf das Vorhandensein einer Gynäkomastie geschlossen werden kann.

JOB hält folgende Wege für das Eindringen der Bakterien in die Hoden für möglich:

1. über den Lymph- oder Blutweg (letzteren besonders bedingt durch eine Bakteriämie während einer Leprareaktion);
2. Eindringen direkt von der naheliegenden Haut.

Letzterer Weg scheint nach den neueren Untersuchungen über die Lokalisierung der Frühherde im Scrotalbereich aus allgemeinen Gründen mehr in den Vordergrund zu rücken. Diese Manifestation kann durch den „Reitsitz" der kleinen Kinder an der Lende der leprakranken Mütter bedingt sein.

Jetzt scheint es vielleicht nochmals angebracht sein, zu erörtern, worauf auch JOB hinweist, daß die lepromatöse Lepra als Systemkrankheit hauptsächlich an der Haut, den Nerven, dem RES, höchstens an den Lymphknoten sitzt und was nunmehr auch erfahren wird, die Testes vollständig zerstören kann. Die Ovarien scheinen dagegen nicht befallen zu werden (GRABSTALD u. Mitarb.). BRAND gibt als hypothetische Erklärung für den vornehmlich oberflächlichen Sitz der lepromatösen Lepra an, daß die dort niedere Grundtemperatur gegenüber dem Kern des Körpers den Bakterien ein für sie zweckmäßigeres Milieu bieten.

(Hier setzen auch die neueren Forschungen über eine mögliche Züchtung der Leprabakterien ein, über die zu sprechen es jedoch noch zu früh ist.)

Die Deutung der Gynäkomastie durch die beschriebenen morphologischen Hodenstörungen ist nicht ganz einfach; hormonell wurden bisher nur vereinzelt die C-17-Ketosteroide bestimmt (JOB), deren Werte im Urin übereinstimmend mit GRABSTALD u. Mitarb. und KINNEAR u. DAVISON erniedrigt waren. Weitere Angaben finden sich bei ARCURI u. Mitarb., GONZALEZ MEDINA u. Mitarb., STAFFIERI u. Mitarb., SUZUE u. Mitarb., PFALZGRAFF u. EKANEM und QUIROGA u. Mitarb.

Die bei der lepromatösen Lepra beobachteten Leydig-Zellen-Hypertrophien nach Keimepithelatrophie mag wohl durch letzteres bedingt sein. JEMARIN dachte daran, daß die Atrophie der Tubuli wegen eines verminderten Druckes auf das Zwischengewebe die Leydig-Zellproliferation anrege. Wahrscheinlicher ist wohl anzunehmen, daß durch den Keimepithelausfall eine Kette hormoneller Änderungen eintritt, welche nunmehr eine Hypertrophie und Proliferation des Zwischengewebes anrege. Dadurch möchte es zu abnormer Erhöhung des (unspezifischen ?) zwischenzellstimulierenden Hormons der Adenohypophyse (ICSH) kommen (s. bei HEINKE).

In vielem entsprechen die Befunde bei der Lepra denjenigen bei dem Klinefelter-Syndrom, so daß man bei der Lepra auch von erworbenen Klinefelter-artigem Syndrom gesprochen hat (GRABSTALD u. Mitarb., HALL, KINNEAR u. DAVISON).

Die *Pathogenese* der Gynäkomastie wäre z.Z. wohl so zu beschreiben:

Durch die Keimepithelatrophie kommt es zu deutlich erhöhtem Gonadotropin, das sonst durch ein von den Tubuli produziertes ,,Inhibin" gehemmt oder gebremst wird (HEINKE). Dieses hemme (JOB) auch eine Aktivität von Testosterone.

Hier finden sich also Züge wie beim Chorionepitheliom, bei dem es zu Leydig-Zellen-Hyperplasie, Gynäkomastie und Vermehrung der Urinoestrogene kommt, wobei die Bildung letzterer von der Leydig-Zellenvermehrung abhängt oder zu Leydig-Zwischenzellentumoren führt, bei denen es wohl auch zur Gynäkomastie kommt (HEINKE).

Nun braucht diese hypothetische Vorstellung der Pathogenese der lepromatösen Gynäkomastie nicht die einzige Deutung zu sein, denn ein wichtiger pathogenetischer Weg könnte auch über die Leberstörungen bei der lepromatösen Lepra erklärt werden (BECHELLI, POWELL u. Mitarb., KINNEAR u. DAVISON u.a.), wobei anzunehmen ist, daß Oestrogene durch eine geschädigte Leber nicht abgebaut werden können.

Die Hypothesen bedürfen weiterer Untersuchungen, sichere Schlüsse können vorerst nicht gezogen werden, solange das zwischenzellenstimulierende Hormon, Oestrogene und Testosterone nicht während der Entwicklung der lepromatösen Gynäkomastie bestimmt worden sind. Solche Untersuchungen sind nicht einfach durchzuführen, weil — wie HEINKE betont — das Testosteron zu Oestrogenen im Hoden umgebaut wird. Die subtile Erforschung der Hodenoestrogene ist daher äußerst schwierig.

Vorerst ist aber für alle diese Zusammenhänge die klinische Forschung, die klinische Beobachtung maßgebend und es wäre sehr zu wünschen, noch genauere Auskünfte über die verschiedenen Beziehungen der Gynäkomastie bei den verschiedenen Lepraformen und Typen zu gewinnen.

10. Die Blutsenkungsgeschwindigkeit bei der Lepra

Die BSG ist, wie schon früher ausführlich beschrieben, bei Leprösen im allgemeinen gegenüber Gesunden erhöht, bei Tuberkuloiden entsprechend weniger als bei Lepromatösen, am stärksten bei fortschreitender lepromatöser Lepra. TAKAHASHI sah weiterhin keine Beziehungen zwischen BSG und dem Ausfall der Tuberkulinreaktion bei sicher nicht-tuberkulösen Leprösen. Unter der Therapie bessert sich auch die BSG, was der Auffassung wohl aller Autoren entspricht. Die BSG wird höchstens vorübergehend durch Antihistamine (HATA) geändert. TAKAHASHI sah auch deutlich den Zusammenhang zwischen der Höhe der BSG und der elektrophoretisch erkenntlichen Dysproteinämie speziell mit der Erhöhung der γ-Globuline.

11. Das Blutbild bei Lepra

Auch die neueren Mitteilungen unterstreichen die bekannte Tatsache, daß es bei der Lepra kein typisches Blutbild gibt (RODRIGO ABAD). Das gilt auch für das differenzierte Sternalmark (GUIMARAES, VITTINO, BINAGHI, SATO u. WADE). Höchstens sind die Monocyten und stabkernigen neutrophilen Leukocyten bei den

Tuberkuloiden wie bei Gesunden (TANIOKU), bei Lepromatösen die eosinophilen Leukocyten vermehrt (KIAN u. CHOA). Es ist sogar versucht worden, einen Leukocytenindex nach VÉLEZ zu verwerten (DE OLIVEIRA LIMA), um außerhalb von Leprareaktionen aktive Tuberkulose erkennen zu können. Heute ist das Urteil über solche Leukocytentests wesentlich zurückhaltender.

Mehr oder weniger werden bei den einzelnen kasuistischen Berichten die Blutbildveränderungen mitberücksichtigt, aber eine spezielle Verwertung dieser Befunde geht nicht über den Rahmen der allgemeinen klinischen Befunderhebung hinaus. Weiterhin müssen die Blutbildbefunde von den zumeist neben der Lepra bestehenden anderen Krankheiten, wie Verwurmungen, sorgfältig abgegrenzt werden, was auch heute noch nicht zweifelsfrei in den Lepragegenden gelingt.

Über *Blutgerinnungsstörungen* bei Lepra finden sich keine neueren Mitteilungen. Klinisch meint ROGERS, daß Herzinfarkte, Schlaganfälle und Lungenembolien bei Leprösen weniger vorkommen als man erwarten könne. Offenbar ist das Blut bei Leprösen wie auch Tuberkulosen weniger koagulierbar. Das könne von den erhöhten Plasmaglobulinen abhängen, wodurch eine erhöhte fibrinolytische Aktivität bedingt sei. Aber diese Annahmen bedürfen noch weiterer Klärung.

12. Die Serumeiweißveränderungen bei Lepra

Das *Gesamteiweiß* ist in frühen Stadien mehr oder weniger in normalen Grenzen, während es signifikant mit der Schwere der Krankheit ansteigt (DHOPIE u. MAGAR), was wohl alle Autoren festgestellt haben (ISHIHARA).

Euglobulin, Gesamtprotein, Albumin und Globulin waren nach Ross (1943) bei 147 von 150 Leprösen normal. Größere Abweichungen zeigten sich bei aktiven fortgeschrittenen Leprösen. Das Albumin-Globulinverhältnis war bei 123 unter der Norm. Ross führte die Störungen auf Leberdysfunktionen zurück. Mittels Natriumsulfat fanden MAURI u. Mitarb. Globulin bei leprominpositiven Kindern erhöht. Ähnliche Beobachtungen machten UYGUANCO u. Mitarb. und fanden weiterhin eine Normalisierung unter der Therapie, oder ISHIHARA mittels der Biuretreaktion oder der Elektroflockung. Frühstadien des Erythema nodosum leprosum wiesen dabei keine Besonderheiten auf.

1951 haben Ross u. GEMAR weitere 234 Lepröse verschiedener Krankheitstypen und Schwere auf die verschiedenen Eiweißfraktionen geprüft. Dabei wiesen 50,4% Erhöhungen einer oder mehrerer Globulinfraktionen, 27 vermehrt α-, 28 vermehrt β- und 63 vermehrt γ-Globuline auf, und zwar häufiger besonders bezüglich der γ-Globuline bei fortgeschrittenen lepromatösen Patienten. Ähnliches berichten CHAKRAVARTI oder ISHIHARA, MIGUEL u. Mitarb., ARJONA u. Mitarb., MAUZÉ u. ARNAUD, ARCURI u. INZERILLO, MAYAMA, TAKAHASHI, TARABINI, COURMES u. BENZ, BONATTI u. LEBRON, JARDIN u. BEYTOUT, TORSUEVA, DHOPIE u. MAGAR, BERGOT u. Mitarb. oder an der Rattenlepra nach ENSELME u. Mitarb. Wie erwähnt, fand ISHIHARA beim *Erythema nodosum leprosum* im Frühstadium keine besonderen Abweichungen, KONO u. Mitarb. dagegen Abfall der γ-Globuline und Anstieg von Albumin neben α-Globulin bei erhöhtem β-Globulin. Gleiches beschrieben MIGUEL u. Mitarb. bei Reaktionsphasen und MAYAMA sah Eiweißverschiebungen am ausgeprägtesten bei solchen Reaktionen gegenüber den ruhigen Krankheitsphasen. LECHAT u. Mitarb. sehen bei Leprareaktionen eine deutliche Vermehrung von γ-Globulin und kräftigen Abfall der Albumine.

a) Elektrophoretische Untersuchungen des Serums bei Leprösen

Erste elektrophoretische Untersuchungen führten SEIBERT u. NELSON bei 3 Seren fortgeschrittener Lepra nach TISELIUS durch. Die Albumine waren vermindert zugunsten der Globuline mit deutlicher Erhöhung von α- und γ-Globulinen.

Im ganzen ergibt sich, was schon MUELLING u. Mitarb., DOULL u. Mitarb. sahen, kein typisches elektrophoretisches Eiweißbild bei der Lepra. Auch die Lipoproteinbestimmung führte nicht weiter. Alle Autoren beziehen die dysproteinämischen Befunde nur auf die lepromatöse Lepra, während bei der tuberkuloiden oder unbestimmten Form von der Norm kaum abweichende Befunde zu beobachten sind. Diese deutlichen Unterschiede zwischen den polaren Formen führten LECHAT u. Mitarb. zu dem Schluß, daß es kein charakteristisches Eiweißspektrum der Lepra im ganzen gebe. Eine A- oder besser Hypogammaglobulinämie wurde bei Leprösen bisher nicht beobachtet. Diese könnte geeignetes Studiumobjekt für die Deutung bei der Klärung der Leprominreaktion sein (s. bei WADE).

Elektrophoretische Eiweißverschiebungen wurden nach SERIÉ und SCHALLER durch BCG-Impfung und Sulfonbehandlung gebessert, was MAUZÉ u. ARNAUD früher nicht gesehen haben. Gleiches trat auch nach Thiosemicarbazon ein (ARCURI u. INZERILLO).

b) Die Serumlabilitätstests bei Lepra

Die *Takata-Ara-Reaktion* ist bei 60% lepromatösen Patienten positiv, weniger bei den anderen Formen (auch QUILLEN u. IBARS, OLMOS CASTRO u. BONATTI, GARCIA PEREZ). GAMBINI u. SERVINO sahen nicht immer Beziehungen zu Leberstörungen, ISHIHARA eine deutliche positive Korrelation zwischen dem Anstieg der γ-Globuline und dem Ausfall der Takata-Ara-Reaktion zunehmend mit der Schwere der lepromatösen Lepra, MIGUEL u. Mitarb. dazu auch bei toxischen Leberstörungen unter der Therapie. Einen Teil positiver Ausfälle möchte GARCIA PEREZ mit klinisch nicht diagnostizierbaren Leber- oder Nierenprozessen im Zusammenhang sehen und bei Tuberkuloiden in Reaktion wird die vorher negative Reaktion positiv. Allerdings waren BECHELLI u. SAPUPPO früher doch überrascht, nur mäßigen Reaktionsausfall bei der lepromatösen Lepra beobachten zu können.

Der *Cadmiumsulfattest* nach WUNDERLY u. WUHRMANN ist bei lepromatöser gegenüber tuberkuloider Lepra vorherrschend positiv, wiederum in Abhängigkeit von der Aktivität der Krankheit. Die Reaktion wird jedoch wie die anderen Labilitätstests als unspezifisch angesehen (GARCIA PÉREZ, MIGUEL u. Mitarb., CONTRERAS u. Mitarb.).

Ähnliches gilt für das Weltmannsche Koagulationsband (ABAD u. Mitarb.). Nach MIGUEL u. Mitarb. war bei 78% der Patienten das Band verlängert oder verkürzt, besonders ausgeprägt bei Reaktionen. Bei toxischen Leberstörungen während der Therapie war das Band immer verlängert.

Hangar-, Gross- und Formolgel-Tests verhalten sich in gleicher Weise, wie CONTRERAS u. Mitarb. mitteilten. TARABINI u. GUILLEN sahen darüber hinaus hohen positiven Ausfall des Formolgel-Tests bei renalen Komplikationen, Leberstörungen und Leprareaktionen. Bei geheilten Leprösen wurden die Testausfälle alle normalisiert.

Den *Thymol-Trübungstest*, die *Cephalin-Cholesterin-Flockung* untersuchte Ross, LIPPI oder FENNEL, wobei hervorgehoben wurde, welch enge Beziehungen zwischen diesem Test und der reticuloendothelialen Aktivität bestehe, mehr als zur Leberfunktion selbst. Hohe Werte werden wieder bei lepromatöser Lepra gefunden. ISHIWARA denkt, daß die Reaktion durch Euglobulin hervorgerufen würde, das nicht mehr im Gleichgewicht mit einer Schutzfunktion des Albumins und anderen Substanzen stehe. Somit sei die Reaktion vom Albumin abhängig. Pseudoglobulin spiele offenbar keine große Rolle.

Keinerlei typische Abweichungen bei lepromatösen Leprösen sah TANIOKU oder PARAS im Calcium, Cholesterin, Blutzucker, Serumprotein, Globulin, Rest-N, Harnstoff und Harnsäure. Das gilt jedoch nicht für die eben beschriebenen Befunde. Der Gebrauch der Kupfersulfatmethode zur Bestimmung des spezifischen Gewichtes von Gesamtblut und Plasma ist von GUIMRAES empfohlen worden. Keinerlei signifikante Veränderungen von Serumcalcium und Cholesterin fanden MAUZÉ u. ARNAUD und Ross keine für proteingebundenes Jod, Orosmucoid und Lipoproteine.

Den Zusammenhang der Lepra mit dem *Typ des Hämoglobins* untersuchten Ross u. WALCOTT. Bei 205 Kranken in CARVILLE fand sich das normale Hämoglobin A zu 79,5%, atypisches Hämoglobin zu 13,7%. Die Häufigkeit des letzteren bleibt unerklärt.

c) Immunelektrophoretische Befunde bei Lepra

Die *Immunelektrophorese* läßt nach BERGOT u. Mitarb. erkennen, daß β_2M- und γ-Globuline verändert sein können, und zwar sieht man bei tuberkuloiden Formen unterschiedlich hohen Gehalt von β_2M. Bei lepromatöser und unbestimmter Lepra verhält sich das β_2M nur mäßig erhöht. Dagegen finden LIM u. FUSARO mit Antihumanserum vom Pferd β_2A und besonders β_2M gerade in lepromatösen, nicht sehr in tuberkuloiden Seren erhöht, womit eine gute Hilfe zur Differenzierung dieser beiden Typen gegeben sei, was auch LIM und FUSARO für das Immunglobulin A bestätigten. Dies sei mit 91% bei tuberkuloider und 51% bei lepromatöser Lepra erhöht. Das Immunglobulin M war bei Lepromatösen zu 99%, Tuberkuloiden zu 62% und Uncharakteristischen zu 49% zu erkennen. Elektrophoretisch gereinigte Albuminfraktionen von lepromatösen Patienten weisen immunelektrophoretisch und mit OUCHTERLONYs Methode keine besonderen Präcipitationen auf. Offenbar ist die Antigenstruktur der Serumalbumine bei lepromatösen Kranken nicht verändert.

Die *Glykoproteine* sind nach MAYAMA am γ-Globulin vermindert, am β-Globulin vermehrt, nach TARABINI am α_2-, β- und γ-Globulin vermehrt. Die Mucopolysaccharide scheinen dagegen nach MUELLING u. Mitarb. mit der Aktivität der Krankheit und dem Grad der bakteriologischen Befunde einherzugehen.

Das saure Glykoprotein Orosomucoid oder M1-Mucoprotein im Serum war nach Ross bei 57 von 91 lepromatösen Leprösen erhöht, bei 34 jedoch normal. Es ließ sich keine Beziehung zum C-reaktiven Protein finden.

d) C-reaktives Protein bei Lepra

Das C-reaktive Protein fand bei Leprösen mit den Arbeiten von BABSON und BUSH nähere Beachtung. Es wurde bekanntlich von TILLET u. FRANCIS im Blut von Patienten mit Pneumokokkeninfektionen entdeckt und verdankt seinen Namen der Tatsache, daß es mit dem C-Polysaccharid bestimmter Pneumokokkenstämme Präcipitationen bildet. Es tritt reaktiv bei entzündlichen Vorgängen auf. Es handelt sich um ein Protein, das immunoelektrophoretisch in die β_1-Globulinfraktion zu lokalisieren ist. Wegen seines Vorkommens in der akuten Phase von entzündlichen Erkrankungen nennt man es „akutes Phasen-Protein". Allerdings wird es auch bei anderen Gewebsschädigungen und Gewebszerfall jeglicher Art, malignen Prozessen, Gefäßkrankheiten und während der normalen Schwangerschaft gefunden. Demnach handelt es sich um ein unspezifisches Protein. Sein Nachweis bietet gewisse Parallelen zur BSG, sein Wert ist dadurch gegeben, daß es bei Gesunden nahezu immer negativ ist. Der Test hat sich bei rheumatischen

Krankheiten zur Aktivitätsbestimmung und zur Therapiekontrolle bewährt. Außerdem spiegelt sich bis zu einem gewissen Grad Ausmaß und Schwere des Krankheitsprozesses wieder (Literatur s. bei GENTSCH).

Über die Methodik muß in einschlägigen Arbeiten nachgelesen werden. Nur soviel sei vermerkt, daß man das C-reaktive Protein isolierte und einen spezifischen Antikörper herstellen konnte, mit dem nun Präcipitationen mit den zu prüfenden Seren den Reaktionsausfall anzeigen.

RABSON hatte das C-reaktive Protein bei Kranken mit aktiver lepromatöser Lepra, also ausgeprägter histiocytärer Entzündung, in hohem Prozentsatz (79%) nachweisen können. Merkwürdigerweise blieben einige negativ. Bei abgeheilten lepromatösen Patienten waren 30% und bei tuberkuloiden 58% positiv. Kranke mit Amyloidose waren zu 79% positiv. Das Vorkommen des Proteins bei tuberkuloiden (neuralen) Patienten fand BUSH überraschend. Fortlaufende Untersuchungen des Tests über 2 Jahre brachten Ross u. Mitarb. Sie meinten, daß der Mangel von C-reaktivem Protein bei aktiven lepromatösen Fällen auf eine günstige Prognose schließen lasse.

WADE hob hervor, daß durch das Vorkommen von C-reaktivem Protein zum ersten Mal eine anormale Serumkomponente bei Leprösen nachgewiesen sei.

Weitere Berichte finden sich bei TERENCIO DE LAS AGUAS, MONTESTRUC, LANGUILLON u. Mitarb., und PLAGNOL u. Mitarb.

Bei Leprareaktion ist das C-reaktive Protein deutlich höher, nimmt mit der Cortisontherapie dann ab. Bei lepromatösen Leprösen, die keine Reaktionen erleiden, bleibt das Protein niedrig. MONTESTRUC meint auch, daß es mit der BSG weitgehend parallel verlaufe. Eine gewisse Differenzierung läßt sich zwischen Erythema nodosum leprosum und den epitheloiden Reaktionen der akuten Infiltration TAJIRIS erkennen, weil der C-reaktive Proteingrad bei ersterer wesentlich höher ist (ABE u. HIRAKO). Die Höhe des C-reaktiven Proteins gibt also Hinweise für ungünstigen Verlauf der Krankheit (KABAKOW).

e) Zirkulierende Antikörper bei Lepra

Zur Darstellung zirkulierender *Antikörper* ist die Methode nach OUCHTERLONY geeignet, wie sie von SUSHIDA u. HIRANO mit verschiedenen Antigenen von Mycobakterien (H 37Rv; BCG, 263) durchgeführt wurde. Dabei waren 51 von 54 leprösen Seren positiv, während die von tuberkuloiden meistens negativ blieben. Seren schwangerer Frauen und Nichtlepröser waren negativ.

Nun kann man die Ouchterlony-Methode weitgehend ausnutzen, um die Antigenstruktur aller weiteren bekannten und neugezüchteten Mycobakterien zu prüfen, wie es etwa MORI u. Mitarb. vorgenommen haben. Es genügt vielleicht zu nennen: M. leprae, M. lepraemurium, nicht-identifizierte Bakterien, Nojima-Bakterien isoliert von menschlichen Lepromen, BCG, Johne-Bacterium. MORI u. Mitarb. fanden die einzelnen Antigen-Antikörperreaktionen ziemlich mannigfaltig. Es zeigte sich nur allgemein ein gewisses gleichartiges Verhalten der verschiedenen Antigene.

Neuerdings haben NAVALKAR, NORLIN u. OUCHTERLONY die Seren von Leprösen mit verschiedenen Mycobakterienantigenen diffiziler charakterisiert. Danach finden sich bei lepromatöser Lepra sicher zirkulierende Antikörper, bei nichtlepromatöser kaum welche. Der Faktor ist in dem Antigenmosaik des Leprabacteriums eingeschlossen. Ein ergänzender Antikörper findet sich auch bei tuberkuloider Lepra. Das Antigen im Mycobacterium Kansasii ist stärker als im M. smegmatis oder avium.

f) Die Immunofluorescenz bei Lepra

Mittels direkter und indirekter Immunofluoreszenztechnik konnte MERKLEN u. Mitarb. sowohl in lepromatösen wie tuberkuloiden Leprösenseren einen spezifischen antibakteriellen Antikörper feststellen, der sich am Leprabacterium fixiert. Auch das Stefansky-Bacterium kann diesen Antikörper aus Lepraseren binden. Da sich eine ähnliche Bindung auch mit Seren von Tuberkulösen erreichen läßt, was durch vorherige Absorption an BCG verhindert werden kann, ist die enge antigenische Verwandtschaft zwischen diesen 3 Mycobakterien erneut unter Beweis gestellt.

Einen Immun-Adhaerenstest beschrieb MUNOZ DA ROCHA, wozu er einen Chloroformextrakt von Leprabakterien wie DHARMENDRA benutzte und mit menschlichen O-Erythrocyten und Seren von Kranken zusammenbrachte. Die Reaktion sei bei Lepromatösen negativ, aber zu 88% bei tuberkuloider und bei unbestimmter Lepra zu 68% positiv. Damit dient dieser Test ähnlich wie die Mitsuda-Reaktion zur Differenzierung der Formen, nicht aber zur Diagnose der Lepra.

Antilepra- oder Antidonor-Immunseren vom Kaninchen zeigen mit dem Serumeiweiß von Leprösen, daß die qualitative Zusammensetzung der Antigenkomponenten keine speziellen Veränderungen bei Lepra haben.

g) Sog. Autoimmunmechanismen bei Lepra

Die klinische Ausprägung mancher Leprareaktionen ließ daran denken (CHINI), einen möglichen Autoimmunmechanismus anzunehmen. MATTHEWS u. TRAUTMAN führen dazu folgende Phänomene an, die nicht allein durch die lepröse Infektion erklärt werden können:

Spontane Ulceration von Haut und Schleimhäuten, ischämische Nekrose, Petechien und Purpura, Pigmentation, Ödembildungen, Vesikel oder Blasenbildungen, generalisierte Lymphadenopathie, Hepatosplenomegalie, wandernde Polyarthralgie und polyarthritische Beschwerden, schmetterlingsartige Manifestationen im Gesicht, schließlich die Exacerbationen und Remissionen. Vielleicht ist es richtig, auch das dermatomyositische Bild diffuser lepromatöser Lepra zu nennen. Neuerdings hat auch COCHRANE solche Beziehungen zu den sog. Kollagenosen diskutiert.

Man hat eine Reihe von Autoimmunreaktionen bei Leprösen untersucht und hier eine gewisse Stütze für diese Vermutungen gefunden. Folgende Veränderungen wurden beobachtet:

Ross (1955) Gammaglobulinerhöhungen und Abfall der Albumine. EDMUNDSON u. Mitarb. sahen bei leprösen Patienten mit negativem Nelson-Test mehr klassische Seroreaktionen auf Lues positiv, also falsch positive Tests, als bei anderen Lepratypen. SCHUBART u. Mitarb. und CATHCART u. Mitarb. fanden positive Latex-Fixationstests auf rheumatische Faktoren. Auch sei sekundäre Amyloidose bei rheumatoiden Krankheiten und Lepra gleich häufig. BONOMO u. Mitarb. und MATTHEWS u. TRAUTMAN berichteten über zirkulierende Thyroglobulinantikörper, die bei florider lepromatöser Lepra zu 38% positiv waren. MATTHEWS u. TRAUTMAN geben an, daß in Carville bei Leprösen gelegentlich Lupus erythematodes-Zellen gefunden wurden, was auch von BONOMO u. Mitarb. (oder WHITAKER) bei 4 von (davon einmal eine Rosette) 10 lepromatösen Leprapatienten, die im Serum antinucleäre Faktoren hatten, gesehen wurde. Antinucleäre Faktoren wurden mittels der Immunofluorescenz bei 16 von 55 lepromatösen Leprösen entdeckt. MATTHEWS u. TRAUTMAN sahen weiter die VDRL-Tests zu 31%, das in Kälte präcipitierbare Protein zu 82% und rheumatoide Faktoren zu 68% positiv. Offenbar muß dem

Kryoglobulin (s. auch TILLEY) ein wesentlicher Anteil für den Ausfall der Reaktionen zugemessen werden; denn MATTHEWS u. TRAUTMAN konnten nach dessen Extraktion eine Negativierung vorher positiv ausfallender Tests feststellen.

Für den Charakter einer Autoimmunkrankheit bei lepromatöser Lepra sprechen demnach die Autoimmunreaktionen, die Hypergammaglobulinämie, die zellgebundene Überempfindlichkeit auf die Anteile des Leprabacteriums und die systematisierte Beteiligung des RES.

Im augenblicklichen Stand der Kenntnisse muß man aber mit BONOMO u. Mitarb. in der Beurteilung der Phänomene zurückhaltend sein; denn es ist keineswegs klar, ob diese Autoimmunmechanismen nicht als Nebenphänomene sekundärer Art auf den pathologischen Prozeß der Lepra aufzufassen sind.

h) Mikroflockung mit Lepromlipiden

Eine Mikroflockungsreaktion von Lepraseren mit Lepromlipiden haben OLMOS CASTRO u. BONATTI entwickelt. Dazu wurden Leprome nach Kochen und Zerreiben mit Chloroform extrahiert, nach Abdampfen der Rückstand mit Äther aufgenommen, zentrifugiert, der Äther vom Überstand abgedampft und dieser Rückstand in 95% Alkohol gelöst. Die klare Lösung wird als Antigen benutzt und wie Kahn-Antigen gebraucht. Der Test wird im hängenden Tropfen abgelesen: 0,05 ml auf 56°C erhitztes Krankenserum mit 0,05 ml Antigensuspension versetzt. Der Test wurde nach qualitativer Prüfung auch quantitativ durchgeführt. Weiterhin kann eine Komplementfixation vorgenommen werden, die ähnliche Resultate bringt.

Bei Lepromatösen wies dieser Test 73,5%, bei Tuberkuloiden 4,8%, bei Leprakontaktpersonen 3,7%, bei Syphilis 1,8%, bei gesunden Kontrollen 0,2% positive Ausfälle auf. Somit hat er eine gute diagnostische Bedeutung. Die Antikörper aus den Seren der Kranken scheinen in vitro von spezifischer heterophiler Antikörpernatur ähnlich derjenigen im Rubinotest zu sein. Denn bringt man positive Seren mit normalen Schafserythrocyten zusammen, wobei nur unspezifische Antikörper absorbiert werden sollen, so bleibt die Reaktion positiv. Dagegen binden formolisierte Erythrocyten die heterophilen Antikörper aus den Seren, die Reaktion wird dann negativ.

Die quantitative Ausführung steht in guter Korrelation zur Schwere und zum Typ des Krankheitsbildes. Es werden mit dem Test zirkulierende Antikörper im Serum nachgewiesen. Diese können nur durch Abbauprodukte der Lepromzellen lipider oder lipoproteider Natur hervorgerufen werden. Sie sind offenbar heterologe Substanzen, die als komplettes Antigen die Antikörperbildung anregen. Letztere wären dann als zirkulierende Antikörper spezifisch heterophiler Art aufzufassen. OLMOS CASTRO u. BONATTI wiesen in diesem Zusammenhang auf die gute Übereinstimmung zwischen dem quantitativen Ausfall ihrer Reaktion und der Masse der in Lepromen vorkommenden Schaumzellen hin.

Unerklärt bleibt der positive Ausfall dieser Reaktion, mit der wohl eine spezifische Überempfindlichkeit nachgewiesen wird, im Vergleich mit der bekannten Leprominanergie solcher Patienten.

i) Universalreaktion nach Kahn bei Lepra

Diese Reaktion verhält sich wie andere Antikörperreaktionen bei Immunitätsvorgängen. Bei Tuberkulose steigt die Universalreaktion (UR) in frühen Stadien an; fühlt sich der Patient wohl, so wird sie wieder normal. Bei Miliartuberkulose findet sich ein Rückgang, da die Patienten keine Antikörper bilden können. Bei lepromatösen Leprösen mit mäßigen Prozessen ist die UR nach KAHN deutlich positiv, während man sie bei einem ausgebrannten Fall und fortgeschrittener lepromatöser Lepra mit einer geringeren Präcipitation gesehen hat. Offenbar besitzen Kranke mit geringen Herden einen hohen Immunitätsgrad, können dann Antikörper gegen Gewebslipide bilden (KAHN). Ein bemerkenswerter Rückgang der UR sah OLITZKI u. SAGHER auch nach der Therapie. Mit der therapeutisch bedingten Verlangsamung der pathologischen Prozesse bei Lepra verlangsamen sich offensichtlich auch die immunologischen Vorgänge. PINEIRO, BISHOP u. KAHN haben diese UR bei einer großen Reihe von Krankheiten geprüft und zwischen Tuberkulose und Lepra dann gleichförmigen Ausfall gesehen, wenn die Krankheiten ziemlich ausgedehnt sind. Die Reaktion ist schwach, wenn die Patienten kaum Antikörper bilden können.

KAHN hält die UR bei Gesunden bedingt durch eine Auto-Antigen-Antikörperreaktion auf Lipide. Lipide werden im normalen Stoffwechsel freigesetzt, gehen Verbindungen mit Proteinen ein und werden autoantigenisch, womit Autoantikörper auf Lipide hervorgerufen werden. Bei Gewebszerfall während chronischer Krankheiten führt die stärkere Lipidfreisetzung zu einem entsprechenden Anstieg in der Autoantikörperbildung. Die UR steigt dann erheblich an.

Bezüglich weiterer serologischer Veränderungen bei Leprakranken wird auf den Abschnitt von H. SCHMIDT verwiesen.

k) Amyloidosis bei Lepra

Im Verlauf besonders der lepromatösen Lepra kommt es häufiger zu einer Amyloidablagerung, vornehmlich in Nieren, Milz und Leber.

Amyloid (A.) ist ein Gemisch globulärer und fibrillärer Proteine, das gleichzeitig verschiedene andere Stoffe, so Polysaccharide und Lipoide, enthält (s. bei RODERMUND sowie SALTZER et al.).

Ätiologisch werden Antigen-Antikörperreaktionen diskutiert (LETTERER, SCHÄFER et al., RÖCKL), wenn auch auf Grund der von MISSMAHL bei polarisationsoptischen Untersuchungen postulierten und jetzt elektronenmikroskopisch bewiesenen Fibrillenstruktur des A. (CAESAR, COHEN und CALKINS) eine Ablagerung aus dem Blute abgelehnt und eine Entstehung am Orte der Ablagerung selbst angenommen werden muß. Dafür sprechen auch die in jüngster Zeit dargelegten Untersuchungen von HASHIMOTO et al., RODERMUND und KLINGMÜLLER, sowie EBNER, nach denen es sich beim A. um ein Syntheseprodukt der Fibroblasten handelt.

Von MISSMAHL wurde auf Grund der entweder periretikulären oder perikollagenen Ablagerung des A. ein Einteilungsprinzip angegeben, das eine Zuordnung nach morphologischen Kriterien ermöglicht. Die bei der Lepra beschriebenen Amyloidablagerungen entsprechen der sog. klassischen oder sekundären Amyloidose und wären dementsprechend der periretikulären A. zuzurechnen.

Dabei werden also, wie oben bereits erwähnt, die A.-Ablagerungen vornehmlich in Gingiva, Nieren (MASANTI), Milz und Leber gesehen, und zwar nach den Untersuchungen von KHANOLKAR besonders bei Leprösen in fortgeschrittenen Stadien in westlichen Ländern. Bei 100 Autopsien von Kranken, die an Lepra starben, konnte KHANOLKAR in Bombay kein Vorkommen von A. beobachten (vgl. hierzu auch PRAS, der bei afrikanischen Negern mit Hilfe der Rectumbiopsie bei nur 2,4% der Leprösen Amyloid feststellen konnte). KHANOLKAR meint, daß dies durch die unterschiedliche Kost bedingt sei. Für diese Erklärung sprechen auch die ausführlichen Untersuchungen von WILLIAMS et al., wonach insbesondere Verschiedenheiten der Nahrungsfette eine Rolle spielen könnten.

Nach SHUTTLEWORTH ist jedenfalls diese Komplikation in den USA die häufigste Todesursache bei der Lepra, und zwar wegen des Befalls der Nieren. Ein Zusammenhang zwischen der Dauer und dem Krankheitsgrad einerseits und der Entwicklung der Amyloidose andererseits ließ sich dabei nicht sicher erkennen. Die durchschnittliche Lebensdauer nach Beginn der Proteinurie betrug in weiten Grenzen ca. 38 Monate.

Zur Erkennung einer sekundären Amyloidose dienen auch bei Lepra: Anhaltende Eiweißausscheidung im Urin; Kongorotabsorption; Hepatosplenomegalie; Hyperglobulinämie mit oder ohne Hypalbuminämie, aber ohne eindeutige Verschiebung der Globuline. Anämie und Rest-N-Anstieg sind ungünstige Zeichen. Die Kongorotprobe gibt nicht immer Aufschluß über die Ausdehnung der Amyloidose. Eine Leberpunktion ist zweckmäßig zur Differenzierung zwischen lepromatöser Leberbeteiligung und Amyloidose.

ISHIWARA sah einmal eine Schinkelmilz und bei 2 Kranken Sagomilzen. Das Amyloid war hauptsächlich im Bindegewebe oder den retikulären Fasern der Gefäßwände, wobei, wie bekannt, die Fasern der Grundsubstanz degenerieren oder verschwinden und schließlich gänzlich vom Amyloid ersetzt werden. ISHIWARA hält die amyloide Degeneration für abhängig von den Stoffwechselstörungen bei destruierender lepromatöser Lepra, sah aber auch Amyloidbildung bei Lepra nervosa.

An weiteren Lokalisationen beobachteten LEVI u. Mitarb. an der Gingiva, BEDDOW und TILDEN eine ausgedehnte Amyloidose am Magendarmkanal einschließlich Oesophagus und Rectum sowie weiteren Herz- und Blutgefäßen usw. POWELL und SWAN sezierten 50 Leprose, von denen 16 Amyloid zwischen und in allen 3 Nebennierenrindenschichten hatten. Am Herz fanden MIGUEL und MIRO eine hyaline Degeneration bei Myokarditis fortgeschrittener Lepröser, besonders wenn zusätzlich eine Amyloidose vorlag. Eine hervorragende Übersicht über die Verhältnisse brachte schließlich CONTRERAS RUBIO mit ausführlicher Literatur, einen kurzen Hinweis LOGINOV u. IOFFE.

Alle diese Untersuchungen einschließlich der schon von früher her bekannten bringen jedoch keine für die Lepra spezifischen Befunde mit sich. So kann man heute nur abschließend vermerken, daß das Auftreten einer Amyloidose bei der lepromatösen Lepra eine häufige und ernste Komplikation darstellt, jedoch eher einen allgemeinen als einen spezifischen Mechanismus in der Stoffwechselstörung bei ausgedehnter Lepra aufweist.

P. Die Nervenbeteiligung bei Lepra

Die Beteiligung der Nerven bei der Lepra steht so sehr im Vordergrund des Krankheitsbildes, daß man gleichsam eher von der Nerven- als von einer Hautkrankheit Lepra sprechen könnte, wie es auch einmal COCHRANE sagte. Die besondere Affinität der Erreger zu den Nerven und ihren Scheiden ist seit langem bekannt und sowohl klinisch, histologisch wie heute auch elektronenmikroskopisch gut studiert worden. Eine eindeutige Erklärung, warum gerade so leicht und gerne die Nerven von den Erregern befallen werden, ist letztlich noch nicht möglich. Wie schon V. KLINGMÜLLER oder BÜNGELER schrieben, bleibt das ZNS von eigentlichen leprösen Veränderungen fast immer verschont und im Rückenmark werden höchstens an den sensiblen Hintersträngen (wie BÜNGELER sagt, nach Art der Tabes) nur degenerative Veränderungen beobachtet. Diese sind dann Folgen peripherer Nervenprozesse.

1. Klinische Befunde und allgemeine Pathologie

Über die klinischen Befunde, wie sie in früheren Zeiten aufgefaßt wurden, hat V. KLINGMÜLLER schon genügend berichtet. Eine Gruppierung oder Zuordnung zu den verschiedenen Lepratypen konnte aber noch nicht in allen Einzelheiten der modernen Klassifizierung gerecht werden, worauf ja BÜNGELER ergänzend aufmerksam gemacht hatte. Wir folgen daher BÜNGELER, der zusammenfassend sagt, daß in vorgeschrittenen Fällen von lepromatösem Aussatz die Nerven so gut wie immer erkrankt sind und daß bei der tuberkuloiden Lepra die begleitende Nervenerkrankung eine typische Komplikation, ja sogar die einzige Manifestation der Lepra sein kann. Heute würde man wohl nicht mehr von ,,Komplikation" sprechen, da der Nervenbefall bei Lepra primär im Krankheitsbild, also im Vordergrund, steht.

Das sei durch eine eigene Beobachtung erläutert: Ein 1932 geborener Mann war von 1952 bis 1955 als Soldat im damaligen Französisch-Indochina und 1956 nach Deutschland zurückgekehrt. Im Juni 1958 habe er einen Juckreiz am ganzen Körper verspürt und unabhängig davon verschiedentlich Schweißausbrüche gehabt. Bei genauer Exploration gab er an, daß er schon vordem, vielleicht Ende 1957, beim Baden in heißem Wasser ein taubes, bald pelziges Gefühl an den Füßen bemerkte. Dieses sei auch nach aktiver Bewegung oder Bürsten nicht verschwunden. Erst im Juli 1958 und dann danach habe er leicht dunkle Flecken an Leib und Gesäß, schließlich im Gesicht, besonders auf der Stirne, beobachtet, die alle von vornherein auf Berührung oder bald Kneifen unempfindlicher waren und auch späterhin so blieben. Gerade in diesen Herden war die Anaesthesie auf Berührung, Schmerz und Kälte-Wärme immer nachweisbar, während neben und außerhalb der bräunlichen Flecken recht eindrucksvoll normale Sensibilität demonstrierbar war.

Etwa gleichzeitig mit diesen Hautveränderungen, die übrigens nur ganz oberflächlich in der Haut, im Corium gelegen waren, stellte er einen allgemeinen Haarausfall an den Waden, Oberschenkeln, schließlich auf dem Kopfe fest. Später wurden die Efflorescenzen erhabener, infiltrierter und jetzt wurde die Diagnose einer lepromatösen Lepra wegen massenhaften Bakteriennachweises (Prof. SCHMIDT, Mannheim) und negativer Leprominreaktion gestellt. Noch im Frühjahr 1960 ließ sich eine deutliche strängige Verdichtung an den Nerven im Supraclavicularbereich und im Sulcus bicipitalis, also am Nervus ulnaris, nachweisen, wodurch entsprechende nervöse Ausfälle erklärt waren.

Die Nervenveränderungen waren bei diesen Kranken schon vor Beginn weiterer klinischer Phänomene aber im ausgedehnten Prodromalstadium anamnestisch nachweisbar. COCHRANE hat dies an einer größeren Zahl von Kranken geprüft, worauf noch zurückzukommen ist.

In der *allgemeinen Pathologie* der Nervenbeteiligung bei Lepra möchte ich zunächst BÜNGELER nach seinen Publikationen von 1942 zu Worte kommen lassen.

Bei einer *primären Erkrankung der Haut* werden fast immer die sensiblen Nerven zuerst mitbefallen. Absteigend führt dies zur Hautlepra, aufsteigend entlang und innerhalb der Nervenstränge reichen lepröse Prozesse bis in Spinalganglien. Daneben gibt es wohl auch eine *hämatogene, metastatische* Ausbreitung an peripheren Nerven, wie es bei rein nervösen, anaesthetischen Formen vorzufinden ist. In der Haut lassen sich dann nur Sensibilitätsstörungen, aber keinerlei lepröse Infiltrate feststellen. Diese Form ist eher der tuberkuloiden Lepra eigen.

Die Nervenbeteiligung bei *lepromatöser Lepra* wurde früher auch ,,Lepra mixta" genannt. Diese ist aber nicht als eine Umwandlungsform von tuberkuloider Lepra nach lepromatös zu verstehen. Solche Umwandlung hat BÜNGELER übrigens niemals beobachtet. Der Aufbau des leprösen Granulationsgewebes im Nerven stimmt nach BÜNGELER bei üblicher Histologie mit dem in der Haut immer überein. Es setzt sich aus großen bakterienreichen, lipoidreichen Virchow-Zellen zusammen, entwickelt sich im bindegewebigen Perineurium oder in diffuser Form zwischen den Nervenfasern. Die Nerven sind dann entweder gleichmäßig lang oder spindelig-knotig verdickt tastbar. Durch mechanische Druckatrophie schwinden die Nervenfasern, vernarben zu bindegewebigen, hyalinisierten Strängen, was man bei ziemlich fortgeschrittenen Fällen vorfindet.

Bei allen *tuberkuloiden* Fällen, bei denen fast immer eine Anaesthesie vorzufinden ist, läuft die Krankheit von der Haut aus aufsteigend oder hämatogenmetastatisch absteigend, wobei im pathologisch-anatomischen Bild kein Unterschied zu beobachten ist. Auch die so befallenen Nerven sind spindelig-knotig, zumeist aber gleichmäßig verdickt (REDDY u. KRISHNAMURTHY). Histologisch ist ein solcher Nerv im Perineurium mit Endoneurium zwischen den einzelnen Nervenfasern von abgegrenzten Epitheloidzellgranulomen durchsetzt. Diese können sehr groß werden und zentral verkäsen. Diese verkäsende Nekrose entspricht der tuberkulösen Verkäsung.

Mit COCHRANE muß man sagen, daß eine Lepra nur dann als sicher anzunehmen ist, wenn 1. klinische Zeichen von Nervenveränderungen und 2. Bakterien in der Haut oder in der Nasenschleimhaut nachzuweisen sind. COCHRANE stellt also 1964 bewußt die Nervenveränderungen als erstes Zeichen der Lepra voran, was sich weiterhin deutlich in der Abfassung seines Buches mit DAVEY in den Arbeiten von KHANOLKAR; WEDDELL, JANISON und PALMER; LUMSDEN und seine eigenen ausdrückt.

COCHRANE meint, wie oben schon ausgeführt, daß erstes Anzeichen eine Anaesthesie sei, die anamnestisch einem Kribbeln, einem Ameisenlaufen unter der Haut entspricht. Manche Kranken geben zuerst auch Schmerzen an den größeren Nervenstämmen, am Medianus oder Radialis (JOSEPH), am Ulnarnerv oder am Peronaeus an. Vor Ausdehnung oder Aktivierung der Krankheit zeigt sich nach CHATTERJEE eine Empfindlichkeit an den dann verdickten, aber dabei weich zu tastenden Nerven (etwa Medianus). In Carville hat COCHRANE bei 70% von 300 Kranken als erstes Anzeichen der Lepra Taubheitsgefühl genannt bekommen und zwischen diesem Gefühl und der gesicherten Erkennung der Krankheit seien 2—20 Jahre vergangen. Diese anaesthetischen Stellen können stationär bleiben oder sich ausdehnen. Sichtbare Hautveränderungen treten häufig erst viele Monate oder gar Jahre später auf. Die Patienten vergessen dann die Zusammenhänge zwischen den Gefühlsstörungen und der späteren Hautveränderung, wie wir es bei unseren Patienten auch feststellen konnten.

Die ersten erkennbaren Hautefflorescenzen, die ja, wie LARA u. NOLASCO beschrieben, spontan abheilen können, müssen deswegen genauestens nach Veränderungen in den kleinen Hautnerven untersucht werden.

2. Neuritische oder polyneuritische Lepra

Gelegentlich tritt die Lepra als reine mono- oder polyneuritische Form auf, deren Typenzuordnung ohne histologische Prüfung unmöglich ist. Diese Form ist indischen Leprologen so bedeutungsvoll, daß sie eine getrennte polyneuritische Gruppe in der Klassifizierung gefordert haben, was aber z. B. PARDO-CASTELLO u. Mitarb. für unnötig halten. Voraussetzungen sind, daß keinerlei sichtbare Hautprozesse oder Narben vorausgegangener Efflorescenzen zu bemerken sind. Auch gehören hierzu nicht die sekundären polyneuritischen Veränderungen, wie sie im Verlauf bei den anderen Formen aufzutreten pflegen.

Solche lepröse Mononeuritis kann jahrelang, nach MONTEL einmal über 24 Jahre, ohne weitere Hautprozesse bestehenbleiben. Die Diagnose ist wie gesagt durch histologische Untersuchungen zu klären (MERKLEN u. Mitarb.). Als Frühzeichen meint JOSEPH eine Empfindlichkeit an den Nerven, besonders Medianus, zu beobachten, was CHATTERJI jedoch nicht als spezifische Zeichen anerkennt.

Klinisch spricht man gerne von einer handschuh- oder strumpfartigen Anaesthesie (MUIR, 1938) mit allen möglichen Variationen neurologischer Phänomene. COCHRANE unterscheidet im Verlauf

1. die Anaesthesie,
2. Nervenverdickungen,
3. Muskellähmungen und
4. trophische Störungen.

Die Anaesthesie besteht zuerst für Kälte, Wärme und Berührung, später auch für Schmerz und Druck. Die Nervenverdickungen sieht man meist bei großknotiger tuberkuloider Lepra, gelegentlich mit Absceßbildungen (manchmal bis zu 8 Abscessen, SAIKAWA, BROWNE u.a.), besonders am Ulnar-, Peronaeal- und großen Auricularnerv.

Eine Umfrage über die Absceßbildung bei lepromatöser Lepra wurde von WADE im Int. J. Leprosy 7, 274—276 (1939) veranlaßt. WHEATE, REDDY u. Mitarb. beschrieben auch das alleinige Vorkommen von Mikroabscessen. Gelegentlich treten im weiteren Verlauf Verkalkungen hinzu, wie sie SOUZA CAMPOS oder CONTRERAS u. Mitarb. am Cubitalnerv beschrieben haben.

Dabei herrschen subjektiv anfangs Schmerzen und Empfindlichkeiten vor. Später werden die Nerven fibrös strangartig und dünner als normal. Die Ausfälle finden sich natürlich abhängig vom Zerstörungsgrad. Bemerkenswert ist, daß die tiefen Reflexe, wie der Knieklonus, niemals verlorengehen. Auch der Tiefenschmerz bleibt wie das Lagegefühl der Gelenke bestehen. Gelegentlich fehlt der Sensibilitätsausfall (MILLER).

Durch diese Ulnar- oder Peronaealnervenprozesse werden charakteristische Muskelatrophien, durch die Beteiligung des 7. Kopfnerven eine Facialparalyse und Lagophthalmus, durch die des 5. Kopfnerven Anaesthesie der Cornea hervorgerufen. Alle diese Veränderungen gehen, wenn sie einmal aufgetreten sind, selten wieder zurück; es sei denn, es handelt sich um Begleitphänomene bei den vorübergehenden Reaktionsphasen.

Die trophischen Veränderungen im Verein mit Verletzungen bringen meistens größere Zerstörungen und Mutilationen mit sich. Manchmal ähneln diese Prozesse den Läsionen bei der Porphyria cutanea tarda, besonders wenn spontan Blasen auftreten. Solche beginnenden Prozesse hat an den Füßen PRICE geschildert. Ihre Folgen und die trophischen Knochenveränderungen haben wir im Abschnitt der „Knochenveränderungen" ausführlich beschrieben.

Es sei nochmals darauf hingewiesen, daß die reine Neuritis oder Polyneuritis bei Lepra die Form ist, die am häufigsten zu Mutilationen neigt, wenn die Nerven völlig fibrös-strängig geworden sind. Es lassen sich dann Bakterien nur noch schwer nachweisen.

Die *Infektiosität* der neuralen Lepra war lange Zeit unklar. WADE hatte (1949) die hierüber gültigen Meinungen zusammengetragen, nachdem DAVISON trotz sorgfältiger Studien keinen sicheren Beweis für eine Ansteckung von einem neuralen Fall finden konnte. Heute müßte man wohl doch eine Ansteckungsmöglichkeit annehmen; denn es sind ja gerade die genügenden Erregernachweise an den Endnerven einschließlich der Hautanhangsdrüsen ein deutliches Anzeichen für den langen, teils schlummernden Sitz der Erreger als auch für ihre gelegentliche Abscheidung durch die Haut. Das gilt auch für die tuberkuloiden Formen. Und hierzu wäre dann die Beobachtung LEIKERs anzufügen, der in Neuguinea eine Verbreitung der Krankheit durch tuberkuloide Kranke festgestellt hatte.

Von dieser primären *Lepraneuritis* ist die *sekundäre*, die entweder plötzlich, nach COCHRANE bei einem Patienten einmal innerhalb von 48 Std während einer Grenzleprareaktion, oder allmählich bei lepromatöser Lepra, auftritt, zu unterscheiden. Im Verlauf der lepromatösen Lepra mögen sich die Hautveränderungen zurückbilden, die Bakterien verschwinden. Die Haut wird dann, wie ROGERS u. MUIR sagen, wie zerknittertes Papier, wobei nun die Nervenprozesse stärker ausgeprägt hervortreten. Nicht ganz geklärt ist, warum die Bakterien aus solcher Haut verschwinden oder nicht mehr in ihr nachweisbar sind. COCHRANE führt dazu an, daß die Kranken nun so angegriffen seien, die Haut selbst so schlecht versorgt sei, daß die Bakterien hier nicht mehr wuchern können, sie werden gleichsam „ausgehungert".

Wir folgen COCHRANE weiter in der Frage nach der Typenzuordnung der reinen neuritischen Lepra, die ja nur nach immunologischen Tests und histologischen Prüfungen stattfinden kann.

Dazu sei zunächst folgendes allgemeiner wiedergegeben, auf das wir anschließend noch einmal zurückkommen wollen. Nach COCHRANE gewinnen die Befunde und Vorstellungen zunehmende Bedeutung, die dafür sprechen, daß die Leprabakterien in der Stachelzellschicht in den feinen Axon-Fasern aufgenommen werden, dort, wo diese frei ohne Schwannsche Scheide liegen sollen. In den frühesten Hautherden konnte KHANOLKAR die Bakterien nur in Schwannschen Zellen und im Achsencylinder der feinen Nervenenden nachweisen. Die Schwannsche Scheide kann sich aufblähen und in sackartigen Blasen finden sich viele Bakterien, die letztlich in das Corium einbrechen. Vorher nennt KHANOLKAR dies die Ruhephase der Lepra. Erst danach kommt es im Nerven selbst zur Gewebsreaktion, die histologisch nach JOPLING und COCHRANE mit KHANOLKAR als Grenzlepra, als dimorph, anzusehen sei. COCHRANE meint auch neuerdings, daß die überwiegende Anzahl primärer neuritischer Lepra histologisch-dimorphen Charakter habe, weswegen sie dann auch in diese Gruppe einzureihen seien. Er schreibt mit KHANOLKAR, daß früher niemals eine tuberkuloide Lepra bei reiner neuritischer Lepra festgestellt wurde. Tuberkuloide Struktur in Nerven sei nur bei solchen mit sichtbaren Hautefflorescenzen zu beobachten. Aber neuere Beobachtungen COCHRANEs geben doch die Bestätigung dafür, daß bei der reinen leprösen Neuritis tuberkuloides Granulom bei stark positiver Leprominreaktion zu finden ist.

Schwieriger scheint es COCHRANE zu sein, eine reine lepröse Neuritis bei lepromatöser Lepra zu finden, dann, wenn die auch histologisch zu prüfende Leprominreaktion uncharakteristisch bleibt. Zu den ersten Bakterienvermehrungen in den feinen Endnerven kommt es nur sehr zögernd, protrahiert zur Gewebsreaktion, was in der Natur dieser Lepraform liegt. Mit anderen Worten: Bislang findet sich die rein neuritische oder polyneuritische Lepra nur bei der dimorphen oder Grenzlepra, gelegentlich auch bei tuberkuloider, bisher aber nicht bei lepromatöser Lepra. Aber die jeweilige Zuordnung muß, wie gesagt, durch Leprominitest und die Histologie bewiesen sein.

So mag es gerechtfertigt sein, die reine neuritische Lepra als eigene Gruppe in der Entwicklung der Krankheit so lange in der Nähe der uncharakteristischen Form zu belassen, bis ausgeprägtere Veränderungen eine Zuordnung in die zeitlich folgenden Formen gestatten.

Über aufsteigende hypertrophische Neuritis bei tuberkuloider Lepra berichteten MARGAROT u. Mitarb. Statistisch haben solche Nervenhypertrophien bei Kranken mit der Tastbarkeit, also der Verdickung von Nerven bei Gesunden LAI, GEHR u. STOLZE geprüft. MARIANO sah z.B. bei insgesamt 223 von 300 Fällen abnorme Nervenprozesse.

Die älteren Arbeiten und auch die überwiegende Zahl der Autoren, die sich der Nervenbeteiligung bei der Lepra angenommen haben und besonders die ausgezeichneten pathologisch-anatomischen grundlegenden Veröffentlichungen, die sich auf Sektionsmaterial beziehen, erfassen, wie man nun leicht verstehen mag, mehr oder weniger immer massive Endzustände. Bevor wir uns den neueren Beobachtungen dieser Art zuwenden wollen, ist es angebracht und in der Beschreibung sinnvoller, die frühesten, die beginnenden Veränderungen zu besprechen. Diese folgen dann, wie man heute annehmen darf, auch dem Infektionsweg selbst. Während nun die klinischen Symptome, die neurologischen Ausfälle, wegen der reinen peripheren Lokalisierung ziemlich übereinstimmend sind, nur in ihrer Ausbreitung recht variierende Bilder zeigen, mit anderen Worten qualitativ einheitlich, aber quantitativ unterschiedlich verlaufen, sei es erlaubt, die klinischen Phänomene hintanzustellen. Die Situation letzterer ist natürlich abhängig und bedingt durch den jeweiligen Sitz; denn bei der Krankheit kann wohl jede beliebige Stelle am Körper erster Sitz der nervösen Lepra sein.

3. Neurohistologische Veränderungen bei der Lepra

Schon seit längerem hat man wegen der Sensibilitätsstörungen bei der Lepra den dabei auftretenden neurohistologischen Veränderungen besondere Aufmerksamkeit geschenkt. In zweierlei Richtungen sind solche Untersuchungen wertvoll. Einmal lassen sich für die Kenntnis der Pathogenese der Krankheit wesentliche Aufschlüsse gewinnen und zum andern dient die Lepra gleichsam als Experiment in vorzüglicher Weise zur klinischen Deutung der neurohistologischen Befunde. Aus diesen Gründen halte ich eine ausführlichere Besprechung der bisherigen Ergebnisse für zweckmäßig.

Die neurohistologischen Prozesse hatte in frühen Herden schon KHANOLKAR beobachtet und ihnen in der Pathologie der Lepra einen gebührenden Platz eingeräumt.

Mit DASTUR (1953) und anderen Mitarbeitern untersuchte KHANOLKAR die Prozesse an den Nervenfasern von Maculae oder normal erscheinender Haut (die GOUGEROTs „Lèpres invisibles" entsprach) nach Methylenblauinjektion oder mit der Silberimprägnation und anschließender Ziehl-Neelsen-Färbung. Es zeigte sich eine Verminderung der Nervenfasern besonders ausgeprägt in tuberkuloider Macula und deutliche Anaesthesie. ALVAREZ LOWELL hatten mehr fortgeschrittene Herde neurohistologisch untersucht. DECOUD meinte sogar, daß die Veränderungen in beiden Typen weitgehend gleich seien, aber er gab schon an, daß die Fasern lange Zeit bei lepromatöser Lepra erhalten blieben, während sie in tuberkuloiden sehr früh zerstört würden. Das haben GASS u. BALASUBRAMANYAN weitgehend bestätigen können. Eine Schwann-Zellproliferation beschrieb schon ALVAREZ LOWELL u. Mitarb. oder FITE als unspezifisch neben der Wallerschen Degeneration. Auch die Veränderungen an den Nervenenden am Haarfollikel — nach STEIN zu 33% aller Lepröser — müssen in diesem Zusammenhang genannt werden. Einmal gehen von hier teilweise die leprösen Leprome aus und zum andern fallen diese dann als Empfangsorgane der Berührung frühzeitig aus. FITE beschrieb Bakterienmassen im zentralen Kanal der Nervenfasern, GASS u. BALASUBRAMANYAN konnten das zunächst nicht bestätigen. Dennoch wurden schon seit langem die Veränderungen an den feinen cutanen Nerven auf eine direkte Wirkung der Bakterien zurückgeführt.

Weiter wollen wir den früheren Beschreibungen besonders von RICHTER folgen, der seine Befunde jedoch nur an lepromatösen und unbestimmten Herden gewinnen konnte. Danach seien die Untersuchungen WEDDELLs u. Mitarb. beschrieben, der auf RICHTERs Befunde übrigens nicht weiter eingegangen ist.

a) Die Langerhansschen Zellen bei Lepra

Die Langerhansschen Zellen hat nach methodisch weniger geeigneten Untersuchungen von JURIEVA und ELTEKOVA besonders RICHTER studiert. Denn es war zu erwarten, daß an diesen Elementen in sensibilitätsgestörten Gebieten der leprösen Haut irgendwelche Veränderungen an Zahl oder Aussehen zu beobachten seien. FERREIRA-MARQUES ist der Meinung, daß die Langerhans-Zellen ein intraepidermales sensitives System bilden und Empfangsorgan des sog. hellen Schmerzes seien.

RICHTER beschrieb nun, bei Leprösen (nach Vergoldung oder Silberimprägnation) eine deutliche Rarefizierung der Langerhansschen Zellen und deutliche Degenerationen auch über kleinsten prälepromatösen Infiltraten gefunden zu haben. Die Degenerationen weisen sich durch Reduktionen bis völligen Schwund der Fortsätze und Auftreten von Vacuolen mit Zellschrumpfung, aber unter Erhaltenbleiben der Aurophilie aus. In der subepithelialen, für lepromatöse Infiltrate freien Zone fehlen aurophile verzweigte Elemente fast völlig. Die hier sonst liegenden, auch als intercaläre Zellen FEYRTERs angesehenen Zellen werden ja als Ausgangszellen der Langerhansschen Zellen aufgefaßt. Es fehlen also über dem lepromatösen Infiltrat sowohl die Langerhans- wie die intercalären Zellen. Der freie Grenzstreifen ist also neurohistologisch leer, je nach Größe des Infiltrates. Häufig weisen sie eine chromotrope granuläre Entartung auf. In gleicher Weise sind auch die fadenförmigen kernhaltigen Elemente gestört, die zur vegetativen nervösen Peripherie gehören. Diese sind, wie schon JABONERO u. HERMAN gezeigt haben, sehr unregelmäßig, stellenweise verbreitert, in Körnchen zerfallen usw. verändert. Auch die sie einschließende plasmatische Substanz ist schwer geschädigt, dabei wächsern.

JABONERO und RICHTER fanden die nervösen Formationen der Capillaren oft intakt. Aber RICHTER sah auch oft schwere Schädigungen bis zu unregelmäßigen bizarren Gebilden an den Arteriolen.

An den mittleren und größeren Nerven unter der Haut sind nach RICHTER besonders die markhaltigen Nervenfasern betroffen. Hier sieht man die verschiedenen, als Mischungsvorgänge der chromotropen Lipoide und Lipoproteide beschriebenen Prozesse. Dabei weisen die Achsencylinder wechselnde Kaliber, verklumpte Gebilde auf, mit Schwund der Imprägnierbarkeit. Die Schwannschen Zellen werden unförmig, zeigen Einbuchtungen mit Vacuolen und schaumzellenartige Körnchen. Deren Achsencylinder sind ziemlich bizarr verändert.

Diese geschilderten Befunde entsprechen, wie RICHTER hervorhebt, durchaus denen von BERNUCCI (1923), MINAMI, TOMINGO u. Mitarb.; TAKINO u. Mitarb., SHIONUMA, TORSUEV, GRIECO, TSUNODA u. HAMADA, FUKUDA, ALAMDAROV und besonders JABONERO u. HERMAN.

Wir werden sehen, daß WEDDELL u. Mitarb. zu ähnlichen Ergebnissen kommen.

Die beschriebenen degenerativen, neurohistologischen Veränderungen an der nervösen vegetativen Peripherie bei der lepromatösen Lepra zeigen, wie RICHTER sagt, die gleichen Erscheinungen, wie er sie auch bei Tuberkulose, tertiärer Syphilis und cutaner Leishmaniose fand. Sie sind zunächst nicht als spezifisch nur für die Lepra anzusehen; denn die Gewebselemente der vegetativen nervösen Peripherie können auf verschiedene Noxen nicht verschieden reagieren. Die Entartung verläuft unabhängig von der Noxe in bestimmten Formen. Bei der Lepra sind die Veränderungen jedoch am ausgeprägtesten und treten viel früher auf, und zeigen in erster Linie ziemliche Veränderungen an den Langerhans-Zellen.

Die von RICHTER beobachteten Sensibilitätsstörungen standen merkwürdigerweise nicht in Relation zum Schwund oder zum Degenerationsgrad der Langerhans-Zellen. Auch bei völligem Schwund dieser Zellen konnte gelegentlich sog. heller Schmerz nachgewiesen werden. Deswegen müßte die Annahme, daß die Langerhans-Zellen Receptoren für diese Empfindungen seien, bezweifelt werden, was nur unter der Voraussetzung gelten kann, daß keine Zweifel am Wert der

Darstellungsmethode bestehen. Dennoch mißt RICHTER den Langerhansschen Zellen echte nervöse Funktionen gerade auf Grund ihres Verhaltens bei der Lepra bei: Die Langerhansschen Zellen, die intercalären Zellen der Epidermis-Cutis-Grenzzone und die Elemente des vegetativen nervösen Endnetzes der Haut bilden offenbar eine funktionelle Einheit, was man gerade hier gut erkennen könne. Dieses System sei jedoch bei der Lepra schon ziemlich früh und einheitlich angegriffen.

Diese Annahmen und Befunde haben BREATHNACH u. Mitarb. überprüft, und zwar mit der Vergoldung nach GAIRN, wie sie BECKER u. ZIMMERMANN beschrieben haben. Nun zeigen sich in den verschiedenen Schnitten so weitgehende Unterschiede in der Imprägnation mit Bildern, die durchaus den von RICHTER beschriebenen „Degenerationen" entsprechen könnten. Auch ließ sich nicht eine Verminderung der Langerhansschen Zellen über Lepraherden nachweisen und schließlich — und das könnte ausschlaggebend für die kritische Beurteilung BREATHNACHs u. Mitarb. sein — waren alle von ihnen beobachteten Langerhans-Zellen und auch die basalen Melanocyten elektronenmikroskopisch völlig normal.

Damit kann aus RICHTERs und BREATHNACHs u. Mitarb. Befunden keine Stütze für die neuro-hormonale Funktionstheorie der Langerhansschen Zellen gefunden werden. Auch meinen BREATHNACH u. Mitarb., in depigmentierten Lepraflecken keine strukturellen Veränderungen an den Melanocyten beobachtet zu haben. Die lepröse Depigmentation fassen sie deswegen nicht als eine spezifische Veränderung auf. Diese Beobachtungen lassen eher eine engere Beziehung der basalen Melanocyten zu den Langerhansschen Zellen erkennen. Trotzdem weisen enzymatische Untersuchungen doch auf eine gemeinsame Beziehung von Langerhans-Zellen (und Melanocyten) und neuro-vegetativem Endnetz hin (s. bei ISHIKAWA u. G. KLINGMÜLLER). In der Submikroskopie versteht man unter Langerhans-Zellen solche mit sog. Langerhans-Granula oder Birbeck-Körper. Diese sind strukturell deutlich von Melanocyten mit deren Melanosomen zu unterscheiden. Es fällt daher aus strukturellen-morphologischen Gründen schwer, direkte verwandtschaftliche Züge zwischen Melanocyten und Langerhans-Zellen anzunehmen, wenn auch enzymatisch solche vorhanden sind, was ISHIKAWA immer noch meint. Die weitere Erörterung dieses Problems muß anderen Ortes stattfinden.

b) Pigmentveränderungen

Der Zusammenhang lepröser Depigmentationen mit der Melanocytenfunktion war schon immer Gegenstand ausführlicher Untersuchungen. Neuerdings hatten sich SHIRASAKI oder dann auch ISHIBASHI hiermit beschäftigt. SHIRASAKI fand die Depigmentationen immer dann ausgeprägt und ihren Grad abhängig von der Anzahl der Bakterien in den epidermalen Zellen, die auch „lepröse Klarzellen" genannt wurden. Findet sich das lepröse Infiltrat tiefer, im Abstand von der Epidermis, so sieht man nur mäßige Aufhellungen. Offensichtlich ist sie also abhängig vom Befall der Melanocyten und/oder (wie SHIRASAKI schreibt) der peripheren vegetativen Nerven. Diese „leprösen Klarzellen" erinnern sehr an die beim junktionalen Naevuszellnaevus. Sie sind offenbar durch den Bakterieninhalt deformiert. Die Beziehung der Erreger zu den Abkömmlingen der Neuralleiste seien eindeutig.

ISHIBASHI konnte nun überall in der Epidermis, bis in die Hornschicht oder an den Haarfollikeln, Schweiß- und Talgdrüsen, dann im M. arrector pili, aber besonders in tubulärer Anordnung in der Basalschicht und hier in den Melanocyten lichtoptisch Bakterien nachweisen. Dort ist dann die Melaninbildung verringert. Auch die supranucleare Kappe in Basalzellen kann vermindert sein. Gelegentlich sieht man ein Pigmentmosaik, auch in tuberkuloiden Herden. Die tubulären bakterienhaltigen Strukturen werden als nervöses Gewebe angesehen. Und so weisen auch diese Befunde darauf hin, daß primär diese terminalen Elemente, einschließlich der Melanocyten, zuerst von den Leprabakterien befallen werden.

Die jeweilige Interpretation der Ergebnisse, die Sicherheit der Befunde ist, wie man sieht, sowohl für die neurohistologischen wie auch für die elektronenmikroskopischen Beobachtungen keineswegs leicht.

GAULT u. Mitarb. oder MUKERJEE u. GHOSAL haben übrigens mittels der sauren Phosphataseaktivität Nervenfasern in lepromatösen Herden gut dargestellt und an den Neuriten Schwellungen, die mit Bakterien gefüllt waren, nachgewiesen. Diese Befunde entsprachen denen, die man mit Silberimprägnation als Degenerationszeichen der Neuriten beschrieben hat (GASS u. BALASUBRAMANYAN).

c) Neurohistologische Befunde an nervösen Endorganen

Bei fortgeschrittener Lepra, die also auch an der Haut manifestiert ist, gehen Degenerationen an den Nervenenden oder an den Tastkörperchen nach TAKINO u. MIYAKE mit Vorkommen vieler Bakterien einher.

RICHTER beschrieb bei lepromatöser Lepra an den zum Meissnerschen Tastkörperchen ziehenden Fasern Unregelmäßigkeiten, Erweiterungen und Fragmentierungen. Die Körperchen selbst weisen eine Entmischung der chromotropen Lipoide und weitere Defekte bis zu völligem Verschwinden auf, was auch schon JABONERO sah. Der sensible Apparat der Haarfollikel scheint demgegenüber widerstandsfähiger zu sein. Ähnliches läßt sich auch mit JAYARAJ über histochemische Darstellung der Cholinesterase an den Meissnerschen Körperchen bei lepromatösen Kranken finden und geht mit völligem Verlust bei tuberkuloiden Herden einher. Über die Technik hatte JAYARAJ mit BALASUBRAMANYAN und GASS berichtet. Die terminalen Fasern in den Meissnerschen Körperchen weisen bei fortgeschrittenen Lepromatösen charakteristische Veränderungen auf, sie fehlen bei Tuberkuloiden. Damit sind also neben den reinen neurohistologischen Veränderungen auch solche am Enzymsystem der chemischen Übertragung der Impulse an den Nervenenden zu beobachten. Die zerstörten Nerven können nicht mehr das Enzymsystem synthetisieren.

d) Neurohistologische Veränderungen an den peripheren Nerven bei Lepra

Jetzt mögen die neurohistologischen Befunde von WEDDELL, JAMISON und PALMER erwähnt werden, die bemerkenswerte Ergebnisse erkennen lassen. Es ist einleuchtend, daß die leprösen Veränderungen an den Nerven zwischen den terminalen Fasern in der Haut und Spinalganglien zu suchen sind. Unter Berücksichtigung aller möglichen Artefaktbildungen und der als normal anzusehenden Änderungen an den Endfasern im Verlauf des Lebens sieht man mit Versilberungen nach RICHARDSON (1960) folgendes:

In *tuberkuloiden* Herden ziehen nur wenige, regenerierte, feine Neuriten durch das Granulom an die Haut. Gelegentlich weisen sie eine fusiforme Schwellung auf, treten dann nicht in das Granulom ein, sind dabei unregelmäßig auch am Haarfollikel ausgebildet. Die neuralen Elemente sind in solchen Granulomen also weitgehend zerstört. Man kann jedoch nicht sagen, ob dies durch mechanischen Druck oder Ischämie eingetreten ist.

Bei *lepromatöser* Lepra zeigen sich voll entwickelte gebündelte Neuriten, nur sind sie von Leprazellen mit säurefesten Bakterien umgeben. Gelegentlich sieht man in Schwann-Zellen mit leicht vergrößerten Kernen oder in der Myelinscheide neurale Trümmer und säurefeste Bakterien. Letztere finden sich manchmal gemeinsam in Vacuolen gelegen. In ausgeprägten lepromatösen Herden sind die Nerven wie nach Druckeinflüssen verändert.

In *Grenzlepra*herden beobachtet man auch hier sinngemäß Veränderungen, die zwischen tuberkuloiden und lepromatösen Herden liegen.

Die neurohistologischen Prozesse in cutanen Nerven sind bei tuberkuloiden Efflorescenzen ziemlich ausgeprägt. Man findet eine Unordnung, zentrale Nekrose im Nervenbündel und an deren Peripherie viele Riesenzellen, während an den benachbarten Gefäßen meistens normale Nervenfasern vorhanden sind. Der Prozeß ist also weitgehend innerhalb der epineuralen Scheide zu suchen. In lepromatösen Herden sieht man häufig engen Kontakt der neuralen Elemente mit säurefesten Bakterien. Wieder sind die Prozesse bei Grenzlepra zwischen denen bei tuberkuloider und lepromatöser Lepra zu erwarten. Die epineurale Scheide ist hier ziemlich verdickt.

Nicht immer stimmen die Nervenveränderungen mit den Sensibilitätsbefunden überein; denn in völlig anaesthetischen Zentren bei tuberkuloiden Efflorescenzen sieht man doch einige Nervenfasern. Vielleicht handelt es sich dabei um autonome, nicht sensible Nerven.

Diese interessanten Befunde geben einerseits gute Einblicke in den grundsätzlichen Mechanismus der cutanen Sensibilität, andererseits vertiefen sie die Kenntnisse der Histopathologie der Lepra. Ohne jeden Zweifel lassen sie die besondere Affinität der Leprabakterien zu den Schwannschen Zellen erkennen. Und aus dieser Sicht stehen die cutanen Nervenprozesse im Ablauf oder Beginn der Krankheit ganz im Vordergrund, erreichen von hier über den Blutweg die sie dann weiter aufnehmenden Zellen demnach erst sekundär.

Mit Nylonfäden verschiedener Dicke haben WEDDELL u. Mitarb. sorgfältig den sensiblen Ausfall bei verschiedenen Herden geprüft. Bei *tuberkuloider* Lepra war das Herdzentrum gleichmäßig anaesthetisch, während am Rande unregelmäßiges Gefühl oder eine Hyperpathie angegeben wird. Der sensibel gestörte Bezirk entspricht nicht in seiner Begrenzung der sichtbaren Hautveränderung, sondern ist zumeist größer und schließt die Efflorescenz ein. In *Grenzlepra*flecken wechselt die Sensibilitätsstörung, ist niemals vollständig anaesthetisch und eher bis über den sichtbaren Rand hinaus gleichmäßig gestört. Makroskopisch identisch erscheinende Efflorescenzen weisen ziemliche Unterschiede im Grad ihrer Sensibilitätsstörungen auf. Darin liegt, wie WEDDELL u. Mitarb. sagen, ein besserer Gradmesser für die Deutung der Efflorescenz als in ihrem makroskopischen Erscheinungsbild. Und ein bemerkenswerter Verlust der Sensibilität läßt erkennen, daß die Krankheit eher der tuberkuloiden Seite zuneigt. Bei diffuser *lepromatöser* Infiltration ist die Prüfung der Sensibilität praktisch ziemlich wertlos, wenn nicht eine Gefühlsverschärfung zu beobachten ist. Demgegenüber zeigt sich sonst bei lepromatöser Lepra in den Herden Verlust der Sensibilität.

4. Über die Pathogenese der Lepra nach Weddell

Die erwähnten neurohistologischen Untersuchungen von WEDDELL u. Mitarb. führten zu einer Ansicht über die Pathogenese der Lepra, die 1962—1963 bis in die breite Öffentlichkeit getragen wurde. WEDDELL u. PALMER hatten zusammenfassend über ihre Theorie berichtet. Sie stellten zunächst fest, daß man zwar bei Kindern nach engem Kontakt mit ihrer lepromatösen Mutter gewisse Herde an der Haut beobachtet, aber in diesen finden sich lediglich zerbrochene Bakterien oder säurefeste Granula, während erhaltene, ganze Stäbchen nur an den Nerven festzustellen sind. Damit ergibt sich die Frage, wie die Erreger an oder in die Nerven geraten können. Die Schwannschen Zellen neben degenerierten Nervenfasern zeigen phagocytierende Eigenschaften und werden zu Makrophagen. So können beim Menschen nach Inoculation hitzedegenerierter Leprabakterien schon 5 Tage später diese in ziemlicher Anzahl in Nervenbündeln nachgewiesen werden. Diese Beobachtung entspricht anderen an Patienten mit einzelnen maculo-anaesthetischen Flecken oder mit primärer neuritischer Lepra, in denen gleichfalls Leprabakterien nur in Schwannschen Zellen nachweisbar waren.

WEDDELL meinte, daß es bisher keinen eindeutigen Beweis für das Eindringen der Erreger durch die Haut gebe — wenn nicht durch Insektenstiche eine Inoculation stattfinde. Deshalb wäre dringend eine Ausbreitung der Erreger über den Blutweg (BÜNGELER sagte hämatogen-metastatisch) nach Eindringen über den Respirationstrakt oder Verdauungsweg zu diskutieren. Über den Blutweg erreichen die Bakterien ihre „Endzelle", nämlich die Schwannschen Zellen des sensiblen Nervensystems. Hier sind sie durch die elektronenoptisch nachweisbare Basalmembran geschützt. Hier können sie sich vermehren. Bei natürlicher Immunität finden sich nur wenige Erreger, die nach Phagocytose abgebaut werden und als weitere Antikörper dienen können. Damit kommt es zu stärkerer Abwehr. Brechen aber eine größere Anzahl von Erregern durch die Basalmembran, so tritt eine explosionsartige Antigen-Antikörperreaktion ein. Dies führe zu Efflorescenzenbildungen. Die lepromatöse Lepraform wäre dann als eine Folge massiver Infektion bei Kranken zu verstehen, denen die natürliche Immunität mangele.

WEDDELL u. PALMER meinen, daß 3 Faktoren die Pathogenese der Krankheit bestimmen:
1. die Stärke der Infektion,
2. die natürliche, wahrscheinlich genetisch bedingte Immunität,
3. eine rassenabhängige Immunität.

Die letzten beiden Faktoren sind nach SPICKETT jedoch als gleiche anzusehen.

Der niedrige Infektionsgrad der Leprabakterien wird oft durch die lange Inkubationsperiode erklärt. Möglicherweise werden die Erreger in den Nervenscheiden lange Zeit gespeichert und brechen irgendwann im späteren Verlauf einmal heraus. Die Lepraefflorescenz wird danach nicht als Eintrittspforte oder Primärherd aufgefaßt, sondern ist Ausdruck oder Folge eines pathologischen Prozesses an den infizierten Hautnerven oder an einer Stelle zwischen Haut und Spinalganglien.

5. Einwände gegen die Hypothese Weddells

Nun stimmt diese Hypothese WEDDELLs mit sehr vielen klinischen Beobachtungen nicht überein. SPICKETT oder LUMSDEN erinnern in diesem Zusammenhang an die häufig zu beobachtenden Hautprozesse an der Stirn bei afrikanischen Kindern, die am nackten Rücken der lepromatösen Mutter innigen Kontakt haben, während solche Herde bei den Kindern bekleideter Mütter in Korea nicht vorzukommen pflegen (COCHRANE, 1961). Zwar ist die Übertragungsmöglichkeit durch Arthropoden zu erwägen, was besonders durch Demodex folliculorum möglich scheint, aber dieser Weg müßte doch als Ausnahme zu betrachten sein. Andererseits könnte man den Ausschlag oder die Hautmanifestation bei Lepra als eine protrahiert auftretende exanthematische Infektionskrankheit mit Infektion am anderen Orte auffassen, worauf LUMSDEN hinwies. Mir scheint aber solche Vermutung doch zu weit zu führen, zumal sich hier eine ganze Reihe von Gegenargumenten schnell anführen ließe. Das Vorkommen von säurefesten Bakterien an leprösen Nerven war vor der Jahrhundertwende genügend gesehen und beschrieben worden, besonders an den großen Nervenstämmen, wie Ulnaris, Tibialis, Medianus, Peronaeus, Saphenus und den seitlichen Hautnerven an den Armen neben den

Auricularnerven. Dann wieder weniger beobachtet und erst 1936 von ERMAKOVA, später 1951 von KHANOLKAR wieder aufgegriffen worden. Bemerkenswert ist, worauf LUMSDEN hinweist, daß in frühen Stadien der Lepra die Leprabakterien zunächst nur an den sensorischen Fasern vorhanden sind. Erst später breiten sie sich innerhalb der meistens gemischten Nervenstämme aus und befallen dann auch die motorischen Anteile. Offenbar werden auch die motorischen Fasern, die die M. arrectores pilorum, orbicularis oculi und oris versorgen, nicht direkt von Bakterien befallen. Weiterhin ist beachtenswert, daß autonome mit den sensiblen Fasern gleichzeitig beteiligt sind, was neben der Anaesthesie die charakteristische Trockenheit und Rauheit der Haut mit Anhidrosis erkennen läßt. Spätere trophische Störungen sind wohl nicht durch direkte bakterielle Gewebsangriffe, sondern sekundär durch Ischämie am autonomen System zu deuten.

An den *sympathischen* Ganglien sah TAKINO, später ERMAKOVA cytoplasmatische Vacuolen mit Bakterien in den Nervenzellen. Offenbar sind weder die peripheren motorischen noch die autonomen Nerven speziell gegen Leprabakterien resistent. Und daraus schließt LUMSDEN, daß in irgendeiner Weise vorherrschender Befall der sensiblen, zentripetalen Fasern den über und durch die Haut laufenden Eintritt der Lepra widerspiegelt. Ein besonderer „Dermatropismus" oder „Neurotropismus" der Bakterien, wenn sie über den Blut- oder Lymphweg herangebracht würden, läßt sich kaum mit den anatomischen Befunden in Einklang bringen.

In dieser Meinung LUMSDENs finden die Hypothesen WEDDELLs u. Mitarb., wie man sieht, keine große Unterstützung.

Die Ansicht der zentripetalen Ausbreitung der Lepra wurde von ERMAKOVA geprüft. Sie fand stärkere Prozesse an den Nervenästen, wenn sie im subcutanen Gewebe verlaufen, während die größeren Stämme weniger befallen sind. Das trifft für den Nervus radialis oder tibialis zu, während der brachiale oder der lumbosacrale Plexus frei von Bakterien bleibt. Bei der lepromatösen Lepra handelt es sich somit um eine ascendierende Neuritis.

6. Histologische Befunde an Nerven früher Lepraherde

Nach den feineren neurohistologischen Beobachtungen WEDDELLs u. Mitarb. wären die Prozesse an den nächst größeren nervlichen Elementen hier zu beschreiben, denen sich nach ERMAKOVA dann KHANOLKAR u. Mitarb. widmeten. Deren Untersuchungen beginnender Lepra haben zu den neueren Kenntnissen wertvoll beigetragen und sind Ausgangspunkt für die weiteren Studien geworden. Das sorgfältig ausgesuchte klinische Ausgangsmaterial KHANOLKARs ist gegenüber allen weiteren Beobachtungen durch seine große praktische Leprakenntnis besonders gewichtig. KHANOLKAR untersuchte frühe Efflorescenzen meist von Kontaktkindern und fand sowohl bei den einfachen, aber gut entwickelten frühen Maculae wie in prälepramatösen und beginnenden, tuberkuloiden Efflorescenzen genügend spezifische Veränderungen ebenso an den Nerven, besonders am oberflächlichen Nervenplexus um die Haarfollikel. Die Nerven sind weitgehend zerstört. Die frühesten oder jüngsten Stadien ließen indessen nur Prozesse an den kleinsten Nervenfasern erkennen. Hier sind dann auch Bakterien zu sehen. Im prälepromatösen Flecken findet man Bakterien nur in den Nerven, und zwar in den Axonzwischenräumen. Sie folgen genau den Nervenfasern. Die kollagenen Nervenscheiden sind frei von Erregern.

LUMSDEN hat sich eingehend mit der alten Frage nach der Differenzierung eingescheideter und nicht eingescheideter Nerven und der Existenz einer Schwannschen Hülle beschäftigt, und kommt zunächst zu der Folgerung, daß es nicht richtig ist, von einer Schwannschen Hülle zu sprechen. Das zeigen gewisse Zellkulturuntersuchungen und es ist lichtmikroskopisch unmöglich zu entscheiden, ob das Bacterium wirklich im Neuriten des Nerven oder im Cytoplasma der einfassenden Schwannschen Zelle liege.

Deswegen müßten auch KHANOLKARs erste Beobachtungen, die besagen, daß Leprabakterien in den Nervenfasern oder in den Neuritenzwischenräumen liegen, mit gewisser Zurückhaltung betrachtet werden. Zutreffender seien die alten Untersuchungen LIEs, der nur folgert, daß die Bakterien in den Schwann-Zellen eher als im Neuriten liegen. Neuere elektronenoptische Befunde von NISHIURA u. Mitarb. waren LUMSDEN offenbar nicht eindeutig genug, während später MUKERJEE und GHOSAL, und dann YAMAMOTO, NISHIURA und HARADA Bakterien sowohl im Nervenfaseraxon, in Schwannschen Zellen der Büngner-Bänder und in Leprazellen im Endoneurium erkennen ließen. Sicher sind die Bakterien, die sich den Nervenstämmen entlang ausdehnen, zum überwiegenden Teil im Cytoplasma der Schwannschen Zellen. Aber gelegentlich dringen sie offenbar in einigen Fällen auch in die Neuriten ein. Und darüber hinaus finden sich Erreger in engem Kontakt mit Neuriten und Schwannschen Zellen auch endoneural in Leprazellen.

7. Elektronenmikroskopische Untersuchungen an Nerven ausgeprägter lepröser Efflorescenzen

Hier ist der Ort, den einzelnen elektronenmikroskopischen Beobachtungen der japanischen Autoren etwas eingehender zu folgen, wenn sie auch noch keine endgültigen Aufschlüsse, besonders für beginnende lepröse Veränderungen, geben können, weil es ja technisch nicht leicht ist, die feinsten Nervenäste in genügender Anzahl für das Elektronenmikroskop aufzuarbeiten.

Lepromatöse große Auricularnerven haben von 2 Kranken NISHIURA u. Mitarb. elektronenoptisch untersucht. Es handelte sich um ausgedehnte Veränderungen bei den Patienten. Histologisch waren deren Neuriten und Myelinscheiden verschwunden und nur Schwann-Zellen vorhanden. Überall waren nackte Bakterien, auch endoneural. Elektronenoptisch fanden sich Bakterien am Neuriten in der Myelinscheide, dann in Schwann-Zellen, auch im Büngner-Band. Die endoneuralen Leprazellen unterschieden sich nicht von denen, die sonst in der Haut liegen. Man muß annehmen, daß Neuriten wie die Myelinscheide in Schwannschen Zellen abgebaut werden nach Art der Wallerschen Degeneration. Die Leprabakterien widerstehen diesem Abbau. Auch kann man regenerierende Neuriten in den lepromatösen Nerven sehen, was MITSUDA schon lichtoptisch beschrieben hatte. Interessant ist, daß NISHIURA u. Mitarb. damals (1957) meinten, die Bakterien würden nur von den Neuriten, nicht aber von den Schwann-Zellen phagocytiert. In einer neueren Übersicht schildert NISHIURA die Verhältnisse so: Die Bakterien sind bei lepromatöser Lepra schon mit lipoidem Material umgeben, wenn sie im Neuriten liegen. Bei Wallerscher Degeneration wird das lipoide Material zusammen mit der Myelinscheide durch aktive Verdauung der Schwannschen Zellen verdaut. Die Bakterien bleiben in deren Cytoplasma erhalten, auch nach völligem Verschwinden der Neuriten und Scheiden, und zwar nach Art einer passiven Phagocytose. In den Schwann-Zellen liegen die Erreger nackt, voneinander getrennt, sind selten degeneriert. Die sog. elektronentransparenten Zonen oder opaken Tropfen lassen sich weder in Schwann-Zellen noch in Büngner-Bändern erkennen. Höchstens sind kleine Schaumstrukturen vorhanden. Offenbar können die Schwannzellen Lipoide gut abbauen; denn man findet keine größeren Schaumvacuolen. Die Bakterien weisen in Schwann-Zellen offenbar einen sehr niedrigen Stoffwechsel auf. Außerhalb der Neuriten, endoneural, finden sich die bekannteren

Leprazellen. Auch die kollagenen Fasern vom Neurilemm und Endoneurium sind normal.

Wegen der Ranvierschen Knoten sei das Cytoplasma der Schwannschen Zellen unterbrochen, so daß die Bakterien zentripetal nur durch die Neuriten gelangen könnten.

In ausgeprägten *tuberkuloiden Herden* zeigen die Nerven
1. eine Zone Wallerscher Degeneration,
2. eine Zone von epitheloider Granulombildung,
3. eine Bionekrose,
4. eine gewöhnliche Nekrose.

Bei der Wallerschen Degeneration sieht man viele Büngner-Bänder, jedoch ohne Bakterien, die höchstens in den Schwann-Zellen zu sehen sind. NISHIURA glaubt, daß sie vorher im Neuriten waren. Im epitheloiden Gebiet findet sich Ödem und Zerstörung der kollagenen Fasern des Neurilemm. In der Bionekrose treten viele Lipidtropfen und zwiebelschalenartige Körper neben nekrotischem Abbau zerbrochener Zellen auf. Daneben sieht man konzentrisch geschichtete Elemente, die vielleicht den Kishschen „Plasmosomen" oder CEDERGRENs C-Granula entsprechen. Man kann noch nicht sagen, ob es sich dabei um Myelinkugeln, die vom Neuriten abgelöst wurden, oder um im Cytoplasma von Makrophagen neu gebildete Elemente handelt. Wie dem auch sei: Es sind offenbar charakteristische Zeichen der bionekrotisch veränderten tuberkuloiden Nervenprozesse. Sie finden sich sonst nicht in tuberkuloider oder lepromatöser Haut. Allerdings haben IMAEDA u. Mitarb. ähnliche Gebilde bei einem lepromatösen Kranken mit begleitendem Xanthoma tuberosum gesehen. NISHIURA u. Mitarb. fanden solche Elemente einmal bei einer 52jährigen lepromatösen Frau. KLINGMÜLLER sah mehrere bei einem unbehandelten 26jährigen Inder mit lepromatöser Lepra innerhalb von typischen Schaumzellen ohne Beziehungen zu Nerven. Möglicherweise stammen solche Myelinfiguren von verschiedenen cytoplasmatischen Elementen ab. Sie treten bei degenerativen Prozessen des Cytoplasmas auf. Vielleicht sind es Phospholipide. Ihre Bedeutung ist unklar, bei lepromatöser Lepra sind sie bisher selten beschrieben, aber wohl doch häufiger anzutreffen, wenn man genügend lange das Material sichtet.

In der Nekrose sieht man schließlich Haufen elektronendichter feiner Fäden, eng verschlungen neben Lipidtropfen.

Die Zellzerstörung ist demnach im tuberkuloiden Nerven ziemlich ausgeprägt, während bei lepromatöser Lepra höchstens die Wallersche Degeneration der Nervenfasern zu finden ist.

NISHIURA hat zwar eine große Reihe von elektronenmikroskopischen Abbildungen (wohlgemerkt von Schnitten an großen Nervenstämmen) vorgelegt und es verstanden, diese in schematischen Übersichten auszuwerten. Aber es handelt sich bei ihm immer um Nervenschnitte aus ausgeprägten Hautveränderungen, keinesfalls aus frühen, beginnenden Efflorescenzen. Aus diesem Grunde möchte ich auf eine seine Beschreibung illustrierende Wiedergabe von Abbildungen verzichten. Die Deutung der elektronenmikroskopischen Befunde ist zweifellos noch ziemlich im Fluß, zumal es technisch nicht einfach ist, kleinere Hautnerven elektronenmikroskopisch aufgearbeitet zu treffen.

NISHIURA diskutierte auch den Eintrittsweg der Bakterien in die Neuriten. Schon 1953 hatte TERADA Leprabakterien an den Verzweigungen von sog. „Superneurofibrillen" gefunden. Wahrscheinlich sind dies die Kollagenfasern des Neurilemm. Die neueren elektronenmikroskopischen Untersuchungen, natürlich unter Einfluß der sonstigen Meinungen, lassen ihn daran denken, daß die nichteingescheideten afferenten Nervenenden mit einer (hypothetischen) phagocytotischen Aktivität für Leprabakterien diese gleichsam einfangen. Ähnlich wie die Pinocytenbläschen in regenerierenden Neuriten zentripetal wandern, werden die Bakterien im Neuritenplasma transportiert. Bleiben die Erreger jedoch liegen, so käme es peripher zur Wallerschen Degeneration. Immerhin mißt er den Schwannschen Zellen eine wichtige Rolle in der weiteren pathologischen Entwicklung bei. In diesen Zellen werden die Bakterien aufbewahrt.

Nach diesen ersten Studien hat IMAEDA mit CONVIT die cytopathologischen Verhältnisse an cutanen Nerven, also an den kleineren Zweigen, geprüft. In tuberkuloiden Herden ließen sich nur regenerierende Stadien nach völliger Zerstörung der Nerven (vielleicht durch Druck bei merklicher entzündlicher Reaktion nach GASS u. BALASUBRAMANYAN) finden. Ähnlich wie TAKINO lichtoptisch, nehmen IMAEDA u. CONVIT an, die lepromatösen Nerven würden durch direkte bakterielle Invasion, nicht durch Druck degenerieren; denn es finden sich an den einzelnen Neuriten im Nerven unabhängige Veränderungen neben durchaus normalen Fasern. Das entspräche wohl eher dem klinischen Befunde bei lepromatösen Herden, die nicht völlig anaesthetisch sind.

Nun ist es sehr fraglich, ob es überhaupt freie oder „nackte" Endnerven gibt, wie noch NISHIURA annahm (s. Beitrag E. HAGEN). IMAEDA u. CONVIT sahen jedenfalls nur Neuriten in oder mindestens an der Grenze in Schwann-Zellen.

Die Frage nach der Existenz epidermaler Nervenelemente sowie ihrer Endigungsweise ist auf Grund lichtmikroskopischer Befunde umstritten (ORFANOS). ORFANOS konnte in menschlicher Epidermis bisher keine axonalen Profile nachweisen, wie sie unter der Basalschicht subepidermal zu beobachten sind. Gelegentlich täuschen in der Epidermis Dendritenanschnitte den Bau und die intercelluläre Lage einer nackten monoaxonalen Nervenfaser vor (ORFANOS, KLINGMÜLLER u. MAASJOST). ORFANOS beschreibt weiter ein subepidermal-perineurales, in den Endstrecken periaxonales Basalmembransystem, das enge lokalisatorische Beziehungen der subepidermalen Axone zu den „hellen Zellen" des Basalzellagers aufweist. Hier ist der Abstand zwischen Axon und Basalmembran nicht mehr als 1 nm. Es wäre denkbar, in diesen Strukturen den Übergang vom Neuritenende zu den epidermal gelegenen dentritischen Zellen anzunehmen. Inzwischen konnten Axones auch von ISHIBASHI und KLINGMÜLLER einwandfrei oberhalb der Basalmembran und dann im Rete Malpighi zwischen Keratinocyten festgestellt werden.

Die myelinlosen cutanen Hautnerven haben neben einem endothelialen Perineurium das faserige Epineurium und Endoneurium, also 3 Hüllen, an den peripheren Endstrecken nur eine und unmittelbar subepidermal keine mehr. ORFANOS wies auch darauf hin, daß man nicht eigentlich von einem „Plexus" sprechen könne. Eine „Vernetzung" liegt hier nicht vor.

Offenbar werden die Bakterien sowohl von den freien Enden regenerierender wie auch durch regenerierte Schwann-Zellen aufgenommen. Die Schwannschen Zellen nehmen besonders bei tuberkuloider Lepra an der allergischen Gewebsreaktion teil und werden entsprechend verändert. Bei lepromatöser Lepra liegen sie reaktionslos am Nerven. Beide (IMAEDA u. CONVIT) halten übrigens den Eintritt der Leprabakterien durch die Haut nach kleinen Traumen für durchaus üblich.

8. Über die Beziehungen der Leprabakterien zu den Schwannschen Zellen

Es ist nicht einfach zu widerlegen, meint LUMSDEN, daß die Schwann-Zelle unter bestimmten Voraussetzungen zur Leprazelle am Nervenstamm und damit zum hauptsächlichsten Reservoir der makrophagischen dermalen Leprazellen würde. Auch haben ja die Schwannschen Zellen zu den dendritischen Zellen der

Epidermis enge Beziehungen (s. auch ISHIKAWA u. G. KLINGMÜLLER), weswegen ein anfänglicher Transport der Erreger durch die intakte Haut durchaus denkbar sei. In den Schwannschen Zellen eingedrungen und aufgenommen, vermögen die Leprabakterien in aller Ruhe ihre langsame Vermehrung abzuwarten. Sie werden dann von Schwann-Zelle zu Zelle, bis an das sensible Ganglion, weitergereicht. LUMSDEN führt dazu den sehr interessanten Vergleich mit den verschiedenen Naevuszellnaevi, also vom epidermalen bis zum dermalen, an (s. bei KAWAMURA), die ja deutliche Beziehungen zueinander, vielleicht wegen ihrer entwicklungsgeschichtlichen Herkunft vom Mesoektoderm, haben. In diesem Zusammenhang ist auf das Vorkommen von Leprabakterien in Naevuszellen hinzuweisen, was ISHIBASHI und KAWAMURA lichtoptisch und KLINGMÜLLER mit ISHIBASHI elektronenmikroskopisch beobachtet haben (s. o.).

LUMSDEN hatte interessante Versuche mit mit Leprabakterien beimpften Zellkulturen durchgeführt. Die von ihm benutzten Schwann-Zellen können in vitro mit ihrer amöboiden Eigenschaft freie Neuriten umscheiden und andererseits zugesetzte Leprabakterien aufnehmen. Dabei vermögen sie sich vom Neuriten zu lösen und gewinnen makrophagische Eigenschaften. Merkwürdigerweise werden sonstige Makrophagen in ihrer Funktion aber nicht den Schwannschen Zellen ähnlich. Diese umscheiden nicht Neuriten. Leider ist es noch nicht möglich, lebende von toten Leprabakterien zu unterscheiden (wenn man nicht den Untersuchungen von REES u. VALENTIN folgen will). Offenbar erhalten tote über sehr langen Zeitraum (200 Tage) ihre Gestalt und ihre färberischen Eigenschaften, und sind sehr resistent gegen Autolyse. Eine Phagocytose sieht man kaum an anderen Zellen. Allerdings hatte FJELDE in sehr langsam wachsenden, menschlichen, epidermalen Carcinomzellen (H Ep 2) schon Leprabakterien sich vermehren gesehen. Diese Kulturen hielten sich ohne Wechsel des Nährmediums über Monate, waren deswegen ein weitgehend ideales Medium für die Erreger mit extrem langer Generationszeit. Auch im Gegensatz zu RANADIVE u. Mitarb. konnte LUMSDEN in Fibroblastenkulturen von menschlichen fetalen dorsalen Ganglienwurzeln nur eine geringe Bakterienaufnahme feststellen.

Wenn man sich die nahe entwicklungsgeschichtliche Verwandtschaft zwischen den Schwann-Zellen und den Pigmentzellen, aber auch den Langerhans-Zellen vor Augen hält, wie es etwa HAMILTON, BOYD u. MOSSMAN 1952 von der der Neuralleistenzelle her gezeichnet haben, so mag nunmehr, worauf auch LUMSDEN hinweist, die erste depigmentierte Macula bei beginnender Lepra in einem moderneren, nervenabhängigen Licht erscheinen, wie es schon KHANOLKAR vermutete. Leider wurden bislang jedoch in der Haut noch keine Bakterien in dendritischen Elementen gefunden. Wir erinnern in diesem Zusammenhang an die elektronenoptischen Aufnahmen von HASHIZUME u. SHIONUMA, die in lepröser Iris Leprabakterien neben den Pigmentgranulae intracellulär feststellten.

Diese Schwannsche Zellentheorie in der Entwicklung der Lepra von LUMSDEN dürfte in Zukunft durchaus weitere Bearbeitungen verdienen. Auch SHIRASAKI, KAWAMURA u. SHIRASAKI halten es für möglich, daß die Leprazelle vom Schwannschen Syncytium abstammen.

Die neueren Untersuchungen an Ratten (PALMER u. Mitarb.) oder an menschlichen Nerven (REES u. Mitarb.) haben übrigens zur Klärung der Frage insofern beigetragen, als sie zeigten, daß bevorzugt oder nur die Schwannschen Zellen befallen werden. Wenn sich die Bakterien hier genügend vermehrt haben, brechen die Zellen auf und das Material dringt in das Endoneurium, von wo die Bakterien in das Blut gelangen. Andererseits treten sie durch das Perineurium und werden von Makrophagen des Epineuriums aufgenommen.

Rees u. Mitarb. meinen, daß über das Einbrechen in die Gefäße nunmehr die Verteilung der Bakterien durch den Körper stattfinde, um dann das volle Bild der lepromatösen Lepra hervorzurufen.

Vielleicht kann die langsame therapeutische Wirksamkeit der Sulfone damit erklärt werden, daß sie die Erreger in den Schwannschen Zellen nicht erreichen. In allen anderen Zellen mögen sich die bekannten Lepramittel genügend konzentrieren, nur nicht in den Schwann-Zellen (Rees u. Mitarb.).

Es sei nach Lumsden noch angeführt, daß die lymphatischen Systeme außerhalb am Nerven liegen, außerhalb vom Perineurium, was man von der vergleichenden Pathologie über die Tumormetastasierung her weiß. Die peripheren Nerven haben andere lymphatische Abflüsse als die sensiblen Ganglien. Nun gibt es jedoch keinen direkten Beweis für die Bakterienausbreitung vom Nerv aus in das lymphatische System. Auch an der Cornea seien die Bakterien anfangs nur an den Nerven gelegen. Und bemerkenswerterweise werden die Erreger ohne Berücksichtigung der unterschiedlichen Lymphgefäßabschlüsse den Nerven entlang gleichmäßig bis an die dorsalen Wurzeln der Ganglien gebracht.

9. Histologische Befunde der ausgeprägteren Nervenprozesse bei Lepra

Die histopathologischen Befunde an den Nervenstämmen lassen nach Saikawa immer eine ziemliche Affinität der Bakterien zu den Nervenfasern schon — wie wir sahen — in den frühesten Stadien der Krankheit erkennen. Saikawa stellte auch schon fest, daß die Erreger in den Nerven lange mehr oder weniger latent liegenbleiben und der Therapie trotzen. In jungen Lepragranulationen finden sich meist reichlich Erreger, mit Zunahme einer Fibrose entsprechend weniger (Shimizu). Grundsätzlich bestehen in den Gewebsveränderungen peripherer Nerven und in denen an den Hautprozessen der gleiche, jeweils dem Lepratyp entsprechende, Charakter. Aber die Degenerationen der Nerven sind unabhängig vom Krankheitstyp uniform. Abscedierungen innerhalb der Nerven können schon bei der maculösen Lepra vorkommen, woraus auf einen zeitlich langen Sitz der Bakterien in diesem Bereich geschlossen werden muß.

Bei tuberkuloider Lepra beschrieben an den am Nerven auftretenden Verkäsungen Creutzfeldt und Kleine-Natrop, daß der Prozeß ein Infiltrat an der Nervenscheide (Perineurium) aufweist und bis ans Endoneurium zieht, wo eine Proliferation zu sehen ist. Die Nervenfasern sind zerstört. Auch gehen die gewucherten Elemente des Endoneuriums zugrunde. Daraus entsteht ein faseriges Gebilde entmischter fibrinöser Massen, ohne Lipoide, mit kleinen Klümpchen proteider Substanz. Im ganzen halten sie die mesenchymale Lokalisation des Prozesses für eindeutig, den ektodermalen Elementen messen sie nur eine passive Rolle bei. Diese sind durch die Bindegewebswucherung einfach erdrückt. Wo markhaltiges Gewebe zugrunde geht, sieht man fettige Degeneration.

Creutzfeldt sagt dazu, daß solche Veränderungen am Peri- oder Endoneurium bei keiner anderen Form der Neuritis in solcher Eindeutigkeit, Schwere und Ausdehnung bekannt sei. Auch bei tuberkulöser Neuritis habe er niemals einen Tuberkel gefunden, der aus der Kapsel in den Nerven eindrang und ihn querschnittslähmte. Es ist durchaus möglich, daß einige Nerven völlig normal sind, während benachbarte schwer ergriffen sein können (z. B. am N. tibialis posterior nach Casile u. Mitarb.). Die Einschmelzung an den größeren Nervenstämmen ist seit langem bekannt. Diese Abscesse enthalten käsige Massen. Sie können, wie erwähnt, multipel auftreten (Saikawa). Arnold oder Bresani Silva fanden sie nur bei tuberkuloider Lepra. Auch Wade fiel auf, daß sie bei reiner Neuritis lepromatöser Lepra kaum beschrieben seien. Gelegentlich werden in extremen

Fällen Rupturen durch die Haut gesehen (RIBEIRO, BRESANI SILVA). Manchmal bilden die käsigen Massen multiple seitliche Auswüchse den ganzen Nerven entlang (LASIERRA). Die befallenen Nervenbündel sind ziemlich ödematös und mit hypertrophischem interfasciculärem Bindegewebe durchsetzt; sie stehen dadurch unter ziemlichem Druck. Die chirurgische Behandlung mit Perineurolyse oder Endoneurolyse, also einer Lösung von der bindegewebigen Kapsel mit Incisionen entlang den Nerven (SILVEIRA) unter Eröffnung des Ligamentkanals (GUADAJINI an 146 Kranken) und Ausräumung der käsigen Massen, evtl. mit Verlegung aus Gebieten stärkerer Entzündungsprozesse (um neue Adhäsionen zu vermeiden — LASIERRA), ist ein dankbares Aufgabenfeld. Verkalkungen an den Nerven wurden häufig beobachtet. SOUSA CAMPOS, FLOCH u. DESTOMBES halten sie für Endstadien der Verkäsung bei tuberkuloider Lepra. SAKURAI u. SUZUKI denken im Vergleich zur Tuberkulose bei solchen Kalkherden an die Möglichkeit eines Primärkomplexes. Man kann diese Herde natürlich gut röntgenologisch nachweisen (CAMPOS).

VILANOVA u. ESTELLER führten mit Thorotrast peripher Neurographien durch. Heute müßten natürlich harmlosere Kontrastmittel genommen werden.

10. Klinisch-neurologische Befunde bei Lepra

Die bisher behandelten Befunde an den peripheren Nerven haben in erster Linie wissenschaftliche Bedeutung. Sie brachten darüber hinaus wertvolle Erkenntnisse über die Pathogenese der Lepra selbst. Nur hierdurch kann die Lepra in ihrer ganzen Breite verstanden werden. Für den praktisch tätigen Leprologen besitzen sie bei grober Betrachtung womöglich nur zweitrangigen Wert, was aber recht eigentlich nicht zutreffen dürfte. Der Kliniker fragt gezwungenermaßen zuerst nach der klinischen Symptomatik. Auch hierüber sind die Kenntnisse seit 1930 wesentlich erweitert. Es ist daher angebracht, nunmehr auf die klinisch-neurologischen Befunde bei Leprakranken im einzelnen einzugehen.

PESCE machte mich auf ausführliche Untersuchungen neurologischer Symptome an 400 Leprösen von BRESANI SILVA in Peru aufmerksam, deren Wiedergabe mir hier zweckmäßig erscheint. Auch FREITAS JULIAO u. ROTBERG gaben einen allgemeinen Überblick. BRESANI SILVA schreibt, daß bei 55% die Krankheit mit neuralen Zeichen begonnen habe, bei 36% mit cutanen. Die neuralen Zeichen bestanden bei 85% in Sensibilitätsstörungen, und zwar waren zuerst die Temperaturempfindung, dann der Schmerz, schließlich die Berührung gestört. 2,4% wiesen Motilitätsstörungen und 1,7% trophische Veränderungen auf.

BRESANI nennt 4 Stadien:

1. alleinige thermische Störungen,

2. ,,syringomyelieartige Störungen", wobei das Temperatur- und Schmerzempfinden ohne Berührungsgefühl gestört seien.

3. ,,Periphere Dissoziation" mit Verlust von Temperatur-, Schmerz- und Berührungsempfinden bei normaler Tiefensensibilität.

4. ,,Pseudospinale Ausfälle", wobei alles einschließlich der Tiefensensibilität gestört sei.

Letzteres wurde jedoch bislang kaum beschrieben.

Die Sensibilitätsausfälle können lokalisiert in Beziehung zu den cutanen Herden oder gebündelt ohne Beziehungen zu Hautveränderungen auftreten. Letzteres ist durch Prozesse an den Endfasern der Nerven bedingt, beginnt distal und steigt nach proximal auf bis an die Brust oder von den Beinen bis an den Leib. Dabei läßt sich weniger eine Zuordnung zu den peripheren Nerven als zu spinalen Prozessen finden.

Die Tiefensensibilitätsstörung wurde bei 99,2% durch Vibrationstests, bei 26,5% mittels Barognosie gefunden. 44,4% weisen ungenügende Stereognosie auf.

Die Motilität war bei 76,5%, besonders an den Händen und Füßen symmetrisch und im Gesicht, gestört. Auch aus anderen Beobachtungen geht hervor, daß am häufigsten der Ulnarnerv, dann der Medianus und seltener der Radialis betroffen seien. An den Händen sind ausschließlich die Handmuskeln, die Musculi interossei, lumbricales, der Thenar und Hypothenar, seltener die äußeren Extensoren der Finger betroffen; an den Beinen die äußeren Wadenmuskeln eher als die inneren, an den Füßen besonders der innere und äußere Plantarmuskel und die Lumbricales. Am Kopf finden sich periphere Beteiligungen des Facialis zu 24,7%. Zumeist beginnen die Motilitätsstörungen am Ulnarnervbereich, dehnen sich über das Medianusgebiet aus und ergreifen viel später das Radialisgebiet. Dann werden auch die Füße befallen und zuletzt das Facialisgebiet.

Die *Reflexstörungen* zeichnen sich nach BRESANI-SILVA bei 76,5% der Kranken durch Areflexie oder Hyporeflexie aus. Bei 52,7% davon sind die tiefen Reflexe, bei 84,7% auch die oberflächlichen betroffen. Bei ersteren wird der Ausfall in der Tiefen-, bei letzteren in der Oberflächensensibilität angenommen. Natürlich kann auch die periphere motorische Faser ausgefallen sein. Vorübergehende, manchmal generalisierte Hyperreflexie sieht man während der Leprareaktionen. Die Verdickung oder der Prozeß an den Nerven entspricht nicht immer dem Funktionsausfall.

Eine *Amyotrophie* ließ sich zu 63,2% meistens an den Händen, Füßen und selten an den Unterarmen, Oberschenkeln nachweisen. Resultierende, nach der Muskelatrophie auftretende Sehnenverkürzungen wiesen 59,2%, und zwar zu 98,8% an den Fingern, 1.2% an den Unterarmen auf. Das führt zur Klauen- oder Affenhand, zur inneren oder äußeren plantaren Klauenstellung, was, wie erwähnt, als Frühzeichen angesehen werden kann.

Vasomotorische Störungen zeigten 27%. Diese sind durch vasomotorische Paralyse des autonomen Nervensystems bedingt.

Zu den *trophischen Hautstörungen* nennt BRESANI SILVA glänzende Haut (etwa bei 49% Leprösen), Atrophie (34%), Farbveränderungen (37%), Schuppung (bei 27%), ichthyotische Prozesse (11%) und sklerodermische Veränderungen (zu 13,5%). Sie finden sich meistens an den Extremitätenenden und im Streckerbereich, symmetrisch mehr bei lepromatösen als bei undifferenzierten Fällen, bei erwachsenen Männern mehr als bei Frauen oder gar Kindern.

Die Sehnenreflexe sind nach WILSON lange Zeit unverändert, aber unterliegen dann einer Verminderung oder verlieren ihre Symmetrie. SUBRAMANIAM fand die tiefen Reflexe überraschend sehr stark und überschlagend, besonders bei alten Fällen. Nach WILSON ist die Tiefensensibilität oft gut erhalten. Auch das Lagegefühl, das passive Bewegungsgefühl sind normal. Die Ataxie ist selten.

Man sieht, daß die morphologischen Prozesse am Nerven eine wesentliche Bedeutung in der Pathogenese und in der diagnostischen Unterscheidung der verschiedenen Lepraformen, ja in der Diagnose der Lepra überhaupt haben. Ohne histologische Untersuchungen ist die Klassifizierung der reinen leprösen Neuritis ausgeschlossen. Allerdings finden sich auch dann häufig tuberkuloide Strukturen (ARNOLD). Gelegentlich einer Umfrage nach der Gültigkeit der modernen Klassifizierung und der Einordnung der neuritischen oder polyneuritischen Formen im Internat. J. Leprosy 20, 521 (1952) wurden Nervenbiopsien als einfache Maßnahmen genannt. Man sollte sie jedoch wohl erst durchführen, wenn alle anderen Möglichkeiten ausgeschöpft sind. WADE veranlaßte eine weitere Umfrage [Int. J. Leprosy 21, 242 (1953)], wie oft und unter welchen Voraussetzungen Excisionen oder nur Nervenscheidenincisionen an peripheren Nerven in der Praxis durchgeführt würden. Fast übereinstimmend äußerten sich ARNOLD, BASAMBIO u. FERNANDEZ, COCHRANE, DHARMENDRA u. CHATTERJEE, JOHANSEN, LARA, KITAMURA, CHAUSSINAND, CONTRÉRAS u. GAY PRIETO, LOWE, MUIR, PARDO-CASTELLO, TIANT u. PIÑÑEYRO, RODRIGUEZ. SCHUJMANN, DE SOUZA-ARAUJO, SOUZA CAMPOS, SOUZALIMA, VEGAS u. CONVIT und VILANOVA. Wohl alle führen solche Excisionen nicht routinemäßig, sondern höchstens ausnahmsweise zur Diagnostik durch. Man scheut wegen des möglichen Funktionsausfalles größere gemischte Nerven ganz zu durchtrennen. Eher werden subcutane Nerven in anaesthetischen Herden angegangen. Versagen alle anderen diagnostischen Maßnahmen, so ist allerdings die Nervenbiopsie von großem Wert. Meistens wird nur die Kapsel eröffnet, um einen Ausstrich nach Bakterien zu untersuchen, wofür u. a. MUIR, DHARMENDRA, LOWE Hinweise geben, oder die Nervenincision der Scheide wurde aus therapeutischen Gründen vorgenommen (u. a. IDRISOV), wobei Material zur Diagnose gewonnen wird. Diese Zurückhaltung berührt natürlich nicht die Biopsien zur Forschung, die alle Autoren für gerechtfertigt erachten.

DASTUR vernachlässigt nicht, sich einen histologischen Eindruck von den befallenen Muskeln zu verschaffen, die allerdings alle nur indirekt ergriffen werden.

11. Klinische Symptome bei Nervenlepra

Die ersten Zeichen der Lepra werden bei Kontaktpersonen leicht durch Prüfungen der Berührungsempfindung entdeckt (BUKER). Hiermit gelingt es schnell, größere Krankenzahlen zu untersuchen. ERICKSON u. JOHANSEN wiesen auf die langsam zunehmenden Störungen an motorischen (auch DASTUR) und sensiblen Nerven bei leprösen Infiltrationen und Schwellungen hin, wodurch es mit der Zeit zu muskulärer Atrophie, Kontrakturen und Knochenveränderungen kommt. Morphologische Befunde an solchen Nerven werden indessen nicht erwähnt. Natürlich wäre ex juvantibus eine Entscheidung oder eine Deutung möglich, wenn etwa durch die (rechtzeitige) Sulfonbehandlung die nervöse Störung und dann die ossale zurückginge. Hierbei dürfte spezifisches Gewebe im Nerven (und vielleicht im Knochen) beeinflußt werden. Bliebe aber bei zu später Therapie der Nerv gestört und der Knochenprozeß unbeeinflußt, so spricht das für nicht durch spezifische granulomatöse Infiltration entstandene Knochenbeteiligung.

Wird der Nervenstamm befallen, so treten motorische Paralysen auf (Abb. 88 und 89), während sensible Ausfälle mehr durch Störungen am peripheren Ende von Nerven bedingt seien (MINATO).

Nervenstörungen nach tuberkuloiden Reaktionen können übrigens schnell wieder verschwinden, wie CHATTERJEE sah.

Gelegentlich weisen Leprose eine Schulterversteifung auf, die durch eine Auriculanervenbeteiligung bedingt sein kann (HARADA). Dieser Nerv kann über 5 cm lang, 3 mm dicker sein und als reine leprose Mononeuritis auftreten. FURTADO u. NANKRAM sahen dabei den Lepromintest positiv; im Nerven waren Bakterien nachweisbar. Klinisch imponierten Paraesthesien in der Cervicalregion. Nicht immer ist die Differenzierung solcher Neuritis, die auch an verschiedenen Nerven gesehen wird, von einer Polyneuritis anderer Genese unterscheidbar (POCH). BASOMBRIO u. BOSCQ sahen solche Symptome auch bei lepromatösem Typ, HARGRAVE u. Mitarb. bei einem 4jährigen Jungen ohne jeden spezifischen Hautprozeß. Solche Prozesse können, wie schon erwähnt, über 15 Jahre lang gleichmäßig bestehenbleiben (AMORETTI u. Mitarb.).

Trotz ziemlicher Verdickung (bis zu 1,5 cm) und neuritischen Schmerzen braucht kein weiterer Funktionsausfall bei lepromatöser Lepra einzutreten, wie es TERENINO DE LAS AGUAS u. Mitarb. am Medianus beschrieben. Dabei wurde jedoch eine Einklemmung am Ligamentum carpale (Carpal-tunnel-Syndrom, wie es auch CALLAWAY u. Mitarb. angeben) gesehen, wodurch die Schmerzen und auch die Handödeme bedingt seien. Reine Medianuslähmungen sind selten. Meist sind diese mit Ulnarstörungen kombiniert (CALLAWAY u. Mitarb.). Sinnentsprechende Prozesse können sich am N. tibialis posterior als Tarsal-Tunnel-Syndrom einstellen (ENNA u. CALLAWAY). Allerdings ist hier die Differentialdiagnose zu anderen Krankheiten genauestens mit zu berücksichtigen, worauf BROWNE hingewiesen hat.

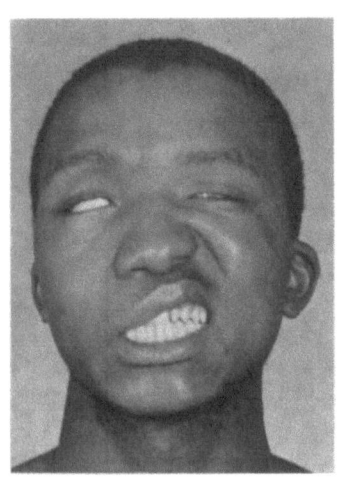
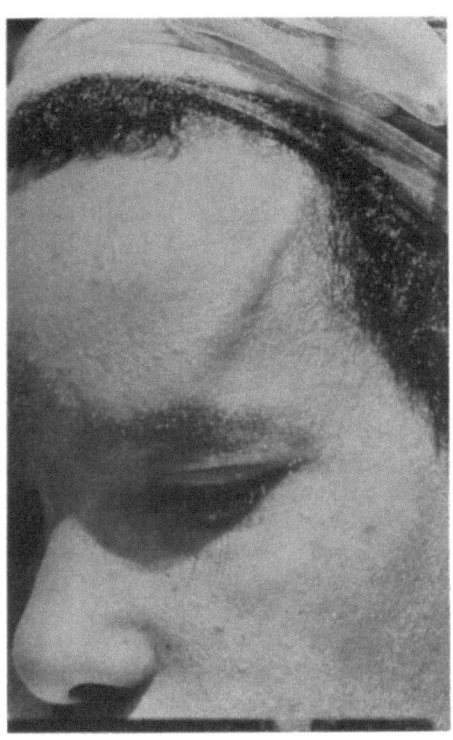

Abb. 88   Abb. 89

Abb. 88. Tuberkuloide Lepra. Facialisparese rechts. Beobachtung Dr. KOOIJ

Abb. 89. Tuberkuloide Lepra. Verdickung eines Nervenastes des N. supraorbitalis

RIORDAN findet zuerst eine Hypaesthesie im Ulnarbereich, die schon Jahre vor einer sicheren Diagnose der Krankheit feststellbar sein kann. Sie dehnt sich zur Anaesthesie an der Hand, dem Ring- und Kleinfinger aus. Als objektive Befunde einer Ulnarnervenstörung nennen CALLAWAY u. Mitarb.:

1. Verlust der Perspiratio insensibilis an den Fingerballen von Ring- und Kleinfinger;
2. Abflachung der Fingerballenfalten;
3. Schwäche der Kleinfingeropposition;
4. Abflachung der Hypothenarwölbung durch Verlust der Abductoren und des kurzen Beugers der Kleinfinger;
5. Schwäche der tiefen Fingerbeuger, als Ausdruck einer höhergelegenen Ulnarnervstörung;
6. Klauenstellung von Ring- und Kleinfinger im späteren Stadium der Ulnarlähmung, bedingt durch Hyperextension im Metacarpophalangealgelenk und Beugungskontraktur der Interphalangealgelenke. Bei Ausfall der dorsalen und

volaren Interossei Abduktion und Adduktion. Beugungskontrakturen des Daumenendgliedes gehen zu Lasten des Medianus.

Die nervösen Ausfälle bei lepröser Neuritis sind keinesfalls uniform, sondern können, wie CARAYON u. LANGUILLON oder SERGEEV an 73 Kranken zeigen (ohne weitere Hautveränderungen), sehr unterschiedlich sein; z. B. kann die Sensibilisation intakt bleiben, während ein rein motorischer Ausfall am Ulnarnerv besteht. Der Sitz des Leproms muß dann höher am Hauptstamm gelegen sein und nur motorische Fasern zerstört haben, jedoch sah FRITSCHI sensible Ausfälle auch bei höherem Sitz des Leproms am Nerven. Nur bei 3 Kranken wurde die klassische dissoziierte Empfindungslähmung, also Verlust der Wärme bei erhaltener Berührungsempfindung, gesehen. Bei 11 Kranken fand sich paradoxerweise genau das Umgekehrte. Die meisten — 57 — Kranken weisen einen Verlust beider Sensationen auf. Die Berührungsempfindung sollte nach RYRIE, übrigens nach Rasieren, genauer mit einem einzigen Haar geprüft werden. Wenn sensible Ausfälle bestehen, so sind meist auch sympathische Anteile mitbetroffen (PESHKOVSKI).

Für die Differenzierung der Lepratypen mag noch von Bedeutung sein, daß die Verdickungen bei tuberkuloider Lepra eher gleichmäßig am Peri- und Endoneurium, bei der lepromatösen Lepra dagegen an gewissen Punkten ziemlich großknotig ist. Das haben REDDY u. KRISHNAMURTHY an je 3 tuberkuloiden und einem lepromatösen Kranken gezeigt, indem sie die peripheren Nerven der ganzen Länge nach freipräpariert hatten.

Elektrische Untersuchungen halten COLLOMB u. SALLES für wenig wertvoll. Schon JEANSELME hatte hierüber nur kurz berichtet. FREITAG JULIAO u. Mitarb. brauchen diese jedoch zur Lokalisierung der Störung und DUBOIS u. RADERMECKER finden elektrische und Chronaxieprüfungen für die Frühdiagnose interessant; denn zunehmende Chronaxie spräche für eine Polyneuritis. Auch ließe sich die Schnelligkeit der Ausbreitung der spezifisch leprösen Prozesse im Nerven damit erkennen (RADERMECKER). Im übrigen finden sich leider nur wenige Berichte über solche Maßnahmen, was auch WADE (1954) oder SUSKIND bedauern.

12. Therapeutische Maßnahmen bei lepröser Neuritis

Über die therapeutischen Maßnahmen bei lepröser Neuritis, die ja zweifellos sehr schmerzhaft sein kann, gibt es vielerlei Berichte und Erfahrungen. Sie sollen hier nur erwähnt sein. Chirurgische Eingriffe wurden u.a. von MINATO, ENNA, CALLAWAY u. Mitarb., IDRISOV, COLLOMB u. SALLES u.v.a. empfohlen. LASIERRA oder SILVEIRA führen Peri- und Endoneurolysen mit mehreren longitudinalen Incisionen durch. Dabei dringen der Käse und die Granulationen spontan vor, ein Ausdruck für die große Spannung, unter der dieses Material steht. BRANCO RIBEIRO schrieb über Maßnahmen bei Verkäsungen, die schon durch die Haut gebrochen waren. GUADAGINI öffnete bei 146 Kranken immer den Ligamentkanal. Alle Eingriffe werden übrigens am häufigsten am Ulnaris, weniger an den fibularen Ästen durchgeführt.

Für 1944 stellte schon LIPPELT 43 Berichte südamerikanischer Leprologen zusammen. Er selbst prüfte die Verwendung von Histamininjektionen, was endoneural appliziert allerdings zu schmerzhaft sei, aber in multiplen intradermalen Injektionen über der Schmerzgegend hilft. Am Ulnaris oder am Unterschenkel machte LIPPELT perineurale Injektionen. Natürlich meinte man früher, Besserungen mit Chaulmoograöl gesehen zu haben (SCHUJMANN), was heute weitgehend verlassen wurde. GARRET, WILKINSON u. COLOMBO benutzten Hyaluronidase intraneural. SMAKA u. CAPP haben viele Medikamente geprüft und ziehen Chlorpromazin (Thorazine) vor. Wohl alle möglichen Substanzen sind geprüft worden,

u. a. Ephedrin, Adrenalin, Ameisensäure, Histidin, Histamin, Alkohol, Lokalanaesthetica, Gold, Methylenblau, Vitamine usw. (PRIETO LORENZO), aber Cortison half meist schneller und chirurgische Eingriffe sind letztlich nicht zu umgehen. Vorher und nachher mögen Massagen, Paraffinbäder und Faradisieren unterstützend wirken, wie es ja PAUL BRAND zeigt oder unter vielen anderen THOMAS erwähnte. Früher verwendeten WILKINSON u. BRUSCO Carboanhydrasehemmer, wie Diamox gegen neuritische Schmerzen.

13. Schweißstörungen bei Lepra

Schweißstörungen bei anaesthetischer Lepra sind seit langem bekannt (s. Abb. 65). ARNOLD weist darauf hin, daß DUHRING schon 1877 die Trockenheit der Haut bemerkt hatte und Pater DAMIEN DE VEUSTER (1876) habe an seiner eigenen Haut in frühen Lepraherden Schweißstörungen beobachtet. Diese Störungen hat DEGOTTE als Frühzeichen erkannt und sie wurden von JEANSELME u. GIRAUDEAU, später KOLB u. BARUH zur Abgrenzung von der Syringomyelie empfohlen. Die Deutung kleiner oder nicht anaesthetischer, hypopigmentierter und noch bakterienfreier früher Lepraherde kann nach ARNOLD leichter stattfinden, wenn zusätzlich die Schweißbildung geprüft wird.

Wiederum hat BRESANI SILVA die Häufigkeit von Schweißstörungen in Form von Anhidrose geprüft und bei 92% von 400 Leprösen besonders an den Extremitäten, auf der Brust und gelegentlich am ganzen Körper beobachtet. Im gesunden Bereich findet sich eine vikariierende oder kompensierende Hyperhidrosis. Man muß unterscheiden zwischen lokalisierter Anhidrosis im Herdbereich oder segmentaler, wenn die autonomen Fasern befallen sind, was nach MIRO CARVONELL und CONTRERAS DUENAS eher im Beginn der Krankheit Aufschlüsse bringe.

Die Störung könnte einmal durch eine Atrophie der Drüsen selbst oder zum andern durch nervöse Ausfälle bedingt sein. Eine Unterbrechung der Nerven bringt keine Atrophie der Drüsen mit sich, was man tierexperimentell geprüft hat. Nach SATA kann jedoch beides, nämlich Atrophie und fehlende Atrophie bei der Lepra beobachtet werden. ARNOLD kann indessen Drüsenatrophien nur gelegentlich in größeren tuberkuloiden Herden feststellen, sehr selten in einfachen Maculae. Aus diesem Grunde kann die so häufig vorkommende Schweißstörung nur zum geringsten Anteil durch direkte Prozesse an den Drüsen bedingt sein. Vielmehr steht die Unterbrechung der Erregung bei lepröser Neuritis als Ursache für die Anhidrose im Vordergrund. Diese Unterbrechung kann nur am peripheren Anteil der postganglionären Strecken des Nerven gelegen sein. Es mag erwähnt werden, daß gleiche Funktionsausfälle auch am Gefäßsystem beobachtet werden, also eine mangelnde reflektorische Erweiterung, die letzten Endes von BARNETSON für resultierende Knochenatrophien angeschuldigt werden.

Diagnostische Tests

Zur Prüfung des Ausfalles sensibler oder vegetativer Nervenfaseranteile haben sich seit langem mehrere Tests bewährt.

1. Histamin benutzten schon RODRIGUEZ u. PLANTILLA oder PARDO-CASTELLO u. TIANT. BARUH injiziert 0,1 ml einer Lösung von 1—1,5°/$_{00}$ Histamin intracutan. Normalerweise entstehen dann nach LEWIS 3 Phasen:
 1. ein primäres Erythem,
 2. eine Urtica und
 3. ein sekundäres Reflexerythem.

Während 1. und 2. eine direkte Capillarreaktion auf das Histamin darstellen, handelt es sich bei der 3. um eine Gefäßerweiterung nach autonomem Axonreflex.

Ein Ausfall von 3 deutet auf Störungen oder Degenerationen der peripheren Fasern. Das tritt bei Lepra auf. Bei der Syringomyelie wird der Test wegen des medullären Sitzes der Krankheit nicht gestört. Leider ist der Test bei dunklen Patienten schwer abzulesen, worauf ARNOLD oder MARTINEZ DOMINGUEZ hinweisen.

2. **Pilocarpin.** Der von MUIR schon früher benutzte Pilocarpintest wird auch von DE GOTTE oder KOLB zur Differenzierung empfohlen. Hiermit ist der Ausfall sympathischer Fasern zu erkennen. Dies gibt, wie MIRO CARVONELL u. CONTRERAS DUENAS ausführen, nur am Anfang im Beginn der Nervenerkrankung sichere Hinweise. Der Test gibt, wie MARTINEZ DOMINGUEZ ausführt, nicht immer ein gleichmäßiges Resultat.

3. **Metacholin** (Acetyl-β-methylcholin) verwandte ARNOLD deswegen gerne, weil die Substanz verhältnismäßig stabil und leicht zu erhalten sei, und schließlich den gleichen Effekt wie Acetylcholin hat.

Zuerst wird auf den betreffenden Bezirk MINORs Jodlösung aufgetragen. Nach Trocknung injiziert man 0,05—1,0 ml einer 10%igen Metacholinlösung intracutan, am besten an den Rand der Lepraefflorescenz. Dabei lassen sich die Reaktionen im Herd und gleichzeitig außerhalb gut erkennen. In wenigen Sekunden tritt eine vorübergehende Pilomotorenkontraktion und bald mit Maximum nach 2—3 min beginnen funktionell intakte Schweißdrüsen zu sezernieren. Das wird am Farbumschlag auf der Haut leicht erkannt. Dieser Test ist besonders bei dunklen Patienten dem Histamintest vorzuziehen.

BRUN, GAY PRIETO u. JADASSOHN und MARTINEZ DOMINGUEZ benutzen Acetylcholin, was mittels Iontophorese gebraucht wird.

4. Die Pilomotorenreaktion, die auf *Nicotinpicrat* zu beobachten ist, ist gleichfalls frühzeitig in der leprösen Macula gestört, worüber ARNOLD berichtet hat. Das Auftreten einer „Gänsehaut" spricht gegen Lepra.

14. Veränderungen an Spinalganglien und Zentralnervensystem

Schon LIE sah in der dorsalen Wurzel der sensiblen Ganglien, wie später ERMAKOVA, reichlich Bakterien, und zwar in den Kapselzellen der Ganglienzelle selbst, gelegentlich in Vacuolen an der Peripherie, und zwar mehr oder weniger in allen Ganglien neben der Wirbelsäule. KHANOLKAR bestätigte diese Beobachtungen weitgehend. Demgegenüber haben REDDY u. Mitarb. an den spinalen Anteilen bei tuberkuloiden Kranken nur noch geringe mikroskopische Prozesse und keinerlei Bakterien mehr beobachtet.

Am Zentralnervensystem, im Gehirn wie im Rückenmark konnte ERMAKOVA keinerlei typische Zeichen für Lepra finden. Aber offenbar haben früher LIE, ähnlich wie ANDRIANI, auch hier, und zwar an den Vorderhörnern, Bakterien gesehen. Nach LUMSDEN sind dies die einzigsten Berichte; neuere Beobachtungen fehlen. Auch SCHEIDEGGER oder PRIETO LORENZO konnten nichts über spezifische, primäre Veränderungen beitragen. SCHALTENBRAND hob hervor, daß der Lepra Pyramidenbahnsymptome mangeln, was darauf hinweise, daß das Rückenmark nicht miterkranke.

HAYASHI u. HASEGAWA haben die Gehirngewichte von Leprösen gewogen und besonders bei Lepromatösen ein Mindergewicht (von 50 g bei Männern und 20 g bei Frauen) gegenüber normalen gleich alten Menschen gefunden.

Am Rückenmark beschrieb VILDE Lichtungen an den Hintersträngen mit weitgehend degenerativer Veränderung, dann eine Myomalacie, wahrscheinlich durch Gefäßprozesse, wie Hyalinosen, Verfettungen usw. hervorgerufen. Bakterien ließen sich aber nicht erkennen. Man darf sicher MARCHOUX u. Mitarb. folgen, daß die gelegentlich zu beobachtenden klinischen Symptome einer Zentralnervensystemstörung eher durch Leberkrankheiten, wie seröse Hepatitis oder Lebercirrhose oder durch Begleitkrankheiten, wie Tuberkulose oder Amyloidose, hervorgerufen werden. Zwar kann experimentell bei der Ratte intracranial eine Pachy- und Leptomeningitis mit Prozessen am Fasciculus opticus und der Retina, mit anderen Worten eine lepröse Perivascularitis, ausgelöst werden, aber diese entspricht nicht den Befunden, die man bei der menschlichen Lepra sieht. Auch BÜNGELER sah im Rückenmark lediglich degenerative Veränderungen an den sensiblen Hintersträngen nach Art der Tabes, die von ihm wie von VILDE jedoch als Folge der Erkrankung der peripheren Nerven und der dorsalen Wurzeln der Spinalganglien aufgefaßt werden. Dieser Ansicht unspezifischer Prozesse im Zentralnervensystem schließen sich LOWELL u. Mitarb. an. Degenerationen am Nervus optici und Chiasma halten ALVAREZ LOVELL u. Mitarb. für unspezifische Prozesse.

Aus klinischen Erwägungen ist jedoch SCHEIDEGGER in gewissem Sinne zu folgen, wenn er meint, daß zentrale Symptome eine weit bedeutendere Rolle haben als nach den mageren pathologisch-anatomischen Befunden erwartet werden könnte. Nun sind jedoch alle von ihm genannten Symptome, wie Mattigkeit, Schläfrigkeit, Kopfschmerzen neben allgemein rheumatischen Beschwerden als sekundäre, dann evtl. toxische zu erklären. Nach einer eigenen Beobachtung finden sich solche Phänomene doch ziemlich ausgeprägt in der Inkubationsphase der Krankheit.

15. Die Differentialdiagnose der Nervenlepra

Differentialdiagnostisch sind die Nervenveränderungen bei Lepra offenbar am schwierigsten von denen bei der Syringomyelie zu unterscheiden (zuletzt auch SATO u. MAYAMA). Fehlen cutaner Herde und Fehlen von tastbaren Nervenveränderungen sprechen für die in den Tropen selten diagnostizierte Krankheit. Einmal wurde ein Lepröser 20 Jahre als syringomyeliekrank verkannt (PESSIN). Der Verlust der Schweißfähigkeit spricht jedoch für Lepra, wie oben schon angeführt wurde. Die in Japan seltene Syringomyelie (bis 1953 waren 49 Fälle bekannt) haben SATO u. MAYAMO bei 2 Kranken im Vergleich zur Lepra genauestens studiert. Eine 48jährige Bauersfrau hatte seit $1/2$ Jahr sensible motorische und trophische Störungen an den oberen Extremitäten mit Affenhänden. Eine 39jährige ähnliches an allen 4 Gliedern, dazu Pupillensymptome des linken Auricularnervs. GROSS beschreibt eine fälschlich zuerst als Syringomyelie gedeutete Lepra, bei der eine Wehrdienstbeschädigung anerkannt wurde; denn die ersten Gefühlsstörungen waren im Krieg in Rußland aufgetreten. DARMAR u. BARUH (1952), LUCAS (1956), GROSS (1961) nennen jeweils einen Leprafall, der als Syringomyelie fehlgedeutet wurde. Bei der Lepra gehen gewöhnlich alle sensorischen Eigenschaften verloren, zuerst meistens die Temperaturempfindung. Hinweise für Rückenmarksprozesse sind jedoch höchst ungewöhnlich, Reflexstörungen an der oberen Extremität fehlen.

Weiterhin ist die Lepra schwierig von der Myelodysplasie oder nur schwer von dem Status dysraphicus Bremer (FREITAS JULIAO) zu unterscheiden. Gerade bei letzterer finden sich der Lepra sehr ähnliche Knochenprozesse.

Als sicherste Unterscheidung von der Sarcoidosis wird nach JAMES u. JOPLING die typische Verdickung der peripheren Nerven bei allen Lepratypen und die gelegentliche Verkäsung im Nerven bei tuberkuloider Lepra genannt. Demgegenüber ist eine neurale Sarcoidosis sehr selten und wenn es zur peripheren Neuritis kommt, so führt diese nicht zu Deformierungen wie bei der Lepra. — Das gilt aber nicht für das Heerfordtsche Syndrom, in dessen Gefolge bei der Uveoparotitis eine Facialisparese, und zwar in den USA nach MICHELSON zu 50% anzutreffen ist. HEERFORDT selbst hatte ja schon bei 2 Kranken eine Facialisparese beschrieben. LEITNER meint nicht, daß es sich um eine reine mechanische Schädigung der Nerven handele, sondern daß eine toxische oder direkte Schädigung des Nervensystems durch Granulombildung wahrscheinlicher sei. Auch seien bei der Uveoparotitis Läsionen im ZNS häufiger als sonst bei der Sarkoidose, weswegen man etwa „Uveoparotitis polyneuritica" oder „Neuro-Uveo-Parotitis" prägte. Bei der Sarcoidosis sind weiter beschrieben (hier folge ich LEITNER): Gaumensegellähmungen, Oculomotoriusparesen, Geruchs-Geschmacksstörungen, Trigeminusbeteiligungen, Recurrensparesen, weiter Störungen von Spinalnerven — evtl. mit Anaesthesie der Ulnarseite beider Hände: Paralyse beider Arme, sensorische Ataxie und Parese beider Beine.

Diese Hinweise mögen genügen, um die Schwierigkeit der Abgrenzung von der Sarkoidose, besonders bei extremen Fällen, aufzuzeigen.

Früher machte die Unterscheidung von der Syphilis größere Schwierigkeiten, wie es auch BASOMBRIO hervorhob, besonders von syphilitischer Radiculitis und absteigender septischer Neuritis.

Q. Augenveränderungen bei Lepra

Die Beteiligung der Augen bei Lepra ist leider zur Genüge bekannt und immer wieder entsprechend literarisch bearbeitet worden. PINKERTON meinte noch 1927, daß mehr oder weniger alle Leprösen Augenkomplikationen erleiden würden. Aus diesem Grunde ist die Frühdiagnose wichtig (u.a. KIRWAN). Zweifellos neigen diese Komplikationen dazu, besonders geographische Verschiedenheiten aufzuweisen, weswegen es zweckmäßig wäre, diese Abhängigkeiten genauer auszuarbeiten. So finden sich schon ziemliche Unterschiede in Tansanien, wo MCLAREN u. Mitarb. im trockenen staubigen Gebiet wesentlich mehr nichtlepröse Augenveränderungen als im feuchten fanden. Dagegen zeigten sich bei diesen etwa die gleiche Zahl von leprösen Augenprozessen. Im allgemeinen soll spezifische Augenlepra nach LOWE in Afrika relativ selten vorkommen.

Im gleichen Sinne haben CHATTERJEE u. CHAUDHURY in Nordghana bei einer Häufigkeit der Lepra von 3%, davon 90% nichtlepromatös, 250 Kranke untersucht. 46% hatten Augenkrankheiten, aber nur 33 oder 13% davon solche lepröser Natur, zumeist bedingt durch Facialislähmungen. In Zentraltansanien fanden MCLAREN u. Mitarb. bei Angehörigen von Leprosarien 7—10% lepröse Augenveränderungen. In Nordaustralien sieht man viel Trachom, so daß es schwierig sei, die durch Lepra bedingten Augenkomplikationen abzugrenzen. Immerhin zeigten sich gegen letztere Sulfone als wertvoll (MCLEAN), nicht gegen Trachom.

KIRWAN meint, daß Augenlepra in Panama (nach HARLEY bei 90%) und Cuba häufiger als in Japan und Europa, verhältnismäßig weniger indessen in Indien oder Westafrika (letzteres auch nach LOWE) zu beobachten sei. Dagegen wäre die Madarosis dort sehr oft festzustellen, was auch die BELRA feststellte. Für Australien gibt GILCHRIST sogar 64% Augenveränderungen bei Leprösen an, wozu sicher auch unspezifische Prozesse gerechnet wurden. LANDAU u. GABBAY sahen bei 59 Kranken im Alter von 4—60 Jahren in Israel zu 90% Augenbeteiligungen.

Die meisten Kranken weisen ziemliche Augenveränderungen auf, bevor sie in ärztliche Betreuung kommen, oder die Prozesse entwickeln sich ungünstig während der Leprareaktionen. Eine sichere Zuordnung der Augenprozesse zu den verschiedenen Grundtypen der Krankheit ist nicht immer vorgenommen worden (so bei McLaren und auch Choyce u.a.). Aber prinzipiell finden sich hier keine großen Schwierigkeiten, wenn man z.B. die Irisperlen nur der lepromatösen Form zurechnet. Bei tuberkuloider Lepra treten Veränderungen an den Brauen und Wimpern (selbstverständlich nicht so wie bei diffuser Lepra) und hauptsächlich Lagophthalmus oder Conjunctivitis auf (De Laey u. Dubois). Bei den gelegentlich leprominpositiv gewordenen, ursprünglich lepromatösen Kranken, die Hibi mit der Spaltlampe genauer untersuchte, waren noch lange Zeit die Augenveränderungen gleichgeblieben, nämlich: Neue Vascularisierung im Limbus corneae und lepröse Infiltration, Pannus corneae leprae, parenchymatöse Keratitis, perlige Corneaprozesse.

Gute Übersichten über die Augenveränderungen gaben Chatterjee (1941), Elliott, Kirwan, Holmes, Amendola und Choyce.

Nach Chatterjee u. Chaudhury sind Augenstörungen bei nichtlepromatösen Kranken zu lepromatösen im Verhältnis 9:1 wesentlich häufiger. Leider ist bei dieser großen Gruppe ein therapeutischer Effekt kaum noch zu erreichen, wenn ein gewisses fortgeschrittenes Stadium der Nervenlähmungen erreicht ist. Da bei nichtlepromatöser Lepra keine direkte Bakterieninvasion in das Auge stattfindet, kommt es nicht zu so ernsten Augenprozessen, wie Episcleritis, Keratitis und Iritis, wie bei der lepromatösen Lepra.

Bei der lepromatösen Lepra tritt die Episcleritis zu 3%, die Iritis zu 10% und die Keratitis zu 12,5% auf. Unentdeckt, unbehandelt schreiten diese schnell katastrophal fort. In Spanien werden 24,5% für die Iritis (Aparisi), in Japan 30% für die Episcleritis und im Kongo 20% für die Keratitis punctata unter allen Lepromatösen angegeben. Glücklicherweise werden heute durch die Therapie diese Verhältnisse gebessert, worauf schon Mann, dann Tamesis, Garus, Dobrovic u. Schaller, Araújo, Amendola aufmerksam machten.

1. Die histologischen Befunde bei der Augenlepra

Über histologische Befunde bei der lepromatösen Iris gibt es eine ganze Reihe von Arbeiten japanischer Autoren (Mitsuda, Gon, Hibi, Minami, Shionuma). Hashizume u. Shionuma faßten die wesentlichsten Punkte zusammen und führten selbst wertvolle elektronenmikroskopische Untersuchungen durch. Man findet eine Infiltration von Leprazellen in das Irisstroma, Veränderungen an den nicht eingescheideten Nerven mit Verdickungen oder Schrumpfungen am Axon und Mycobacterium leprae im Axon, dann Mycobacterium leprae in den Endothelzellen der Iriscapillaren, weiterhin Bakterien in den glatten Muskeln des Sphincters und Dilatator pupillae und im Interstitium der Muskelfasern, schließlich Bakterien im Pigmentepithel der Iris.

Die lepromatösen Prozesse finden sich mehr im hinteren als im vorderen Irisanteil. Charakteristisch ist das Vorkommen von Pigmentgranula im Cytoplasma der Irisleprazellen, worin sie sich deutlich von denen in der Haut unterscheiden. Ich meine, daß sie in der Haut ja nicht so lange enge nachbarliche Beziehungen zu den Melanocyten haben. Im Irisstroma sind die Leprazellen keinesfalls so dicht wie in den Hautlepromen gepackt, sondern getrennt, disseminiert in der hinteren Irisschicht gelegen. Abweichend ist die Anordnung in den Irisperlen oder miliaren Lepromen, wie Shionuma zeigte. Gelegentlich sind die Leprazellen geborsten, wobei Bakterien, opake Tropfen, Schaumstrukturen, Pigmentgranula und Mitochondrien aus den Zellen heraustreten. Im fortgeschrittenen Zustand finden sich Plasmazellen und viele vacuolige Zellen. Elektronenmikroskopisch lassen sich auch im hinteren Pigmentepithel der lepromatösen Iris schaumige

Strukturen nachweisen, was lichtmikroskopisch nicht zu erkennen war. Früher meinte SHIONUMA im Gegensatz zu GON, daß die Chromatophoren der Iris Leprabakterien nicht aufnehmen und deswegen nicht zu Leprazellen werden können. Da nun aber HASHIZUME u. SHIONUMA fast in den meisten Leprazellen Pigmentgranula gefunden haben und einige davon solche verschiedener Größe mit Pigmentvorstufen, dazu Fortsätze aufweisen, meinen sie, daß diese von Chromatophoren abstammen. Andere enthalten einheitliche Pigmentgranula und scheinen deswegen aus Makrophagen entwickelt zu sein. Sie neigen somit zur Auffassung, daß die Leprazellen in der Iris von Makrophagen und Chromatophoren abstammen.

Die elektronenmikroskopischen Bakterienbefunde in der glatten Irismuskulatur bringen HASHIZUME u. SHIONUMA mit dem klinischen Befund in Zusammenhang. Häufig sieht man eine Miosis ohne Lichtreaktion der Pupillen, bedingt durch hintere Synechien. Diese sind wohl, wie erwähnt, durch das vermehrte Auftreten von Bakterien in den hinteren Irisschichten hervorgerufen. Daneben sieht man runde Miosis bei Lepromatösen ohne Synechien, die auch durch pupillenerweiternde Medikamente nicht beeinflußt werden. Offensichtlich handelt es sich bei dieser Miosis um eine Paralyse des Musculus dilatator pupillae. Sie vermuten, daß diese Funktionsstörung der glatten Muskulatur durch die hier vorzufindenden Leprabakterien hervorgerufen wird, da man auch elektronenmikroskopisch intakte Irisnerven beobachten kann.

Demgegenüber ist die Mydriasis bei tuberkuloider Lepra, besonders bei tuberkuloider Reaktion, offensichtlich durch eine parasympathische Nervenstörung und nicht durch eine Muskelveränderung bedingt.

HIBI hat kurz nach dem Tode von 12 lepromatösen und 2 neuralen Leprakranken, die mit Promin oder anderen Sulfonen behandelt waren, die Augenbälle histologisch untersucht. Es fanden sich keine typischen Hinweise für eine Sulfonwirkung, aber die Bakterien waren degeneriert und an Zahl vermindert. Sie sind latent in der Cornea und Sklera zu finden trotz der Therapie. Entsprechend der Besserung der Hautveränderungen fand sich ein Rückgang der Leprazellen und in Iris, Ciliarkörper, Chorioidea und Retina eine vacuolige Degeneration. Auch die lepröse Infiltration um Gefäße war geringer. Im allgemeinen entsprachen also die histologischen Befunde denen, die man beim gleichen Kranken auch sonst an Haut und peripheren Nerven findet. Nach diesen Befunden kann man wie HOLMES die Augenbeteiligung hämatogen deuten.

Während histologische Untersuchungen an den Augen (außer HIBI) sonst selten vorgenommen wurden (STEIN u. DOROFEJEW untersuchten Irisfragmente, gewonnen bei einer aus therapeutischen Gründen vorgenommenen Iridektomie), beschränken sich die meisten Publikationen auf mehr zusammenfassende Erfahrungen, ausgehend von der Sehbehinderung der einzelnen Kranken (TAMESIS, DOBROVIC u. SCHALLER). Die Sehbehinderung wird durch eine Atrophie des Bulbus hervorgerufen nach Zerstörung der Ciliarkörper und Retina. Nach Hornhautulcerationen und Keratitis sei diese primär über Bakterieneinwanderung oder sekundär durch Anaesthesie entstanden; nach Iridocyclitis und plastischer Uveitis und folgendem Sekundärglaukom und Katarakt (PRENDERGAST, TAMESIS). Während solche Endphasen wohl immer als Kombinationsschäden anzusehen sind, deren einzelne Analyse der Pathogenese nur sehr schwierig sein dürfte, sind beginnende Veränderungen zu beachten und von größtem Wert in der Deutung des Krankheitsablaufes und für sinnvolle therapeutische Eingriffe. Wie oben schon angeführt, ist der therapeutische Weg im großen und ganzen bei den leprösen Augenveränderungen ziemlich einfach, weil ja das Sinnvollste bisher eine früh einsetzende Chemotherapie sein dürfte.

Die Frage der einzelnen erreichbaren Leprome an der Sklera und episkleral mit Elektrokoagulation anzugehen, wurde von APARISI 1949 mit gutem Effekt angeschnitten. Neuerdings ist hierüber nichts mehr bekannt geworden.

Zur Beseitigung des Lagophthalmus oder des Ektropions sind natürlich eine Reihe chirurgischer Maßnahmen durchgeführt und empfohlen (PINKERTON, REGINATO, dort weitere Literatur, u.a.), die hier im einzelnen nicht behandelt zu werden brauchen, weil es sich nicht um lepraspezifische Maßnahmen handelt.

2. Augenveränderungen bei Leprareaktionen

Im großen und ganzen mangelt den Augenveränderungen bei der Lepra eine gewisse Akuität oder eine stärkere Gewebszellreaktion, weswegen sie eher versteckt, latent, unerkannt verlaufen. Auch bei großer Bakterienzahl und Bakterienhaufen ist die sichtbare Abwehr meist sehr gering, ganz im Gegensatz zur Tuberkulose. Dieses merkwürdige, aber grundsätzliche Verhalten entspricht, nur eben schärfer ausgeprägt, dem pathologischen Grundvorgang im ganzen Körper. Eine Änderung im Ablauf der Augenstörungen findet man aber bei folgendem.

Eine recht unangenehme Situation sind zweifellos Verstärkungen oder Aufflackern der Augenprozesse unter Leprareaktionen, die sich dann als akute Iridocyclitis oder Scleritis zeigen. Meistens beobachtet man solches beim Erythema nodosum leprosum. Bei solchen Komplikationen helfen eindrucksvoll ACTH und Cortison (u.a. SHIONUMA), weswegen man mit MITSUDA diese gerne als allergische Entzündung auffassen möchte.

Man weiß nicht sicher, ob schlechte Ernährung das Auftreten lepröser Augenstörungen begünstigt, was MCLAREN in den zentralen Provinzen von Tansanien prüfte, wo es viel Xerophthalmie und Keratomalacie wahrscheinlich nach Vitamin A-Mangel in der Kindheit gibt. Auch werden senile Katarakte oder Bitot-Flecke hier bei Leprösen häufiger beobachtet, was wohl nicht der Lepra, sondern der Ernährungsweise zuzurechnen ist.

Tränendrüsen sind nur sehr selten befallen. COCHRANE u. SLOAN beschrieben dies bei tuberkuloider Lepra. Zwar sieht man bei lepromatösen Leprakranken häufig eine Tränensackentzündung, besonders bei Befall und Zerstörung der knöchernen Nase und Verschluß des Tränenganges. Hierbei handelt es sich aber wohl meist um sekundäre Prozesse. Die Dakryocystitis ist zu beachten (CHOYCE), weil hierdurch weitere Störungen an der Hornhaut entstehen können.

3. Lokalisation der Augenlepra
Conjunctivitis

Nach dieser allgemeinen Übersicht ist es zweckmäßig, die einzelnen Lokalisationsformen der Lepra am Auge durchzugehen. Einseitige Knötchen am Oberlid sahen CHATTERJEE u. CHAUDHURY bei tuberkuloider Lepra oder NIRANKARI als Leprome am Ciliarkörper. Meistens finden sich diese zwischen den Lidern (CHOYCE) und können über die Cornea hinüberwachsen. Sie sind weich, rötlich, ohne Schmerzen. Offenbar beginnen sie im episkleralen Gewebe und breiten sich zur Bindehaut hin aus (Abb. 90). Verschlimmerungen treten bei Leprareaktionen ein, so kann es zur akuten plastischen Iritis kommen. Bei Kranken mit aktiver Conjunctivitis fanden LANDAU u. Mitarb. im Conjunctivalsack Staphylococcus albus und Corynebakterien, also Verhältnisse wie bei Gesunden. Sorgfältige Untersuchungen ließen ITOH u. Mitarb. erkennen, daß bei 32 neuralen und 82 maculösen Leprakranken nur unspezifische Erreger, und zwar mehr Arten bei Lagophthalmus und Ektropion zu finden seien.

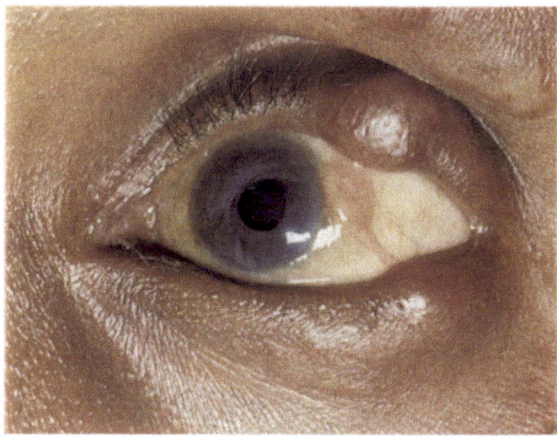

Abb. 90. Lepromatöse Lepra mit Lepromen an den Lidrändern und Episcleritis bis zum Cornearand. Beobachtung Dr. FISCHER

Cornea

Allgemein gilt, daß Corneabeteiligungen häufiger als Irisbefall und dieser wieder mehr als Prozesse an Sklera und Conjunctiva zu beobachten seien (BOSHOFF). Als erstes Zeichen finden sich gewisse Nervenveränderungen an der Cornea (BOSHOFF), die in das Corneastroma radiär eintreten. Dort können sie wellig prominieren und wie mit Perlen besetzt sein, was durch Bakterien bedingt sein

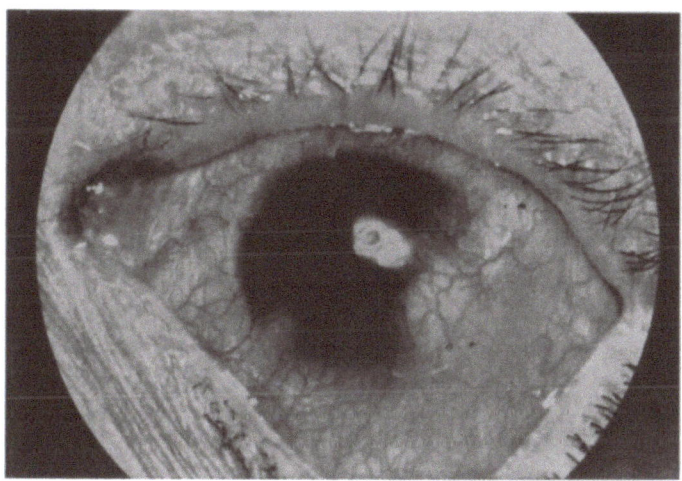

Abb. 91. Lepromatöse Lepra mit Episclera-Lepromen und Übergreifen auf die Cornea bei einem Marokkaner. Gelbe, gelatinöse Knoten. Infiltration der benachbarten Cornea, Pannusbildung von den Seiten. Interstitielle Keratitis. Beobachtung Dr. RATHKE

kann. MCLAREN fand Nervenverdickungen bei Afrikanern ohne Augenkrankheiten häufig, aber dann nicht die feinen Perlen. Die Bakterien mögen von Knoten in der Bindehaut oder von der Episklera einwandern. Mit der Zeit bewirken sie oberflächliche oder auch tiefer reichende Keratitis mit folgendem Pannus (CHATTERJEE u. CHAUDHURY). Man sieht also zuerst die Cornea mit milchigen oder kalkigen Flecken bedeckt. Diese oberflächliche Keratitis punctata hält CHOYCE für pathognomisch bei Lepra, offensichtlich bei der lepromatösen, was auch CHATTERJEE u. CHAUDHURY fanden. Fast ohne Symptome bricht das Hornhautepithel zum Ulcus im späteren Stadium auf. Zeitlich sieht HIBI zuerst Gefäßneubildungen am Limbus corneae, dann lepröses Infiltrat bei lepromatöser Lepra, was zur Frühdiagnose, aber auch zur Differenzierung der Grundtypen der Krankheit wichtig ist. Gelegentlich sahen letztere eine interstitielle sklerosierende Keratitis bei einem großen Knoten im Episkleragebiet (Abb. 91).

Von diesen Veränderungen wären die sekundären Keratitiden nach Lagophthalmus bei nichtlepromatösen Kranken, bedingt durch Facialnervenstörungen, abzugrenzen. Allerdings müssen auch solche Nervenstörungen bei spätem Auftreten lepromatöser Lepra an ihren Ästen berücksichtigt werden (CHATTERJEE u. CHAUDHURY). Während also Facialisbefall zu einer Atrophie des oberen Teils des M. orbicularis oculi führt, bedingt der des N. ophthalmici eine Anaesthesie der Hornhaut. Solche Corneaanaesthesie sah BLANCO bei 370 lepromatösen Kranken mit Prozessen in diesem Gebiet nur 65mal und LANDAU u. GABBAY bei 59 hospitalisierten Kranken in Israel über 59%, eine oberflächliche Keratitis bei 52%, die alle Leprome auf der Stirn hatten. Sicher ist die Häufigkeit des Cornealreflexmangels eine Frage nach der Ausgangsgruppe, die bei LANDAU u. GABBY wesentlich ernstere oder fortgeschrittene Lepra zeigten. Möglicherweise wandern über diese Nerven auch die Bakterien ans Auge heran (CHOYCE).

Pannus

Wie nach solchen Hornhautveränderungen zu erwarten, kommt es weiter zur oberflächlichen Gefäßvermehrung über der Cornea, zuerst am oberen Limbus, dann rund um die Hornhaut herum. Beim Trachom ist die Pannusbildung nur im oberen Fünftel der Cornea zu finden. Auch fehlen die Tarsalplatten (CHOYCE). Die Gefäße sind eher netzig, beim Trachompannus gebündelt. Der Pannus leprosus corneae wird nach HIBI nur bei lepromatöser Lepra gesehen. Diese Veränderungen sind ausgedehnter im höheren Alter und nach längerer Krankheit. Zur Behandlung benutzte HOLMES β-Strahlen.

Ein *Pterygium* findet sich nach GARCIA DE AZEVEDO zu 9,5% und nach HOLMES auf Hawaii häufig.

Iridocyclitis

Die Iridocyclitis tritt ein, wenn die Bakterien den Ciliarkörper allmählich zerstören. Dies ist bei älterer und chronischer Lepra wohl die häufigste Augenstörung. Dabei ist die Iris getrübt. Es treten Irisadhäsionen dazu. Die ganze Öffnung kann Synechien zeigen. Die Corneahinterwand weist Präcipitate, die Vorderkammer Exsudate auf, auch die vordere Linsenkapsel wird befallen. Die Pupille wird dann starr. Später gesellt sich eine Katarakt mit glasiger Trübung dazu. Schließlich kommt es mit Retinabeteiligungen zur Atrophie des Auges oder Phthisis bulbi. Ein Sekundärglaukom wird hierbei selten gesehen. Pathologische Einzelheiten hat CHOYCE nicht weiter gegeben. CHATTERJEE u. CHAUDHURY fanden meist bei chronischen Kranken inaktive Augenveränderungen, d.h. ohne zusätzliche circumcorneale Injektion oder Keratitis punctata.

Histologische Untersuchungen nach therapeutischer Iridektomie sind nur von STEIN u. DOROFEJEW bekannt, die neben einer sero-plastischen Iritis auch miliare Leprome neben Bakterienmassen ohne Knotenbildungen sahen. Damit handelt es sich auch bei der plastischen Iritis um einen leprösen, spezifischen, nicht um einen unspezifischen Irisprozeß.

Zur Diagnostik hat SPYRATOS die vordere Kammer punktiert und Lymphocyten, Monocyten, Histiocyten vom Iristyp und einige nicht bestimmbare Zellen differenziert, in der Hoffnung, hierdurch die Ursache und den Ablauf der Augenentzündung beurteilen zu können. Hinterdrein kam es zu einer Hämorrhagie, nach der sich zwar alles besserte, aber dennoch wird von solchen Punktionen bei Leprösen abgeraten. Bei einem Hypopyon in lepröser Iritis fand BOUZAS Lymphocyten und lymphocytoide Elemente vorherrschend, während Bakterien nicht festgestellt wurden. Ein Hypopyon ist bei lepröser Iritis sehr selten und mit BOUZAS erst bei 4 Kranken bekannt. Zwar unterscheidet sich dieses Hypopyon von anderen, sei flüssiger und weißer, sei aber wohl nicht spezifisch.

Bei lepromatöser Lepra findet man eher ältere, ruhige, chronische, plastische Iridocyclitis mit Iristrübungen, vorderen Synechien und Pupillenstarre auf Licht, manchmal ohne circumorale Injektion oder Keratitis punctata, sonst aber mit Hornhauttrübungen, alter Iritis und Blindheit.

Die akute Iritis mit episkleritischen Knoten und circumcornealer Injektion ist selten.

Sogenannte „Irisperlen"

Hie und da beobachtet man kleine Granulome oder miliare Leprome an der Iris, sog. Irisperlen nahe dem Pupillenrand (KURIKS, s. V. KLINGMÜLLER). Diese werden als typisch oder spezifisch für Lepra angesehen (SOMERSET). Hierbei handelt es sich nach CHOYCE um aggregierte Leprabakterien oder amorphes säurefestes Material. Sie sind sicher pathognomisch für Lepra. Sie treten sehr häufig im Frühstadium, aber deutlicher, wenn das Irisstroma atrophiert, auf, sind höchstens 0,25 mm groß. McLAREN u. Mitarb. fanden sie nicht sehr häufig. Sie wachsen zusammen, treten hervor und tropfen in die vordere Kammer, wo sie langsam reaktionslos resorbiert werden. Größere üble Folgen werden kaum beobachtet. Sie werden als eine Hilfe in der Diagnose der Augenlepra angesehen. CHOYCE gibt an, daß sie auch dann nicht verschwinden, wenn die Krankheit erloschen sei. CHATTERJEE u. CHAUDHURY sahen solche Herde in Ghana nicht.

Ein wenig größere knotige Leprome sind überall an der Iris und dann einzeln vorkommend, jedoch nun wieder seltener, zu finden.

Katarakt

Katarakte sollen bei Leprösen häufiger als bei der sonstigen Bevölkerung vorhanden sein (HOLMES), aber über spezifische Veränderungen ist nichts weiter bekannt geworden.

Retina

Über die Ora serrata kann sich Lepra gelegentlich direkt vom Ciliarkörper in das hintere Auge ausbreiten. So finden sich nach CHOYCE in der äußersten Peripherie der Chorioidea und Retina weiße, wächserne Herde. Offenbar entwickeln sie sich deswegen, weil die Temperatur niedriger als zentral, als jenseits des Bulbusäquators sei.

LANDAU beschrieb bei einem lepromatösen Leprösen eine Vasculitis retinae (EALES' Krankheit), die man sonst auch bei den anderen Grundkrankheiten, wie Tuberkulose, Morbus Boeck, Syphilis, Buergerscher Krankheit, Allergie und lokalen Entzündungen sieht. McLAREN u. Mitarb. fanden nur zweimal fragliche Leprome an der Retina, wie sie auch ELLIOTT und SOMERSET und SEN beschrieben haben. Sichere Beobachtungen von Lepra im hinteren Augenbereich gab es bis 1948 nicht; denn die von ELLIOTT zitierten Beschreibungen CONTRERAS DUENAS u. JIJON, HOFFMANN und MAFFRAND oder die von GARUS entsprechen eher anderen Krankheiten. ELLIOTT meint, daß die von ihm gesehenen wachsartigen Perlen weitgehend den histologisch sicher als leprös gedeuteten Irisperlen glichen. Wie jene in der Iris, verschwinden auch die an der Retina, weswegen man auf eine gemeinsame Genese schließen könne. In Indien sind nach ELLIOTTs Mitteilung 256 Kranke genau angesehen und erst beim 108., dann 224. Patient eine lepröse Retinitis festgestellt worden. Bei beiden fanden sich einige runde, diskrete, gelbliche Knötchen in der Peripherie der Retina, die den Irisknötchen ähnlich waren. Die Kranken hatten keinerlei subjektive Symptome. Die meisten verschwanden unter der Antilepratherapie. Aber CHOYCE hält die 6 Beobachtungen von ELLIOTT für fraglich, weil die Lepra eigentlich nur den vorderen Anteil des Auges befällt, was auch KIRWAN betont. BLANCO empfiehlt bei Fundusveränderungen zuerst an Lues, Tuberkulose oder septische Herde zu denken. Solange die Deutung ELLIOTTs nicht histologisch bestätigt ist, muß die Beantwortung nach der Genese dieser Knötchen offen bleiben. PINKERTON sagt dazu: „Diese Diagnose wird nicht mit dem Augenspiegel, sondern mit dem Mikroskop gestellt." Immerhin ist es praktisch wert, zu wissen, daß spezifische Fundusprozesse bei Lepra ausgesprochen selten sein müssen und daß die so häufige Blindheit nicht von hier ihren Ausgang nimmt.

R. Die Haarwuchsstörungen bei Lepra

Ein auffälliges Phänomen ist in Japan, sehr viel Haarwachstumsstörungen bei Leprakranken zu beobachten, während diese z. B. bei den Philippinos weitgehend fehlen. Im Nationalen Leprosorium bei Tokyo hielt ich bei einem lepromatösen Kranken die bestehende Alopecie nach dem klinischen Bilde für identisch mit der Alopecia areata, zumal ich auch sog. Ausrufungszeichenhaare beobachten konnte. Leider waren die Fingernägel so verändert, daß Grübchen nicht diagnostiziert werden konnten. Diese Beobachtungen zeigen das Besondere der Haarwuchsstörungen bei Leprösen und sind weiterer Überlegungen wert.

Schon LUCIO hatte bei der diffusen Lepra die Alopecie des Kopfhaares beachtet. URUEÑA sah 1944 in Mexiko bei 380 Leprösen 18mal Alopecie, die alle an diffuser Lepra litten. ROMERO sah das bei 4 von 56 Kranken. Ebenso findet FRENKEN die Alopecie sehr häufig. MITSUDA u. NAGAI sahen die Alopecie in Japan zu 70%; OTEIZA SETIEN u. P. RODRIGUEZ nur zu 2,5% von 803 Patienten in Kuba. In Peru oder Mexiko (GONZALEZ URENA) wird eine Alopecie kaum gesehen, in Spanien häufiger (CONTRERAS DUENAS u. PASCUAL).

DERBES u. Mitarb. sprechen von Verdünnung des Kopfhaares, besonders über dem Occiput und oberen Nacken. Manchmal zeigt sich eine pseudo-seborrhoische Form mit frontalen Wellen, asymmetrisch, oder eine komplette Alopecie mit zwei Zonen über den Ohren, evtl. eine Tonsur. Über den arteriellen Gefäßen hielten sich die Haare nicht. OTEIZA SETIEN u. P. RODRIGUEZ unterteilen in folgende Varianten:

1. Diffuse Alopecie, die an diejenige bei Hypothyreoidismus erinnert.
2. Örtliche Alopecie etwa über den seitlichen Schläfen.
3. Umschriebene Form der Alopecie und
4. die sog. Mitsuda-Alopecie.

Letztere findet sich häufig bei fortgeschrittenen Fällen offenbar besonders über den großen Venen, während das Haar über den Arterien noch lange erhalten bliebe (Abb. 92). Diese Form hat in der Lokalisation offenbar mit der von URUEÑA bei diffuser Lepra das Gemeinsame, daß bei URUEÑA hier gerade die Haare fehlen, während sie bei der Mitsuda-Form erhalten sind.

FERNANDEZ trennt die Alopecie nach den Grundtypen: Während bei unbestimmter oder tuberkuloider Lepra die Alopecieherde in klinisch gesunder oder leicht hypochromer, oder erythematös-infiltrierter Haut gesehen werden, findet sich bei lepromatöser der Haarverlust in verdickter, infiltrierter Haut oder gar trockenen Hautbezirken.

Das lepromatöse Infiltrat drückt oder verschiebt gelegentlich die Haarfollikel, ohne sie ganz zu zerstören. Wenn dann das Infiltrat zurückgeht, so wächst das Haar wieder. Bei der unbestimmten Lepra wird eher eine nervöse Ursache diskutiert.

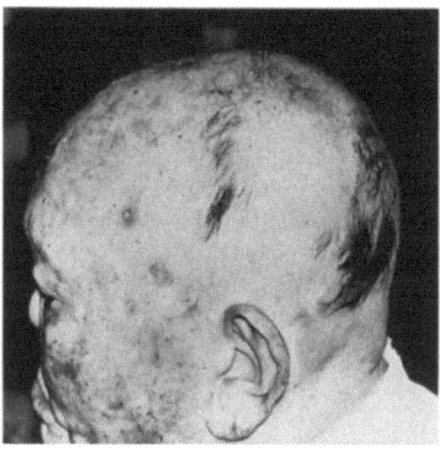

Abb. 92. Lepromatöser Leprakranker. Ausgebrannter Fall des National-Leprosarium Oku-komyo-en, Dr. NAMBA. Fast vollständige Alopecie. Ein Haarstreifen zieht über dem Ohr zum Scheitel. Darunter liegen die Gefäße

Die lepröse Alopecie soll nach BRESSANI SILVA bedingt sein durch
a) Druck auf die Follikel durch lepromatöse Granulome (was auch MITSUDA sagt),
b) endokrine Einflüsse,
c) trophische Störungen in der Haut.
Zuzufügen wäre nach SUTTON
d) Eindringen der Bakterien in die Haarfollikel.

Eigentlich wäre es gut zu verstehen (so FRENKEN), wenn gerade bei der diffusen Lepra ein Haarschwund auftritt am Kopf oder auch sonst am Körper, und die Tatsache der großen Häufigkeit der Alopecien in Japan ließe vermuten, daß hier die diffusen Infiltrate oder die diffuse Lepra sehr oft vorkommen, was ESTRADA meint.

In tuberkuloiden Efflorescenzen sieht man nach JAMES u. JOPLING örtlichen Haarschwund, auch bei der Grenzlepra finden sich über den Herden weniger Haare. Über lepromatösen Lepromen fallen die Haare zwar nicht aus, aber es kommt bald zum Wimpern- und Brauenverlust und dann zur leprösen Alopecie im Kopfbereich. JAMES u. JOPLING wiesen noch darauf hin, daß solche Haarwuchsstörungen bei anderen Krankheiten, besonders auch bei der Sarcoidosis, nicht zu beobachten seien, weswegen dieses Symptom differentialdiagnostisch gut verwertet werden kann.

Haarstörungen bei der Mäuselepra finden sich nach unseren Beobachtungen (an Ratten) nur im fortgeschrittenen Stadium, was auch FERNANDEZ u. Mitarb. (1963) feststellten. Und von mehreren Autoren wird eine Alopecie an Nagetieren nach Übertragung menschlichen Lepramaterials angegeben, wobei sich dann noch andere Hautveränderungen einstellen (BARMANN, CHATTERJEE, SOUZA-ARAUJO). Ähnliches berichteten FERNANDEZ u. Mitarb. an schwarzen hybriden Mäusen, die nach CHATTERJEES Technik subcutan mit einer Bakteriensuspension von aktiven lepromatösen Herden beimpft wurden. 4—6 Monate später zeigte sich bei 10—50% der Tiere — immer Weibchen — ein Haarschwund über der Schnauze mit den Barthaaren bis zum Kopf. Nach 15 Monaten bildete sich die Alopecie wieder zurück. Histologische Veränderungen in der Haut waren nicht sehr ausgeprägt, so daß dieser Haarausfall bei den Mäusen etwa mit dem bei der unbestimmten Menschenlepra verglichen werden könne. Da im Tiergewebe säurefeste Erreger nicht nachgewiesen werden konnten (die Versuche standen natürlich unter der grundsätzlichen Frage der Tierübertragungsversuche menschlicher Leprabakterien), müssen unspezifische Störungen diskutiert werden. Dafür spricht auch das reticulo-histiocytäre, mit Plasmazellen und Lymphocyten durchsetzte Infiltrat.

Als Parallele beim Menschen wäre m. E. an die entzündliche perifolliculäre Alopecie zu denken, bei der ja sicher nur „unspezifische" Einflüsse vorliegen. Allerdings läßt die reticulo-histiocytäre Reaktion mit ihrer Störung auf die Keratinisation des Haares Vergleiche mit FRENKENs Deutung der ichthyotischen Prozesse bei der Lepra zu, bei der ja auch im Herdbereich die Haare schwinden und später wieder nachwachsen können.

Nun wäre die Frage nach dem spezifischen Erscheinungsbild der leprösen Alopecie zu stellen. Ich meinte, auf Grund der Beobachtungen in Japan eine echte Alopecia areata diagnostizieren und abtrennen zu können und finde darin jetzt eine Bestätigung durch FRENKEN, der auch keinerlei typische Unterscheidungsmerkmale, keine spezielle Alopecieform bei Lepra entdecken konnte.

BRAND erwägt, ob der Haarverlust in Zusammenhang mit einer niederen Temperatur zu bringen sei. Oberflächliche Lanugohaare gehen in Lepraherden früh verloren, die tiefer dringenden Augenbrauenfollikel bleiben im fortgeschrittenen Zustand noch erhalten. Sehr tiefreichendes Kopfhaar bleibe erhalten. Es wäre zu prüfen nötig, ob die Kopfhaarfollikel bei Japanern, Koreanern und Chinesen, die ja besonders an lepröser Alopecie leiden, nicht so tief reichen wie bei anderen Rassen. Möglicherweise können die Haare über den großen Arterien etwas tiefer sitzen, so daß hier lepröses Gewebe nicht zur Störung des Haarwachstums führe.

S. Die Störungen an den Augenbrauen

Schon LUCIO hat in seiner Schilderung beginnender diffuser Lepra auf den frühzeitigen Verlust der Augenbrauen, besonders im äußeren Bereich, aufmerksam gemacht. Die dann haarfreie Haut ist weich, manchmal leicht erythematös. Einen alleinigen Brauenverlust nur der medialen Anteile gibt es nicht; es sei denn, es handele sich um Veränderungen im Bereich eines hier speziell vorzufindenden Leproms.

Dieser Brauenverlust ist eines der wesentlichsten klinischen Merkmale für lepromatöse Lepra, und diesem Symptom ist sicher ebenso große Beachtung zu schenken wie den Sensibilitätsstörungen oder Affektionen der Nasenschleimhäute, worüber ich mich an verschiedenen Orten überzeugen konnte und was ja allgemein bekannt ist.

ANTIA hält die Madarosis für die häufigste Alopecieform bei der Lepra, was CHATTERJEE u. CHAUDHURY für Ghana nicht bestätigten. Allerdings sagt COCHRANE, daß der Augenbrauenverlust ein verhältnismäßig spätes Symptom bei der Lepra sei.

WADE hat darauf aufmerksam gemacht, daß man kaum etwas über den Grund der merkwürdigen Tatsache, daß zunächst nur die seitlichen Partien der Brauen, also das äußere Drittel bis zur Hälfte zuerst und für lange Zeit haarfrei seien. In einer Umfrage denkt WAYSON an phylogenetische Momente. Die Augenbrauen sind die zuerst erscheinenden Haare am menschlichen Feten (TROTTER). KINDRED hält unterschiedlichen embryologischen Ursprung von medialem und lateralem Anteil für gegeben.

Im übrigen wachsen bei frühzeitiger erfolgreicher Behandlung die medialen Haaranteile zuerst wieder nach, was WHEATE bei Bantus feststellen konnte, während nach CHOYCE die einmal bestehende Madarosis nicht mehr rückläufig sei, besonders wenn lepröse Prozesse am Augenball vorliegen.

Nun findet sich bei vielen, ätiologisch verschiedenen Hautkrankheiten ein unterschiedlicher Brauenwuchs und besonders bei ektodermal dysplastischen Syndromen sieht man einen lateralen Augenbrauenschwund, den man als „signe de sourcil" bezeichnet hat und auf das HERTOGHE aufmerksam machte. Dieses Symptom wird offensichtlich durch endokrine oder autonome Nervensystemstörungen hervorgerufen, worüber POLEMANN u. PELTZER berichtet haben. BUSCHKE sah das Symptom bei Unterfunktion der Gonaden nach Thalliumvergiftung, CORNBLETT u. HOIT bei Antikoagulantientherapie und gebräuchlich ist der Begriff Hertoghe-Symptom bei dem endogenen Ekzem (= atopic Dermatitis), um nur einige wenige andere Vorkommnisse zu erwähnen.

Dem Dermatologen ist also vom Standpunkt der Krankheitslokalisationen die Differenzierung der Augenbrauenanteile geläufig, wofür als weitere Beispiele manche Ekzemformen, Lichtdermatosen, Lupus erythematodes, Urticaria usw. genannt seien. Gewisse Anhalte für diese Differenzierung bieten die dysplastischen Störungen, die ja scharfe Begrenzungen der vegetativen Gesichtsmaske von der zentralen Gesichtblässe erkennen lassen und die Übereinstimmungen mit den sog. Sölderschen Linien, wie sie MAX CLARA angeführt hat, aufweisen. Damit wäre auf einen direkten topen Einfluß des vegetativen Nervensystems (der wieder hormonell oder endokrin gesteuert wird) zu schließen. Ich hatte erwähnt, daß dieses Augenbrauenzeichen nicht nur ein Problem für den Leprologen allein, sondern für die Dermatologie im allgemeinen sei.

Historisch wäre es wohl richtig, den Augenbrauenschwund bei lepromatöser Lepra, der ja noch regelmäßiger bei diffuser lepromatöser Lepra auftritt, als „*Lucio-Symptom*" zu bezeichnen. Dies mag auch deswegen zweckmäßig sein, weil zwar nach einem gewissen Aufenthalt nach äußerer Brauenalopecie bald aber wohl immer eine vollständige Madarosis eintritt, wenn diese nicht gleich von Anfang an besteht. Nur die seitliche Brauenalopecie entspricht dem „*Hertoghe-Symptom*", das im ganzen allgemeiner, nicht spezifisch, zu verstehen ist und deswegen prinzipielle Vorzüge genießt. Es handelt sich offensichtlich um ein graduelles Problem, bei der Lepra sind die Störungen intensiver, wie man es auch bei der Mycosis fungoides oder Retikulose beobachten kann.

Leider fehlen zu subtilerer Deutung histologische und neurohistologische Befunde. Aus rein klinisch-makroskopischer Sicht ist die besprochene Alopecie bei der lepromatösen Lepra den genannten anderen Krankheiten ähnlich.

Wegen der Persistenz der Alopecie werden von vielen Haarverpflanzungen durchgeführt (FARINA, ALIETE u. TERENCIO, MERCADAL u. PLANAS, BRAND, GILLEIS u.a.), die besonders deswegen nötig sind, weil an den Augenbrauen die Laien in Lepragegenden die Rehabilitierung der Kranken ermessen.

ANTIA führt gerne BRANDs Methode durch, indem er ein sog. „biologisches Läppchen" von der noch behaarten Schläfengegend mit oberflächlichen temporalen Gefäßen genügend dick unter Schonung der tiefreichenden Haarbulbi und der Nerven zum Brauengebiet wendend transplantiert. Nicht so günstig ist die freie behaarte Kopfhaut ohne arterielle Versorgung zu versetzen oder auch eine Verschiebeplastik. Gelegentlich, besonders in Japan, werden auch einzelne Haare transplantiert.

T. Die Knochenveränderungen bei Lepra

Ein wichtiger Grund, der es dem Leprakranken erschwert, in die normale soziale Gemeinschaft zurückzukehren, ist das Auftreten von Deformierungen. DIWAN führte hierzu folgende Veränderungen an:

Im *Gesicht* allgemeine Hautveränderungen, wie knotige oder lepromatöse Infiltrationen oder schlaffe faltige Haut; Verlust der Augenbrauen; an der Nase: Einsenkungen oder unregelmäßige Deformierungen; am Ohr: runzelige Verlängerungen der Ohrläppchen und Helixdefekte; Lagophthalmus und Lähmungen anderer motorischer Äste des Facialis.

An den *Armen:* Ulnaris- oder Medianuslähmungen, Absorptionen der Finger, Kontrakturen der Endglieder und Ulcerationen.

An den *Beinen:* Schlaffe Fußlähmungen, Zehenabsorption und Plantargeschwüre.

An den *Geschlechtsorganen:* Gynäkomastie und Hodenatrophien.

Bezeichnenderweise sind Männer in Indien viermal mehr mit solchen Veränderungen behaftet (BARNETSON, DIWAN). Bei tuberkuloider Form treten sie zu 63%, bei lepromatöser zu 24,5% und bei unbestimmter Lepra zu 12,5% auf. Nach dem jährlichen Bericht des Marie Adelaide-Leprazentrums sind noch 1963 56% aller Patienten irgendwie deformiert.

WOZONIG meint nach langjährigen Beobachtungen, daß im Verlauf der Krankheit mehr oder weniger jeder Lepröse Knochenveränderungen bekäme. Auf den Ryukyus schätzen DOULL u. KLUTH Endgliedverluste bei den lepromatösen Kranken zu 15% an Händen, 13% an Füßen, bei nichtlepromatösen Kranken 22% an Händen und 25% an den Füßen.

Früher sahen MURDOCK u. HUTTER zu 50% von 140 Kranken, FAGET u. MAYORAL 29% von 505 in Carville, ESGUERRA-GOMEZ u. ACOSTA 68% von 483 in Kolumbien, PATERSON 34% von 116 ausgesuchten in Vellore, Indien; KARASEFF 95% bei 77 in Irkutsk, HENTSCH nennt über 30%, CHARDOME u. LEC hat bei allen außer 10 von 128 im Kongo Hand- oder Fußknochenveränderungen. Und schließlich fand PATERSON bei 894 Kranken in Hongkong 45% mit unspezifischen, 14,3% mit spezifischen Knochenprozessen.

Mit diesen Zahlen sei die praktische Bedeutung der Knochenbeteiligung bei der Lepra ernst unterstrichen.

Knochenveränderungen bei Leprösen sind also ungemein häufig anzutreffen und stehen mit den späten Folgezuständen und Mutilationen im Vordergrund der Beachtung, da gerade hierdurch die Tragik der Krankheit eindrucksvoll erkannt wird. So ist es zu verstehen, daß vornehmlich in der Laienpropaganda die Verstümmelungen mit Erfolg ausgenutzt werden. Das scheint vom ärztlichen Standpunkt nicht immer wünschenswert zu sein, wenn man in der Beruhigung der Bevölkerung und im Helfen der Befallenen die vornehmste Aufgabe erblickt.

1. Das Møller-Christensen-Syndrom, „facies leprosa"

Neuerdings sind die Knochenveränderungen wieder sehr in den Vordergrund wissenschaftlicher Betrachtungen durch die genialen osteoarchäologischen Untersuchungen MØLLER-CHRISTENSENs gerückt. MØLLER-CHRISTENSEN hat hiermit eigentlich zwei Probleme aufgegriffen: einmal das medizin-historische, nämlich die Frage nach der wirklichen, beweisbaren Existenz der Krankheit in der Vergangenheit und zum anderen dabei die Deutung der feststellbaren Knochendefekte in ihrer Lepraspezifität. Merkwürdigerweise sind die Defekte am Gesichtsschädel vorher kaum beachtet und nun erst beleuchtet worden. So ist es zweifellos berechtigt, die von MØLLER-CHRISTENSEN beschriebene „Facies leprosa" auch als *Møller-Christensen-Syndrom* zu bezeichnen, wenn auch MØLLER-CHRISTENSEN vor der Norwegischen Medizinischen Gesellschaft am 20. Oktober 1952 selbst die Bezeichnung „Bergen-Syndrom" vorgeschlagen hatte; denn die klinische Bedeutung des Syndroms wurde erst im Lepraasyl in Bergen voll bestätigt. Nun ist es in der Medizin allgemein üblich, Syndrome mit Eigennamen zu versehen, zumal dann, wenn jemand sich in der Ausarbeitung der Erkenntnis so verdient gemacht hat, wie MØLLER-CHRISTENSEN. Um das richtig zu verstehen, sei kurz skizziert, was man zur Zeit von MØLLER-CHRISTENSENs Ausgrabungen etwa bis 1952 über lepröse Knochenveränderungen im Gesichtsbereich wußte.

1931 gaben CHAMBERLAIN u. Mitarb. nach der Untersuchung von 150 Kranken auf Hawaii an, daß Rückgrat und Schädel leprös verändert zu sehen nicht bekannt sei. Auch MURDOCK u. HUTTER fanden keine beweisbaren Schädelprozesse, auch nicht im Nasengebiet. Störungen des Nasenknorpels seien eine gewöhnliche späte Folge der Nasenschleimhautprozesse bei lepromatöser und gemischter Lepra, wodurch es zur typischen Sattelnase käme, meinen FAGET u. MAYORAL. Zerstörungen des knöchernen Septums aber seien selten und wenn sie auftreten, durch Mischinfektionen bei leprösen Ulcerationen im Schleimhautbereich bedingt, also nicht spezifisch. Lediglich LECHAT führte eine Mitteilung von COLOMBIER von 1914 an, der bei Röntgenuntersuchungen eine Absorption der Nasenknochen vermerkte. Diese Beobachtung ist nicht weiter bekannt geworden. Verlust der mittleren Schneidezähne bei Leprösen wurde zwar häufig gesehen (PINKERTON), aber kaum weiter beschrieben.

Seit 1941 also hatte der damalige dänische Schularzt MØLLER-CHRISTENSEN aus Liebhaberei systematisch das Friedhofsgebiet des alten Augustinerklosters Åbelholt in Nordseeland ausgegraben und hier nahezu 1000 Skelete aus der Zeit von 1175—1561 n.Chr., der Zeit, in der das Kloster benutzt wurde, geborgen. Die schönen Befunde und Untersuchungen wurden in einer eigenen Monographie veröffentlicht. Unter den vielen Skeleten fand er im Sommer 1944 eines von einer 25—30jährigen Frau mit charakteristischen pathologischen Knochenveränderungen, die zuvor jedoch in Dänemark nicht bekannt waren. Ohne besondere Kenntnis über lepröse Knochenveränderungen wurden diese anfangs für solche gehalten. Es war jedoch unmöglich, diese Annahme zu sichern, weil man keinerlei Erfahrungen über lepröse Knochenprozesse aus dem Mittelalter hatte. Deswegen schien es MØLLER-CHRISTENSEN notwendig, einen der mittelalterlichen Friedhöfe der Leprahospitäler zu untersuchen. In Dänemark waren etwa 31 solcher unter dem Namen St. Joergens- (oder St. Georgs-)Spitäler bekannt, deren Bezeichnung noch heute vorhanden ist. 1949—1951 konnte er auf dem St. Joergenshof südlich an der seeländischen Stadt Næstved Skelete von rund 200 Personen ausgraben. Diese waren 400—700 Jahre alt, stammten also aus den Jahren 1250—1550 n.Chr. und waren überraschend gut erhalten und, was noch wichtiger war: nahezu alle zeigten typische lepröse Veränderungen. In der Deutung führend waren dabei natürlich die schon bekannteren, typischen Knochendefekte, die man bei lebenden Leprösen beobachten kann und die auch im einzelnen beschrieben worden sind (s. weiter unten). Bei 76% der Schädel von Næstved fanden sich Knochendefekte am äußeren Teil der Apertura piriformis, die als „Facies leprosa" bezeichnet wurde und der röntgenologisch eine Atrophie des vorderen Nasenbeins und der maxillären Alveolarfortsätze entspricht (Abb. 93). Die Atrophie der frontalen, maxillaren Alveolarfortsätze (bei 66%) bei der Lepra unterscheidet sich in Gestaltung und der Lokalisation von den Atrophien bei genuiner Paradentose oder chronisch-progressiver Paradentitis. Bei der Lepra finden sich die Veränderungen ausgedehnter und regelmäßiger in der Frontalregion. Es ist ein spezifisches Lepraphänomen, offenbar bedingt durch Störungen im sensiblen Anteil des Nervi nasopalatini Scarpae oder der trophischen Nerven, die die Alveolarfortsätze versorgen. Möglicherweise könne man von einer Paradentosis leprosa sprechen, allerdings muß diese Definition klinischen Untersuchungen überlassen bleiben.

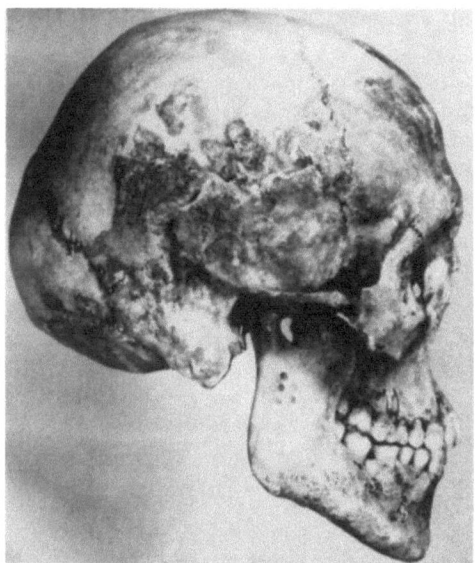 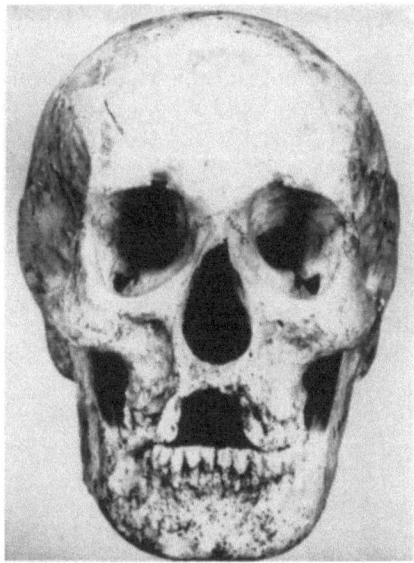

Abb. 93. Schädel eines Leprösen vom Leprafriedhof bei Næstved auf Seeland aus dem Mittelalter. Es handelt sich um die von MØLLER-CHRISTENSEN beschriebene ,,Facies leprosa". Deutlich zu erkennen ist die Atrophie der Spina nasalis anterior, des Cavi nasi und die Atrophie des zentralen Teils des Processus alveolaris maxillae mit intravitalem Verlust der Incisivi. Beobachtung Prof. V. MØLLER-CHRISTENSEN

Die Spina nasalis anterior ist gleichfalls atrophisch, und zwar mit poröser Auflockerung beginnend. Dabei können auch schon die unteren Conchen zerstört sein. Auf Grund der Knochenbefunde allein kann nichts zur Ätiologie geäußert werden. Bemerkenswert ist, daß diese Veränderungen auch allein, ebenso wie die Alveolaratrophie allein, vorgefunden werden können.

Veränderungen am harten Gaumen sind schon früher erwähnt (V. KLINGMÜLLER). MØLLER-CHRISTENSEN sah wenige oder einige kraterähnliche kleine Depressionen, wodurch der Knochen wie mit Grübchen besetzt war; dann finden sich kleine oder größere Perforationen. Diese Defekte sieht man an der nasalen wie an der oralen Fläche allein oder auf beiden Seiten gleichzeitig. Da nur die Gaumendefekte regelmäßig mit solchen an den Alveolarfortsätzen einhergingen, kann man letztere als spezifisch für Lepra betrachten. Sie sind offensichtlich nicht durch eine Paradentitis allein bedingt.

Spezifische Veränderungen an den Conchen lassen sich nur schwer feststellen. Diese sind zumeist verfallen.

Anders verhält es sich mit der *Orbita*, an der man im Gebiet der Tränendrüsengrube bilaterale, symmetrische, siebartige Usuren verschiedenen Ausmaßes beobachtet.

Diese Usuren oder Cribrae zeigen zwar bei verschiedenen Rassen verschiedene Häufigkeiten, aber bei den stammesmäßigen und zeitlich kongruenten Gruppen von Åbelholt und Næstved finden sich deutliche Unterschiede. Denn an den Schädeln der Leprösen (in Næstved zu 63%) sieht man diese um 134% häufiger. Aus diesem Grunde möchte MØLLER-CHRISTENSEN auch hierbei eine lepröse Ätiologie in Erwägung ziehen. Man könnte natürlich an eine lepröse Dakryoadenitis denken, über die allerdings kaum etwas bekannt ist und die offenbar nur einmal bei tuberkuloider Lepra beschrieben wurde (COCHRANE). Merkwürdigerweise sind diese Beobachtungen und Feststellungen MØLLER-CHRISTENSENs nicht

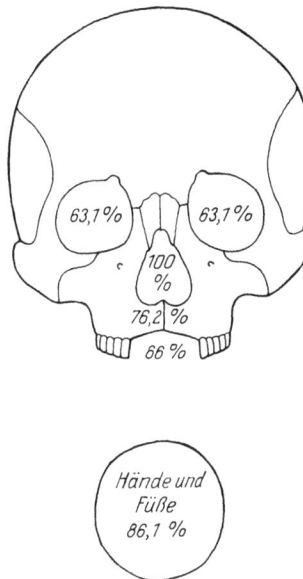

Abb. 94. Prozentuale Verteilung der Knochenveränderungen bei Lepra nach MØLLER-CHRISTENSEN

Gegenstand einer neueren klinischen Untersuchung geworden. Ich selbst hatte bei Leprakranken bisher keine eindeutigen Hinweise für solche Tränendrüsenprozesse gefunden. Grundsätzlich sind ja auch spezielle Krankheiten an diesen Drüsen nur sehr selten anzutreffen. Offensichtlich muß man nach der Existenz einer periossalen Reaktion im Orbitabereich auf vorübergehenden oder andauernden Druck durch veränderte Tränendrüsen achten.

Diese beschriebenen Symptome, die zum Møller-Christensen-Syndrom gehören, sind also:

1. Defekte an der Apertura piriformis,
2. Atrophien der Alveolarfortsätze im frontalen Bereich des Os maxillare,
3. Atrophie der Spina nasalis anterior

und bisher noch nicht als spezifisch bewiesene

4. Usuren im orbitalen Bereich.

Mit *Facies leprosa* bezeichnet MØLLER-CHRISTENSEN *drei* für lepromatöse Lepra charakteristische Veränderungen des Schädels, und zwar:

1. Entzündungsreaktionen im Cavum nasi; in 90% der Fälle mit Sitz am Processus lapatinus,
2. Atrophie der Spina nasalis anterior und
3. distal beginnende Atrophie des zentralen Teils des Processus alveolaris maxillae mit Aufrückung des Prosthions und zuerst Lockerung und später intravitalem Verlust der mittleren Incisiven.

Er sagt weiter: Ein Schädel mit Facies leprosa rechtfertigt die Diagnose: Vielleicht Lepra. Sind außerdem Tibiae und Fibulae pathologisch verändert, so ist die Diagnose „Lepra" sicher.

Diese Symptome können gelegentlich primäre oder besser zuerst auftretende Knochenveränderungen darstellen und gleichzeitig mit solchen an Händen und Füßen, und zwar in typischer Art (s. später!) auftreten. An 247 mittelalterlichen

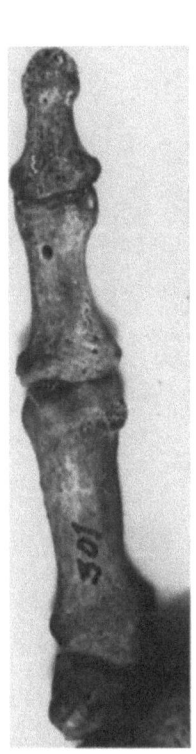 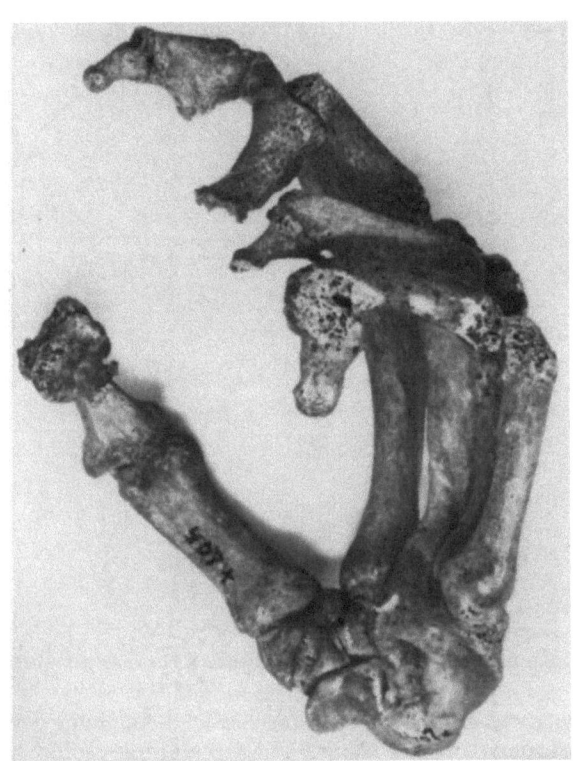

Abb. 95   Abb. 96

Abb. 95. Linker Zeigefingerknochen einer erwachsenen Frau vom Leprafriedhof bei Næstved. Man erkennt erweiterte Foramina nurticia und honigwabenartige Auflockerungen. Das ist durch Leprome bedingt. Beobachtung Prof. V. MØLLER-CHRISTENSEN

Abb. 96. Linkes Handskelet eines erwachsenen Mannes vom Leprafriedhof Næstved. Es handelt sich um Mutilationen nach Leprareaktionen mit subartikularen Destruktionen. Die proximalen Endglieder sind teils absorbiert, die Schäfte verdünnt und auch die metatarsalen Köpfe defekt. Beobachtung Prof. V. MØLLER-CHRISTENSEN

Skeleten Lepröser fand MØLLER-CHRISTENSEN folgende Häufigkeitsverteilung (s. Abb. 94).

Entzündliche Veränderungen in der Nasenhöhle zeigen sich zu 100% bei Skeleten mit leprösen Deformierungen an Händen und Füßen; symmetrische Usuren an der Orbita zu 63,1%; Atrophie der Spina nasalis anterior zu 76,2% und an den Alveolarprozessen zu 66%.

Typische Deformierungen an Händen und Füßen fanden sich bei 86,1% der 115 (für diese Untersuchungen verwertbaren) Skelete mit Störungen in der Nasenhöhle (Abb. 95—100).

Mindestens mit diesen Zahlen ist allein nach der Osteoarchäologie das Møller-Christensen-Syndrom als eines der frühesten und häufigsten Leprazeichen im Bereich der Knochen anzusehen.

Das Møller-Christensen-Syndrom, „facies leprosa" 237

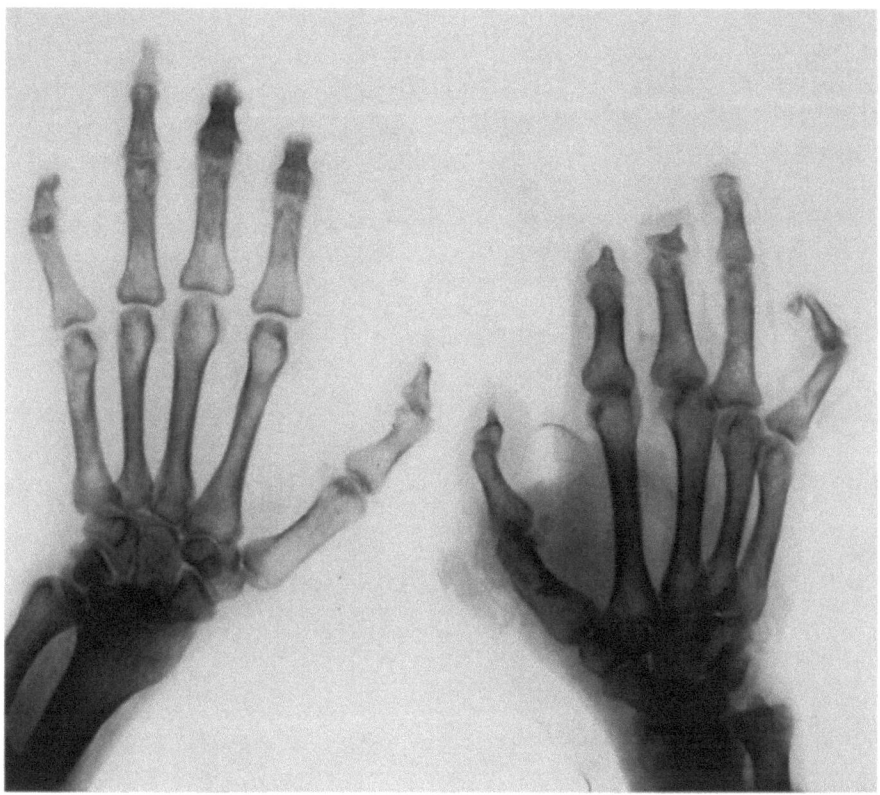

Abb. 97. Röntgenbild von mutilierten Händen einer lebenden Leprösen. Netzige Veränderungen der Endphalangen und Einbruch der Phalangen über den Gelenken. An der Endphalanx des 3. Fingers links konzentrische Rindenbildung. An den Daumen und Endphalangen der re. Hand stärker ausgeprägte Absorptionen. Sequestrierender Prozeß am Grundgelenk und Metatarsus des re. Daumens. Beobachtung des Leprosariums de Zoquipan, Mexico

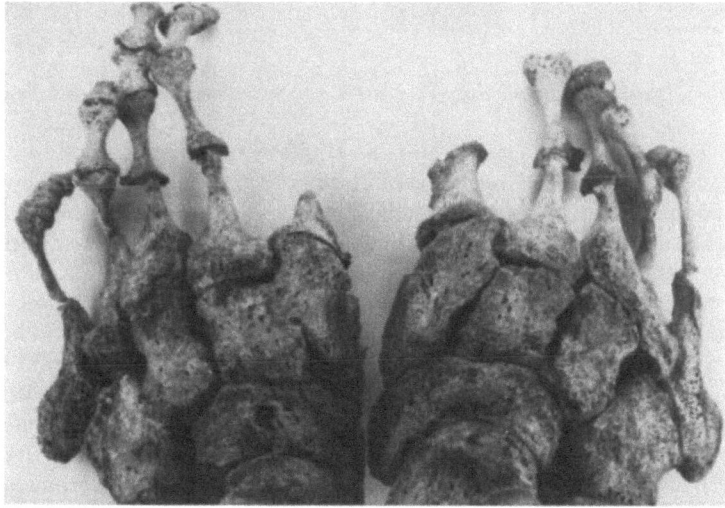

Abb. 98. Vorderfußskelete (von dorsal) eines Leprösen vom Leprafriedhof bei Næstved. Die Mutilationen lassen eine konzentrische Absorption der metatarsalen Schäfte erkennen. Das ist bei alten Leprösen mit Sensibilitätsverlust zu beobachten

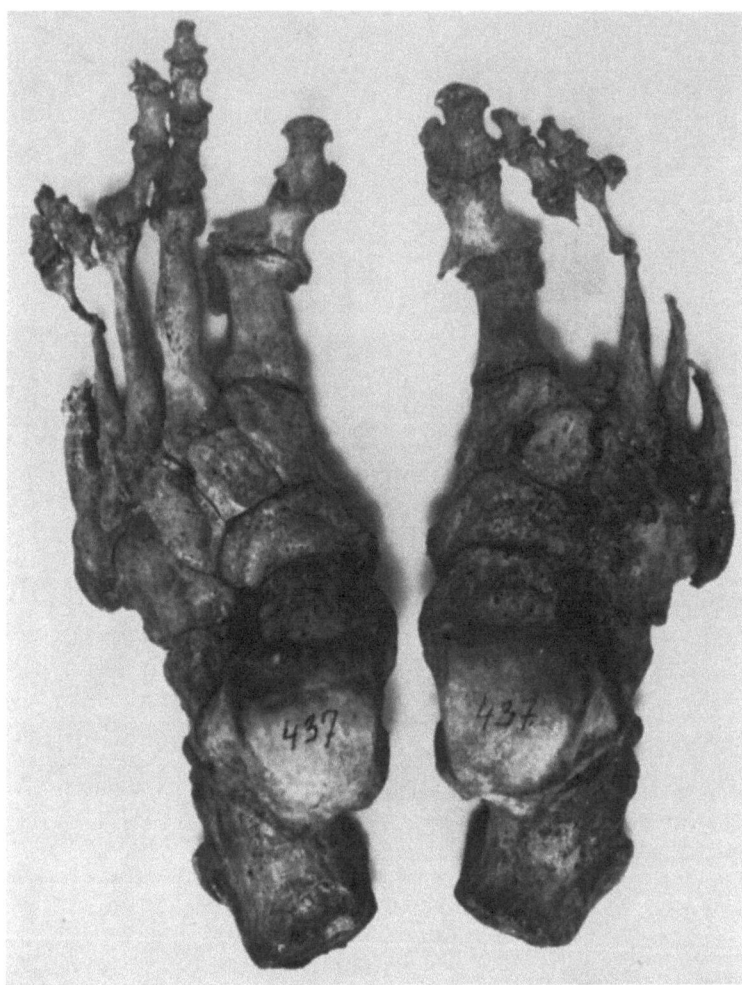

Abb. 99. Ganze Fußskelete, teils mit fragmentierten Knochen. Beobachtungen Prof. V. MØLLER-CHRISTENSEN

Wie schon erwähnt, hatte MØLLER-CHRISTENSEN gemeinsam mit BAKKE, MELSOM u. WAALER die Knochenveränderungen an 7 lebenden Kranken wiederfinden können, über die MELSOM oder WAALER genauer berichten. WAALER hält zwei Erklärungen der Defekte für möglich: Einmal könne es sich um Nervenstörungen, ähnlich denen der Knochenatrophien an Fingern und Zehen handeln, oder wäre eine traumatische Atrophie durch persistierende chronische Entzündung im anliegenden Gewebe anzunehmen. WAALER meint, daß es sich nicht um einen spezifischen Befund bei Lepra, sondern eher um ein charakteristisches Symptom der Krankheit handele. LECHAT u. CHARDOME im Kongo, MICHMAN u. SAGHER in Israel bestätigten im übrigen an 96 oder 44 lepromatösen Leprösen die Ergebnisse weitgehend. Einen schönen Hinweis für die Spezifität der Prozesse gab kürzlich HJØRTING-HANSEN, KLOFT und HENNING SCHMIDT bei einem 77 Jahre alten dänischen lepromatösen Leprakranken (Abb. 101). Histologisch wurde das zum Knochendefekt führende Gewebe grau, granulomatös, mit leichter zentraler Nekrose beschrieben. Um die Gefäße fanden sich histiocytäre Elemente, teils viel-

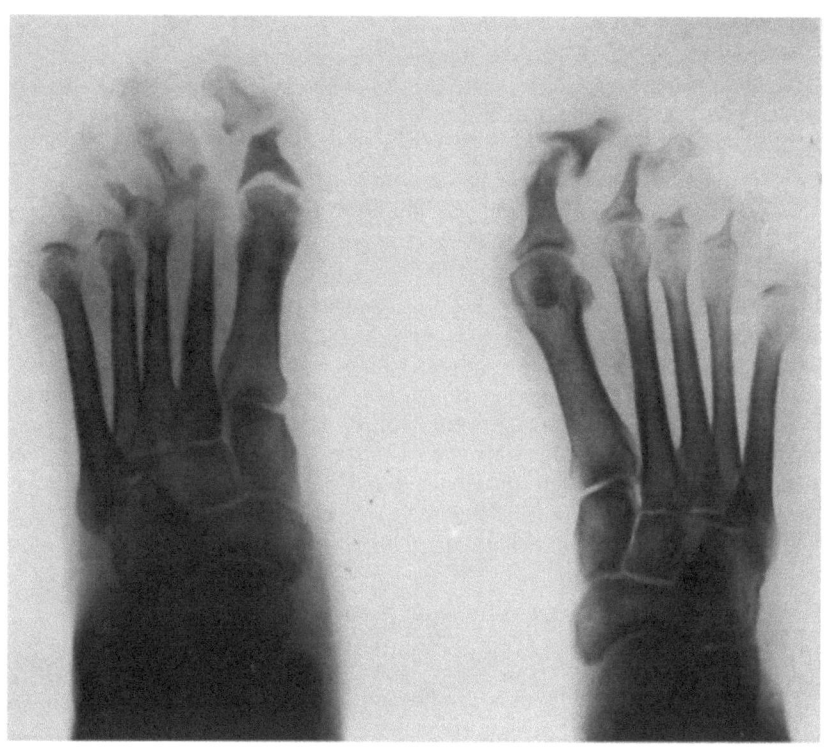

Abb. 100. Röntgenbild von mutilierten Füßen einer lebenden Leprösen. Befallen sind besonders die Endphalangen mit teils völliger Absorption bis zu einer schalenförmigen Kuppenbildung. Beobachtung des Leprosariums de Zoquipan, Mexico

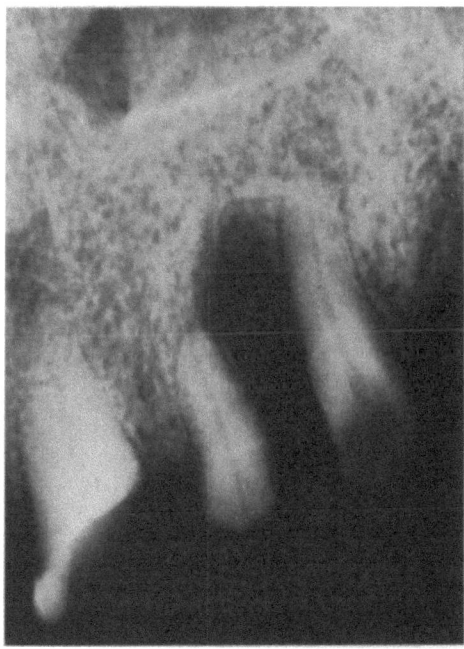

Abb. 101. Lepröses Granulom der Maxilla zwischen den Wurzeln des seitlichen Schneidezahns und des Caninus links bei einem lebenden 77jährigen Dänen. Die periodontale Membran um die Apices der Zähne war normal. Auch am Skelet der Nase fand sich ein partieller Verlust der Spina nasalis anterior. Bei der Operation zeigte sich graues Granulom mit reichlich säurefesten Bakterien. Beobachtung Dr. E. HJARTING-HANSEN, B. KLØFT und H. SCHMIDT

kernig, teils Pyknose oder Karyorrhexis, daneben zahlreiche Lymphocyten und Plasmazellen. Nach ZIEHL-NEELSEN gefärbt, war das Gewebe von vielen säurefesten Bakterien durchsetzt. MICHMAN u. SAGHER, SERGENT, BOSQ u. SACHERI brachten weitere Beweise.

Es wäre noch nachzutragen, daß man nun auch die Veränderungen an Schädeln historischer Persönlichkeiten, wie bei dem des schottischen Königs Robert Bruce (1274—1329), eindeutig als Lepra differenzieren kann (BROTHWELL), während man vorher noch eine sporadische Syphilis bei ihm vermutete. MØLLER-CHRISTENSEN hält es jedoch für nötig, diesen Schädel noch einmal im Original zu studieren. Über weiteres mittelalterliches Vorkommen von Lepra in England berichtete MØLLER-CHRISTENSEN gemeinsam mit HUGHES. Und kürzlich konnte nach den historischen Voruntersuchungen von SCHMITZ-CIEVER eine Grabung am Melatenhof mit Quirinuskapelle unweit Aachens begonnen werden. Mindestens an einem von 10 Skeleten konnte MØLLER-CHRISTENSEN gleiche lepröse Knochenprozesse, also erstmals auch in Deutschland, nachweisen. Abschließend mag erwähnt sein, daß die Lokalisation der Lepra im Alveolarfortsatzbereich ja im großen und ganzen dem Zwischenkiefer GOETHEs entspricht.

2. Zahnveränderungen bei Lepra

Mit SAKAIs ausgedehnten Untersuchungen wurde auf die Häufigkeit von Gebiß- und Zahnveränderungen bei Leprösen hingewiesen. Denn bei den Kranken finden sich mit 33,07% wesentlich mehr solcher Störungen als bei normalen Personen. Die Zahnveränderungen sind dann vermehrt, wenn die Krankheit in jungen Jahren, also wenn das Wachstum der Zähne noch nicht abgeschlossen ist, begonnen hat. Lepromatöse Kranke haben mit 34,3% häufiger als tuberkuloide mit 29,4% Zahnanomalien. Diese äußern sich, worauf neuerdings DANIELSEN hingewiesen hat, als Stellungsanomalien, abhängig von in der Entwicklung geschädigtem Gaumendach.

Caries findet sich nach STEIN u. NIKOLAEVA bei 77% Leprösen hauptsächlich im 40.—50. Lebensjahr. Die oberen Molaren sind mehr befallen, die Schneidezähne kaum. Auch Zahnstein käme bei 67% der Leprösen vor. Bemerkenswert ist, daß beim Bohren trotz Anaesthesie Schmerzen angegeben werden.

Im Verlauf seiner Ausgrabungen hatte MØLLER-CHRISTENSEN an den Schädeln neben dem Verlust der oberen Schneidezähne als Ausdruck einer periodantalen Störung auch Pulpaveränderungen vermutet. DANIELSEN hat diese Untersuchungen weitergeführt und an kindlichen Schädeln „lepröse Zähne" als Symptom der Facies leprosa zugesellt. Es handelt sich um eine Odontoplasie mit konzentrisch eingezogenen Furchen am unteren Wurzelanteil, dem ein korrespondierender unregelmäßiger Wall in der Pulpahöhle entspricht. Diese Veränderungen finden sich symmetrisch an den 4 oberen Schneidezähnen und setzen offenbar vor dem 9. Lebensjahr ein. Man findet solche Odontoplasie nur an solchen Personen, die vor dem 20. Lebensjahr gestorben sein müssen. Diese Befunde sollten an lebenden Kranken weiterhin geprüft werden.

3. Knochenveränderungen an Händen und Füßen bei Lepra

Im allgemeinen muß man annehmen, daß es bei Lepra auf zweierlei Weisen zu Störungen an den Knochen kommt: 1. könnte spezifisches Granulationsgewebe in Knochen allmählich eindringen oder nach direkter oder indirekter, hämatogener Bakterienaussaat neu entstehen oder 2. kann es sich um unspezifische Vorgänge, zumeist trophoneurotische Alterationen nach spezifischen Nervenprozessen, handeln. Auch sekundäre, pyogene Superinfektionen bewirken Knochendefekte. Schließlich mögen osteoporotische Veränderungen die Knochen sichtbarer angehen. Dieser Unterteilung folgen die meisten Autoren, u. a. CASACCI, CHERLINZONI u. PIRASTU, MUT-MUT, LECHAT, dann KUNG u. Mitarb. und besonders PATERSON. Und zuletzt CAVE u. Mitarb., KOCHERIN, MERKLEN u. Mitarb., TERENCIO DE LAS AGUAS, SHAKHOV u. Mitarb. und WOZONIG. Veränderungen an den Fingern beschrieben SWEETMAN und WILLIAMS.

4. Spezifische Knochenveränderungen

Die spezifischen Prozesse wären sinngemäß eher bei lepromatöser Lepra zu erwarten, was schon CUERVO u. Mitarb. oder KUNG u. Mitarb. in direkter Bakterienwirkung deuten, was aber nach neueren Beobachtungen PATERSONs überraschenderweise keinesfalls zutreffen soll. Auch PATERSON beobachtete bei lepromatösen Leprareaktionen, also einer Bakteriämie, spezifische Destruktionen mit Lepromen in den Knochen. Im allgemeinen gilt ja, worauf ERICKSON u. JOHANSEN schon 1948 hinwiesen, daß man bei lepromatöser Lepra nur relativ wenig Nervenprozesse findet und gewöhnlich die Knochen normal, frei sieht; es sei denn, daß eben eine direkte Wirkung der Bakterien vorliegt. Letzteres würde sich in Form von Cysten oder Osteomyelitis äußern. Hierfür gaben ERICKSON u. JOHANSEN, neuerdings JOB, einige Beispiele. ERICKSON u. JOHANSEN schließen auf die lepromatöse Natur wegen der schnellen Heilung der Cysten nach Sulfontherapie. Allerdings fanden LANGUILLON u. BOISSAN keine eindeutige Besserung innerhalb eines Jahres bei 165 lepromatösen Leprakranken, die sie mit 102 tuberkuloiden und 15 undifferenzierten Kranken verglichen. Nun haben HASHIMOTO u. KOZUMA das Knochenmark bei 46 Leprösen autoptisch untersucht und bei dreien Leprome am distalen oder proximalen Ende von Humerus oder Femurmark, auch im Sternalmark, finden können. Röntgenologisch entsprach diesen Herden offenbar eine Atrophie in der Knochenstruktur.

Bakterien lassen sich im Knochenmark finden, wie GASS, GASS u. RISHI, BRUMPT gezeigt haben.

JOB hatte eindeutige Röntgenbilder so geschädigter Hände lepromatöser Leprakranker vorgelegt und gezielte Knochenbiopsien vorgenommen. Die Hände dieser Kranken waren geschwollen, die meisten hatten auch knotige Prozesse. Es bestand ein Sensibilitätsverlust für Berührung und häufig eine Ulnarparalyse. Diese typischen lepromatösen Veränderungen sieht man wohl nur bei weit fortgeschrittenen Fällen. JOB meint, daß man Leprabakterien im Knochenmark bei fortgeschrittener lepromatöser Lepra wohl leicht nachweisen kann, während destruktive Knochenprozesse seltener auftreten, nach FAGET u. MAYORAL bei 9%, nach PATERSON bei 14,3%.

Die leprösen Knochenveränderungen, die Osteitis leprosa, ist im Röntgenbild ziemlich pathognomisch und läßt sich nach PATERSON durchaus von der Sarkoidose, Retikulose, Tuberkulose und Mycetom unterscheiden. Bei 3% von rund 1000 Kranken sieht man nach PATERSON nur mäßige Störungen von wenigen Knochentrabekeln gewöhnlich an der ernährenden Arterie am distalen Phalanxende. Manchmal ist die ganze Endphalanx netzig verändert. Man spricht von honigwabenartig, wobei meist Hautprozesse an den Fingern bestehen. Bei Pseudocysten, die zu 5% beobachtet werden, handelt es sich um scharf begrenzte Knochendefekte, die gewöhnlich am distalen Ende der Phalangen auftreten. Diese heilen mit sklerotischen Rändern oder verschwinden. Man muß sie differenzieren von Xanthomatosen und Preßlufthammerschäden. PATERSON sah solche Pseudocysten auch in der Patella.

Erweiterte Foramina nutricia finden sich zu 1,5% im Zentrum der äußeren Hälfte der Mittelphalangen. Unter 1 mm Durchmesser werden sie noch als normal angesehen. Größere und unregelmäßige Defekte können Anzeichen einer leprösen Periarteriitis (FITE) oder periarteriolärer Neuritis sein.

Die floriden Prozesse bei Osteitis leprosa, die ERICKSON u. JOHANSEN, LECHAT, JOB und PATERSON beschrieben, sind nach letzterem bei 2,8% lepromatöser Leprakranken als multiple, scharf begrenzte, kleine, röntgentransparente Herde in der Phalangenmedulla oder mittleren Cortex gelegen. Gelegentlich, zu 0,7%, liegen sie an der seitlichen Cortex der proximalen Phalangen, dort, wo die Gefäße in die Knochen einmünden. Bei Leprareaktionen stellt sich eine ziemliche Zerstörung ein. Die Gelenke sind selbst weniger befallen, dafür brechen die Phalangen über den Gelenken subartikulär zusammen. Diese Prozesse können abheilen mit einer Sklerose der Cortex ohne oder mit Deformierungen.

Manchmal beobachtet man ohne weitere sonstige Prozesse nach PATERSON dichte, konzentrische Rindenbildungen mit verengtem Medullarraum. Die Anamnese dieser Kranken weist auf einen diffusen Charakter der lepromatösen Lepra hin.

Ungeklärt ist die Tatsache, daß man im Gegensatz zu denen der Hände und Füße an anderen Knochen nur äußerst selten lepröse, ostitische Prozesse beobachtet. PATERSON fand außer am oberen Tibiaende am Mittelschaft der Tibia, vielleicht bei Periostitis, und einmal, wie gesagt, an der Patella gewisse Hinweise.

Wie schwierig die Zuordnung der einzelnen Knochenprozesse zu einer der Grundformen der Lepra sein kann, mag auch aus der Beobachtung COSTELLOs erhellen, der bei einem lepromatösen Leprösen (mit Beteiligung der Ulnarnerven) Destruktionen der schaufelförmigen Endgliedplatten findet. Der ungewöhnliche Sitz z.B. am Talus bei 2 und später bei 8 von 441 lepromatösen Leprösen hatte ERICKSON u. MAYORAL festgestellt. Klinisch beginnen die Herde heimtückisch und weisen erst bei prolongierter Leprareaktion intermittierende Schmerzen und Schwellungen im Sprunggelenkbereich auf. Wie nach Mottenfraß zeigen sich röntgenologisch unter dem Hals und Kopf am Talus Defekte. Äußere, oberflächliche Infektionen oder neurotrophe Störungen fehlen. Es resultiert eine Plattfußhaltung wie nach einer Talushalsfraktur. Frühzeitige Erkennung wäre dringend zu wünschen. PATERSON hält diese Talusprozesse jedoch für aseptische Nekrosen, wie etwa bei diabetischer Neuropathie.

Schwieriger sind die Veränderungen zu erklären, die BASSET u. SCHNEIDER unter DDS-Therapie bei 2 lepromatösen und einem tuberkuloiden Kranken an den Knochenschäften von Tibia und Radius fanden, nämlich eine stärkere Dichte der Rinde, intensivere Schatten der transversalen Trabekel ohne Osteoporose.

Im weiteren systematischen Verfolg sahen CARAYON u. Mitarb. mit BASSET diese Periostitis häufiger. Sie unterscheiden 2 Typen von Knochenveränderungen, einmal sog. „lytischen" Typ mit diffuser Decalcifizierung und osteoporotischen Prozessen, und dann einen „konstruktiven" Typ. Bei letzterem finden sich
    a) periostitischer Mantel;
    b) periostitische Proliferation;
    c) periostitische Blase;
    d) periostitische Proliferation,
die zu Wurmfraßbändern führt. Diese Veränderungen werden als direkte Bakterienwirkungen aufgefaßt, aber eine Superinfektion durch andere Erreger, Wirkungen der Chemotherapie, muskuläre und nervöse Veränderungen, auch hormonelle Störungen seien mit im Spiel.

Auch CHARDOME u. LECHAT weisen bei der lepromatösen Lepra auf Höhlenbildungen in den Knochenschäften hin, bei denen es sich meiner Ansicht nach nicht um echte „Höhlen", sondern wie beim Morbus Boeck um spezifische Granulome, also cystoide Elemente, handeln mag. Solche nannten MURDOCK u. HUTTER „Osteitis leprosa multiplex cystica", in denen Bakterien im übrigen wimmeln sollen.

Sie finden weiterhin Erweiterungen der Foramina nutricia, wie PATERSON, als Ausdruck lepröser Endarteriitis, schließlich aber Absorptionen der Fingerknochenenden. Demgegenüber weisen die tuberkuloiden, wenig bakterienhaltigen Lepraformen eine zentripetale Absorption der Finger aus. Eine Kombination beider Symptome: cystoider und absorptiver Art sieht man an Übergangsfällen, wahrscheinlich also bei der Grenzlepra.

Während akuter Reaktionen bei lepromatöser Lepra stellen sich manchmal Osteochondritis deformans-ähnliche Prozesse an den Fingern ein, die nach Beobachtungen von CHAMBERLAIN u. Mitarb., dann von KARASEFF, wie oben erwähnt, mit schmerzvollen Fingerschwellungen von PATERSON, dann von LECHAT beschrieben wurden. Man findet zunächst Pseudocysten in den Phalangen, die auf die Gelenke brechen und mit entsprechenden Gelenkveränderungen einhergehen. Für ihre Spezifität sprechen der Nachweis säurefester Erreger (PATERSON u. PAVLOV).

Die Excisate beschreibt JOB als gelb-braun; sie sind fest, nicht weich. Die Trabekel sind von entzündlichem Granulationsgewebe, hauptsächlich von Makrophagen, eingenommen. Diese Makrophagen weisen ein granuläres vacuoliges Cytoplasma auf. Daneben sieht man Lymphocyten und einige Plasmazellen. In den Makrophagen finden sich säurefeste Bakterienklumpen. Dieses Granulationsgewebe zieht sich zungenartig bei gleichzeitiger Fragmentierung und Nekrose der Trabekel cariesartig in den Knochen. Gelegentlich sieht man proliferierendes, fibröses Gewebe ohne Verkalkung, mit Hyalinisierung. Einmal erstreckte sich solches Gewebe bis in die Synovialmembran eines benachbarten Gelenkes.

Es handelt sich demnach um einen destruktiven Prozeß, der mit Fibrose abheilt.

5. Unspezifische Knochenveränderungen

Die nun zu beschreibenden, nicht spezifischen Knochenprozesse, die also nach der bisherigen Kenntnis nicht durch direkten Einfluß der Bakterien oder einer als spezifisch anzusehenden, granulomatösen Wucherung entstanden sind, wurden im älteren Schrifttum und teilweise auch noch heute von manchen Autoren als Prozesse bei „neuraler Lepra" beschrieben. Nun werden wir jedoch sehen, daß diese Knochenstörungen nicht allein bei der tuberkuloiden, sondern auch bei der lepromatösen Lepra vorzukommen pflegen. In diesem Sinne mag es etwas verwirrend sein, wenn man die neurale Lepra uneingeschränkt in den tuberkuloiden Typ einordnet, wie es schon 1948 von PARDO-CASTELLO, TIANT u. PINERO u.a. angenommen wurde. Die strenge Polarität der Typen gilt demnach bei der Besprechung der Knochenprozesse zunächst nicht. Vorerst sei die Berechtigung, hier „neurale Lepra" zu gebrauchen, aus der derzeitigen Hypothese über die Pathogenese der Störungen abzuleiten, da man ja allgemein glaubt, daß es primär zu Nervenveränderungen, dann zu (noch nicht sicher nachgewiesenen) Gefäßstörungen und nun (mit anderen Einwirkungen, wie Traumen) bei Gefühlsverlust zu Knochenprozessen kommt. Diese Entwicklung der Auffassung über die Lepra, die ja noch 1938 nur allmählich und mit großer Zurückhaltung den südamerikanischen Impulsen der Polarität der Krankheit folgte, und heute ein großes Gewicht auf die Zwischenformen der dimorphen oder Grenzlepra legt, kommt der Verwendung „neuraler Lepra" bei der Betrachtung der Knochenveränderungen entgegen.

Nach älteren Arbeiten von CHAMBERLAIN, WAYSON u. GARLAND (1931), MURDOCK u. HUTTER (1932), KARASEFF (1936), OBERDÖRFFER u. COLLIER (1940),

Faget u. Mayoral (1944), Cooney u. Crosby (1944), Da Veiga (1947), Esquerra, Gomez u. Acosta (1948), und als Orthopäde Metcalfe (1949), später Lechat (1961), hat sich genauer mit Knochenveränderungen bei neuraler Lepra in Südafrika Barnetson und kürzlich Paterson beschäftigt.

Man sieht nur ausschließlich Defekte an den kleinen Knochen der Hände und Füße, meistens Atrophien oder Defekte ohne produktive Veränderungen; es sei denn, daß diese durch sekundäre infektiöse Prozesse bedingt sind. Die Atrophie beginnt an den Außenrändern der Endphalangen als Acroosteolyse, destruierende Prozesse mehr an den proximalen. Die beidseitigen, symmetrisch auftretenden Prozesse nehmen mit der Krankheitsdauer, dem Ausmaß der Nervenveränderungen, dem Alter der Kranken mit stärkerer Traumatisierung und Zunahme sekundärer Veränderungen zu. Die Röntgenbefunde galten nicht als lepraspezifisch; denn man beobachtet diese Veränderungen bei beiden, lepromatösen und tuberkuloiden Lepratypen (Lechat). Nach Patersons ausführlichen Untersuchungen treten die Veränderungen sehr langsam in Erscheinung und sie entsprechen durchaus denen, die man bei Nichtleprösen mit sog. neurotrophen Krankheiten, wie diabetischem neuropathischem Gangrän, kongenitaler Schmerzindifferenz oder bei Ernährungsstörungen mit chronischem Ulcus, bei Sklerodermie oder Frostbeulen, hier natürlich ohne Nervenbeteiligungen findet.

Bei der Lepra gehen diese unspezifischen Knochenabsorptionen alle mit Gefühlsverlust, Traumen und septischen Prozessen einher.

Nach Weichteilschwellungen und Rötungen mit Ulcerationen und Absorptionen finden sich erste Anzeichen an dem schaufelförmigen Ende der Endglieder. Paterson gab hierzu gute zusammenfassende Übersichten (1961), die hier jedoch nach den 11 Jahre früher erschienenen Publikationen von Barnetson aus Südafrika behandelt werden sollen.

Barnetson verfolgte den zeitlichen Ablauf der Phalangenveränderungen von feinen Einkerbungen am schaufelförmigen Rande der Endglieder mit zunehmenden Defekten oder fortschreitender Atrophie am seitlichen Rande oder im Schaft bis zu größeren Defekten und Resten der Gliedbasis. Gelegentlich meint man auch hier, die Foramina nutricia erweitert zu sehen. Eventuell gleichzeitig oder später zeigen sich Absorptionen proximaler Glieder, konzentrisch im Schaftbereich. Paterson beschrieb im einzelnen mit prozentualer Häufigkeit (auf Grund einer ausführlichen Studie an 894 Leprösen in Hongkong und 108 in Vellore) die unspezifische akute Osteitis 1%, Osteomyelitis 5,6%, Periostitis 15,4%, dann die subakute und chronische „neurotrophe" Osteitis 14%. Diese geht meistens mit konzentrischer Absorption einher. Unter Berücksichtigung der geheilten Prozesse (27%) und arthritischer Phänomene finden sich insgesamt bei 45% aller Leprösen Beteiligungen an Knochen, womit die Bedeutung der Veränderungen wieder ziemlich unterstrichen wird.

Bei fortgeschrittenen Fällen findet sich immer eine vollständige Anaesthesie. Grundsätzlich sind die atrophischen Prozesse, wieder nach Barnetson, wesentlich ausgeprägter. Diese treten 2—33 Jahre nach Beginn der Krankheit ganz langsam ohne weitere subjektive Klagen allmählich auf. Periossale Reaktionen, Osteosklerose und Sequesterbildungen sieht man kaum ohne sekundäre Infektionen. Diffuse Osteoporose ist nicht sehr häufig. Unter diesen Erscheinungen verschwinden ganze Finger oder Zehen. Die tarsalen Knochen werden gerne mitbefallen, weniger die metacarpalen, was auch Paterson betont. Hinzutreten entsprechende Gelenkprozesse mit Beugekontrakturen oder Subluxationen, wie Paterson bemerkt; denn die prominierenden Anteile der Klauenhände oder dem beim Greifen äußeren Drücken leicht ausgesetzten Punkten verfallen leicht einer sekundären Infektion mit ulcerativen Prozessen. Diese heilen in erster Linie deswegen nicht, weil die Kranken nichts merken; es sei denn, eine Lymphangitis oder -adenitis stört sie.

Als unspezifisch sind auch aseptische Nekrosen an Fingern und Füßen anzusehen, die gelegentlich mit geringer Schwellung, Blasenbildung, Nekrosen und Fragmentierung auftreten. Man kennt solche Prozesse ja auch von anderen Krankheiten her. PATERSON meint, daß die von ERICKSON u. MAYORAL beschriebenen ungewöhnlichen Veränderungen im Talus bei Lepra eine solche aseptische Nekrose und nicht eine spezifische sein könne, wie oben erwähnt.

An den Füßen finden sich grundsätzlich die gleichen Veränderungen, nur herrschen hier traumatische Prozesse mit ihren sekundären Folgen vor. Einseitiger asymmetrischer Befall ist absonderlich. Frakturen gesellen sich bei den fortgeschrittenen Defekten dazu, eben dann, wenn die konzentrische Schaftatrophie ausgeprägter ist. Diese zeigt sich eigentlich nicht an den Endgliedern, die normale Dicke bei verdünnten zweiten Gliedschaften aufweisen können. Die atrophischen Schäfte werden nadelartig, dabei dicht und kompakt. Die innere Struktur scheint sich zu verlieren, was im nächsten Abschnitt noch ausgeführt wird.

6. Metatarsophalangeale Osteoarthritis

Neben der distal als Acroosteolyse beginnenden Absorption hat nach BARNETSON auch LECHAT, dann PATERSON und AKINO u. SKINSUES darauf hingewiesen, daß diese zuerst auch an den metatarsophalangealen Gelenken beginnen kann und unabhängig von der Acroosteolyse betrachtet werden muß. Denn hier beginnt die Knochenabsorption am proximalen Ende der Phalangen ohne weitere Prozesse am distalen Ende mit Beteiligung der Nervenstämme, was man gerade bei der distalen Absorption nicht bemerken kann. Offenbar spielen Traumen eine wesentliche Rolle, wobei der Zusammenbruch des anaesthetischen Fußgewölbes mit muskulärer Parese oder Paralyse begünstigend wirkt.

7. Osteitis und Hyperostosen; Osteoporose

Diese Prozesse werden von allen Autoren, zuletzt PATERSON und LECHAT, nur bei Ulcerationen oder Infektionen im Weichteilgebiet beobachtet. Man sieht Entkalkungen, Periostitis, Sequesterbildungen und Hyperostosen nicht immer in direktem Zusammenhang mit dem Ulcus, nach LECHAT höchstens bei Prozessen am 1. Metatarsophalangealgelenk. *Osteoporosen*, zunächst mit Verminderungen der Trabekel, Verdünnungen der inneren Rindenschicht, sieht man nur bei längeren Schonungen der Glieder, u.a. auch bei der Klauenhand, bei der eben sonst die Knochen häufig intakt sein können (LECHAT, PATERSON).

Es sei noch einmal hervorgehoben: Die Knochenatrophie findet sich fast immer beidseitig, aber nicht ganz symmetrisch nur an den kleinen Hand- und Fußknochen, anfangs distal, dann proximal fortschreitend. Dabei zeigt sich lediglich eine Resorption ohne periossale Reaktion, Osteosklerose oder Sequesterbildung.

Den in der strengen Polarität der Lepra eingewöhnten Arzt überrascht die Feststellung, die Zuordnung der hier beschriebenen spezifischen und unspezifischen Knochenveränderungen weitgehend gleichmäßig bei den beiden scheinbar gegensätzlichen Typen lepromatös und tuberkuloid vorzufinden, wie es PATERSON gezeigt hat. So sind jeweils 14%, also gleiche Anzahlen spezifischer Prozesse bei lepromatösen, tuberkuloiden und dimorphen Kranken beobachtet. Gewiß sieht man unspezifische Defekte bei tuberkuloiden Kranken mit 66% sehr häufig, aber auch bei lepromatöser Lepra mit 43% ziemlich verbreitet.

Über den Zusammenhang der Knochenveränderungen und klinischen Symptome sei eine Tabelle von PATERSON verkürzt wiedergegeben (Tabelle 9):

Tabelle 9

Klinische Zeichen	%-Zahl der Kranken mit Knochenveränderungen		
	spezifischer Art	unspezifischer Art	Osteoporose
Unspezifische			
1. Anaesthesie	16	56	12
2. Paralyse	17,5	67	21
3. Kontrakturen	19	80	16
4. Schmerzen	33	75	22
5. Infektion und Ulceration	17	87	10
6. Vernarbung	15	94	9
Spezifische Leprareaktion			
1. Lepromatöse Reaktion	41	49	17,5
2. Tuberkuloide Reaktion	(2 Kranke)	(2 Kranke)	
3. Dimorphe Reaktion	(2 Kranke)	(5 Kranke)	

PATERSON hat schließlich eine statistische Zuordnung der Knochenprozesse zu den einzelnen Gliedern gegeben, da ja solche Kenntnis für die Praxis von großer Bedeutung ist, einmal in der frühzeitigen Erkennung der sich entwickelnden Prozesse und für die rechtzeitige Behandlung, die zusätzliche, die neben der Chemotherapie durchgeführt werden muß.

Histologische Untersuchungen an Knochen wurden bislang nur selten durchgeführt. HÄUPL (1930) und DE JOSSELIN DE JONG (1934) sahen bei neuraler Lepra die Cortex und Spongiosa mit wenigen und sehr dünnen Trabekeln unregelmäßig durchsetzt bei einem Überwiegen von Fettgewebe. Periostitis ist ungewöhnlich (KARASEFF u.a.). BARNETSON beschreibt, daß die histologischen Prozesse an Knochen viel schwieriger festzustellen seien, als es den leicht diagnostizierbaren radiologischen Befunden entsprechen könnte. Bei 5 Patienten, von denen nach dem Tode oder durch Amputationen entsprechendes Material entnommen wurde, finden sich zuerst corticale Einbrüche. Diese Lücken waren mit Bindegewebe durchsetzt, das sich vom Periost zum Mark erstreckt. Bei diffuser Osteoporose kann eine aktive osteoklastische Funktion beobachtet werden. Bei der konzentrischen Atrophie wird der Knochen atrophisch und die Markhöhlen sind weitgehend zusammengeschrumpft, aber die Cortex bleibt noch intakt. Nun verläuft die Absorption zeitlich so langsam, daß vielleicht eine Osteoclasie nur kaum in Erscheinung tritt. Gelegentlich findet sich besonders bei schweren ausgedehnten Knochenstörungen myxödematöses Gewebe mit Fibrose, was nicht erklärt werden kann.

Eigentlich lepromatöses oder tuberkuloides Granulom wurde nicht entdeckt.

Bei neuraler Lepra mit Knochenveränderungen finden sich offenbar im Blutserum normale Calcium- [LEMAN, LILES u. JOHANSEN (1927), CRUZ, LARA u. PARAS (1928) u.a.] und Phosphorwerte (WOOLEY u. ROSS). Auch die Serumphosphatase soll normal sein (Ross, 1941). Neuere Untersuchungen mit moderneren Methoden wurden nicht speziell auf lepröse Knochenveränderungen bezogen. Bei der Chronizität der Störungen ist nach unseren Erfahrungen etwa bei der Tuberkulose kein eindeutiger abweichender Befund zu erwarten.

BARONDES hatte schon 1946 darauf hingewiesen, daß man für die Entstehung der Knochenabsorptionen auch eine lokale Gewebsacidose bedenken möge, die eine Decalcifizierung bewirke.

Die *periphere Durchblutung* bei neuraler Lepra war Gegenstand zahlreicher Untersuchungen. *Arteriographien* führten LEITNER (1938), FAGET u. MAYORAL (1944) mit dem Ergebnis durch, daß eine gute Darstellung der Gefäße außer im trophischen Ulcusbereich zu erkennen ist, der nach LECHAT von Gefäßen klar abgesetzt ist. Genauere Beurteilungen gab PATERSON. Wenn es bei Leprösen zu abnormen Angiographiebefunden kommt, dann findet man eine Verminderung der Endschleifen bei Absorptionen des weichen Gewebes ohne sichtbare Knochenbeteiligung; evtl. Kaliberverengungen der Digitalarterien bei diffuser Osteoporose (wie etwa bei rheumatoider Arthritis); bei entzündlichen Prozessen gelegentlich ziemliche hyperämische Erweiterung; oder ein Anwachsen der Zirkulationszeit der Finger; selten eine Endarteriitis. TRAN-VAN-BANG u. NGUEN-DINH-TIEP, weiterhin CHARDOME u. LECHAT sahen arteriographisch zwei verschiedene Abweichungen:

a) Verbindungen zwischen Arterien und Venen durch dünne Anastomosen, Beschleunigung der Zirkulation und schnelle Venenfüllung.

b) Stop in den kleinen Arterien und schlechtere Darstellung in der Peripherie, langsame Zirkulation und verzögerter venöser Abfluß.

Die oscillometrischen Prüfungen bei neuraler Lepra (20 klinische frühe und 17 fortgeschrittene Fälle) gaben keinen Hinweis für organischen Verschluß im arteriellen Bereich am Unterschenkel oder Fußgelenk (BARNETSON). Die Bestimmung der Chronaxie weist auf diffuse Anomalien hin (LECHAT).

Wieweit die Gefäßveränderungen nur bei lepromatöser Lepra, die FITE feststellte, oder die vermindert nachzuweisenden Capillaren (BURIN, RIVELLONI), zur Deutung der Pathogenese der Knochenveränderungen herangezogen werden können, ist mir noch unsicher. Auf Grund meiner Erfahrungen bei anderen Krankheiten ist eine Aussage erst unter Verwendung neuerer Methoden möglich.

Sympathektomien wurden wohl früher gelegentlich durchgeführt (s. bei BARNETSON). Danach bemerkte man eine bessere Durchblutung mit Wärmegefühl. In letzter Zeit ist dieser Eingriff kaum noch gemacht worden. Nach Novocainbehandlung erreichten DEGOS u. Mitarb. eine Abheilung sekundärer Knochenprozesse.

Bei neuraler Lepra fand BARNETSON keine Erweiterung peripherer Gefäße auf lokale Kälte- oder Wärmereize. Dieser Mangel einer reflektorischen Vasodilatation entspricht etwa dem Grad vorhandener neurotropher Knochenveränderungen und der Anaesthesie. Offensichtlich ist dieses Verhalten durch eine Störung in den vasomotorischen Fasern in den peripheren Nerven bei lepröser Neuritis bedingt dabei abhängig von der Ausdehnung der pathologischen Prozesse im Nerv. Gelegentlich scheinen die Temperaturmessungen nicht immer der jeweiligen Krankheitsschwere zu entsprechen, etwa dann, wenn bei fortgeschrittenen Fällen noch eine gute, reflektorische Gefäßerweiterung zu beobachten ist. BARNETSON meint dazu, daß die vasomotorischen Fasern evtl. zuerst, oder bei diesen späten Fällen gerade zuletzt im Nerv befallen werden. Auch nach LECHAT sind distale Osteolysen von sicheren Veränderungen in der peripheren Durchblutung (mittels der Hauttemperatur) meßbar begleitet.

Während also die meisten Autoren bei diesen Knochenveränderungen den Wirkungsweg: Nerv → Gefäße → Knochen annehmen, führt PATERSON ins Feld. daß diese Absorptionen durch den Infekt bei anaesthetischen Fingern entstehe. Die Infektion bewirke und aktiviere die Absorptionsvorgänge.

Unerklärt ist nach LECHAT bisher, wie es überhaupt zu Zirkulationsstörungen komme und wie diese nun die Absorption veranlasse. Dazu fehlen genauere Untersuchungen des sympathischen Endnetzes.

Die ausführlichen Untersuchungen von BARNETSON lassen den Schluß zu, in den beschriebenen Knochenatrophien und Absorptionen bei neuraler Lepra ursächlich eine interstitielle Neuritis zu vermuten. Diese führt zur Zerstörung der vasomotorischen Fasern, deren Ausfall die Veränderungen zulassen. Die sekundären Knochenprozesse sind durch wiederholte Traumen an den unempfindlichen Knochen und auch Gelenken bedingt (Nègre u. Fonton), unterstützt von pyogenen Infektionen im darüberliegenden Gewebe mit folgender pyogener Osteomyelitis. Barnetson schließt sich damit der wenig älteren Meinung Fagets u. Mayoral sowie Chamberlain u. Mitarb. an. Erickson u. Johansen halten es sogar für sinnvoll, gleichzeitig Knochen- wie Nervenveränderungen gemeinsam zu studieren. Die Abhängigkeit Nerv → Knochen sei zu eng, was auch Lechat betont. Weiterhin, auch wieder im Verlauf gleichzeitig, sind von den Störungen in motorischen und sensiblen Nervenprozessen eine Muskelatrophie und Kontrakturen abhängig. Die Sulfontherapie kann gelegentlich gute Aufschlüsse gestatten. Wird sie rechtzeitig begonnen, so verschwinden Nerven- und (spezifische und nervenabhängige unspezifische) Knochenveränderungen. Setzt die Behandlung zu spät ein, nach irreversibler Nervenstörung, dann kann sich nur ein spezifischer Knochenprozeß bessern.

Differentialdiagnostisch muß bei den spezifischen Prozessen genannt werden (Paterson, u.a. Møller-Christensen): zuerst die Ostitis cystoides Jüngling bei Morbus Boeck, dann die Tuberkulose, Syphilis, Frambösie, Sporotrichose, Blastomykose, Aktinomykose, Maduramykose, multiple Enchondrome, Xanthofibromatose, eosinophiles Granulom, Osteoarthritis, Preßlufthammerschäden, Gicht, rheumatoide Arthritis, degenerative Arthrose.

Bei unspezifischen Prozessen seien erwähnt: Progressive Sklerodermie, Calcinosis, Psoriasis, Frostbeulen, Morbus Raynaud, Hyperparathyreoidismus, Ainhum, Thrombangitis obliterans, Porphyrie, diabetische Neuritis, Neurosyphilis, Syringomyelie, Paraplegie, kongenitale Schmerzlosigkeit, Myelodysplasie (Freitas Juliao).

Nach Bonse müssen die spezifischen wie unspezifischen leprösen Knochenveränderungen in erster Linie von der Sarcoidosis und progressiven Sklerodermie abgegrenzt werden. Bezüglich der Sarkoidose gaben James u. Jopling gute Hinweise. Bonse sah bei dem Morbus Boeck zwar Acroosteolyse und auch konzentrische Absorption, nur keinesfalls so ausgeprägt. Jedoch ähnelt die Acroosteolyse bei Lepra sehr derjenigen bei progressiver Sklerodermie. Entscheidend ist dann nur die Anaesthesie und wegen des erhaltenen Gefühls kommt es offensichtlich nicht zu so schweren Deformierungen bei der Sarcoidosis (James u. Jopling).

8. Die Fußgeschwüre bei Lepra

Plantare Fußgeschwüre werden häufig bei Leprakranken beobachtet, weil die Patienten meistens barfuß laufen und mit ihren vorgeschädigten Füßen naturgemäß allerhand äußeren Einflüssen ausgesetzt sind. Sie stellen eine unangenehme und hartnäckige Komplikation dar (Price, Andersen), die nur durch umfassende Maßnahmen und besonderes Training der Kranken gebessert werden kann. Meistens erscheinen die Patienten mit voll entwickelten und sekundär infizierten Geschwüren, und es bedarf sorgfältigster Beobachtung und Aufklärung, die ersten Anzeichen aufzufangen und das Entstehen von Ulcerationen zu verhüten. In den vergangenen Jahren hat sich nach Paul Brand besonders Price dieser Störungen angenommen.

Hemerijkx sah bei 9,3% von 2479 ambulanten Patienten in Polambakkam in Südindien, Ross bei 10% der in Ostnigeria Ulcerationen. Price findet je nach Vorkommen von Nervenlepra Zahlen zwischen 6—20%: Mit anderen Worten sind über 1 Million von Leprösen hiermit behaftet, was die ernste Bedeutung der Fußgeschwüre unterstreicht.

PRICE fand diese Ulcerationen meistens am Vorderfuß, am seitlichen Mittelfuß und an der Ferse, entsprechend der Belastung beim Stehen und Gehen. Sie treten wohl durch eine *Drucknekrose* auf, der im Gefolge sich gerne eine Thrombophlebitis und ein chronisches Lymphödem oder Inaktivitätsödem hinzugesellen.

Klinisch findet sich nach BARRY bei Kranken mit Ulcerationen nicht immer eine Anaesthesie am Fuß (etwa 8% aller). PRICE u. ROSS sahen Geschwüre nur auf anaesthetischen Füßen. Sie sind niemals einziges Symptom der Lepra (V. KLINGMÜLLER). Longitudinal ist das Fußgewölbe gelegentlich sehr hoch, vielleicht wegen einer Kontraktur des Ligamentes und der kurzen Muskeln. Nach längerer Deformierung findet sich auch eine Abflachung mit rigidem, kaum sich normal biegendem Fuß. Dies stellt dann einen mehr plötzlichen Kollaps primär oder sekundär der Muskulatur und Ligamente dar. Der Fuß wird dabei bootförmig. Häufig finden sich schlaffe Gelenke, erkenntlich daran, daß der Fuß beim Heben herunterhängt.

Beim Befall motorischer Nerven findet sich dazu eine Muskellähmung. Die Kranken gehen mit einem typischen hohen Steppergang.

LUNN unterscheidet 3 verschiedene *Typen:*

1. Trophische oder perforierende Ulcera. Es sind dies tiefe, unterhöhlende, teils bis an die Knochen dringende Geschwüre, bei denen evtl. eine Sympathektomie helfen kann.

2. Einfaches traumatisches oder trophisches Ulcus, das eher flach, nicht tief, mit nötigem Granulationsgewebe gestaltet ist.

3. Mycobacterium-Ulcus, in harter, derber, umgebender Haut, das anfangs im Zentrum des Herdes blasig wird. Später findet sich ziemlich nekrotisches, nicht käsiges, gelegentlich verkalktes Material. In diesem sieht man säurefeste Bakterien, intra- und extracellulär, die in Kampala als Leprabakterien angesehen werden.

Zum praktischen Gebrauch teilt ROSS die Geschwüre in 2 Gruppen, nämlich:
a) erstes Ulcus am unveränderten Fuß und
b) wiederholte Ulcera am vorher veränderten Fuß.

Bei beiden Gruppen kann die Ätiologie des Ulcus gleich sein.

Zu a) Das erste Ulcus entsteht bei Barfußlaufenden, durch mechanische Traumen, unter Plantarwarzen oder Schwielen, mit Rhagaden, die infizieren. Häufig werden anfangs subcutane Nekrosen gesehen, die bald tief in die Haut bis an die Plantarfascie oder Sehnenscheiden reichen.

Man kann mit PRICE 3 Phasen in der Bildung der tiefen plantaren Geschwüre unterscheiden:

1. Anfänglich, vor der Ulceration, zeigt sich ein kleines lokales Ödem, eine sumpfige Schwellung bei auswärts gespreizten Zehen unter dem vorderen Metatarsusgewölbe gelegen. Subjektive Beschwerden wechseln je nach dem Anaesthesiegrad.

2. Eine nekrotische Blase, deren nekrotischer, steriler Inhalt zunimmt, weich fluktuiert und gelegentlich hämorrhagisch ist. Sie kann seitlich vom Entstehungsherd fortgedrückt sein.

3. Das Ulcus beginnt, wenn das nekrotische Material durch die Haut bricht, gelegentlich etwas vom ursprünglichen Herd entfernt. Es vergrößert sich granulierend bald, wenn es sekundär infiziert wird. Man nennt solche Ulcera auch „neuropathische" oder „trophische", gelegentlich „Druckulcus". Prinzipiell wären sie dann auch bei diabetischer Neuritis, Syringomyelie u.ä. zu beobachten.

Bei der *Entstehung* solcher Ulcerationen kann es zuerst zu blasiger Abhebung der Epidermis kommen. S. N. CHATTERJEE konnte beobachten, daß Blasen nur auf anaesthetischen, nicht aber auf normal empfindlichen Bezirken Leprakranker nach einer Hitzeeinwirkung über 52°C auftreten. Offenbar ist der Wärmeabtransport bedingt durch eine angenommene Gefäßkontraktion in neuralen Lepraherden geringer, weswegen in diesen Bereichen die Grundtemperatur niedriger gefunden wird.

Auch JOB, LECHAT u. CHARDOME halten irreversible Gefäßschäden für ein wesentliches ätiologisches Moment, und SEDDON macht auf fixierte Deformierungen als Voraussetzung aufmerksam.

Sicher ist, daß das Ulcus durch eine Druckischämie nach lokalisierter Gangrän in anaesthetischem Bezirk beginnt (Ross). Ihre prozentuale Verteilung (BRAND u. FRITSCHI; PRUCE; Ross) ist aus Abb. 102 ersichtlich, aus der auch zu erkennen ist,

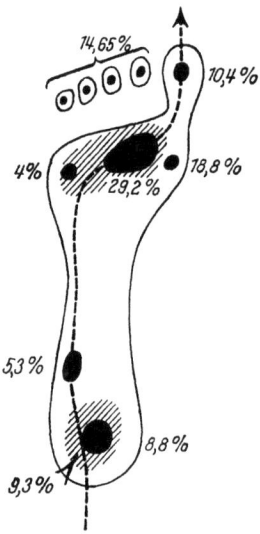

Abb. 102. Lokalisationen der Plantargeschwüre (nach Ross) mit Zonen des Standdruckes und der Fußabrollung
PRICE gibt etwas andere Zahlen an

daß sie sich vornehmlich auf den Stellen größten Druckes lokalisieren, besonders leicht vor dem Mittelfuß (Ross). Sie finden sich also unter dem Metatarsuskopf, auf dem beim Gehen die ganze Last des Körpers drückt. Fand sich vorher eine periphere Nervenlähmung, so resultieren entsprechende andere Belastungen, die natürlich zuzuordnende Geschwüre bedingen, im einzelnen hier nicht weiter geschildert werden sollen (s. bei PRICE, Ross u.a.).

Rückfällige Geschwüre entwickeln sich gerne auf Narben und Verlust der die Verschiebung oder Reibung reduzierenden Mechanismen in der Haut, besonders bei fixierten Deformierungen (SEDDON) oder diskreten Cysten metacarpaler Abscesse.

Meistens finden sich bei der Lepra multiple Ulcerationen (PRICE), was FISHER u. Mitarb. zur Differentialdiagnose empfehlen.

Röntgenologisch sieht man bei hinzutretenden Mutilationen destruktive oder osteoporotische Prozesse, möglicherweise am Kopf des Metatarsus oder in den Phalangen. Osteomyelitische Prozesse sind nicht vorzufinden, sondern es handelt sich um einen Verlust der Knochensubstanz. Dabei resultiert eine ,,pfriemartige" Deformierung, die, wie oben angeführt, als typisch angesehen wird.

Wiederum findet sich bei FISHER u. Mitarb. der Hinweis, daß die Zehen nicht abfallen, sondern daß mit der Zeit, z.B. innerhalb von 14 Monaten, der Gliederknochen absorbiert wird.

Differentialdiagnostisch muß ausgeschlossen werden: Diabetes mellitus, Epitheliome, Sichelzellanämie, Looley-Anämie, hämolytische Anämie, Thrombangiitis obliterans, periphere Arteriosklerose, postphlebitische Ulcera, chronisches Lymphödem und natürlich die Syringomyelie. Im allgemeinen weisen die Kranken für Lepra an anderer Lokalisation so typische Zeichen auf, daß man ihre Krankheit durchaus erkennen kann. Es ist aber daran zu denken, daß in „lepraarmen" Gegenden, wie in New York, solche Patienten zuerst die Klinik für periphere Gefäßstörungen aufsuchen können. Und BINFORD schildert einen Kranken, der wegen vermeintlicher Arteriosklerose beinamputiert wurde, aber bei genauerer Untersuchung zeigte sich, daß er an tuberkuloider Lepra mit schweren Ulcerationen am Fuß und völliger Zerstörung der großen Nerven litt.

Bei der nicht einheitlichen Genese der Ulcerationen werden entsprechend vielseitige *therapeutische Maßnahmen* empfohlen (PRICE). Günstig ist Ruhigstellung mit einer Gipsschale oder Gehgips, nach deren Entfernung es aber meist zu Rezidiven kommt. Sekundäre Infektionen sind strikt zu vermeiden. Nach Vernarbungen müssen individuell angepaßte starre Sandalen (ROSS, PRICE, WARD u.a.) getragen werden. PRICE nennt etwa 3 unterschiedlich zu behandelnde Gruppen von Geschwüren:

1. Infizierte Wunden, die natürlich bei den barfußlaufenden Kranken schlechter als bei Gesunden heilen;
2. die eigentlichen Plantargeschwüre und
3. die Reibungsgeschwüre, die zumeist auf den Fußrücken durch Sandalenbänder auftreten.

Während die letzten leichter vermieden werden können, ist die Therapie infizierter Wunden nicht ganz einfach, besonders dann, wenn die Fußsohle hyperkeratotisch ist. Das ist auch nach meiner Erfahrung in Äthiopien recht häufig anzutreffen und nach PRICE oder ROSS in der Genese bisher unklar. Solche Sohlenhyperkeratosen entsprechen wenigstens nicht den sonst bekannten Keratosen; eher wären avitaminotische Zustände zu erwägen. Wie dem auch sei: auf solchen belasteten Sohlen kommt es leicht zu tiefen Rhagaden mit folgender Infizierung.

Die allgemeine Behandlung der Plantargeschwüre setzt eine sorgfältige, spezielle Fußambulanz voraus, und zwar aller Leprösen, um möglichst die beginnenden Prozesse zu erfassen und gleichzeitig um die noch in dieser Hinsicht gesunden Leprösen auf die Dinge aufmerksam zu machen. PRICE und ROSS haben hierin wohl zur Zeit die besten Erfahrungen gemacht. Psychologisch ist ein langwierig bestehendes Ulcus ein ziemliches Problem, eine Reihe von Kranken „atrophiert sozial" oder vermeidet ängstlich, den eben gebesserten Fuß zu belasten. Gelegentlich ist dann ein mutilierender Eingriff, Resektion eines Metatarsus, besser, aber Absetzung nach LIS FRANC oder SYME, oder eine Amputation auch in dieser Hinsicht befreiend.

Gewiß wäre die Wiederherstellung der Sensibilität am meisten erfolgversprechend, worauf auch SILVEIRA hingewiesen hat.

OLIVEIRA u. ROSAS NETTO haben in diesem Sinne Günstiges über die Epineurektomie des N. fibularis (peronaeus) und CANTON u. Mitarb. über die Decapsulation des N. tibialis berichtet, wozu auch KANDASWAMY neigt.

Es soll hier nicht weiter über die wichtigen lokalen Maßnahmen gesprochen werden. Es versteht sich, die allgemeine und chemotherapeutische Behandlung nicht zu vernachlässigen. FISHER findet im übrigen die Besserung der Plantargeschwüre auf DDS als einen wertvollen Hinweis ex juvantibus, die spezifische leprose Genese der Ulcerationen anzunehmen, falls andere versagen.

Im präulcerativen Stadium, in akuter Phase genügt häufig eine 10—14tägige Bettruhe. Bei bestehendem Ulcus sollten während der anfänglichen Bettruhe bei

Infektionen Antibiotica gegeben werden, bald aber genügt örtliche Ruhigstellung. Beim Ulcus am rigiden Fuß zieht PRICE operative Maßnahmen vor. Mannigfaltig sind die Empfehlungen aus praktischen Erfahrungen, einfache, feste Holzsandalen anzufertigen und zu tragen, wie oben angeführt, u.a. auch von LUNN u. KHAN u.a.

U. Lepra und Tuberkulose

Die Beziehungen und die Unterschiede der beiden chronischen Krankheiten Tuberkulose und Lepra fanden von jeher besonderes Interesse und sind neuerdings wegen einer möglichen gekreuzten Immunität sehr beachtet worden. Die Leprakenntnis verdankt der Tuberkuloseforschung große Fortschritte, aber auch letztere wurde wesentlich von der Lepra angeregt. Die Differentialdiagnose, die klinischen und morphologischen Erscheinungen der Lepra sind im allgemeinen leichter von der Tuberkulose — im Gegensatz zur Sarkoidose — abzugrenzen. Der unterschiedliche Organbefall könnte dagegen gewisse Rückschlüsse gestatten.

Historisch ist es reizvoll, zu sehen, daß die Lepra, wie R. MÜLLER sagt, häufig „eher dran war" als die Tuberkulose. So wurde das Leprabacterium 1873 oder fast 9 Jahre vor dem Tuberkelbacterium von HANSEN zum ersten Mal gesehen. Über NEISSER hat sicher ROBERT KOCH davon Kenntnis erhalten. Natürlich erscheint uns heute die Entdeckung des in Lepromen massenhaft vorkommenden Leprabacteriums leichter als die des Tuberkelbacteriums. Weiterhin wurde die Lepra lange vor der Tuberkulose aus Mitteleuropa ausgerottet und schließlich hatte die moderne Chemotherapie bei der Lepra vor der bei der Tuberkulose einen gewissen, wenn auch letztlich nicht so durchschlagenden Erfolg.

Zwar weiß man, daß Leprakranke häufig an einer begleitenden Tuberkulose leiden und gerade daran sterben, aber allgemein wird mit Recht vermutet, daß die Tuberkulose die Lepra vertreibe, wenn nicht doch andere Faktoren bei der Verdrängung der Lepra mit im Spiele sind.

Alle diese Andeutungen lassen ausführlichere Besprechungen notwendig erscheinen. Zunächst seien die gemeinsamen Züge der Krankheiten angeführt.

1. Gemeinsamkeiten zwischen Lepra und Tuberkulose

Die Vorstellung einer nahen Verwandtschaft der Krankheiten beruht in folgendem:

1. Die Erreger sind als sog. säurefeste Mycobakterien aus bakteriologischer Sicht kaum zu unterscheiden.
2. Als besonders infektionsgefährdet gelten bislang unbelastete Individuen, besonders Kinder.
3. Beide zeichnen sich durch einen langsamen chronischen Verlauf aus.
4. Beide weisen als chronische Granulomatosen ein ähnliches morphologisches Substrat tuberkuloider oder tuberkulider Natur auf.
5. Teilweise läßt sich ein Befall gleicher Organe feststellen.
6. Immunologisch finden sich gewisse übereinstimmende Züge.
7. Beide lassen nach BCG-Vaccination eine gekreuzte Immunität erkennen. Tuberkelbakterien, Leprabakterien und BCG weisen verwandte antigene Eigenschaften auf.
8. Die beiden Krankheiten entsprechen einander in dem Sinne, daß ein Individuum mit der einen Krankheit nun weniger für die andere anfällig sei.

Im einzelnen mag hierzu folgendes ausgeführt sein:

ad 1. Zur Gestalt der Erreger

Zwischen Lepra- und Tuberkelbacterium besteht die bekannte Gleichförmigkeit in ihrer Gestaltung und im färberischen Verhalten bei den Verfahren nach ZIEHL-NEELSEN. Allerdings ist zu berücksichtigen, daß die Leprabakterien (Einzelheiten der Technik s. bei JÄGER) die Anilinfarbstoffe noch langsamer aufnehmen und weniger resistent als Tuberkelbakterien gegen die Entfärbung mit salzsaurem Alkohol sind (BERG), worauf die Säurefestigkeit beruht. Diese ist nach BERG abhängig von dem Vorkommen der Mykol- und Leprosinsäure und nicht von einer intakten Zellstruktur der Organismen. Nach HARADA ist sie bedingt durch Phospholipoide und ungesättigte Lipide, besonders Mycolicacid (RIDELL, RICHARDS), die sich noch fester mit Carbol-Auramin verbindet. Ein von diesen aufgenommener Farbstoff ist gegen Änderungen der Wasserstoffionenkonzentration unempfindlicher. Änderungen der Säurefestigkeit sind sowohl für Lepra- als auch für Tuberkelbakterien verschiedentlich beschrieben worden (DHARMENDRA u. MUKERJEE; SATO u. MAYAMA; LOWY u. RIDLEY; KÖLBEL).

Bei beiden wird nicht der Zellwall, sondern das Cytoplasma angefärbt (REES u. VALENTINE). Oder der Bakterienwall hält als eine semipermeable Membran den leichter eingedrungenen Farbstoff fest (YEGIAN u. VANDERLINDE, RIDDELL). HANKS berichtete über stärkeres Eindringen von Farbstoffen (Safranin oder Kristallviolett) der Erreger behandelter Lepröser.

Charakteristisch für das Leprabacterium ist die sog. Zigarrenbündellage (TISSEUIL). Die für das Tuberkelbacterium charakteristischen Polkörperchen sind im Leprabacterium weniger ausgeprägt (BISHOP u. Mitarb.); sie treten offenbar stärker bei behandelten Leprösen auf (YAMAMOTO u. Mitarb.). Die Leprabakterien sind gegenüber Tuberkelbakterien in die cytoplasmatische Grundsubstanz zusammen mit Mitochondrien, Mikrosomen und Lipidgranula eingebettet und sind von einer Gloea umgeben, was bei den Tuberkelbakterien nicht vorzufinden ist.

ad 2. Beide Krankheiten befallen gerne Kinder, weswegen seit langem die klinischen Erfahrungen infektionsgefährdeten Kinder größeren Schutz angedeihen lassen. Als praktische Folgerung sei auf die Errichtungen von „Nursery" hingewiesen, in denen die gesunden Kinder leprakranker Eltern untergebracht werden. In diesem Zusammenhang sei jedoch auf die Untersuchungen besonders LARAs u. Mitarb. verwiesen, die eine spontane Abheilung kindlicher Lepra beobachtet haben, was vice versa auch für die Tuberkulose gilt. Wie wenig unbelastete Erwachsene gegen einen Lepraeinbruch Widerstand leisten, zeigt das Beispiel NAURUs oder lassen die Untersuchungen LEIKERs in Neuguinea erkennen. In diesem Sinne verhalten sich beide Krankheiten zwar etwa gleichförmig, aber grundsätzlich nicht anders als andere Infektionskrankheiten auch. Es handelt sich somit nicht um einen besonderen Zug.

ad 3. Wenn auch die Tuberkulose zumeist einen relativ schnellen Ablauf erkennen läßt, so sind doch genügend Beispiele gerade bei der Hauttuberkulose bekannt, die ohne jeden therapeutischen Eingriff den Patienten mehr oder weniger ungestört leben lassen. Die langsame Entwicklung solcher Tuberkulose entspricht durchaus derjenigen, die man bei der Lepra sehen kann. Die Veränderungen bei beiden sind gegenüber denen der Syphilis persistierender. Die Exacerbationen bei der Tuberkulose äußern sich meist in einem Umschlagen mit stärkerem oder neuem Hervorbrechen an den inneren Organen, wo die Tuberkulose sowieso meist bedrohlicher zu sein pflegt. Das Äquivalent bei der Lepra, die Reaktionen, sind pathogenetisch ähnlich aufzufassen und stellen, wie gesagt wurde, im langen Verlauf keine als günstig anzusehende Erscheinung dar. Allerdings werden sie ohne Therapie noch besser überwunden als Verschlimmerungen bei der Tuberkulose. —

Man muß die Chronizität der Krankheiten in der langsamen Vermehrungsgeschwindigkeit der Erreger begründet sehen, abgesehen von der niedrigeren antigenen Eigenschaft der Leprabakterien. Die Teilungszeit der Tuberkelbakterien ist nach HOLMGREN und YOUMANS etwa 20—24 Std. REES gibt für das Mycobacterium lepraemurium 10—12 Tage (CHANG, 1961) an. Für das menschliche Leprabacterium werden 20—30 Tage genannt (SHEPARD, 1961).

ad 4. Die morphologische Reizbeantwortung des tuberkulösen Organismus entspricht weitgehend derjenigen des tuberkuloiden Leprösen. Wie bei der Sarkoidose noch ausgeführt und wie heute allgemein angenommen wird, kann das Epitheloidzellengranulom keinesfalls als ein spezifisches Kennzeichen, wohl aber als wiederkehrende Gewebsreaktion auf ähnliche Antigene aufgefaßt werden. Zwar finden sich gewisse Unterschiede in quantitativer, nicht so sehr in qualitativer Hinsicht (ROULET, S. 474; OGATA u. Mitarb.) und gerade in der Haut läßt die Differenzierung der Veränderungen in der Herdumgebung einige Aufschlüsse in Richtung einer Spezifität zu. ROULET sagt dazu, daß strenge Regeln zur Spezifität nicht aufgestellt werden können. Die Spezifitätsregel, jede Ursache habe ihre besondere Wirkung, versage in der Histopathologie. Bemerkenswert ist hierzu die Meinung BÜNGELERs, wegen der Gleichartigkeit des morphologischen Substrates die Bezeichnung tuberku*lide* Lepra vorzuziehen.

Mit der Verwandtschaft der Krankheiten hat sich vom pathologischen Standpunkt aus OGATA u. Mitarb. ausführlich befaßt, nachdem sich G. HERXHEIMER schon 1923 dieser Frage zugewendet hatte. HERXHEIMER kam etwa zu folgender Gleichsetzung: Die tuberkuloide, einschließlich der neuralen oder macuoanaesthetischen Lepra entspricht der produktiven Tuberkulose, die lepromatöse der exsudativen. OGATA u. Mitarb. haben diese Beziehungen unter neueren tierexperimentellen Versuchen im einzelnen analysiert und erweitert, wobei sich die Verwandtschaft in gradueller, phasenhafter Hinsicht klarer erkennen läßt. Sie nennen 3 Phasen:
1. symbiotische,
2. exsudative, nekrotische und
3. granulomatöse Phase.

Tabelle 10

	Tuberkulose	Lepra
Symbiotische Phase	(experimentell)	+++ = lepromatös
Exsudativ-nekrotische Phase	+++ Tbc. exsudativa	+ = Erythema nodosum, Lucio
Granulomatöse Phase	+++ produktive Tbc.	++ = tuberkuloid

Im wesentlichen sind die Phasen der Gewebsreaktion abhängig von der Gewebsabwehr des befallenen Körpers und der Widerstandskraft der Erreger.

Die *symbiotische Phase* ist eher eine symbiotische Reaktion des Körpers mit den Erregern, die wie nichttoxische Fremdkörperelemente im Gewebe liegen. Man könne deswegen das Leprom nicht als ein Granulom, entsprechend dem Tuberkulom, bezeichnen, sondern nach OGATA besser als fremdkörperartige Entzündung. In typischer Weise sieht man diese bei der lepromatösen Lepra und Mäuselepra. Tierexperimentell lassen sich auch mit menschlichen Tuberkelbakterien (FUKUSHI u. Mitarb.) oder mit Mycobacterium avium, dem Flamingostamm (YAMAMOTO u. ISHIDA), symbiotische Phasen erreichen. Sie ist also nicht nur bei der Lepra vorzufinden. Für das Vorkommen dieser Phase bei der Tuberkulose müssen, wie man bemerken kann, erst Beispiele gesucht werden.

Die *exsudative Phase* wird von den Substanzen des Bakterienleibs ausgelöst. Offenbar sind die menschlichen Tuberkelbakterien im lebenden Körper weniger widerstandsfähig als Leprabakterien. Sie werden leicht zerstört und lösen dann die exsudative Entzündung aus mit der Gewebsnekrose oder stärkerer Antigen-Antikörperreaktion. Solche exsudative Entzündung findet sich in den Lepra-

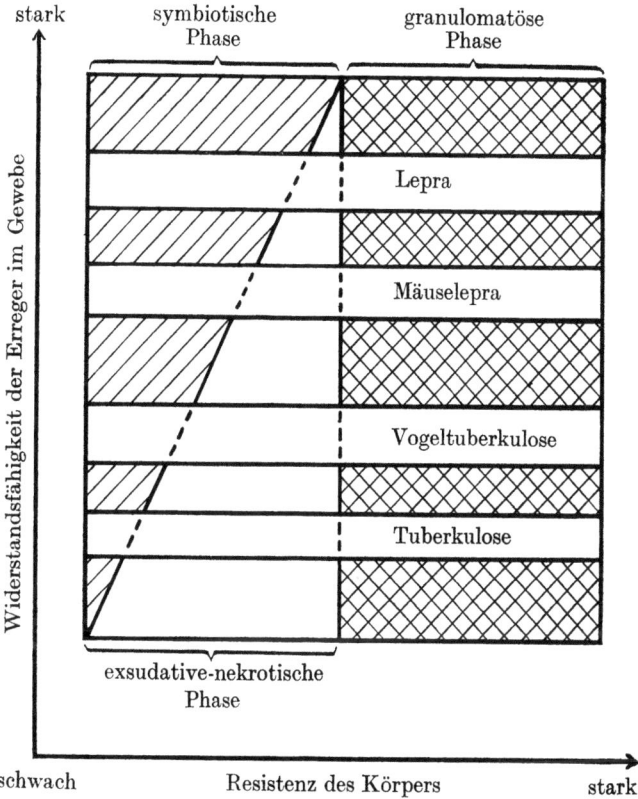

Abb. 103. Die verschiedenen Phasen der Gewebsreaktion in Abhängigkeit von der Resistenz des Körpers und der Widerstandsfähigkeit der Mycobakterien. (Nach OGATA u. Mitarb.)

reaktionen, besonders bei dem Erythema nodosum leprosum. Bei diesem wird ein stärkerer Bakterienzerfall aus symbiotischen Herden nicht nur diskutiert, sondern gelegentlich beobachtet, zumal er eher und nunmehr häufig unter der modernen Chemotherapie auftritt. Wir sprachen auch in Analogie von einer extrem protrahierten Jarisch-Herxheimer-Reaktion.

In der *granulomatösen Phase* findet sich die beste Übereinstimmung. Bei beiden Krankheiten zeigt sich dann die stärkste Gewebsabwehr, wenn der Körper eine Immunität gegen die Mycobakterieninfektion gewonnen hat (LURIE). Aus den Histiocyten bildeten sich die Makrophagen oder Schaumzellen, andererseits die Epitheloid- und Riesenzellen, die eine starke bakteriolytische Aktivität entfalten. Offenbar ist sie von einer kongenitalen, konstitutionellen oder erworbenen Immunität oder Aktivität der mesenchymalen Zellen abhängig. OGATA u. Mitarb. geben hierzu folgende Skizze, deren Übergänge im Tierversuch von OGATA und FUKUSHI u. Mitarb. jeweils vorgelegt wurden (Abb. 103).

ad 5. Gleicher Organbefall bei Lepra und Tuberkulose

Bei Lepra und Tuberkulose findet man häufig gleichen Organbefall an der Haut, hautnahen Lymphknoten, peripheren Knochen, Augen, obere Respirationsorgane und Testes. Aus rein makroskopischen Erwägungen kann es gelegentlich unmöglich sein, einen Lupus vulgaris von einer tuberkuloiden Lepra zu unterscheiden, was aber dann doch durch die Nervenprüfungen schnell gelingt. Verfolgt man die einzelnen Prozesse sonst genauer, so finden sich im einzelnen so vielerlei Abweichungen, daß sich die gemeinsamen Züge beider Krankheiten auflösen. Es bleibt lediglich zu erkennen übrig, daß nur verhältnismäßig grob betrachtet gleiche Organe von der Lepra und von der Tuberkulose befallen werden.

ad 6. Entscheidend für die Differenzierung der einzelnen Lepratypen ist das immunologische Verhalten auf Lepromin in der von MITSUDA und besonders in der von FERNANDEZ beobachteten Reaktion. Diese letztere entspricht weitgehend der Tuberkulinreaktion nach MENDEL-MANTOUX, die V. KLINGMÜLLER zuvor am Tier durchgeführt hatte. Beide Antigene werden jedoch unterschiedlich hergestellt, das Lepromin aus Lepromen, also bakterienreichen Schaumzellengranulomen von lebenden oder gelegentlich verstorbenen Leprösen. Dabei werden bislang neben weitgehend angereicherten Leprabakterien noch Gewebsreste benutzt. Und aus diesen Gründen ist es bisher nur möglich, die unterschiedlichen Ansichten gelten zu lassen, die besagen, daß als Antigen einmal die Bakterientoxine (u. a. HANKS), zum andern Gewebspartikel wirken mögen. Die meisten Autoren neigen zur Auffassung, eine Reaktion auf Bakterientoxine besonders im Fernandez-Test auszulösen. Nur kann eine positive Leprominreaktion schon vor der Auseinandersetzung mit der Lepra beobachtet werden, während solches Verhalten bei der Tuberkulinreaktion nicht bekannt ist (was gelegentlich auch als Hinweis für einen genetischen Faktor bei der Lepra benutzt wurde).

Zirkulierende Antikörper wurden bei Lepra schon seit langem untersucht. Dabei verwandte man Tuberkelbakterien als Antigene und fand bei bakterienreichen Leprösenseren positive Komplementfixationstests (LOWE u. GREVAL). Präcipitationen erhält man mit Polysaccharidfraktionen von Tuberkelbakterien und lepromatösen Seren (CHAUCROUN) und Agglutinationen nach dem Verfahren von MIDDLEBROCK u. DUBOS. Mit dem zuletzt genannten Verfahren läßt sich sogar ein höherer Titer bei lepromatösen Leprösen als bei Tuberkulösen finden. Weitere Einzelheiten finden sich im Abschnitt über die *Immunologie.* Hier sei soviel vermerkt, daß vornehmlich bei der lepromatösen Lepra zirkulierende Antikörper gegen Tuberkelbakterienkomponenten vorkommen, während fixierte fehlen (LOWE).

ad 7. Als eine wesentliche Stütze für die nahe Verwandtschaft beider Krankheiten wird gleiches Verhalten auf eine BCG-Schutzimpfung angesehen. Die Anwendung der BCG-Impfung wurde zum Tuberkuloseschutz empfohlen. Das geht auf eine alte Beobachtung (auch MARFAN; zit. nach R. MÜLLER) zurück, nämlich, daß Lupuskranke später keine schwere Tuberkulose bekämen. Es ist hier nicht der Ort, den Wert der BCG-Impfung gegen die Tuberkulose zu besprechen. Bei der Lepra oder besser zum Schutz gegen die Lepra wurde die BCG-Impfung erstmals von FERNANDEZ 1939 bei lepragefährdeten Kindern durchgeführt. Er wurde offenbar durch eine Hypothese von BIELING angeregt. BIELING hielt es für möglich, daß eine vorausgehende Infektion mit Tuberkulose den Ablauf anderer Infektionen, besonders die Lepra, beeinflussen kann. Ähnliche Verhältnisse vermutete FERNANDEZ, später SOUZA CAMPOS mit BCG zu erreichen. FLOCH behauptete, daß schon CALMETTE die Hypothese einer Kreuzimmunität zwischen Tuberkulose und Lepra erwog, die dann später von CHAUSSINAND allgemein bekannt wurde.

Die Wendung der Leprominreaktion bei Nichtleprösen durch BCG-Impfung von negativer zu positiver Reaktion wurde von einer großen Reihe von Autoren bestätigt (s. bei WADE, 1956). Allerdings ist bis heute die gekreuzte Immunität, also die der Tuberkulose gegen Lepra, nicht in allen Zügen gesichert (SKINSNES). Hier geben möglicherweise folgende Versuche Aufschluß:

Wie im Tierversuch an der mit Mycobacterium leprae infizierten Mäusepfote von SHEPARD gezeigt wurde, besteht eine enge antigenische Verwandtschaft zwischen Leprabakterien, BCG und Tuberkelbakterien, erkenntlich durch einen gegenseitigen Schutz. Merkwürdigerweise ist solcher zwischen Mycobacterium leprae und Mycobacterium lepraemurium nicht festzustellen. Immerhin weisen diese Verhältnisse auf interessante, weiter zu verfolgende Probleme der nahen antigenen Verwandtschaft zwischen Tuberkulose und Lepra hin, weswegen wir uns später hiermit noch einmal auseinandersetzen müssen.

2. Unterschiede zwischen Lepra und Tuberkulose

Die Tuberkulose und die Lepra unterscheiden sich in vielerlei Hinsicht, worauf ja gerade ihre getrennten nosologischen Entitäten beruhen. Klinisch und morphologisch oder pathologisch-anatomisch ist ihre Differenzierung nicht sehr schwierig, auch in gleichsam verwechselbaren Formen läßt sich eine Abgrenzung durch die Berücksichtigung aller Erscheinungen erreichen. Eine Gegenüberstellung soll die wesentlichsten Punkte zusammenfassen (Tabelle 11).

Als charakteristisches Zeichen gilt, daß die Tuberkulose- stärkere *Säurefestigkeit* als die Leprabakterien zeigen. CONTRERAS u. Mitarb. hatten die von CHAUSSINAND empfohlene Sudanschwarzfärbung benutzt und einwandfrei beide Erreger unterscheiden können. Offensichtlich hängt die Säurefestigkeit vom Gehalt an Mycolipinsäure ab (MUFTIC), die allerdings bisher nur in Tuberkelbakterien nachgewiesen wurde. OOTAKA hat mit einer modifizierten Ziehl-Färbung eine bessere Unterscheidung als mit Sudanschwarzfärbung nach CHAUSSINAND und VIETTE erreicht. Durch letztere werden manchmal nicht alle Tuberkelbakterien gefärbt und Hansen- wie Stefansky-Bakterien bleiben ungefärbt.

Die Tuberkelbakterien können sich in den Monocyten vermehren, was sie in neutrophilen Leukocyten nicht vermögen. Die Leprabakterien vermehren sich nur innerhalb solcher Zellen, ein Verhalten, was auch avirulente Bakterien, wie BCG oder $H_{37}Rv$ zeigen. Bei immunisierten Tieren wird die Vermehrung schwieriger, offensichtlich sind dann monocytäre Zellen mit immunisierender Aktivität versehen, oder zellfixierte Antikörper vorhanden (wie Beispiele an der Tuberkulose zeigen, GILLISSEN). Strukturunterschiede sind elektronenmikroskopisch nicht einfach zu erkennen. Bislang wurden regelmäßige Charakteristika (außer an den Polen) nicht festgestellt. Die Bakterienbilder in den Leprazellen können wegen der Auseinandersetzung Erreger — Wirt in diesem Sinne noch nicht verwertet werden. Allerdings liegen die Leprabakterien immer in einer Gloea eingebettet.

Während man über den Aufbau und die Chemie der Tuberkelbakterien weitgehende Aufschlüsse gewonnen hat, mangeln eindeutige Befunde über die Leprabakterien. Aus diesem Grunde ist man immer wieder gezwungen, die Kenntnisse vom Tuberkelbacterium auf die des Leprabacterium zu übertragen.

a) Übertragung der Krankheit auf Tiere

Übertragungen der Tuberkelbakterien auf bestimmte Tiere gelingen bekanntlich ebenso wie die Züchtung in Kulturen oder Zellen. Tuberkelbakterien zerstören die Zellen, besonders Makrophagen (SUTER; MACKANNESS und SMITH), was Leprabakterien nicht tun. Möglicherweise werden die HeLa-Zellen durch das über-

Tabelle 11. *Unterschiede zwischen Lepra und Tuberkulose*

	Tuberkulose	Lepra
Erreger	Wachstumsmilieu durch Zellzerstörung kultivierbar auf Tiere übertragbar	vorwiegend intracellulär; nicht kultivierbar; Übertragung auf Tiere: Vermehrung im Fußpolster (SHEPARD) und immuninkompetenten Mäusen (REES)
Primäraffekt	bekannt	unbekannt
Organbefall	viscerale Organe Lunge Niere, Darmkanal Lymhknoten Knochen Gehirnhäute Augen Schleimhaut Haut	„sortierter Organbefall" (in Gebieten niederer Temperatur) Haut, Schleimhaut periphere Nervenscheiden vorderer Augenball Testes distale Knochen obere Respirationsorgane Lymphknoten reticuloendotheliales System seltener Leber, Milz, Knochenmark
Pathologisch anatomisch	exsudativ-nekrotisch Verkäsung produktiv Narbenbildung	symbiotisch vorübergehend exsudativ-nekrotisch produktiv als einzige Mycobakterienkrankheit: Nerven- und Nervenscheidenbefall
Immunologisch	tuberkulinallergisch erst nach Infektion oder nach BCG im Sinne zellfixierter Antigen-Antikörperreaktion	Reaktionsfähigkeit auf Lepromin bei manchen vor Infektion und nach Infektion mit Mycobacterium leprae bei tuberkuloidem Krankheitstyp; sonst bei symbiotischer Phase reaktionslos vorübergehende Leprominempfindlichkeit auf Tuberkulin, BCG oder nach Lepromin bei reaktionsfähigen, nicht lepromatös erkrankten Menschen
Therapie	[Vitamin D_3] Conteben Isonicotinsäurehydr. Streptomycin PAS (Die unterschiedlichen Angriffspunkte lassen sich bislang nicht übersichtlich erklären. Man vermutet, daß die bei der Lepra wirksamen Mittel eher in den intracellulären Stoffwechsel eingreifen)	Sulfone Langzeitsulfonamide Conteben Thiambutosin (Ciba 1906) Ditophal (Etisul)

schießende intracelluläre Wachstum der Tuberkelbakterien mechanisch aufgebrochen, wie SHEPARD meint.

Mit Leprabakterien wurde in den letzten Jahren eine große Anzahl von Versuchen unternommen, die ein schlüssiges, allgemein anerkanntes Urteil noch nicht erbrachten. (Allerdings sind die nun gelungenen Übertragungen von REES anzuerkennen.) So wurde kein Wachstum in Gewebekulturen von menschlichen Organen oder in Makrophagen (MORRIS u. NAKAMURA, HANKS) oder in HeLa-Zellen und Affennieren (SHEPARD) beobachtet. Die Bakterien werden zwar von den Zellen aufgenommen und verweilen hier für eine lange Zeit, aber dabei lassen sich weder Veränderungen an den Bakterien noch an den betroffenen Zellen erkennen. In diesem vergeblichen Bemühen spiegelt sich mit am deutlichsten der Unterschied der beiden Erreger wider. Und zweifellos ist hier zur Zeit noch das größte Problem in der Lepraforschung zu suchen. Eine gewisse Belebung trat nach vermeintlich gelungenen Übertragungen auf Affen ein, die E. GEHR u. COLLIER um 1940 nach OBERDÖRFFERs Sapotoxintheorie durchführte. Andere, auch systematische, Versuche haben nicht standgehalten. Sehr beachtet wurden Berichte von CHATTERJEE, der menschliche Leprabakterien auf eine indische hybride schwarze Maus übertragen haben will. NISHIMURA hat diese Versuche am gleichen Tier in subtiler Weise wiederholt mit dem erstaunlichen Ergebnis, daß nach Einimpfung menschlicher Leprabakterien später dann Mycobacterium lepraemurium wiedergefunden wurde. Bisher wurde die mögliche Aktivierung entsprechender Keime latenter Mycobacterium lepraemurium-Infektionen durch Mycobacterium leprae vermutet. Mindestens mahnen aber NISHIMURAs Ergebnisse zu vorsichtiger Beurteilung aller enthusiastischen Übertragungsberichte.

Auch BINFORD ist in der Beurteilung seiner Ergebnisse, nämlich die Übertragung von Lepromen unbehandelter lepromatöser Kranker in die kühlen Ohren oder Testes des Goldhamsters, vorsichtig. Zwar werden Entwicklungen von Granulomen und eine Vermehrung der Bakterien an Nerven beobachtet, aber die Tiere leben für diese zu langsam ablaufende Infektion einfach nicht lang genug.

Die Vermehrung der Bakterien in Rattenhoden, über die BERGEL bei einer Fütterung mit „pro-oxydierender" Diät (Futter, dem Vitamin E mangelt und 15% Leinenöl oder Kabeljaulebertran enthält) berichtet, müssen noch weiter beobachtet werden.

Bemerkenswert sind die Prüfungen SHEPARDs, Übertragungen in das kühle Fußpolster der Mäuse durchzuführen, in denen sich Mycobacterium leprae sicher halten und vermehren. SHEPARD hat immunologische und therapeutische Beweise für die Natur der Erreger beigebracht, die für menschliche Leprabakterien sprechen. Allerdings konnte KIRCHHEIMER die Befunde mit Bakterien, die in Mäuseembryonen gehalten wurden und hier zahlenmäßig sicher zugenommen haben, vorerst nicht wiederholen. Demgegenüber stehen die Arbeiten von REES, der nach den gelungenen Übertragungen SHEPARDs nunmehr einwandfrei Mycobacterium leprae auf die thymektomierte und röntgenbestrahlte Maus übertragen konnte. Hier kam es nicht nur zum Angehen der Krankheit mit typischen immunologischen und pathologisch-anatomischen Befunden, sondern auch zu experimentell auslösbaren Leprareaktionen. Damit hat REES einen ganz wesentlichen experimentellen Schritt gebracht, dessen Auswirkungen für die Lepraforschung noch nicht abzusehen sind.

Eine erfolgreiche *Züchtung* der Erreger in Kulturen vom Mycobacterium leprae (und Mycobacterium lepraemurium) ist bisher nach der Literatur niemals geglückt. Häufig scheinen falsche Beurteilung von sekundär infizierten, ulcerierten Herden Ausgangspunkt über vermeintlich erfolgreiche Züchtungen gewesen zu sein (HANKS). Das gilt auch für das sog. Mycobacterium marianum, das MARIE-SUZANNE u. Mitarb. isoliert hatten. Gewisse Ansätze eines aktiven Stoffwechsels isolierter und gleichsam überlebender Rattenleprabakterien in vitro brachten Versuche von HANKS und GRAY. Dabei ließ sich ein störender Effekt im Serum erkennen, nach dessen Ausschaltung die Erreger länger stoffwechselaktiv bleiben müßten. Solche Stoffwechselversuche mit menschlichen Leprabakterien sind ungleich schwieriger anzustellen. Erinnert sei hier auch an die älteren Kultivierungsversuche von SOULE, der über Jahre nichtchromogene Erreger halten konnte (WADE, 1964), was allerdings HANKS bezweifelt. Neuerdings scheinen Kultivierungen von menschlichen Leprabakterien geglückt zu sein. Diese sind unter der Berücksichtigung der niederen Temperatur und der regelmäßigen Beseitigung störender Effekte begonnen. Die Arbeiten sind jedoch noch im Flusse.

b) Zur Frage des Primäraffektes

Während man den *Primäraffekt* bei der Tuberkulose genügend kennt, ist der Ort des Eindringens der Leprabakterien klinisch nach wie vor unklar. Vielleicht ist die Frage bei der langsamen Vermehrungszeit dieser Erreger falsch gestellt. Die langsame Entwicklung und die im allgemeinen träge Gewebsreaktion lassen es offenbar gar nicht zu so intensiver Erscheinung kommen, wie man es von anderen Krankheiten her kennt. Es wäre auch denkbar, daß die Erreger mangels hygienischer Verhältnisse allmählich Zeit finden, transepidermal zu penetrieren (so auch CHAUSSINAND), wie es etwa LIZGUNOVA für einige Bacillenarten im Tierversuch nachgewiesen hat. Vorstellbar wäre ein Eindringen und dann ein lokalisierter Prozeß wie bei Mykosen, in deren Verlauf es bei an den Menschen adaptierten Erregern ja auch nur zu schwachen und langsam einsetzenden Allergisierungen kommt. Die von COCHRANE, SCHALLER oder BADGER beobachteten einzelnen und isolierten Herde am Hodensack, im Oberschenkelbereich oder im Gesicht bei kleinen Kindern, die auf den Lenden der Mütter sitzen oder die von der mit Gesichtslepromen behafteten Mutter geküßt werden, sprechen weitgehend für solchen Infektionsweg.

Die Anerkennung eines echten leprösen Primäraffektes ist deswegen so schwierig, weil erst 2 Momente die Lepra beweisen, worauf COCHRANE aufmerksam macht: 1. Nervenveränderungen und 2. Bakteriennachweis.

Überwiegend sind die ersten subjektiven und dann objektivierbaren Erscheinungen der Krankheit als Nervenstörungen im Sinne von Gefühlsverlust, was COCHRANE ausdrücklich vermerkte und was auch meinen Erfahrungen nach Exploration einiger Kranker entspricht.

OGATA u. Mitarb. haben nach den Beobachtungen von SAKURAI u. SUZUKI die bei tuberkuloider Lepra zu beobachtenden Kalkherde an peripheren Nerven unter dem Gesichtspunkt eines Primäraffektes geprüft, fanden aber autoptisch die zugehörigen Lymphknoten nicht entsprechend verändert. Man kann demnach nicht von einem leprösen Primärkomplex sprechen (SUGAI). Die exsudativnekrotische Primärphase der Tuberkulose tritt vor einer Immunität gegen Tuberkelbakterien auf. Bei der Lepra müßte man als entsprechend einen primären symbiotischen Phasenherd annehmen. Diesen nachzuweisen gelang bisher nicht. SOUZA CAMPOS u. Mitarb. stellen lediglich die Frage, ob die knotigen Herde bei Kindern oder die sarkoiden bei Kindern und Erwachsenen, die offenbar in klinischer, immunologischer und in ihrer Entwicklung deutlich von tuberkuloiden Herden zu unterscheiden seien, Primärkomplexe darstellen. Diese heilen manchmal spontan ab, gehen niemals in andere Formen über, sind nicht rückfällig. In diesen mangelnden, als primär anzusehenden Herden spiegelt sich aus klinischen Gründen mit am deutlichsten der Unterschied zur Tuberkulose wider.

c) Unterschiedlicher Organbefall

Es ist hier nicht der Ort, über die Ausbreitung und den verschiedenen Organbefall bei der Tuberkulose zu sprechen. Nur soviel sei vermerkt, daß unter vornehmlicher Beteiligung an den inneren Organen, außer dem Parenchym des Zentralnervensystems, den peripheren Nerven, Herz- und Skeletmuskulatur, praktisch keine Gewebe verschont sind. Demgegenüber zeichnet sich die *Lepra* durch einen *sortierten* Befall aus.

Im Vordergrund stehen die Haut- und dann die peripheren Nervenprozesse. Davon sind auch die typischen Haarwuchsstörungen abhängig. Augen-, Testes- und distale Knochenbeteiligungen sind meistens vorhanden. Bei den Augen handelt es sich um spezifische Veränderungen des vorderen, äußeren Anteiles. Während die oberen Respirationsorgane typischer Sitz sind, fehlen Prozesse an den Lungen, Magen-Darmkanal, Herz-Kreislaufsystem, Zentralnervensystem und anderen visceralen Organen (BRAND, MUIR u.a.). Allerdings sind lepröse Herde im Knochenmark, in der Milz, in der Leber und in eher oberflächlich gelegenen Lymphknoten beschrieben (s. Abschnitt „Viscerale Lepra"). BRAND sagt, je tiefer man untersucht, desto geringere lepröse Veränderungen sind nachzuweisen.

Der „sortierte" Organbefall bei der Lepra wird mit BRAND gerne mit der niederen Gewebstemperatur in Zusammenhang gebracht und hypothetisch dadurch erklärt. Die Leprabakterien lieben gegenüber Tuberkelbakterien eine geringere Temperatur, was wie erwähnt auch bei Züchtungsversuchen berücksichtigt wird. BRAND hatte festgestellt, daß größere Nervenstränge, Sehnen, Knorpel, Knochen nur dann spezifisch leprös sind, wenn sie an der Hautoberfläche nicht tiefer als 1—2 cm liegen. Man kann vergleichend annehmen, daß die geeignetste Wachstumstemperatur für die Bakterien unter 35—36°C und über 26°C (SKINSNESS) liegt. OGATA sieht gegenüber der Proliferationstemperatur der Tuberkelbakterien keinen grundsätzlichen Unterschied. Somit muß die Hypothese der bevorzugten Ausbreitung der Lepra in relativ kühlen Temperaturgebieten im Vergleich zur Tuberkulose lediglich als ein quantitatives Problem angesehen werden.

Vom Standpunkt des Dermatologen läßt sich verallgemeinernd sagen: Die Tuberkulose befällt Haut und überwiegend innere Organe, die Lepra überwiegend Haut und peripheres Nervensystem ohne wesentliche viscerale Beteiligung. Sie unterscheidet sich hierin auch ganz wesentlich von der experimentellen Rattenlepra, bei der Nerven- und Hautbeteiligung soviel wie unbekannt sind (FITE, TANIMURA u. NISHIMURA). Der Nervenbefall ist unter den Mycobakterienkrankheiten ein spezifisches hervorstehendes Merkmal für Lepra (FITE).

Fast alle Leprösen weisen typenentsprechende Hautveränderungen auf. Deutliche Nervenbeteiligung kann fehlen. Es gibt andererseits Leprakranke, die nur Prozesse an den Nerven vorweisen, deren Hautefflorescenzen später folgen. Ähnlich der Tuberkulose sind latente Stadien, wie bei der Syphilis, kaum zu beobachten, wenn man nicht während der ausgedehnten Inkubationsperiode bei schon positivem Bakteriennachweis in der Nasenschleimhaut ein gewisses Äquivalent für ein latentes Stadium annehmen will.

Der Nervenbefall bedingt häufig eine kreisförmige oder ovale Ausprägung der Efflorescenzen. Bemerkenswert ist auch der Unterschied in der Ausheilung: Während die Tuberkulose vernarbt, fehlen Narbenbildungen mehr oder weniger nach der Heilung bei Lepra (MUIR). Das mag auf dem grundsätzlich morphologischen Unterschied in der Nekrose und Verkäsung bei der Tuberkulose, also dem Gewebszerfall, beruhen, der der Lepra nicht eigen ist. Allerdings finden sich an den peripheren Nervenscheiden solche einschmelzenden Nekrosen bei Lepra. Nun ist die Eigenschaft, zu vernarben, durchaus relativ zu verstehen; denn ausgedehntere tuberkuloide Prozesse, also dichtere Granulome, wie sie dem sog. großen oder Major-Tuberkuloid zugehören, gehen zweifellos mit korialer Narbe oder Defekten einher, worauf mich BLENSKA aufmerksam machte. Die von ihr vorgelegten Bilder entsprechen durchaus denen, die man hier nach erfolgreich behandeltem Lupus vulgaris sieht. Die Haut ist dann im Herdbereich fein gefaltet, etwas eingesenkt, das Relief der Epidermis geändert.

Histologisch ist ein wesentliches Charakteristikum gegenüber der Tuberkulose die Bildung von Schaumzellen aus Histiocyten und die gute Vascularisation.

Capillaren in einem dichten Netz von Bindegewebe finden sich, wie FITE sagt, um Gruppen solcher Zellen. Und wegen dieser gegenüber dem Tuberkulom so guten Durchblutung komme es nicht so leicht zur Nekrose. Recht eigentlich wäre jedoch nur die tuberkuloide Lepra mit der Tuberkulose vergleichbar (HERXHEIMER), deren zu unterscheidendes Charakteristikum aber auch wieder der Mangel zur Nekrosebildung eigen ist. Wie schon ausgeführt, haben OGATA u. Mitarb. die pathologischen Vorgänge bei beiden Krankheiten eher in ähnlichen, ineinanderfließenden Phänomenen deuten können.

Es ist eine bekannte Tatsache, daß Lepröse häufig gleichzeitig eine Tuberkulose haben. Eindrucksvoller Beleg sind hierfür, in den Leprosarien die Tuberkuloseabteilungen vorzufinden. Eine reizvolle Frage ist, den Einfluß dieser Krankheiten gegeneinander beim gleichen Menschen zu studieren. Schon ROGERS hat, wie V. KLINGMÜLLER erwähnt, beobachtet, daß die tuberkulöse Durchseuchung gegen Anstecken mit Lepra zu immunisieren scheine; dagegen ist dies umgekehrt nicht der Fall. Bemerkenswert mag sein, daß DANIELSSEN und BOECK typische tuberkulöse Veränderungen an inneren Organen, besonders an serösen Häuten, als leprös beschrieben. Das war damals ohne die bakteriologische Unterscheidungsmöglichkeit vielleicht verständlich. Man nahm schon immer an, daß die Lepra das Ansetzen einer Tuberkulose begünstige. Hierfür sprechen auch neuere Befunde. DE OLIVEIRA, LIMA u. FONTES, MAGARAO: Lungentuberkulose ist häufig bei Leprösen. Nach CHÉNEBOULD u. Mitarb.: 10mal häufiger sei die Tuberkulose bei Leprösen als bei Gesunden, aber Lepra sei selten bei Patienten mit Lungentuberkulose. GRAY u. BANCROFT: Die Tuberkulose ist eine häufige und ernste Komplikation bei Leprösen, was auch FAGET in Carville oder FITE feststellen konnten, wo bei 1512 Kranken über 23% der 607 Verstorbenen mäßige bis fortgeschrittene Tuberkulose hatten, was primäre Todesursache war. Ähnliches sagt KEAN u. CHILDRESS, TAKEDA. Allerdings gehe unter der modernen Therapie die pulmonale Tuberkulose an Bedeutung zurück. Ähnliches berichtet CAVER von Hawaii, wo 10—50% aller Todesfälle der Leprösen zu Lasten der Tuberkulose gehen. ROTBERG sah durch Tuberkulose sogar Verschlimmerung der Lepra und HALE, MOLESWORTH u. GROVE-WHITE bestätigen, daß eine Tuberkulose sich gerne auf eine schon bestehende Lepra aufpfropfe.

TERENCIO DE LAS AGUAS hat, ausgehend von der Schilderung eines tuberkulösen Geschwürs nach BCG-Vaccination bei einer geheilten lepromatösen Frau behauptet, daß beim Zusammentreffen beider Krankheiten die Tuberkulose relativ benignen Charakter annehme. Es bleibt unklar, ob er dies auf Grund der Chemotherapie sagt. WATANABE konnte bei einer großen Krankenzahl nur einen gering höheren Tuberkulosebefall bei lepromatösen gegenüber tuberkuloiden Patienten finden. Eine Korrelation zwischen den Krankheiten, bezogen auf den Lepratyp, ließ sich nicht feststellen. Diese klinisch-statistische Übersicht steht in deutlichem Gegensatz zu den pathologischen Untersuchungen von OGATA u. Mitarb. Unvoreingenommen möchte ich sagen, daß dieser Widerstreit durch die Verschiedenartigkeit der großen lebenden Patientengruppe WATANABEs und des Sektionsmaterials OGATAs erklärt werden kann: Die Verhältnisse, die zum Tode führen, sind anders als die von 1948—1959, also schon in der chemotherapeutischen Ära, zusammengestellten Befunde WATANABEs. Denn WATANABE sah vordem, vor der Chemotherapie, daß die Lungentuberkulose bei Leprösen wie auch Nichtleprösen in gleicher Weise sehr ungünstig verlief. Die antituberkulöse Chemotherapie habe sowohl die Nichtleprösen wie die Leprösen bezüglich des Verlaufs ihrer Lungentuberkulose, und zwar gleichermaßen in gleichem Sinne, gebessert. Eine Leprareaktion ließ keinen Einfluß erkennen. Allerdings scheine das Erythema nodosum leprosum oder eine Neuralgie Exacerbationen der Tuberkulose zu veranlassen.

Irgendwelche Unterschiede der Tuberkulose bei tuberkuloiden oder lepromatösen Leprakranken sei nicht zu erkennen.

Über den Einfluß der Chemotherapie hat TAKANO als Pathologe 450 Autopsien von Leprösen von 1924—1959 geprüft. Diese unterteilt in die „Hydnocarpus-" und „Chemotherapiezeit" weisen wohl eine erhebliche Besserung der Tuberkulose auf, aber keine grundsätzliche Änderung im Verhalten der Lepratypen. Die Tendenz des tuberkuloiden Typs, die Tuberkulose besser abzuwehren, bliebe bestehen. Trotz der Chemotherapie finden auch CHÉNEBOULD u. ROLLIER in Marokko die Lungentuberkulose bei Leprösen 10mal häufiger als bei Gesunden.

OGATA hat mit TAKANO und FUKUSHI 66 Sektionen bezüglich einer Tuberkulose ausgewertet. Lepromatöse und tuberkuloide Leprose wiesen mit 71% gleichen Anteil einer Kombination mit Tuberkulose auf. Abgeheilte tuberkulöse Primärherde fanden sich nur bei tuberkuloider fortgeschrittener Sekundärtuberkulose bei allen Lepromatösen und nur bei 3 von 15 tuberkuloiden Kranken. Pathologisch-anatomisch ließ sich nicht erkennen, welche Infektion vorausging, vielleicht aber zumeist die Lepra. Bemerkenswert sei die Tatsache, daß bei der lepromatösen Lepra, also der symbiotischen Phase, sich auch schwache Resistenz gegen Tuberkelbakterien erkennen läßt, während bei tuberkuloider Lepra eine kräftige vorhanden ist.

Während wohl bei bestehender Lepra, meist nach dem Abklingen der ersten Erscheinungen (CHÉNEBOULD u. ROLLIER sagen nach 5 Jahren), die Tuberkulose auftrete, ist die Ansicht über einen schützenden Einfluß voraufgehender Tuberkulose bei einzelnen Menschen offensichtlich noch sehr umstritten. Zwar vermuten eine Reihe von Autoren (FERNANDEZ, CHAUSSINAND u.a.) solchen Schutz und sehen in dieser Ansicht eine Unterstützung in der Wirkung der BCG-Impfung zur Verhütung der Lepra. So halten andere, wie ALONSO, diese Verhältnisse keineswegs für geklärt. ALONSO führt dazu an, daß in Rio de Janeiro die tuberkuloide Lepra in der frühen Jugend vorherrsche, dann die lepromatöse Lepra trotz höherer Durchseuchung mit Tuberkulose. Der Anteil tuberkuloider Lepra schwinde genau dann, wenn die Resistenz gegen Tuberkulose zunehme. Beide Krankheiten entwickeln sich bei der gleichen Bevölkerung unabhängig ohne gegenseitige Interferenz. Der Lepromintest fiele bei reinen Tuberkulösen gleich wie bei gesunder Bevölkerung aus, und MAGARAO u. LIMA konnten beobachten, daß lepromatöse Kranke mit Tuberkulose wohl auf BCG, nicht aber auf Lepromin reagierten. Auch LEWIS ist in der Annahme eines Schutzes der Tuberkulose gegenüber der Lepra vorsichtiger. Die schwache positive Tuberkulinreaktion, die bei lepromatösen Leprösen feststellbar ist, wird offenbar nicht durch die Lepra hervorgerufen (s. im übrigen das folgende Kapitel).

3. Zur Frage eines Antagonismus zwischen Lepra und Tuberkulose

Die aufgezeigten gemeinsamen Züge von Lepra und Tuberkulose, zu deren besseren Erkennung durchaus die Ausnutzung anderer, beim Tier vorkommender Mycobakterienkrankheiten dienlich ist, und weiter die unterschiedlichen Momente, die man bei beiden Krankheiten erkennen kann, sind in vielem wieder so eng miteinander verknüpft, daß jede Analyse oder jede Hypothese mehr oder weniger von den einzelnen Autoren in verschiedener Richtung oder in unterschiedlichem Sinne gebraucht worden ist. Dadurch werden die Verhältnisse keineswegs übersichtlicher. Eine einseitige, starre Auffassung hat sich aus diesen Gründen nicht durchsetzen können. Eher ist man geneigt, die nosologischen Einheiten beider Krankheiten, ihre getrennten Entitäten neu bestätigt zu sehen. Zweifellos ist es berechtigt, gewisse Krankheiten in verwandtschaftlichen Gruppen geordnet zu besprechen und zweifellos werden wegen ihrer nahen Beziehungen, nahen antigenischen Eigenschaften der Erreger, ähnlicher Gewebsreaktionen, ähnlichem klinischem Verlauf, naher therapeutischer Eingriffsmöglichkeiten beide Krankheiten nebeneinander auch in Zukunft betrachtet werden können und müssen.

Wie schon erwähnt, war auf Grund immunologischer Ähnlichkeiten die Theorie eines gegenseitigen Antagonismus, also eine gegenseitige verdrängende Beeinflussung angenommen. Dafür sind weniger die klinischen Beobachtungen an einzelnen Kranken angeführt, wie wir es etwa mit VORLAENDER zwischen Lupus erythematodes und maligner Lymphogranulomatose beschreiben konnten, sondern die Erfahrungen an größeren Krankenzahlen herangezogen worden. Diese interessanten und durchaus befruchtenden Ideen hat seit FERNANDEZ, wie schon gesagt, vornehmlich CHAUSSINAND verfolgt. Sie sind aber, wie vorauserwähnt werden soll, nicht unwidersprochen geblieben, soweit aus diesem Antagonismus weitere Folgerungen gezogen wurden.

Wie oben schon erwähnt, hatte BIELING vermutet, daß eine vorausgehende Tuberkulose die Entwicklung einer Lepra günstig beeinflussen könne. Auch TISSEUIL glaubte früher (1928) an die Möglichkeit eines BCG-Schutzes, was er später jedoch aufgegeben hatte. FERNANDEZ führte, an BIELING anknüpfend, 1939 bei 123 gefährdeten Kindern zum Schutz gegen Lepra mit BCG Vaccinationen durch, nach denen er 92% positive Leprominreaktionen erreichte. Über diese Verhältnisse haben später ROSEMBERG, SOUZA CAMPOS u. AUN besonders 1950 in ausführlichen Studien weiter berichtet. Sie hatten u.a. 39 Kindern oral BCG gegeben und eine positive Reaktion auf Lepromin erreicht, woraus auf einen gewissen Schutz vor der bakterienreichen lepromatösen Lepra geschlossen wurde (FERNANDEZ). Ähnliches an 185 Kindern, nun unter Einbeziehung der Verhältnisse auf die Tuberkulinreaktion, haben die gleichen Autoren kurze Zeit später mitteilen können. Nach den Erfahrungen von FERNANDEZ führt die intracutane BCG-Applikation bei gesunden, vorher negativen Kindern zu 90% zu positiver Leprominreaktion. GINEZ u. POLETTI haben bei 20 Kindern ähnliches in Paraguay, AZULAY (bei 15 Kindern) in Rio de Janeiro erreicht. Unabhängig hiervon hatte schon 1939 CHAUSSINAND begonnen, nach ähnlichen Gedanken die BCG-Impfung bei der Lepra anzuwenden, worüber er 1944 erstmals schrieb, um 1948 ausführlicher auf dieses Problem einzugehen (s. weiter unten). Seit der 3. Panamerikanischen Lepra-Konferenz in Buenos Aires 1951, und besonders seit dem Leprakongreß 1953 in Madrid, wurde die BCG-Vaccination für die Lepraprophylaxe empfohlen und weitere Untersuchungen angeregt. NEYRA RAMIREZ und PESCE, dann LOWE u. McNULTY haben kritisch zu diesen Problemen beigetragen: Einmal ist es nicht genügend geklärt, ob eine positive Leprominreaktion, besonders durch BCG hervorgerufen, wirklich auf Immunität schließen lasse. Deswegen könne BCG nur solchen Personen gegeben werden, die einer Leprainfektion unvermeidlich ausgesetzt seien. Dort, wo die BCG-Vaccination in großem Rahmen gegen Tuberkulose durchgeführt wird, ist eine spätere Beurteilung ihres Wertes sicher sehr schwierig.

Im einzelnen hatten LOWE u. McNULTY 104 lepromatösen Patienten 0,1 g BCG intracutan injiziert. 84,6% wurden dadurch tuberkulin-, 11,5% leprominpositiv, dann noch 33% schwach leprominempfindlich, was kaum als positiv bezeichnet werden konnte. Nur solche, die auch tuberkulinpositiv wurden, zeigten Reaktionen auf Lepromin. LOWE u. McNULTY schließen daraus mit Recht, daß die Anergie der Lepromatösen als eine spezifische auf Leprabakterienantigen ist. Diese zahlenmäßig geringe Änderung der Leprominempfindlichkeit auf BCG-Vaccination ist offensichtlich nur ein vorübergehendes Ereignis (HANKS u. FERINANDEZ usw.), kann deswegen nicht ohne weiteres als wertvoll für die aktuelle Behandlung der Lepra angesehen werden (KUPER, PITT).

Auch Convit u. Mitarb. haben eine ähnliche Prüfung bei 113 lepromatösen Kranken in Venezuela durchgeführt und gleichzeitig unter Sulfontherapie etwas günstigere Ergebnisse erhalten. Sie empfehlen BCG vornehmlich bei noch unbestimmter Lepra. Wenig später haben Lowe u. Davey (1956) in Nigeria 321 lepromatöse Kranke getestet; alle waren leprominnegativ und 32,2% gaben positive Pirquet-Reaktion.

Souza Campos ist noch einmal 1953 ausführlich auf alle Fragen eingegangen. Nach Fernandez besteht kein Zweifel, daß BCG eine positive Leprominreaktion bei einer zuvor nichtreagierenden gesunden Person hervorrufe.

Allerdings ist nun zu fragen, was mit so leprominreagierenden Personen passiert, wenn sie einer Infektion ausgesetzt sind. Montestruc u. Blanche sahen solchen Schutz gegen Lepra bei 7 lepragefährdeten Kindern, während 4 Jungens ohne BCG Lepra bekamen. Souza Campos vaccinierte 2866 Lepragefährdete, von denen 16 (=0,55%) tuberkuloide Lepra bekamen, während von 6141 Nichtgeimpften 4% an Lepra erkrankten. Leider waren nicht alle vorher genügend untersucht. Auch Convit u. Mitarb. sahen ähnliches. Fernandez hatte bis 1955 110 gefährdete Kinder beobachtet; davon lebten 83 in engem Kontakt mit lepromatösen Kranken; 28 waren mit BCG geimpft, von denen 9 Lepra (8 tuberkuloide, 1 unbestimmte Form) bekamen; 26 waren Mitsuda-positiv. Ähnlich günstig verlief die Situation bei 32 Tuberkulinpositiven, die später gleichfalls zu 94% leprominpositiv waren. Diejenigen, die nicht mit BCG geimpft und tuberkulinnegativ waren, wiesen 10 Erkrankungen, davon 3 lepromatöse auf und nur rund 40% waren Mitsuda-positiv. Damit ergaben sich günstigere Verhältnisse bei solchen Kindern, die mit BCG geimpft wurden oder die aus anderen, spontanen Gründen tuberkulinpositiv waren gegenüber den tuberkulinnegativen Kindern.

Fernandez, auch Neyra Ramirez u. Pesce vertreten daher die Meinung, daß sowohl die Tuberkulose- wie die BCG-Impfung einen Schutz gegen Lepra biete, wenn sich das Individuum vor der Leprainfektion hiermit auseinandergesetzt habe. Zu berücksichtigen ist bei allen Deutungen die unspezifische Immunität in der ersten Lebenszeit, während der ein Kind spezifisch oder spontan einen relativen Schutz gegen ernstere Leprainfektion erwerben kann (Rodriguez, 1926; Gonzaga u. Mitarb., 1941).

Die Beurteilung dieser immunologischen Verhältnisse ist dadurch erschwert, weil der Test selbst, also der Lepromintest allein schon eine spätere Reaktionsfähigkeit auf neueres Lepromin hervorrufen kann (Lara, Wade, Brown u. Mitarb., De Souza Campos, Doull u. Mitarb., Rosemberg u. Mitarb., Bechelli, Ignacio u. Mitarb., Montestruc u. Despierres u.a.). Allerdings sind die antigenischen Fähigkeiten von Lepromin deutlich geringer als von BCG (Azulay u. Neves). Chaussinand, dann Montestruc halten diese für eine reine, cutane Sensibilisierung ohne immunologische Bedeutung.

Die Berichte werden im einzelnen unübersichtlicher, je mehr verschiedene Tests ausgeführt und abgelesen werden müssen, und je mehr Voraussetzungen in bezug auf die verschiedenen Lepratypen, die gleichzeitig vorkommende Tuberkulose, wieder bezogen auf die zu vergleichende Normalbevölkerung gleicher Altersgruppen, zu berücksichtigen sind. Diese Probleme haben eine ganze Reihe von Autoren subtil bearbeitet, wie Kuper, Tisseuil und viele andere, ohne wesentliche neue Gesichtspunkte beibringen zu können. Die Durchsicht dieser Arbeiten ist aber unerläßlich für den speziell an diesen Dingen interessierten Leprologen. Es soll hier genügen, die einzelnen Arbeiten zu nennen und höchstens gelegentlich einzelne Stichpunkte herauszugreifen:

Kuper fand, daß eine hohe Tuberkulinempfindlichkeit oft, aber nicht immer, mit einer stärkeren Leprominreaktion einhergeht. Er befaßte sich auch mit denen, die gleichzeitig eine Lungentuberkulose hatten. Eine direkte Korrelation zwischen Lepromin und Tuberkulin fand sich nicht (so auch PITT u. Mitarb., aber andererseits LOWE u. McFADZAN). Er kann nicht auf eine wesentliche prophylaktische Wirkung des BCG auf die Lepra schließen. Auch KUPER hält die Leprominwendung für ein nichtpermanentes Phänomen. Nach histologischen Untersuchungen ist die Gewebsreaktion auf Lepromin eine örtliche Defensivreaktion bei lepromatöser Lepra, bei der tuberkuloiden Lepra dagegen eine immunologische. (Hierbei seien die Fragen des isopathischen Phänomens unberücksichtigt.) Kürzlich hat KUPER hierüber noch ausführlicher berichtet. Im Sinne einer Parallergie deutet FLOCH nach Untersuchungen an 155 Patienten die Verhältnisse, wobei das Tuberkelbacterium stärker als das Leprabacterium wirke. FLOCH erwähnte übrigens, daß schon CALMETTE von einer Kreuzimmunität zwischen Lepra und Tuberkulose gesprochen habe, wie oben erwähnt. Erfahrungsgemäß und aus pathologischer Sicht einleuchtend sind tuberkuloide Lepröse im allgemeinen gegen Tuberkulose resistenter (FONTES MAGARAO u. DE OLIVEIRA LIMA), was wohl alle Autoren beobachtet haben mögen.

Für den Wert einer BCG-Impfung sprechen sich nach den südamerikanischen Leprologen aus: FERNANDEZ, AZULAY, ROSEMBERG, SOUZA CAMPOS, AUN, PARDO-CASTELLO, OLMOS CASTRO, FONTES MAGARAO u. DE OLIVEIRA LIMA, GINES u. POLETTI, BUDIANSKY u. CAMPOS; in Spanien: DAUDÉN VALLS u. Mitarb., NEYRA-RAMIREZ, AZULAY, MOURA u. MOURAO, SILVA, URQUIJO, WILIKSON u. BASOMBRIO, SOUZA, FERREZ u. BECHELLI, PEREIRA FILHO, SALOMAO u. Mitarb., PEREIRA u. Mitarb., ARGUELLO PITT u. Mitarb., URQUIJO, JONQUIERES u. Mitarb., COMPA u. FERNANDEZ, COELHO, MARIANO u. NETO, DINIZ, SARMIENTO u. Mitarb., CONVIT DE MORAES PASSOS u. Mitarb. Ihnen pflichten bei: GRASSET u. DAVISON, BRECHET, FLOCH, LAJUDIE, MONTESTRUC u. BACHÉ, DHARMENDRA, MAZUMDER u. MUKERJEE, MONTESTRUC u. Mitarb., YANAGISAWA, MORENO, ROELSGAARD u. Mitarb., CHATTERJEE u. Mitarb., BROWN u. STONE, SHORT, OGATA u. TAKANO, VIEL und viele andere in wohl allen Ländern, die BCG teils in großem Rahmen verwenden.

Die BCG-Wirkung sei übrigens mit einem Antigen, was OLMOS CASTRO Lepromina proteica total = Leprolina nennt, besser zu erkennen; die Testungen seien damit feiner eingestellt und besonders die Frühreaktionen gut ablesbar (CONSIGLI). DAUDÉN VALLS u. Mitarb. halten es übrigens für möglich, daß auch andere Impfungen, wie die gegen Pocken, Typhus, Diphtherie und Tetanus, positive Leprominreaktionen hervorrufen können. WADE fragt, ob bei positiver Tuberkulinreaktion BCG einen besseren Schutz als bei vorherigem negativem Test gegen Lepra gewährleiste, was sicher anzunehmen ist, aber schwer nachweisbar sein mag.

Von BLANC u. Mitarb., GATÉ u. ROUSSET wurde ein anderes Antigen, das Schwester MARIE SUZANNE aus züchtbaren Mycobakterien aus Lepromen isolierte, ein Paratuberkelbacterium mit dem Namen Mycobacterium marianum, in ähnlichem Sinne benutzt, um das es seit dem Madrid-Kongreß 1953 indessen wieder stiller geworden ist. Dieses Bacterium wird gelegentlich auch „bacille de Chauviré" genannt. CHAUSSINAND hielt dieses Antigen prophylaktisch für wertlos.

Zu den ganzen Fragen wurden nötige Tierversuche von VALTIS u. MARKIANOS, AZULAY und KAWAGUCHI angestellt, die gleichfalls einen Schutz der BCG-Vaccination gegen Mäuselepra erkennen lassen. Wegen der geringen antigenen Eigenschaften der Leprabakterien selbst und der erwähnten, meist nur vorübergehenden Wirkung von BCG bei lepromatösen Kranken auf die Mitsuda-Reaktion haben HANKS u. FERNANDEZ eine kombinierte Anwendung von BCG, Mäuselepromin und abgeschwächten Tuberkelbakterien genauestens geprüft und eine gewisse Steigerung der Wirkung beobachten können. Offenbar stimulieren Antigene aus hitzegetöteten Tuberkelbakterien. Demgegenüber fanden MUIR u. HENDERSON, dann

HADLER u. ZITI solche Einflüsse nicht. Letztere haben die Wirkungen 1961 nochmals, auch histologisch, nachgeprüft und keine Bestätigung eines Einflusses bringen können. Bemerkenswerteweise lassen sich Mitsuda-Reaktionen mit normalen Gewebssuspensionen auslösen, wie FARIA, KOOIJ u. GERRITSEN, FLOCH gezeigt haben und deswegen die späte Mitsuda-Reaktion ja auch als unspezifisch angesehen wird. Diese Reaktion würde dann durch Tuberkulose und Lepra verstärkt.

Es muß nun endlich auf die bedeutenden Ideen CHAUSSINANDs eingegangen werden, der über den praktisch prophylaktischen Wert der auch von ihm entdeckten BCG-Wirkung wesentlich dazu beigetragen hat, die Beziehungen zwischen der Tuberkulose und Lepra intensiver zu betrachten und damit zu neueren Hypothesen wertvolle Anregungen gegeben hat. Er hatte 1944 über das Phänomen der Allergie und Parallergie bei Lepra und Tuberkulose berichtet; denn er beobachtete, daß Menschen, Affen oder Meerschweinchen ohne Tuberkulose, aber mit Tuberkulose infiziert, oder nach BCG, mehr oder weniger stark auf Mitsuda-Antigen reagieren. Auf dem 1. Internationalen BCG-Kongreß in Paris 1948 hatte CHAUSSINAND dann nach seinen Arbeiten und günstigen Erfahrungen den Leprologen BCG-Vaccination zum Schutz und zur Prophylaxe lepragefährdeter Kinder empfohlen. Im damaligen Indochina hatte er 1500 Lepröse getestet und gefunden, daß die Organismen, die sich mit den Tuberkelbakterien auseinandergesetzt haben, gewöhnlich auf Lepromin reagieren, während die tuberkulosefreien es nicht tun. Diese Korrelation zwischen Tuberkulin und Lepromin ist allerdings heute nicht so ganz eindeutig. 30 Tuberkulin- und Leprominnegative wurden nach BCG-Vaccination leprominpositiv. CHAUSSINAND schloß daraus, daß die BCG-Impfung eine Allergie gegen das Leprabacterium hervorrufe, die eine merkbare Reistenz des Organismus gegen eine Infektion mit Lepra hinterließe. Gegenüber ROSEMBERG u. Mitarb., die aus Zeitersparnis bei Massenimpfungen eine einzelne Dosis von 100 mg BCG oral, nach der Methode von DE ASSIS, verabfolgten und gleichzeitig eine Leprominjektion durchführten, hält CHAUSSINAND eine vorhergehende Tuberkulintestung für unumgänglich. Geeigneter, ökonomischer sei sicher eine gefriergetrocknete BCG-Vaccine in geringerer Dosis, intracutan injiziert.

CHAUSSINAND hatte 1944 (Nachdruck im Intern. Journal of Leprosy 1948) Tuberkulose und Lepra als antagonistische Krankheiten bezeichnet. Und gesagt, daß die Lepra durch die Tuberkulose vertrieben würde, weil eine *Parallergie* zwischen den Erregern bestehe und eine relative Kreuzimmunität zwischen Tuberkulose und Lepra vorhanden sei. Diese Hypothesen wurden nicht von allen Leprologen anerkannt. Zwar halten die meisten, wie ausgeführt, einen schützenden Effekt von Tuberkulose und BCG gegen Lepra für gegeben, aber das Umgekehrte hat sich bisher nicht eindeutig feststellen lassen, so könne man nicht von einem Antagonismus sprechen (HALE u. Mitarb.). CHAUSSINAND meint jedoch, daß eine gekreuzte Parallergie der verschiedenen Bakterien nicht nur in einer Richtung vorhanden sein könne (dabei ist allerdings die verschieden starke antigenische Wirkung der Erreger zu bedenken, die beim Leprabacterium recht niedrig sein muß). Die Aussagekraft der Tuberkulinreaktion, die damit feststellbare Allergie, läßt nur erkennen, daß sich der Organismus mit Tuberkelbakterien auseinandergesetzt hat. Sie hat keine Bedeutung in immunologischer Hinsicht, während demgegenüber die Leprominreaktion über den Abwehrgrad gegen Lepra Aufschluß gibt. Die einzelnen Beziehungen zu prüfen, sei daher nur mit dem Mitsuda-Test und einem Antigen hitzegetöteter Tuberkelbakterien möglich. Hiermit finde sich eine deutliche Korrelation der Reaktionen und lasse sich ein Antagonismus nicht nur der Tuberkulose gegen Lepra, sondern auch der Lepra gegen Tuberkulose feststellen.

Rutgers, Kooij u. Rutgers haben in Südafrika eine größere Reihe von Leprösen, Tuberkulösen und Gesunden mit Tuberkulin, BCG und Dharmendra-Lepromin untersucht. Dabei ließ sich eine gute Korrelation zwischen Tuberkulin und BCG-Tests, aber keine zwischen Tuberkulin und Lepromin und BCG-Lepromin finden. Die Durchschnittswerte der Leprominindurationen ließen z.B. gewisse Differenzen vermerken. Das Maximum war bei tuberkuloiden höher und früher als bei tuberkulösen, gesunden Leprakontaktpersonen und Gesunden. Die weiteren Einzelheiten lassen erkennen, daß eine tuberkulöse Infektion, bemerkbar an Tuberkulin- und BCG-Reaktion, die Leprominreaktion verstärke. Ob nun die Kreuzempfindlichkeit auf die Antigene auch auf eine Kreuzimmunität schließen lasse, ist nicht ganz klar, wäre aber ausschlaggebend für einen Schutzeffekt der BCG-Vaccination.

Kooij u. Rutgers erinnern an die unspezifischen Effekte nach Dienes. Mit BCG-Hauttests fanden sie nicht so häufig bei tuberkuloiden Leprösen positive Tuberkulinreaktionen wie Chaussinand.

Kooij u. Rutgers meinen, daß bei gesunden Bantus in Südafrika eine positive Leprominreaktion nicht durch die Tuberkulose bedingt sei, wozu auch Swerts nach Untersuchungen im Kongo neigt. Diese besonders kritischen und in der Wertung der Tests zurückhaltenden Studien scheinen nicht eindeutig Chaussinands Befunde zu bestätigen. Chaussinand nennt Lepromin- und Tuberkulinreaktion dann positiv, wenn der Durchmesser über 3 mm, Kooij u. Rutgers bei Lepromin über 4 mm und Tuberkulin über 6 mm beträgt. Auch sind immer die Unterschiede der verschieden starken Lepromine zu berücksichtigen. Das Lepromin Dharmendras gibt sicher etwas andere Werte als ein integrales Lepromin, was Chaussinand benutzt. Wade bedauerte, daß diese Untersuchungen nicht mit dem klassischen Mitsuda-Hayashi-Lepromin durchgeführt wurden; denn Dharmendras Antigen sollte nur für die Frühreaktion benutzt werden.

Hier wäre zu vermerken nötig, daß die makroskopisch gedeutete Reaktion nicht immer einen entsprechenden histologischen Aufbau zeigt, was Bechelli u. Mitarb., und besonders Azulay u. Mitarb. geprüft haben. Es wäre nötig, zu fordern, daß sich dann immer eine tuberkuloide Struktur zeige. Unter diesen Kriterien mögen sich die Daten und Zahlen der verwerteten Leprominreaktion etwas verschieben. Das gilt besonders für ruhende lepromatöse Kranke, was nach Jonquieres Wade zu einer Umfrage veranlaßte. Kuper hat ebenso wie Contreras u. Mitarb. neuerdings nach histologischer Prüfung der Leprominreaktionen bei BCG-behandelten lepromatösen Leprakranken keinen Zusammenhang mit der immunologischen Entwicklung der Krankheit und dem histologischen Bilde gesehen.

Über die eher kritischen Stimmen der Beziehung Tuberkulose und Lepra und deren Folgerungen einer BCG-Prophylaxe wurde oben schon berichtet. Wie gesagt, hatte sich Tisseuil in der Möglichkeit eines Zusammenhanges zurückgehalten. Nach den ersten enthusiastischen Berichten hat zur Vorsicht in der Beurteilung Ginez geraten, da die antigenischen Ähnlichkeiten von Lepra- und Tuberkelbakterien erst noch zu beweisen seien. Er bezieht sich auf die Deutung Rotbergs in der Annahme eines konstitutionellen Faktors N (von *n*atürlich), der bei „Anergie" mangele. Rotberg sagt, daß die Tuberkulose die Lepra nicht verdränge, sondern verschlimmere. Wenn dieser Faktor „N" mangele, so sei die Verwendung von BCG ohne jede Wirkung, da die Vaccination wohl nur eine spezifische Antikörperbildung anrege. Demnach gebe es keine gekreuzte Immunisierung zwischen Tuberkulose und Lepra. Diese Hypothese läßt sich heute wohl nicht mehr ganz aufrechterhalten, jedoch sollte sie noch mit in der Diskussion bleiben, solange man keine genügende Erklärung für die vor jeder Auseinandersetzung der Organismen mit Mycobakterien vorhandenen Reaktionsfähigkeit auf Lepromin gefunden hat. Hierzu wären modernere immunologische Untersuchungen nötig, anzugreifen, was ROTBERG gemeinsam mit CAMPOS, BECHELLI u. GINEFRA kürzlich tat.

ROTBERG hatte übrigens schon 1937 mit OLIVEIRA auf Grund von Testungen an 70 Tuberkulösen eine immunologische Beziehung zwischen den Krankheiten abgelehnt.

In diesem Zusammenhang sei erwähnt, daß SPICKETT meint, die Empfänglichkeit für Leprabakterien beruhe auf einem einzigen, unregelmäßig dominant vererbbaren Gen.

In einer Besprechung der Monographie CHAUSSINANDs äußerte 1951 DOULL gewisse Zweifel, wenn er auch die experimentellen Befunde anerkennt, die allerdings evtl. nur für Indochina zutreffen könnten. Er hatte daraufhin mit GUINTO u. MABALAY recht ausführliche Studien unternommen, die mehr oder weniger mit dem bisherigen Lepromin keine neueren Aussagen und, wenn ich recht verstehe, auch keinen endgültigen Beweis für die immunologische Verwandtschaft der Krankheiten liefern können. Es scheinen sich eher zwischen Tuberkulin und Leprominreaktion Verschiedenheiten in ähnlicher Weise zu zeigen, wie zwischen Tuberkulin und Kochschem Phänomen, wenn Tuberkulin und BCG am gleichen Individuum gleichzeitig injiziert werden.

Offensichtlich läßt sich statistisch erkennen, daß eine Reaktionsfähigkeit auf Lepromin nach MITSUDA auftritt (DOULL u. Mitarb.):

Aus natürlichen Gründen:	Fernandez-Reaktion	8,2%
	Mitsuda-Reaktion	11,5%
Durch den Lepromintest selbst:	Fernandez-Reaktion	7,8%
	Mitsuda-Reaktion	7,2%
Durch BCG-Vaccination:	Fernandez-Reaktion	17,9%
	Mitsuda-Reaktion	33,4%

Die sonst festgestellte hohe Reaktionsfähigkeit auf Lepromin bei BCG-vaccinierten Personen kann also nicht dieser Vaccine allein angerechnet werden, sondern spontane, natürliche und nach vorausgehendem Lepromintest eintretende Änderungen müssen auch bezüglich solcher Einflüsse abgewogen werden.

Die Leprominempfindlichkeit nach BCG fällt, wie GUINTO u. Mitarb. zeigen, zwar in wenigen Jahren ab, aber sollte sich wirklich darin eine Resistenz zeigen, so könne diese im kritischen Kindesalter von Wert sein.

Daraus ergibt sich die Notwendigkeit, neues Antigen nach dringend anzustrebender Kultivierung der Leprabakterien zu gewinnen, um damit die Natur der Leprominreaktion zu klären. Hierzu sei noch angeführt, daß YOKOTA histologisch keine Beziehung zwischen Mitsuda- und den Tuberkulinreaktionen findet.

SCHUJMANN hob hervor, daß die Leprominreaktionsfähigkeit nicht bei allen Kranken reduziert werden könne, sondern höchstens bei 50%. Durch keinerlei Maßnahmen (verschiedenes BCG, Mäuseleprabakterienantigen) lasse sich bei den anderen 50% eine Reaktion provozieren. Auch lasse sich lediglich nur die Spätreaktion, nicht aber die frühe auslösen. Bei lepromatösen Kranken ist die Reaktionsfähigkeit dazu noch sehr kurz, fiele schon nach 3 Monaten ab und verschwinde 5 Monate nach der Vaccination völlig. Somit kann eine Leprominreaktionsfähigkeit bei lepromatösen Patienten keinerlei Wert haben. SCHUJMANN stellt daher den Schutzeffekt künstlich hervorgerufener Mitsuda-Reaktion gegenüber der spontanen bei Gesunden sehr in Frage; denn mit dem Alter werden bis 80% aller Gesunden auch in nichtendemischen Gebieten Mitsuda-positiv. Manche führen wohl gerade dies auf den Einfluß der Tuberkulose zurück. Aber SCHUJMANN deutet dieses Verhalten als Ausdruck organischer Resistenz gegen die Leprabakterien, die die überwiegende Zahl der Erwachsenen haben solle. Zwar habe er wegen der Harmlosigkeit der BCG-Vaccination keine Einwände, bei großen Aktionen sie anzuwenden, aber eine sichere Basis für deren prophylaktischen Wert sei noch nicht gefunden. Auch BECHELLI u. Mitarb., DE PAULA SOUZA u. Mitarb. haben keine konstanten Effekte der BCG-Vaccination auf die Mitsuda-Reaktion feststellen können. Kürzlich berichtete CRUZ u. OPROMOLLA, daß sie keine Effekte mit BCG bei 15 Lepromatösen erreichten, also denen, die nach CAMPOS u. Mitarb. am „anergischen Rande" liegen.

CAMPOS, ROTBERG, GINEFRA, BECHELLI u. Mitarb. haben eine große Reihe sorgfältiger Studien über diese Fragen angestellt, auf die wir hier jedoch nicht weiter eingehen wollen, zumal sich BECHELLI im Abschnitt „Prämunition bei Lepra" ausführlich damit auseinandergesetzt hat. Es sei aber gleich angeführt, daß diese sorgfältigen Arbeiten weit bessere Aufschlüsse gewährleisten als jede theoretisierende Abhandlung über das Problem der Beziehungen Lepra und Tuberkulose.

In der uns gestellten Frage nach diesen Beziehungen müssen weitere kritische Stimmen erwähnt werden. Es mag nochmals hervorgehoben sein, daß keiner der Autoren am Effekt der BCG-Vaccination, eine Wendung in der Leprominreaktionsfähigkeit zu bewirken, zweifelt, nur müssen über die nötige BCG-Dosierung und den Anwendungsweg; die nötige Durchführungszeit der Lepromintests; die Deutung der Reaktion, ihr Andauern und ihren (zu schnellen) Abfall usw. (s. CAMPOS u. Mitarb.) genügende Unterlagen gewonnen werden, und schließlich ist die grundsätzliche, bisher unbeantwortete Frage weiter zu verfolgen, ob eine positive (BCG-induzierte) Leprominreaktionsfähigkeit etwas über die Lepraempfindlichkeit des Individuums aussagt. In diesem Sinne äußerten sich auch LARA u. Mitarb. oder HALE u. Mitarb. Ob die Tuberkulose die Lepra beeinflusse, bezweifelt ALONSO. BÜNGELER äußerte Ähnliches nach seinen pathologischen Beobachtungen in Brasilien. Bemerkenswert mag auch sein, daß McFADZEAN bei tuberkuloiden Leprösen zwar eine Desensibilisierung auf Tuberkulin, nicht aber für Lepromin erreichen konnte. Wiederholte Testungen scheinen nach MAGNUS die Beurteilungen durch Desensibilisierung zu beeinflussen. Längere Zeit konnten SILVA u. RABELLO NETO BCG-Vaccinierte beobachten, die ziemlich instabile Reaktionen, Negativierungen nach kräftiger Leprominreaktion auch bei Tuberkulösen zeigten.

Zum Beispiel: Ein herangewachsenes Mädchen erhielt 1953 und 1955 200 mg BCG oral, blieb leprominnegativ und wurde 1958 lepromatös. Solches Einzelbeispiel läßt ziemliche Zweifel am prophylaktischen Wert der BCG-Vaccination aufkommen. Unter gleichzeitiger Therapie mit Sulfon und BCG sah DE CAMPOS einmal eine unbestimmte Form in tuberkuloid übergehen, wobei Exacerbationen auftraten. MONTESTRUC u. Mitarb. meinen sogar, durch BCG eine Provokation einer tuberkuloiden Reaktivierung erlebt zu haben, was auch JONQUIERES berichtet. Er sah solches bei ruhenden negativen Lepromatösen, bei denen solche Reaktionen nicht als ungünstig angesehen wurden (s. demgegenüber die Meinung von DAVISON). Solche Vorkommnisse sind in der Folge häufiger beobachtet. MENEZES nennt 16 unbestimmte Lepröse, von denen 7, also 44%, plötzlich einen akuten Schub erlitten. Er sah solche Entwicklung nicht bei Lepromatösen oder Tuberkuloiden. Bei einem heilte der akute Schub wieder ab, aber es entwickelte sich eine Lungentuberkulose, worin er die engen Beziehungen zwischen den Krankheiten und BCG bestätigt sieht. In der Deutung dieser Verhältnisse denkt MENEZES so: Ein Antigenüberschuß kann bei leprabakterienempfindlichen Personen einen akuten Schub auslösen. Solches Antigen kann das Leprabacterium, BCG allein oder BCG mit dem Bacterium, oder das Tuberkelbacterium sein. Einer der Autoren, die den Antagonismus am klarsten ablehnen, ist TISSEUIL, der sich besonders gegen die Arbeiten GIRARDs wendet. Weder die epidemiologischen Argumente seien genügend begründet, noch habe die Tuberkulose einen schützenden Effekt gegen Lepra. Hierbei bezieht er sich auf alte Arbeiten von DUTROULEAU 1863 in Französisch-Guinea und ORTHOLAN von 1899—1910 in Neukaledonien. Auch DE SAUZA-ARAUJO u. DE ALBUQUERQUE haben diese Ansicht vertreten; denn die Häufigkeit der Lepra gehe in Brasilien mit dem Alter zurück, aber steige bei Einwanderern an, bei denen, die aus tuberkulosedurchseuchten Ländern stammen. TISSEUIL weist ferner darauf hin, daß bisher noch nicht genügend die Frage einer tuberkulösen oder paratuberkulösen Durchseuchung des lepromatösen Ausgangsgewebes zur Benutzung für die Leprominreaktionen berücksichtigt sei. Solches Lepromin sensibilisiere dann nicht gegen das Leprabacterium, sondern gegen die begleitenden Mycobakterien. WADE vermißt (als Referent dieser Arbeiten) bei diesen Ideen experimentelle Prüfungen über die fragliche Kotaminierung oder über Vorschläge, geeigneteres Lepromin herzustellen. Unter der großen Beweislast der neueren Beobachtungen sind die Überlegungen TISSEUILs nicht mehr ganz haltbar; denn u.a. haben auch BROWN u. STONE einen positivierenden Einfluß auf die Tuberkulinreaktion durch Leprabakterien nachweisen können. Möglicherweise können Untersuchungen in tuberkulosefreier Bevölkerung bessere Aufschlüsse bringen, wie es bei den Papuas auf Neuguinea der Fall ist und wie es LEIKER erwähnt hat. Aber wie schwierig solche Studien durchzuführen sind, kann dem eben begonnenen Plan RUSSELLs u. Mitarb. entnommen werden.

Wir sind diesen Problemen einer immunologischen Beziehung zwischen Lepra und Tuberkulose hier gerne ausführlich gefolgt und haben mehr oder weniger alle vorliegenden Berichte geprüft, um einen weiteren Hinweis oder Beweis für die Verwandtschaft zwischen den Krankheiten zu gewinnen. Dabei konnte es nicht ausbleiben, die Arbeiten mitzuberücksichtigen, die in Ausnutzung einer gegenseitigen *Prämunität* sich eine Beachtung der Verdrängung der einen durch die andere Krankheit zum Ziel nahmen. Hier handelt es sich auch um ein Kapitel, dessen sich BECHELLI im wesentlichen unter therapeutischen und prophylaktischen Gesichtspunkten vorzüglich angenommen hat und auf das in diesem Zusammenhang ausdrücklich verwiesen sei. BECHELLI hat auf Grund seiner epidemiologischen Studien auch ausführlicher die schon von CHAUSSINAND deutlich und bewußt allgemein gehaltenen Verbreitungsgebiete beider Krankheiten behandelt. Auf diese brauche ich deswegen nicht nochmals einzugehen. Soviel sei aber erwähnt, daß diese in der Hypothese eines Antagonismus zwischen diesen Krankheiten ein Hauptargument geliefert haben und in einer Behauptung mündeten, die mehr oder weniger besage: Die Tuberkulose treibe die Lepra aus oder fort. Im Verfolg dieses Gedankens haben wir dann konsequenterweise gefragt, ob nach Beseitigung der Tuberkulose, was über kurz oder lang in Mitteleuropa fast erreicht sein dürfte, die Lepra nun wieder auftauche (G. KLINGMÜLLER). Während man in östlichen Ländern weiterhin die BCG-Vaccination anwendet, ist ihr Gebrauch in Westdeutschland und anderen mitteleuropäischen Ländern zurückgegangen. Damit fehlt also auch dieser (wahrscheinliche) Kreuzschutz. Gelegentlich einer Tagung Westeuropäischer Leprologen im April 1964 in Rotterdam konnte zu dieser Frage keine rechte Antwort gegeben werden. Trotz ziemlicher Belastung mit einwandernden Leprösen aus dem früheren Niederländisch-Indien (500 Lepröse; LEIKER, 1968) nach den Niederlanden oder trotz des engen Kontaktes mit Gastarbeitern aus lepragefährdeten Gebieten (JORDAN u. G. KLINGMÜLLER), in der Schweiz und Deutschland, oder trotz der ausgedehnten Verbindungen im Einsatz mit Entwicklungsländern oder in Missionen, sind bislang (nach dem 2. Weltkriege) kaum neuere Leprafälle aufgetreten. Ausnahmen, wie die Mitteilung von KALKOFF u. HOLTZ, oder einzelne Vorkommnisse in England oder 4 weitere autochthone innerhalb von 30 Jahren in Frankreich (GATÉ u. ROUSSET), das hieße alle 10 Jahre auf 42 Millionen Menschen 1 Leprafall, eine Ehepaarinfektion in Paris (CHAUSSINAND), sind so selten, daß sie kaum weiter erwähnt zu werden brauchen.

Wir haben eine Krankenschwester, die 1^1/$_2$ Jahre im Hospital einer Leproserie arbeitete, wegen allgemeiner Schwäche und positiver Nasenabstriche länger beobachtet. Mangels sonstiger klinischer Erscheinungen wurde angenommen, daß sie sich noch in der Inkubationsphase befinden müsse. Die vorsorgliche Behandlung mit einem Langzeitsulfonamid führte zur Besserung des Befindens sowie Rückgang der säurefesten Erreger im Nasenabstrich.

Dies Vorkommnis bot Anlaß, über die mögliche Lepragefährdung der mitteleuropäischen Bevölkerung nachzudenken. Sollte der Kreuzimmunität wirklicher Wert beizumessen sein, so dürften mindestens alle die vor Lepra gefeit sein, die sich mit der Tuberkulose oder BCG günstig auseinandergesetzt haben. Man ist dieser Auffassung weiter praktisch gefolgt und hat vor Einsatz in Leprosarien einen positiven Tuberkulintest, evtl. durch BCG angeregt, gefordert (KÖNIGSTEIN), ein Vorhaben, das ich selbst gerne empfohlen habe. Inzwischen sind nun mehrere Jahre verstrichen, seit die Tuberkulosemorbidität weitgehend gesunken ist und seitdem der enge Kontakt mit Lepraländern besteht. Die Lepra ist aber nirgendwo in Mitteleuropa ernstlicher in Erscheinung getreten, was ja besonders das niederländische Beispiel zeigt. Es ist bei der Langwierigkeit der Krankheit, die nach unserer bisherigen Kenntnis kaum wellenhaften Verlauf in der Geschichte aufwies, natürlich viel zu früh, hieraus etwa schlüssige Argumente gegen den von CHAUSSINAND angenommenen Antagonismus der Krankheiten herauszulesen. Aber das Verschwinden der Lepra aus den europäischen Ländern kann auch nicht mehr durch die Flutwelle der Tuberkulose erklärt werden, wie es LEIKER ausdrücklich betont. Immerhin tragen die jetzt schon feststellbaren Beobachtungen dazu bei, den epidemiologischen Verlauf der Lepra für Mitteleuropa weitgehend ruhiger als noch vor wenigen Jahren zu betrachten.

Wenn man sich nochmals die große Zahl der Arbeiten und veröffentlichten Bemühungen vor Augen hält, die nach FERNANDEZs oder CHAUSSINANDs Anregung seit 1939 oder erst seit 1948 bekannt wurden, so mag man daran ermessen, welche wertvollen und interessanten Fragestellungen sich dabei aufgetan haben. Das gilt für den Nutzen, den man aus der experimentellen Immunisierung durch BCG gegen Mycobakterienkrankheiten zu ziehen hofft und das gilt für die bedeutungsvollen Erkenntnisse, die man auf Grund der gegenseitigen Beeinflussung der verwandten Krankheiten zu schöpfen hofft. Leider hat man bisher trotz intensiven Bemühens keine größeren Fortschritte erreicht, was um so schwieriger zu beurteilen ist, je verbreiteter die BCG-Vaccination in der Welt ist. Zweifellos gibt es eine immunologische Wirkung der Tuberkulose oder der weit schwächeren BCG-Vaccination auf eine angehende Lepra, und sicherlich ist ein sehr mäßiger Effekt der Lepra auf eine Infektion mit Tuberkelbakterien gelegentlich zu erkennen. Dieser kann indessen nur sehr schwach und schnell vorübergehend nachweisbar sein, weil die aktivere Tuberkulose sämtliche vorgefundenen Abwehrmechanismen voll für sich in Anspruch nimmt und ändert. Über die praktische Auswirkung dieser sich gegenseitig beeinflussenden Beziehungen im Sinne einer Gruppenimmunisierung sind heute sicher nur vorsichtige Folgerungen gestattet. Es mag hierzu noch bedacht werden, daß unter Berücksichtigung aller Verhältnisse eine „Kreuzimmunität" wohl weniger als eine Gruppenimmunisierung beweisbar ist, etwa ähnlich, wie es zwischen den echten Pocken und der Impfpockenviruskrankheit besteht. Dann dürfte man weiter nicht von einem „Antagonismus" zwischen Tuberkulose und Lepra sprechen. Es besteht keine Inkompatibilität zwischen beiden Krankheiten, wie es GATÉ u. ROUSSET ausdrücken. Die Krankheiten kämpfen nicht gegeneinander, sondern immunologisch eher füreinander in dem Sinne, daß die Lepra nun nicht mehr Boden findet, wenn die Tuberkulose versucht, den Organismus anzugreifen und ihn immunisiert, der dann dieser Infektion gut widerstanden hat. Zutreffender wäre der Begriff des Antagonismus zwischen 2 Krankheiten zu verwenden, wenn sie sich gegenseitig vertreiben im Kampfessinne, wie es etwa zwischen Lupus erythematodes und der malignen Lymphogranulomatose (PALTAUF-STERNBERG-HODGKIN) zu sein scheint. Zweckmäßig und sinnvoll ist dagegen von Prämunition zu sprechen, wie es ja auch BECHELLI in seinem Abschnitt vorgenommen hat.

LEIKER sagt mit aller nötigen Vorsicht, daß auch genetische Faktoren für die Empfänglichkeit beider Krankheiten anzuschuldigen seien, worüber ja SPICKETT ausführlich berichtet hatte. Mit der Eliminierung der genetisch also „schwachen" Bevölkerung durch die auch zur Sterilisation führende Lepra und die häufig tödliche Tuberkulose wäre es in Europa zum schnellen Morbiditätsabfall gekommen, da nunmehr Empfängliche eliminiert seien. Aber LEIKER weist gleich darauf hin, daß hierdurch nicht der schnelle Abfall der Lepra in Norwegen, oder wie er sich in Japan abgespielt hat (innerhalb von 50 Jahren um die Hälfte — von ca. 50000 auf 15000 oder heute 9300 Lepröse in Japan), erklärt werden könne.

Im großen und ganzen zeigen sich somit deutliche verwandtschaftliche Züge zwischen Lepra und Tuberkulose, die seit der klinischen Deutung und Beschreibung beider Krankheiten, seit der Entdeckung der Erreger, über die vielen Einzelbeobachtungen hinaus zu einer großen Anzahl immunologischer Untersuchungen immer wieder neu erkannt und neu bestätigt wurden. Auf der Basis dieser Verwandtschaft entwickelte FERNANDEZ die Prophylaxe durch BCG, CHAUSSINAND die Theorie des Antagonismus, neuere Forscher sogar genetische Hypothesen. Diese Gedanken führen heute mehr als früher, jedoch in gleicher Weise, die Leprologen mit den Tuberkuloseärzten zusammen zu gemeinsamer Forschung, zu gemeinsamer Betrachtung, wie es schon COCHRANE 1957 für die Belange des britischen Commonwealth empfahl. Bei der Edition des Internationalen Lepra-Journal durch WADE drückt sich dies in einer deutlichen Berücksichtigung auch der Tuberkuloseforschungsergebnisse aus. Die Lepra ist nun nicht mehr nur auf „Tropenkongressen", sondern auch auf „Tuberkulosetagungen" Verhandlungsthema (MÜLLER), oder anders ausgedrückt, die Lepra ist keine Tropenkrankheit, sondern eine hochinteressante infektiöse Granulomatose, was sich gerade in ihrer nahen Beziehung zur Tuberkulose ausdrückt.

V. Die Beziehungen der Sarkoidose zur Lepra

Aus rein histologischen Erwägungen hatte man schon frühzeitig, nach WADE zuerst PAUL UNNA, die tuberkuloide Gewebsstruktur der Lepra mit derjenigen beim Boeckschen Sarkoid verglichen. Auch LUTZ und DARIER haben sich in gleicher Weise geäußert. Offenbar hatte schon 1931 MOTTA die Bezeichnung „sarcoides Bild der Lepra" gebraucht. In der Erörterung über die Ätiologie der Sarkoidose (bezüglich der Nomenklatur verweise ich auf die Ausführungen FUNKs, denen gerne gefolgt wird, wenn auch Sarkoid Boeck oder Morbus Boeck aus gewohnten und historischen Gründen ein Vorzug beizumessen ist) wurde seit 1934 neben der Tuberkulose die Lepra diskutiert. KISSMEYER hielt die klinischen und morphologischen Kriterien, besonders auch die Knochenveränderungen, zwischen Sarkoidosis und Lepra für so ähnlich, daß als Agens oder „Virus" der Sarkoidose viel eher an das Lepra- als an das Tuberkelbacterium gedacht werden müsse. Kurz darauf befaßte sich RABELLO (1936) mit dieser Frage.

In Brasilien ist die Hauttuberkulose im Gegensatz zur epitheloidzelligen Granulomatose sehr selten. Bei letzterer also Beziehungen zur Tuberkulose zu suchen, sei dort abwegig. Demgegenüber habe die Sarkoidose vieles mit der Lepra gemein:

1. Beide befallen das rieticuloendotheliale System in der Haut, Lymphknoten, Knochenmark und Milz.

2. Bei der tuberkuloiden Lepra können die Herde sarkoiden Charakter annehmen, die an der Haut gelegentlich nicht von der Sarkoidose zu unterscheiden seien (PAUTRIER).

3. Beide zeigen klinisch Rhinitis.

4. Die spezifischen Knochenprozesse bei Lepra ähneln der Sarkoidose.

5. Bei der lepromatösen Lepra sei die Tuberkulinreaktion ebenso wie bei der Sarkoidose negativ.

5. Kulturen oder Tierversuche blieben bei beiden Krankheiten bislang uncharakteristisch.

7. Auch die von RABELLO beschriebenen Lungenveränderungen seien der Sarkoidose ähnlich.

Zu dieser Aufstellung mag, um Mißverständnisse zu vermeiden, gleich folgendes berichtigt werden:

Die Annahme einer Rhinitis bei Sarkoidose beruht nach KOOJI wohl auf der Tatsache, daß BOECK irrtümlich einige Fälle von Lepra als Sarkoidose ansah. Die Rhinitis pflegt bei der Sarkoidose ja sonst (u. a. DEGOS) nicht vorzukommen. Die neueren Beobachtungen treffen für die Behauptung, daß bei der lepromatösen Lepra die Tuberkulinreaktion negativ sei, nicht zu, wie im Kapitel Lepra und Tuberkulose ausführlich beschrieben wurde (s. auch KOOJI und RUTGERS).

Die Beziehungen zwischen Sarkoidose und Lepra wurden dann von SAENZ u. PALOMINO, ausführlicher aber von SCHUJMAN u. Mitarb. erörtert. Letztere konnten RABELLOs klinische Befunde anfangs nicht, später eher bestätigt sehen. PARDO-CASTELLO u. TIANT folgen dagegen der Beschreibung von RABELLO. Sie beobachteten gleiche sarkoide, tuberkuloide Veränderungen in Lymphknoten und Knochen, die nur sehr schwierig von der Besnier-Boeck-Schaumannschen Krankheit zu trennen wären. QUIROGA u. Mitarb. konnten indessen Hinweise für eine lepröse Ätiologie weder bei 5 Kranken mit Sarkoidose noch bei 12 mit tuberkuloider Lepra in Reaktion einen Grund finden, diese in naher Beziehung zur Sarkoidose zu betrachten.

Sicher ist jedoch die Meinung REENSTJERNAs abzulehnen, der in der Sarkoidose eine „nordische" Lepra sehen möchte (GRAVESON).

Mehr oder weniger hat sich seitdem die Meinung durchgesetzt, in der Erörterung der Ätiologie des Morbus Boeck, wie es KISSMEYER u. NIELSEN vorgeschlagen haben, neben der Tuberkulose auch an die Lepra zu denken: Der Morbus Boeck wird als polyätiologisches Syndrom verstanden, das durch Tuberkel- oder Leprabakterien, Beryllium, Silicium usw. bedingt sein kann. Mindestens in Nordeuropa sind die engen Beziehungen zur Tuberkulose (u. a. KALKOFF) immer wieder Anlaß sorgfältiger Studien gewesen, ohne jedoch bisher einleuchtende und von allen anerkannte Beweise gebracht zu haben. G. KLINGMÜLLER glaubte, durch das häufige Vorkommen des Morbus Boeck in Familien bei gleichzeitiger Belastung mit Tuberkulose gewisse Hinweise für die engen Beziehungen zu erkennen, zumal danach mehrere neuere Beispiele gebracht wurden (s. bei WURM). Dies sei nur kurz angeführt, es muß auf den entsprechenden Artikel „Morbus Boeck und Tuberkulose" verwiesen werden.

Wie erwähnt, ist es bisher nicht gelungen, die Beziehungen Tuberkulose — Morbus Boeck aufzuhellen. Weit schwieriger ist sicher diejenige Lepra — Morbus

Boeck zu lösen. So mag es verständlich sein, daß nach dem ersten Enthusiasmus das Problem mehr oder weniger zurückgestellt wurde. Auch RABELLO ist schon bald in seiner Auffassung vorsichtiger geworden, wie mir WADE mitteilte.

1948 haben über die Beziehungen beider Krankheiten QUIROGA, FIOL u. GATTI geschrieben. JAQUES hält sie strikt auseinander. Lepra in sarkoider Form beschrieben POIRIER u. Mitarb. oder D'ANGELO und GHOSH erwähnt die Sarkoidose nur in der Differentialdiagnose. WEEKS u. SMITH sagten, daß bei Sarkoidosekranken kein Aufschluß durch Lepromintest zu gewinnen sei. Sie erwähnen PARDO-CASTELLO, der den Morbus Boeck in Kuba für eine atypische Lepra hielt, was wohl heute nicht mehr zutrifft.

Immer wieder wurden die Beziehungen Sarkoidose und Lepra diskutiert, so von F. REISS, A. FISHER, TRAUB, HERZBERG u.a.

Die sorgfältige Unterscheidung der Sarkoidose von der Lepra war vor den 30er Jahren offenbar nicht Gegenstand größerer Diskussionen. Das mag in erster Linie von der erhöhten Aufmerksamkeit abhängig sein, die man im großen und ganzen erst in den letzten 25 Jahren dem Morbus Boeck schenkte. Eine erste Rundfrage zu diesen Problemen wurde 1937 im Internationalen Journal of Leprosy mit Bemerkungen von WADE veranlaßt.

Im übrigen wurden beide Krankheiten nicht sehr unterschieden und führten zu Verwechslungen, wie V. KLINGMÜLLER schon erwähnte. MAZZA beschrieb einen Kranken mit multiplem benignem Sarkoid Boeck, der aber wegen der bezeichnenden Gefühlsstörungen als tuberkuloide Lepra zu erklären ist. Die Präparate dieses Kranken soll BOECK selbst für Sarkoidose gehalten haben. In neuerer Zeit ist nun KOOIJ auf die gleichsam historischen Verwechslungen eingegangen:

BOECK deutete ein histologisches Präparat einer tuberkuloiden Lepra, welches ihm J. JADASSOHN zeigte, als Sarkoidose. Hierin spiegelt sich die seinerzeitige Auffassung der Spezifität des Epitheloidzellengranuloms wieder, besonders auch mit der Bemerkung von BOECK, „ein Blick durch's Mikroskop genüge zur Sicherung der Diagnose". Heute ist zur Genüge das Uncharakteristische der morphologischen Struktur bekannt, worauf PAUTRIER 1934 mit der Demonstration eines „sarkoiden" Leprösen hingewiesen hatte und was ja u.a. auch für die lupoide Rosacea gilt (G. KLINGMÜLLER).

Besondere Schwierigkeiten bereitete ein Kongreßfall von 1900 in Paris, über den zuletzt HALLOPEAU u. ECK berichteten und als Sarkoidose ansahen. Sie begründeten dies mit dem spontanen Verschwinden der Efflorescenzen, den fehlenden Bakterien und der typischen Histologie. Aber nach KOOIJ sind diese Gründe ungenügend; denn auch tuberkuloide Lepraherde können spontan verschwinden. KOOIJ zweifelte auch den 1. Fall der 14 von BOECKs Mitteilung (1916) an, dann einen Patienten, den KYRLE 1921 beschrieb. Beide hält er eher für tuberkuloide Lepra in Reaktion. DANBOLT hatte den Kranken BOECKs 29 Jahre später nachuntersucht und keinerlei Zeichen mehr für Lepra gefunden.

Neuere Irrtümer meint KOOIJ bei DUGOIS oder CHINI zu erblicken und erwähnt auch einen eigenen Fall, dessen endgültige Deutung ungemein schwer ist. Zu den typischen Fehldiagnosen der Lepra muß in Deutschland der Morbus Boeck zählen, wie KALKOFF u. HOLTZ kürzlich zeigen konnten.

KOOIJ bringt den Hinweis, daß BOECK vielleicht selbst mehrere diagnostische Fehler gemacht habe. Zwar hat — wie erwähnt — bei dem 1. Fall von BOECK (1916) 29 Jahre später DANBOLT keine Anzeichen für Lepra gefunden, er starb an Carcinom, und auch der allererste Patient von BOECK hatte im 80. Lebensjahr weder für Lepra noch Sarkoidose Symptome. Aber die Kveim-Reaktion war beim ersten Patienten positiv (DANBOLT). Die positive Kveim-Reaktion schließt allerdings eine Lepra nicht aus (s. hierzu weiter unten!). KOOIJ führt schließlich noch ins Feld, daß 5 von 20 Kranken von BOECK über Jahre Nasenschleimhautaffektionen hätten. Auch das spräche mehr für Lepra und nicht für Sarkoidose.

In der Unterscheidung der Sarkoidose von der Lepra soll weiter GERAIN JAMES u. JOPLING gefolgt werden: Die Hautveränderungen bei der Sarkoidose können den tuberkuloiden Lepraherden sehr ähnlich sein. Die einfachste Unterscheidung ist, die Herde auf Anaesthesie für Schmerz, Berührung, Kälte und Wärme und natürlich säurefeste Erreger zu prüfen. Ihre Ausfälle sprechen für tuberkuloide oder Grenzlepra. Lepromatöse bakterienreiche Efflorescenzen sind kaum anaesthetisch, aber man findet fast immer einen oder mehrere verdickte periphere Nerven. Allerdings haben DAVISON, KOOIJ u. WAINWRIGHT gelegentlich klinisch neurologische Symptome bei Lepra vermißt. Histochemisch lassen sich mit der Versilberung eine axonale Degeneration im oder nahe am Granulom als typisch für Lepra nachweisen. Normale Hautnerven sprechen gegen Lepra. Weiter finden sich histochemisch im Sarkoidosegranulom nach HOLLANDER und SOMMERS PAS-färbbares Material, viel alicianblaugefärbte Mucopolysaccharide, was trotz reichlicher Mastzellen zu beobachten sei.

Zwar können bei beiden Krankheiten erysipeloide Rötungen und Schwellungen auftreten, aber nur bei Lepra kommen Entwicklungen bis zur Ulceration vor. In der Schleimhaut der Nase, Wangen usw. treten blutige Ulcerationen bei Lepra, nicht bei Sarkoidose auf (SCHUERMANN), auch findet sich bei Sarkoidose keinerlei Haarschwund. Zwar sind die Augenprozesse ziemlich gleichartig, nur unterschiedlich ist die trockene, gereizte Cornea bei Sarkoidose (womit auch an Sjögren-Syndrom gedacht werden muß), während die bei Leprösen befallene anaesthetisch ist. Facialisstörungen finden sich eher bei Lepra und gerade die Kombination von Facialisschwäche mit Anaesthesie ist hierfür typisch.

Die Unterscheidung von Melkersson-Rosenthal-Syndrom dürfte in dieser Hinsicht von Bedeutung sein. Allerdings findet man keine Cornealanaesthesie.

Die Lymphknoten sind bei lepromatösen, seltener bei den anderen Typen vergrößert, während fast alle Autoren bei der Sarkoidose solche im inguinalen, femoralen, occipitalen usw. Bereich beschrieben haben. Ein wesentlicher Unterschied ist auch darin zu erkennen, daß bei allen Typen der Lepra im Gegensatz zur Sarkoidose die peripheren Nerven mit cellulärem Infiltrat verdickt sind. Bei der tuberkuloiden Lepra findet sich dazu eine Verkäsung in den Nerven. Eine periphere Neuritis kann wohl bei der Sarkoidose an den Kopfnerven auftreten, aber sie führt nicht zu Deformierungen wie bei der Lepra.

Die Knochenveränderungen bei Lepra werden besonders von PATERSON als der Sarkoidose sehr ähnliche Prozesse beschrieben. Berücksichtigt man jedoch den zentripetalen Ablauf an den Fingerknochen oder an den Füßen, die häufigere konzentrische Absorption an den Metatarsalknochenenden mit septischen und trophischen Ulcerationen bei Anaesthesie, so gelingt die Differenzierung (JAMES u. JOPLING). Auch ist das Møller-Christensen-Syndrom bei der Sarkoidosis unbekannt. Eine Knochenabsorption mit folgender Absorption ist bei Sarkoidosis sehr selten. Aber als typisch gilt das Jüngling-Symptom mit kartenherzförmigen cystoiden Aufhellungen an den Phalangenenden und nur gelegentlich finden sich Bilder wie bei einer distalen Acroosteolyse oder einer konzentrischen Absorption, nur keineswegs so ausgeprägt (BONSE). Die Acroosteolyse bei Lepra ähnelt nach BONSE allerdings sehr derjenigen bei der progressiven Sklerodermie.

Schon immer war bekannt, daß die Testes bei der lepromatösen Lepra befallen sind, während sie bei der Sarkoidose auch nach meinen Erfahrungen kaum verändert sind; es sei denn beim Heerfordtschen Syndrom.

Das Erythema nodosum tritt bei der Sarkoidose eher im Beginn der Krankheit (LOEFGREN) an Beinen, weniger an den Armen auf, während es als Leprareaktion mehr im späteren Stadium dann beobachtet wird, wenn die Bakterien granuliert oder fragmentiert sind.

Der Tuberkulintest bei Leprösen ist etwa gleich wie bei der gesunden Bevölkerung und verhält sich beim tuberkuloiden und lepromatösen Typ ähnlich. Demgegenüber sind bei der Sarkoidose bekanntlich $2/3$ aller Kranken noch auf 100 E Tuberkulin unempfindlich. Auch BCG-Impfung wendet dieses Verhalten nicht, während sich Lepröse darin wie normale, gesunde Menschen verhalten.

Aus der Therapie ex juvantibus lassen sich keine für die Diagnostik entscheidenden Schlüsse ableiten.

Kveim- und Lepromintest sind in ihrer verzögerten Reaktion sehr ähnlich. Positiver Kveim-Test (auch histologisch geprüft, s. STEIGLEDER) weist auf Sarkoidose, während der Lepromintest nichts über die Abgrenzung von anderen Krankheiten aussagt. Er ist häufig bei gesunden, unbelasteten Menschen positiv, dient bei Leprösen lediglich zur Klassifizierung und damit in gewissem Sinne zur Prognose. Neuerdings ist der Kveim-Test bei Leprösen mehr beachtet worden. Im einzelnen sei daher folgendes erwähnt: WILLIAMS u. NICKERSON teilten 1935 eine spezifische Reaktion bei Sarkoidosekranken auf sterilisiertes Sarkoidgewebe mit. KVEIM hatte unabhängig ausführlichere Studien über diese Hautreaktion gemacht, die in der Folge durch DANBOLT oder PUTKONEN allgemeiner bekannt wurde.

Bei leprösen Kranken fanden PUTKONEN (1 lepromatöser Kranker), offenbar DANBOLT, NELSON bei 3 Leprösen, WADE (1951) bei 10 lepromatösen Kranken und JAMES u. JOPLING negative Resultate. KOOIJ und neuerdings NOBECHI sahen gleichfalls bei (KOOIJ: 15) lepromatösen negative, bei (KOOIJ: 20) tuberkuloiden Kranken aber positive Ergebnisse. STEIGLEDER gab zu bedenken, ob die positiven Ausfälle durch ein nichtadäquates Antigen ausgelöst seien. KOOIJ erhielt sein Kveim-Antigen von KUPER und JAMES aus London, was sicher geeignet war.

Offensichtlich sind Kveim- und Mitsuda-Reaktion ähnlicher Natur. Ein positiver Kveim-Test kann nach KOOIJ als Ausdruck einer sarkoiden Reaktionsbereitschaft gewisser Individuen betrachtet werden. Sie weist nicht auf eine spezifische Ätiologie der Sarkoidose hin. Grundsätzlich müssen aber verschiedene Mechanismen bei beiden Reaktionen angenommen werden. Während das reine epitheloidzellenhaltige, granulomatöse Gewebshomogenisat eine dem Ausgangsmaterial ähnliche Stromareaktion hervorruft, bewirkt die aus schaumzellenhaltigen Granulomen angereicherte Erregersuspension einen histologisch gleichen Gewebsaufbau. KOOIJ hält es für diskutabel, dennoch den Gewebsresten bei der Leprominherstellung eine reaktive Wirksamkeit beizumessen, worüber sich die Leprologen nicht ganz einig sind.

Schon RABELLO gab an, daß die epitheloidzellige Granulomatose in Brasilien im Gegensatz zur Hauttuberkulose selten vorkäme und deswegen ätiologisch bei der Lepra auch Berücksichtigung finden müsse. Neuerdings haben auch JAMES u. JOPLING einen hohen Befall von Sarkoidose bei den farbigen Rassen zum Ausgangspunkt ihrer Übersicht über die Beziehungen dieser Krankheit zur Lepra gemacht, da dies in den Tropen von besonderem Interesse sein dürfte. WADE hat in einer persönlichen Mitteilung an mich dagegen insofern Stellung genommen und die Sarkoidose in ihrer Verbindung zur Lepra streng gänzlich abgelehnt. Man sieht auf den Philippinen Lepra sehr viel, aber nie Sarkoidose. Er selbst hat dort in vielen Jahren keinen einzigen Fall von Sarkoidose beobachtet. Deswegen hält er die obige Behauptung auch allgemein für sehr fraglich und so ist es zu verstehen, daß er die für ihn überraschende Angabe von JAMES u. JOPLING zu einer Rundfrage aufgriff.

Die Antworten seien wegen des allgemeineren Interesses hier resümiert.

Für die Philippinen trifft die Vermutung nach RODRIGUEZ nicht zu. Unter 41000 Hautkranken in den Jahren 1960 und 1961 wurde in Manila keine Sarkoidose festgestellt. Allerdings ähneln einige Kranke mit tuberkuloider Lepra in Reaktion sehr dem Sarkoid Boeck und ein Patient konnte fälschlich als Sarkoid Darier und Roussey angesehen werden. Die Histologie entsprach mit Befall der Hautnerven eindeutig einer tuberkuloiden Lepra. Allerdings gibt es 3 Berichte über Sarkoidosis ohne Hautveränderungen, in denen oberflächliche Lymphknotenprozesse als Sarkoid Boeck angesehen wurden.

ARNOLD sah auf Hawaii niemals Sarkoidose, was D. W. BROWN sogar zur Frage Anlaß gab: Warum gibt es dort keine?

Auch DHARMENDRA in Indien, WARDEKAR für Bombay, MUKERJEE für Kalkutta (seit 1920 wurden 60000 Kranke gesehen; eine Fehldiagnose Sarkoidose ist nicht bekannt), K. BROWN in Uganda und Süd-Nigeria, SHAPER für Uganda, BROWNE in Ost-Nigeria und für den Kongo, besonders Ostprovinz, beobachteten teils nach jahrelanger Tätigkeit keine Hautsarkoidose. Für BROWNE ist die Gefühlsstörung ein untrügliches Zeichen, lepromatöse Herde können kaum mit Sarkoidose verwechselt werden. Aber schwieriger wird die Differenzierung bei dem „akuten Schub" (reactional tuberkuloid Leprosy) oder bei der Grenzlepra in nichtendemischen Gebieten. Er erinnert sich an 11 Fälle in Uzuakoli mit nur einer Efflorescenz, die gut begrenzt, erhaben, blaulivid, ohne Gefühlsstörung im Gesicht, Unterarmen, Rücken gelegen ist. Gleichzeitige Lymphknotenvergrößerungen verwirren die Situation, weil die Histologie keine sichere Entscheidung bringt.

In Südafrika hat KOOIJ in 3 Jahren 3 sichere und 5 fragliche farbige Sarkoidosekranken gesehen. MARSHALL kennt nur 1 Fall. Unter 2000 Hautkranken käme Sarkoidosis zu 0,15% vor, gaben SHULTZ, FINDLAY u. SCOTT an.

CONVIT kennt in Venezuela nur 2 Kranke, einer ist Mulatte, der andere Mestize, reine Neger mit Sarkoidose wurden dort nicht gesehen.

Weder ALONSO, Portugal, AZULAY noch RABELLO beobachteten im Gebiet von Rio de Janeiro mehr als 1—10 Kranke. Lungen- und Lymphknotenbefall sei demgegenüber häufiger (RABELLO). PURRIEL u. NAVARETTE nennen insgesamt 63 bekannte Sarkoidosekranke in Südbrasilien.

Da JOHNWICK in Carville kaum mit Sarkoidose konfrontiert wird, hatte er 6 weitere Dermatologen in USA gefragt, die aber gleichfalls keinerlei rassenmäßige Aufteilungen geben können.

Und schließlich hat KITAMURA erwähnt, daß die Sarkoidose als eine Systemkrankheit in Japan erst in den letzten Jahren bekannter geworden ist. (Die beiden ersten Fälle wurden erst 1921 publiziert. Von 1921—1945 sind keine, von 1945 bis 1955 14 und danach in 5 Jahren 54 Fälle erwähnt. Vielleicht gibt es heute insgesamt 400 Sarkoidosepatienten.)

Dieser Überblick bringt ein recht mageres Ergebnis. Es wäre zu fragen, ob die Sarkoidose möglicherweise in den tropischen Bereichen mangels Erfahrungen nicht erkannt würde, jedoch ist die Kenntnis des Morbus Boeck, wie ich erlebt habe, doch überall mindestens aus der Literatur so gut — dazu sind die meisten Leprologen zum größten Teil „nördlich" ausgebildet —, daß immer wieder an diese Krankheit gedacht wird. Man darf deswegen wohl mit ziemlicher Sicherheit sagen, daß diese Krankheit in den genannten Bereichen wirklich nur sehr selten vorzukommen scheint. Das häufige Auftreten bei den Negern in USA ist eine merkwürdige Beobachtung und gerade im Vergleich mit afrikanischen Negern bisher unerklärt.

Neuerdings vertritt im wesentlichen KOOIJ die Meinung, die größere Zahl von sarkoidosekranken Negern stehe mit dem höheren Befall mit Tuberkulose in Zusammenhang. Die Ansicht, in der Sarkoidose ein Syndrom zu erblicken, welches durch das Tuberkel- und Leprabacterium und einigen anderen Einflüssen bei rassischen (konstitutionellen) Faktoren bedingt ist, kann zwar nur schwer entkräftet werden, aber andererseits fehlen schlüssige Beweise für diese Annahme. WADE ist seit 1951 besonders zurückhaltend bei ausführlicher Wertung aller Berichte und Ergebnisse. Ihm ist im augenblicklichen Stand der Situation zu folgen.

Zusammenfassend wäre also folgendes zu sagen: Seit der nosologischen Entwicklung der Sarkoidose, seit den ersten von BOECK beschriebenen Kranken, wurde in die Differentialdiagnose dieser Krankheit (oder dieses „Syndroms") nach der Tuberkulose auch die Lepra hineingezogen. Die klinische Unterscheidung der Lepra von der Sarkoidose bereitete immer große Schwierigkeiten und ist auch heute in Grenzsituationen fast unmöglich. Mit Fehldiagnosen in beiden Richtungen ist immer wieder zu rechnen. Ein Aufschluß in ätiologischer Hinsicht wurde für die Sarkoidose bisher nicht erreicht. Während eine große Zahl von Leprologen unter Führung von WADE die lepröse Ätiologie der Sarkoidose äußerst kritisch betrachten oder verwerfen, neigen andere dazu, die Beziehungen zur Lepra mit zu bedenken. Eine sichere Entscheidung ist so lange unmöglich, solange der Morbus Boeck nur in weiten Grenzen als nosologische Einheit aufzufassen ist. So lange muß aber auch die nahe klinische Verwandtschaft zwischen Lepra und Sarkoidose von Leprologen genügend beachtet werden.

W. Lepra und Krebs

Das gleichzeitige Vorkommen von Carcinomen oder Epitheliomen bei Leprösen scheint ein seltenes Ereignis zu sein. Gegenüber der älteren Literatur mag erwähnt werden, daß der Begriff des „Cancroids" heute nicht mehr gebräuchlich ist, vielmehr hierunter „Basaliom" zu verstehen wäre. Demgegenüber ist eine Differenzierung in Basaliom und Pflasterzellcarcinom zweckmäßig. Um Verwechslungen zu vermeiden und die Unterschiede zwischen beiden Tumoren klarer herauszuheben, benutze ich auch nicht mehr „Spinaliom".

Bis 1930 waren V. KLINGMÜLLER 22 Kranke mit Lepra und Carcinom bekannt. Ein größerer Anteil (7) hatten Carcinome an inneren Organen, teils mit Metastasierungen, woran sie starben. Das Lepragewebe nahm daran wenig teil, die Bakterien sollen vermindert nachweisbar gewesen sein. Die anderen hatten entweder Pflasterzellcarcinome (6) oder Basaliome (2) an hierfür typischen Lokalisationen, wie Unterlippe und Gesicht. Die Kombination beider Krankheiten war nicht sehr häufig, die Morbidität und Mortalität Lepröser an Krebs im allgemeinen sehr niedrig, was auch heute noch gilt (KEIL).

Neuere Beobachtungen über Krebs bei Lepra wurden von ROLDAN (3), MARTINS DE CASTRO u. Mitarb. (25 + 19), RUBIO (1), VILANOVA u. Mitarb. (2), WAALER (1), TARABINI (2), TAKAHASHI (1), MARIANO (5), MAILLOUX (1), LEIKER (3), JOB u. RIEDEL (4), FURNISS (1), CONTRERAS (1) und HILDEBRANDO (9), CURRANT u. FURNISS (Carcinom am Praeputium), ASANO (Basalzellcarcinom auf der Zunge), TERENCIO DE LAS AGUAS (2 Plattenepithelcarcinome), LOPEZ u. Mitarb. (1 Basaliom), GIRLING (Blasencarcinom), BARBOSA (Lungencarcinom), SACHERI (im Nase-Halsbereich) mitgeteilt. TERENCIO DE LAS AGUAS sah unter 1332 Leprösen in Fintilles 23 Carcinome, also nur 1,72%. 95% der Kranken hatten lepromatöse Lepra. Bei den meisten (48%) handelte es sich um Basaliome oder Plattenepithelkrebse, vorwiegend am Kopfe. KEIL hat diese bezüglich der Lepratypen unterteilt: 45 = 55,6% wurden bei lepromatöser, 18 = 22,2% bei den intermediären Formen und 18 = 22,2% bei tuberkuloider Lepra gesehen. Insgesamt sind Neubildungen aller Arten bislang bei ca. 81 Leprösen bekannt (KEIL).

Diese Aufzählung berücksichtigt jedoch nicht die Verschiedenartigkeit der Epitheliome. Einmal sind rein viscerale Carcinome, von MARIANO ein Fibrosarkom miterwähnt, und die Lokalisationsbeziehungen wurden bisher weniger beachtet. Interessanter sind solche Epitheliome, die auch direkt histologisch neben leprösem Gewebe liegen. Das haben schon RUBINO und VILANOVA, später auch WAALER und TARABINI u. Mitarb. hervorgehoben. In diesem Sinne sind die Kranken mit Basaliom in lepromatösem Gewebe von WAALER (1) und TARABINI u. Mitarb. (2) zu erwähnen. WAALER zeigt, wie Basaliomnester zwischen dem schaumzellhaltigen Granulom liegen und außer geringer zusätzlicher, entzündlicher Infiltration kaum daran teilnehmen. Auch TARABINI u. Mitarb. haben das Eindringen von Pflasterzellepithelcarcinomen und Basaliomen in lepromatöses Gewebe histologisch beobachtet. Während die Stromareaktion dabei ziemlich ausgedehnt ist, nehmen die Leprazellen selbst kaum hieran teil. Beim Basaliom liegen Virchow-Zelle oder Basaliomzelle gleichsam interesselos nebeneinander oder die Leprazelle wird von Tumorzellen eingeschlossen. Die *Virchow-Zelle* übersteht, wie RUBINO sagt, den Tumorangriff.

Bemerkenswert ist, daß auch die Fußulcerationen im allgemeinen nicht zu malignen Entartungen neigen. Lediglich JOB u. RIEDEL berichten aus Karigiri in Indien unter ca. 2000 Kranken mit etwa 25—30% Plantargeschwüren nur einmal eine carcinomatöse Entwicklung gesehen zu haben. Inzwischen haben sie Pflasterzellcarcinome bei insgesamt 4 Kranken, und zwar in völlig anaesthetischem Bezirk beschrieben. Alle hatten ihre Geschwüre mindestens über 5 Jahre lang. Ursächlich ist demnach der chronische Reiz anzuschuldigen.

Bei einem 63jährigen Mann, der an Lepra starb, fand sich ein Carcinom mit regionalen Metastasen auf dem Handrücken innerhalb alter lepröser Prozesse (NIKULIN). Unter 499 autoptisch untersuchten Leprösen sahen KOSOLAPKINA u. SAVEENICH bei 38 malignen Tumoren, was sicher durch das höhere Alter der inzwischen behandelten Leprakranken erklärt wird.

Im allgemeinen gilt also, daß das lepröse Granulationsgewebe gut auf das Eindringen maligner Zellen reagiert und nicht, wie beim Lupus vulgaris, eine „sclerosierende" Aktivität (RUBIO) aufweist. Der Lupus reagiert eher mit pseudoepitheliomatöser Hyperplasie oder nach der chronischen therapeutischen Irritation mit einer Entartung in Richtung auf Pflasterzellcarcinom. Bei der Lepra ist ähnliches nicht zu beobachten; denn die Einzelherde werden niemals so malträtiert, wie es beim Lupus vulgaris früher üblich war. Ähnliches führte schon WAALER aus und heute, genügende Zeit nach der Einführung der Chemotherapie der Hauttuberkulose, kommen maligne Entartungen bei dieser Krankheit kaum noch zur Beobachtung. Beide chronisch-infektiösen Granulomatosen führen selbst nicht zum Carcinom, sie können nicht als fakultative Präcancerosen aufgefaßt werden.

Man neigt daher zu der Ansicht, Epitheliome bei der Lepra als zufällige, seltene Ereignisse, ohne weitere Abhängigkeiten voneinander anzusehen (TERENCIO DE LAS AGUAS). Das gelte für das Auftreten von Basaliomen, wie auch Pflasterzellcarcinomen. Auch mit üblicher Histologie kann nur ein Nebeneinander zwischen beiden Krankheiten festgestellt werden.

Demgegenüber steht die Meinung KEILs. Er summierte, wie erwähnt, alle beschriebenen malignen Tumoren, wobei sich ein vornehmliches Zusammentreffen gerade bei der lepromatösen Lepra (=55,6%) erkennen ließe. Unter Berücksichtigung der Immunologie wäre der Lepromatöse durch eine unspezifische Immuninsuffizienz ausgezeichnet, was die Entwicklung und das Wachstum maligner Geschwülste fördere. Diese Gedanken verdienen weitere Beachtung, wozu eine sorgfältige Bearbeitung der einzelnen Fälle dienen möge.

Literatur

Pathologie der Lepra

ALAYOU, F. L., y P. R. DE SOUZA: Histologia patológica da lepra tuberculóide. Rev. bras. Leprol. 8, 225 (1940). — ALVAREZ, W. C.: Diagnosis of macular leprosy. J. Amer. med. Ass. 148, 668 (1952). Ref. Int. J. Leprosy 21, 417 (1953). — ANDERS, K. H., u. G. NIELSEN: Beobachtungen an Adenovirus (Typ 3)-infizierten HeLa-Zellkulturen nach Fixierung mit Kaliumpermanganat. IV. Internat. Conf. Electron Microscopy, Berlin, 602. Berlin: Springer 1960. — ANDRADE, L. DE: O mycobacterium lepra no interior de células epitliais cutaneas. Bol. Serv. Nac. Lepra 29, 217 (1960). Ref. Int. J. Leprosy 29, 251 (1961). — ARNING, E.: Eine eigenthümliche Veränderung an den größeren Nervenstämmen bei einzelnen Fällen von Lepra. Arch. Derm. Syph. (Berl.) 47, 428—429 (1899). — ARNOLD, H. L.: The classification of leprosy. In: R. D. C. PH. SIMONS, Handbook of Tropical Dermatology. Bd. I. Amsterdam: Elsevier 1952. — ASSELINEAU, J.: Die chemischen Bestandteile der Mykobakterien. In: Mykobakterien und mykobakterielle Krankheiten. Teil II. Morphologie und chemischer Aufbau der Mykobakterien. Jena: Fischer 1967. — AVILA, J. L., and J. CONVIT: The methylene blue test. I. In murine leprosy and in lesions induced in hamsters after inoculation with materials from cases of borderline and lepromatous leprosy. Int. J. Leprosy 35, 494 (1967). — II. Lipids that tend to make the dye soluble in benzene experiments with their Extraction and effect. Int. J. Leprosy 35, 500 (1967). — AZULAY, R. D.: A pesquisa do Mycobacterium leprae pelos métodos de Gram-Weigert e Ziehl em cortes histologicos e pelo método de Ziehl-Gabbet em esfragaco. Rev. bras. Leprol. 20, 22 (1952). Ref. Int. J. Leprosy 21, 418 (1953). — Discussion. Transact. VII. Intern. Congress Leprology Tokyo 1958, 35—36. — AZULAY, R. D., and M. C. DE ANDRADE: The diagnostic value of lipoid in the various structural types of leprosy. Int. J. Leprosy 20, 479 (1952). — Demonstration of mycobacterium leprae in sections in 532 cases of leprosy. Int. J. Leprosy 22, 195 (1954). — Untersuchung der verschiedenen Strukturformen der Lepra auf Lipid. Arbeit über 6536 Fälle. Internat. Congr. Leprosy. Rio de Janeiro 1963.

BALE, W. R.: The preparation of carbol-fuchsin for Ziehl-Neelsens stain. Leprosy Rev. 19, 154 (1948). Ref. Int. J. Leprosy 18, 295 (1950). — BARTHOLOMEW, J. W., and T. MITTWER: Effect of ultraviolet irradiation on gram positivenes. J. Bact. 63, 779 (1952). Ref. Int. J. Leprosy 20, 562 (1952). — BERG, J. W.: New method for staining mycobactera in tissue sections. Arch. Path. 56, 650 (1953). Ref. Int. J. Leprosy 22, 244 (1954). — BERGEL, M.: Histochemical behavior of the lepromatous granuloma and yellow fat with methylene blue. Leprologia 3, 21 (1958). Ref. Int. J. Leprosy 27, 404 (1959). — Lysosomes. Their relationship with vitamin-E and leprosy. Leprosy Rev. 38, 189 (1967). Ref. Int. J. Leprosy 35, 546 (1967). — BISHOP, F. W., L. G. SUHRLAND, and Ch. M. CARPENTER: A comparative study by electron microscopy of the morphology of mycobacterium leprae and cultivable species of mycobacteria. Int. J. Leprosy 16, 361 (1948). — BLANCO, F. L., and G. L. FITE: Silvering of lepra bacilli in tissues. Int. J. Leprosy 17, 442 (1949). — BLINZINGER, K., u. H. HAGER: Elektronenmikroskopische Befunde zur Struktur und Entstehung von Riesenlysosomen in Makrophagen bei Spätläsionen einer experimentell erzeugten bakteriellen Meningitis. Naturwissenschaften 48, 480 (1961). — BRANDT, F. A., and D. L. LLOYD: Differential staining for M. tuberculosis and M. leprae; a modification of the Ziehl-Neelsen stain. Lab. Invest. 3, 296 (1954). Ref. Int. J. Leprosy 22, 244 (1954). — BREWER, D. B.: Electron microscopy of phagocytosis of staphylococci. J. Path. Bact. 8, 299 (1963). — BRIEGER, E. M.: The fine structure of the lepra cell. Trans. roy. Soc. trop. Med. Hyg. 53, 346 (1959). Ref. Int. J. Leprosy 29, 128 (1961). — BRIEGER, E. M., and J. M. ALLEN: Cytopathological changes in lepra cells. Exp. Cell Res. 28, 438 (1962). Ref. Int. J. Leprosy 31, 382 (1963). — The submicroscopical structure of M. leprae and the cell of Virchow (lepra cell). In COCHRANE. — BRIEGER, E. M., and A. M. GLAUERT: Electron microscopy of the leprosy bacillus; a study of submicroscopical structure. Tubercle (Edinb.) 37, 195 (1956). — BRIEGER, E. M., A. M. GLAUERT, and J. M. ALLEN: Cytoplasm structure in Mycobacterium leprae. Exp. Cell Res. 18, 418 (1959). Ref. Int. J. Leprosy 28, 494 (1960). — BURDON, K. L.: Disparity in appearance of true Hansens bacilli and cultured "leprosy bacilli" when stained for fat. J. Bact. 52, 679 (1946). Ref. Int. J. Leprosy 15, 484 (1947). — BUU-HOI, N. P., et T. V. BANG: Reaction de la peau del lepreux aux injections intradermiques d'acides gras provenant du bacille tuberculeux. Rev. franç Étud. clin. biol. 3, 770 (1958). Ref. Int. J. Leprosy 29, 138 (1961).

CAMPOS, J. R., DE: Lipoids in the reactional tuberculoid leprosy granuloma. Int. J. Leprosy 18, 155 (1950). — CEDERGREN, B.: The lung tissue in mice infected by tubercle bacilli. Electronmicroscopy. Proc. Stockholm Conf. Sept. 1956. Almqvist a. Wilksell, 248—249. — CHANG, Y. T., and ROXANNA L. NEIKIRKL: Mycobacterium lepraemurium and Mycobacterium leprae in cultures of mouse peritoneal macrophages (Preliminary results). Int. J. Leprosy 33 586 (1965). — CHAPMAN, G. B., J. H. HANKS, and J. H. WALLACE: An electron microscope study of the disposition and fine structure of Mycobacterium leprae murium in spleen. J. Bact.

77, 205 (1959). Ref. Int. J. Leprosy 28, 347 (1960). — CHATTERJEE, K. R.: Bacteriological changes and their assessment in cases of leprosy under chemotherapy. Int. J. Leprosy 21, 403 (1953). — International classification of leprosy. Transact. VII. Intern. Congress Leprology Tokyo 1958, 30. — Electron microscopy and cytochemistry of Myc. leprae and leprous tissue. Leprosy in India 30, 79 (1958). — CHATTERJEE, K. R., N. N. DAS GUPTA, and M. L. DE: Observations on the morphology of Mycobacterium leprae by ordinary optics, phase microscopy, and electron microscopy. Int. J. Leprosy 23, 385 (1955). — Electron microscopic observations on the morphology of Mycobacterium leprae. Exp. Cell Res. 18, 521 (1959). Ref. Int. J. Leprosy 29, 257 (1961). — CHATTERJEE, K. R., B. DAS GUPTA, H. N. RAY, and N. MUKERJEE: Detection of calcium in the skin lesions of lepromatous cases of leprosy by histochemical technique. Int. J. Leprosy 25, 49 (1957). — CHATTERJEE, K. R., N. MUKERJEE, and R. BOSE: The study of lipids in M. leprae by cytochemical technique. Bull. Calcutta Sch. trop. Med. 4, 164 (1956). — CHATTERJEE, K. R., H. N. RAY, and N. MUKERJEE: Histological studies of skin lesions in lepromatous leprosy. Indian J. med. Sci. 11, 714 (1957). — CHAUSSINAND, R.: Modifications morphologiques du bacille de Hansen observees au course des traitements antilépreux. Rev. bras. Leprol. 19, 1 (1951). Ref. Int. J. Leprosy 20, 419 (1952). — La lèpre. Expansion Scientifique Française 2e Edition, 1955. — CHAUSSINAND, R., et M. VIETTE: Etude de la coloration des bacilles acido-alcoolo-résistants par le Noir Sudan. Ann. Inst. Pasteur 89, 280 (1955). — CHEKHERDEMIAN, M.: Determinacion del colestrol, fosfolipidos, lipidos tottales y proteinas totales y proteinas, glucoproteinas y lipoproteinas por electroforesis en las distintas formas de lepra. Leprologia 5, 69—79 (1960). Ref. Int. J. Leprosy 30, 104 (1962). — COCHRANE, R. G.: Bacteriological index in leprosy. Leprosy Rev. 23, 135 (1952). Ref. Int. J. Leprosy 21, 127 (1953). — A critical appraisal of the classification of leprosy. Transact. VII. Intern. Congress Leprology Tokyo 1958, 22—29. — COCHRANE, R. G., and H. J. SMYLY: Classification. Leprosy in Theory and Practice, 299. Edt. by COCHRANE and DAVEY. Bristol: J. Wright 1964. — COHEN, A. S.: An electron microscopic study of the structure of the small intestine in Whipple's disease. J. Ultrastruct. Res. 10, 124 (1964). — CONTRERAS RUBEO, F.: La histopathologia de la lepra. Acta Leprol. 14, 3 (1963). Ref. Int. J. Leprosy 33, 129 (1965). — CONVIT, J., and J. M. GOIHMAN: Positivity of the methylene blue test in xanthomatosis. AaD, Chigaco 88, 350 (1963). — CONVIT, J., P. LAPENDA, A. ILUKEVICH, and T. IMAEDA: Experimental inoculation of human leprosy in laboratory animals. III. Int. J. Leprosy 32, 136 (1964). — CONVIT, J., P. LAPENTA, and S. J. MENDOZA: The methylene blue test in leprosy. Int. J. Leprosy 28, 233 (1960). — CONVIT, J., C. SISIRUCA, and P. LAPENTA: Some observations on borderline leprosy. Int. J. Leprosy 24, 375—381 (1956). — CORCOS, M. G.: Human lepra bacilli exposed to sunlight will retain their acid-fastness if they are first heated. Leprosy Rev. 24, 165 (1953). Ref. Int. J. Leprosy 22, 116 (1954). — COWDRY, E. V.: Cytological studies on globi in leprosy. Am. J. Path. 16, 103 (1940). — CROXATTO, O. C., and J. CHIRIBOGA: Wolbach and Schaumann type inclusions in the giant cells in leprosy; Probable value in prognosis. Int. J. Leprosy 19, 59 (1951). — CURBAN, G.: Estudo morfologico e quantitativo do method de Hallberg na coloracao do bacilo da lepra. Rev. Inst. A. Lutz (S. Paulo) 6, 50 (1946). Ref. Int. J. Leprosy 16, 510 (1948). — CURBELO HERNANDEZ, A., M. A. GONZALEZ PRENDES y A. FORS CARBONELL: La bacilloscopia fluorescente en la lepra tuberculoide. Rev. Sif. Leprol. 8, 26 (1952). Ref. Int. J. Leprosy 22, 116 (1954).

DAVEY, T. H.: Some observations on the role of allergy in leprosy. Leprosy Rev. 17, 42 (1946). — DE FARIA, J. L.: Valor do método de Faraco para coloracao do bacille de Hansen am cortes. Rev. bras. Leprol. 17, 18 (1949). Ref. Int. J. Leprosy 17, 502 (1949). — DEVINGAT, R.: Multiplication of Hansens bacillus in complex symbiosis in vitro. Nature (Lond.) 190, 832 (1961). Ref. Int. J. Leprosy 30, 233 (1962). — DHARMENDRA and S. N. CHATTERJEE: A proposed system of classification of leprosy. Leprosy in India 25, 1 (1953). — DHARMENDRA and N. MUKERJEE: Effect of sunlight on the staining properties of the leprosy bacillus. Int. J. Leprosy 16, 298 (1948). — A simple method of concentration of leprosy bacilli from "closed" cases of leprosy. Leprosy in India 24, 169 (1952). Ref. Int. J. Leprosy 22, 114 (1954). — Study of intracellular lipoids in biopsy specimens from cases of leprosy of different types. Bull. Calcutta Sch. trop. Med. 1, 7 (1954). — DHOPLE, A. M., and N. S. MAGAR: Polyunstaturated fatty acids in leprosy. Int. J. Leprosy 29, 183 (1961). — DUBOIS, A., et L. SWERTS: L'emploi du microscope a fluorescence dans le diagnostic de la lèpre. Ann. Soc. belge Méd. trop. 30, 1473 (1950). Ref. Int. J. Leprosy 19, 260 (1951).

FEILCHENFELD, E.: Ein atypischer Fall von Lepra. Hautarzt 15, 517 (1964). — FIGUEREDO, N., and S. D. DESAI: A new method for the detection of leprosy in neural cases and contacts. Indian J. med. Sci. 6, 296 (1952). Ref. Int. J. Leprosy 21, 128 (1953). — FITE, G. L., P. J. CAMBRE, and M. H. TURNER: Procedure for demonstrating lepra bacilli in paraffin sections. Arch. Path. 43, 624 (1947). Ref. Int. J. Leprosy 16, 112 (1948). — FREIRE, S. A., y J. C. RAMOS: Producao de leucofuchsina no M. leprae tratado com bogalita. Arch. mineir. Leprol. 8, 290 (1948). Ref. Int. J. Leprosy 18, 123 (1950). — FREITAS, U. A.: A prova de azul de metileno na lepra. (Introducao ao seu estudo a luz da patologia analitica.) Biol. Serv. nac. Lepra (Rio de J.) **19**, 297 (1960). Ref. Int. J. Leprosy **29**, 248 (1961). — FRIEDMANN, J.: Pleomorphic cytoplasmic inclusion bodies in tissue cultures of the otocyst exposed to dimycin. IV. Int. Conf. Electron Microscopy Berlin. S. 266—269. Berlin-Göttingen-Heidelberg: Springer 1960. — FUKUDA, T.: Demonstration of the cutaneous nerves with methylene blue staining in leprosy. Arch. jap. Chir. **22**, 526 (1953). Ref. Int. J. Leprosy **22**, 487 (1954). — FUKUSHI, K.: Electron microscopic studies of tubercle bacilli. V. Studies on fixation in ultrathin sectioning. Sci. Rep. Res. Inst. Tohoku Univ., Ser. C, **9**, 1 (1959). Ref. Int. J. Leprosy **29**, 257 (1961).

GALINDO, B., and T. IMAEDA: Electron microscope study of the white pulp of the mouse spleen. Anat. Rec. **143**, 399 (1962). — GAN, K. H., R. SOEKARDI ATMADJA, and TWA TJOA TJONG LIAM: Concentration of acid-fastbacilli in skin biopsy of leprosy patients and contacts. Docum. Med. geogr. trop. (Amst.) **7**, 136 (1955). — GANGULI, S.: The bacteriological study of acid-fast mycobacteria isolate from human lepromatousus leprosy. Indian J. med. Sci. **17**, 740 (1963). Ref. Int. J. Leprosy **32**, 231 (1964). — GANS, O.: Contribution au traitement de la lèpre. Ann. Derm. Syph. **80**, 345 (1953). Ref. Int. J. Leprosy **22**, 482 (1954). — GARBUTT, E. W.: Studies on M. lepraemurium and M. leprae in tissue culture. Int. J. Leprosy **33**, 578 (1965). — GAY PRIETO, J.: Sobre la curacion espontanea de la lepra. Int. J. Leprosy **21**, 609 (1953). — Lepra dimorfa. (Dimorphous leprosy.) Act. dermo-sifilogr. **47**, 226 (1955). Ref. Int. J. Leprosy **25**, 290 (1957). — The concept and limits of borderline leprosy. Int. J. Leprosy **29**, 442 (1961). — GAY PRIETO, J., y F. CONTRERAS: Immunidad y contagio en el adulto. Int. J. Leprosy **21**, 593 (1953). — GAY PRIETO, J., y C. DAUDEN SALA: Un caso de lepra tuberculoide nodular. Act. dermo-sifilogr. **44**, 144 (1952/53). Ref. Int. J. Leprosy **22**, 479 (1954). — Les formes initiales de la lèpre. La lèpre tuberculoide nodulaire infantile. Bull. Soc. franç. Derm. Syph. **60**, 16 (1953). Ref. Int. J. Leprosy **22**, 479 (1954). — GLAUERT, A. M.: Zit. T. IMAEDA u. Mitarb. Int. J. Leprosy **31**, 415 (1963). — GOHAR, M. A.: A note on fluorescence microscopy in the diagnosis of leprosy. J. trop. Med. Hyg. **55**, 156 (1952). Ref. Int. J. Leprosy **21**, 285 (1953). — GOKHALE, S. K., and S. H. GODBOLE: Serum lipolytic enzyme activity and serum lipid partition in leprosy and tuberculosis. Indian J. Med. Res. **45**, 327 (1957). Ref. Int. J. Leprosy **27**, 177 (1959). — GONZALES-PRENDES, M. A., A. F. CARBONELL, A. PARDO-CASTELLO y A. C. HERNANDEZ: La microscopia fluorescente en leprologia. Int. J. Leprosy **21**, 35 (1953). — GOSH, S., P. C. SEN GUPTA, and B. N. MUKERJEE: Histochemical study of elpromatousus leprosy. Bull. Calcutta Sch. Trop. Med. **10**, 102 (1962). Ref. Int. J. Leprosy **31**, 123 (1963). — GUILLOT, C. F., y F. MANJON: Lipasas en la piel normal y en la piel leprosa. Rev. argent. Dermatosif. **31**, 206 (1947). Ref. Int. J. Leprosy **16**, 409 (1948). — GUSEK, W.: Vergleichende Cytologie und Histogenese des Sarkoidosegranuloms. Arch. klin. exp. Derm. **227**, 24 (1966).

HADLER, W. A.: Some cytochemical and cytophysiological properties of the cells from tuberculoid and lepromatous lesions. Leprosy Rev. **36**, 171 (1965). — HAEBLER, T. VON, and J. F. MURRAY: Fluorescence microscopy as a routine method for the detection of M. tuberculosis and M. leprae. S. Afr. med. J. **28**, 45 (1954). Ref. Int. J. Lebrosy **23**, 112 (1955). — HAEDICKE, T. A., R. L. REAGAN, D. M. SCHENK, and A. L. BRUECKNER: A demonstration of mycobacterium leprae by electron microscopy. Int. J. Leprosy **20**, 47 (1952). — HALLBERG, V.: A new method for staining tubercle bacilli. applicable to the micro-organisms of leprosy and other acid-fast germs. Acta med. scand. Suppl. **180**, 1946, p. 1. Ref. Int. J. Leprosy **16**, 509 (1948). — HAN, G. K.: An investigation of the usefulness of the concentration method of Khanolkar for acid-fast bacilli in skinbiopsy of leprosy patients and healthy contact persons. J. Indones. med. Ass. **1954**, 68. Ref. Int. J. Leprosy **23**, 112 (1955). — HANKS, J. H.: A note on the numbers of leprosy bacilli may occur in leprous nodules. Int. J. Leprosy **13**, 25 (1944). — Quantitative aspects of sampling leprosy skin lesions by the scraped incicion method. Int. J. Leprosy **24**, 424 (1956). — Significance of capsular components of Mycobacterium leprae and other mycocateria. Int. J. Leprosy **29**, 74 (1961). — Capsules in electron micrographs Mycobacterium leprae. Int. J. Leprosy **29**, 84 (1961). — The origin of the capsules on Mycobacterium leprae and other tissue-grown mycobacteria. Int. J. Leprosy **29**, 172 (1961). — The problem of preserving internal structures in pathogenic mycobacteria by conventional methods of fixation. Int. J. Leprosy **29**, 175 (1961). — Demonstration of capsules on M. leprae during carbolfuchsin staining mechanism of the Ziehl-Neelsen stain. Int. J. Leprosy **29**, 179 (1961). — HARADA, K.: Histochemical studies of leprosy, especially the mode of formation of lepra cells. La Lepro **24**, 277 (1955). — HAUVILLIER, O. A., y E. O. ACERBO: Bacteriologia acompanante de la lepra y de la llamada lepra residual. Leprologia **8**, 153 (1963). Ref. Int. J. Leprosy **33**, 133 (1965). — HERMAN, L., P. J. FITZGERALD, M. WEISS, and J. S. POLEVOY: E. m. observations of degenerating and regenerating pancreas following ethionine administration. IV. Int. Conf. Electron Microscopy Berlin. S. 373, Berlin-Göttingen-Heidelberg: Springer 1960. — HODARA, M.: Zwei Fälle von Neurolepridae. Mh. prakt. Derm. **25**, 61 (1897). — HOFFMANN, W. M.: The granular forms of the leprosy bacillus. Int. J. Leprosy

1, 149 (1933). — HURLEY, H. J., and B. W. SHELLEY: Comparison of the granuloma producing capacity of normals and sarcoid granuloma patients: Experimental analysis pf the sarcoid diathesis theory. Amer. J. Med. Sci. 237, 685 (1959). Ref. Int. J. Leprosy 29, 137 (1961). — Sarcoid granulomas after intradermal tuberculin in normal humans kin. Arch. Derm. 82, 65 (1960). Ref. Int. J. Leprosy 29, 138 (1961).

IBARS, E. A.: Ténicas de coloracion del „Mycobacterium leprae". Fontilles 2, 231 (1949). Ref. Int. J. Leprosy 18, 295 (1950). — IMAEDA, T.: The fine structure of human subcutaneous fat cells. Arch. Hist. Jap. 18, 57 (1959). — Electron-microscopic study of xanthoma cells. J. invest. Derm. 43, 331 (1960). — Posibilidades de abencióu del cultivo del Mycobacterium leprae. Arch. Hosp. Vargas 3, 331 (1961). — Recéntes investigationes sur la morphologie du Mycobacterium leprae. Maroc.-méd. 458, 42, 511 (1963). — The electron-transparent zones and globi. Int. J. Leprosy 31, 246 (1963). — Borderline leprosy from the viewpoint of electron microscopy. Int. J. Leprosy 31, 532 (1963). — Estudio bacteriologico y patologoca de la lepra con el microscopio electronico. Acta cient. venez. 14, 184 (1963). Ref. Int. J. Leprosy 32, 230 (1964). — Recentes investigation sur la morphologie du Mycobacterium leprae. Maroc. Méd. 42, 511 (1963). Ref. Int. J. Leprosy 32, 230 (1964). — Electron microscopy. Approach to leprosy research. Int. J. Leprosy 33, 669 (1965). — IMAEDA, T., and J. CONVIT: Electron microscope study of Mycobacterium leprae and its environment ina vesicular leprous lesion. J. Bact. 83, 43 (1962). — Electron microscope study of Mycobacterium leprae and its environment in a vesicular leprous lesions. Leprosy in India 34, 267 (1962). — Electron microscope study of Macobacterium leprae and its environment in a vesicular leprous lesion. J. Bact. 83, 43 (1962). Ref. Int. J. Leprosy 30, 530 (1962). — IMAEDA, T., J. CONVIT, A. ILIUKEVICH, and P. LAPENDA: Experimental inoculation of human leprosy in laboratory animals. II. Elektron microscope study. Int. J. Leprosy 30, 395 (1962). — IMAEDA, T., J. CONVIT, S. MENDOZA, and J. ARVELO: Electron microscope study of xanthoma cells in a lepromatous leprosy lesion. Int. J. Leprosy 29, 343 (1961). — IMAEDA, T., and M. OGURA: Formation of intracytoplasmic membrane system of mycobacteria related to cell division. J. Bact. 85, 150 (1963). — ISHIBASHI, Y., u. T. KAWAMURA: Über die pigmentierten Naevi bei lepromatösen Leprakranken. XIII. Congr. Int. Dermat. 1967 München, Bd. 2, S. 1325. Berlin-Heidelberg-New York: Springer 1968. — ITERSON, W. VAN: Some features of a remarkable organelle in Bacillus subtilis. J. biophys. biochem. Cytol. 9, 183 (1961).

JADASSOHN, J.: Über tuberculoide Veränderungen in der Haut bei nicht tuberöser Lepra. Arch. Derm. 47, 429 (1899). — JADIN, J.: La mutiplication de Mycobacterium leprae sur fibroblastes de peau humaine. Bull. Acad. nat. Méd. (Paris) 150, 612 (1966). Ref. Int. J. Leprosy 35, 543 (1967). — JÄGER, G.: Über die Färbung der Leprabakterien. Diss. Würzburg 1963. — JAYJARAJ, A. P., and D. S. CHAUDHURY: Studies on the structure and functions of the papillary ridges of the digital skin in leprosy. Leprosy Rev. 33, 41 (1962). Ref. Int. J. Leprosy 31, 124 (1963). — JOB, C. K.: An outline of the pathology of leprosy. Int. J. Leprosy 33, 533 (1965). — JOB, C. K., and V. P. MACADEN: Leprous orchitis in reactional borderline cases. Int. J. Leprosy 31, 273 (1963). — JONQUIÈRES. E. D. L.: Leproma histoide (Wade). Leprologia 9, 98 (1964). Ref. Int. J. Leprosy 35, 227 (1967). — JONQUIÈRES, E. D. L., y J. M. BERAMONDE: Coloración de las grasas con Sudán III en el diagnóstico diferencial histológico de los tipos de lepra. Rev. argent. Dermatosif. 39, 143 (1955).

KANAAR, P.: Tissue reactivity to tuberkulin and ink in lepromatous leprosy with respect to the „isopathic phenomenon". Derm. int. 6, 11 (1967). — KANAI, K.: The staining properties of isolated mycobacterial cellular components as revealed by the Ziehl-Neelsen procedure. Amer. Rev. resp. Dis. 85, 442 (1962). Ref. Int. J. Leprosy 30, 233 (1962). — KANETSUNA, F.: A study of malachite green staining of leprosy bacilli. Int. J. Leprosy 32, 185 (1964). — KANETSUNA, F., and T. IMAEDA: Existence of a mycolic acid-arabino-galactan-mucopeptide complex in the cell wall of murine leprosy bacillus. 9. Intern. Leprosy Congress London 1968. No. 236. — KAR, S., E. P. ELLISTON, and C. E. TAYLOR: Field method for concentraiting Mycobacterium leprae in skin biopsy speciments. Int. J. Leprosy 32, 18 (1964). — KATO, L.: Attempts to cultivate Mycobacterium lepraemurium in cell-free media. Int. J. Leprosy 33, 509 (1965). — KAWAKAMI, I.: The fuchsin puffer of acid-fast bacterium in tissue. La Lepro 18, 69 (1949). Ref. Int. J. Leprosy 19, 390 (1951). — KELLENBERGER, E., and A. RYTER: In: Modern developments in electron microscopy; In Bacteriology. Edt. B. M. SIEGEL. New York and London: Academic Press 1964. — KHANOLKAR, V. R.: A concentration method for acid fast bacilli in skin biopsies from leprosy patients. Leprosy Rev. 23, 133 (1952). Ref. Int. J. Leprosy 21, 127 (1953). — KHANOLKAR, V. R., and K. RAJLAKSHMI: A method for concentration of acid-fast bacille in skin biopsies from leprosy patients. Leprosy in India 24, 47 (1952). Ref. Int. J. Leprosy 22, 114 (1954). — KITAMURA, K.: Classification system of leprosy newly drafted in Japan. Transact. VII. Intern. Cogress Leprology Tokyo 1958, 19. — KLINGMÜLLER, G.: Residualkörper bei lepromatöser Lepra. Arch. klin. exp. Derm. 225, 149 (1966). Ref. Int. J. Leprosy 35, 41 (1967). — Die Lepra als Thesaurismose. 29. Deutsch. Dermat. Kongress Tübingen 1968. — KLINGMÜLLER, G., u. Y. ISHIBASHI:

Electron microscopic investigation of leprosy. 2. World Congr. Intern. Soc. Trop. Derm., August 1969, Kyoto. — KLINGMÜLLER, G., u. A. MAASJOST: Desmosomen bei Hautkrankheiten. 27. Kongreß Deutscher Dermat. Freiburg Okt. 1965. — KLINGMÜLLER, G., u. C. ORFANOS: Der elektronenmikroskopische Aufbau des Mycobacterium leprae. Arch. klin. exp. Derm. **224**, 373 (1966). Ref. Int. J. Leprosy **35**, 415 (1967). — KLINGMÜLLER, V.: Über tuberkuloseähnliche Veränderungen der Haut mit Auftreten von epithelioiden-, Riesen-Zellen und Nekrose bei Lepra maculo-anaesthetica. Lepra **1**, 30 (1900). — KLOKKE, A. H., A. BHAKTAVIZIAM, and B. SUBRAMANIAM: The isopathic phenomen in infiltrated tuberculoid and macular tuberculoid leprosy. A comparative histologic study of the tissue response produced by cotton pellet implantation and lepromin injection. Int. J. Leprosy **35**, 477 (1967). — KOCSARD, E., and F. SAGHER: Preliminary and short report of specific tissue alteration in leprous skin. III. Specificity of the tuberculin reaction in lepromatous leprosy. J. invest. Derm. **21**, 69 (1953). Ref. Int. J. Leprosy **22**, 113 (1954). — KÖLBEL, H.: Über das elektronenmikroskopisch beobachtete Auftreten molekular assoziierter Fettsäuren bei Mycobacterium avium. Jahresbericht Borstel V, 282, 1961. — KOIKE, M., and K. TAKEYA: Fine structures of intracytoplasmic organelles of mycobakteria. J. biophys. biochem. Cytol. **9**, 597 (1961). — KOJIMA, K., and S. KOSUKA: Structural changes in HeLacells cultivated in serum-free medium. J. Cell Biol. **14**, 141 (1962). — KOOIJ, R.: Staining of leprosy bacilli by the Ziehl-Neelsen method. Ref. Int. J. Leprosy **23**, 208 (1955). — Study of the morphology of Mycobacteria leprae by electron-microscopy. Leprosy Rev. **29**, 56 (1958). From abstract in Trop. Dis. Bull. **55**, 518 (1958). Ref. Int. J. Leprosy **26**, 293 (1958). — KOOIJ, R., and TH. GERRITSEN: On the nature of the Mitsuda and the Kveim reaction Dermatologica (Basel) **116**, 1 (1958). — KOOIJ, R., and W. J. PEPLER: A re-evulation of tissues reactivity to BCG, tuberculin and ink in lepromatousus leprosy. Absence of isopathic phenomenon. Dermatologica (Basel) **122**, 360 (1961). — KOOIJ, R., W. J. PEPLER, and J. WAINWRIGHT: Histopathology of the reaction papules evoked by intradermal injection of normal tissue suspensions and Kveim antigen. Dermatologica (Basel) **119**, 105 (1959). Ref. Int. J. Leprosy **28**, 345 (1960). — KOSOLAPKINA, L. I.: On metachromatic substances in leprous lesions of skin. Trans. Lep. Inst. 8, 61 (1962). Ref. Int. J. Leprosy **31**, 266 (1963). — KUSAKA, T.: Alterations in the lipid content of the blood and tissues in leprosy patients. La Lepro **27**, 228 (1958). Ref. Int. J. Leprosy **27**, 403 (1959).

LANGCEPLEINE, J.: Cholestérinemie, calcémie et glycémie chez les lépreux de l'A.O.F. Méd. trop. **9**, 502 (1949). Ref. Int. J. Leprosy **19**, 257 (1951). — LAVERINA, F., y F. LEON BLANCO: El colesterol total en la sangre de casos de lepra lepromatosa. Int. J. Leprosy **16**, 288 (1948). — LECHAT, M. F.: L'evolution de la bacterioscopie chez des lepreux traites par des sulfones. I. Delai de negativation. Ann. Soc. Belge Med. Trop. **41**, 509 (1961). Ref. Int. J. Leprosy **30**, 529 (1962). — L'evolution de la bacterioscopie chez des lepreux par des sulfones. II. Strategie de l'examen bacterioscopique multiple. Ann. Soc. Belge Med. Trop. **41**, 522 (1961). Ref. Int. J. Leprosy **30**, 530 (1962). — LEIKER, D. L.: Epidemiological and immunological surveys in Netherlands New Guinea. Leprosy Rev. **31**, 241 (1960). — Globi in borderline lesions. Int. J. Leprosy **31**, 102 (1963). — LEVADITI, J. C., P. DESTOMBES et F. GRUMBACH: Comparison des lesiones macrophagiques et folliculaires de la lepre et de la tuberculose. Eventualite d'une bacteriostase intratissulaire. Bull. Soc. Path. exot. **53**, 430 (1960). Ref. Int. J. Leprosy **29**, 544 (1961). — LEW, J., and CHUNG, MIN: The bacteriologique diagnosis of early leprosy by the trypsin digestion method. Int. J. Leprosy **27**, 360 (1959). — LIBAN, E., A. ZUCKERMANN, and F. SAGHER: Specific tissue alteration in leprous skin. VII. Inoculation of Leishmania tropica into lepros patients. Arch. Derm. **71**, 441 (1955). Ref. Int. J. Leprosy **23**, 349 (1955). — LIPPI, M.: La collestrinemia nella lepra. Arch. ital. Sci. med. trop. **31**, 266 (1950). Ref. Int. J. Leprosy **19**, 257 (1951). — LIU, TZE-CHÜN, KUANG-YÜ CHIN, CHIN-YUNG WANG, and JU-FENG CHANG: Histopathologic lesions of tuberculoid leprosy. Their progressive and regressive changes and clinical significance. Chin. med. J. **81**, 502 (1962). Ref. Int. J. Leprosy **31**, 381 (1963). — LONG, E. R.: Cultivation of M. leprae. Physiologic principles of mycobacterial metabolism. Int. J. Leprosy **33**, 416 (1965). — LOWE, J.: Anote on the staining of mycobacterium in tissue sections. Indian J. med. Res. **22**, 313 (1934). — A study of macules of nerve leprosy with particular reference to the "tuberculoid" macule. Leprosy Rev. **4**, 69 (1937). — A note on tuberculoid changes in leprosy as seen in India. Int. J. Leprosy **4**, 195 (1936). — LOWY, L.: Processing of biopsies for leprosy bacilli. J. med. Lab. Technol. **13**, 558 (1956). Ref. Int. J. Leprosy **31**, 124 (1963).

MADDOCK, R. K.: Skin scrapings in leprosy; positive results by the Wayson technique in 84 supposedly arrested cases. J. Amer. med. Ass. **148**, 44 (1952). Ref. I. J. Leprosy **21**, 417 (1953). — MALFATTI, M. G.: Study of the morphology of macobacterium leprae under the electron microscope. Int. J. Leprosy **20**, 95 (1952). — Aplicación de la técnica del sombreado al estudio del Mycobacterium leprae. Sem. méd. (B. Aires) **115**, 948 (1959). Ref. Int. J. Leprosy **29**, 256 (1961). — MALFATTI, M. G., and J. D. L. ENRIQUE: Study of the morphological modifications of Mycobacterium leprae during chemotherapy. Int. J. Leprosy **21**, 323

(1953). — MALFATTI, M. G., y E. JONQUIERES: Investigationes a través de la optica electronica de la accion del tratamiento medico sobre la morfologia del Mycobacterium leprae. Sem. méd. (B. Aires) 101, 408 (1952). Ref. Int. J. Leprosy 20, 419 (1952). — MANALANG, J.: The morphology of M. leprae during the course of treatment. Mth. Bull. Bur. Hlth. Philipp. 17, 3 (1937). — MANZI, R., H. LEVEVRE, E. A. BARENTHIN y E. SARASINO: Baciloscopia acidoalcohol resistente y enfermos residuales. Leprologia (B. Aires) 8, 160 (1963). Ref. Int. J. Leprosy 33, 130 (1965). — MAURANO, F.: O azul de metileno como revelador delesöes ,,inaparentes" na chamada lepra difusa. Rev. bras. Leprol. 7, 159 (1939). — McFADZEAN, J. A., and R. C. VALENTINE: The value of acridine organe and of electron microscopy in determining the viability of Mycobacterium leprae murium. Trans. roy. Soc. trop. Med. Hyg. 53, 414 (1958). Ref. Int. J. Leprosy 29, 143 (1961). — The examination and the determination of the viability of Mycobacterium leprae by electron microscopy. Leprosy Rev. 31, 6 (1960). Ref. Int. J. Leprosy 29, 255 (1961). — An attempt to determine the morphology of living and dead mycobacteria by electron microscopy. Transactions VII. Intern. Congr. Leproology, Tokyo 1958. — MAYAMA, A.: Ultracentrifugal studies of serum lipoproteins in leprosy. La Lepro 27, 233 (1958). Ref. Int. J. Leprosy 27, 402 (1959). — Immunological studies with serum lipoprotein fractions isolated from leprosy patients. La Lepro 29, 100 (1960). Ref. Int. J. Leprosy 29, 248 (1961). — Plasma lipoprotein lipase (clearing factor) in lepra. La Lepro 32, 199 (1963). Ref. Int. J. Leprosy 32, 94 (1964). — MELAMED, A. J., R. O. MANZI y M. MELAMED: Reaccion leprosy interpolar dimorfa con estructuras histoides (Wade). Leprologia 9, 86 (1964). Ref. Int. J. Leprosy 35, 228 (1967). — MENEFEE, M. G., and V. J. EVANS: Structural differences produced in mammalian cells by changes in their environment. J. nat. Cancer Inst. 25, 1303 (1960). — MERCER, E. H.: Comparison of natural biological membranes with artificial models, p. 100—113. In: Electron microscopy in anatomy. London: Edward Arnold Ltd. 1961. — MERCKEN, G.: Methylenblautherapie Lepröser. Ann. Soc. Belge méd. trop. 16, 493 (1936). — MERCKX, J. J., A. L. BROWN, JR., and A. G. KARLSON: An electronmicroscopic study of experimental infections with acidfast bacilli. Amer. Rev. resp. Dis. 89, 485 (1964). — MERKER, H. J.: Die Lysosomen, eine neue Zellorganellgruppe. Berl. Med. 15, 237 (1964). — Struktur und Funktion der Lysosomen. Materia Medica Nordmark XVII, 684 (1965). — MERKLEN, G. F. P., M. RENOUX et M. BRISCHOUX: Mise en évidence du bacille de Hansen dans une lésion tuberculoide par broyage, concentration et microscopie de fluorescence. Bull. Soc. franç. Derm. Syph. 69, 876 (1962). Ref. Int. J. Leprosy 32, 231 (1964). — MESTWERD, W.: Elektronenmikroskopische und histologische-histochemische Untersuchungen zur cytologischen Bewertung und Formalgenese spontaner und experimenteller Epitheloidgranulome. Inaug.-Diss. Hamburg 1964. — MIDANA, A.: Zit. bei O. GANS. Minerva med. 25, 11 (1934). — MISRA, U. K., and T. A. VENKITASUBRAMIAN: Serum lipids in leprosy by silicic acid columin chromatography. Int. J. Leprosy 32, 248 (1964). — MITCHELL, P.: Biochemical cytology of microorganisms. Ann. Rev. Microbiol. 13, 407 (1959). — MITSUDA, K.: On the Langhans giant cell in leprosy and the stellate body in nodular leprosy. Int. J. Leprosy 3, 311 (1935). — The significance of the vacuole in the Virchow lepra cells in certain organs. Int. J. Leprosy 4, 491 (1936). — MONTEL, M. L. R.: Traitement de la lèpre par le bleu de méthylène en injections intraveineuses. Bull. Acad. Méd. (Paris) 112, 208 (1934). — Observations résumés de vingt cas de lèpre chez des jeunes. Traitement par le bleu de méthylène seul ou associé au chaulmoogra. Bull. Soc. Méd.-Chir. de Indochine 13, 337 (1935). — Aspects différents du bacille de Hansen dans le sang de léprome coloré par le méthode de Macchiavello. Bull. Soc. Path. exot. 39, 167 (1946). Ref. Int. J. Leprosy 16, 510 (1948). — Bacillémie lépreuse. Affinités tinctoriales du bacille de Hansen. Bull. Acad. Méd. (Paris) 130, 165 (1946). Ref. Int. J. Leprosy 17, 361 (1949). — La lèpre tuberculoide en Cochinchine. Bull. Soc. franç. Derm. Syph. 78, 296 (1951). Int. J. Leprosy 20, 283 (1952). — La forme tuberculoide de la lepre (forme de debut) en France et en Cochinchine. Les classifications. Int. J. Leprosy 22, 403 (1954). — MONTEL, M. L. R., et P. GIROUD: Affinities tictoriales du bacille de Koch; comparison avec les vacilles de Hansen et de Stéfansky. Bull. Soc. Path. exot. 39, 341 (1946). Ref. Int. J. Leprosy 16, 511 (1948). — MONTESTRUC, E., et D. GARCIN: Un exemple de diffusion bacillare lepreuse au milieu scolaire. Bull. Soc. Path. exot. 56, 288 (1963). Ref. Int. J. Leprosy 32, 96 (1964). — MONTGOMERY, D. W.: Lepraerythem mit riesenzellenähnlichen Gebilden, welche den bei Tuberkulose gefundenen Riesenzellen etwas ähnlich sind. Mh. prakt. Derm. 19, 648 (1894). Ref. Med. News. 14, 4 (1894). — MORI, T.: The respiration enzymes of murine leprosy bacillus, especially diaphorase I, II and malic dehydrogenase. Lepro 32, 1 (1965). — MORI, T., K. KOSAKA, and T. ITO: Detection by Nile blue staining of tissue contaminants in murine leprosy bacilli preparation. Biken's J. 3, 261 (1960). Ref. Int. J. Leprosy 29, 386 (1961). — MOUTES, L. F., D. W. OWENS, and J. M. KNOX: Application of the Ryter-Kellenberger fixation method to electron microscopic study of bacteria on the skin surface. Int. J. Leprosy 45, 93 (1965). — MUIR, E.: Cellular reaction to Bacillus leprae. Leprosy Rev. 7, 104 (1936). — Bacterioscopic assessment of progress in leprosy. Leprosy in India 22, 43 (1950). Ref. Int. J. Leprosy 19, 252 (1951). — MUKERJEE, A.: Differentiation of the human and rat leprosy bacilli by irradiation. Leprosy in India **23**, 196 (1951). Ref. Int. J. Leprosy **21**, 421 (1953). — MUKERJEE, N., S. KUNDU, and S. GHOSH: Immunological skin tests in leprosy with an antigen prepared from a diphtherioid like organism obtained from a human leprosy nodule. Bull. Calcutta Sch. trop. Med. **9**, 112 (1961). Ref. Int. J. Leprosy **30**, 230 (1962). — MUROHASHI, T.: Application of malchite green-fuchsin staining to the evaluation of the therapeutic effect of kanamuycin administration on the rats with murine leprosy. Acta tuberc. scand. **38**, 18 (1960). Ref. Int. J. Leprosy **29**, 257 (1961).

NATH, R. L., and A. CHATTERJEE: Studies on blood lipids in red cell and plasma: Cholesterol and phospholipid in leprosy. Bull. Calcutta Sch. trop. Med. **10**, 82 (1962). Ref. Int. J. Leprosy **31**, 122 (1963). — NELSON, E., K. BLINZINGER, and H. HAGER: An electron microscopic study of bacterial meningitis. Arch. Neurol. **6**, 390 (1962). — Ultra-structural observations on phagocytosis of bacterial in experimental (E. coli) meningitis. J. Path. Exper. Neurol. **21**, 155 (1962). — NERURKAR, R. V., and V. R. KHANOLKAR: Use of fluorescence microscopy in the diagnosis of leprosy. J. med. Res. **44**, 397 (1956). — NIESTROY, W.: Die Melanosomen im Naevuszellnaevus. Inaug.-Diss., Bonn (in Vorbereitung). — NISHIURA, M.: The electron microscopic basis of the pathology of leprosy. Int. J. Leprosy **28**, 357 (1960). — A study of the relationship between the ultrastructures of leprosy lesions and their responsiveness to the antileprosy treatment. La Lepro **32**, 86 (1963). — A study of the relationship between the ultrastructures of leprosy and their responseveness to the antileprosy treatment. La Lepro **32**, 86 (1963). Ref. Int. J. Leprosy **33**, 389 (1965). — NISHIURA, M., N. HARADA, and T. IMEADA: Electron microscopy of ultra-thin sections of lepromatous peripheral nerves. Int. J. Leprosy **25**, 323 (1957). — NISHIURA, M., S. IZUNEI, S. OKADA, and H. TAKIZAWA: E.m. study of the band structure on the surface of Leprosy bacillus and other Mykobacteria. 9. Intern. Leprosy Congress, No. 72. London 1968. — NISHIURA, M., J. OGAWA, F. KANETSUNA, E. TODA, and M. FURUTA: Comparative electron-microscope study of the therapeutic effects of sulfone and Ciba-1906 on lepromatous lesions. Int. J. Leprosy **31**, 555 (1963). — NISHIURA, M., J. OGAWA, F. KANETSUNA, E. TODA, and N. ISOWA: Myelinic figures in lepra cells examined by phasecontrast and electron microscopy. Int. J. Leprosy **32**, 45 (1964). — NUNEZ, O., J. WEIBEL, and J. VITELLI-FLORES: Electron microscopic study of the cytopathology of ECHO virus infection in cultivated cells. J. biophys. biochem. Cytol. **11**, 457 (1961).

OGATA, N.: Morphologische Untersuchungen der säurefesten Bakterien in ihrem Vermehrungsstadium. Nagashima Arch. Leprosy **3**, 6 (1964). Ref. Int. J. Leprosy **32**, 464 (1964). — OGAWA, J.: Electron microscopic study of mitsuda reaction. Acta Derm. (Kyoto) **60**, 309 (1965). Ref. Int. J. Leprosy **35**, 99 (1967). — OKADA, S.: Electron microscopy studies of murine leprosy bacilli. p. 91. Transaction VII. Intern. Congr. Leprology Tokyo 1958 — Tofu kyokai. Ref. Int. J. Leprosy **26**, 352 (1958). — OLIVEIRA CASTRO, G. M. DE: Staining nodules of the leprosy bacillus. Leprosy Rev. **18**, 45 (1947). Ref. Int. J. Leprosy **16**, 415 (1948). — ORFANOS, C.: Tuberkulose der Haut. Dermatologie und Venerologie, Erg.-Bd., S. 262—328. Stuttgart: G. Thieme 1970. — ORTMANN, R., u. G. K. STEIGLEDER: Fettablagerungen im Granulom der Lepra lepromatosa. Arch. Derm. Syph. (Berl.) **202**, 349 (1956).

PADMA, M. N.: A standard technique of acid-fast staining for M. leprae in smears. Leprosy in India **35**, 62—64 (1963). Ref. Int. J. Leprosy **33**, 133 (1965). — PALEKAR, A. G., and N. G. MAGAR: Effects of DDS on lysosomal enzymes from leprosy tissue. Int. J. Leprosy **35**, 436 (1967). — PAPA, F., et E. MONTESTRUC: Contribution a l'etude des etats inflammatoires dans la lepre. Bull. Soc. Path. exot. **55**, 746 (1962). Ref. Int. J. Leprosy **32**, 226 (1964). — PEPLER, W. J., E. LOUBSER, and R. KOOIJ: A histochemical study of some of the hydrolytic enzymes in leprosy. Dermatologica (Basel) **117**, 468 (1958). Derm. Wschr. **2**, 51 (1960). Ref. Int. J. Leprosy **27**, 403 (1959). PETZOLD, D.: Enzyme des energieliefernden Stoffwechsels in Naevuszellen. Eine histochemische Untersuchung. Arch. klin. exp. Derm. **228**, 136 (1967). — PEYRON, A. MARIE-SUZANNE: Sur la distinction des bacilles et des mitochondries dans les lésions de la lèpre humaine. C. R. Soc. Biol. (Paris) **135**, 213 (1941). Ref. Int. J. Leprosy **17**, 166 (1949). — PICCARDI, G., y G. RADAELI: Sulla ricerca e sul comportamento dei composti di molibdeno negli organi leprosi. Spectrochin. Acta **3**, 233 (1948). Ref. Int. J. Leprosy **18**, 123 (1950). — POLICARD, A., A. COLLET et S. PREGERMAIN: Étude an microscope électronique de la lipophanerose cytoplasmique. IV. Internat. Conf. Electron Microscopy, p. 258. Berlin: Springer 1960. — PORTUGAL, H.: Contribution to the study of the classification of leprosy: Aspect of lesions, antigenic response, and presence of microorganisms in histologic structure. Int. J. Leprosy **15**, 162 (1947). — PORTUGAL, H., y R. D. AZULAY: Vantagens de coloracao pelo método de Gram-Weigert method in the staining of seczions of lepromatous lesions. Rev. bras. Leprol. **18**, 206 (1950). Ref. Int. J. Leprosy **19**, 509 (1951). — POTTZ, G. E.: A simplified procedure for staining acid-fast bacteria in smears and tissue sections. Bull. int. Ass. med. Mus. **28**, 188 (1948). Ref. Int. J. Leprosy **22**, 244 (1954). — PRABHAKARAN, K.: Oxidation of 3,4-dihydroxyphenylalanine (DOPA) by Mycobacterium leprae. Int. J. Leprosy **35**, 42 (1967). — PRABHAKARAN, K., and B. M. BRAGANCA: Glutamic acid decarboxylase activity of Mycobacterium leprae and occurrence of y-amino butyric acid in skin lesions of leprosy. Nature (Lond.) **196**, 589 (1962). Ref. Int. J. Leprosy **31**, 266 (1963). — PUTT, F. A.: A modified Ziehl-Neelsen method for demonstration of leprosy bacilli and other acid-fast organisms. Amer. J. clin. Path. **21**, 92 (1951).

RAMU, G., and V. NAGARAJAN: Biochemical investigations in reactive states in leprosy. Licentiate **11**, 89 (1961). — REES, R. H. W., and R. C. VALENTINE: A modified Ziehl-Neelsen staining method for indentifying dead Mycobacterium leprae murium. Int. J. Leprosy **30**, 417 (1962). — REES, R. J., R. C. VALENTINE, and P. C. WONG: Application of quantitative electron microscopy to the study of Mycobacterium lepraemurium and M. leprae. J. gen. Microbiol. **22**, 443 (1960). Ref. Int. J. Leprosy **29**, 256 (1961). — REES, R. J. W., and M. A. VALENTINE: The appearance of deald leprosy bacilly by light and elektron microscopy. Int. J. Leprosy **30**, 1 (1962). — REES, R. J. W., and R. C. VALENTINE: The submicroscopical structure of the mycobacterium leprae. I. Application of quantitative electron microscopy to the study of M. leprae murium and M. leprae. In: COCHRANE, DAVEY, MCRABERT: Leprosy in theory and practice. Bristol: John Wright 1964. — REES, R. J. W., R. C. VALENTINE, and P. C. WONG: Appearances of leprosy bacilli and other mycobacteria as shown by electron microscope. Tokyo Transactions VII. Intern. Congr. Leprology, Tokyo 1958. — REICH, C. V.: Approaches to cultivation of M. leprae in a new laboratory. Int. J. Leprosy **33**, 527 (1965). — REYES, P. A.: Modification a la tecnica de Fite-Faraco para la coloracion de bacilos acido alcohol resistentes en cortes de tejidos. Dermatologia (Mexico) **7**, 138 (1963). Ref. Int. J. Leprosy **32**, 96 (1964). — REYES-JAVIER, P. D.: The isophatic phenomenon of Sagher. Preliminary report on leprosy patients in the Philippines. Leprosy Rev. **35**, 97 (1964). — RICHTER, R.: Das isopathische Phänomen in klinisch normaler Haut bei Leprakranken. Arch. klin. exp. Derm. **202**, 307 (1956). Ref. Int. J. Leprosy **25**, 302 (1957). — Bemerkungen zur Histotopographie unspezifischer Esterasen in der Haut bei Lepra lepromatosa. Arch. klin. exp. Derm. **204**, 554 (1957). — RICHTER, R., u. N. OR: Die Lipoide bei Lepra lepromatosa und ihre Beziehungen zur Histotopographie der unspezifischen Esterase. Acta med. turc. **8**, 3 (1956). — RIDLEY, D. S.: A logarithmic index of bacilli in biopsies. (II. Evaluation.) Int. J. Leprosy **35**, 187 (1967). — RIDLEY, D. S., and G. F. R. HILSON: A logarithmic index of bacilli in biopsies. (I. Method.) Int. J. Leprosy **35**, 184 (1967). — RODRIGUEZ, J. N., R. A. ABALOS, and C. O. ORTIGOZA: Characteristics and significance of the histoid leproma. 9. Intern. Leprosy Congress London 1968, No. 75. — ROY, A. T.: Bacteriological index in leprosy work. Int. J. Leprosy **21**, 402 (1953). — RYRIE, G. A.: Farbstofftherapie Lepröser. Trans. Far. East. Ass. trop. Med. **1**, 749 (1935). — RYTER, A., et E. KELLENBERGER: Etude an microscope electronique de plasmas contenant de l'acide desoxyribonucleique. Z. Naturforsch. **13 B**, 597 (1958).

SAGHER, F.: The isopathic phenomenon in lepromatous leprosy. Int. J. Leprosy **25**, 270 (1957). — Letter to the editor. Dermatologica (Basel) **125**, 267 (1962). — SAGHER, F., E. KOCSARD, and E. LIBAN: Specific alteration in leprous skin. II. The histology of the tuberculin reaction in leprosy. J. invest. Derm. **19**, 499 (1952). Ref. Int. J. Leprosy **22**, 112 (1954). — SAGHER, F., E. LIBAN, and E. KOCSARD: Specific tissue alteration in leprous skin. III. Specific reaction due to various agents. J. invest. Derm. **20**, 343 (1953). Ref. Int. J. Leprosy **22**, 113 (1954). — Specific tissue alteration in leprous skin. VI. "Isopathic phenomenon" following BCG vaccination in leprous patients. Arch. Derm. Syph. **70**, 631 (1954). Ref. Int. J. Leprosy **23**, 236 (1955). — SAGHER, F., E. LIBAN, A. ZUCKERMAN, and E. KOCSARD: Specific tissue alteration in leprous skin. V. Preliminary note on specific reactions following the inoculation of living microorganisms ("isopathic phenomenon"). Int. J. Leprosy **21**, 459 (1953). — SAKURAI, H., M. KAWAGUCHI, and E. MAKUDA: Histopathological findings on 115 corpses of leprosy. Nagashima Arch. Leprosy **6**, 17—22 (1964) [Japanese; Engl. summary]. Ref. Int. J. Leprosy **32**, 349 (1964). — SALTON, M. R. J.: The bacterial cell wall. Amsterdam: Elsevier Publishing Comp. 1964. — SANCHEZ, J.: Staining of mycobacterium leprae by the Rio Hortega silver method in frozen and paraffin sections. Int. J. Leprosy **19**, 331 (1953). — SANZ IBÁNEZ, J., y F. CONTRERAS RUBIO: Fosfatasa y lipasis en las lesiónes cutáneas de la lepra. Act. dermo-sifilogr. (Madr.) **53**, 243 (1962). — SARKAR, J. S.: Isolation of diphterioid like organisms from human leprosy nodules. Bull. Calcutta Sch. trop. Med. **9**, 111 (1961). Ref. Int. J. Leprosy **30**, 230 (1962). — SATO, S.: Human leprosy. Mykobakterien und mykobakterielle Krankheiten, Teil IX. Jena: VEB G. Fischer 1967. — SATO, S., and A. MAYAMA: Study of the so-called biolfastness (resistance of staining against boiling) of leprosy bacilli. Sci. Rep. Res. Inst. Tohoku Univ., Ser. C **2**, 21 (1950). Ref. Int. J. Leprosy **19**, 108 (1951). — SCHUJMAN, S., y A. CASATANE DECOUD: Valor de la histopatologia en la lepra inderminada. Leprologia (B. Aires) **8**, 173 (1963). Ref. Int. J. Leprosy, 130 (1965). — SCHULZ, H.: Die submikroskopische Anatomie und Pathologie der Lunge, S. 78. Berlin: Springer 1959. — LA SCALA, M.: Therapie Leproser mit Methylenblau. Boll. region. Soc. ital. Dermat. **1**, 54 (1937). — SELMI GUIMARAES, A.: Indice de lipase em 590 doentes de lepra. Arq. mineir. Leprol. **16**, 323 (1956). Ref. Int. J. Leprosy **25**, 430 (1957). — SERIAL, A., y S. GONZALEZ DEL CERRO: Estudio histipatologico comparativo de las zonas cutaneas clinicamente respetatas y atacadas en enfermos lepromatosos. Leprologia (B. Aires) 8, 169 (1963). — SHANKLIN, D. R.: The influence of fixation on the histopathology of hyaline membrane disease. Proc. Amer. Ass. Path. Bact., p. 41a. Cincinnati 1963. Ref. Int. J. Leprosy 31, 125 (1963). — SHANTA, S. RAO, J. S. NADLARNI, and V. R. KHANOLKAR: Immunologic studies with Mycobacterium leprae and an acid-fast mycobacterium cultivatet from human leprosy nodules. Int. J. Leprosy 32, 103 (1964). — SHELLEY, B. W.: Some reflections on certain new granulomata. Trans. St. John's Hosp. derm. Soc. (Lond.) 39 (1957). Ref. Int. J. Leprosy 29, 136 (1961). — SHELLEY, B. W., and H. J. HURLEY: The allergic origin of zirconium deodorant granulomas. Brit. J. Derm. 70, 75 (1958). Ref. Int. J. Leprosy 29, 137 (1961). — SHINOHARA, C., K. FUKUSHI, I. SUZUKI, and K. SATO: Mitochondrial structure of Mycobacterium tuberculosis relating to its function. J. Electronmicroscopy 6, 47 (1958). — SOUZA, P. R. DE, y F. L. ALAYON: Sobre a presença de lipidios nas lesões cutaneas de lepra. Subsidio ão diagnostico diferencial entre os diferentes tipos de lesão. Rev. bras. Leprol. 10, 371 (1942). — Sobre a presenca de lipidos nas lesoes cutaneas de lepra. Rev. bras. Leprol. 10, 371 (1942). Ref. Int. J. Leprosy 15, 363 (1947). — Contribuição ao estudo histopatologico de lepra dimorfa („borderline"). Rev. bras. Leprol. 28, 70 (1960). — SOUZA-ARAUJO, H. C. DE: Morfología do Mycobacterium leprae hominis e do M. leprae muris. Estudo baseado na microscopic electrônica e de contraste de fases. Mem. VI Congr. 1953, Madrid, 843. — The morphology of Mycobacterium leprae. Leprosy Rev. 30, 80 (1959). Ref. Int. J. Leprosy 28, 493 (1960). — STAVITSKY, A. B.: In vitro studies of the antibody response. Advances in Immunology, ed. by W. H. TALIAFERRO and I. H. HUMPHREY. Academic Press 1, 211 (1961). — SUCH, M.: Actividad biologico in vitro e in vivo del Mycobacterium leprae. Int. J. Leprosy 21, 623 (1953). — SUGAI, K.: Histopathological studies on human leprosy (IV). Histochemical analysis of abnormal fats in leprosus lesions, especially on the fat deposition in lymphnodes. La Lepro 27, 215 (1958). Ref. Int. J- Leprosy 27, 403 (1959(. — SUHRLAND, L. G., F. BISHOP, and C. M. CARPENTER: A study of the morphology of Mycobacterium leprae by electron microscopy. Int. J. Leprosy 16, 298 (1948).

TAKAHASHI, Y., et K. YAMAMOTO: Sur l'antigene commun entre le bacille tuberculeuse et le bacille de la lepre. C. R. Soc. Biol. (Paris) 154, 2160 (1960). Ref. Int. J. Leprosy 32, 97 (1964). — TANAKA, H.: Segresome and the cellular uptake of varied substances as revealed in the electron microscope. A. R. Inst. Virus Res. 1961, 118. — TARABINI, C. G.: Colesterina y lipoproteínas séricas en la enfermedad de Hansen (Colesterin und lipoproteins of the sera in leprosy). Rev. Leprol. Fontiles 4, 235 (1957). (From the author's summary in English.) Ref. Int. J. Leprosy 27, 291 (1959). — Breves consideratones sobre la patogenia de los trastornos lipoideos en la enfermedad de Hansen. Rev. Leprol. Fontilles 4, 363 (1958). Ref. Int. J. Leprosy 28, 92 (1960). — TERADA, M.: The electron microscopic studies on bacterial viruses and acid-fast bacillus. II. On acid-fast bacillus. La Lepro 20, 137 (1951). Ref. Int. J. Leprosy 20, 415 (1952). — TISSUEL, J.: Tension superficial et orientation des bacilles de Hansen et de Stefansky. Bull. Soc. Path. exot. 42, 144 (1949). Ref. Int. J. Leprosy 19, 107 (1951). — TREO, M. M., C. SILVA, and N. F. DE OLIVEIRA: Nota sobre tentativas de cultivo de Myobacterium leprae em diferentes tipos de células cultivadas „in vitro". (Attempts to cultivate M. leprae in different types of cells cultivated in vitro.) Bol. Serv. Nac. Lepra 20, 155 (1961). Ref. Int. J. Leprosy 31, 267 (1963). — TRÖGER, H., u. G. KLINGMÜLLER: Die Melaningranula im Naevuszellnaevus. Arch. klin. exp. Derm. 226, 1 (1966). — TUMA, M., and D. C. SILVA: Antigenic relationship between the Hansen bacillus and other mycobacteria. Int. J. Leprosy 30, 71 (1962).

WAALER, E.: The isopathic reaction in leprosy. Int. J. Leprosy 25, 207 (1957). — WADE, H. W.: The bacteriological examination in leprosy. Leprosy Rev. 6, 54 (1935). — The effects of staining technique on the morphology of the leprosy bacillus in smears. Int. J. Leprosy 16, 297 (1948). — Skin scrapings in leprosy. J. Amer. Med. Ass. 149, 1595 (1952). Ref. Int. J. Leprosy 21, 417 (1953). — The supposed lag in bacteriological improvement. Int. J. Leprosy 22, 347 (1954). — Hitherto unnoted features of "borderline" cases. Int. J. Leprosy 22, 469 (1954). — The isopathic phenomenon of Sagher and its possible potentialities. Ref. Int. J. Leprosy 25, 263 (1957). — Modification of the Fite formaldehyde (Fite I) method for staining acid-fast bacille in paraffin sections. Stain Technol. 32, 287 (1957). Ref. Int. J. Leprosy 25, 434 (1957). — Capsules of pathogenic mycobacteria. Int. J. Leprosy 29, 221 (1961). — The lysosomes. Int. J. Leprosy 33, 351 (1965). — WAGNER, G.: Chronische Infektionskrankheiten der Haut. In: RIECKE, Lehrbuch der Haut- und Geschlechtskrankheiten, hrsg. von BODE u. KORTING. S. 295. Stuttgart: G. Fischer 1962. — WARDEKAR, R. V.: Hints on diagnosis and treatmend of leprosy. K. V. Prayagi Subodh Eindhu Press 1964. — WEISER, R. S.: Cultivation of M. leprae including leads from M. lepraemurium. In: P. D'ARCY HART, Further analysis of the growth (elongation) phenomenon of Mycobacterium in vitro, and relevant studies with Mycobacterium leprae. Int. J. Leprosy 33, 504 (1965). — WHEATE, H. A.: A note on the morphological changes in the Mycobacterium leprae under sulphone therapy. Leprosy Rev. 22, 79 (1951). Ref. Int. J. Leprosy 20, 296 (1952). — WHEATE, H. W.: Thiosemicarbazone in the treatment of the reactional and borderline forms of leprosy. Leprosy Rev. 28, 124 (1957). — Wilikson, F., J. Dupont y F. J. P. Bosq: Esquema practico para interpretar las baciloscopias practicadas en los enfermos de lepra. Día méd. 26, 850 (1954). Ref. Int. J. Leprosy 22, 366 (1954). — Wilkinson, F. F.: Modificacion a la tecnica de Ziehl-Neelsen en las baciloscopias de los enfermos de lepra tratados con sulfonas. Int. J. Leprosy 19, 195 (1951). — Wise, M. J.: Club-forms of Mycobacterium leprae. Leprosy Rev. 34, 86 (1963). Ref. Int. J. Leprosy 32, 97 (1964). — Wolcott, R. R.: Khanolkar concentration study. Int. J. Leprosy 23, 450 (1955).

Yamamoto, T., M. Nishiura, N. Harada, and T. Imaeda: Electron microscopy of ultrathin sections of lepra cells and mycobacterium leprae. Int. J. Leprosy 26, 1 (1958). — Electron microscopy of Mycobacterium leprae murium in ultra-thin sections of murine leprosy lesions. Int. J. Leprosy 26, 111 (1958). — Yamamoto, T., M. Nishiura, N. Harada, and T. Imaeda: The differences between lepromatous and tuberkuloid lesions of leprosy as observed with electron microscope. Trans. VII. Int. Congr. Leprology, Tokyo 1958. — Yamaoka, A.: On electron micrographs of Mycobacterium leprae from the human leprosy nodule. La Lepro 23, 56 (1954). Ref. Int. J. Leprosy 23, 111 (1955). — Yoshida, N., K. Fukui, T. Tamaki, A. Tani, Y. Hashimoto, Y. Hara, M. Tsuyoshi, and A. Kawano: Studies on the bacterial mitochondria and cristae mitochondriales. II. Electron microscopical studies of ultra-thin sections of Mycobacterium tuberculosis var. hominis. Shikoku Acta med. 11, 190 (1957).

Zanetti, V.: Coloration en série du bacille de Hansen et dépistage des lépreux bacillaires. Ann. Soc. belge Méd. trop. 27, 179 (1947). Ref. Int. J. Leprosy 16, 411 (1948).

Klinik der Lepra

Abe, N. M., and H. Hijioka: Studies on the prepartion, standardization and preservation of leproimin. IV. Fundamental studies on potency test in guinea-pigs sensitized with defatted leprosy bacillus. Lepro 33, 21 (1964). — Abe, N. M., K. Nakayama, N. Tachikawa, and K. Okamura: Effect of sonic vibration on the property and potency of lepromin. Lepro 32, 137 (1963). — Abe, M., and T. Hirako: C-reactive proteins in leprosy. I. The parallelism between the C-reactive protein and erythema nodosum leprosum. La Lepro 30, 186 (1961). Ref. Int. J. Leprosy 30, 526 (1962). — Abe, N. M., K. Nakayama, M. Maeda, N. Asami, N. Tachikawa, and K. Okamura: Studies on the preparation, standardization and preservation of lepromin. I. Comparative experiments with lepromins made by the Mitsuda-Hayashi's original or Wade's improves method and with a lepromin preserved by freeze-drying in vacuo. Lepro 30, 163 (1961). — Aberdeen, E.: Surgical aspects in the management of leprosy. Report Com. Publichealth, Western Australia, 1953. — Adiao, A. C., and F. del Mundo: Does suphone theraphy in leprous mothers affect their offspring? Observations among 167 newborns at the Tala leprosarium nursery. J. Philipp. med. Ass. 38, 35 (1962). Ref. Int. J. Leprosy 30, 380 (1962). — Aguas, A. J. T. de las, and F. Rostoll: Thalidomide in the treatment of leprous reactions. IX. Intern. Leprosy Congress London, 1968, Abstracts XIV, 180. — Aguilar, L. R.: La reacción de medina. Cit. Int. J. Leprosy 33, 934 (1965). — Alonso, A. B.: Spontaneous disapperance of skin lesions; positive smears without lesions. Int. J. Leprosy 23, 322 (1955). — Alonso, A. M., y J. Fonte: Idade, sexo e infeccao leprotica. Int. J. Leprosy 16, 306 (1948). — Andersen, J. G.: Is leprosy a stable disease? A historical review. 9. Intern. Leprosy Congress London, 1968, Abstracts 230. — Argueles Casals, D.: Surco palmar transverso en la lepra. Int. J. Leprosy 16, 280 (1948). — A clinical form of tubercoloid leprosy: arciform, purpuric and pigmented leprosy of the lower limbs. Int. J. Lebrosy 19, 501 (1951). — Arguello Pitt, L., y C. Alberto Consigli: Manifestationes iniciales da la lepra observadas en convivientes. Act. dermo-sifilogr. (Madr.) 42, 3 (1950). Ref. Int. J. Leprosy 19, 375 (1951). — Arnold, H. L.: Differential diagnosis in leprosy. Arch. Derm. Syph. (Berl.) 44, 911 (1941). Ref. Int. J. Leprosy 16, 93 (1948). — The smeat response to intradermally injected mecholyl; Preliminary report of its possible use in the diagnosis of leprosy. Proc. Staff Meet., The clinic Honolulu 11, 75 (1945). — Mouritz inoculation experiments. Int. J. Leprosy 17, 115 (1949). — "Macules" of leprosy. Arch. Derm. Syph. (Berl.) 60, 1148 (1949). Ref. Int. J. Leprosy 18, 285 (1950). — The pilomotor response to intradermally injected nicotine: an aid in excluding the diagnosis of leprosy. Int. J. Leprosy 21, 169 (1953). — Leprosy. J. Amer. Med. Ass. 154, 360 (1954). Ref. Int. J. Leprosy 22, 230 (1954). — Arnold, H. L., and I. L. Tilden: The two kinds of leprosy: lepromatous and tuberculoid. Proc. Staff Meet., The Clinic Honolulu 10, 91 (1944). Ref. Int. J. Leprosy 16, 97 (1948). — Arrighi, F.: Lepre multimorphique. Bull. Soc. franç. Derm. Syph. 69, 552 (1962). Ref. Int. J. Leprosy 32, 223 (1964). — Austin, C. J.: Regional and racial differences in leprosy. Leprosy Rev. 19, 20 (1948). — Regional an racial differences in leprosy. Leprosy Rev. 19, 20 (1948). Ref. Int. J. Leprosy 17, 492 (1949). — Aycock, W. L.: Familial susceptibility as a factor in the propagation of leprosy in North America. Int. J. Leprosy 8, 137 (1940). — Familial susceptibility to leprosy. Amer. J. Med. Sci. 201, 450 (1941). — A proposed study of conjugal leprosy with reference to contagion and hereditary susceptibility. Int. J.

Leprosy **16**, 1 (1948). — AYCOCK, W. L., and J. W. HAWKINS: Regional, racial and familial relationships in leprosy in the lemited states. Pub. Hlth. Rep. **56**, 1324 (1941). — AYCOCK, W. L., and E. B. MCKINLEY: The roles of familial susceptibility in the epidemiology of leprosy. Int. J. Leprosy **6**, 169 (1938). — AZULAY, R. D.: Contribution to the study of leprosy borderline and indeterminate leprosy. Int. J. Leprosy **33**, 813 (1965).

BACCAREDDA-BOY, A., R. BERTAMINO, and E. NUNZI: Comparative therapy in lepra reactions. IX. Intern. Leprosy Congress London, 1968. — BACCAREDDA-BOY, A., R. CHELLI, M. DODERO, G. FARRIS et L. OLIVIA: Donnes biopsiques, endosocopiques, radiologiques, secretoires et bacetrioscpoique de l'estomac au cours de la lepre lepromateuse. Acta gastroent. belg. **22**, 527 (1959). Ref. Int. J. Leprosy **29**, 251 (1961). — BADGER, L. F.: Leprosy in theory and practice. In: COCHRANE und DAVEY, Epidemiology. Bristol: John Wright & Sons Ltd. 1965. — BANCROFT, H., R. S. GUINTO, J. RODRIGUEZ, and A. P. MARQUES: A note on familial relationship and the risk of developing leprosy. Int. J. Leprosy **12**, 79 (1944). — BARNETSON, J.: Oscillometric studies in neural leprosy. Trans. roy. Soc. trop. Med. Hyg. **43**, 535 (1950). Ref. Int. J. Leprosy **19**, 248 (1951). — BASOMBRIO, G., J. C. GATTI, and J. E. CARDAMA: Reaction to lepromin in healthy and affected skin. Int. J. Leprosy **19**, 161 (1951). — BASOMBRIO, G., J. E. CARDAMA y J. C. GATTI: Contagio conyugal de la lepra en nuestra casuistica. Leprologia **1**, 141 (1956). — BASSET, A., R. CAMAIN, and M. BASSET: The initial forms of leprosy in Dakar, ans their diagnostic problems. Int. J. Leprosy **28**, 215 (1960). — BASSET, A., and R. PRADINAUD: Comparative study of the reactions to lepromin, marianin and the BCG test. Int. J. Leprosy **31**, 577 (1963). — BECHELLI, L. M.: La conveniencia de hacer la leprominoreaccion en los funcionarios que trabajan en contacto directo con enfermos de lepra. Rev. argent. Dermatosif. **31**, 484 (1947). Ref. Int. J. Leprosy **16**, 508 (1948). — BECHELLI, L. M.: A importancia das causas predisponentes na epodemioloiga de lepra. Rev. bras. Leprol. **17**, 175 (1949). Ref. Int. J. Leprosy **19**, 371 (1951). — BECHELLI, L. M., y R. QUAGLIATO: Lepra diforma („borderline"). Sua classificacao. Rev. bras. Leprol. **28**, 129 (1960). Ref. Int. J. Lebrosy **29**, 534 (1961). — BECHELLI, L. M., y A. ROTBERG: Idade a lepra; estudo dos fatores exposicao e resistência. Rev. bras. Leprol. **17**, 31 (1949). Ref. Int. J. Lebrosy **18**, 284 (1950). — BECHELLI, L. M., A. ROTBERG y F. MAURANO: Tratado de leprologia. Vol. 4. Clinicae terapeutica, p. 68. Rio de Janeiro: Gráfica Milone Ltda 1944. — BEIGUELMAN, B.: Reaçâo gustativa a fenil-tio-carbamida (PTC) e lepra. Rev. bras. Leprol. **30**, 111 (1962). — Grupos sangüineos e lepra. Rev. bras. Leprol. **31**, 34 (1963). Ref. Int. J. Leprosy **33**, 129 (1965). — Taste sensitivity to phenylthiourea among patients affected with both tuberculosis and leprosy. Acta Genet. Med. (Roma) **13**, 190 (1964). — Taste sensitivity to phenylthiourea and leprosy. Acta Genet. Med. (Roma) **13**, 193 (1964). — BEIGUELMAN, B., and M. B. MARQUES: Taste sensitivity to phenyl thiourea and drugs with antileprotic effect. Acta Genet. Med. (Roma) **13**, 200 (1964). — BELKNAPP, H. R., and W. G. HAYES: A genetic analysis of families in which leprosy occurs. Bull. Tulane Med. Fac. **19**, 236 (1960). Ref. Int. J. Leprosy **29**, 375 (1961). — BEYTOUT, D.: Les épisodes exanthématiques survenant chez les lepreux en traitement. (Exanthematous episodes occurring in leprosy patients under treatment.) Bull. Soc. Path. exot. **56**, 137 (1963). Ref. Int. J. Leprosy **31**, 378 (1963). — BINFORD, C. H.: Leprosy as a diagnostic problem in surgical pathology. Sth. Med. J. (Bgham, Ala.) **51**, 200 (1958). Ref. Int. J. Leprosy **27**, 286 (1959). — BIRRELL, J. H. W.: A note on leprosy as an etiological factor in the Weber-Christian syndrome. Med. J. Aust. **2**, 7 (1953). Ref. Int. J. Leprosy **22**, 356 (1954). — BLAAUW, K. H.: An account of clinical results of 33 months of sulphetrone treatment in leprosy. Med. J. Malaya **9**, 292 (1955). — BLENSKA, W.: Leprosy in children. E. Afr. med. J. **43**, 533 (1966). Ref. Int. J. Leprosy **35**, 529 (1967). — BLUMBERG, BARUCH S.: Leprosy research through genetics. Int. J. Leprosy **33**, 739 (1965). — BOENJAMIN, R.: Surgical treatment of the primary lesion of leprosy. Int. J. Leprosy **17**, 217 (1949). — BOGOUNE, V. V.: The influence of contact the familiy on the spraed of leprosy. Sbornik Nauchnykh Rabot po Leprol. i Dermatol. **15**, 20 (1961). Ref. Int. J. Leprosy **30**, 519 (1962). — BOLGERT, M., L. R. MOUTEL and G. LÉVY: Un cas d'érythème noneux d'origine hansénienne. Rapports de cet érythème avec erythema nodosum leprosum. Bull. Soc. franç. Derm. **61**, 528 (1954). — BONOMO, L., and F. DAMMACCO: The serological pattern of lepra reaction. IX. Intern. Leprosy Congress Abstracts, London 16.—21. 9. 1968. — BORREL NAVARRO, E.: La lepra en la infancia. Bol. Liga Antilepr. Cuba **8**, 13 (1943). Ref. Int. J. Leprosy **16**, 119 (1948). — Agentes transmissores de la enfermedad de la lepra. Bol. Liga Antilepr. Cuba **8**, 24 (1943). Ref. Int. J. Leprosy **16**, 119 (1948). — BORRERA, F. DE P., and A. P. CHAVARRIA: The acute exanthem of leprosy. Johns Hopk. Hosp. Bull **35**, 147 (1924). — BOSQ, F. J. P., y A. WOSCOFF: Lepra de Lucio y Latapi. (Lepra bonita.) Leprologia **2**, 34 (1966). Ref. Int. J. Leprosy **36**, 105 (1968). — BOSQ, J. P., y R. F. SACHERI: Localization del bacilo de Hansen en la mucosa nasal intacta y su eliminacion al exterior. Leprologia **7**, 63 (1962). Ref. Int. J. Leprosy **31**, 124 (1963). — BRAND, N. A.: A case of leprosy simulatating chronic malaria. Dapim Refuiim **20**, 32 (1961). Ref. Int. J. Leprosy **29**, 536 (1961). — BRENES IBARRA, A. A., y A. ROMERO: Arboles genealogicos de enfermos de lepra. Rev. méd. C. Rica

8, 299 (1948). Ref. Int. J. Leprosy 18, 116 (1950). — BROEKERT, W. DE: Enekele opmerkingen over de diagnostiek der eerste verschijnselen van lepra. Ned. T. Geneesk. 94, 3528 (1950). Ref. Int. J. Leprosy 19, 247 (1951). — BROWN, J. A. K.: Leprosy and childhood. Cent. Afr. J. Med. 2, 173 (1956). Int. J. Leprosy 24, 352 (1956). — Factors influencing the transmission of leprosy. Int. J. Leprosy 27, 250 (1959). — BROWN, J. A. K., and M. M. STONE: Tuberculoid leprosy in identical twins. Leprosy Rev. 29, 53 (1958). — BROWNE, S. G.: The clinical course of dimorphous macular leprosy in the Belgian Congo. Int. J. Leprosy 27, 103 (1959). — A hypermelanotic rash complicating sulphone therapy. Trans. Roy. Soc. Trop. Med. Hyg. 53, 495 (1959). Ref. Int. J. Leprosy 29, 123 (1961). — Erythema nodosum in leprosy. J. chron. Dis. 16, 23 (1963). Ref. Int. J. Leprosy 32, 90 (1964). — A varicelliform eruption appearing in the course of acute exacerbation of lepromatous leprosy. Leprosy Rev. 36, 35 (1965). Ref. Int. J. Leprosy 34, 84 (1966). — Confluent macular lepromatous leprosy. Leprosy Rev. 36, 157 (1965). — The age of onset of leprosy. Int. J. Leprosy 33, 267 (1965). — The variegated clinical pattern of leprosy. Int. J. Leprosy 33, 400 (1965). — Erythema nodosum leprosum. Int. J. Leprosy 35, 395 (1967). — BROWNE, S. G., and E. M. DAVIS: Reaction in leprosy precipitated by smallpox vaccination. Leprosy Rev. 33, 252 (1962). Ref. Int. J. Leprosy 31, 378 (1963). — BRUSCO, C. M., and J. G. MASANTI: Causes of death of leprosy patients influence of lepra reactions and renal disease. Int. J. Leprosy 31, 14 (1963). — BUCKING, E. P.: The classification of acute stages of leprosy. Vestnik. Derm. Vener. 37, 46 (1963). Ref. Int. J. Leprosy 32, 345 (1964). — BÜNGELER, W., u. A. F. MARTINS DE CASTRO: Untersuchungen über den klinischen Verlauf der histologischen Veränderungen allergischer Reaktionen bei der Lepra. IV. Mitteilung: Klinische und histologische Untersuchung über die spontane Reaktion beim lepromatösen Aussatz. Virchows Arch. path. Anat. 306, 404 (1940). — BUKING, E. P.: Scheme of classification of the acute reactive phases of leprosy. Vop. Leprol. i Derm. 18, 11 (1964). Ref. Int. J. Leprosy 33, 384 (1965). — BURTON, G. J.: Bedbugs in relation to transmission of human diseases. Publ. Hlth. Rep. (Wash.) 78, 513 (1963). Ref. Int. J. Leprosy 32, 344 (1964). — BUXTON cit. FLOCH, H., and DE LAJUDIE: Sur la transmission of leprosy by arthropods. Int. J. Leprosy 16, 104 (1948).

CAMBIAGHI, O.: Reacao de Mitsuda em criancas de 5 a 13 anos de idade. Estudo comparativo entre communicantes de doente lepromatosos e nao communicantes des doente de lepra. Rev. bras. Leprol. 28, 77 (1960). Ref. Int. J. Leprosy 29, 383 (1961). — CANIZARES, O., M. CISTELLO, and I. GIGLI: Erythema nodosum type of lepra reaction. Arch. Derm. 85, 29 (1962). Ref. Int. J. Leprosy 30, 221 (1962). — CAZORT, R. J., and Y. K. SONG: A trial of thalidomide in progressive lepra reactions. Curr. ther. Res. 8, 299 (1966). Ref. Int. J. Leprosy 35, 225 (1967). — CERRUTI, H.: Simposio sobre lepra borderline; proposta. Arch. mineir. Leprol. 20, 443 (1960). Ref. Int. J. Leprosy 30, 357 (1962). — CERRUTTI, H., y L. M. BECHELLI: Rev. bras. Leprol. 4, 199 (1936). Cit. BÜNGELER. — CHATTERJEE, S. N.: Breathing difficulty by tuberculoid lesions of leprosy inside the nose. Indian J. Derm. 1, 139 (1956). Ref. Int. J. Leprosy 26, 79 (1958). — CHAUDHURY, D. S., and M. A. CHAUDHURY: A case report of gangrenous balanitis in progressive reactin in leprosy. Leprosy Rev. 37, 225 (1966). Ref. Int. J. Leprosy 35, 92 (1967). — CHAUDHURY, S. K., S. C. BASU, and D. K. CHAKRABORTY: Premonitory symptoms in leprosy. Leprosy in India 31, 85 (1959). Ref. Int. J. Lebrosy 28, 484 (1960). — CHAUSSINAND, R.: Sexe et lepre. Int. J. Leprosy 15, 406 (1947). — Examens bactériologiques et leur interprétation dans la lèpre. Bull. Soc. Path. exot. 41, 59 (1948). Ref. Int. J. Leprosy 16, 511 (1948). — A propos de l'action des sapotoxines d'origine alimentaire sur l'infection lepreuse. Int. J. Leprosy 16, 303 (1948). — Le reaction de Mitsuda indice de l'immunité relative antilepreuse. Int. J. Leprosy 16, 300 (1948). — Le problème de la prophylaxie antilépreuse chez l'enfant. Int. J. Leprosy 18, 79 (1950). — A propos du voeu, concernant la standadisation de la lepromine, formulé par le société de pathologic exotique. Bull. Soc. Path. exot. 48, 782 (1955). — La lèpre. Paris, Expansion Scientifique Française. Second edition 1955. — Spontaneous disappearance of skin lesions positive smears without lesions. Int. J. Lebrosy 23, 321 (1955). — Condensé de léprologie à l'usage du médecin practien. (Condensed leprology for medical practitioner.) Sem. Hôp. Paris 30, 4405 (1954). Ref. Int. J. Leprosy 23, 342 (1955). — Standardisation de la lepromine. Int. J. Leprosy 24, 284 (1956). — Classification of leprosy. Leprosy Rev. 32, 74 (1961). Ref. Int. J. Leprosy 29, 532 (1961). — CHAUSSINAND, R., N. BOURCART et P. DESTOMBES: Infection conjugale observee a Paris, due à un malade attaint de lepre interminee prelepromateuse. Int. J. Leprosy 28, 410 (1960). — CHAUSSINAND, R., P. DESTOMBES et N. BOURCART: Transformation en Lêpre tuberculoide de deux cas de Lêpre indeterminee prelepromateuse au cours d'un état de reaction. Int. J. Leprosy 28, 224 (1960). — CHAUSSINAND, R., M. VIETTE et R. O. PRUDHOME: Not préliminaire sur la preparation d'une lépromin standardisée. Bull. Soc. Path. exot. 48, 784 (1955). — CHEKALINA, E. I., and V. P. KRASNOVA: (Mitsuda test in leprosy patients made by diluted lepromin.) Trans. Leprosy Inst. 8, Nr 3, 46 (1962). Ref. Int. J. Leprosy 31, 383 (1963). — CHIYUTO, S.: Early lesions of leprosy and their importance in the transmisson of disease. Mth. Bull. Bur. Hlth. Pilipp. **13**, 5 (1933); **14**, 363 (1934); **15**, 217 (1935). — Chiyuto, S.: Lepromin test. Int. J. Leprosy **2**, 375 (1934). — Reorientation of the control of leprosy with emphasis on infantile susceptibility. Mth. Bull. Bur. Hlth Philipp. **24**, July—Aug. (1948). Ref. Int. J. Leprosy **17**, 159 (1948). — Leprosy control based on transmission, susceptibility and pathogenesis. Mth. Bull. Bur. Hlth Philipp. **24**, July—Aug. (1948). Ref. Int. J. Leprosy **17**, 159 (1949). — Leprosy; susceptibility and transmission. J. Philipp. Med. Ass. **26**, 363 (1950). Ref. Int. J. Leprosy **19**, 246 (1951). — Why change the name of leprosy ? Mth. Bull. Bur. Hlth Philipp. **26**, 111 (1950). Ref. Int. J. Leprosy **19**, 246 (1951). — Chodankar, V. P.: Association between sex and type in leprosy: a variation on the theme. Indian J. Med. Res. **51**, 252 (1963). Ref. Int. J. Leprosy **32**, 223 (1964). — Chover Medramany, P.: Patogenia de la perforacion del seprum nasal en el leproso. Int. J. Leprosy **21**, 614 (1953). — Christian, E. B., A. Shamara, L. Christian, J. J. Christian, and J. V. Christian: A study of the transmission of leprosy in families. Leprosy in India **38**, 9 (1966). Ref. Int. J. Leprosy **35**, 104 (1967). — Chung-Hoon, E. K., and G. Hedgcook: Racial aspects of leprosy and recent therapeutic advances. Hawaii Med. J. **16**, 125 (1956). Ref. Int. J. Leprosy **25**, 288 (1957). — Cleve, E. A.: Leprosy transmission and its regional variations. Bull. Tulane med. Fac. **21**, 15 (1961). Ref. Int. J. Leprosy **30**, 373 (1962). — Cochrane, R. G.: The classification of leprosy. Leprosy Rev. **18**, 36 (1946). — Child leprosy. Leprosy Rev. **18**, 49 (1947). Ref. Int. J. Leprosy **16**, 403 (1948). — The evolution of leprosy and leprosy control. Leprosy Rev. **19**, 143 (1948). Ref. Int. J. Leprosy **17**, 350 (1949). — Chemotherapy in leprosy. Practitioner **166**, 373 (1951). Ref. Int. J. Leprosy **19**, 252 (1951). — Prelepromatons macules. Indian. J. Child. Hlth. **1**, 285 (1952). — The reaction of the host tissue in relation to Mycobacterium leprae. Ciba Foundation Symposium 1955, 355. — The diagnosis of leprosy with special reference to tissue defense. Leprosy Rev. **36**, 189 (1965). — Cochrane, R. G., and V. R. Khanolkar: Dimorphous polyneuritic leprosy. Indian J. Med. Sci. **12**, 1 (1958). Ref. Int. J. Leprosy **27**, 90 (1959). — Cohen, B. H.: Methodology of genetic study in the epidemiology of leprosy. Int. J. Leprosy **33**, 746 (1965). — Cohn, E.: Die Lepra und die zahnärztliche Behandlung der Leprösen. Dtsch. zahnärztl. Z. **11**, 18, 1042 (1956). Dtsch. Zahn-, Mund- u. Kieferheilk. **28**, 325 (1958). — Cole, H. N.: Antiquitiy of syphilis with some observations on its treatment through the ages. Arch. Derm. Syph. (Chic.) **64**, 12 (1951). Ref. Int. J. Leprosy **20**, 144 (1952). — Condert, J., and D. Colomb: Lèpre indifférenciée avec aspect curieux des lésions nasal. Lyon Méd. **191**, 156 (1954). — Contreras, F.: La in feccion henseniana en la infancia. Ann. Med. Cirug. **27**, 386 (1950). Ref. Int. J. Leprosy **20**, 147 (1952). — Contreras, F., and J. Guillen: Spontaneous disappearance of skin lesions; positive smears without lesions. Int. J. Leprosy **23**, 203 (1955). — Contreras, F., J. Guillen y J. Ponziani: Elastoidosis nodular a quistes y comendones, en la lepra. Int. J. Leprosy **21**, 610 (1953). — Contreras Duenas, F., y Rodriguez Pascual: La alopecia en los leprosos. Fontilles **5**, June 1946, 389. Ref. Int. J. Leprosy **15**,' 223 (1947). — Contreras Rubio, F.: Formas inestables de la lepra. Rev. Leprol. Fontilles **5**, 597 (1962) Ref. Int. J. Leprosy **32**, 96 (1964). — Convit, J.: Spontaneous disappearance of skin lesions; positive smears without lesions. Int. J. Leprosy **23**, 204 (1955). — Convit, J., C. Sisiruca, and P. Lapenta: Some observations on borderline leprosy. Int. J. Leprosy **24**, 375 (1956). — Convit, J., J. M. Soto, and J. Shekon: Thalidomide therapy in the lepra reaction. Int. J. Leprosy **35**, 446 (1967). — Consigli, C. A.: Lepra dimorpha. Rev. Leprol. Fontilles **6**, 491 (1966). Ref. Int. J. Leprosy **35**, 411 (1967). — Corcos, M. G.: The clinical dynamics of pigment loss. (A study of 71 lesions in Eastern Nigerians.) Leprosy Rev. **37**, 121 (1966). — Costa, O. G., and H. B. Aleixo: Tuberculoid leprosy; warty leride. Brit. J. Derm. **60**, 243 (1948). Ref. Int. J. Leprosy **18**, 288 (1950). — Costello, M. J.: Tuberculoid leprosy. Arch. Derm. Syph. **60**, 1009 (1949). Ref. Int. J. Leprosy **18**, 288 (1950). — Cotte, J. de: Practical application of sweating dysfunction to the diagnosis of leprosy. Rec. Traveaux sci. med. Congo Belge **1**, 135 (1942). — Cottini, G. B.: Three casis of leprosy, with special reference to Bacillemia. Contributo allo studio di tre casi di lepra con particolare rignardo alla bacillemia. Gior. ital. Derm. Sif. **74**, 84 (1933). — Cummins, H.: Regional differentiation in alopecia of the eyebrows in lepromatous leprosy. Int. J. Leprosy **25**, 56 (1957). — Currie, G. H.: Macular leprosy in central Africa with special reference to the "maculoid" (dimorphous) form. Int. J. Leprosy **29**, 473 (1961).

Danforth, C. H.: Regional differentiation in alopecia of the eyebrows in lepromatous leprosy. Int. J. Leprosy **25**, 56 (1957). — Daudén Valls, F.: Lesion liquenoide anular como manifestation inicial de lepra tuberculoid. Act. dermo-sifilogr. (Madr.) **41**, 724 (1950). Ref. Int. J. Leprosy **19**, 375 (1951). — Spontaneous disappearance of skin lesions; positive smears without lesions. Int. J. Leprosy **23**, 322 (1955). — Dauden Valls, F., y C. Dauden Sala: Caracteres clinicos y clasificacion de las lesiones cutaneas observadas en los ninos del preventorio de chapineria; orden de importancia de los mismos para llegar al diagnostico. Int. J. Leprosy **21**, 609 (1953). — Davey, T. F.: Masked lepromatous leprosy. Leprosy Rev. **13**, 3 (1942). — Some observations on the role of allergy in leprosy. Int. J. Leprosy **16**, 40 (1948). — Davey, T. F., S. E. Drewett, and C. Stone: Tuberculin and lepromin sensitivity in Eastern

Nigeria. Leprosy Rev. 29, 81 (1958). — DAVISON, A. R.: Infections in institutions. Int. J. Leprosy 23, 209 (1955). — Infections in leprosy institutions. Int. J. Leprosy 24, 275 (1956). — Erythema nodosum leprosum. Leprosy Rev. 30, 112 (1959). Ref. Int. J. Leprosy 28/2, 197 (1960). — Classification of borderline leprosy. Leprosy Rev. 32, 43 (1961). — DAVISON, A. R., and R. KOOIJ: Is erythema nodosum leprosum a favorable occurence? Int. J. Leprosy 25, 91 (1957). — DEGOS, R., E. LORAT-JACOB, J. CIVATTE et F. DANIEL: Action rapidement resolutive de la thalidomide sur les poussees de la lepre. Bull. Soc. franç. Derm. Syph. 73, 474 (1966). Ref. Int. J. Leprosy 35, 535 (1967). — DERBES, V. J., M. SAMUELS, O. P. WILLIAMS, and J. J. WALSH: Diffuse leprosy; case in a Louisiana Negro. Arch. Derm. 81, 210 (1960). Ref. Int. J. Leprosy 28, 336 (1960). — DESAI, S. D.: Spontaneous disappearance of skin lesions; positive smears without lesions. Int. J. Leprosy 23, 198 (1955). — DESTOMBES, P., CH. R. SILVERIE, and P. RAVISSE: Une observation de lèpre dimorphe. (A case of dimorphous leprosy.) Bull. Soc. Path. exot. 55, 955 (1962). Ref. Int. J. Leprosy 31, 261 (1963). — Une observation de lepre dimorphe. Arch. Inst. Pasteur Guyane franç. 23, Nov. 1963, Nr. 479. Ref. Int. J. Leprosy 33, 926 (1965). — DHARMENDRA: The lepromin test; a review. Leprosy Rev. 18, 92 (1947). — The evolution of leprosy and leprosy control. Leprosy Rev. 19, 143 (1948). Ref. Int. J. Leprosy 17, 351 (1949). — Diet and susceptibility to leprosy. Leprosy in India 21, 180 (1949). Ref. Int. J. Leprosy 18, 547 (1950). — Spontaneous disappearance of skin lesions; positive smears without lesions. Int. J. Leprosy 23, 200 (1955). — The maculoanesthetic form of leprosy. Int. J. Leprosy 31, 161 (1963). — DHARMENDRA and S. N. CHATTERJEE: A proposed system of classification of leprosy. Leprosy in India 25 (1953). — Maculo-anaesthetic leprosy — its diagnosis and classification. Leprosy Rev. 33, 106 (1962). Ref. Int. J. Leprosy 30, 519 (1962). — DHARMENDRA, S. N. CHATTERJEE, and N. MUKERJEE: A follow-up study of cases of "doubtful" classification. Int. J. Leprosy 16, 282 (1948). — DHARMENDRA and JAIKARIA: Results of the test in healthy persons in endemic and non-endemic areas. Leprosy in India 13, 40 (1941). — DHARMENDRA and N. MUKERJEE: Cockroach not responsible for transmission of leprosy. Int. J. Leprosy 16, 305 (1948). — DHARMENDRA, N. MUKERJEE, and S. N. CHATTERJEE: Lepromatous leprosy with exclusively localized macular lesions. Leprosy in India 23, 200 (1951). Ref. Int. J. Leprosy 21, 410 (1953). — DHARMENDRA, N. MUKERJEE, and P. N. KHOSHOO: A comparative study of three antigens for the lepromin test. Int. J. Leprosy 22, 311 (1954). — DHARMENDRA and N. SEN: Frequency of the presence of leprosy bacilli in nasal smears of leprosy patients. Leprosy in India 20, 180 (1948). — Frequency of the presence of the leprosy bacillus in nasal smears of leprosy patients. Int. J. Leprosy 16, 286 (1948). — DINIZ, O., and H. ABRAHAO NETO: Reacao de Mitsuda com antigeno preparado de lesoes de lepra tuberculoide. Argent. mineiros leprol. 16, 30 (1956). Ref. Int. J. Leprosy 24, 497 (1956). — DOMINGUEZ, MARTINEZ V.: Early diagnosis of leprosy by study of the sweat response to iontophoresis with parasympathomimetics. Bull. Wld. Hlth. Org. 26, 227 (1962). Ref. Int. J. Leprosy 31, 118 (1963). — DOULL, J. A.: Modern concepts of leprosy. Tex. St. J. Med. 46, 315 (1950). Ref. Int. J. Leprosy 18, 547 (1950). — The epidemiology of leprosy present status and problems. Int. J. Leprosy 30, 48 (1962). — DOULL, J. A., R. S. GUINTO, J. W. RODRIGUEZ, and H. BANCROFT: The incidence of leprosy in Cordova and Talisay. Int. J. Leprosy 10, 107 (1942). — DOULL, J. A., J. N. RODRIGUEZ, A. R. DAVISON, J. G. TOLENTINO, and J. V. FERNANDEZ: Clinical evaluation studies in lepromatous leprosy. Third series: Nicotinamide, and BCG vaccination as supplements to Diamindiphenyl Sulfone (DDS). Int. J. Leprosy 26, 219 (1958). — DREISBACH, J. A.: Sulphone levels in breast milk in mothers on sulphone therapy. Leprosy Rev. 23, 101 (1952). Ref. Int. J. Leprosy 21, 276 (1953). — A case of leprosy in a seven months old child. Leprosy Rev. 25, 81 (1954). Ref. Int. J. Leprosy 23, 97 (1955). — DUBOIS, A.: Evolution clinique de la lèpre au Congo Belge. Bull. Acad. roy. Méd. Belg. 11, 407 (1946). Ref. Int. J. Leprosy 16, 500 (1948). — DUNGAL, N.: Is leprosy transmitted by arthopodos? Leprosy Rev. 32, 28 (1961). Ref. Int. J. Leprosy 29, 375 (1961). — DUPPERAT, B., and J. BERGER: Leprous atrophy of the skin. Bull. Soc. franç. Derm. Syph. 66, 36 (1959). Ref. Int. J. Leprosy 28, 337 (1960). — (Editorial.) Damaged ear cartilage and type of leprosy. Int. J. Leprosy 24, 323 (1956).

ELLIOTT, D. C.: Leprosy, a disease of childhood with special reference to early findings in eye, ear, nose and throat of children examined at the National Leprosarium at Carville, La. J. Ped. 35, 189 (1949). Ref. Int. J. Leprosy 18, 286 (1950). — ERICKSON, P. T.: Relapse following apparent arrest of leprosy by sulfone therapie. Int. J. Leprosy 19, 63 (1951). — ERMAKOVA, N. I.: Histopathology of the reactive phase of lepromatous leprosy. Int. J. Leprosy 8, 159 (1940).

FARINA, R.: Total rhinoplasty for deformities following leprosy. Plast. reconstr. Surg. 20, 78 (1957). Ref. Int. J. Leprosy 26, 282 (1958). — Repair of superciliary alopecia. J. int. Coll. Surg. 28, 816—820 (1957). — FARINAS, P.: Mutacion de un caso de lepra indeterminada lepromino negativa a tuberculoide lepromino positiva bajo tratamiento con diaminodifenilsulfona. Pseudo exacerbacion de S. Lima y R. de Souza. Bol. Soc. cuba. Derm. Sif. 8, 47

(1951). Ref. Int. J. Leprosy 21, 555 (1952). — FASAL, P.: Diffuse lepromatosis with erythema necroticans. Arch. Derm. 98, 535 (1963). Ref. Int. J. Leprosy 32, 344 (1964). — FAZIO, M., M. DOGLIOTTI et M. NICOLA: Lepre lepromateuse. Donnees cliniques et histologiques des atteintes hepatiques. Presse Med. 67, 1871 (1959). Ref. Int. J. Leprosy 29, 128 (1961). — FELDMAN, W. H.: Hansenosis for leprosy. J. Amer. Med. Ass. 1041 (1953). Ref. Int. J. Leprosy 22, 105 (1954). — FERNANDEZ, J. M. M.: Cicatriz residual da lepra tuberculoide infantil. Rev. bras. Leprol. 9, 337 (1941). Ref. Int. J. Leprosy 15, 356 (1947). — La infeccion leprosa en el niño. Editorial Rosario S. A. 1947, 53—56. — Estado actual de nuestros conocimientos en bacteriologia e immunologia de la lepra. Act. dermo-sifilogr. (Madr.) 39, 3 (1948). Ref. Int. J. Leprosy 18, 296 (1950). — La infeccion leprosa en el niño. Arch. Derm. Syph. 61, 536 (1950). — FERNANDEZ, M. M. J., E. A. CARBONI, R. MERCAU, and A. SERIAL: Transformation of two borderline-lepromatous leprosy cases to tuberculoid, with healing. Int. J. Leprosy 30, 254 (1962). — FERNANDEZ, J. M. M., and A. SERIAL: Lepromino-reaccion. Rev. argent. Dermatosif. 28, 325 (1944). Ref. Int. J. Leprosy 16, 122 (1948). — FIDANZA, E. P.: The evolution of leprosy and leprosy control. Leprosy Rev. 19, 143 (1948). Ref. Int. J. Leprosy 17, 351 (1949). — FIGUEREDO, N., and S. D. DESAI: Positive bacillary findings in the skin of contacts of leprosy patients. Int. J. Leprosy 18, 59 (1950). — Lepromin test in contacts with particular reference to positive bacteriological findings. Int. J. Leprosy 19, 165 (1951). — Leprosy in children. Indian J. Child Hlth 1, 285 (1952). Ref. Int. J. Leprosy 22, 231 (1954). — FIGUEREDO, N., and A. B. MARTINS: The genesis of leprosy lesions. Indian J. med. Res. 47, 622 (1959). Ref. Int. J. Leprosy 29, 255 (1961). — FINDLAY, G. H.: Indeterminate leprosy; a new clinical variety. Brit. J. Derm. 63, 100 (1951). Ref. Int. J. Leprosy 20, 148 (1952). — FITE, G. L.: Leprosy, its detection and management. Postgrad. Med. 1, 292 (1947). Ref. Int. J. Leprosy 18, 116 (1950). — The evolution of leprosy and leprosy control. Leprosy Rev. 19, 143 (1948). Ref. Int. J. Leprosy 17, 351 (1949). — Dimorphans reactions. Int. J. Leprosy 31, 533 (1963). — FLAMM, H.: Die pränatalen Infektionen des Menschen. Stuttgart: G. Thieme 1959. — FLOCH, H.: Spontaneous disappearance of skin lesions; positive smears without lesions. Int. J. Leprosy 23, 320 (1955). — Sur les particularites du probleme de la lèpre chez l'enfant. Arch. Inst. Pasteur Guyane franç. 17, No. 403 (1956). Ref. Int. J. Leprosy 25, 81 (1957). — FLOCH, H., et P. LAJUDIE: Sur la transmission de la lèpre pas les arthropodes. Arch. Inst. Pasteur Guyane franç. No. 138, 3 (1946). Ref. Int. J. Leprosy 16, 104 (1948). — Sur la lèpre en Guyane française. II. Incubation; symptome initial; formes cliniques; diagnostic; evolution et promostic; syphilis et lèpra; cause des décès. Arch. Inst. Pasteur Guyane franç. No. 133, 10 (1946). Ref. Int. J. Leprosy 17, 341 (1949). — FLOCH, H., et M. MAILLOUX: Sur les réactions lépreuses et leur pronostic. Bull. Soc. Path. exot. 49, 867 (1956). Ref. Int. J. Leprosy 26, 177 (1958). — FLOCH, H., et M. RIVIEREZ: Discussion sur la rôle possible de l'hérédite dans la transmission de la lèpre. Bull. Soc. Path. exot. 46, 922 (1953). Ref. Int. J. Leprosy 22, 477 (1954). — FREITAS, U.: A prova de azul de metileno na lepra. (Introducao ao estudo a luz da patologia analitica.) Arq. mineir. Leprol. 20, 470 (1960). Ref. Int. J. Leprosy 30, 375 (1962). — FRENKEN, J. H.: Diffuse leprosy of Lucio and Latapi. De Wit Inc. Netherlands Antilles. Oranjestad: Aruba 1963. — FRUGONI, C.: Contributo alla conoscenza delle manifestazioni otorinolaringologiche nel morbo di Hansen. Studio clinica-statistico su 57 lebbrosi Yemeniti. Arch. ital. Sci. med. trop. 39, 3 (1958). Ref. Int. J. Leprosy 27, 399 (1959). — FUKUSHI, K., T. YUKAWA, K. IIDAKA, and K. TAKANO: Two autopsy cases of erythema nodosum leprosum and its experimental formation in murine leprosy. Acta path. Jap. 8, 845 (1958). Ref. Int. J. Leprosy 29, 245 (1961).

GANS, O.: Lepra leprosa. Derm. Wschr. 131, 473 (1955). — GEHR, E.: Die Lepra in den Balkanländern. Dtsch. tropenmed. Z. 45, 385 (1941). Zbl. ges. Tuberk.-Forsch. 55, 311 (1942). — Relapse cases in leprosy. Docum. Med. geogr. trop. (Amst.) 9, 58 (1957). Ref. Int. J. Leprosy 26, 177 (1958). — GETZLER, L. A., W. LINTON, and A. T. JEGYUD: A typical cutaneous tuberculosis. Arch. Derm. 84, 439 (1961). Ref. Int. J. Leprosy 30, 223 (1962). — GHOSAL, P. A.: A new concept of pathogenesis of leprosy. Correlation of clinical manifestations with the degree of lepromin positivi of the body. Indian J. Derm. 7, 52 (1962). Ref. Int. J. Leprosy 31, 117 (1963). — GHOSH, K. K., DHARMENDRA and N. C. DEY: Nose and throat lesions in cases of leprosy of the lepromatous type. Indian Med. Gaz. 86, 400 (1951). Ref. Int. J. Leprosy 20, 555 (1952). — GHOSH, S.: Infectivity of "closed" cases. Leprosy in India 29, 37 (1957). Ref. Int. J. Leprosy 27, 397 (1959). — GHOSH, S., and S. KUNDU: Nasal destruction saused by tuberculoid type of leprosy. Leprosy in India 29, 163 (1957). Ref. Int. J. Leprosy 27, 399 (1959). — GOMEZ ORBANEJA, J., y A. GARCIA PEREZ: Erythema nodosum in leprosy. Act. Dermo-Sifilogr. 42, 258 (1950). Ref. Int. J. Leprosy 19, 501 (1951). — Un caso de lepra intermedaria. Int. J. Leprosy 19, 501 (1951). — Eritema nodoso en la leproa. Rev. clin. esp. 41, 14 (1951). Ref. Int. J. Leprosy 21, 411 (1953). — GOMEZ ORBANEJA, J., y VIVANCOS: Lepra nodular tuberculoide infantil. Actas dermo-sifilogr. (Madr.) 42, 415 (1951). Ref. Int. J. Leprosy 20, 282 (1951). — GONZALEZ MEDINA: Contribucion al estudio de la lepra tuberculoide. Act. dermo-sifilogr. (Madr.) **38**, 983 (1947). Ref. Int. J. Leprosy **16**, 409 (1948). — Lepra tuberculoide y lepromatosa en el mismo enfermo sobre las clasificaciones de la lepra. Int. J. Leprosy **17**, 23 (1949). — Gonzalez Urena, J.: Alopecia leproa en México. Rev. Leprol. Dermat. y Sifil. (Cuba) **2**, 73 (1945). Int. J. Leprosy **16**, 125 (1948). — Goodwin, C. S.: Histological, bacteriological and immunological differences between the bacilliferous forms of leprosy in Chinese. Leprosy Rev. **38**, 171 (1967). Ref. Int. J. Leprosy **35**, 529 (1967). — Gotoh, S.: Report of leprous changes of trachea ovserved through the fistula of trachea (chiefly about the autoscopic views). La Lepro **23**, 29 (1954). Ref. Int. J. Leprosy **22**, 478 (1954). — Gougerot, H.: Lèpres invisibles. Int. J. Leprosy **16**, 280 (1948). — Lèpres invisibles. Int. J. Leprosy **17**, 13 (1949). — Gougerot, H., R. Degos et Eliascheff: Histobactériologie des lépromes invisibles, révelé par le bleu de méthylène. Société de Dermatologie, p. 33, 13. 1. 1938. — Gray, J. C.: Some practical clinical aspects of leprosy. U.S. armed Forces med. J. **3**, 1297 (1952). Ref. Int. J. Leprosy **21**, 274 (1953). — Grütz, O.: Lepra maculoanaesthetica. Derm. Wschr. **104**, 498 (1937); **111**, 778 (1940). — Guillen Prats, J., y A. Ibars Esteve: Intensas leproreacciones sobre un injerto cutaneo. Fontilles **2**, 27 (1948). Ref. Int. J. Leprosy **17**, 494 (1949). — Guinto, R. S., J. A. Doull, L. de Guia, and J. N. Rodriguez: Mortality of persons with leprosy prior to sulfone therapy, Cordova and Talisay, Cebu, Philippines. Int. J. Leprosy **22**, 273 (1954). — Guinto, R. S., J. N. Rodriguez, J. S. Doull, and L. de Guia: The trend of leprosy in Cordova and Talisay Cebu Province, Philippines. Int. J. Leprosy **22**, 409 (1954). — Guinto, R. S., J. G. Tolentino, and M. C. Mabalay: Erythema nodosum leprosum. Clinical evaluation studies in lepromatous leprosy. J. Philipp. Med. Ass. **38**, 929 (1962). — Observations on erythema nodosum leprosum. Int. J. Leprosy **31**, 81 (1963). — Guns, P., et M. Lechat: La lèpre. Apercus généraux et points particuliers d'otorhinolaryngologie. Ann. Soc. belge Med. trop. **35**, 15 (1955). Ref. Int. J. Leprosy **25**, 82 (1957). — Gupta, M. C., and S. R. Gupta: Blood groups in relation to pulmonary tuberculosis and leprosy. Indian J. Med. Sci. **20**, 353 (1966). Ref. Int. J. Leprosy **35**, 546 (1967).

Hanks, I. H.: The problem of latent leprosy. Int. J. Leprosy **21**, 374 (1953). — Hanks, J. H., C. E. Taylor, and L. Kant: The effecz of partial purification of lepromin on the Fernandez- and Mitsuda-type response in guinea-pigs. Int. J. Leprosy **28**, 423 (1960). — Harter, P.: L'erythema nodosum leprosum de Murata, revue de la litterature, etude de 185 cas. Bull. Soc. Path. exot. **58**, 335 (1965). — Harter, P., and Trinh-Thi-Kim-Mong-Don: Formes escarrotiques d'erythema nodosum leprosum et leurs relations avec le phénomène du Lucio. (Ulcerative forms of erythema nodosum leprosum and their relations with the Lucio phenomenon.) Bull. Soc. Path. exot. **55**, 993 (1962). Ref. Int. J. Leprosy **31**, 261 (1963). — Hasselmann, C. M.: The role nutrition in the epidemiology of leprosy. Int. J. Leprosy **16**, 304 (1948). — Über den Einfluß von Ernährungs- und Klimafaktoren auf die Epidemiologie der Lepra. Z. Haut- u. Geschl.-Kr. **6**, 197 (1949). Ref. Int. J. Leprosy **20**, 398 (1952). — Hata, O.: Diural variation of leprosy patients body temperature and antihistaminic drugs influence upon it. La Lepro **21**, 51 (1952). Ref. Int. J. Leprosy **21**, 274 (1953). — Hauser, W.: Lokalisationsfaktoren von Exanthemen tropischer Dermatosen. 28. Tagung Deutsch. Dermat. Tübingen 1968. — Die Dermatomyositis — ein segmental-reflektorisches Krankheitsbild. Z. Haut- u. Geschl.-Kr. **43**, 589 (1968). — Hayashi, F.: Report of leprosy study tour. Int. J. Leprosy **3**, 165 (1935). — Hayashi, Y.: Skin testing with leprosy bacillus suspensions. Int. J. Leprosy **21** 370 (1953). — Leprosy infection in married couples and type of these patients. La Lepro **34**, 22 (1965). Ref. Int. J. Leprosy **33**, 920 (1965). — Hearin, J. T., and P. C. Cronce: Leprosy, lepromatousus type. Arch. Derm. **85**, 800 (1962). Ref. Int. J. Leprosy **30**, 376 (1962). — Hoerr, N. L.: Regional differentiation in alopecia of the eyebrows in lepromatous leprosy. Int. J. Leprosy **25**, 57 (1957). — Horan, J. S.: Treatment of lepra reaction and acute neuritis and arthritis with nerve block and intravenous administration of procaine. Int. J. Leprosy **17**, 211 (1949). — Hortha, B.: Reaccion leprosa; aseptico clinico e histopathologico. Thesis. Univ. Nacional Autónoma de Mexico 1964. Ref. Int. J. Leprosy **33**, 251 (1965). — Horton, R. J., and Susan Povey: The distribution of first lesions in leprosy. Leprosy Rev. **37**, 113 (1966). — Hsuen, J., E. Thomas, and G. Jesudian: A-B-0-blood groups and leprosy. Leprosy Rev. **34**, 143 (1963). Ref. Int. J. Leprosy **32**, 91 (1964). — Hufnagel, L.: Un cas de lèpre europèene chez un Espagnol a l'Hôpital St. Jacques d'Agen. Bull. Soc. franç. Derm. Syph. **57**, 431 (1950). Ref. Int. J. Leprosy **20**, 283 (1952). — Humphry, A. H.: Leprosy amongst full-blooded aborigines in the Northern Territory. Med. J. Aust. **17**, 570 (1952).

Ibarra Perez, R., y M. Gonzalez Prendes: Inicencia de la lepra segun la edad. Rev. Leprol. Dermat. y Sifil. (Cuba) **1**, 5 (1944). Ref. Int. J. Leprosy **16**, 123 (1948). — Incidencia de la lepra segun el sexo, en Cuba. Rev. Sifilogr., Leprol. Dermat. (Cuba) **3**, 117 (1946). Ref. Int. J. Leprosy **15**, 487 (1947). — Incidencia de la lepra y ocupaciones. Rev. Sifilogr., Leprol. Dermat. (Cuba) **3**, 159 (1946). Ref. Int. J. Leprosy **15**, 488 (1947). — Ignacio, J. L., and J. O. Tiong: Further observations en the Mitsuda reaction in leprous children. Mo. Bull. Bur. Hlth (Philipp.) **23**, 93 (1947). Ref. Int. J. Leprosy **16**, 507 (1948). — Ignacio Chala, H. J.: Lesiones dermatologicas y nerviosas en la lepra tipo tuberculoide. Rev. Fac. Med. (Bogotà) **15**,

9 (1946). Ref. Int. J. Leprosy 16, 407 (1948). — INABA, T., T. KAWAWAKI, and S. ISHIKAWA: On the treatment of ENL with intravenous injection of a large quantity of vitamin C. La Lepro 30, 190 (1961). Ref. Int. J. Leprosy 30, 523 (1962). — INNES, J. R.: The leprotic child in Africa. Leprosy Rev. 24, 224 (1953). Ref. Int. J. Leprosy 22, 102 (1954). — The leprotic child in Africa. E. Afr. Med. J. 31, 161 (1954). — ITO, M., and K. OHIRA: Bacteriological investigations of suppuration in the lesions of erythema nodosum leprosum. La Lepro 23, 279 (1954). Ref. Int. J. Leprosy 23, 239 (1955). — IYER, C. G. S., and P. B. NATH: Histopathological features of reacions in lepromatous leprosy. Leprosy in India 27, 4 (1965). Ref. Int. J. Leprosy 34, 90 (1966).

JEANSELME, E., et HOROWITZ: Unusual truriginous leprosy in a patient with malaria and microfilariasis. (Un cas de lèpre tégumentaire anormale et prurigineuse chez un malade paludéen et porteur de microfilaires.) Bull. Soc. franç. Derm. Syph. 35, 538—549 (1928). — JEANSELME, J., and R. GIRAUDEAU: Leprosy and syringomyelia: Study of sweet secretion in the two diseases; their differential diagnosis by pilocarpine ionization. Ann. Derm. Syph. (Paris) 2, 177 (1931). — JOB, C. K., and G. W. GAULT: Bullous type of reactions in leprosy. Leprosy Rev. 31, 41 (1960). Ref. Int. J. Leprosy 29, 376 (1961). — JOB, C. K., S. GUDE, and V. P. MACADEN: Erythema nodosum leprosum. Int. J. Leprosy 32, 177 (1964). — JOB, C. K., and V. P. MACADEN: Leprous orchitis in reactional borderline cases. Int. J. Leprosy 31, 273 (1963). — JOHANSEN, F. A., P. T. ERICKSON, and H. RESS: The diagnosis of leprosy. Int. J. Leprosy 18, 298 (1950). — JONQUIERES, E. D. L.: Spontaneous disappearance of skin lesions. Positive smears without lesions. Int. J. Leprosy 24, 89 (1956). — Lepra tuberculoide, variedad nodular de Souza Campos en un nino de Quanos. Rev. argent. Dermatosif. 42, 191 (1958). Int. J. Leprosy 28, 86 (1960). — Clinical, histological and immunological aspects of dimorphous leprosy. Int. J. Leprosy 31, 533 (1963). — Sobre la controvertida indentification de lepra dimorfa con la lepra "borderline". Dermat. Trop. (Philadelphia) 2, 14 (1963). Ref. Int. J. Leprosy 33, 384 (1965). — JONQUIERES, E. D. L., y E. T. CAPURRO: Incidencia de fenomenos neurologicos en la lepra dimorfa. Leprologia 8, 48 (1963). — JONQUIERES, E. D. L., A. J. MELAMED, and R. MANZI: Tuberculoid relapse in a healed lepromatousus. Int. J. Leprosy 31, 1 (1963). — JONQUIERES, E. F. D., and H. J. SANCHEZ CABALLERO: Importance of the carville-style bacteriologic examination in the reconition of inapparent diffuse lepromatous leprosy. Int. J. Leprosy 29, 325 (1961). — JOPLING, W. H.: Borderline (dimorphous) leprosy maintaining a polyneuritic form for eight years; a case report. Trans. roy. Soc. trop. Med. Hyg. 50, 478 (1956). Ref. Int. J. Leprosy 25, 290 (1957). — JOULIA, TENIER, BOUFFARD et FRUCHARD: Maladie de Hansen forme "L" (2e présentation). Abcès du poumon et ostéite vertébrale. (Abscess of lung and vertebral osteitis.) Bull. Soc. franç. Derm. Syph. 61, 277, case report (1954). Ref. Int. J. Leprosy 23, 345 (1955).

KAFFER, LUIZA: Indice bibliográfico da lepra 1500—1945. São Paulo, Caixa Postal 27-B. — KALKOFF, K. W., u. K. H. HOLTZ: Leprainfektionen in Deutschland. Dtsch. med. Wschr. 89, 1057 (1964). — KAMP, H. D., L. D. LEIKER, and J. H. FRENKEN: The relation between the lucio phenomenon and cutaneous allergic vasculitis — Ruiter. Int. J. Leprosy 30, 138 (1962). — KARAT, A. B. A.: Acute exudative artritis in leprosy. Rheumatoid-arthritis-like syndrome in association with erythema nodosum leprosum. Brit. Med. J. 3, 770 (1967). Ref. Int. J. Leprosy 36, 105 (1968). — KARAT, A. B. A., C. K. JOB, and S. KARAT: Erythema nodosum leprosum in borderline leprosy. Report of a case. Int. J. Leprosy 35, 17 (1967). — Acute lepromatous ulceration of the skin. Leprosy Rev. 38, 25 (1967). Ref. Int. J. Leprosy 35, 220 (1967). — KATSUMI, H.: Studies on leprosy. Part 1. Studies on vital physiology of lepra. I. Skin temperature. 1. The change of skin temperature caused by thermic stimulation. La Lepro 24, 78 (1955). — Studies on leprosy. Part I. Studies on vital physiology of leprosy. 2. On the electromyography. La Lepro 24, 133 (1955). — KEIL, E.: Hereditary factors in leprosy. Leprosy Rev. 10, 163 (1939). — KHANOLKAR, V. R.: Perspective in pathology of loprosy. Ind. J. Med. Sci. 9, Suppl. 1, 44 (1955). — The relative incidence of different types of leprosy in certain races. Int. J. Leprosy 23, 78 (1955). — KHANOLKAR, V. R., and R. G. COCHRANE: The dimorphous macular lesion in leprosy. Ind. J. Med. Sci. 10, 499 (1956). Ref. Int. J. Leprosy 25, 290 (1957). — KHOURY, E., and D. RINALDI: Enfermos de mal de Hansen descubiertos entre familiares y convivientes. (Detection of leprosy cases among household members and contact.) Leprológia 2, 123 (1957). Ref. Int. J. Leprosy 26, 280 (1958). — KINDRED, J. E.: Regional differentiation in alopecia of the eyebrows in lepromatous leprosy. Int. J. Leprosy 25, 57 (1957). — KINNEAR BROWN, J. A., and M. M. STONE: Tuberculoid leprosy in identical twins. Leprosy Rev. 29, 53 (1958). Ref. Int. J. Leprosy 26, 281 (1958). — KINNEAR BROWN, J. A., M. M. STONE, and JAN. SUTHERLAND: BCG. Vaccination of children against leprosy: First result of a trial in Uganda. Brit. med. J. 7—14 (1966). — KIRCHEIMER, W. F.: The role of arthropods in the transmission of leprosy. In: Researches into the biology of the leprosy bacillus and in its interation with its lost April 1962 — August 1964. Carville, USA. — KIRSCH, E.: Beitrag zur Pathologie der Lepra auf der Grundlage der heute für sie geltenden Einteilungsprinzipien. Virchows Arch. Path. Anat. 317, 602

(1950). Ref. Int. J. Leprosy 20, 417 (1952). — KITAMURA, K.: The 26 annual meeting of the Japanese leprosy association. Int. J. Leprosy 21, 387 (1953). — Borderline and indeterminate leprosy. Int. J. Leprosy 31, 534 (1963). — KLEIN, H.: Die gerichtsmedizinische Bedeutung der Geschmacksdifferenz für Phenylthiocarbamid. Grundlagen, Probleme, Erfahrungen. Dtsch. Z. ges. gerichtl. Med. 41, 83 (1952). — KLINGMÜLLER, G., R. DOEPFMER u. W. SEIPP: Die Diagnose der Lepra. Dtsch. Ärztebl. — Ärztl. Mitt. 39, 2241 (1966). Ref. Int. J. Leprosy 35, 410 (1967). — KLUTH, F. C.: The epidemiology of leprosy. Annals of Academy 54, 20 (1951). Ref. Int. J. Leprosy 19, 516 (1951). — KOBAYASHI, S.: The disturbance of the bladderwall-sensitivity to temperature in various types of leprosy. I Ryo 6, 304 (1952). Ref. Int. J. Leprosy 22, 233 (1954). — KOBAYASHI, Y., and M. AMAGASAKI: Statistical observations of the leprosy during 33 years at the Tokyo Imperial University. Jap. J. Derm. Urol. 32, 49 (1932). — KOESLAN: Kupasan tjeramah H. Koperberg tentang soal lepra. Madjalah Kedokteran Indonesia (J. Indones. Med. Ass.) 230 (1952). Ref. Int. J. Leprosy 22, 356 (1954). — KOOIJ, R.: The nature of the Mitsuda reaction. Int. J. Leprosy 29, 136 (1961). — KOOIJ, R., and TH. GERRITSEN: Positive "lepromin" reactions with suspensions of normal tissue particles. Int. J. Leprosy 24, 171 (1956). — KOSOLAPKINA, L. I., and G. A. KHRYKOV: Contribution to the problem of pathomorphology of the so-called dimorphous leprosy. Voprosy Leprol. i Derm. 19, 99 (1965). Ref. Int. J. Leprosy 34, 206 (1966). — KOVAYASHI, S.: Treatment of erythema nodosum leprosum with alcohol injections. I Ryo 5, 12 (1951). Ref. Int. J. Leprosy 22, 111 (1954). — KUNDU, S., S. GHOSH, and C. SEN GUPTA: Histological observations on borderline leprosy. Bull. Calcutta Sch. Trop. Med. 11, 148 (1963). — Studies on lipids on "borderline" leprosy. Bull. Calcutta Sch. Trop. Med. 12, 27 (1964). Ref. Int. J. Leprosy 32, 459 (1964). — KUPER, S. W. A.: The lepromin reaction. Leprosy in theory and practice. Edit.: R. G. COCHRANE, and T. F. DAVEY. Bristol: John Wright 1964. — KWITTKEN, J.: Erythema nodosum leprosum. Int. J. Leprosy 35, 400 (1967). — KWITTKEN, J., and S. M. PECK: Borderline leprosy. Case report of a patient with erythema nodosum and hepatic lepromas. Arch. Derm. 95, 50 (1967). Ref. Int. J. Leprosy 35, 410 (1967).

LAGENDAKY: Cit. Wade Int. J. Leprosy 17, 313 (1949). — LAMA, A.: Contributo alla epidemiologia ed alla profilassi della lebbra. (Contributions to the epidemiology and prevention of leprosy.) Boll. Soc. Med.-Chir. Romagna 6, 3 (1954). Ref. Int. J. Leprosy 23, 223 (1955). — LAMPE, P. H. J.: Paneth on inapparent leprosy infection. Int. J. Leprosy 24, 477 (1956). — LANG, R., E. S. BENJAMIN, and W. GORDON: A case of leprosy with unusual cutaneous manifestations. Brit. J. Dermat. 77, 470 (1965). — LANGUILLON, J.: La reaction lepreuse: Definition, clinique, pathogenie, therapeutique. Med. Trop. 25, 171 (1965). Ref. Int. J. Leprosy 33, 922 (1965). — Classification immunologique de la lèpre. Bull. Soc. Path. exot. 57, 425 (1964). Ref. Int. J. Leprosy 33, 932 (1965). — Les classifications de la lepre. Pour une classification immunologique. Med. Trop. 26, 89 (1966). Ref. Int. J. Leprosy 35, 89 (1967). — LARA, C. B.: Early leprosy in children of lepers; further observations on the early, definitely identifiable leprotic lesions. Mth. Bull. Bur. Hlth Philipp. 18, 325 (1938). — Observations on the incidence of leprosy in children of lepers. Mth Bull. Bur. Hlth Philipp. 22, 47 (1946). — Leprosy in infancy and childhood. Mem. V. Congr. Internac. Lepra 1948 Havana, 1949, p. 414. — Neglected problems in leprosy control. J. Philipp. Med. Ass. 28, 82 (1952). Ref. Int. J. Leprosy 23, 95 (1955). — Spontaneous disappearance of skin lesions; positive smears without lesions. Int. J. Leprosy 23, 202 (1955). — LARA, C. B., and J. O. NOLASCO: Leprosy in infancy and childhood. Int. J. Leprosy 16, 277 (1948). — Self-healing, or abortive, and residual forms of childhood leprosy and their probable significance. Int. J. Leprosy 24, 245 (1956). — LARA, C. B., and B. DE VERA: Clinical observations with reference to leprosy in children of lepers. J. Philipp. med. Ass. 15, 115 (1935). — Early leprosy in infants born of leprous parents, with report of cases. J. Philipp. med. Ass. 15, 252 (1935). — LATAPI, F.: Lepromatosis difusa; aspectos clinicos e histopatologicos. Minerva Derm. 34, 272 (1959). Ref. Int. J. Leprosy 27, 398 (1959). — LAVIRON, P., et L. LAURET: La lèpre chez l'enfant en afrique occidentale française. Int. J. Leprosy 21, 295 (1953). — LECHAT, F., W. B. BIAS, R. S. GUINTO, B. H. COHEN, J. G. TOLENTINO, and R. M. ABALOS: A study of various blood group systems in leprosy patients and controls in Cebu — Philippine. Int. J. Leprosy 36, 17 (1968). — LECHAT, M., M. BILE, and E. RASI: A study of blood-groups and leprosy in the population of Colonia Tovar, Venezuela. Int. J. Leprosy 35, 488 (1967). — LECHAT, M. F.: Methodology of genetic study in the epidemiology of leprosy. Int. J. Leprosy 33, 744 (1965). — The study of genetic polymorphism in leprosy — perspectives and pitfalls. 9. Intern. Leprosy Congress London, 16.—21. 9. 1968 Abstracts II, 1. — LECHAT, M., et J. A. DOULL: Epidémiologie de la lèpre. Maroc. méd. 42, 559 (1963). Ref. Int. J. Leprosy 32, 342 (1964). — LEHMANN, C. F.: Leprosy. A review of some of its unusual features. Arch. Derm. Syph. (Chicago) 37, 175 (1938). — LEIKER, D. L.: Epidemiological and immunological surveys in Netherlands New Guinea. Leprosy Rev. 31, 241 (1960). Ref. Int. J. Leprosy 29, 240 (1961). — Low-resistant tuberculoid leprosy Int.. J. Leprosy 32, 359 (1964). — LENDRUM, F. C.: The name "leprosy". Amer. J. Trop. Med. Hyg. 1, 999 (1952). Ref. Int. J. Leprosy 21, 115 (1953). — LEVAN, N. E.: Leprosy acquired in military service during World War II. Report of a case. J. Amer. Med. Ass. 156, 126 (1954). Ref. Int. J. Leprosy 23, 224 (1955). — LEW, J., and C. M. CARPENTER: The separation of M. leprae from tissues by enzyme digestion. Amer. Rev. Tuberc. 74, 152 (1956). — LIACI, G.: Die Blutgruppen bei den Leprakranken Süditaliens. Dermatologia 10, 140 (1959). — LIPPELT, A.: BCG e eritema nodoso em doente de lepra. (BCG and erythema nodosum in leprosy.) Rev. bras. Leprol. 21, 221 (1953). Ref. Int. J. Leprosy 23, 232 (1955). — LOWE, J. A.: A note on the classification of cases of leprosy. Leprosy in India 10, 3—6 (1938). — A note on racial variations in leprosy with particular reference to Indian and Burmese races. Leprosy in India 10, 132 (1938). — Leprosy and blood groups. Leprosy in India 14, 23 (1942). — The evolution of leprosy an leprosy control. Leprosy Rev. 19, 143 (1948). Ref. Int. J. Leprosy 17, 350 (1949). — Infection by tattooing. Int. J. Leprosy 18, 532 (1950). — Leprosy as a communicable disease. Leprosy Rev. 26, 51 (1955). Ref. Int. J. Leprosy 23, 341 (1955). — LOWE, J., and S. N. CHATTERJI: Connection between leprous lesions and tattoe marks. Leprosy in India 11, 14 (1939). — LOWINGER, P.: Leprosy and psychosis. Amer. J. Psychiat. 116, 32 (1959). Ref. Int. J. Leprosy 29, 122 (1961). — LURIE, M. B.: Growth of tubercle bacille in monocytes from normal and vaccinated rabbits. Amer. Rev. Tuberc. 69, 1059 (1954). Ref. Int. J. Leprosy 22, 369 (1954). — LUTTERBECK, E. F., I. F. HUMMON, R. R. WOLCOTT, and F. A. JOHENSEN: The effect of roentgen rays on lepromatous leprosy. Radiology 63, 1 (1954). Ref. Int. J. Leprosy 22, 484 (1954). — LWM-Conference Sept. 1952: Report of Committee on Terms and Definitions 20, 389 (1952).

MABALAY, M. C., B. E. HELWIG, J. G. TOLENTINO, and C. H. BINFORD: The histopathology and the histochemistry of erythema nodosum leprosum. Int. J. Leprosy 33, 28 (1965). — McFADZEAN, J. A., and W. W. MACDONALD: An investigation of the possible role of mosquitoes and bedbugs in the transmission of leprosy. Trans. Roy. Soc. Trop. Med. Hyg. 55, 232 (1961). Ref. Int. J. Leprosy 30, 99 (1962). — MACGREGOR, H.: Familial leprosy. Leprosy Rev. 28, 66 (1957). Ref. Int. J. Leprosy 27, 90 (1959). — MAIZ BERMEJO, S.: Sobre el diagnostico de la lepra. Medicamenta (Madrid) 9, 159 (1951). Ref. Int. J. Leprosy 20, 552 (1952). — MANALANG, C.: Mth. Bull. Bus. Hlth Philipp. 12, 308 (1932). Cit. LARA 1949. — Criticisms against my new orientations in the etiology of leprosy. Mth. Bull. Bur. Hlth Philipp. 23, 5 (1947). Ref. Int. J. Leprosy 16, 498 (1948). — Pathologic and bacteriologic survey of leprosy patients. Mth. Bull. Bur. Hlth Philipp. 23, 117 (1947). Ref. Int. J. Leprosy 16, 507 (1948). — The transmission of leprosy. Mth. Bull. Bur. Hlth Philipp. 24, July-Aug. (1948). Ref. Int. J. Leprosy 17, 159 (1949). — MANCA, F.: E possibile una profilassi antileprosa endouterina del fets con vaccino BCG? (Possibility of antileprosy prophylaxis by endouterine BCG vaccination of the fetus.) Minerva ginec. 6, 74 (1954). Ref. Int. J. Leprosy 23, 96 (1955). — MANGEON, G.: Infantile nodular tuberculoid leprosy and BCG. Int. J. Leprosy 31, 605 (1963). — MARCHOUX, E.: Un cas d'inoculation accidentelle du bacille de Hansen en pays non lepreux. Int. J. Leprosy 2, 1 (1934). — MARIANO, J.: Evolucao de um caso de lepra tuberculoide para forma incaracteristica e posteriormente para forma lepromatosa. Arq. mineir. Leprol. 10, 21 (1950). Ref. Int. J. Leprosy 20, 555 (1952). — Lepra tuberculóid reacional. Localização pouco comum de amiotrofias. Regressão das manifestações cutaneas após tratamento com a sulfametoxipiridazina. (Reactional tuberculoid leprosy. Uncommon localization of amyotrophy. Regression of cutaneous manifestations after treatment with sulfamethoxypyridine.) Rev. bras. Leprol. 30, 131 (1962). Ref. Int. J. Leprosy 31, 260 (1963). — MARQUES, B., and D. U. A. OPROMOLLA: Thalidomide in the treatment of lepra reaction. IX. Intern. Leprosy Congress London, 16.—21. 9. 1968, Abstracts XIV, 161 A. — MARTI, R. R.: Grupos sanguincous y lepra. Fontilles 609 (1947). Ref. Int. J. Leprosy 17, 162 (1949). — MARTINS, M. G. FILHO: Contribuicao para o estudo de abraso de pele de face am lepromatosos (1° da Serie). Rev. bras. Leprol. 28, 33 (1960). Ref. Int. J. Leprosy 29, 247 (1961). — MASAHIDE, ABE, SHIRO CHINONE and TADASHI HIRAKO: Rheumatoid-factor-like substance and antistreptolysin O antibody in leprosy serum. Significance in erythema nodosum leprosum. Int. J. Leprosy 35, 336 (1965). — MASANTI, J. G., and E. D. L. JONQUIERERS: Evolución a la lepromatosis de un paciente tuberculoide reaccional supuestamente curado. (Transformation to lepromatous of a presumably cured reactional tuberculoid patient.) Leprología 1, 183 (1956). Ref. Int. J. Leprosy 27 (1959). — MATTOS, O., and A. M. ALONSO: Treatment of leprosy reaction with thalidomide. IX. Intern. Leprosy Congress London, 16.—21. 9. 1968, Abstracts XIV, 172. — MELAMED, A. J.: La reacción leprosa. Med. Panamer. 12, 55 (1959). — MELLO, P. H. DE: Erythema nodosum leprosum e granuloma radiado de Miescher. Rev. bras. Leprol. 30, 69 (1962). Ref. Int. J. Leprosy 32, 227 (1964). — MELSOM, R.: The name leprosy. Int. J. Leprosy 21, 252 (1953). — MENDES, F. C.: Assistance to the children of lepers (in mixed family groups). Int. J. Leprology 31, 564 (1963). — MERCADAL, P. J., y G. J. PLANAS: Cirurgia estetica en los enfermos hansenianos. Actas Dermosifiliogr. 51, 35 (1960). — MERCADAL-PEYVRI, J., y J. ORIOL: El viraje de las formas indeterminadas a lepromatosas. Leprologia 7, 4 (1962). Ref. Int. J. Leprosy 31, 119 (1963). — MERCAU, A. R., A. SERIAL, E. DEPAOLI, P. R. MARTINEZ PIETO, R. N. CATTANEO y A. M. LATEREZA: Feneomeno de Lucio. Leprologia 2, 30 (1966). Ref. Int. J. Leprosy 36, 105 (1968). — MERLE, F.: De la contagion de la lèpre in milieu familial. Med. Trop. 20, 76 (1960). Ref. Int. J. Leprosy 28, 482 (1960). — MIGOZZI, B.: Maladie de Hansen lépromateuse autochtone. Bull. Soc. Derm. 70, 419 (1967). — MIRANDA, R. N.: Caso de lapra, em una crianca, manifestada apos injecao de sangue da progenitora lepromatosa. Paper presented at the III Pan-American Leprosy Conference, Buenos Aires, December 1951. Int. J. Leprosy 21, 274 (1953). — MITSUDA, K.: On the value of a skin reaction to a suspension of leprous nodules. (Nachdruck.) Int. J. Leprosy 21, 347 (1953). — Atlas of leprosy. Okayama: Nankado Ltd. — On the etiology of erythema nodosum leprosum and the metabolism of leprosy bacilli. La Lepro 22, 111 (1953). Ref. Int. J. Leprosy 22, 356 (1954). — Primary and secondary tuberculoid leprosy. Int. J. Leprosy 24, 264 (1956). — MITSUDA, K., and K. NAGAI: On alopecia leprosa. Int. J. Leprosy 5, 247 (1937). — MIZUOKA, J., and I. OYAMA: Results of investigation for the physically handicapped in leprosy. La Lepro 28, 183 (1959). Ref. Int. J. Leprosy 28, 338 (1960). — MOHAMED ALI, P.: A study of conjugal leprosy. Int. J. Leprosy 33, 223 (1965). — Genetic influence in leprosy. Conference, Indian Assoc. Leprologist, 27. 1. 65. — Genetic influence in leprosy. Ind. J. Publ. Hlth 10, 145 (1966). Ref. Int. J. Leprosy 36. 117 (1968). — MOISER, B.: Leprosy: a new outlook. E. Afr. med. J. 23, 295 (1946). Ref. Int. J. Leprosy 16, 106 (1948). — Transmission of Hansens disease. Acta med. Scand. 126, 347 (1946). Ref. Int. J. Leprosy 16, 107 (1948), Trop. Dis. Bull. 43, 454 (1946) and Trop. Dis. Bull. 44, 321 (1947). — Hansens disease and cockroaches. E. Afr. med. J. 24, 230 (1947). Ref. Int. J. Leprosy 16, 404 (1948). — MONTEL, M. L. R.: "Erythema nodosum" and "erythema multiforma". Int. J. Leprosy 19, 351 (1951). — Transformation of tuberculoid to lepromatous leprosy. Int. J. Leprosy 20, 117 (1952). — Erythème noueux vrai (dermatite contusiforme) d'origine lépreuse. Que fautril entendre par erythema nodosum leprosum. Bull. Soc. Path. exot. 48, 15 (1955). — Les «inconnues» du probleme de la lèpre. Bull. Soc. Path. exot. 51, 698 (1958). Ref. Int. J. Leprosy 28, 85 (1960). — MONTERO RODRIGUEZ, A.: La lepra infantil y su profilaxis. Rev. esp. Pediat. 6, 70 (1950). Ref. Int. J. Leprosy 20, 551 (1952). — MONTESTRUC, E.: Vaste léprome bacillifère chez un enfant de trois mois né de parents sains. (Coexistence d'une tache mongolique.) (Large bacillus-containing lepromas in a 3-month baby born of healthy parents.) Bull. Soc. Path. exot. 46, 877 (1953). Ref. Int. J. Leprosy 23, 96 (1955). — Quatre examples de lepres familiales (enfants atteints avant les parents). Rev. colon. Méd. Chir. 26, 182 (1954). Ref. Int. J. Leprosy 23, 224 (1955). — Comportement different des sexes vis-à-vis de l'infection lepreuse. Considerations bacteriologiques. Rev. Méd. Hyg. Outremer 33, 38 (1961). Ref. Int. J. Leprosy 30, 372 (1962). — A propos des rechutes chez les malades atteints de lèpre lépromateuse residuelle. Bull. Soc. Path. exot. 55, 346 (1962). Ref. Int. J. Leprosy 31, 118 (1963). — La transformation tuberculoïde des lèpres lépromateuses. (Transformation of lepromatous to tuberculoid leprosy.) Bull. Soc. Path. exot. 55, 984 (1962). Ref. Int. J. Leprosy 31, 261 (1963). — MONTESTRUC, E., et R. BERDONEAU: Deux nouveaux cas de lèpre du nourisson á la Martinique. Bull. Soc. Path. exot. 47, 781 (1954). Cit. Int. J. Leprosy 23, 471 (1955). — MONTESTRUC, E., R. BERDONNEAU et J. BENOIST: Reaction tuberculoide dans la lèpre après administration de B.C.G. Arch. Inst. Pasteur Martinique II, 108 (1958). Ref. Inst. J. Leprosy 27, 400 (1959). — MONTESTRUC, E., et P. A. BLACHE: A propos de la transmission de la lèpre par les moustiques. Bull. Soc. Path. exot. 44, 715 (1951). Ref. Int. J. Leprosy 22, 105 (1954). — MONTESTRUC, E., et P. CAUBET: Les groupes sanguins chez les lepreux; repartition des types sérologiques et étude du phenomène d'agglutination du groupe 0. Arch. Inst. Pasteur Martinique 1, 3 (1948). Ref. Int. J. Leprosy 17, 501 (1949). — MONTESTRUC, E., et D. GARCIN: Cas d'infection lepreuse observes pendant la periode 1954—1962 parmi les enfants contacts de lepreux au B.C.G. à la Martinique. Bull. Soc. Path. exot. 56, 314 (1963). Ref. Int. J. Leprosy 32, 96 (1964). — MONTESTRUC, E., D. GARCIN, R. BERDONNEAU, and J. BENOIST: Results obtained by simultaneous tuberculin and lepromin testing of child contacts of leprosy who were apparently free from the infection. Bull. Soc. Path. exot. 51, 154 (1958). Ref. Int. J. Leprosy 28, 343 (1960). — Endemicité lepreuse et vaccination par le B.C.G. de certain categories d'enfants (contacts et non contacts) à la Martinique. Int. J. Leprosy 27, 97 (1959). — MONTESTRUC, E., et J. C. HYRONIMUS: Quel interet pratique peut-on retirer de la thermometric cutanee in léprologie. Bull. Soc. Path. exot. 54, 988 (1961). Ref. Int. J. Leprosy 30, 521 (1962). — MONTESTRUC, E., et P. MARTIN DE MIRANDOL: Sur la fixation de bacilles de Hansen au point d'inoculation d'une injection d'anatoxine antitétanique. Bull. Soc. Path. exot. 47, 196 (1954). Ref. Int. J. Leprosy 23, 355 (1955). — MONTESTRUC, E., F. PAPA et G. HERMANTIN: Les examens biologiques des etats inflammatoires en pratique leprologique plus particulierement dans les reactions lepreuses. Bull. Soc. Path. exot. 55, 16 (1962). Ref. Int. J. Leprosy 31, 123 (1963). — MONTESTRUC, E., E. RAGUSIN et P. CHAUBET et al.: La lèpre de l'enfant à la Martinique. Int. J. Leprosy 22, 288 (1954). — MONTGOMERY, R.: Leprosy (lepromatous type). Arch. Derm. 73, 181 (1956). — MONTOYA

FERNANDEZ, R.: Lepra in Lucio. An. Fac. Med. Lima **43**, 551 (1960). Ref. Int. J. Leprosy **30**, 219 (1962). — MOSCHELLA, S. L.: Lepromasy leprosy. Arch. Derm. **76**, 507 (1957). — MOSCHELLA, S. T.: The lepra reaction with necrotizing skin lesions. A report of six cases. Arch. Derm. **95**, 565 (1967). Ref. Int. J. Leprosy **35**, 531 (1967). — MOTOJIMA, T.: Six cases of lingua nigra in leprosy patients. La Lepro **24**, 337 (1955). — MOTTA DE AQUINO, U.: Observacao e discussao de um caso de lepra tuberculoide Mitsuda negativo; reaccao focal despertada pela tuberculina. O Hosp. **35**, 745 (1949). Ref. Int. J. Leprosy **20**, 149 (1952). — MOURITZ, A. M., and H. W. WADE: Human inoculation experiments in Hawaii including notes on those of arning and of fitch. Int. J. Leprosy **19**, 203 (1951). — MUIR, E.: Regional variations of severity of leprosy. Int. J. Leprosy **18**, 93 (1950). — Spontaneous disappearance of skin lesions; positive smears without lesions. Int. J. Leprosy **23**, 323 (1955). — Lepra reaction and the general adaption syndrome. Leprosy Rev. **33**, 240 (1962). — Lepra reaction and the general adaptation syndrome. Leprosy Rev. **33**, 240 (1962). Ref. Int. J. Leprosy **31**, 378 (1963). — MUKERJEE, N., S. GOSH, and S. KUNDU: Palmar lesion in a case of leprosy of the tuberculoid type. Ind. J. Derm. **3**, 94 (1958). Ref. Int. J. Leprosy **29**, 245 (1961). — Therapeutic evaluation of bacterial conversion in lepromatous leprosy. J. Ind. Med. Ass. **36**, 396 (1961). Ref. Int. J. Leprosy **30**, 102 (1962). — MUNEZ RIVAS, G.: Alrunas observaciones relacionadas con las pulgas y la transmision de la lepra. Rev. Fac. Med. (Bogota) **10**, (1942). Ref. Int. J. Leprosy **16**, 116 (1948). — Pulgas, suelos y lepra. Primer Congreso Inter American de Medicina, Rio de Janeiro 1946. Trop. Dis. Bull. **40**, 151 (1943). Ref. Int. J. Leprosy **16**, 403 (1948). — MURATA, M.: Über Erythema nodosum leprosum. Jap. Z. Derm. Urol. **12**, 1013 (1912). Ref. Int. J. Leprosy **25**, 80 (1957). — Über Erythema nodosum leprosum. [Übersetzt v. HAYASKI.] Jap. Z. Derm. Urol. **12**, 1013 (1912). Ref. Int. J. Leprosy **25**, 80 (1957).

NAMBA, M., and H. FUJIWARA: Studies on the electrophorseoe of leprous serum. La Lepro **21**, 5 (1952). Ref. Int. J. Leprosy **21**, 116 (1953). — NAVARO, ESCUDER M.: Consideraciones sobre al contagio de la lepra en grupos convivientes y no convivientes. Rev. venez. Sanid. **26**, 382 (1961). Ref. Int. J. Leprosy **31**, 116 (1963). — NETTO, C. J. B.: Grupos sangüineos na lepra. Arq. mineir. Leprol. **12**, 53 (1952). Ref. Int. J. Leprosy **21**, 116 (1953). — NOLASCO, J. O.: The potency of stored lepromin. Int. J. Leprosy **16**, 508 (1948). — NOLASCO, J. O. and M.: Histologic examinations of tissues of children with healed primary lesions of leprosy report of seven cases. Int. J. Leprosy **28/2**, 133 (1960). — NOLASCO, J. O., and C. B. LARA: Histopathology of early lesions in fourteen children of lepers. I. Analysis od previous skin blemishes in relation to sites of biopsies and other positive and probable lesions. Philipp. J. Sci. **71**, 321 (1940). — (Histologie der kindlichen Frühlepra.) Int. J. Leprosy **8**, 285 (1940). — Histology of clinically healed "primary" lesions of leprosy in children of lepers. Int. J. Leprosy **16**, 295 (1948). — NOVALES, J.: Lepra. Casos dimorfos. Memorias III. Congr. Iberolatino Americano de Dermatologia Mexico, 1959, 294—296. — NUNEZ, R.: Interesante localizacion de una lepra tuberculoide quiescente. Sesion Dermatologica en homenage al Prof. L. E. PERINI Buenos Aires, Nov. 11—13, 1949, pp. 191.

OGATA, K.: Physiology of leprosy, especially on the regulation of body temperature. La Lepro **22**, 158 (1953). Ref. Int. J. Leprosy **22**, 477 (1954). — OLMOS CASTRO, M., and P. B. ARCURI: La reaccion de Fernandez con lepromina proteica total (LPT). Int. J. Leprosy **27**, 182 (1959). — (Investigation with total protein leprolin of hypersensitivity in contacts. Influence of previous injection with integral or bacillary lepromin.) Int. J. Leprosy **28**, 203 (1960). — OPROMOLLA, D. V. A., L. SOUZA-LIMA y M. B. MARQUES: A talidomida nos surtos agudos da lepra. (Eritema nodoso ou polimofo.) Hospital (Rio de J.) **69**, 827 (1966). Ref. Int. J. Leprosy **35**, 226 (1967). — ORBANEJA, J. G., y J. R. PUCHOL: Un caso atipico de lepra forma bibolar, incompleta y alternate. Int. J. Leprosy **19**, 29 (1951). — ORBANEJA, J. G., y A. GARCIA PÉREZ: Lepra. Madrid: Editorial Paz Montaluo 1953. Ref. Int. J. Leprosy **23**, 359 (1955). — OTEIZA SETIEN A., y P. RODRIGUEZ: Alopecia cnla lepra. Bol. Soc. cubana Derm. Sif. **17**, 26 (1960).

PALMER, E.: Site of multiplication of human leprosy bacilli inoculated into the foodpads of mice. Nature **206**, 521 (1965). — PANJA, G.: Pathogenesis and treatment of hypopigmented lesions of leprosy. Ind. J. Derm. **3**, 150 (1958). From abstract in Trop. Dis. Bull. **56**, 54 (1959). Ref. Int. J. Leprosy **27**, 288 (1959). — PARDO-CASTELLO, V., y F. R. TIANT: La prueba de histamina; con particular referencia al diagnostico de la lepra. Rev. Leprol. Derm. Sif. **1**, 19 (1944). — PARIKH, A. C., and R. G. GANAPATI: Treatment of acute exacerbations in leprosy with indomethacin. IX. Intern. Leprosy Congress London, 16.—21. 9. 1968, Abstracts XIV, 179. — PATEL, T. B., P. KAPOOR, and V. N. RAO: Infectivity of leprosy in man. An epidemiological investigation of 1,437 leprosy cases under treatment in Vairag and Savda leprosy subsidiary centers of Sholapur and East Khandesh Districts in Maharastra State. Ind. J. Med. Sci. **15**, 529 (1961). Ref. Int. J. Leprosy **30**, 372 (1962). — Do PATEO, J. D.: Incipient leprosy in the sanitary supervision of domiciliary foci, a study of contacts. Int. J. Leprosy **19**, 498 (1951). — Do PATEO, J. D., JR.: Da frequencia da lepra entre conjuges. Read before the Second Pan American Leprosy Conference, Rio de Janeiro, Brazil, Oct. 1946. Ref. Int. J. Leprosy 15, 351 (1947). — PAUTRIER, L. M.: Pathogénie et nature de l'érythéme noueux. Sem. Hôp. Paris 31, 187 (1955). — PAVLOV, N. F.: The phenomen of "inflammation and edema" produced by nicotinic acid in the early diagnosis of leprosy. Vestn. Vener. Derm. 5, 45 (1949). Ref. Int. J. Leprosy 19, 96 (1951). — PECORARO, V. E.: Eritema nodoso na lepra. Rev. bras. leprol. 10, 67 (1942). Ref. Int. J. Leprosy 15, 360 (1947). — PEDLEY, J. C.: The presence of M. leprae in human milk. Leprosy Rev. 38, 239 (1967). Ref. Int. J. Leprosy 36, 112 (1968). — PEPLER, W. J., R. KOOIJ, and J. MARSHALL: The histopathology of acute panniculitis nodosa leprosy (Erythema nodosum leprosum). Int. J. Leprosy 23, 53 (1955). — PEREIRA, A. C., and C. A. C. PEREIRA: Cases of dimorphous leprosy in regressive lepromatous patients. Int. J. Leprosy 31, 535 (1963). — PEREIRA, A. C., e A. SALOMAO: Situacao da crianca leprosa de forma nao lepromatosa nos proventorios. Arq. mineir. Leprol. 10, 33 (1950). — PEREIRA, A. D. C.: Consideracoes sobre casos dimorfos. Arq. Min. Leprol. 20, 321 (1960). Ref. Int. J. Leprosy 30, 373 (1962). — PEREZ, R. I., y M. A. C. PRENDES: Sintomas iniciales de la lepra. Rev. Leprol. Derm. Sif. (Marianao, Cuba) 2, 108 (1945). Ref. Int. J. Leprosy 16, 125 (1948). — PERIASMAMY, W.: Differentiation of tuberculoid reaction, borderline, and lepromatous cases bacteriologically. Leprosy in India 31, 103 (1959). Ref. Int. J. Leprosy 29, 258 (1961). — PESSOA MENDEZ, J.: Contribuicao ao estudo das lesoes nodulares da lepra tuberculoide infantil. Fac. Med. Univ. Porto Alegre (Brazil) 1956, 77. pp — PETTIT, J. H. S.: The treatment of erythema nodosum leprosum with B. 663. A controlled study. Int. J. Leprosy 35, 11 (1967). — PETTIT, J. H. S., and M. F. R. WATERS: The etiology of erythema nodosum leprosum. Int. J. Leprosy 35. 1 (1967). — PFALZGRAFF, R. E.: Factors associated with reactional states in leprosy with special reference to malaria. Leprosy Ref. 31, 283 (1960). Ref. Int. J. Leprosy 29, 245 (1961). — The classification of leprosy. Leprosy Rev. 38, 15 (1967). Ref. Int. J. Leprosy 35, 218 (1967). — PIERINI, D. C., y J. SANCHEZ NAVARRO,: Anetodermia secundaria (leprosa) del tipo Schweninger-Buzi. Rev. argent. Dermatosif. 34, 267 (1950). Ref. Int. J. Leprosy 19, 509 (1951). — PIERINI, L. A., J. ABULAFIA y S. WAINFELD: Las hipodermitis. Arch. argent. Derm. 15, 1 (1965), Teil 1. Ref. Int. J. Leprosy 35, 91 (1967). Arch. argent. Derm. 15, 105 (1965), Teil 2. Ref. Int. J. Leprosy 35, 92 (1967). — PINEDA, E. U.: Zit. KLINGMÜLLER. — PLANTILLA, F. C.: Zit. bei LARA 1949. — PORTO, J. A., N. H. NETTO y A. M. POSSE: Lepra nodular infantil. Bol. Cent. Estud. Hosp. Serv. Estado 16, 115 (1964). Summary in Derm. Iber. Lat. Amer. 6, 236 (1964). — PORTUGAL, H., F. CARNEIRO y A. FÉO: Erythema nodoso leprotico em crianca. Ann. bras. Derm. Sif. 27, 95 (1952). Ref. Int. J. Leprosy 22, 231 (1954). — POVEY, M. S., and R. J. HORTON: Leprosy and blood groups. Leprosy Rev. 37, 147 (1966). — PRASAD, K. V. N.: Some genetic aspects in the epidemiology of leprosy. Study of multiple case families. Leprosy Rev. 38, 49 (1967). Ref. Int. J. Leprosy 35, 232 (1967). — PRASAD, K. V. N., and P. MOHAMMED ALI: Incubation period of leprosy. Ind. Med. Res. J. 55, 29 (1967). Ref. Int. J. Leprosy 35, 410 (1967). — PRUZANSKI, W.: Lepromatous allergic angitis. Israel J. Med. Sci. 1, 435 (1965). Ref. Int. J. Leprosy 34, 205 (1966).

QUAGLIATO, R.: Insidencia da lepra entre os communicantes da Inspetoria Regional de Campinas; 18 anos de observacao (1934—1952). Rev. bras. Leprol. 21, 133 (1953). Ref. Int. J. Leprosy 22, 355 (1954). — O problema das reativacoes nos dispensarios de lepra. Rev. bras. Leprol. 23, 83 (1955). Ref. Int. J. Leprosy 25, 83 (1957). — Lepra conjugal. Estudo epidemiológico dos casos observados no dispensário do D.P.L. em Campinas, S.P. (1934—1954). Rev. bras. Leprol. 25, 59 (1957). — QUIROGA, M. I.: Lepra tuberculoide; problema social y hospitalario. Dia méd. 30, 80 (1958). Ref. Int. J. Leprosy 27, 395 (1959).

RABELLO, E., JR.: A lepra incaracteristica na experiencia do Sanatorio Padre Bento. Rev. bras. Leprol. 11, 115 (1943). Ref. Int. J. Leprosy 16, 96 (1948). — RABELLO, F. E.: The group B under the clinical viewpoint. Arq. min. Leprol. 20, 412 (1960). Ref. Int. J. Leprosy 30, 374 (1962). — RADNA, R.: Sur l'évolution de certains cas de lèpre neuromaculeuse. Ann. Soc. Belge Méd. Trop. 26, 89 (1946). Ref. Int. J. Leprosy 15, 490 (1947). — RAMANUJAM, K., and G. RAMU: A study of borderline leprosy from the clinical, bacteriological and immunological aspects. Leporosy in India. 38, 303 (1965) Suppl.. — Smallpox vaccination and excerbation of leprosy. Leprosy in India 38, 3 (1966). Ref. Int. J. Leprosy 35, 103 (1967). — RAMU, G.: Ein vorläufiger Versuch mit Chloroquin-Diphosphat bei der Lepra-Reaktion. J. Indian med. Ass. 33, 127 (1959) (Med. Off., Leprosy Pilot Project, Rewa). — Reaction in leprosy. A study of 79 cases. Licentiate 10, 369 (1961). Ref. Int. J. Leprosy 30, 220 (1962). — RAMU, G., and V. NAGARAJAN: Biochemical investigations in reactive states in leprosy. Licentiate 11, 89 (1961). Ref. Int. J. Leprosy 30, 220 (1962). — RAMU, G., and K. RAMANUJAM: Reactive states in lepromatous leprosy. A study from the clinical and bacteriological aspects. Leprosy in India 36, 3 (1964). Ref. Int. J. Leprosy 32, 456 (1964). — REED, W. R., A. K. JENSEN, B. E. KONWALER, and D. HUNTER: Cutaneous manifestatious in Wegener's granulomatosis. Acta dermat.-venerol. 43, 250 (1963). — REES, R. J. W., and A. G. M. WEDDEL: An experimental model in mice for studying the reversal reaction. IX. Intern. Leprosy Congress

London, 16.—21. 9. 1968, Abstracts XII, 144. — REGINATO, L. E.: O retalho frontal mediao na restauracao do estofo nasal, na lepra. Rev. bras. Leprol. **29**, 127 (1961). Ref. Int. J. Leprosy **30**, 524 (1962). — REGINATO, L. E., and W. BELIDA: Mucous graft in the median forehaed flap for relining the nose. Rev. lat.-amer. Cirug. plást. **8**, 119 (1964). Ref. Int. J. Leprosy **33**, 127 (1965). — REICH, C. V., and J. G. TOLENTINO: The relationship of C-reactive protein levels in lepromatous leprosy to erythema nodosum leprosum. Int. J. Leprosy **35**, 470 (1967). — REISS, F.: Erythema nodosum leproticum. Int. J. Leprosy **5**, 427 (1937). — The detection of leprosy by the dermatologist. Ann. Acad. **54**, 73 (1951). Ref. Int. J. Leprosy **19**, 519 (1951). — REYES, E., E. BARRIENTOS, J. J. RIDRIGUEZ, A. C. AMAYA, and R. PERALTA: Severe reaction resembling therapeutic shock in lepers following administration of diasone. Arch. Derm. Syph. **59**, 118 (1949). Ref. Int. J. Leprosy **17**, 496 (1949). — REYNAUD, J., J. BEL et J. L. DIOP: Sinustes maxillaires des hansenies. Bull. Soc. Med. Afr. Noir L. Fr. **6**, 496 (1961). Ref. Int. J. Leprosy **30**, 521 (1962). — RIDLEY, D. S.: A bacteriologic study of erythema nodosum leprosum. Int. J. Leprosy **28**, 254 (1960). — RIDLEY, D. S., and W. H. JOPLING: A classification of leprosy research puposes. Leprosy Rev. **33**, 119 (1962). Ref. Int. J. Leprosy **30**, 378 (1962). — RIDLEY, D. S., and M. J. WISE: Reaction of the dermis in leprosy. Int. J. Leprosy **32**, 24 (1964). — RODRIGUEZ, J. N.: Resistance in early childhood. Int. J. Leprosy **17**, 449 (1949). — Spontaneous disappearance of skin lesions; positive smears without lesions. Int. J. Leprosy **23**, 203 (1955). — Erythema induratum leprosum, a deep nodular form of reaction in lepromatous leprosy. Int. J. Leprosy **25**, 313 (1957). — Erythema nodosum leprosum. Int. J. Leprosy **27**, 74 (1959). — RODRIGUEZ, J. N., and F. C. PLANTILLA: The histamine test as an aid in the diagnosis of leprosy. Philipp. J. Sci. **46**, 123 (1931). — RODRIGUEZ VIERA, I.: Consideracoes sobre casos dimorfos. Arq. Min. Leprol. **20**, 342 (1960). — ROGERS, L.: Progress towards the eradication of leprosy from the British Commonwealth. J. Roy. Soc. Arts **102**, 987 (1954). — Eradication of leprosy in British territories. Role of repeated surveys of contacts. Lancet **2**, 80 (1955). — ROGERS, L., and E. MUIR: Leprosy. Bristol: John Wright (1925). — ROLLIER, M.: Lèpre tuberculoide reactionnelle "explosive" apres intervention chirurgicale. Bull. Soc. franç. Derm. Syph. **67**, 546 (1960). Ref. Int. J. Leprosy **29**, 542 (1961). — ROLLIER, M., et R. ROLLIER: Refléxions sur la lèpre du norrison. A propose de trescas personnels. (On leprosy of infants; three personal cases.) Maroc méd. **42**, 546 (1963). Ref. Int. J. Leprosy **32**, 343 (1964). — ROLLIER, M. R., et M. ROLLIER: A propos des erythemes noueux lepreux. Bull. Soc. franç. Derm. Syph. **73**, 28 (1966). Int. J. Leprosy **35**, 531 (1967). — ROLLIER, R.: Notes préliminaires sur un nouveau traitement de la lèpra. Maroc. méd. **29**, 238 (1950). Ref. Int. J. Leprosy **20**, 409 (1952). — Deux cas de lepre tuberculoide chez le nourrisson. Bull. Soc. franç. Derm. Syph. **69**, 564 (1962). Ref. Int. J. Leprosy **32**, 223 (1964). — ROLLIER, R., et M. ROLLIER: L'erytheme noudeux lepreux. Etude analitique et essai apthogenice. Ann. Soc. belge Med. trop. **44**, 147 (1964). Ref. Int. J. Leprosy **33**, 383 (1965). — ROMERO, A., y A. A. BRENES IBARRA: Edad sixo y lepra. Rev. méd. Costa Rica **8**, 294 (1948). Ref. Int. J. Leprosy **18**, 116 (1950). — ROMERO, A., A. BRENES IBARRA y M. FALLAS: Estudio clinico de la lèpre lepromatosa en Costa Rica. Int. J. Leprosy **16**, 280 (1948). — ROMERO, L.: A. Epicemiologia. I. Cantagio familiar y extrafamiliar en lepra. II. Estudio de los convivientes que se encontraron enfermos de lapra en el periodo que va de 1946 a Agosto de 1950. Rev. méd. Costa Rica **17** (1950). Leprosy issue, pp. 271. Int. J. Leprosy **20**, 397 (1952). — ROMERO, L. A.: Sintomas de principio de la lepra en enfermos menores de 15 anos. Rev. méd. Costa Rica **17** (1950). Leprosy issue, pp. 253. Int. J. Leprosy **20**, 399 (1952). — Ross, INNES, J.: Induced leprotic reaction. Leprosy Rev. **28**, 136 (1957). Ref. Int. J. Leprosy **26**, 176 (1958). — Ross, J. PERRITT, and R. E. OLSEN: Two simultaneous cases of leprosy developing in tattoos. Int. J. Leprosy **16**, 514 (1948). — ROTBERG, A.: Lepra „Borderline"; grupo „perilepromatoso" satélite do tipol. Arq. mineir. Leprol. **20**, 463 (1960). Ref. Int. J. Leprosy **30**, 375 (1962). — RYRIE, G. A.: Regional differences in leprosy; leprosy among Chinese in Malaya. Leprosy Rev. **19**, 4 (1948). Ref. Int. J. Leprosy **17**, 492 (1949). — The macular syndrome in S-Nigeria. Leprosy Rev. **19**, 35 (1948). Ref. Int. J. Leprosy **18**, 113 (1950). — Elicitation and interpretation of tactile anaesthesia. Leprosy Rev. **20**, 114 (1949).

SACHERI, R. F.: Evolucion de las lesiones nasales en el Mal de Hansen. Leprologia **8**, 65 (1963). Ref. Int. J. Leprosy **32** (1964). — SAGHER, F.: Leprosy; a review of the literature of 1946 and 1947 and part of the literature of 1945. Dermatologica **97**, 227 (1948). Ref. Int. J. Leprosy **17**, 155 (1949). — Leprosy. (A review of the literature of the end of 1947 and part of the literature of 1948). Dermatology **99**, 193 (1949). Ref. Int. J. Leprosy **19**, 92 (1951).— Leprosy. (A review of the literature form late 1948 to 1950). Int. J. Derm. **103**, 286 (1951). Ref. Int. J. Leprosy **21**, 107 (1953). — Spontaneous disappearance of skin lesions; positive smears without lesions. Int. J. Leprosy **23**, 73 (1955). — Spontaneous disappearance of skin lesions; positive smears without lesions. Int. J. Leprosy **23**, 197 (1955). — Borderline and indeterminate Leprosy. Int. J. Leprosy **31**, 534 (1963). — SALA, H.: Leprosy of the mouth (Lepra im Mundbereich). R. Oral Surg. St. Louis, **10**, 6 (1957). Dtsch. Zahn-, M. u. K. **28**,

325 (1958). — SALOMAO, A.: O problema do prematuro no proventorio. Arq. mineir. Leprol. 11, 142 (1951). Ref. Int. J. Leprosy 21, 409 (1953). — Eritema nodoso de eriologia leprotica em crianca. Arq. mineir. Leprol. 11, 211 (1951). Ref. Int. J. Leprosy 21, 411 (1953). — SALZANO, F. M.: Blood groups and leprosy. J. Med. Genet. 4, 102 (1967). Ref. Int. J. Leprosy 36, 117 (1968). — SAMPAIO, M.: Atrofias cutaneas extensas e difusas de etiologia leprosa. Trab. Soc. port. Derm. Ven. 7, 77 (1949). Ref. Int. J. Leprosy 20, 151 (1952). — SANCHEZ, J.: Lepromatous leprosy with lesions resembling nodular subepidermal fibrosis. Int. J. Leprosy 33, 179 (1965). — SATO, E.: Blutgruppe und Lepra. La Lepro 18, 65 (1949). — SATO, S.: Zur morphologischen Studie der Schweißdrüsen bei Lepra. Jap. J. Derm. 43, 107 (1938). — SATO, S., A. MAYAMA, T. SUZUKI, and S. MATSUMOTO: AB0 type and S type of lepra patients, especially relationship amoung relatives. La Lepro 18, 65 (1949). Ref. Int. J. Leprosy 19, 390 (1951). — SAÚL, A.: Kindliche Lepra S. 45. Dermatología (Mex.) 1, 3 (1957). Derm. Wschr. 5, 134 (1960). — Lepra infantil; estudio de un caso tuberculoide. Dermatologia (Mex.) 2, 45 (1958). Ref. Int. J. Leprosy 28, 86 (1960). — Los casos dimorfos de lepra. Una etapa en la evolucion de un caso ? Dermatologia (Mex.) 10, 465 (1965). Ref. Int. J. Leprosy 35, 530 (1967). — Talidomida en el tratamiento de la reaccion leprosa. Primeras observaciones en Mexico. Medicina (Mex.) 47, 353 (1967). Int. J. Leprosy 36, 108 (1968). — SAUL, A., R. AGUILAR, J. NOVALES y O. RODRIGUEZ: Reaccion de Medina. Intentos de interpretacion actual. Dermatologia (Mex.) 11, 24 (1967). Ref. Int. J. Leprosy 36, 114 (1968). — SCHALLER, K. F.: Die Lepra und ihre Bekämpfung. Z. Haut- u. Geschl.-Kr. 38, 16, 33 (1965). — SCHUJMAN, S.: Transformation of tuberculoid to lepromatous leprosy. Int. J. Leprosy 20, 119 (1952). — Estudio evolutio del estado immunologica en los casos lepromatosos beneficiados con diversos medicamentos antileprosos. Ref. Int. J. Lepros 21, 125 (1953). — El valor del estudio immunologico en la lepra. Ref. Int. J. Leprosy 22, 364 (1954). — The use of dilute intigens in lepromin tests. Int. J. Leprosy 23, 291 (1955). — El problema de la transformation de lepra tuberculoide en lepromatosa; consideraciones sobre dos casos observados. Leprologia (Mex.) 1, 60 (1956). Ref. Int. J. Leprosy 25, 290 (1957). — SCHULZ, E.: Das Schicksal der Leprakranken. Öff. Gesundh.-Dienst 20, 161 (1958). Ref. Int. J. Leprosy 27, 396 (1959). — SCHULZ, E. J.: Ichthyosiform conditions occuring in leprosy. Brit. J. Derm. 77, 151 (1965). — SEHGAL, V. N., and B. Dube: Secretion of blood-group-specific substances in the salvia of leprosy patients. Int. J. Leprosy 35, 375 (1967). — SEHGAL, V. N., J. S. MATHUR, and N. S. N. RAO: A.B.0. blood groups in leprosy. Leprosy Rev. 37, 221 (1967). — SENTHILES, L.: A propos des formes indeterminees de lepre. C. R. Inst. Marchoux 7, 33 (1967). Ref. Int. J. Leprosy 35, 530 (1967). — SHESKIN, J.: Thalidomide in the treatment of lepra reactions. Clin. Pharm. Therap. 6, 303 (1965). Ref. Int. J. Leprosy 34, 87 (1966). — Further observation with thalidomide in lepra reactions. Leprosy Rev. 36, 183 (1965). Ref. Int. J. Leprosy 34, 207 (1966). — SHESKIN, J., u. J. CONVIT: Therapie der Lepra — Reaktion mit Thalidomid. Eine Doppelblind-Studie. Vorläufige Mitteilung. Hautarzt 17, 548 (1955). Ref. Int. J. Leprosy 35, 535 (1967). — SHESKIN, J., and F. SAGHER: The present status of thalidomide treatment in lepra reaction and leprosy. IX. Intern. Leprosy-Congress London, 16..21. 9. 1968, Abstracts XIV, 161. — SHUTTLEWORTH, J. S.: Clinical studies in the use of cortisone and corticotropin in the reactive episodes of leprosy. Int. J. Leprosy 24, 129 (1956). — SIMONS, R. D. G. PH.: De maligne contagieuse morbus Hansen of lepra en de benigne contagieuse hansenide. Arch. belges Derm. 4, 1 (1948). Ref. Int. J. Leprosy 17, 158 (1949). — Enkele clinische gegevens over een 87-tal lepralijders. „Biotropisme indirecte lépreuse" der anti-syphilitische behandeling. Photosensibilisatieproef op de na lepra. Ned. T. Geneesk. 92, 1612 (1948). Ref. Int. J. Leprosy 18, 287 (1950). — Über die sog. Prodrome der Lepra. Dermatologica 99, 164 (1949). Ref. Int. J. Leprosy 18, 434 (1950). — A case of anesthetic leprosy with a primary lesion following trauma, with a hitherto undescribed leucoderma leprosa latens. Int. J. Leprosy 19, 501 (1951). — SINGH, G., and D. OJHA: Leprosy and AB0 blood groups. J. Med. Genet. 4, 107 (1967). Ref. Int. J. Leprosy 36, 117 (1968). — SKINSNES, O. K.: The immunological spectrum of leprosy. Leprosy in Theory and Practice. Edit. R. G. COCHRANE and T. F. DAVEY. Bristol: John Wright 1964. — SLOAN, N. R.: Leprosy. J. Amer. Med. Ass. 157, 170 (1955). Ref. Int. J. Leprosy 23, 224 (1955). — SMITH, D. T.: Leprosy and tuberculosis. Cincinnati J. Med. 32, 163 (1951). Ref. Int. J. Leprosy 20, 396 (1952). — DE SOUZA, P. RATH: Contribuição ao estudo histopatológico de lepra dimorfa („borderline"). Ref. bras. leprol. 28, 70 (1960). — Contribuicao ao etsudio histopatologica da lepra diforma (Borderline). Rev. bras. Leprol. 28, 367 (1960). — SOUZA-ARAUJO, H. C. DE: Estudo bacteriologico de escarros de leprosostuberculosos em tratamento com a estrepromicina. Mem. Inst. Osw. Cruz 46, 669 (1948). Ref. Int. J. Leprosy 17, 170 (1949). — Leprosy, its probable transmission by arthropods. Int. J. Leprosy 21, 291 (1953). — Evolucao de um caso de lepra em 40 anos; autoobservacao de L.A.C. Rev. bras. Med. 17, 710 (1960). Ref. Int. J. Leprosy 29, 377 (1961). — SOUZA CAMPOS, DE, N.: Aspects cliniques de la lèpre tuberculoide chez l'enfant. Rev. bras. Leprol. 5, Special Number 99 (1937). — Resultado do „Leprolin test" nos preventarios de filos de leprosos. Rev. bras.

Leprol. **6**, 31 (1938). — Evolucao rara dois casos de lepra na infancia. Rev. Urug. Derm. sifil. **9**, 114 (1938). — Lepra tuberculóide reacional. Rev. bras. Leprol. 8, Spec. No. 251 (1940). — Consideracoes em tornc de um caso de lepra na infancia. Rev. bras. Leprol. **9**, 411 (1941). Int. J. Leprosy **15**, 359 (1947). — Contribuicao ao estudo clinico da lepra dimorfa. Arq. min. Leprol. **20**, 354 (1960). — Contribuiçâo ao estudo clínico da lepra diforma. Rev. bras. Leprol. **28**, 61 (1960). — Aspectos clinicos, epidemiologicos e profilatico de determinadas formas do tipo tubercoluid type of leprosy. Summary in Proc. 7th Intern. Congr. Trop. Med. & Malaria, Rio de Janeiro, 1—11 Sept 1963, Vol. 3, pp. 53—54. Ref. Int. J. Leprosy **35**, 90 (1967). — SOUZA CAMPOS, DE, N., y L. DE SOUZA LIMA: Lepra na infancia. Serviço Nacional de lepra. Rio de Janeiro (1950). — SOUZA LIMA, DE, L., y F. L. ALAYON: Sobre a significaçâo patológica das lesóes incarateristicas (Maculares simples). 5a Mongrafia dos Arquivos do sanatorio ,,Padre Bento", p. 285. Sâo Paulo: Empresa Gráfica da ,,Revista dos tribunais" Ltda 1941. — SOUZA LIMA, DE, L., and N. DE SOUZA CAMPOS: Lepra tuberculoide. Estudo clinico-histopatologico. Sâo Paulo: Editora Renascença S.A. 1947. — Spontaneous desappearance of skin lesions; positive smears without lesions. Int. J. Leprosy **23**, 197 (1955). — SPICKETT, S. G.: Studies on demodex folliculorium Simon (1842). I. Life history. Parasitology **51**, 181 (1961). — Mykobakt. Leprae kann durch arthropode Ektoparasiten übertragen werden. Demodex folliculorum im Darm säurefester Bazillus. Leprosy Rev. **32**, 263 (1961). — Genetics and the epidemiology of leprosy. I. The incidence of leprosy. Leprosy Rev. **33**, 76 (1962). Int. J. Leprosy **31**, 115 (1963). — Genetics and the epidemiology of leprosy. II. The form of leprosy. Leprosy Rev. **33**, 173 (1962). Ref. Int. J. Leprosy **31**, 269 (1963). — Proposals for future studies in genetics. Leprosy Rev. **38**, 109 (1967). Ref. Int. J. Leprosy **35**, 421 (1967). — Starists' nomenclature. (United States.) Int. J. Leprosy 21, 103 (1953). — STEIGER, R., P. RICHE, P. DE BEER et J. LOBSTEIN: Une dermatose erythematosquameuse apparune brusquement s'avere etre une lepre. Guerson clinique par les sulfones. Bull. Soc. franç. Derm. Syph. **67**, 156 (1960). Ref. Int. J. Leprosy **29**, 537 (1961). — STEIN, A. A.: Zur Morphologie der Leprareaktion; I. Histologische Veränderungen bei dem I. Typus von Leprareaktionen. Int. J. Leprosy 7, 149 (1939). Zit. R. Richter. — STEINIGER, F.: Die erbliche Disposition bei der Entstehung der Lepra. Z. menschl. Vererb.- u. Konstit.-Lehre **25**, 245 (1941). — Ref. Int. J. Leprosy **16**, 498 (1948). — SUSMAN, I. A.: A limited investigation into the significance of the site of the first lesions in leprosy. Leprosy Rev. **38**, 37 (1967). Ref. Int. J. Leprosy **35**, 218 (1967). — SYMMERS, W. ST. C.: Sudden appearance of a lepromatous eruption during prolonged administration of stilbestrol in a case of unsuspected leprosy. Int. J. Leprosy **19**, 37 (1951).

TARABINI, C. G., y J. GUILLEN: Manifestationes similtuberculosas en hansenaianos lepromatosos. Rev. Leprol. Fontilles 5, 635 (1962). Ref. Int. J. Leprosy **32**, 223 (1964). — TAYLOR, C. E., E. P. ELLISTON, and H. GIDEON: Asymptomatic infections in leprosy. Int. J. Leprosy **33**, 716 (1965). — TAYLOR, C. E., J. H. HANKS, H. MOSES, M. C. MITTAL, and L. KANT: The antigenic components of lepromin as assayed in guinea-pigs. Int. J. Leprosy **28**, 284 (1960). — TEICHMANN, G. O.: What of the children? Leprosy in India **20**, 103 (1948). Ref. Int. J. Leprosy **18**, 115 (1950). — A study of lepra reactions. Leprosy Rev. **20**, 89 (1949). Ref. Int. J. Leprosy **18**, 286 (1950). — TERENCINO DE LAS AGUAS, J.: Lesions cutaneas de estructura tuberculosa en enferma de lepra. Rev. Leprol. Fontilles **5**, 113 (1960). Ref. Int J. Leprosy **30**, 222 (1962). — THEVENARD, A., J. DELARUE et J. M. MARQUES: Deux cas stéréotypes de lépre tuberculoide au même foyer, a Tahiti. Polynévrite sensitivomotorice parcellaire de l'hémiface droite et hypertrophie homolatérale du plexus cervical superficial. Rev. Neurologique **82**, 245 (1950). Ref. Int. J. Leprosy **20**, 283 (1952). — TIANT, F. R.: Diagnostico precoz de la lepra. Bol. Soc. cubana Derm. Sif. **12**, 134 (1955). Ref. Int. J. Leprosy **25**, 78 (1957). — TISSEUIL, J.: Deux types de lèpre cutanée tertiaire, dermique rouge en nappe hypodermique blanche cn nodule. Bull. Soc. Path. Exot. **40**, 147 (1947). Ref. Int. J. Leprosy **16**, 410 (1948). — TOLENTINO, J. G.: Acute reactions in leprosy. Int. J. Leprosy **31**, 541 (1963). — Acute manifestations of leprosy. Int. J. Leprosy **33**, 570 (1965). — TORSUEV, N. A.: Rolle u. Aufgaben der Dermatovenerologen im Kampf gegen die Lepra. Astrachaner Kongreß 1952. Vestn. Vener. Derm. 28 (1954). — Rolle u. Aufgaben der Dermatologen im Kampf gegen die Lepra. Astrachaner Kongreß 1952. Medizinisches Institut der Universität Daghesta unter Prof. ROSSAU † haben sich um die Lepra sehr verdient gemacht. Leprosarium des Min. f. Gesundheitsschutz, Rostow u. Lehrst. f. Haut- u. Geschlechtskr. Med. Inst. Rostow). Vestn. Vener. Derm. 28—29 (1954). R. Med. Sowjetu. **2**, 394 (1955). — TOUZIN, R., et R. MERLAND: Elimination de la ,,Sulfone Mère" par le lait de femme. Conduite à tenir vis-à-vis de l'enfant issu de lepreux. Méd. Trop. (Marseilles) **12**, 536 (1952). Ref. Int. J. Leprosy **22**, 360 (1954). — TRAUTMAN, J. R.: The management of leprosy and its complications. New Engl. J. Med. **273**, 756 (1968). — TRESPALACIOS, F., y M. A. GONSALEZ PRENDES: Primeros sintomas y edad probable de contagio en lepra. Estudio de 315 casos asilados en el Hospital San Lazaro de la Habana. Rev. Sir., Leprol. Dermat. **3**, 38 (1946). Ref. Int. J. Leprosy **17**, 343 (1949). — TROTTER, M.: Regional differentiation in alopecia of the eyebrows in lepromatous leprosy. Int. J. Leprosy **25**, 56 (1957).

UCHIDA, M., and E. SHIONUMA: On the relation between acute iridocylitis and erythema nodosum in leprosy patients. La Lepro 25, 143 (1956). Ref. Int. J. Leprosy 25, 291 (1957).
VACHON, R., et J. COUDERT: Léprides en traînées pigmentes. Bull. Soc. franç. Derm. Syph. 55, 157 (1948). Ref. Int. J. Leprosy 18, 288 (1950). — VARMA, A. K., and B. G. PRASAD: Some observations on the age at onset of leprosy. Leprosy Rev. 38, 235 (1967). Ref. Int. J. Leprosy 36, 104 (1968). — VERMA, B. S., and A. V. DOUGRE: Blood groups and leprosy. Leprosy Rev. 36, 211 (1965). — VINCENT, M.: Contribution a l'etude de la protection des enfants de lepreux contagieux vivant en leproserie. Mimeographed. Int. J. Leprosy 28, 482 (1960). — VOGELSANG: An experience of Hansen. Int. J. Leprosy 20, 543 (1952).
WADE, H. W.: Tuberculoid changes in leprosy. II. Lepra reactions in tuberculoid leprosy. Int. J. Leprosy 2, 279 (1934). — Relapsed and borderline cases of tuberculoid leprosy. Leprosy Rev. 12, 3 (1941). — The Michigan inoculation cases. Int. J. Leprosy 16, 465 (1948). — Accidental exposure to infection. Int. J. Leprosy 17, 313 (1949). — Reactions to tuberculin in leprosy. Int. J. Leprosy 18, 373 (1950). — (Klassifizierungsdifferenzen). Intern. J. Leprosy 20, 388 (1952). — The persistent problem of latent leprosy. Rev. argent. Dermatosif. 35, 105 (1951). Int. J. Leprosy 20, 552 (1952). — The original publications on the Mitsuda test. Int. J. Leprosy 21, 363 (1953). — The histopathology of the lesions of erythema nodosum leprosum. Int. J. Leprosy 21, 613 (1953). — Hitherto unnoted features of "borderline" cases. Int. J. Leprosy 22, 469 (1954). — Symposium on impermanent or nonexistent lesions. Int. J. Leprosy 23, 192 (1955). — Induction of lepromin reactivity ba repeated lepromin testing. Int. J. Leprosy 23, 310 (1955). — Rundfrage: Damaged ear cartilage and type of the disease. Int. J. Leprosy 24, 321 (1956). — Editorials: The lepromin reaction and nonspezific reactivity to tuberculin. Int. J. Leprosy 24, 464 (1956). — Question of optimal site for the lepromin test. Int. J. Leprosy 25, 51 (1957). — What is an "active" case of leprosy ? Int. J. Leprosy 25, 52 (1957). — Regional differentiation in alopecia of the eyebrows in lepromatous leprosy. Int. J. Leprosy 25, 53 (1957). — The first phase of Borderline transformation the so-called "relapsed tuberculoid" condition. Int. J. Leprosy 28/2, 105 (1960). — The status of borderline leprosy. Int. J. Leprosy 29, 511 (1961). — WADE, H. W., and V. LEDOWSKY: The leprosy epidemic at Nauru; A review with data on the status since 1937. Int. J. Leprosy 20, 1 (1952). — WADE, H. W., and J. LOWE: The type-distribution of patients at the Purulia leper colony. Leprosy in India 9, 39 (1939). — WADE, H. W., and S. R. PERRIN: A case of advanced borderline leprosy reevaluation of case orginally reported as lepromatous. Int. J. Leprosy 29, 460 (1961). — WADE, H. W., and I. N. RODRIGUEZ: Borderline tuberculoid leprosy. Int. J. Leprosy 8, 307 (1940). — WALCOTT, R. R.: Erythema nodosum in leprosy. Int. J. Leprosy 15, 380 (1947). — WALZER, R. A., and F. R. NATARO: Lepromatous panniculitis. Arch. Derm. 84, 960 (1961). Ref. Int. J. Leprosy 30, 221 (1962). — WANG, C. Y.: The influence of physical labour on the course of leprosy; a clinical study. Chinese J. Derm. 8, 84 (1960). Ref. Int. J. Leprosy 30, 378 (1962). — WARREN, L. H.: Regional differentiation in alopecia of the eyebrows in lepromatous leprosy. Int. J. Leprosy 25, 67 (1957). — WATERS, M. F. R., and D. S. RIDLEY: Necrotizing reactions in lepromatous leprosy a clinical and histologic study. Int. J. Leprosy 31, 418 (1963). — WAYSON, N. E.: Leprosy: Observatious on its epidemiology in Hawaii. U.S. Treasury Department, Public Health Service Bulletin, No: 212, 1934. — Regional differentiation in alopecia of the eyebrows in lepromatous leprosy. Int. J. Leprosy 25, 56 (1957). — WHARTON, L. H.: Leprosy survey of school children in British Guinea. Leprosy Rev. 18, 30 (1947). Ref. Int. J. Leprosy 15, 491 (1947). — WHEATE, H. W.: (Caution regarding erythema nodosum leprosum.) Leprosy. Rev. 29, 60 (1958). Ref. Int. J. Leprosy 26, 176 (1958). — First WHO Expert Committee Meeting. 20, 392 (1952). — WHO Expert Committee on Leprosy; First Report. WHO Tech. Rep. Ser. No. 71, 19 (1953). — WILSON, C. J.: Leprosy an cockroaches. E. Afr. Med. J. 23, 385 (1946). Ref. Int. J. Leprosy 15, 229 (1947). — WIRADIKARTA, D., u. A. DARWIS: Die tuberculoide lepra. (Ihre klinische und therapeutische Bedeutung). Acta Dermato-venereol. 27, 307 (1947). Ref. Int. J. Leprosy 17, 493 (1949). — WISE, H. S.: Genesis of nasal perforation in lepromatous leprosy; its prevention and care. Arch. Otolaryng. 59, 306 (1954). Ref. Int. J. Leprosy 22, 478 (1954). — WOLCOTT, R. R.: Regional differentiation in alopecia of the eyebrows in lepromatous leprosy. Int. J. Leprosy 25, 57 (1957). — WORTH, R. M.: Leprosy in children born at Kalaupapa. Hawaii Med. J. 19, 403 (1960). Ref. Int. J. Leprosy 28, 483 (1960). — WYSS, T.: New Method of nose reconstruction. Leprosy Rev. 35, 47 (1964). Ref. Int. J. Leprosy 33, 128 (1965).
YOUKAH, J. A. K.: Observatious on the frequencies of AB0 and Rh in leprous and non-leprous persons in Ghana. Leprosy Rev. 36, 73 (1965). — YOKOTA, T.: The observations of the healthy (untainted) children isolated from their leprosy parents. La Lepro 23, 147 (1954). Ref. Int. J. Leprosy 23, 96 (1955). — YOSHIE, Y.: Lepra in upper respiratory organs. La Lepro 18, 30 (1949). Ref. Int. J. Leprosy 19, 260 (1951). — Clinical and histopathological studies on leprosy of the larynx. Part I. Clinical studies on leprosy of the larynx. La Lepro 24, 392 (1955).

ZAMUDIO, V. L.: Algunos problemas quinesiologicos de las manos de los enfermos hansenianos. Dermatologia, (Mex.) **1**, 23 (1956). Ref. Int. J. Leprosy **25**, 292 (1957). — ZIRILLI, L.: Sul valore diagnostico della intradermo-resorcino-reazione nella lepra. Riforma Méd. (Naples) **63**, 994 (1949). Ref. Int. J. Leprosy **19**, 96 (1951).

Viscerale Lepra

AGUIRRE, A., E. LOPEZ y H. CASTRO: Lesiones hepaticas en lepra. Int. J. Leprosy **21**, 615 (1953). — ARCURI, F., e C. CANNATA: L'eliminazione giornaliera dei 17-chetosteroidi urinari nella lebbra. Acta med. ital. Mal. infett. **7**, 1 (1952). Ref. Int. J. Leprosy **22**, 241 (1954). — ARCURI, E., e O. FERRINI: Jodoprotidemia nella lebbra. Acta med. ital. Mal. infett. **7**, 253 (1952). Ref. Int. J. Leprosy **22**, 361 (1954). — ARCURI, F., e R. INZERILLO: La disprotidemia nella lebbra. Studio elettroforetico del siero nelle diverse forme cliniche di lebbra prima e dopo terapia con tiosemicarbazone. Acta med. ital. Mal. infett. **7**, 29 (1952). Ref. Int. J. Leprosy **22**, 240 (1954). — ARJONA, E., A. GARCIA PÉREZ, GOMEZ ORBANEJA u. a.: Proteinas plasmaticas en las distinatas formas clinicas de la lepra. Int. J. Leprosy **21**, 618 (1953). — ARNING, E.: Tuberculoid changes in the viscera. Int. J. Leprosy **4**, 102 (1936). — ASH, J. E.: The lymph node in tropical diseases. Amer. J. Trop. Med. **27**, 483 (1947). Ref. Int. J. Leprosy **18**, 124 (1950).
BASOMBRIO, G. A.: Estudio de las adenopatias en la lepra. Semana Méd. **38**, 1213 (1931). — BASSET, A., et C. ALBAHARY: Sur un cas de lèpre cutanéo-ganglionnaire. Bull. Soc. franç. Derm. Syph. **57**, 172 (1950). Ref. Int. J. Leprosy **19**, 375 (1951). — BECHELLI, L. M.: Contribucao ao estudo da lepra hepatica. Rev. bras. Leprol. **22**, 1 (1954). Ref. Int. J. Leprosy **23**, 225 (1955). — BECHELLI, L. M., e R. SAPUPPO: Exploracao funcional do figado nos doentes lepromatosos com a prova da galactose, Reacao de Takata, Reacao de Takata-Ucko, Reacaos de Hijmans V. D. Bergh e prova da santomina. Rev. bras. Leprol. **11**, 221 (1943). Ref. Int. J. Leprosy **15**, 365 (1947). — BEDDOW, R. M., and I. L. TILDEN: Malabsorption syndrome due to amyloidodsis of the intestine secondary to lepromatousus leprosy, report of a case. Ann. Intern. Med. **53**, 1017 (1960). Ref. Int. J. Leprosy **30**, 104 (1961). — BERGOT, J., J. NICOLI, P. ZIEGLER et J. DEMARCHI: Etude electrophoretique et immuno-electrophoretique des proteins seriques dans la lepre. Bull. Soc. path. exot. **55**, 776 (1963). — BETOURNE, C., J. VALLIN, M. GENTILINI et F. HAYEM: Lèpre lépromateuse à localisation hépatique. Bull. Soc. méd. Hôp. Paris **115**, 535 (1964). — BINAGHI, G.: Il mielogramma nella lebbra. Arch. ital. Sci. med. trop. e Parasit. **31**, 46 (1950). Ref. Int. J. Leprosy **20**, 165 (1952). — BLACK, S. H., and O. E. DENNY: Comment on tuberculoid changes in the viscera. Int. J. Leprosy **4**, 104 (1936). — BOENJAMIN, R.: A study of vitamin A and carotenoids and of vitamin C in the blood serum of leprosy patients and of their healthy housemates. Int. J. Leprosy **20**, 53 (1952). — BONCINELLI, U., e L. PEROSA: Proteinuria di Bence-Jones nella malattia di Hansen. Ann. ital. Derm. Sif. **8**, 241 (1953). Ref. Int. J. Leprosy **23**, 234 (1955). — BONOMO, L., F. DAMMACCO, L. PINTO, and G. BARBIERI: Thyroglobulin antibiodies in leprosy. Lancet **2**, 807 (1963). — BONOMO, L., F. DAMMACCO, A. TURSI, and G. BARBIERI: Lupoid features in case of leprosy. Int. J. Leprosy **35**, 65 (1967). — BONOMO, L., A. TURSI, and F. DAMMACCO: Charaterization of the antibodies producing the homogeneous and the speckled fluorescence patterns of cell nuclei. J. Lab. and Clin. Med. **66**, 42 (1965). — BONOMO, L., A. TURSI, G. TRIMIGLIOZZI, and F. DAMMACCO: L. E. cells and antinuclear factors in leprosy. Brit. med. J. **2**, 689 (1965). — BROWNE, S. G.: The liver in leprosy. Ibanan, Nigeria, December 7 (1962). Ref. Int. J. Leprosy **31**, 119 (1963). — The liver in leprosy: a review. West Afr. Med. J. **13**, 35 (1964). Ref. Int. J. Leprosy **32**, 460 (1964). — BRU, P., et R. ROLLIER: La ponction-biopsie du foie dans lepre. Etude de 38 cas trairés ou non traités. Maroc. Med. **36**, 1157 (1957). Ref. Int. J. Leprosy **28**, 92 (1960). — Etude histologique des manifestations hepatiques de la lepre lepromateuse. Sem. Hop. Paris (Arch. Anat. Path.) **9**, 279 (1961). Ref. Int. J. Leprosy **32**, 95 (1964). — BRUN, R., J. GAY-PRIETO, and W. JADASSOHN: Ionophoresis apparatus and technique of the transpiration test for the diagnosis of leprosy. Schweiz. Med. Wschr. **89**, 179 (1969). Ref. Int. J. Leprosy **28**, 338 (1960). — BÜNGELER, W.: Die pathologische Anatomie der Lepra. III. Mitteilung. Über pathologisch-anatomische Befunde bei der tuberkuliden Lepra und beim uncharakteristischen Infiltrat (u. I.). Virchows Arch. **310**, 576 (1943). — BUSH, O. B.: C-reactive protein in leprosy. Int. J. Leprosy **26**, 233 (1958).
CAESAR, R.: Die Feinstruktur von Milz und Leber bei experimenteller Amyloidose. Z. Zellforsch. **52**, 653 (1960). — CALKINS, E.: Rheumatoid disease and leprosy. Int. J. Leprosy **29**, 117 (1961). — CAMAIN, R., A. BASSET, and M. BASSET: The value of hepatic punch biopsy in leprosy in West Africa. Int. J. Leprosy **31**, 521 (1963). — CAMAIN, R., P. KERBASTARD et J. DEVAUX: Ponctions-biopsies hépatiques chez des lépreux non traites et des «contacts de lépreux». Bull. Soc. Path. exot. **50**, 351 (1957). — CAMPOS, J. R.: Lesions viscerales en lepra tuberculoide. Arch. peruanos Path. y Clin. **1**, 331 (1947). Ref. Int. J. Leprosy **16**, 505 (1948). — CAMPOS, JORGE R. DE C., and S. MARINO MOLINA: Visceral tuberculoid leprosy. Int. J. Leprosy **18**, 351 (1950). — CASTANE DECOUD, A., V. ANANOS, A. FRACCHIA y R. FRACCHIA:

Esdudio de los vasos linfaticos en la lepra lepromatosa. Leprologia (B. Aires) 8, 151 (1963). Ref. Int. J. Leprosy 33, 130 (1965). — OLMOS CASTRO, N., and P. B. ARCURI: Immunologic mechanism of the accelerated formation of the tubercle. A clinical study. Int. J. Leprosy 31, 218 (1963). — OLMOS CASTRO, N., y A. A. BONATTI: Reacción serilógica cuantitativa en lepra indeterminada. Rev. argent. Dermatosif 33, 157 (1949). — Contribution to the study of the serology of leprosy. Int. J. Leprosy 19, 309 (1951). — Acerca de la propiedad floculante de los sueros leprosos. Rev. argent. Dermatosif. 29, 290 (1945). — CATHCART, E. S., R. C. WILLIAMS, H. ROSS, and E. CALKINS: Cit. MATTHEWS. Am. J. Med. 31, 758 (1961). — CERQUEIRA, R. PEREIRAPAULO, NEVES, ARMADO NETO, A. HISSA: Funcao renal na lepra. Int. J. Leprosy 16, 296 (1948). — CHATTERJEE, M. L., and N. SEN: The nature of chemical substances, present in maculoanesthestic lesions of leprosy. Bull. Calcutta Sch. Trop. Med. 4, 126 (1956). — CHATTERJEE, M., N. R. SEN, K. R. CHATTERJEE, and N. MUKERJEE: The nature of chemical substance present in tuberculoid lesions of leprosy. Bull. Calcutta Sch. Trop. Med. 4, 71 (1956). — CHATTERJEE, S. N.: Muscular wasting in leprosy and its peculiarities. Int. J. Leprosy 31, 280 (1963). — Mechanism of muscular wasting in leprosy. Int. J. Leprosy 31, 303 (1963). — CHAKRAVARTI, H.: Studies on plasma protein. IV. Leprosy. Indian Med. Gaz. 66, 196 (1951). — CHENEBAULT, J., et R. ROLLIER: La pathologie pulmonaire des lépreux étude radioclinique. R. Sem. Hôp. Paris 35, 2700 (1959). — CHINI, V.: Granulomatosi tubercoloide cutanea e muscolare riferibile a sarcoidosi clinicamente atipica. Policlinico, Sez. Prat. 68, 461 (1961). — COHEN, A. S., and E. CALKINS: Electron microscopic observations on a fibrous component in amyloid of diverse origins. Nature 183, 1202 (1959). — COLLIER, W. A., S. J. BUENO DE MESQUITA, and E. VAN ZANTEN: Quantitative cold complement fixation by blood sera of leprosy patients. Trop. geogr. Med. 10, 171 (1958). Ref. Int. J. Leprosy 27, 410 (1959). — CONTRERAS DUENAS, F., y C. RODRIGUEZ PASCUAL: Hemoglobinuria paroxistica coincidiendo con leproreaccion. Rev. Leprol. Fontilles 2, 319 (1946). Ref. Int. J. Leprosy 18, 118 (1950). — CONTRERAS, F., J. TERENCIO, J., GUILLEN, u. a.: Las reacciones de Hanger, Gross, cadmio y formol-gelificacion en sueros de enfermos de Hansen. Rev. Leprol. Fontilles 3, 519 (1955). — CONTRERAS RUBIO, F.: La histopatologia de la amiloidosis en la enfermedad de Hansen. (Histopathology of amyloidosis in leprosy.) Rev. Leprol. Fontilles 5, 679 (1963) (From doctorate thesis). Ref. Int. J. Leprosy 32, 349 (1964). — CONTRERAS, R. F., G. TARABINI y J. TERENCINO: Estudio histologico de nefrois y amiloidosis en lepra. Rev. Leprol. Fontilles 5, 1 (1960). Ref. Int. J. Leprosy 29, 543 (1961). — CONVINT, J., J. J. ARVELO, S. MENDOZA: Lepromatous myositis. Int. J. Leprosy 28, 417 (1960). — COURERAS RUBIO, F.: La histopatologia de la amiloidosis en la enfermedad de Hansen. Rev. Leprol. Fontilles 5, 679 (1963). — COURMES, E., et M. BENZ: Diagramme protéique de M. F. JAYLE et J. BADIN. Electrophorèse du sérum dans la lèpre. (The protein diagram of JAYLE and BADIN; electrophoresis of the blood serum in leprosy.) R. Arch. Inst. Past. Gu. 43—72 (1959). Ref. Int. J. Leprosy 28, 201 (1960).

DAVISON, A.: Acute edema of gands and feet in leprosy. Int. J. Leprosy 29, 29 (1961). — DHAR, S. K.: Choline esterase of blood in leprosy. Indian J. Physiol. 6, 130 (1952). Ref. Int. J. Leprosy 23, 106 (1955). — DHARMENDRA: Notes on leprosy. New Delhi: Ministry of Health, Gouvernment of India 1960. — DHOPLE, A. M., and N. G. MAGAR: Studies in the blood chemistry of leprosy. Leprosy in India 34, 299 (1962). Ref. Int. J. Leprosy 32, 95 (1964). — Serum proteins in leprosy. Indian Med. J. Res. 51, 476 (1963). Ref. Int. J. Leprosy 32, 225 (1964). — DINIZ, O., J. MARIANO y F. E. RABELLO: Atlas de leprologia. Rio de Janeiro: National Service of Health Education, 1960. — DOULL, J. A., J. G. TOLENTINO, R. S. GUINTO, L. M. RODRIGUEZ, L. M. LEANO, J. V. FERNANDEZ, J. N. RIVERA, T. T. FAJARDO JR.: Clinical evaluation studies in lepromatous leprosy. Int. J. Leprosy 35, 128 (1967). — DOULL, J. A., J. G. TOLENTINO, J. N. RODRIGUEZ, R. S. GUINTO, J. N. RIVERA, J. V. FERNANDEZ, and M. C. MABALAY: Clinical evaluation studies in lepromatous leprosy. Int. J. Leprosy 33, 186 (1965). — DOUTRELEPONT, J., u. M. WOLTERS: Beitrag zur visceralen Lepra. Dtsch. med. Wschr. 22, 901 (1896).

EBNER, H.: Licht- und elektronenmikroskopische Untersuchungen über das Amyloid der Haut. Z. Haut. u. Geschl.-Kr. 43, 833 (1968). — ENSELME, J. MARIE-SUZANNE, et J. TIGAUD: Etude électrophorétique des protéines sériques de rats atteints de lèpres murines. Electrophoretic study of serum proteins of rats effected with murine leprosy. Comp. rend. Soc. Biol. 151, 1220 (1957). — ENSELME, J., and J. Tigaud: Chemical study of the serum proteins in leprosy. Rev. Lyon Med. 7, 659 (1958).

FENNEL, E. A.: Thymol turbidity test. A new indicator of liver dysfunction. Staff Meet., The Clinic, Honolulu 13, 76 (1947). — FERRAND, B.: La ponction biopsie du foie dans la lepre. (Liver puncture biopsy in leprosy.) Bull. Soc. Path. exot. 47, 203 (1954). Ref. Int. J. Leprosy 23, 226 (1955). — FITE, G. L.: Leprosy from the histologic point of view. Arch. Path. 35, 611 (1943). — FURNISS, A. L.: The lymphglands in leprosy. Indian J. Med. Sci. 7, 475 (1953). — The testis in leprosy. Indian J. Med. Sci. 10, 506 (1956). Ref. Int. J. Leprosy 25, 431 (1957).

Gallego Burin, M.: Aportacion al estudio de la imagen capilar en al leproso. Rev. ibera Parasitol. **10**, 427 (1950). Ref. Int. J. Leprosy **20**, 559 (1952). — Gambini, G., e V. Servino: Considerazioni dulla reazione Takata. Arch. ital. Sci. Med. Col. Parasit. **26**, 15 (1945). Ref. Int. J. Leprosy **17**, 361 (1949). — Garcia Pèrez, A.: Proteinas séricas en lepra. I. Resultados de la reaccion del cadmio en los enfermos de lepra. Actas Dermo-Sif. **43**, 227 (1951—1952). Ref. Int. J. Leprosy **20**, 558 (1952). — Proteinas sérica en los enfermis de lepra. III. Resultados de la reaccion de Takata-Ara. Actas Dermo-Sif. **44**, 127 (1952—1953). Ref. Int. J. Leprosy **22**, 490 (1954). — Garcia Perez, A., M. Aguirre Jaca, C. Hernandez Guio, H. Oliva y V. Navarro: Lepre hepatique. Rev. Internat. Hepatol. **16**, 1353 (1966). Ref. Int. J. Leprosy **35**, 532 (1967). — Gentsch, J.: Rheumaserologische Untersuchungen bei der Psoriasis. Dissertation Würzburg 1965. — Gokhale, B. B.: Histamine in the blood in leprosy. Leprosy Rev. **29**, 155 (1958). Ref. Int. J. Leprosy **27**, 404 (1959). — Gokhale, B. B., and N. B. Kurkure: Phenol red excretion test of kidney function. Indian J. Med. Sci. **12**, 331 (1958). — Gonzalez Medina, K., y E. Alfonso Gordo: Eliminacion de 17-cetoesteroides en la lepra. Int. J. Leprosy **21**, 618 (1953). — Grabstald, H., and L. L. Swan: Genito urinary lesions in leprosy, with special reference to the problem of atrophy of the testes. J. Amer. Med. Ass. **149**, 1287 (1952). Ref. Int. J. Leprosy **21**, 122 (1953). — Guillen, J., et A. Ibars: La reaccion de Takata-Ara en los enfermos de lepra. Fontilles 1947, 601. Ref. Int. J. Leprosy **17**, 169 (1949). — Guimaraes, A. S.: Método de sulfato de cobre para a determinacao do peso especifico de sangue total e de plasma, seu emprego na lepra. Arq. mineir. Leprol. **11**, 102 (1951). Ref. Int. J. Leprosy **21**, 416 (1953). — Do valor do quadro hematologicona lepra. (On the value of the hematologic chart in leprosy.) Arq. mineir. Leprol. **14**, 147 (1954). Ref. Int. J. Leprosy **23**, 349 (1955).

Harada, Y., and S. Takashima: Studies on the lepromatous leprosy, especially, on the lepromatous vasculitis. La Lepro **24**, 297 (1955). — Hashimoto, K., G. Gross, and W. F. Lever: Lichen amyloidoses. Histochemical and electron microscopic studies. J. Invest. Derm. **45**, 204 (1965). — Hashimoto, M., and A. Kozuma: Bone marrow of autopsy cases in leprosy. Kyusu J. Med. Sci. **11**, 65 (1960). Ref. Int. J.Leprosy **29**, 250 (1961). — Hata, O.: The effect of antihistaminic drug on erythrocyte sedimentation rate of leprosy patient. La Lepro **21**, 55 (1952). Ref. Int. J. Leprosy **21**, 274 (1953). — Heinemann, H., Akute Lepra-Reaktion. (Bericht eines Krankheitsfalles mit Bemerkungen zum Auftreten von Lepra in Europa.) Schweiz Acta Tropica **6**, 268 (1949). Ref. Int. J. Leprosy **19**, 96 (1951). — Higuchi, K.: On the amount of vitamin found in tropical lepra patients and co-dwellers blood. La Lepro **18**, 63 (1949). Ref. Int. J. Leprosy **19**, 390 (1951).

Intern. review of experim. pathology. Edit.: G. W. Richter u. M. A. Epstein. 4. Cohen: The constitution and genesis of amyloid. Vol. 4. NewYork-London: Academic Press 1965. — Ishihara, S.: Studies on serum protein of leprosy. Second report. La Lepro **19**, 5, 12 (1950). Ref. Int. J. Leprosy **19**, 508 (1951). — Study on serum in leprosy. La Lepro **19**, 6, 7 (1950). Ref. Int. J. Leprosy **20**, 166 (1952). — Amyloid degeneration in 3 cases of lepra patients. La Lepro **19**, 6, 11 (1950). Ref. Int. J. Leprosy **20**, 166 (1952). — A study of the serum proteins in leprosy. Int. J. Leprosy **21**, 187 (1953). — On inorganic phosphorus, calcium and phosphatase in the leprous serum. La Lepro **22**, 69 (1953). Ref. Int. J. Leprosy **22**, 241 (1954). — A study of myositis interstitialis leprosa. Int. J. Leprosy **27**, 341 (1959). — Ivanowa, N. N.: The ammonia of the urine of leprosy patients. Vop. Leprol i Derm. **18**, 36 (1964). — Iyengar, K. R. K.: Indian J. Med. Res. **7**, 235 (1919).

Jardin, C., et D. Beytout: Etude des proteins seriques du Soudanais hansenien par micoelectrophorese. Essai d'interpretation des resultata. Med. Trop. (Marseilles) **20**, 81 (1960). Ref. Int. J. Leprosy **29**, 127 (1961). — Jiqueti Del Pozo, P.: La ginecomastia en la lepra. Fontilles 4, 283 (1046). Ref. Int. J. Leprosy **15**, 224 (1947). — Job, B. C. K.: Gynecomastia and leprous orchitis a preliminary study. Int. J. Leprosy **29**, 423 (1961). — Job, C. K., A. B. A. Karat, and S. Karat: Gynecimastia in leprosy. Leprosy Rev. **38**, 45 (1967). Ref. Int. J. Leprosy **35**, 229 (1967).

Kabakov, E. N.: Detection of C-reactive protein in cases of leprosy. J. Microbiol. Epidemiol. Immunobiol. **32**, 448 (1961). — Kahn, R. L.: The Kahn universal reaction in leprosy. Int. J. Leprosy **29**, 225 (1961). — Kandhari, K. C., and V. N. Seghal: Electromyographic studies in leprosy and dermatomyositis. Dermatologica Internat. **4**, 96 (1965). Ref. Int. J. Leprosy **35**, 92 (1967). — Kean, B. E., and M. E. Childress: A summary of 103 autopsies on leprosy patients on the Isthmus of Panama. Int. J. Leprosy **10**, 51 (1942). — Kian, S., and G. H. Choa: The blood picture in leprosy. Amer. J. Med. Sci. **217**, 267 (1949). Ref. Int. J. Leprosy **18**, 293 (1950). — Kinnear, A. A., and A. R. Davison: Hormone excretion and liver function in the gynecomastia of leprosy. Int. J. Leprosy **25**, 110 (1957). — Kitamo, Y.: The pH measurement of saliva in leprous patients. La Lepro **21**, 65 (1952). Ref. Int. J. Leprosy **21**, 278 (1953). — Kono, M., H. Tsugami, and H. Sakurai: On serum protein components and leucocyte percentage of erythema nodosum leprosum. La Lepro **21**, 98 (1952). Ref. Int. J. Leprosy **21**, 411 (1953).

Languillon, J., R. Boissan, et O. P. Picard: La C-rective proteine dans la maldie de Hansen. Med. Trop. (Marseilles) 20, 365 (1960). — Languillon, J., H. Plagnol, J. Saboret, J. Gayraud et P. Giraudeau: La foie des lepreux. Bzll. Soc. Path. exot. 59, 22 (1966). Ref. Int. J. Leprosy 35, 414 (1967). — Lechat, M. F., J. Close et E. Robyns: L'electrophorese des proteines seriques chez le lepreux congolais. Ann. Soc. Belge Med. Trop. 41, 535 (1961). — Letterer, E.: Über die geweblichen und humoralen Störungen des Eiweißstoffwechsels. Med. Welt 9 (N.F.) 1—11 (1958). — Levi, S., J. C. Bernard, et A. J. Altopiedi: Amyloidosis gingival en enformes de lepra. Leprologia 11, 21 (1966). — Lim, S. D., and R. M. Fusaro: Leprosy. I. $\beta 2$ A and $\beta 2$ M immunoglobulins in leprosy sera. Arch. Dermat. 89, 86 (1964). — Leprosy. II. IgA and IgM immunoproteins in leprosy sera. Int. J. Leprosy 35, 355 (1967). — Leprosy. III. A comparsion of IgA and IgM immunoproteins of patients with pulmonary tuberculosis and leprosy. Int. J. Leprosy 35, 361 (1967). — Lippi, M.: Le reazioni di Takata-Ara, di Takata-Damhoto e la bilirubinemia nella lepra. Arch. ital. Sci. Med. Trop. Paras. 31, 520 (1950). Ref. Int. J. Leprosy 20, 166 (1952). — Loginov, V. K., and Ju. L. Ioffe: Amyloidosis in leprosy. Cit. Int. J. Leprosy 33, 258 (1965). — Lowe, J.: Indian Med. Gazette 68, 503 (1933). — Tuberculoid changes in lymph nodes in leprosy. Int. J. Leprosy 7, 73 (1939). — Lundin, Frank E., Ross, Hilary, Sister: Electrolyte studies in leprosy. Int. J. Leprosy 26, 252 (1958). — Liver dysfunction in leprosy. Results of the bromsulfalein retention test in 150 cases. Int. J. Leprosy 27, 43 (1959).

Mariano, J.: Estudo comparativo entre o resultado do exame bacterioscopico de suco ganglionar na lepra e o test de Mitsuda. Arq. mineir. Leprol. 1, 297 (1941). Ref. Int. J. Leprosy 16, 114 (1948). — Masanti, J. G.: Secondary amyloidosis in leprosy, amyloidosis and lepra reaction. Medicina (B. Aires) 19, 1 (1959). Ref. Int. J. Leprosy 28, 336 (1960). — Nefropatia amiloidea: insuficiencia renal e hipertension asociadas con amiloidosis renal secundaria en enfermos de lepra. Medicina (B. Aires) 18, 61 (1958). Ref. Int. J. Leprosy 28, 93 (1960). — Nefropatia amiloidea. Leprologia 9, 38 (1964). Ref. Int. J. Leprosy 35, 228 (1967). — Masao Wada: Sudorific action of adrenalin on the human sweat glands and determination of their excitability. Int. J. Leprosy 19, 334 (1951). — Matthews, L. J., and J. R. Trautman: Clinical and serological profiles in leprosy. Lancet 1965 II, 915. — Mauri, A. C., W. A. Hadler y N. Souza Campos: Dosagem das proteinaa do soro em face dos resultados da lepromino-reacao. Rev. bras. Leprol. 15, 137 (1947). Ref. Int. J. Leprosy 18, 122 (1950). — Mauzé, J., et G. Arnaud: L'electrophoróse du sérum de lépreux. Int. J. Leprosy 21, 618 (1953). — L'electrophorese du serum de lepreux. Int. J. Leprosy 22, 55 (1954). — Quelques valeur des dosages des sérum albumine, sérum globuline, chilestérol et calcium chez lépreux. Bull. Soc. Path. exot. 46, 495 (1953). Ref. Int. J. Leprosy 22, 361 (1954). — Mayama, A.: Influence of blood of leprosy patients on growth of some bacteria; comparative study with phagocytosis and agglutination. Sci. Rep. Res. Inst. Tohoku Univ. Series C, 3, 113 (1951). Ref. Int. J. Leprosy 22, 242 (1954). — Electrophoretic studies on the protein distribution in the serum of leprosy patients. Tole of the serum gamma-globulin on the tuberculostatic activity of the whole blood. Rep. Res. Inst. Tuberc. u. Lep. Tohoku Univ. 5, 273 (1954). Ref. Int. J. Leprosy 22, 486 (1954). — Studies in the electrophoretic serum glycoproteins in human leprosy and experimental murine leprosy. La Lepro 26, 160 (1957). — McFadzean, J. A.: Proteinuria in patients with leprosy in Malaya. Trans. Soc. Trop. Med. Hyg. 56, 404 (1962). — Merie, F., J. Susini et A. Ortoli: Le dosage du cuivre dans le serum des lepreux. Bull. Soc. Path. exot. 55, 209 (1962). Ref. Int. J. Leprosy 31, 122 (1963). — Merkien, F.P., F. Cottenot et P. Galistin: Anticorps mis en évidence par immunofluorescence dans des sérums de lèpre humaine. Comp. rend. Acad. Sci. (Paris) 257, 2212 (1963). — Merklen, F. P., C. Mikol et M. Renoux: La sero-agglutination des particules de polystyrene-latex chargees d'hitamine dans la lèpre. Bull. Soc. franç. Derm. Syph. 70, 344 (1963). Ref. Int. J. Leprosy 32, 227 (1964). — De Mesquita, A. P.: Prova foto-oxidasica Seabra na lepra. Imprensa Med. 24, 40 (1948). Ref. Int. J. Leprosy 17, 500 (1949). — Miguel, S., y J. Miro: Estudios sobre lepra visceral. I. El corazon en la lepra. Fontilles 2, 202 (1949). Ref. Int. J. Leprosy 19, 258 (1951). — Miguel, S., A. Roldan, J. Guillen u. a.: Proteinas plasmaticas en la lepra. Int. J. Lebrosy 21, 617 (1953). — Proteins plasmatics en la lepra. Int. J. Leprosy 22, 47 (1954). — Millar, J. W.: Properdin system in leprosy. Int. J. Leprosy 24, 99 (1956). — Missmahl, H. P.: Rektumbiopsie zum Nachweis der Amyloidose. Dtsch. med. Wschr. 88, 1783 (1963). — Diagnose einer primären, prikollagenen Amyloidose mit Hilfe der Rektumbiopsie. Dtsch. med. Wschr. 89, 122 (1964). — Erbbedingte generalisierte Amyloidosen. Dtsch. med. Wschr. 89, 709 (1964). — Strukturanalyse des Amyloids. Nova Acta Leopoldina 31, 79 (1965). — Diagnose der generalisierten Amyloidosen. Dtsch. med. Wschr. 90, 394 (1965). — Mitsuda, K., and M. Ogawa: A study of 150 autopsies on cases of leprosy. Int. J. Leprosy 5, 53 (1937). — Miyata, T., and N. Saito: Enzymatic activities in the serum of leprosy patients. II. The enzymes of glycolysis and metabolic products. La Lepro 32, 141 (1963) (in Japanese, Engl. summary). Ref. Int. J. Leprosy 31, 381 (1963). — Enzymatic activities in the serum of leprosy patients. 1. On phosphatase. La Lepro 32, 192 (1963). Ref. Int. J. Leprosy 32, 95 (1964). — Montestruc,

E.: La «C-reactive protein» dans l'infection lépreuse. (C-reactive protein in leprosy.) R. Bull. Soc. Path. exot. **52**, 561 (1959). Ref. Int. J. Leprosy **28**, 201 (1960). — The C-reactive protein in the serum of lepromatous case in lepra reaction. Ref. Int. J. Leprosy **28**, 140 (1960). — RODRIGUEZ MORENO, D.: Hanseniosis de pulmon. Acta Clin. (Sevilla) 972 (1950). Ref. Int. J. Leprosy **20**, 555 (1952). — MORI, T., K. KOSAKA, and K. DŌMAE: Antigenic analysis of leprosy and murine leprosy bacilli by the Ouchterlony method. Nagashima Arch. Leprosy **6**, 1 (1964) [Japanese; Engl. summary]. — MÜLLER, H.: Canses of death and visceral infection. Int. J. Leprosy **5**, 212 (1937). — MÜLLER, H., en S. MERTODIDJOJO: Doodsoorzalken en viscerale afwijkingen bij lepralijdors in Oost-Java. Geneesk. T. Ned. Ind. **76**, 2174 (1936). — MUELLING, R. J., JR., C. GOETZ, Sister HILARY ROSS: Serum protein patterns in leprosy. I carville survey. Int J. Leprosy **28**, 144 (1960). — MUNOZ DA ROCHA, J. M.: Reação de imunoaderência na lepra (Novo subsídio para classifiçâo e prognóstico da lepra). Publ. Cent. Estud. Leprol. (Parana) **3**, 8 (1963).

NAVALKAR, R. G., M. NORLIN, and Ö. OUCHTERLONY: Characterization of leprosy sera with various mycobacterial antigens using double diffusion-in-Gel analysis II. Int. Arch. Allergy **28**, 250 (1965). — NÈGRE, A., et R. FONTAN: Images radiologiques de lèpre pulmonaire. Int. J. Leprosy **24**, 167 (1956). — NOLASCO, J. O.: Mycobacterium leprae indeeporgons in fifteen „quiescent" and "arrested" cases of leprosy not demonstrated in smears at necropsy. Trans. IX. Congr. Far Eastern Assoc. Trop. Med., Nanking, China 1934, Vol. I, 705—713.

ODIRIZ, A., O. REYS y J. CONVIT: Miositis lepromatosa. Dermat. venezolana **5**, 50 (1965—1966). Ref. Int. J. Leprosy **35**, 411 (1967). — OKADA, S.: Pathological studies by means of biopsy an the changes in the livers of leprosy patients and murine leprosy rats. Report I. Tuberculoid granuloma found in the livers of macular cases by puncture biopsy. La Lepro **22**, 298 (1953). Ref. Int. J. Leprosy **22**, 488 (1954). — Pathological studies by means of biopsy on the changes in the livers of leprosy patients and murine leprosy rats. II. Report. Process of development of the changes in the livers of experimental murine leprosy rats. La Lepro **23**, 1 (1954). Ref. Int. J. Leprosy **22**, 488 (1954). — Pathological studies by means of biopsy on the changes in the livers of leprosy patients and murine leprosy rats. (3—5 Report.) La Lepro **23**, 8 (1954). Ref. Int. J. Leprosy **22**, 489 (1954). — Pathological studies on the changes in the livers of leprosy patients and murine leprosy rats by means of biopsy. La Lepro **24**, 9 Suppl. (1955). — Studies on tuberkuloid visceral leprosy tuberculoid granulome in the liver, revealed by puncture biopsy. Int. J. Leprosy **22**, 41 (1954). — OLIVEIRA, A. P., N. OLIVEIRA, L. S. PRIGENZI, and G. VOROTOW: Some examples of hepatic involvement in leprosy. Int. J. Leprosy **31**, 517 (1963). — DE OLIVEIRA LIMA, S.: O indice leucocitemico de Vélez em tisioleptologia. (The leucocytic index of Vélez in tuberculosis and leprosy.) O Hospital (Rio de Janeiro) **44**, 139 (1953). Ref. Int. J. Leprosy **23**, 234 (1955). — ORFANOS, C.: Lepra lepromatosa. Z. Hautkrankh. **XLIV—XLVII** (1966).

PANSE, M. V., and S. K. GOKLALE: Blood glutathione and its relation with haemoglobin and red blood cell count in tuberculosis, leprosy and diabetes. Part II. Indian J. Med. Res. **46**, 159 (1958). Ref. Int. J. Leprosy **28**, 91 (1960). — PARAS, E. M.: An interpretation of calcium protein findings in sera of lepra reaction cases by means of the McLean Hastings equation. Int. J. Leprosy **18**, 473 (1950). — Blood chemistry studies in leprosy. III. Total calcium diffusible and non-diffusible calcium, albumin and globulin. Philippine J. Sci. **78**, 73 (1949). Ref. Int. J. Leprosy **19**, 105 (1951). — PFALZGRAFF, R. E., and B. U. EKANEM: Male hormones in the management of leprous gynecomastia. Int. J. Leprosy **28**, 249 (1960). — PINEIRO, R., R. C. BISHOP, and R. L. KAHN: Universal serologic reaction in plasmacytic myeloma. J. Lab. Clin. Med. **53**, 755 (1959). — PISACANE, C., e P. CRAXI: Morfologia e patogenesi delle lesioni del connettivo nello lebbro. Ann. ital. Dermat. **9**, 1—48 (1954). — PLAGNOL, H., et J. LANGUILLON: C-reactive protein et lepre — note additionnolle. Med. Trop. (Marseille) **27**, 49 (1967). Ref. lnt. J. Leprosy **35**, 540 (1967). — PODESTA, M. L., A. BALINA y L. M. BALINA: Leproma testicular residual en lepromatoso aparentemente curado y con reacciones leprominicas positivas. Leprologica **1**, 90 (1956). Ref. Int. J. Leprosy **25**, 431 (1957). — POGGE, u. H. ROSS: (LR-Anstieg von Blutzucker.) Int. J. Leprosy **15**, 454 (1947). — POWELL, C. S., and L. L. SWAN: Leprosy: Pathologic changes observed in 50 consecutive necropsies. Amer. J. Path. **31**, 1131 (1955). — PRAS, M.: Frequency of secondary amyloidosis in hospital patients in Malawi. Israel J. Med. Sci. **2**, 101 (1966).

QUIROGA, M. I., R. N. CORTI y E. D. L. JONQUIERES: Atrofia testicular leprosa y eliminación urinaria de los 17-cetoesteroides. Actas Dermo-Sifilogr. **45**, 51 (1953/54). Ref. Int. J. Leprosy **22**, 241 (1954).

RABELLO, JR.: Sarcoid de Boeck leprogénico. Rev. bras. Leprol. **4**, 123 (1936). — Etiologie générale et pathogenie de la lèpre tuberculoide. Rev. bras. Leprol. **6**, 291 (1938). — Lepra tuberculoide; seu significado pratico e dontrinario. Arq. mineir. Leprol. **1**, 49—62 (1941). — RABSON, A. S.: C-reactive protein in serum of patients with leprosy. Int. J. Leprosy **23**, 155 (1955). — RANADE, S. N., and B. B. GOKHALE: Lung lesions in leprosy. Medicine, India **1**,

36 (1954). Ref. Int. J. Leprosy 25, 82 (1957). — RHODES-JONES, R.: An investigation into bacillaemia in leprosy. Leprosy Rev. 34, 26 (1963). — RODERMUND, O.-E.: Zur Frage der Einteilung der Amyloidosen der Haut. Dermat. Wschr. 154, 841 (1968). — RODERMUND, O. E., u. G. KLINGMÜLLER: Zur elektronenmikroskopischen Struktur des Lichen amyloidosus. 28. Tagung Deutsch. Dermatol. Tübingen 1968. Arch. klin. exp. Derm. 237, 110 (1970). — RODRIGO ABAD, M.: Morfologia de la sangre en los leprosos. Actas Dermo-Sif. 35, 718 (1944). Ref. Int. J. Leprosy 17, 360 (1949). — RÖCKL, H.: Über primäre, in der Haut lokalisierte Amyloidosen. Derm. Wschr. 139, 160 (1959). — ROGERS, J. H.: Coronary thrombosis, cerebral vascular accident and pulmonary embolism in leprosy. Ann. Intern. Med. 53, 746 (1960). Ref. Int. J. Leprosy 29, 538 (1961). — ROLLIER, R., et E. ROBOUL: La gynecomastie lepreuse. Etude preliminaire. Int. J. Leprosy 27, 221 (1959). — ROMERO, L. A., A. CASTRO JENKINS y R. ALVADRO: Complicaciones renales en los enfermos de lepra. Rev. méd. Costa Rica 17 (1950). Leprosa issue, p. 244. Ref. Int. J. Leprosy 20, 399 (1952). — Ross, H.: Euglobulin mit Tyrosin-Index Protein-Alb.-Glob. Int. J. Leprosy 15, 453 (1947). — The thymol turbidity and cephalin-cholesterol tests euglobulin, albumin-globulin ratio and serology in leprosy. Int. J. Leprosy 17, 237 (1949). — Magnesium metabolism in leprosy. Int. J. Leprosy 24, 280 (1956). — Immunochemical determination of orosomucoid in the blood serum of leprosy patients. Int. J. Leprosy 28, 267 (1960). — Ross, H., C. F. BUTLER, and R. B. LAUKAITIS: C-reactive proteins in the sera of patients with leprosy. Int. J. Leprosy 27, 129 (1959). — Ross, H., u. F. GEMAR: Studies on serum proteins in leprosy. The alpha, beta and gamma globulin fractions. Int. J. Leprosy 19, 445 (1951). — Ross, H., and I. M. PETRIE: Protein-bound iodine of the blood serum in leprosy. Int. J. Leprosy 25, 122 (1957). — Ross, H., J. DE SIMIO, and J. BYERS: Creatinine coefficient and its relation to muscular function in leprosy. Phys. Th. Rev. 35, 484 (1955). — Ross, H., and R. R. WOLCOTT: Hemoglobin types in leprosy. Int. J. Leprosy 26, 118 (1958). — ROTBERG, A., y L. M. BECHELLI: Tratado de leprologia. Vol. 2, Etiopatogenia e anatomia patológica, p. 388—389. Rio de Janeiro, Brazil: Dept. Nac. de Sande, Serviço Nac. de Lepra Grafica Milone Ltda. 1944.

SALTZER, E. I., L. G. CRAUMER, and J. W. WILSON: Lichen amyloidosis and the nature of amyloid. Arch. Derm. 98, 331 (1968). — SATO, S., and Y. WADA: Significance of the sternal marrow puncture in leprosy. Sci. Rep. Res. Inst. Tohoku Univ., Series C 3, 133 (1953). Ref. Int. J. Leprosy 22, 113 (1954). — SAVINICH, B. V.: Cardiac changes in rat leprosy. Learned notes of the Institute for the Study of Leprosy 4, 161 (1964). — SAVINICH, B. V. Aortis in leprosy. Vopr. Leprol. i Dermatol. 18, 46 (1964). — SCHÄFER, H. E., u. A. SCHÄFER: Diagnose und Immunpathogenese der humanen sekundären Amyloidose. Med. Welt 16, 1421 (1965). — SCHUBART, A. F., A. S. COHEN u. E. CALKIN: (Latex-Fixation auf rheumatoide Faktoren bei Lepra.) New Engl. J. Med. 261, 363 (1959). — SCHUJMAN, S., y E. CARBONI: Lepra tuberculoide con sindrome de Besnier-Boeck-Schaumann. Rev. bras. Leprol. 10, 131 (1942). — SCHUJMAN, S., y A. VACCARO: Las adenopatías leprosas. Estudio clínico, histológico y bacteriológico comparativo de los ganglios en las formas lepromatosas y neural tuberculoides. Rev. Argent. Dermatosif. 26, 925 (1942). — SEIBERT, F. B., and J. W. NELSON: Electrophoresis of serum; serum proteins in tuberculosis and other chronic diseases. Amer. Rev. Tuberc. 47, 66 (1943). Ref. Int. J. Leprosy 16, 96 (1948). — SERIÉ, C., et K. F. SCHALLER: L'électrophorese et la lèpre. Bull. Soc. Path. exot. 50, 17 (1957). — SHARMA, K. D., and J. B. SHRIVASTAV, J. B.: Lymph nodes in leprosy. Int. J. Leprosy 26, 41 (1958). — SHUTTLEWORTH, I. S., and Sr. H. ROSS: Secondary amyloidosis in leprosy. Ann. Int. Med. 45, 23 (1956). — SINGH, K. S. P.: 5-Hydroxytryptamine content of cerebrospinal fluid in leprosy. Nature 206, 206 (1965). — SLAVKO, S. A.: Some indices of the functional state of the kidneys in leprosy patients. Vopr. Leprol. i Dermatol. (Rostov on Don) 19, 31 (1965). — SOHAR, E., H. J. MERKER, H. P. MISSMAHL, J. GAFNI, and H. HELLER: Em observations on peri-reticulin and pericollagen amyloidosis in rectal biopsies. J. Path. Bact. 94, 89 (1967). — SPOSITO, M., e P. NAZZARO: Un caso di lettra acuta. Considerazioni sulla diagnosi, sulla tertpia e sulla biopsia epatica. Policlin. Sez. Prat. 61, 237 (1954). — STAFFIERI, J. J., J. M. M. FERNANDEZ, E. CARBONI y P. O. TOMMASINO: Consideraciones sobre el estado endocrino en la enfermedad de Hansen. (Discussion of the endocrine state in leprosy.) An. Cirug. (Rosario) 20, 311 (1955). Rev. argent. Endocr. 2, 149 (1956). (From author's summary, supplied by G. BASOMBRIO.) Ref. Int. J. Leprosy 26, 280 (1958). — STEIN, A. A., and L. M. TUTKEVITSCH: New method of detection of leprosy bacilli in circulating blood. Sov. Vopr. Dermat. (Kiev) 184 (1957). Ref. Int. J. Leprosy 27, 410 (1959). — SUDHOFF, K.: 2. Hälfte des 15. Jhdh. Breslauer Cod. III, Q. 5, Blatt 349, Spalte 2. Arch. Gesch. Med. 6, 159 (1913). — SUSHIDA, K., and N. HIRANO: The detection of antibiodies against "atypical acid-fast bacilli" in the serum of the leprosy patients by the Ouchterlony method. La Lepro 30, 81 (1961). Ref. Int. J. Leprosy 30, 106 (1962). — The detection of antiboides in the serum of leprosy patients against acid-fats bacilli antigens by the Ouchterlony method. La Lepro 30, 89 (1961). Ref. Int. J. Leprosy 30, 106 (1962). — SUZUE, K., F. ICHIDA, and G. IMAGAWA: Some contributions to the pathology of leper's adrenal glands, mainly about the so-called ketosteroid reaction. Acta Sch. med. Univ. Kioto 30, 27 (1952).

TAKAHASHI, T.: Studies on the blood sedimentation rate in leprosy patients. Part 1: The type of leprosy and B.S.R. Part 2: The correlation of B.S.R. and tuberculin test. La Lepro 23, 109 (1954). Ref. Int. J. Leprosy 23, 107 (1955). — Studies on the blood sedimentation rate in leprosy patients. Part 3: The influence of treatment upon B.S.R. La Lepro 23, 114 (1954). Ref. Int. J. Leprosy 23, 107 (1955). — Studies on the blood sedimentation in leprosy patients. (Part 5) Relation of B.S.R. and serum proteins to B.S.R. of leprosy patients an rabbits. La Lepro 23, 256 (1954). Ref. Int. J. Leprosy 23, 234 (1955). — Studies on the blood sedimentation rate in leprosy patientes. La Lepro 24, 19 (1955) Suppl. — TAKEDA, K.: On capillary resistance of leprosy patients. La Lepro 25, 119 (1956). Ref. Int. J. Leprosy 25, 82 (1957). — TANIOKU, K.: The general and local blood pictures of leprosy. La Lepro 19, 27 (1950). Ref. Int. J. Leprosy 19, 509 (1951). — The chemical views on the blood of leprosy. La Lepro 19, 24 (1950). Ref. Int. J. Leprosy 20, 164 (1952). — TARABINI, C. G.: Consideraciones del origin de la disproteinemia hanseniana y sus efectos. (Consideration of the origin of dysproteinemia in leprosy and its effects.) Rev. Leprol. Fontilles 4, 227 (1957). (From author's English summary.) — Glicoproteínas séricas en la enfermedad de Hansen. (Glycoproteins of the sera in leprosy.) Rev. Leprol. Fontilles 4, 247 (1957). — Acerca de las uroproteinas en la nefrosis hanseniana. Rev. Leprol. Fontilles 4, 255 (1957). — TARABINI, C. G., y P. J. GUILLEN: Formolgelificacion modificada por Linke y col. en enfermos hanseanianos. Rev. Leprol. Fontilles 4, 461 (1958). — TARABINI-CASTELLANI, G.: Sindrome nefrético en lepra. La disproteinemia. Int. J. Leprosy 23, 400 (1955). — TATARINOV, Y. S.: Immunochemical studies of blood serum albumins in leprosy patients. Trans. Leprosy Inst. 8, 52 (1962). — Immuno-electrophoretic analysis of blood-serum proteins in leprosy patients. Cit. Int. J. Leprosy 33, 261 (1965). — TERENCINO, R. ADAD, M., y J. PONZIANI: La banda de coagulacion de Weltmann en la lepra. Int. J. Leprosy 21, 621 (1953). — TERENCINO, J., y F. CONTRERAS RUBIO: Cirrosis de Laenec en enformeos de lepra. Rev. Leprol. Fontilles 4, 653 (1959). Ref. Int. J. Leprosy 29, 251 (1961). — TERENCIO DE LAS AGUAS, J.: La proteina C reactiva en la lepra. Rev. Leprol. Fontilles 4, 445 (1958). — THOMSON, S. W., R. G. GEIL, and H. S. YAMANAKA: A histochemical study of the protein nature of amyloid. Amer. J. Path. 38, 737 (1961). Ref. Int. J. Leprosy 29, 543 (1961). — TILLEY, J. C.: An interesting reaction in leprosy. South. Med. J. 59, 766 (1966). Ref. Int. Leprosy 35, 231 (1967). — TORSUEVA, N. N.: Protein fractions in the blood serum of patients with leprosy. Vestn. Derm. i Venerol. 36, 34 (1962). — TREO, M. H., and C. OLIVEIRA E SILVA: Behavior in vitro of Mycobacterium leprae in the whole blood or plasma of lepers of various clinical formes. Int. Leprosy 31, 572 (1963).

UTSUNOMIYA, S.: On the peripheral blood volume of the skin of the leprosy patients particularly on the Burden tests. Shikoku Acta Med. 9, 19 (1956). — UTSONOMIYA, S., K. IGUCHI, H. IGAWA, and T. HIDA: On so-called vascular spider in leprosy patients. La Lepro 24, 1 (1955). — UYGUANCO, M. L. G., J. N. RODRIGUEZ, and I. CONCEPCION: Studies on the biochemistry of leprosy: 1. Blood chemistry in different stages of the disease. 2. Effect of promin, diamin and diasone on the blood chemistry. J. Philipp. Med. Ass. 26, 65 (1950). Ref. Int. J. Leprosy 18, 440 (1950).

VERGHESE, A., and C. K. JOB: Correlation of liver function with the pathology of the liver in leprosy. Int. J. Leprosy 33, 342 (1965). — VITTINO, G.: Sul comportamento del granulogramma di Benda nella infezione leprosa. Rass. med. sarda 54, 13 (1952). Ref. Int. J. Leprosy 22, 114 (1954).

WADE, H. W.: Properdin and natural immunity. Int. J. Leprosy 23, 194 (1955). — C-reactive protein in reactional conditions. Int. J. Leprosy 23, 315 (1955). — Agammaglobulinemia and the lepromin reaction? Int. J. Leprosy 25, 395 (1957). — The histoid variety of lepromatous leprosy. Int. J. Leprosy 31, 129 (1963). — Lesions of the testis. Int. J. Leprosy 31, 363 (1963). — WATT MANEY, W. A., HAN-WEE FONG, and LO-HONG LING: Trophic ulceration of the foot treated with intra-arterial hydergine. Int. J. Leprosy 26, 115 (1958). — WHEATE, H. W.: Acute edema in leprosy. Int. J. Leprosy 30, 387 (1962). — WHITAKER, L.: Demonstration of the anti-nuclear factor and LE-cell in leprosy. Bull. Tulane Univ. Med. Fac. 21, 173 (1962). Ref. Int. J. Leprosy 33, 390 (1965). — WILLIAMS, R. C., E. S. CATHCART, E. CALKINS, G. L. FITE, J. BARBA RUBIO, and A. S. COHEN: Secoundary amyloidosis in lepromatous leprosy. Possible relationships of diet and environment. Ann. intern. Med. 52, 1000 (1965). — WU, LI-T'IEN, CH'IN, KUANG-YU, and LIU, TZE-CHUN: Leprosy lesions of internal visceria with special reference to the lesions of borderline leprosy and lepromatous reaction. Chin. med. J. 81, 30 (1962).

Nerven

ALAMDAROV, I. N.: Histopathologie der äußerlich unveränderten Haut bei Lepra. Vestn. Venerol. 5, 37 (1950). — ALVAREZ LOVELL, L., A. P. RODRIGUEZ PEREZ y J. R. PUCHOL:

Alterationes histopatologicas del nervio y quiasma optico en la lepra. Actas Dermosif **38** (1947). Ref. Int. J. Leprosy **16**, 408 (1948). — ALVAREZ LOVELL, L., A. P. RODRIGUEZ PEREZ y J. RODRIGUEZ PUCHOL: La participacion de los centros nerviosos en el substratum histopatologico de la lepra. Fontilles **2**, 101 (1948). Ref. Int. J. Leprosy **18**, 124 (1950). — AMORETTI, A. R., P. RAVECCA y F. BURGOA: Lepra neural peresistenetemente pura. A proposito de un caso. An. Fac. Med. Montevideo **46**, 283 (1961). Ref. Int. J. Leprosy **30**, 520 (1962). — ARNOLD, H. L.: The intradermal mecholyl test for anidrosis; a diagnostic aid in leprosy. Int. J. Leprosy **16**, 335 (1948). — ARNOLD, R. L., JR.: The sweat response to intradermally injected mecholyl preliminary report of its possible use in the diagnosis of leprosy. Proc. straub Clin. (Honolulu) **11**, 75 (1945). Ref. Int. J. Leprosy **16**, 98 (1948).

BALASUBRAMANYAN, M., A. P. JAYARAY, and H. H. GASS: An improved histological method for the examination of cutaneous nerves in leprosy. Leprosy Rev. **15**, 83—86 (1954). — BARNETSON, J.: Skin temperature studies in neural leprosy. Trans. Roy. Soc. Trop. Med. Hyg. **43**, 539 (1950). — BARUH, S. H.: Le test à l'histamine dans le diagnostic differentia entre la lèpre anestésique pure et la syringomyélie. N. Istanbul Contr. Clin. Sci. **3**, 152 (1955). Ref. Int. J. Leprosy **25**, 293 (1957). — BASOMBRIO, G.: Anestesia em bota e intensas lesoes troficas pseudoleprosas dos pés, divida, apos larga observacao e exito terapeutico, a uma radiculite baixa heredo-sifilitica e septico-neurite ascendente. Rev. bras. Leprol. **11**, 3 (1943). Ref. Int. J. Leprosy **15**, 363 (1947). — BASOMBRIO, G., y F. J. BOSQ: Lepra lepromatosa de comienzo oligoneuritico puro. Leprologia **5**, 31 (1960). Ref. Int. J. Leprosy **29**, 535 (1961). — BRANCO RIBEIRO, E.: Cirurgia da caseose dos nervos na lepra. Rev. bras. Leprol. **12**, 13 (1944). Ref. Int. J. Leprosy **15**, 366 (1947). — BREATHNACH, A. S., M. S. BIRBECK, and J. D. EVERALL: Observations on Langerhans cells in leprosy. Brit. J. Derm. **74**, 243 (1962). — BRESANI SILVA, F.: El sindrome neural leproso; ensayo de sistematizacion. Rev. peru. Salud públ. **5**, 85, 381 (1956); **6**, 3 (1957). Ref. Int. J. Leprosy **28** (1960). — BROWNE, S. G.: Leprous nerve abscess; report of two cases. Leprosy Rev. **28**, 20 (1957). Ref. Int. J. Leprosy **26**, 177 (1958). — The anterior tibial compartement syndrome: differential diagnosis in a Nigerian leprosarium. Brit. J. Surg. **39**, 429 (1962). Ref. Int. J. Leprosy **30**, 521 (1962). — BUKER, R. S.: Importance os anaesthesia in a leprosy control programme. Leprosy Rev. **35**, 199 (1964). Ref. Int. J. Leprosy **33**, 122 (1965).

CALLAWAY, J. C., G. L. FITE, and D. C. RIORDAN: Ulnar and median neuritis due to leprosy. Int. J. Leprosy **32**, 285 (1964). — CAMPOS, J. M. CABELLO: Calcificaco dos nervos na lepra. Rev. bras. Leprol. **16**, 45 (1946). Ref. Int. J. Leprosy **15**, 484 (1947). — CARAYON, A., et J. LANGUILLON: Contre-verites et paradoxes cliniques de la nervite hansenienne. Med. Trop. (Marseilles) **19**, 537 (1959). Ref. Int. J. Leprosy **29**, 123 (1961). — CARBONELL, M., y CONTRERAS DUENAS: Exploracion objetiva de los trastornos nerviosos iniciales de la lepra. Rev. Fontilles (Valencia) **5**, 403 (1946). Ref. Int. J. Leprosy **16**, 103 (1948). — CASILE, M., H. SACCHARIN et P. DESTOMBES: Poly-nevrite Hansennienne tuberculoide caseifiee des nerfs tibieaux, avec arterite etude anatomoclinique. Int. J. Leprosy **22**, 123 (1954). — CASTANE DECOUD, A.: Comparative study of the nerve branches of the skin in tuberculoid and lepromatous leprosy. Int. J. Leprosy **16**, 451 (1948). — CEDERGREN, B.: The lung tissue in mice infected by tubercle bacilli. Electron-microscopy. Proc. Stockholm Conf. Sept. 1956: Almquist & Wiksell. — CHATTERJEE, S. N.: Early tenderness of median nerves. Int. J. Leprosy **18**, 407 (1950). — The mechanism of the neural signs and symptoms of leprosy. Int. J. Leprosy **23**, 1 (1955). — COCHRANE, R. G.: A critical appraisal of modern trends in leprosy with particular reference to advances in immunology, histopathology and treatment. Chapter 9 of Modern Trends in Dermatology (Series 2). London: Butterworth & Co. Ltd. (reprint, undated.) Ref. Int. J. Leprosy **22**, 353 (1954). — COLLOMB, H., et P. SALLES: Névrite hansénienne. A propos de sept observations de névrite hansénienne isolée ou accompagnée de lésions cutanées minimes, non spécifiques. Press. Med. **65**, 2216 (1957). Ref. Int. J. Leprosy **26**, 177 (1958). — CONTRERAS, F., J. TERENCINO y J. TARABINI: Calcificacion del nervio cubital. Rev. Leprol. Fontilles **4**, 723 (1959). Ref. Int. J. Leprosy **29**, 250 (1961). — CREUTZFELDT, H. G., u. H. E. KLEINE-NATROP: Tuberkuloide Lepra. Arch. Psychiatr. Nervenkr. **191**, 523 (1954).

DARMAR, H., et S. BARUH: Un caso de lèpre nerveuse simulant la syringomyelie. Diagnostique par la méthod biologique. Istanbul Contrib. Clin. Sci. **1**, 478 (1951). Ref. Int. J. Leprosy **20**, 553 (1952). — DASTUR, D. K.: Clinical evaluation of sensations and histologic examination of nerves by vital steining. Thesis University of Bombay 1953, 1—77. — The motor unit in leprous neuritis; a clinico-pathological study. Neurology (Bombay) **4**, 1 (1956). Ref. Int. J. Leprosy **25**, 164 (1957). — DAVIDSON, J. T., and L. ALADJEMOFF: Anaesthesia in leprosarium. British J. Anaesth. **35**, 484 (1963). Ref. Int. J. Leprosy **32**, 93 (1964). — DECOUD, A. C.: Comparative study of the nerve branches of the skin in tuberculoid and lepromateus leprosy. Int. J. Leprosy. **16**, 451 (1948). — DUBOIS, A.: A propos du diagnostic de la lèpre. La chronaxie. Ann. Soc. belge Méd. trop. **31**, 525 (1951). Ref. Int. J. Leprosy **20**, 282 (1952). — DUBOIS, A., et M. A. RADEMECKER: Valeur sur la chronaxie comme méthode de diagnostic précoce des formes nerveuses de la lèpre. Rev. belge Path. Med. expér. 21, 108 (1951). Ref. Int. J. Leprosy 20, 281 (1952). — Utilité et intérêt de la détermination de la chronaxie neuro-musculaire dans l'étude de la lèpre. Int. J. Leprosy 21, 611 (1953).

ENNA, C. D., and J. C. CALLAWAY: The tarsal tunnel syndrome. Int. J. Leprosy 32, 279 (1964). — ERMAKOVA, N.: Studies on leprosy: The centralsympathetic and peripheral nervous-systems. Int. J. Leprosy 4, 325 (1936).

FJELDE, A.: The effect on tubercle bacilli of human cancer cells in tissue culture. Acta path. microbiol. scand. 42, 285 (1958). — FLOCH, H., et P. DESTOMBES: Caséification et calcification des nerfs dans la lèpre tuberculoide. Arch. Inst. Pasteur Guyane franç. 238, 4 (1951). Ref. Int. J. Leprosy 21, 418 (1953). — FREITAS JULIAO, O., y A. Rotberg: A comprometimento neurologico na lepra. Rev. bras. Leprol. 31, 5 (1963). Ref. Int. J. Leprosy 33, 122 (1965). — FREITA JULIAO, O., y C. VIRGILIO SAVOY: Electrodiagnostico na lepra. Rev. bras. Leprol. 10, 273 (1942). Ref. Int. J. Leprosy 15, 362 (1947). — FRITSCHI, E. P.: The pattern of sensory loss in leprosy and its significance in the pathogenesis of leprotic neuritis. Leprosy Rev. 27, 151 (1956). Ref. Int. J. Leprosy 25, 292 (1957). — FUKUDA, T.: Demonstration of the cutaneous nerves with methylene blue staining in leprosy. Arch. jap. Chir. 22, 525 (1953). — FURTADO, T. A., y M. S. NANKRAM: Nevrite leprótica pura. Arq. mineir. Leprol. 19, 372 (1959). Ref. Int. J. Leprosy 28, 484 (1960).

GARRET, A. S.: Hyalase (hyaluronidase) injection for lepromatous nerve reactions. Leprosy Rev. 27, 61 (1956). Ref. Int. J. Leprosy 25, 299 (1957). — GASS, H. H., and M. BALASUBRAMANYAN: Changes in the cutaneous nerves in leprosy. Int. J. Leprosy 22, 31 (1954). — GEHR, E., and E. STOLZE: The significance of thickened in the diagnosis of leprosy. Docum. Med. geogr. trop. (Amst.) 8, 351 (1956). Ref. Int. J. Leprosy 25, 291 (1957). — GRIECO, V.: The histological aspects of leprous neuritis. Int. J. Leprosy 6, 361 (1938). — GUADAGINI, M.: Lepromatous neuroti lesions; their great incidence in certain sensory nad motor branches, and their treatment. Leprosy Rev. 24, 147 (1953). Ref. Int. J. Leprosy 22, 232 (1954).

HARADA, N.: Great auricular nerves and stiffness of shoulders. Nagashima Arch. Leprosy 6, 23 (1964). Ref. Int. J. Leprosy 32, 345 (1964). — HARGRAVE, J. C., and MARION, REV. MOTHER: Leprotic involvement of multiple peripheral nerves in the absence of skin lesions. Leprosy Rev. 35, 78 (1964). Ref. Int. J. Leprosy 33, 122 (1965). — HAYASHI, Y., and K. HASEGAWA: Studies on the brain-weight of lepers. Lepro Osaka 9, 115 (1938). — HENRY, D. E.: A new and simplified technique of treating acute neuritis in leprosy, using ethyl chloride spray. Leprosy Rev. 35, 103 (1964). Ref. Int. J. Leprosy 33, 122 (1965).

IDRISOV, A. S.: Experience with surgery on peripheral nerves in leprosy patients. Zdravookhr. Kazakhst. 22, 8 (1962). Ref. Int. J. Leprosy 31, 121 (1963). — IMAEDA, T., and J. CONVIT: Electron microscope study of cutaneous nerves in leprosy. Int. J. Leprosy 31, 188 (1963). — IMAEDA, T., J. CONVIT, and P. LAPENTA: Electron microscopic study of borderline leprosy. Int. J. Leprosy 31, 389 (1963). — ISHIBASHI, Y.: Histopathological studies on the skin lesions in leprosy with special reference to the histological changes of pigmentation. Jap. J. Dermat. 74 B, 44 (1964).

JABONERO, V., u. H. HERMANN: Neurohistologische Beobachtungen an der menschlichen Haut bei der Lepra. Arch. Derm. Syph. (Berl.) 195, 447 (1953). Ref. Int. J. Leprosy 242 (1954). — JAYARAJ, A. P.: Studies on the distribution of cholesterinesterases in relation to neuro-histological changes in specialized sensory nerve endings in leprosy skin. Leprosy Review 35, 36 (1964). — Studies on the distribution of cholinesterases in relation to neurohistological changes in specialized sensory nerve endings in leprosy skin. Leprosy Rev. 35, 36 (1964). Ref. Int. J. Leprosy 32, 459 (1964). — JAYARAJ, A. P., and D. S. CHAUDHURY: Studies on the neuro-histological changes in Meissner's corpuscles in leprosy. Leprosy Rev. 32, 153 (1961). — Epithelial and sub-epithelial innervation in lepromatous leprosy. Leprosy in India 32, 167 (1960). Ref. Int. J. Leprosy 30, 527 (1962). — Studies on the neuro-histological changes in the Meissner corpuscule in leprosy. Leprosy Rev. 32, 153 (1961). Ref. Int. J. Leprosy 30, 229 (1962). — Studies on the structure and function of the papillary ridges of digital skin in leprosy. Leprosy Rev. 33, 41 (1962). — JOSEPH, J. J.: Early tenderness of median nerves. Int. J. Leprosy 17, 117 (1949). — The median nerve test in leprosy. Antiseptic 46, 674 (1949). Ref. Int. J. Leprosy 19, 249 (1951). — JURIEVA, E. T., and V. P. ELTEKOVA: The changes in the Langerhans cells and the relation of the nerve fibres to them in skin diseases. Arch. biol. Nauk 58, 118 (1940). — Comparative histopathological data on the changes in the neuralelements of the skin in leprosy and skin tuberculosis. Arch. biol. Nauk 61, 71 (1941).

KAWAMURA, T., and Y. SHIRASAKI: [Japanisch]. La Lepro 26, 205 (1957); 28, 157 (1959). — KHANOLKAR, V. R.: Studies in the histology of early lesions in leprosy. Indian Council of Medical Research, Special Report Series No. 19 (1951). Ref. Int. J. Leprosy 20, 291 (1952). — The affection of the peripheral nerves in leprosy. Leprosy in India 24, 35 (1952). Ref. Int. J. Leprosy 22, 107 (1954). — Studies in the histology of early lesions in leprosy. Leprosy in India 24, 62 (1952). — KOLB, M.: Sympathetic paralysis in peripheral nerve leprosy. Bull. U.S. Army med. Dep. 5, 482 (1946). Ref. Int. J. Leprosy 15, 351 (1947).

Lai, Shang-Ho: On the value of superficial nerve hypertrophia in the diagnosis of leprosy. Chinese Rev. Med. Trop. 1, 29 (1948). Ref. Int. J. Leprosy 18, 548 (1950). — Lasierra, A. P.: Tratamiento quirurgico de las lesiones nerviosas periféicas en la lepra. Rev. clin. esp. 51, 376 (1953). Ref. Int. J. Leprosy 22, 485 (1954). — Lippelt, A.: Tratamento clinico das nevrites leprosas. Rev. bras. leprol. 12, 29 (1944). Ref. Int. J. Leprosy 15, 366 (1947). — Lowe, J.: The nature of maculo-anisthetic (tuberculoid) leprosy. The role of the tuberculoid case in the spread of leprosy. Leprosy in India 25, 46 (1953). Ref. Int. J. Leprosy 22, 355 (1954). — Lucas, C. J.: Leprosy diagnosed as syringomyelia. Brit. med. J. 2, 214 (1956). — Lumsden, C. E.: Leprosy and the Schwann cell in vivo and in vitro. In: Leprosy in theory and practice by R. G. Cochrane and T. F. Davey. Bristol: John Wrigth & Sons Ltd. 1964.

Mantila, A. J.: La prueba de la histamian para el diagnostic precoz de la lepra. Hansen, Cali (Colombia) No. 14, p. 29. Ref. Int. J. Leprosy 16, 116 (1948). — Marchoux, E., V. Chorine et D. Koechlin: Le bacille de la lèpre et le systeme nerveux. Ann. Inst. Pasteur 59, 549 (1937). — Margarot, J., P. Rimbaud et J. Paveiro: Deux cas de lèpre tuberculoide avec névrite hypertrophique ascendante partant de la plaque. Bull. Soc. franç. Derm. Syph. 54, 11 (1947). Ref. Int. J. Leprosy 18, 118 (1950). — Mariano, J.: Consideracies sobre os aspectos clinicos e localizacao da nevrite leprosa. Arq. mineir. Leprol. 13, 136 (1953). Ref. Int. J. Leprosy 23, 99 (1955). — Merklen, F. P., V. Riou et N. Peraro: Début hansénien par une poussée réactionnelle purement névritique et périnévritique. Bull. Soc. franç. Derm. Syph. 64, 139 (1957). Ref. Int. J. Leprosy 27, 90 (1959). — Miller, J. L.: Leprosy. Arch. Derm. Syph. 63, 783 (1951). Ref. Int. J. Leprosy 20, 284 (1952). — Minato, J.: Functional and surgical classification of paralysis, in particular, of motor paralysis in the upper extremity in leprosy. Clinical observation of nerve involvement in leprosy. II. Sci. Rep. Res. Inst. Tohoku Univ., Ser. C 9, 345 (1960). Ref. Int. J. Leprosy 29, 535 (1961). — Miro Carvonell y Contreras Duenas: Exploration objectiva de los trastornos nerviosos iniciales de la lepra. Fontilles 5, 403 (June 1946). Ref. Int. J. Leprosy 15, 227 (1947). — Mitsuda, K.: On the leprous lesions of peripheral nerves and blood vessels. Papers on Leprosy, Okayama: Chotokai Foundation 1, 1 (1935). — Montel, L. R.: Lèpres nerveuses pures dermatologiquement asymptomatiques. Lèpres minimales, précession des lésions nerveuses sur les symptomes cutanés. Bull. Soc. Path. exot. 45, 749 (1952). Ref. Int. J. Leprosy 22, 357 (1954). — Muckerjee, N., and P. Ghosal: Study of cutaneous nerve in leprosy by acid phosphatase method. Leprosy in India 29, 3 (1957). Ref. Int. J. Leprosy 27, 404 (1959). — Muir, E., and S. N. Chatterjee: The infection of stratified epithelium in leprosy. Indian J. Med. Res. 19, 1163 (1932). — Murdock, J. R.: Thickening of superficial nerves as a diagnostic sign in leprosy. Int. J. Leprosy 17, 1 (1949).

Nishiura, M.: Mycobacterium leprae and peripheral nerves. La Lepro 24, 204 (1955). — The electron microscopic basis of the pathology of leprosy. Int. J. Leprosy 28, 357 (1960). — Nishiura, M., N. Harada, and T. Imaeda: Electron microscopic study of the ultra-thin sections of leprous peripheral nerves. Acta Neuroveget. (Vienna) 18, 411 (1958). — Nishiura, M., J. Ogawa, F. Kanetsuna, E. Toda, and N. Isowa: Myelinic figures in lepra cells examined by phase-contrast and electron mikroscopy. Int. J. Leprosy 32, 45 (1964).

Orfanos, C.: E.m. Befunde an epidermisnahen Nervenanteilen. Arch. Derm. 222, 603 (1965).

Palmer, E., R. J. W. Rees, and G. Weddell: Experimental studies on nerve fibers in leprosy. I. The reaction of rat Schwann cells toward carbon particles, Mycobacterium lepraemurium and leprae. Int. J. Leprosy 33, 137 (1965). — Pardo-Castello, V., F. Tiant, and R. Pineyro: Nerve lesions in leprosy. Arch. Derm. Syph. 55, 783 (1947). Ref. Int. J. Leprosy 15, 490 (1947). — Peshkovski, G. V.: Role of the nervous system in the pathogenesis of leprosy. Nevropat. i Psichiat. 18, 11 (1949). Ref. Int. J. Leprosy 19, 249 (1951). — Pessin, J.: Peripheral neuropathy in neural leprosy; report of a case. Arch. Neurol. Psychiat. 60, 288 (1948). Ref. Int. J. Leprosy 17, 161 (1949). — Poch, G. F.: Polineuritis y mononeuritis multiple an la lepra. Leprologia 5, 27 (1960). Ref. Int. J. Leprosy 29, 535 (1961). — Prieto Lorenzo, A.: Manifestaciones neurales de la lepra. Med. Colonial (Madrid) 27, 435 (1956). Int. J. Leprosy 25, 426 (1957). — Nuetra experiencia en al tratamiento de la neuritis leprosa. Med. Colonial 27, 542 (1956). Ref. Int. J. Leprosy 25, 426 (1957).

Radermecker, M. A.: Recherches chronaximetriques sur les déterminations nuettes, diffuses, de la lèpre, en dehors des lésions cliniques cutaneo-névritiques. Acta neurol. belg. 52, 204 (1952). Ref. Int. J. Leprosy 22, 107 (1954). — Ranadive, K. J., R. V. Nerurkar, and V. R. Khanolkar: In vitro studies of human leprosy. Indian J. Med. Sci. 12, 791 (1958). — Reddy, G. D., and K. R. Krishnamurthy: Changes in peripheral nerves and spinal cord in leprosy. Indian J. Med. Res. 50, 692 (1962). Ref. Int. J. Leprosy 31, 123 (1963). — Rees, R. J. W., G. Weddell, E. Palmer, and D. G. Jamison: Experimental studies on nerve fibers in leprosy. II. The reaction of human Schwann cells. Int. J. Leprosy 33, 160 (1965). — Richter, R.: Über die Brauchbarkeit der Einschlußfärbung nativer Gefrierschnitte in

Ehrlich's saurem Hämatoxylin nach Feyrter zur Darstellung der Nervenelemente der Haut. Z. Haut- u. Geschl.-Kr. 18, 33 (1955). — Studien zur Neurohistologie der nervösen vegetativen Peripherie der Haut bei verschiedenen infektiösen Granulomen mit besonderer Berücksichtigung der Langerhansschen Zellen. IV. Lepra. Arch. klin. exp. Derm. 202, 518 (1956). — RYRIE, G. A.: Elicitation and interpretation of tactile anesthesa. Leprosy Rev. 20, 114 (1949). Ref. Int. J. Leprosy 18, 548 (1950).

SAIKAWA, K.: A rare case of multiple nerve abscess in an old woman. La Lepro 19, No. 6, 4 (1950). Ref. Int. J. Leprosy 20, 150 (1952). — The histopathological studies of the peripheral nerves in the various clinical phases of leprosy. La Lepro 20, 12 (1951). Ref. Int. J. Leprosy 20, 292 (1952). — The histopathological studies of the peripheral nerves in the various clinical phases of leprosy. II. La Lepro 20, 71 (1951). Ref. Int. J. Leprosy 20, 416 (1952). — The histopathological studies of the peripheral nerves in the various phases of leprosy. III. Nodular leprosy. The case of erythema nodosum leprosum. The case of acut infiltration. La Lepro 20, 76 (1951). Ref. Int. J. Leprosy 20, 416 (1952). — The histopathological studies of the peripheral nerve in the various clinical phases of leprosy. IV. Summary and discussion. La Lepro 20, 99 (1951). Ref. Int. J. Leprosy 20, 416 (1952). — SAKURAI, H., and M. SUZUKI: Calcified focus in the peripheral nerve trunk. La Lepro 25 (3), 172 (1956). — SATO, S., and A. MAYAMA: Two cases of syringomyelia; comparative study with reference to 49 cases reported in Japan. La Lepro 21, 1 (1952). Ref. Int. J. Leprosy 21, 117 (1953). — SCHALTENBRAND, G.: Die Nervenkrankheiten. Stuttgart: G. Thieme 1951. — SCHEIDEGGER, S.: Handbuch der speziellen pathologischen Anatomie und Histologie. XIII. Nervensystem, 2. Teil, Bandteil A. Erkrankungen des zentralen Nervensystems II. Lepra, S. 1222. Berlin-Göttingen-Heidelberg: Springer 1958. — SCHUJMAN, S.: Beneficial effects of chaulmoogra in leprous neuritis. Int. J. Leprosy 25, 356 (1957). — SERGEEV, K. K.: Receptor function of the skin in patients with leprosy. Vestn. Derm. Venerol. 35, 53 (1961). Ref. Int. J. Leprosy 30, 521 (1962). — SHIMIZU, F.: Pathohistological findings of peripheral nerves affected by lepra bacilli as examined under the fluorescent microscopical attataus. La Lepro 22, 43 (1953). Ref. Int. J. Leprosy 23, 243 (1954). — SHIONUMA, E.: Study on orbital neuralgia in leprosy. Acta Soc. Ophtal. Japan 60, 1069 (1956). Ref. Int. J. Leprosy 25, 425 (1957). — SHIRASAKI, Y.: [Japanisch]. Jap. J. Dermat. 70, 307 (1960). — SILVEIRA, L. M.: Tratamento cirurgico das neurites. Rev. bras. Leprol. 12, 3 (1944). Ref. Int. J. Leprosy 15, 365 (1947). — SMAKA, R. S., y A. B. CAPP: Nova terapêutica da neuralgia leprótica. Rev. paul. Med. 49, 44 (1956). Ref. Int. J. Leprosy 25, 299 (1957). — SOUZA CAMPOS, N.: Calcificacao dos nervos na lepra. Rev. bras. Leprol. 10, 323 (1942). Ref. Int. J. Leprosy 15, 362 (1947). — SPICKETT, S. G.: Letters to the editor. Int. J. Leprosy 34, 154 (1963).

TAKINO, M., u. S. MIYAKE: Die Veränderungen der vegetativen Nerven bei Lepra. Acta Sch. med. Univ. Kioto 18, 85 (1935). — TAKINO, M., u. H. SAKURAI: Die Veränderungen der vegetativen Nerven bei Nervenlepra. Lepro (Osaka) 2, 41 (1931). — TERADA, M.: Electron microscopic studies on leprosy bacilli, with special reference to the relationship between leprosy bacilli and superneurofibrillae. J. Electronmicr. 1, 51 (1953). — TERENCIO DE LAS AGUAS, J., y J. OLIETE BEMILELI: Un caso de intensa neuritis hipertrofica del mediano. Acta Leprol. 13, 47 (1963). Ref. Int. J. Leprosy 33, 123 (1965). — THOMAS, R. E.: An investigation into paralysis patterns in the forearm and hand in leprosy. Leprosy Rev. 25, 11 (1954). Ref. Int. J. Leprosy 22, 360 (1954). — TOMINAGA, B., M. ISHIKAWA u. M. YAMAMOTO: Über Veränderungen an den feineren Nervenfasern in den leprösen Efflorescenzen, die sich bei Anwendung einer neuen Modifikationsmethode der Cajalschen Silberimprägnation der Nervenfibrillen ergeben. Lepro (Osaka) 10, 97 (1939). — TORSUEV: Morphologic changes of the cutaneous nerves in leprosy. Int. J. Leprosy 8, 467 (1940). — TSUNODA, T., and I. HAMADA: Pathological changes of the endings of the peripheral nerve fibres in leprosa. Trans. jap. path. Soc. 19, 492 (1929).

VIEIRA, J. V.: Forma do sindroma do canal carpio na lepra. Rev. port. Doenca de Hansen 2, 42 (1963). Ref. Int. J. Leprosy 32, 92 (1964). — VILANOVA, X., y J. ESTELLER: La radiografia de los nerves cubitales en los enfermos de lepra. Int. J. Leprosy 16, 351 (1948). — VILDE, J.: Histopathologische Untersuchungen über das ZNS der Leprakranken. Zbl. Neurochir. 133, 119 (1931).

WADE, H. W.: The infectiousness of neural-type leprosy. Int. J. Leprosy 17, 305 (1949). — Biopsy of peripheral nerve trunks. Int. J. Leprosy 21, 237 (1953). — Neglected electrical testing in leprosy. Int. J. Leprosy 22, 222 (1954). — Nerve abscess and pure neuritic lesions in lepromatous leprosy. Int. J. Leprosy 23, 69 (1955). — WEDDETT, G., and E. PALMER: The pathogenesis of leprosy. Leprosy Rev. 34, 57 (1963). — WHEATE, W. H.: Two unusual cases of nerve abscess. Leprosy Rev. 35, 86 (1964). Ref. Int. J. Leprosy 33, 128 (1965). — WILKINSON, F. F., y C. M. BRUSCO: Accion de un inhibidor de la anhidrasa carbonica en las neuritis hansenianas. Leprologica 1, 75 (1956). Ref. Int. J. Leprosy 25, 427 (1957). — WILKINSON, F. F., y C. V. COLOMBO: Nueva experienceia con hialuronidase intraneural en lepra. Leprologia 1, 68 (1956). Ref. Int. J. Leprosy 25, 299 (1957). — WILKINSON, F. F., E. D. L.

JONQUIERES y S. J. FALCIANI: Influenca de la hialuronidasa intraneural en las neuritis. Leprologia 4, 140 (1959). Ref. Int. J. Leprosy 29, 381 (1961). — WILSON, S. A. K., and A. N. BRUCE: Neurology. II. Edition. London: Butterworth & Co. Ltd. 1954.

Auge

ALLEN, J. H., and J. L. BYERS: The pathology of ocular leprosy. I. Cornea. Albrecht v. Graefes Arch. Ophthal. 64, 216 (1960). — AMENDOLA, F.: Estado atual da lepra ocula. Arch. bras. Oftal. 17, 1 (1954). — Ocular and otorhinolaryngological leprosy before and since sulfone therapy. Int. J. Leprosy 23, 280 (1955). — Present status of ocular leprosy. Ophthal. Ibero. amer. 24, 1 (1963). Ref. Int. J. Leprosy 35, 94 (1967). — ANDERSEN, J. G.: Surgical treatment of lagophthalmus in leprosy by the gillies temporalis transfer. Brit. J. Plast. Surg. 14, 339 (1961). — APARISI, G. T.: Lepra ocular. Fontilles (Alicante) 2, 482 (1950). — APARISI JIJON, T.: Nota previa del tratamiento de los lepromas recidivantes, espiesclerales y esclerales. Fontilles 2, 46 (1948). Ref. Int. J. Leprosy 17, 494 (1949). — Report of activities directly under the Indian Council of B.E.L.R.A., 1947 Part II. Leprosy in India 20, 190 (1948). Ref. Int. J. Leprosy 18, 111 (1950). — ARAUJO, J. C. M.: Ophthalmological findings in the treatment of leprosy with diphenylthiourea. Int. J. Leprosy 31, 546 (1963).

BLANCO, J. F.: Lepra ocular. Rev. méd. Hosp. esp. (B. Aires) 19, 26 (1949). Ref. Int. J. Leprosy 17, 494 (1949). — BOSHOFF, P. H.: Always examine the eye in leprosy. Int. J. Leprosy 17, 121 (1949). — BOUZAS, A.: Leprous iritis with hypopyon. Amer. J. Ophthal. 44, 401 (1957). Ref. Int. J. Leprosy 26, 79 (1958).

CHATTERJEE, S., and D. S. CHAUDHURY: Pattern of eye diseases in leprosy patient of Northern Ghana. Int. J. Leprosy 32, 53 (1964). — Hypopigmented patches in fundus in leprosy. Leprosy Rev. 35, 88 (1964). Ref. Int. J. Leprosy 33, 124 (1965). — CHATTERJI, S. N.: Leprosy of the eye and its appendages. Int. J. Leprosy 15, 316 (1947). — CHOYCE, D. P.: Ocular leprosy, with reference to certain cases shown. Proc. Roy. Soc. Med. 48, 108 (1955). — COCHRANE, R. G., and T. B. M. SLOAN: Tuberculoid leprosy affecting the palpetral portion of the lachrymal gland. Leprosy in India 12, 83 (1940).

DEBES, M.: Lepra und Auge. Dtsch. Gesundh.-Wes. 6, 1029 (1951). Ref. Int. J. Leprosy 20, 284 (1952). — DE LAEY, A., et J. DUBOIS: La lépre oculaire an Congo Belge. Ann. Soc. belge Med. Trop. 30, 1453 (1950). — DOBROVIC, D., and K. F. SCHALLER: Eye changes and sight defects in leprosy patients. Ethiop. med. J. 1, 147 (1963).

ELLIOTT, D. C.: A report of leprosy lesions of the fundus. Int. J. Leprosy 16, 347 (1948). — A further report of polypoid leprous lesions of the fundus. Int. J. Leprosy 17, 229 (1949). — An interpretation of the ocular manifestations of leprosy. Ann. N.Y. Acad. Sci. 54, 84 (1951). Ref. Int. J. Leprosy 19, 519 (1951).

GARCIA DE AZEVEDO, J.: Piterigio na lepra ocular. Arch. mineir. Leprol. 4, 85 (1944). Ref. Int. J. Leprosy 16, 123 (1948). — GARUS, U. I.: Eye fundus alterations in leprosy. Vestn. Oftal. 80, 66 (1967). Ref. Int. J. Leprosy 35, 537 (1967). — GARUS, Y. I.: Ocular leprosy and modern antileprosy therapy. Vestn. Oftal. 75, 52 (1962). — GILCHRIST, J. B.: Eye complications of leprosy. Med. J. Austr. 1, 8 (1950). Ref. Int. J. Leprosy 20, 150 (1952). — GON, N.: On the clinical and histopathological findings of the eye diseases in leprous patients. II. Histopathological findings. Acta soc. ophthal., Japan. 43, 2111 (1939).

HARLEY, R. D.: Ocular leprosy in Panama. Amer. J. Ophthal. 29, 295 (1946). Arch. Derm. 55, 549 (1947). Ref. Int. J. Leprosy 15, 487 (1947). — HASHIZUME, H., and E. SHIONUMA: Electron microskopic study of lepromatous changes in the iris. Int. J. Leprosy 33, 61 (1965). — HIBI, H.: Slit-lamp microscopic findings of the leprous cornea. La Lepro 24, 98 (1955). — Findings in the leprous cornea with the slit-lamp microscope. Int. J. Leprosy 24, 152 (1956). — Effect of promin and other sulfones on eye leprosy. Histopathological findings. J. Kansai Med. Sch. 12, 614 (1960). — On the corneal findings of L.L. patients showing positive lepromin reaction. Nagashima Arch. Leprosy 6, 14 (1961). — Effect of promin and other sulfones on eye leprosy; histological findings. Nagashima Arch. Leprosy 6, 57 (1961). — HOLMES, W. J.: Changing concepts of ocular leprosy. Trans. Pacif. Cst Oto-Ophthal. Soc. 35, 51 (1954). — Leprosy of the eye in South Korea. Int. J. Leprosy 25, 99 (1957). — Leprosy of the eye. In: Geographic ophthalmology, p. 42—94. Springfield, Illinois: C. C. Thomas 1959.

ITOH, M., E. SHIONUMA, and H. HIBI: Studies on bacterial flora in conjunctival sacs of leprosy patients. La Lepro 24, 147 (1955).

JOHNSON, H. A.: An operation to restore eyelid funktion lost in leprosy. Int. J. Leprosy 33, 89 (1965).

KENNEDY, P. J.: Ocular manifestations in leprosy. Amer. J. Ophthal. 35, 1360 (1952). Ref. Int. J. Leprosy 21, 117 (1953). — KEVERS, G., et J. M. NIFFLE: Iridocyclite hypertensive chez un lépreux (Hypertensive iridocyclitis in a leprosy patient). Bull. Soc. belge Ophthal. 116, 322 (1957). From Abstract in Amer. J. Ophthal. 45, 780 (1958), supplied by Sr. HILARY ROSS. Ref. Int. J. Leprosy 26, 282 (1958). — KIRWAN, E. W. O.: The eye in

leprosy. Trans. Roy. Soc. Trop. Med. Hyg. 41, 583 (1948). Ref. Int. J. Leprosy 18, 118 (1950). — KIRWAN, E. W. O'G.: Ocular leprosy. Proc. Roy. Soc. Med. 48, 112 (1955).
DE LAEY, A., et J. DUBOIS: La lèpre oculaire au Congo Belge. Ann. Soc. belge Méd. Trop. 30, 1453 (1950). Ref. Int. J. Leprosy 19, 249 (1951). — LANDAU, J.: Vasculitis retinae in leprosy. Amer. J. Ophthal. 51, 831 (1961). — LANDAU, J., U. BACHRACH, and J. GUREVITCH: The bacterial flora of the conjunctiva of leprous patients. Acta Med. Orient. 12, 226 (1953). Ref. Int. J. Leprosy 22, 251 (1954). — LANDAU, J., and A. GABBAY: Ocular leprosy in Israel. Acta Med. Orient. 14, 129 (1955). — LOWE, J.: Leprous affection of the eyes. Proc. Roy. Soc. Med. 48, 107 (1955).
MANN, I.: Ophthalmic impressions of a leprosarium. Leprosy Rev. 29, 10 (1955). — McLAREN, D. S., M. I. SHAW, and K. R. DALLEY: Eye disease in leprosy patients. A study in Central Tangamyika. Int. J. Leprosy. 29, 20 (1961). — McLEAN, C. M.: Ocular leprosy and trachoma in a leprosarium. Rev. int. Trachome 37, 635 (1960). — MINAMI, K.: Pathologische Studien über die Nerven im Augengebiete unter verschiedenartigen Krankheiten. I. Mitteilung. Pathohistologische Beobachtungen über die Nerven im Augengebiete bei Lepra. II. Teil. Über die pathohistologischen Veränderungen der Irisnerven von Leprakranken. Acta soc. ophthal. japon 41, 444 (1937). — MITSUDA, K.: On the leprous eye. Nikon-Ijakus 65 (1910). Papers on leprosy by KENSUKE MITSUDA, vol. 1, p. 109—129. Okayama, Japan: Chotokai Fundation 1935.
NAGIUB, M., and J. M. ROBSON: Correlation between rate of development of corneal lesion and size of inoculum of Mycobacterium lepraemurium. J. Path. Bact. 72, 657 (1956). Ref. Int. J. Leprosy 26, 93 (1958). — NIRANKARI, M., and M. R. CHADDAH: II. Leproma of the ciliary body. J. All-India ophthal. Soc. 1, 66 (1953). Ref. Int. J. Leprosy 25, 293 (1957).
OLIETE BENIMELI, J.: Tratamiento quirurgico funcional del lagoftalmo. Rev. Leprol. Fontilles 6, 1 (1964). Ref. Int. J. Leprosy 33, 128 (1965).
PINKERTON, F. J.: Leprosy of the eye in Hawaiian Islands. Arch. Ophthal. 56, 42 (1927). — Leprosy of the upper respiratory tract. J. Amer. Med. Ass. 111, 1437 (1938). — Leprosy of the eye, ear, nose and throat. Trans. Pacif. Cst Oto-Ophthalm. Soc. 35, 179 (1954). — PRENDERGAST, J. J.: Ocular leprosy in the United States. Arch. Ophthal. 23, 112 (1940). — PRICE, E. W.: Studies in plantar ulcer in leprosy. V. The complications of plantar ulcers. Leprosy Rev. 31, 97 (1960). Ref. Int. J. Leprosy 29, 534 (1961). — La prevention des infirmites dans la lepre. Maroc méd. 42, 532 (1963). Ref. Int. J. Leprosy 32, 224 (1964).
REGINATO, L. E.: Surgical treatment of paralytic ectropion of leprotic origin. Int. J. Leprosy 31, 590 (1963). — Rivelloni, G.: Ricerche morfologische e funzionali sul sistema capilare cutanee nella lepra. G. ital. Derm. Sif. 79, 281 (1938). — ROBSON, J. M., and J. T. SMITH: Studies on the multiplication of macobacterium lepraemurium in the mouse cornes. Brit. J. exp. Path. 40, 33 (1959). Ref. Int. J. Leprosy 28, 347 (1960). — Ross, H.: Serum phosphatase in leprosy. Int. J. Leprosy 9, 57 (1941).
SAKAI, T.: Statistical study on anomalies of teeth in leprosy patients. Int. J. Leprosy 35, 90 (1967). — SERGENT, H.: Lepra der Nase mit Nebenhöhlen-Entzündung. Presse méd. 69, 848 (1961). — Sur les sinusites des lepreux. Maroc. méd. 45, 117 (1966). Ref. Int. J. Leprosy 35, 538 (1967). — SHAKHOV, I. I., K. B. POLATKHANOVA, and I. T. BAIRAMALIBEILI: X-ray picture of bone changes in leprosy. Int. J. Leprosy 35, 537 (1967). — SHIONUMA, E.: Pathological studies on eye leprosy. 1. Leprosy of the iris and corpus ciliare. Chap. II. On iris leprom. La Lepro 8, 641 (1937). — Chap. III. On the leprous degeneration in the iris and attitude of the iris pigment cells against leprosy bacilli. La Lepro 8, 651 (1937). — Leprous eye diseases. Handbook of Ophthalmology, vol. 12, p. 59. Japan: 1953. — SHIONUMA, E., M. ARAI, and N. ITO: The effects of cortisone and ACTH upon the eye symptoms in leprosy. La Lepro 23, 341 (1954). Ref. Int. J. Leprosy 23, 348 (1955). — SOMERSET, E. J., and N. R. SEN: Leprosy lesions of the fundus oculi. Brit. J. Ophthal. 40, 167 (1956). — Prognosis of the ocular lesions of leprosy. Leprosy in India 29, 142 (1957). Ref. Int. J. Leprosy 27, 399 (1959). — SPYRATOS, S.: Ponction de la chambre antérieure sur un cas d'iritis lépreuse; observations cliniques et cytologiques. Ann. Oculist. (Paris) 187, 538 (1954). Ref. Int. J. Leprosy 23, 226 (1955). — STEIN u. DOROFEJEW: Zit. Int. J. Leprosy 15, 455 (1947). — STEIN, A. A., and M. N. NIKOLAEVA: Caries of the teeth in leprosy patients. Collection of articles on pathogenesis and therapy of dermatosis. Int. J. Leprosy 35, 91 (1967). — SWEETMAN, D. R.: Leprosy finger. Proc. Roy. Soc. Med. 60, 547 (1967). Ref. Int. J. Leprosy 35, 537 (1967).
TAMESIS, J. V.: Leprosy lesions of the eye. J. Philipp. Med. Ass. 39, 107 (1963). — TERENCIO DE LAS AGUAS, J.: Lesiones osteo-articulares de la lepra. Rev. Leprol. Fontilles 6, 9 (1964).
UCHIDA, M.: A statistical observation of leproma of the eyes. La Lepro 3, 2 (1932).

Knochen

AKINO, T. I., and O. K. SKINSUES: Extremity deformity in leprosy: a morphologic inquiry. Int J. Leprosy 31, 524 (1963). — ANDERSON, J. G.: Plantar ulcers in leprosy. Their pathogenisis and natural history, and their therapy and prevention. Leprosy Rev. 32, 16

(1961). Ref. Int. J. Leprosy **29**, 377 (1961). — Annual Report: Marie Adelaide Leprosy Centre 1963.
BARRY, B. O.: The effect of leprosy on locomotion. Report of second, p. 124—128. 1961. — BARNETSON, J.: Peripheral, osseous and circulatory changes in neural leprosy. Int. J. Leprosy **17**, 123 (1949). — Osseous changes in neural leprosy. Radiological findings. Acta Radiol. **34**, 47 (1950). Ref. Int. J. Leprosy **19**, 384 (1951). — Osseous changes in neural leprosy. Correlation between histopathological and radiological findings. Acta Radiol. **34**, 57 (1950). Ref. Int. J. Leprosy **19**, 384 (1951). — Oscillometric studies in neural leprosy. Trans. roy. Soc. trop. Med. Hyg. **43**, 535 (1950). — Skin temperature studies in neural leprosy. Trans. roy. Soc. trop. Med. Hyg. **43**, 539 (1950). — Pathogenesis of bone changes in neural leprosy. Int. J. Leprosy **19**, 297 (1951). — BARONDES, E. DE R.: Bone absorptive changes in leprosy. Med. Rec. (Houston) **159**, 545 (1946). Ref. Int. J. Leprosy **17**, 494 (1949). — BASSET, A., et J. SCHNEIDER: Altérations osseuses des membres apparues au cours du treitement de le lèpre par le diaminodiphényl-sulfone. Bull. Soc. franç. Derm. Syph. **57**, 299 (1950). Ref. Int. J. Leprosy **19**, 258 (1951). — BASU, S. P., S. GHOSH, N. MUKERJEE, and K. P. ROY: Angiography in leprosy. Indian J. Radiol. **14**, 180 (1960). Ref. Int. J. Leprosy **29**, 536 (1961). — BECHELLI, L. M., y J. S. GUIMARAES: O mal perfurante na lepra. Estudo clinico. Rev. bras. Leprol. **6**, 207 (1938). — BECKER, S. W., and A. A. ZIMMERMANN: Further studies on melanocytes and melanogenesis in the human fetus and newborn. J. invest. Derm. **25**, 103 (1955). — BINFORD, C. H.: Cit. M. M. FISHER et al. Personal communication. N.Y. St. J. Med. 3025 (1964). — BOSQ, F. P. J., y R. F. SACHERI: Modificationes sinusales y localization de los bacilos en los enfermos de Hansen con sinusitis paranasales. Leprologia **10**, 100 (1965). Ref. Int. J. Leprosy **35**, 417 (1967). — BRAND, P. W.: Temperature variation and leprosy deformity. Int. J. Leprosy **27**, 1 (1959). — BROTHWELL, D. R.: Evidence of leprosy in Brithis archaeological material. Med. Hist. **11**, 287 (1958). — BRUMPT, L. C.: La ponction de la moëlle ossense dans la lepre: Présence du bacille de Hansen et de la cellule écumeuse de Virchow. Sang **14**, 403 (1940/41). — BURIN, M. G.: Aportación al estudio de la imagen capillar en el leproso. Rev. ibér. Parasit. **10**, 427 (1950).
CANTON, P., et al.: Epineurectomy of the posterior tibial nerve in the treatment of perforating ulcers of the foot of leprotic origin. VIII Congresso Inter. de Leprologia. Rio 1963. — CARAYON, A., J. LANGUILLON, P. BOURREL et A. BASSET: Lésions des os longs chez les lépreux (apropos de 30 cas). Bull. Soc. méd. Afr. noire Langue franç. **7**, 660 (1962). — CASACCI, A.: Sulle alterazioni ossee lebrose. Clin. ortop. **2**, 37 (1950). Ref. Int. J. Leprosy **19**, 257 (1951). — CAVE, L., R. FUSTEC et A. BASSET: Radiologie de la lepré. Int. J. Leprosy **35**, 90 (1967). — CHAMBERLAIN, W. E., N. E. WAYSON, and N. H. GARLAND: The bone and joint changes of leprosy; a roentgenologic study. Radiology **17**, 930 (1931). — CHARDOME, J., et M. LECHAT: Lésions radiologiques des mains chez le lépreux congolais. Ann. Soc. belge Med. trop. **35**, 267 (1955). Ref. Int. J. Leprosy **25**, 82 (1957). — L'artériographie du pied chez le lépreux mutile (première note). Transactions VII Intern. Congress Leprology Tokyo 1958. — CHATTERJEE, K. R.: A spring device for rectification of drop foot. Leprosy in India **28**, 83 (1956). Ref. Int. J. Leprosy **26**, 83 (1958). — CHERLINZONI, C., e E. PIRASTU: Aspetti radiografici delle osteo-atropatie leprose. Chir. Organi Mov. **37**, 116 (1952). Ref. Int. J. Leprosy **22**, 243 (1954). — CHINI, V.: Tuberculoid granulomatous of the skin and muscle due to a clinically atypical sarcoidosis. Excerpta med., Amst. (Sect. XIII) **16**, 116 (1962). — COCHRANE, R. G., and T. B. M. SLOAN: Tuberculoid leprosy affecting the palpebral portion of the lackrymal gland. Leprosy in India **12**, 83 (1940). — COLOMBIER, P.: Lésions osseuses précoces dans la lèpre constatées par la radiographie. Bull. Soc. Path. exot. **7**, 2 (1914). — COONEY, J. P., and E. H. CROSBY: Absorptive bone changes in leprosy. Radiology **42**, 14 (1944). — COSTELLO, M. J.: Leprosy, lepromatous type, with tufted destruction of the tips of the terminal phalanges. Arch. Derm. Syph. **60**, 1022 (1949). Ref. Int. J. Leprosy **18**, 288 (1950). — CRUZ, M. C., J. I. ABUEL, and J. G. SAMSON: Periarterial sympathectomy in trophic ulcers of leprosy. J. Philipp. Med. Ass. **11**, 474 (1931). — CRUZ, M. C., C. B. LARA, and E. PARAS: Blood calcium in leprosy. J. Philipp. Med. Ass. **8**, 216 (1928). — CUERVO, J. M., J. E. SUAREZ, DE CASTRO PALOMINO et al.: Sobre las alteraciones oseas en la lepra. Rev. Leprol. Dermat. Sifil. Marianao (Cuba) **1**, 148 (1944). Ref. Int. J. Leprosy **16**, 122 (1948). — CURRIER, D. P.: Neurotrophic ulcers of the foot. Corrective shoes for leprosy. Phys. Ther. Rev. **39**, 674 (1959). Ref. Int. J. Leprosy **28**, 201 (1960).
DANIELSEN, K.: Leprogenic odontodysplasia ("Dens leprosus"). 9. Intern. Leprosy Congress London, 16.—21. 9. 1968, Abstracts, 234. — DA VEIGA, S.: As lesoes osteo-articulares de lapra através das imagens radiograficas. An. Inst. Med. trop. (Lisboa) **4**, 149 (1947). Ref. Int. J. Leprosy **18**, 117 (1950). — DAVISON, A. R., R. KOOIJ, and J. WAINWRIGHT: Classification of leprosy. I. Application of the Madrid classification of various forms of leprosy. Int. J. Leprosy **28**, 113 (1960). — DEGOS, R., E. LORTAT-JACOB et C. BARRE: Ostéolyse chez un lépreux rapidement réparée à la suite d'infiltrations novocainiques. Bull. Soc. franç. Derm. Syph. **63**, 158 (1956). — DE JOSSELIN DE JONG, R.: Ovar tropo-neurotische atrophie in

beenderen (naar aanleiding van een onderzoek van organen bij een lijder aan lepra mutilans). Ned. T. Geneesk. 78, 1920 (1934). — DIWAN, U. S.: A survey of deformities in leprosy. Leprosy Rev. 23, 255 (1962). — DÖLCHER, W.: Lepromat. Lepra (Mal perforant). Hautarzt 1, 43 (1958). — DOULL, J. A., and F. L. KLUTH: The need for study of the potentials of surgery and physiotherapy in leprosy. Int. J. Leprosy 27, 202 (1959).
EKAMBARAM, V., and C. S. G. SKARMA: Treatment of plantar trophic ulcers with "Novolep" in a rural leprosy centre. Leprosy Rev. 31, 35 (1960). — ERICKSON, P. T., and F. J. JOHANSEN: Bone changes in leprosy under sulfone therapy. Int. J. Leprosy 16, 147 (1948). — ERICKSON, P. T., and A. MAYORAL: An unusual lesion of the talus occurring in leprosy. Radiology 54, 357 (1950). Ref. Int. J. Leprosy 19, 258 (1951). — ESQUERRA-GOMEZ, G., and E. ACOSTA: Bone and joint lesions in leprosy; a radiologic study. Radiology 50, 619 (1948). Ref. Int. J. Leprosy 17, 166 (1949).
FAGET, G. H., and A. MAYORAL: Bone changes in leprosy; a clinical and roentgenological study of 505 cases. Radiology 42, 1 (1944). — FISHER, M. M., W. MCCANN, and A. MICHELE: Foot ulcers in Hansen's disease. N.Y. St. J. Med. 3021 (1964). — FITE, G. L.: The vascular lesion of leprosy. Int. J. Leprosy 9, 193 (1941). — FREITAS JULIAO, O.: Mielodisplasia e lepra nervosa. Rev. bras. Leprol. 11, 319 (1943). Ref. Int. J. Leprosy 15, 365 (1947).
GASS, H. H.: Examination of the bone marrow for M. leprae. Leprosy Rev. 5, 144 (1934). — GASS, H. H., and D. P. RISHI: Examination of bone marrow for M. leprae. Leprosy in India 6, 8 (1934). — GHOSH, L. M.: Diseases simulating leprosy. Leprosy in India 21, 131 (1949). Ref. Int. J. Leprosy 18, 434 (1950). — GOKHALE, B. B.: Treatment of tropic ulcers of the soles of the feet in leprosy with certain hydrogenated ergot alkaloids. Dermatologica (Basel) 113, 142 (1956). Ref. Int. J. Leprosy 26, 83 (1958). — GOKHALE, B. B., S. M. VABLE, and S. MODAK: Circulation in the feet of leprosy patients, with and without ulcers. Leprosy Rev. 30, 234 (1959). Ref. Int. J. Leprosy 29, 124 (1961).
HÄUPL, C.: Beitrag zur Kenntnis des Knochenschwundes bei Lepra. Acta Path. Microbiol. Scand., Suppl. 5, 35 (1930). — HASHIMOTO, M., and A. KOZUMA: Bone marrow of autopsy cases in leprosy. Kyushu J. Med. Sci. 11, 65 (1966). — HEMERIJKX, F.: Report leprosy control campaign Belgian leprosy centre, Polambakkan (1959). — HENTSCH, D.: Aspects actuels de léprologie. Thèse No. 2798. Med. Facultät Genf 1962. — HJØRTING-HANSEN, E., B. KLØFT, and H. SCHMIDT: Leprotic granuloma in the maxilla. Int. J. Leprosy 33, 83 (1965).
IYENGAR, S. G.: Trial of chloro-mycetin cream in the treatment of trophic ulcers. Leprosy in India 31, 51 (1959). Ref. Int. J. Leprosy 29, 125 (1961).
JADASSOHN, W.: L'origine tuberculeuse de la maladie de Boeck. Bull. Soc. franç. Derm. Syph. 41, 1344 (1934). — JOB, C. K.: Pathology of leprous osteomyelitis. Int. J. Leprosy 31, 26 (1963). — JOSEPH, J. J.: Foot-drop in leprosy. Antiseptic 54, 615 (1957). Ref. Int. J. Leprosy 27, 91 (1959).
KALKOFF, K. W., u. K. H. HOLTZ: Leprainfektionen in Deutschland. Dtsch. med. Wschr. 89, 1057 (1964). — KANDASWAMY, V.: Physiotherapy and surgery. Leprosy centre Polambakkam. Report of activities for 1955—62. — KARASEFF, J.: Aspect radiographique des manifestations ostéo-articulaires dans la lèpre. J. Radiol. Électrol. 20, 373 (1936). — KHAN, J. S.: Treatment of tropic ulcers. Leprosy in India 11, 19 (1939). — KITAGAWA, T., T. NAGATA, J. IDE: Leprosy and amputation of lower legs. La Lepro 26, 24 (1957). Ref. Int. J. Leprosy 26, 79 (1958). — KITAMURA, K.: (Correspondence.) Int. J. Leprosy 30, 353 (1962). — KOCHERIN, V. N.: On the y-ray diagnosis of bone lesions in leprosy. Int. J. Leprosy 35, 229 (1967). — KUNG, C. H., T. C. CHANG, P. Y. HSU, H. W. YU, and C. H. WU: Bone and joint changes in leprosy. Chin. med. J. 79, 130 (1959).
LANGUILLON, J.: L'asiaticoside dans le traitment des ulceres chez les lepreux. Bull. Soc. Path. exot. 52, 249 (1959). Ref. Int. J. Leprosy 29, 124 (1961). — LANGUILLON, J., et R. BOISSAU: Contribution à l'étude de l'aspect radiologique des lésions des extrémités osseuses chez le lépreux soudanais. Méd. Trop. (Marseilles) 19, 558 (1955). — Note sur l'evolution des lesion osseuses des extremites chez le lepreux après traitement sulfone. (Note an the evolution of bone lesions of the extremities after sulfone treatment.) Méd. Trop. (Marseille) 20, 482 (1960). Ref. Int. J. Leprosy 29, 535 (1961). — LANGUILLON, J., P. BOURREL, R. H. BOISSAN et P. PICARD: Contribution a l'etude des perforants plantaires lepreux. Distribution, etiologie, pathogenie. Complications et traitement. Med. Trop. (Marseille) 20, 219 (1960). Ref. Int. J. Leprosy 29, 374 (1961). — LAURET, L., et P. KERBASTARD: Traitement des rhagades et ulcères perforants par l'association d'acide trichloracétique et d'acide salicylique. Med. Trop. (Marseille) 16, 83 (1956). Ref. Int. J. Leprosy 26, 83 (1958). — LAVIRON, P., et D. BEYTOUT: Le traitment des perforants et ulcers lepreux par les dihydroalcaloides de l'ergotoxine. Med. Trop. (Marseille) 18, 267 (1958). Ref. Int. J. Leprosy 29, 125 (1961). — LECHAT, M.: Étude des mutilations lépreuses. Ann. Soc. belge Med. trop. 40, 451 (1960). — Étude des mutilationes lépreuses, p. 276. Bruxelles: Editions Arscia S.A.; Paris: Masson & Cie. 1961. — LECHAT, M., et J. CHARDOME: Altérations radiologiques des os de la face chez le lépreux congolais. Ann. Soc. belge Med. trop. 35, 603 (1955). Ref. Int. J. Leprosy 25, 82 (1957). — L'artériographie

du pied chez le lépreux mutile. Transaction VII. Intern. Congress Leprology, p. 134. Tokyo. Nov. 1958. — Evolution radiologique des mutilations chez des lépreux traités par la D.D.S. (Radiologie evolution of mutilations in leprosy patients under treatment with DDS.) Ann. Soc. belge Méd. trop. 37, 907 (1957). From Abstract in Trop. Dis. Bull. 55, 900 (1958). Ref, Int. J. Leprosy 27, 287 (1959). — LECHAT, M. F.: Bone lesions in leprosy. Int. J. Leprosy 30, 125 (1962). — LEITNER, A. J.: Les osteo-arthropathies lèpreuses du pied. Int. J. Leprosy 6, 471 (1938). — LEMAN, I. J., R. J. LILES, and F. A. JOHANSEN: Blood serum calcium in leprosy. Amer. J. Trop. Med. 7, 61 (1927). — FLETCHER LUNN: Ulceration in leprosy. Report of second Nat. Leprosy Conference of Ethiopia, p. 123. Addis Ababa 1961.

MANZI, R., and A. MARZETTI: Medical and surgical treatment of perforating ulcers of the feet of leprotic origin. VIII. Congr. Inter. de Leprologia. Rio 1963. — MARZETTI, A., and R. MANZI: Pathology and clinical investigation of ulcers in the feet of leprosy patients. VIII. Congr. Inter. de Leprologia. Rio 1963. — MELSOM, R.: Changes in the maxillary bone in leprosy. Int. J. Leprosy 21, 617 (1953). — MERKLEN, F. P., MICHEL H. BLOCH, M. V. RIOU, M. BENOIST et J. COPHIGNON: Les manifestations osteo-articulaires de la lèpre. Rev. Prat. (Paris) 10, 2049 (1960). Ref. Int. J. Leprosy 30, 100 (1962). — METCALFE, J. W.: The importance of leprosy in orthopedic surgery. U.S. nav. med. Bull. 48, 656 (1948). Ref. Int. J. Leprosy 17, 165 (1949). — MICHMAN, J., and F. SAGHER: Changes in the anterior nasal spine and the alveolar process of the maxillary bone in leprosy. Int. J. Leprosy 25, 217 (1957). — MØLLER-CHRISTENSEN, V.: Changes in the maxillary bone in leprosy. Mem. VI. Congr. Intern. Leprol., p. 743. Madrid 1953. Ref. Int. J. Leprosy 21, 761 (1953). — Ten lepers from Noestved in Denmark. København: Danish Science Press Ltd. 1953. — Bogen om Æbelkolt kloster. København: Dansk Videnskabs Forlag 1958. — Bone changes in leprosy. København: Munksgaard 1961. — New knowledge of leprosy through paleopathology. Int. J. Leprosy 33, 603 (1965). — MØLLER-CHRISTENSEN, V., S. N. BAKKE, R. S. MELSOM, and E. WAALER: Changes in the anterior spine and the alveolar process of the macillary bone in leprosy. Int. J. Leprosy. 20, 335 (1952). — MØLLER-CHRISTENSEN, V., and D. R. HUGHES: Two early cases of leprosy in Great Britain. Man 287, 177 (1962). — An early case of leprosy from Nubia. Man 1, 242 (1966). Ref. Int. J. Leprosy 35, 108 (1967). — MOELLER-CHRISTENSEN, V., and R. G. INKSTER: Cases of leprosy and syphilis in the osteological collection of the Department of Anatomy, University of Edinburgh. With a note on the skull of King Robert the Bruce. Dan. Med. Bull. 12, 11 (1965). Ref. Int. J. Leprosy 33, 938 (1965). — MØLLER-CHRISTENSEN, V., and A. T. SANDISON: Usura orbitae (Cribra orbitalia) in the collection of crania in the Anatomy Department of the University of Glasgow. Path. et Microbiol. (Basel) 26, 175 (1963). — MURDOCK, J. R., and H. J. HUTTER: Leprosy: A roentgenological survey. Amer. J. Roentgenol. 28, 598 (1932). — MUT MUT, T.: Lesiones oseas en la lepra. Int. J. Leprosy 21, 615 (1953).

NARITA, M., S. TAKAHASHI,, and H. HIRAGA: Histopathological studies on leprotic mal perforans pedis. La Lepro 26, 144 (1957). Ref. Int. J. Leprosy 26, 183 (1958). — NÈGRE, A., et R. FONTAN: Contribution a l'etude de la pathogenie des lesions osseuses de la lepre. Int. J. Leprosy 24, 164 (1956).

OBERDÖRFFER, M., and M. D. COLLIER: Roentgenological observation in leprosy. Amer. J. Roentgenol. 44, 386 (1940). — OLIVEIRA, N., and I. M. ROSAS NETTO: Epineurectomy of the common peroneal nerve in leprosy. VIII. Congr. Inter. de Leprologia. Rio 1963.

PARDO-CASTELLO, V., F. R. TIANT, and R. PINERO: Nerve-lesions of leprosy. Arch. Derm. Syph. (Chic.) 55, 783 (1947). Ref. Int. J. Leprosy 16, 410 (1948). — PATERSON, D. E.: Radiological bone changes and angiographic findings in leprosy, with special reference to the pathogenesis of "atrophic" condition of the digits. J. Fac. Radiol. (Lond.) 7, 35 (1955). — Bone changes in leprosy. Indian J. Radiol. 10, 90 (1956). — Bone changes in leprosy. Their incidence, progress, prevention and arrest. Int. J. Leprosy 29, 393 (1961). — PATERSON, D. E., and C. K. JOB: Bone changes and absorption in leprosy. In: Leprosy in theory and practice by COCHRANE and DAVEY. Bristol: John Wright & Sons Ltd. 1964. — PAVLOV, N. F.: The phenomenon of inflammation and edema produced by nicotinic acid in the early diagnosis of leprosy. Vestn. Vener. Derm. 5, 45 (1949). — PRICE, E. W.: Studies on plantar ulcers in leprosy. Leprosy Rev. 30, 98 (1959). Ref. Int. J. Leprosy 28, 335 (1960). — Studies in plantar ulcers in leprosy. IV. Etiology of plantar ulcers. Leprosy Rev. 30, 242 (1959). Ref. Int. J. Leprosy 29, 124 (1961). — Plantar ulcer in leprosy: A review of the literature 1890—1960. Leprosy Rev. 32, 108 (1961). — The problem of plantar ulcer. Leprosy Rev. 35, 267 (1964). — The care of the feet. Leprosy in theorie and practice, p. 510. Ed. R. G. COCHRANE and DAVEY. Bristol: John Wright 1964.

RABELLO, F., JR.: Subsidios para o estudo da lepra tuberculoide. Tese, Rio de Janeiro 1941. — RAMIREZ, O.: Tratamiento local de las ulceras neurovasculares de los miembros inferiores. Bol. Soc. cuba. Derm. Sif. 15, 59 (1958). Ref. Int. J .Leprosy 29, 124 (1961). — RANADE, S. S., B. B. GOKHALE, and MOMIN: Q. Epineurectomy in the treatment of trophic ulcers in leprosy. Leprosy in India 29, 48 (1957) (reprinted). From Abstract in Trop. Dis.

Bull. 55, 775 (1958). Ref. Int. J. Leprosy 26, 283 (1958). — REZETTE, J.: Essais de traitement des ulcères et des maux perforants lépreux par le déhydrocholate de sodium. Ann. Soc. belge Méd. Trop. 36, 581 (1956). Ref. Int. J. Leprosy 27, 176 (1959). — ROBERTSON, W. S.: Protective footwear for leprosy. Leprosy in India 28, 73 (1956). Ref. Int. J. Leprosy 26, 83 (1958). — Ross, W. F.: Etiology and treatment of plantar ulcers. Leprosy Rev. 33, 25 (1961). — Etiology and treatment of plantar ulcers. J. Christ. med. Ass. India 36, 238 (1961).

SAENZ, B., and J. C. PALOMINO: Tuberculoid Leprosy. Arch. Derm. 39, 456 (1939). — SCHUJMAN, S.: Sarcoides dermicos, hipodermicos e intramusculare de origen leproso. Rev. argent. Dermatosif. 25, 447 (1941). — SILVEIRA, L. M.: O mal perforante plantar na lepra. Rev. bras. Leprol. 16, 7 (1948). Ref. Int. J. Leprosy 17, 352 (1949). — Treatment of perforating ulcer of the sole of the foot. VIII. Congr. Inter. de Leprologia. Rio de Janeiro 1963.

TEXEIRA, J. COELHO: Nouvelle contribution à l'étude des maux perforants plantaires traumatiques dans un cas suspect de lèpre. Arch. mineir. Leprol. 17, 35 (1957). Ref. Ann. Derm. Syph. 85, 486 (1958). — TRAN-VAN-BANG and NGUYEN-DINH-TIEP: Trans. VII. Internat. Congr. Leprol., Tokyo 1958, p. 145. Tokyo 1959.

WAALER, E.: Changes in the maxillary bone in leprosy. Int. J. Leprosy 21, 617 (1953). — Benforandringer i os maxillare ved lepra. Nordisk Med. 53, 823 (1955). Ref. Int. J. Leprosy 25, 163 (1957). — WARD, D. J.: Plantar ulceration and footwear in leprosy. Ed. by COCHRANE, p. 554 (1964). — WILLIAMS, H. W. G.: The leprosy thumb. Brit. J. Plast. Surg. 19, 136 (1966). Ref. Int. J. Leprosy 35, 93 (1967). — WOOLEY, J. G., and H. Ross: Phosphorus, totalcalcium and diffusible calcium content of the blood sera of lepers and their relation to bone changes. Publ. Hlth Rep. 46, 641 (1931). — WOZONIG, H.: Die Knochenveränderungen bei Lepra. Z. Tropenmed. Parasit. 7, 464 (1957).

Lepra und Tuberkulose

ALONSO, A. M.: Tubercularization and leprosy. Int. J. Leprosy 29, 65 (1961). — ARGUELLO PITT, L., C. A. CONSIGLI, A. DEGOY y J. M. PENA: Experiencia acerca de las relaciones immunobiologicas entre lepra y tuberculosis. Arch. argent. Derm. 4, 21 (1954). Int. J. Leprosy 23, 111 (1955). — ARGUELLO PITT, L., A. DEGOY, C. A. CONSIGLI y J. M. PENA: Experiencia acera de las relaciones immunobiologicas entre lepra y tuberculosis; premunicion con BCG, su valor en la profilaxis de la lepra. Int. J. Leprosy 21, 586 (1953). — AZULAY, R.: A acao de BCG leprominica sobre a reacao. Int. J. Leprosy 16, 301 (1948). — AZULAY, R. D.: A acao do BCG sobre a reacao leprominica. Hospital (Rio de J.) 34, 853 (1948). Ref. Int. J. Leprosy 17, 501 (1949). — BCG and leprosy. Int. J. Leprosy 21, 288 (1953). — O papel protetor do BCG na lepra murina. Int. J. Leprosy 21, 592 (1953). — The protective role of BCG in murine leprosy. Int. J. Leprosy 22, 61 (1954). — AZULAY, R. D., L. M. C. DE ABDRADE, C. SILVA, A. V. R. NETTO, J. D. AZULAY, R. G. NEVES, and A. M. ALONSO: Comparison of the macroscopic readings and microscopic findings of the lepromin reaction. Int. J. Leprosy 28, 38 (1960). — AZULAY, R. D., A. MOURA, and G. MOURAO: Transformation of the lepromin reaction by BCG administered to lepromatous patients whose clinical bacteriological and histopathological condition justifies transfer to the despensary. Int. J. Leprosy 21, 289 (1953). — AZULAY, R. D., and R. G. NEVES: Sensibilization of guinea-pigs after repeated lepromin tests. Leprosy in India 31, 48 (1959).

BECHELLI, L. M.: Influence of repeated lepromin tests in the results of the reaction of Mitsuda in healthy people. Tokyo, Transact. VII. Intern. Congr. Leprosy 1958, 161—166. — BECHELLI, L. M. and M.: Oral BCG vaccination and late conversion of the lepromin test among school children. Rev. paul. Tisiol. 16, 63 (1955). Ref. Int. J. Leprosy 24, 1, 120. — BERG, J. W.: The dual nature of acid fastness. Yale J. Biol. Med. 26, 215 (1953/54). — BIELING, R.: Alergica y curso de la infeción. Medicina y quimica. Editorial de la Revista de Informacion Terapéutica, Leverkusen, 1936. — Informationen Bayer 1936, 185. — BLANC, M., M. PROST et LEMAIRE, E. KUNA, J. M. NKOA, and J. ESSELE: Etude clinique de l'antigene «Chauvire». Int. J. Leprosy 21, 595 (1953). — BLANC, M., M. T. PROST et SR. MARIE-SUZANNE: Influence de l'injection d'une suspension d'un mycobacterium isolé cas de lèpre (souche CHAUVIRÉ) sur la réaction de Mitsuda. Bull. Soc. Path. exot. 46, 1009 (1953). Ref. Int. J. Leprosy 22, 492 (1954). — BRÉCHET, R.: La lepre et ses similitudes avec la tuberculose principalement dans le domaine immunologique et thérapeutique. (Leprosy and its similarity to tuberculosis, especially as regards immunology and therapy.) Rev. méd. Suisse rom. 74, 385 (1954). Ref. Int. J. Leprosy 23, 226 (1955). — BROWN, J. A., G. M. SHORT, and W. BLENSKA: The leprosy, tuberculosis relationship. E. Afr. med. J. 34, 339 (1957). Ref. Int. J. Leprosy 25, 420 (1957). — BROWN, J. A. K., and M. M. STONE: The multipuncture depot lepromin test: I. Technique and advantages. II. Application to the study of BCG-induced lepromin reactivity. Int. J. Leprosy 29, 1 (1961). — A trial of BCG vaccination in the prophylaxis of leprosy. Leprosy Rev. 34, 118 (1963). — BROWNE, S. G.: Tuberculosis and leprosy. Tubercle (London) 45, 56 (1964). — BUDIANSKY, E.: Comportamento da alergia tuberculinica em filhos de le prosos, apos calmetizacao. Rev. bras. Leprol.

17, 27 (1949). Ref. Int. J. Leprosy 17, 502 (1949). — BUDIANSKY, E., and E. C. CAMPOS: The possible protective role of BCG against leprosy. Int. J. Leprosy 21, 289 (1953). CAMBIAGHI, O.: BCG oral e reação de Mitsuda em escolares. Rev. bras. Leprol. 28, 211 (1960). — CAMPOS, N. S., W. LESER, A. ROTBERG, L. M. BECHELLI, and R. QUAGLIATO: Studies on inversion of the lepromin reaction by BCG. II. A brief review of the literature, present state of knowledge and prophylactic prospects in the light of recent observation on lepromin reaction inversion under the influence of various stimuli. Int. J. Leprosy 31, 580 (1963). — CAMPOS, N. S., A. ROTBERG, L. M. BECHELLI, and M. GINEFRA: Studies on inversion of the lepromin reaction by BCG. III. Results of the lepromin test in a community of children of lepers and attempts to promote inversion in individuals showing a negative, doubtful or slightly positive reaction, by verying schedules of BCG administration. Int. J. Leprosy 31, 581 (1963). — CAVER, C. V.: The history of tuberculosis at kalaupapa settlement. Hawaii Med. J. 15, 27 (1955). — CHATTERJEE, K. R., P. SONCAN, and M. SAINTE-ROSE: Prophylactic value of BCG vaccination against leprosy; a preliminary report. Bull. Calcutta Sch. trop. Med. 6, 164 (1958). — CHAUSSINAND, R.: Une nouvelle réaction d'allergic dans le tuberculose. A new reaction of allergy in tuberculosis. Ann. Inst. Pasteur 73, 811 (1947). — Tuberculose et lèpre, maladies antagoniques. Int. J. Leprosy 16, 431 (1948). — Prémunition relative antilépreuse par le vaccination ou BCG. Rev. colon. Méd. Chir. 21, 170 (1949). Ref. Int. J. Leprosy 18, 441 (1950). — Concerning the study of the prophylactic action of BCG vaccination against leprosy. Int. J. Leprosy 21, 75 (1953). — A propos de l'experimentation de la vaccination par le BCG dans la prophylaxie de la lepre. Int. J. Leprosy 23, 270 (1955). — War-time studies in Indo-China. Int. J. Leprosy 24, 203 (1956). — A propos de la theorie de l'antagonisme entre tuberculose et lepre. Int. J. Leprosy 25, 365 (1957). — Regarding the article "Leprosy and tuberculosis" of KOOIJ and RUTGERS. Int. J. Leprosy 27, 269 (1959). — La problème de la nature et de la signification de la réaction a la lépromine de Mitsuda. Ann. Inst. Pasteur 97, 125 (1959). — A propos de la théorie de l'antagonisme entre tuberculose et lèpre. Sem. Hôp. Paris 37, 2304 (1961). — CHAUSSINAND, R., et M. VIETTE: Pent-on utiliser la vaccination par le «Mycobacterium Marianum» dans la prophylaxie et la therapeutique de la lepre? Int. J. Leprosy 23, 435 (1955). — CHÉNEBAULD, J., J. LEPAPE, and R. ROLLIER: Leprosy and pulmonary tbc in Marocco. Maroc Med. 36, 1007 (1957). — CHENEBAULT, J., et R. ROLLIER: Les manifestations pulmonaires au cours de la lèpre. J. Pneumo-phthisiol. Afr.-Nord 1, 7 (1958). — CHONCROUN, N.: The role of the lipo-carbohydrate of the tubercle bacillus in hypersensitivity, acid-fastness, and acquired resistance. Tuberculology 11, 25 (1949). — COCHRANE, R. G.: Comparative significance of leprosy and tuberculosis in the overall health problems of tropical Africa. E. Afr. Med. J. 34, 363 (1957). Ref. Int. J. Leprosy 25, 421 (1957). — COCHRANE, R. G., R. CHAUSSINAND, and J. Ross INNES: Tuberculosis and leprosy. IV. Commonwealth Health and Tuberculosis Conference. London, Juni 1954. Int. J. Leprosy 23, 462 (1955). — COELHO, I. T.: Conversion of the Mit. reaction to positiv after oral administration of BCG in healthy people. Arch. min. Leprol. 15, 92 (1955). Ref. Int. J. Leprosy 24, 120. — COMPA, F., and M. M. FERNANDEZ: BCG in leprosy prophylaxis. Course of the disease in two children vaccinated with B.C.G. Rev. argent. Dermatosif. 39, 126 (1955). Ref. Int. J. Leprosy 24, 120. — CONSIGLI, C. A.: Lepra y tuberculosis. Estudio corelativo de los fenómenos de hipersensibilidad. Leprología 8, 13 (1963). — CONTRERAS, F., J. GUILLEN, J. TARABINI y J. TERENCINO: La diferenciacion del bacilo de Hansen y de Koch mediante la tincion con el negro Sudan. Acta Dermo-Sifiligr. 47, 475 (1955/56). Ref. Int. J. Leprosy 25, 433 (1957). — CONTRERAS, F., J. TARABINI y F. CONTRERAS JR.: Acción lepromino-positivizante del BCG intradérmico en hansenianos. Estudio clínico e histológico. Rev. Leprol. Fontilles 4, 469 (1959). — CONVIT, J.: An investigation of leprosy in the German ethnic group of Colonia Tavor in Venezuela. IV. Clinical findings and variations in the Mantoux and Mitsuda reactions observed during five years after BCG vaccination of Mitsuda-negative contacts. Int. J. Leprosy 24, 38 (1956). — Studies of leprosy in the German ethic group of Colonia Tovar, Venezuela. V. The morbidity rates in BCG-vaccinated and unvaccinated groups during five years. Int. J. Leprosy 24, 269 (1956). — CONVIT, J., C. L. GONZALEZ, and E. SIRRUCAC Y RAISSI: Estudios sobre Lepra en el grupo etnico Aleman de la Colonia Tovar (Venezuela). Mem. VI. Congr. Inter. L. Madrid, 529. Oct. 1953. — CONVIT, J., and E. RASSI: Lepromin and tuberculin tests in Venezuelan leprosy foci, induction of lepromin reactivity by BCG vaccination. Int. J. Leprosy 22, 303 (1954). — CRUZ, O. N., and D. V. A. OPROMOLLA: Observations on the use of lyophilized BCG in the treatment of lepromatous leprosy. Int. J. Leprosy 31, 570 (1963).

DAUDEN VALLS, F., J. MORA COMAS y C. DAUDEN SALA: Influencia de la BCG y otras vacunas en la lepromin-orreaccion. Actas Dermo-Sifiliogr. 42, 505 (1951). Ref. Int. J. Leprosy 20, 294 (1952). — DHARMENDRA: Planning of investigations regarding the likely prophylactic role of BCG against leprosy. Leprosy in India 27, 177 (1955). — DHARMENDRA, S. MAZUMDER, and N. MUKERJEE: The possible role of BCG vaccination in prophylaxis against leprosy. Int. J. Leprosy 21, 402 (1953). — DINIZ, O.: BCG vaccination in leprosy. Arch. mineir. Leprol. 15, 9

(1955). Ref. Int. J. Leprosy 24, 119 (1956). — DOULL, I. A.: Induction of reactivity to lepromin by BCG. Int. J. Leprosy 24, 99 (1956). — Boek review: La lèpre de Chaussinand. Int. J. Leprosy 19, 113 (1951). — DOULL, J. A., R. S. GUINTO, and M. C. MABALAY: Effect of BCG vaccination, lepromin testing and natural causes in inducing reactivity to lepromin and to tuberculin. Int. J. Leprosy 25, 13 (1957).
FERNANDEZ, I. M. M.: Estudio comparativo de la reacción de Mitsuda con las reacciones tuberculinicas. Rev. argent. dermatosif. 23, 425 (1939). — The early reaction induced by lepromin. Int. J. Leprosy 8, 1 (1940). — Resultados del examen de niños y cónjuges convivientes con enfermos de lepra. Rev. méd. Rosario 38, 780 (1948). — BCG in the prophylaxis of L. (Correspondence). Int. J. Leprosy 19, 474 (1951). — Relaciones immuno-alergicas entre tuberculosis y lepra. Acta Dermo-Sif. 43, 471 (1951/52). Ref. Int. J. Leprosy 21, 418 (1953). — El empleo del BCG en la profilaxis de la lepra. Dia méd. 1, 286 (1952). Ref. Int. J. Leprosy 20, 417 (1952). — Leprominreaction and BCG. Int. J. Leprosy 21, 367 (1953). — Early experience with BCG. Int. J. Leprosy 21, 370 (1953). — Influence of the tuberculosis factor on the clinical and immunological evolution of child contacts with leprosy patients. Int. J. Leprosy 23, 243 (1956). — The use of BCG in the prophylaxis of leprosy. Who should be vaccinated, how and when? Int. J. Leprosy 24, 319 (1956). — BCG en la profilaxis de la lepra; plan de Compaña en la Argentina. Leprología 1, 122 (1956). — Leprosy and tuberculosis; antagonistic diseases. Arch. Derm. 75, 101 (1957). Ref. Int. J. Leprosy 25, 423 (1957). — Lepra und Tuberkulose. Antagonistische Erkrankungen. Arch. Derm. 75, 1 (1957). Ref. Derm. Wschr. 50, 1370 (1958). — The use of BCG in leprosy. Int. J. Leprosy 30, 332 (1962). — FLOCH, H.: Sur la vaccination par le BCG an prophylaxie antilépreuse. Etude de la para-immunité et de la para-allergie entre lèpre et tuberculose. Arch. Inst. Pasteur Guyane franç. 249, 14 (1951). Ref. Int. J. Leprosy 21, 419 (1953). — Reaction de Mitsuda et intradermo-réaction au BCG tué dans la lèpre. Conclusions théoriques et pratiques. Ann. Inst. Pasteur 82, 517 (1952). Ref. Int. J. Leprosy 21, 284 (1953). — Discussions sur les résultats obtenus en prophylaxie antilépreuse par la vaccination BCG. Int. J. Leprosy 21, 290 (1953). — Lepromin R. and BCG. Int. J. Leprosy 21, 368 (1953). — Remarques sur l'immunologie de la lèpre. Int. J. Leprosy 21, 587 (1953). — Lèpre et vaccination par le B.C.G. Arch. Inst. Pasteur Guyane franç. 318, 909 (1954). Ref. Int. J. Leprosy 23, 110 (1955). — La réaction de Mitsuda rendue positive par une primo-infection tuberculeuse est-elle accompagnée d'une immunité relative anti-lépreuse. Bull. Soc. Path. exot. 47, 771 (1954). — FLOCH, H., et P. DESTOMBES: Réactions concomittantes de Mitsuda et de von Pirquet chez 128 enfants atteints de lèpre tuberculoide et indifférenciée. Rev. bras. Leprol. 18, 181 (1950). Ref. Int. J. Leprosy 19, 387 (1951). — La lèpre en Guyane française. Réaction de Mitsuda et de von Pirquet. Rev. colon. Méd. Chir. 22, 202 (1950). Ref. Int. J. Leprosy 20, 560 (1952). — FLOCH, H., et P. LAJUDIE: Cuti-réaction a la tuberculine. Vaccination souscutanée par le BCG chez des lépreux. Arch. Inst. Pasteur Guyane franç. 44, 3 (1942). Ref. Int. J. Leprosy 17, 362 (1949). — FONTES MAGARAO, M., y S. DE OLIVEIRA LIMA: Reação de prognóstico da tuberculose pulmonar em hansenosos-tuberculosos. Rev. bras. tuberc. 21, 295 (1953). Ref. Int. J. Leprosy 22, 247 (1954). — Reação de prognóstico da tuberculose pulmonar em hansenianos-tuberculosos. Clin. Tisiol. 8, 855 (1954).
GATÉ, J., et J. ROUSSET: Résultats thérapeutiques obtenus avec un nouvel antigéne dans le traitement de la lèpre. Int. J. Leprosy 21, 594 (1953). — Actions des injections intradermiques d'un nouvel antigène les réactiones immunologiques dans la lèpre et la tuberculose. Int. J. Leprosy 21, 594 (1953). — Die Entwicklung der Therapie und Prophylaxe der Lepra in Frankreich. Hautarzt 10, 413 (1959). — GINEFRA, M., L. M. BECHELLI, R. QUAGLIATO, N. S. CAMPOS, and A. ROTBERG: Studies on inversion of the lepromin reaction by BCG. IV. Correlation between the tuberkulin and lepromin reactions in communities of leper children vaccinated orally with BCG. Int. J. Leprosy 31, 582 (1063). — GINES, A. R.: BCG in the prophylaxis of tuberculosis and leprosy. Int. J. Leprosy 21, 289 (1953). — BCG en la profilayis de la tuberculosis y de la lepre. Arch. urug. Med. 43, 21 (1953). Ref. Int. J. Leprosy 22, 477 (1954). — GINES, A. R., y J. G. POLETTI: La reaccion de Mitsuda en los vacunados con BCG. Bol. Ofic. sanit. panamer. 25, 884 (1946). Ref. Int. J. Leprosy 15, 486 (1947). — GONZAGA, O., N. SOUZA CAMPOS, W. BÜNGELER y L. ALAYON: O filuo do Hanseniano em face da infecção leprosa. Monografía do laboratoris de Anatomía Patológica do Instituto „Conde de Lara" e do Asilo Santa Terezinha Sao Paulo: Serviço de Profilaxia da Lepra 1941. — GRASSET, E., and A. R. DAVISON: Antigenic treatment of leprosy by means of a non acid-fast variety of tubercle bacillus. S. Afr. J. Med. Sci. 7, 236 (1942). Ref. Int. J. Leprosy 16, 93 (1948). — GRAY, C. T., and J. H. HANKS: Application of metabolic studies to leprosy research and to the mechanism of drug action. Int. J. Leprosy 21, 622 (1953). — GRAY, H. H., and H. BANCROFT: Tuberculosis at the United States public health service hospital, Carville, Lousiana, 1922—1950. Int. J. Leprosy 20, 467 (1952). — GUINTO, R. S., J. A. DOULL, and E. B. MABALAY: Tuberculization and reactivity to lepromin. Association between lepromin and tuberculin reactions in school children in Cordova and Opon, Cebu, Philippines.

Int. J. Leprosy 23, 32 (1955). — GUINTO, R. S., M. C. MABALAY, and J. A. DOULL: Reactivity of children to lepromin and various tuberculins, as affected by recent and older BCG vaccination. Int. J. Leprosy 30, 284 (1962).

HADLER, W. A., and L. M. ZITI: Effect of BCG vaccination upon the evolutive rate of murine leprosy. Int. J. Leprosy 29, 196 (1961). — HALE, J. H., B. D. MOLESWORTH, R. J. GROVE-WHITE et al.: The relationship and significance of the Mantoux and lepromin reactions in leprosy. Int. J. Leprosy 23, 139 (1955). — HANKS, H. J.: Influence of physical and chemical factors on the hydrogen transfer capacity of murine. Int. J. Leprosy 22, 162 (1954). — HANKS, J. H.: Immunological and physiological basis of immunization in tuberculosis and leprosy. Int. J. Leprosy 25, 86 (1957). — HANKS, J. H., and I. M. M. FERNANDEZ: Enhancement of resistance to murine leprosy by BCG plus specific antigen. Int. J. Leprosy 24, 65 (1956). — HANKS, J. H., and C. T. GRAY: The application of metabolic studies to leprosy research. Int. J. Leprosy 22, 147 (1954).

JONQUIERES, E. D. L.: Reactivation by BCG-vaccination. Int. J. Leprosy 28, 184 (1960).— BCG en lepra dimorfa. Leprología 8, 45 (1963). — Reaction in arrested lepromatous case after BCG-vaccination. Int. J. Leprosy 27, 268 (1959). — JONQUIERES, E., y J. MASANTI: Vacunación con el BCG y viraje de la leprominor-reaccion en enfermos de lepra. Rev. argent. Dermatosif. 38, 137 (1954). — JORDAN, P., y G. KLINGMÜLLER: Eigue habiendo lepra en Europa Occidental. Intern. Congress of Leprologia, Rio de Janeiro 1963.

KAWAGUCHI, Y.: The immunological correlation of tuberculosis to leprosy, part 2. La Lepro 24, 288 (1955). Ref. Int. J. Leprosy 24, 243 (1956). — The immunological correlation of tuberculosis to leprosy. Part 3. Effects of vaccination with killed bacillus on the development of murine leprosy and tuberculosis in mice. La Lepro 25, 119 (1956). Ref. Int. J. Leprosy 25, 306 (1957). — The immunological correlation of tuberculosis to leprosy. Part 4. General conclusion. La Lepro 25, 124 (1956). Ref. Int. J. Leprosy 25, 306 (1957). — KIRCHHEIMER, W. F.: Attempts at growth of Mycobacterium leprae in footpads of mice and guinea-pigs. Int. J. Leprosy 32, 9 (1964). — KLINGMÜLLER, G.: Lepraprobleme in Deutschland. 1. Symposion Dtsch. Tropenmedizinische Gesellschaft, Heidelberg 4.—6. 4. 1963. — Über Notwendigkeit und Möglichkeit einer Lepraprophylaxe in Mitteleuropa. VI. Weltkongress für prophylakt. Medizin u. Sozialhygiene, Bad Aussee 30. Aug. 1963. — KÖNIGSTEIN, R. P.: Beziehungen zwischen Lepra und Tuberculose. Wien. Z. inn. Med. 37, 145 (1956). — KOOIJ, R., and A. W. RUTGERS: Leprosy and tuberculosis. A comparative study with the aid of skin tests with tuberculin, killed BCG, and the Dharmendra lepromin in South African bantus. Int. J. Leprosy 26, 24 (1958). — KUPER, S. W. A.: Hypersensitivity in tuberculosis and leprosy: skin reactions; preliminary report. E. Afr. Med. J. 34, 349 (1957). Ref. Int. J. Leprosy 25, 420 (1957). — The effect of BCG vaccination on tissue reactivity in leprosy. Int. J. Leprosy 31, 583 (1963).

LARA, C. B.: Mitsuda's skin reaction (Lepromintest) in children of leprous parents. II. Observations on newly-born to eighteen month-old children. Int. J. Leprosy 8, 15 (1940).— LARA, C. B., C. A. PALAFOX, I. L. IGNACIO, and J. O. NOLASCO: Children of leprosy patients isolated at birth, given lepromin and BCG injections, then returned to the colony. First report. Int. J. Leprosy 24, 382 (1956). — LEIKER, D. L.: Zur Frage einer neuen Lepraendemie in Europa unter besonderer Berücksichtigung der Zusammenhänge zwischen Tuberkulose und Lepra. Prax. Pneumol. 18, 816 (1964). — LEWIS, N. G., G. L. FITE, and E. BOGEN: Comparison of reactions to human and avian tuberculins in leprosy patients. Int. J. Leprosy 29, 355 (1961). — LIZGUNOVA, A. O.: Penetration of micro-organisms through the skin. Communication II. The study of the condition and modes of penetration of micro-organisms through the skin in mice. Bull. exp. Biol. Med. 47, 28 (1959). — LOWE, J., and T. F. DAVEY: Tuberculin and lepromin reactions in Nigeria. An analysis of the data of LOWE and McNULTY. Int. J. Leprosy 24, 419 (1956). — LOWE, J., and I. A. McFADZEAN: Tuberculosis and leprosy — further immunological studies. Leprosy Rev. 27, 140 (1956). — LOWE, J., and F. McNULTY: The effect of BCG in lepromatous cases of leprosy. Int. J. Leprosy. 21, 173 (1953). — Tuberculosis and leprosy. Immunological studies. Leprosy Rev. 24, 61 (1953). Ref. Int. J. Leprosy 22, 245 (1954). — LURIE, M. B.: Studies on the mechanism of immunity in tuberculosis. The fate of tubercle bacilli ingested by mononucleat phagocytes derived from normal and immunizied animals. J. Exp. Med. 75, 247 (1942). Ref. Int. J. Leprosy 22, 370 (1954).

MACKANESS, G. B.: The growth of tubercle bacilli in monocytes from normal and vaccinated rabbits. Amer. Rev. Tuberc. 69, 495 (1954). — Artifical cellular immunity against tubercle bacilli an effect of polyoxyethylene esters. (Triton.) Amer. Rev. Tuberc. 69, 690 (1954). Ref. Int. J. Leprosy 22, 370 (1954). — MACKANESS, G. B., and N. SMITH: The action of isoniazid on intracellular tubercle bacilli. Amer. Rev. Tuberc. 66, 125 (1952). Ref. Int. J. Leprosy 22, 118 (1954). — MACKANESS, G. B., N. SMITH, and A. Q. WELLS: The growth of intracellular tubercle bacille in relation to their virulence. Amer. Rev. Tuberc. 69, 479 (1954). Ref. Int. J. Leprosy 22, 368 (1954). — MAGARAO, M. F., y S. DE O LIMA: Reação de prognostico da tuberculose pulmonar em hansenosos-tuberculosos. Rev. bras. Tuberc. 20, 295 (1953). — MAGOFFIN, R. L., and W. W. SPINK: The protection of intracellular brucella against streptomycin alone and in combination with other antibiotics. J. Lab. clin. Med. 37, 924 (1951). Ref. Int. J. Leprosy 22, 117 (1954). — MARIANO, J.: Teste de vacina de tuberculose irradiada em leprologia. Arch. mineir. Leprol. 18, 73 (1958). Ref. Int. J. Leprosy 28, 96 (1960). — MARIANO, J., and H. A. NETO: The influence of BCG on the Mitsuda reaction in leprosy patients and on specific tests of other infections. Arq. mineir. Leprol. 15, 87 (1955). Ref. Int. J. Leprosy 24, 119 (1956). — McFADZEAN, J. A.: Tuberculosis and leprosy. Cross desensitization between tuberculin and lepromin. Int. J. Leprosy 28, 44 (1960). — MELAMED, A. J., y E. JONQUIERES: Tuberculosis en enfermos afectados de lepra. Accion de las sulfonas. Rev. argent. Leprol. 1, 14 (1953). Ref. Int. J. Leprosy 21, 413 (1953). — MENEZES, D.: Influéncia da calmetização da lepra indiferenciada para tuberculóide reacional. Rev. bras. Leprol. 27, 93 (1959). — MONTESTRUC, E.: BCG vaccination in Martinique. Int. J. Leprosy 27, 166 (1959). — Reactions in arrested cases after BCG-vaccination. Int. J. Leprosy 28, 183 (1960). — MONTESTRUC, E., et R. BLACHÉ: La vaccination au BCG dans la prophylaxie de la lèpre. Rev. Colon. Méd. Chir. 15, 358 (1950). Ref. Int. J. Leprosy 19, 388 (1951). — MONTESTRUC, E., et G. DESPIERRES: La réaction de Mitsuda et la rôle du BCG dans la positivité de cette réaction en milieu indemne de lèpre. Bull. Soc. Path. exot. 53, 630 (1960). — MONTESTRUC, E., D. GARCIN, R. BERDONNEAU et J. BENOIST: La prophylaxie de la lèpre par le BCG. Presse méd. 67, 1112 (1959). — DE MORAES PASSOS, A. C., L. BAPTISTA, A. C. C. NOGUEIRA MARINS et al.: O comportamento da reacao de Mitsuda em tuberculosos apos à becegeizacao oral. Rev. bras. Leprol. 20, 1 (1952). Ref. Int. J. Leprosy 21, 126 (1953). — MÜLLER, R. W.: Ansteckungsgefahr für Lepra? Prax. Pneumol. 18, H. 8 (1964). — MUFTIC, M. K.: Investigation of resistance of mycobacteria to decolorization. Tubercle 40, 50 (1959). Ref. Int. J. Leprosy 27, 410 (1959). — MUIR, E.: Relationship of leprosy to tuberculosis. Leprosy Rev. 28, 11 (1957). — MUKERJEE, N.: BCG-vacc. in the control. of L. Leprosy in India 27, 144 (1955). Ref. Int. J. Leprosy 24, 223 (1956).

NEYRA RAMIREZ, J.: Las correlaciones immunologicas de la lepra con la tuberculosis. Su applicacion practica: la vacunacion BCG en la profilaxia de la lepra. Rev. Sanid. Polic. (Lima) 11, 519 (1951). Ref. Int. J. Leprosy 19, 512 (1951). — NEYRA RAMINEZ, J., y H. PESCE: Estudio en 228 casos de las correlaciones inmunológicas lepra-tuberculosis; EL viraje de la lepromino reacción con BCG y su aplicación en la profilaxis de la lepra. Temas Leprol. 7, 24 (1952).

OGATA, T.: Studies of leprosy based upon fundamental investigation into tuberculosis. Japan Leprosy Research Committee Tokyo, Japan, 1936. — DE OLIVEIRA LIMA, S., y M. FONTES MAGARAO: Tratamento da tuberculose pulmonar em doente de Hansen. Rev. bras. Tuberc. 21, 397 (1953). — OLMOS CASTRO, N.: Sensitization to lepromin induced experimentelly with BCG. Int. J. Leprosy 20, 221 (1952). — La calmetizacion en la profilaxis antileprosa. Rev. argent. Leprol. 1, 2 (1953). Ref. Int. J. Leprosy 21, 408 (1953). — OLMOS CASTRO, N., E. ZAMUDIO y P. B. ARCURI: Consideraciones sobre un plan de vacunación con BCG en lucha antileprosa. Leprología 1, 128 (1956). — OOTAKA, K. et M.: Une nouvelle coloration différentielle entre les bacilles de la tuberculose et les bacilles de la lèpre. (A new differential stain for the tubercle and leprosy bacilli.) Hirosaki Med. J. 10, 237 (1959). Ref. Int. J. Leprosy 28 (2), 210 (1960).

PARDO-CASTELLO, V. (ed.): Cross immunity in leprosy and tuberculosis. Int. J. Leprosy 19, 217 (1951). — DE PAULA SOUZA, R., N. DE TOLEDO FERRAZ y L. M. BECHELLI: Influencia do BCG vivo e morto sobre a reacao de Mitsuda. (Obersacoes preliminares.) (Influence of BCG, alive or dead, on the Mitsuda reaction.) Rev. bras. Leprol. 21, 43 (1953). Ref. Int. J. Leprosy 23, 350 (1955). — PEREIRA, A. C.: Resultados da imunização do contato Mitsuda negativo pelo BCG. Rev. méd. Juiz de Fora 5, 569 (1959). — PEREIRA FILHO, A. C.: Aplicacao do BCG em preventorios. Int. J. Leprosy 21, 588 (1953). — PEREIRA, P. C., J. T. COELHO, H. A. NETO et al.: Imunidade induzida na lepra. Int. J. Leprosy 21, 588 (1953). — RODRIGUEZ, J. N.: Studies on early leprosy in children of lepers. Philipp. J. Sci. 31, 115 (1926). — ROSEMBERG, J., J. N. AUN y N. DE SOUZA CAMPOS: Da relacao imunobiologica entre tuberculose e lepra. III. A lepromino-reacao em criancas de descendencia nao leprosy vacinadas com BCG por via oral. Dissociacao entre algeria tuberculinica e reacao de Mitsuda. Rev. bras. Leprol. 18, 128 (1950). Ref. Int. J. Leprosy 19, 386 (1951). — ROSEMBERG, J., N. DE SOUZA CAMPOS y J. N. AUN: Da relacao imunobiologica entre tuberculose e lepra. I. Acao positivante de BCG sobre a leprominoreacao. Rev. bras. Leprol. 18, 3 (1950). Ref. Int. J. Leprosy 18, 555 (1950). — De relacao imunobiologica entre tuberculose e lepro. IV. A lepromino-reacao en criancas vacinadas um ano antes com BCG, descendentes de doentes de lepra. Dissociação entre alergia tuberculinica e reação de Mitsuda. Rev. bras. Leprol. 19, 8 (1951). Ref. Int. J. Leprosy 21, 123 (1953). — Da relacao imunobiologica entre tuberculose e lepra. V. Tempo de positivacao da reacao de Mitsuda apos a introdução simultánea de BCG por vía orale de lepromin por vía intradérmica. Rev. bras. Leprol. 19, 19 (1951). Ref. Int. J. Leprosy 21, 123

(1953). — Da relacao imunobiologica entre tuverculose e lepra. VI. Inversao de reação de Mitsuda com o BCG oral em individuos reiteradamente negativos a lepromina durante vários años. Rev. bras. Leprol. **20**, 67 (1952). Ref. Int. J. Leprosy **21**, 124 (1953). — Da relacao imunobiologica entre tuberculose e lepra. VII. The influence of oral BCG vaccination upon the Mitsuda reaction inpreviously lepromin-positive individuals. Rev. bras. Leprol. **20**, 75 (1952). Ref. Int. J. Leprosy **21**, 282 (1953). — Da relacao imunibiologica entre tuberculose e lepra. VIII. Positivacao remota do Mitsuda por efeito da vacinacao BCG oral. Rev. bras. Leprol. **20**, 84 (1952). Ref. Int. J. Leprosy **21**, 282 (1953). — Da relacao imunobiologica entre tuberculose e lepra. IX. Reativacao focal precoce da reacao leprominica, consequente a prove de Mantoux. Rev. bras. Leprol. **20**, 97 (1952). Ref. Int. J. Leprosy **21**, 283 (1953). — O emprego de BCG co tratamento desensibilizante da reacao leprotica. Int. J. Leprosy **21**, 590 (1953). — Estado actual do conhecimiento da inversão de reaçàa de Mitsuda por efeito do BCG oral. Hospital (Rio de J.) **44**, 33 (1953). — Reacao de Mitsuda induzida por efeito de diversos esquemas de vacinacao BCG oral e pela técnica de multipunturas de Rosenthal. Rev. bras. Leprol. **20**, 183 (1952). Ref. Int. J. Leprosy **22**, 364 (1954). — Rosemberg, N., N. Souza Campos, J. N. Aun y R. Brandi: Contribuição ão estudo sobre a vitalidade do BCG. Rev. bras. Leprol. **21**, 11 (1935). Ref. Int. J. Leprosy **22**, 365 (1954). — Rosemberg, J., N. de Souza Campos, J. N. Aun y R. Brandi: Vitalidade da vacina BCG e capacidade de induzir a reacao de Mitsuda. Mem. VI. Congr. Internac. Leprol., p. 588. Madrid 1953. Ref. Int. J. Leprosy **23**, 351 (1955). — Rosemberg, J., N. de Souza Campos, J. N. Aun and M. C. da Rocha Passos: Immunbiologic relation between tuberculosos and leprosy. X. Comparative study of the results of the lepromin test in subjects submitted to serial injections of Mitsuda's antigen and to oral BCG vaccination. Int. J. Leprosy **28**, 271 (1960). — Da relacao immunobiologica entre tuberculose e lepra. X. Estudio comparativo dos resultatos da lepromino reacao em individuos submetodos a injecoes seriadas antigeno de Mitsuda a curto praco et vacinados com BCG oral. Rev. bras. Leprol. **29**, 67 (1961). Ref. Int. J. Leprosy **30**, 382 (1962). — Rotberg, A.: „Factor N" de resistência à lepra e relacoes com a reatibidade leprominica e tuberculinica; valor ducidoso de BCG na immunizicao antileprosa. Int. J. Leprosy **21**, 590 (1953). — Rotberg, A., y J. F. de Oliveira: A reação da lepromina na tuberculose. Rev. bras. Leprol. **5**, 287 (1937). — Russell, D. A., A. C. Scott, and S. C. Wigley: BCG vaccination in leprosy. A preliminary report of a "blind" controlled trial. Int. J. Leprosy **32**, 235 (1964). — Rutgers, A. F.: Lepra en tuberkulose. Thesis, University of Amsterdam, 217 p. Ref. Int. J. Leprosy **25**, 78 (1957).

Sagher, F.: A review of the literature of late 1950, 1951 and part of 1952. Dermatologica (Basel) **107**, 183 (1953). Ref. Int. J. Leprosy **23**, 338 (1955). — Salomao, A., E. Ayer, E. Filho y D. L. Perreira: Positivacao da racao de Mitsuda pelo emprego do BCG oral e em paucipuntura (tenica de Rosenthal modificada) em filhos sadios de Hansenianos, internados em preventorio. Int. J. Leprosy **21**, 588 (1953). — Salomao, A., y D. L. Ferreira: Influencia favoravel de BCG na evidenciacao da reacao de Mitsuda em criancas abaixo de 3 anos de idade na Pupileira „Ernani Agricola". Arch. mineir. Leprol. **13**, 54 (1953). Ref. Int. J. Leprosy **22**, 247 (1954). — Sarmiento, S. A., S. Temporini y F. Castoldi: La reacción leprótica y sus modificaciones por el B.C.G. Hospital (Rio de J.) **45**, 403 (1954). — Schujman, S.: Subsequent evolution of the induced Mitsuda reaction in clinically and bacteriologically negative lepromatous cases. Int. J. Leprosy **24**, 51 (1956). — Shaffer, J. M., C. J. Kucera, and W. W. Spink: The protection of intracellular brucella against therapeutic agents and the bacterial action of serum. J. Exp. Med. **97**, 77 (1953). Ref. Int. J. Leprosy **22**, 117 (1954). — Short, G. M.: A further inquiry into the leprosy-tuberculosis relationship. E. Afr. Med. J. **36**, 298 (1959). — Silva, C.: BCG vaccination in leprosy. Int. J. Leprosy **21**, 290 (1953). — Silva, C., y A. Rabello Neto: Influencia da vaccinação pelo BCG sôbre a lepromino reação em pessôas sadias comunicantes e não comunicantes de casos de lepra. Rev. bras. Leprol. **27**, 129 (1959). — Souza, P. R., y L. M. Bechelli: Correlação as reações leprominica e tuberculinica em crianças de 0 a 4 anes. Rev. bras. Leprol. **28**, 203 (1960). — Souza, P. R., N. Ferrez y L. M. Bechelli: Influência de BCG vivo e morto a reacao de Mitsuda. Int. J. Leprosy **21**, 590 (1953). — De Souza Campos, N.: BCG in the prophylaxis of leprosy a preliminary report. Int. J. Leprosy **21**, 307 (1953). — Lepromin R. and BCG. Int. J. Leprosy **21**, 369 (1953). — BCG na profilaxia da lepra. (Revisao bibliografica.) Rev. bras. Leprol. **21**, 292 (1953). Ref. Int. J. Leprosy **23**, 351 (1955). — De Souza Campos, N., J. Rosemberg y J. N. Aun: Da relacao imunobiologica entre tuberculosis e lepra. II. Da inter-relacao entre as reacoes tuberculinica e leprominica em filhos de doentes de lepra. Rev. bras. Leprol. **17**, 117 (1950). Ref. Int. J. Leprosy **19**, 385 (1951). — Correlação tuberculina-lepromina. Rev. bras. Leprol. **23**, 23 (1955). — Spickett, S. G.: Genetics and the epidemiology of leprosy. Leprosy Rev. **32**, 76 (1962). — Suter, E.: The multiplication of tubercli bacilli within normal phagocytes in tissue culture. J. Exp. Med. **96**, 137 (1952). Ref. Int. J. Leprosy **22**, 118 (1954). — Multiplication of tubercle bacilli within phagocytes cultivated in vitro, and effect of streptomycin and isonicotinic acid hydrazide. Amer. Rev. Tuberc. **65**, 775 (1952). Ref. Int. J. Leprosy

22, 118 (1954). — Growth of tubercle bacille in monocytes from normal and vaccinated rabbits. Amer. Rev. Tuberc. **69**, 1060 (1954). Ref. Int. J. Leprosy **22**, 369 (1954). — SUZUKI, T.: The influence of antituberculosis drugs upon the oxygen consumption of mycobacteria. Int. J. Leprosy **25**, 309 (1957). — SWERTS, L.: Tests à la tuberculine et à la lépromine dans la Chefferie Makoda. Ann. Soc. belge Méd. trop. **35**, 801 (1955). Ref. Int. J. Leprosy **25**, 164 (1957).

TAKEDA, K.: The statistics of mortality and the investigation of present leprosarium Oshima Seishoen. Japan. La Lepro **25**, 102 (1956). Ref. Int. J. Leprosy **25**, 77 (1967). — TERENCIO DE LAS AGUAS, J.: Lesions cutáneas de estructura tuberculosa en enferma de lepra. Rev. Leprol. Fontilles **5**, 113 (1960). — TISSEUIL, J.: De la lèpre. Paris 1950. — L'infection tuberculeuse pas plus que la vaccination par le BCG ne crée ni para-immunité ni para-allergie a l'égard de la lèpre. Rev. Colon. Méd. Chir. **25**, 132 (1953). Ref. Int. J. Leprosy **22**, 489 (1954). — La lèpre et la tuberculose ne sout pas deux maladies antagonistes. Rev. Méd. Hyg. Outre-mer **33**, 134 (1961). — Quelle est la portée de la réaction de Mitsuda positive provoquée par des lépromines contaminées de bacilles tuberculeux et para-tuberculeux. Bull. Soc. franç. Derm. Syph. **69**, 22 (1962).

URQUIJO, C. A.: Sobre una nueva aplicacion de la vacuna BCG. Rev. Ass. Méd. Argent. **68**, 769 (1954). Ref. Int. J. Leprosy **22**, 365 (1954). — URQUIJO, C., F. F. WILIKSON, G. BASOMBRIO et al.: Variaciones immunologicas en las reacciones de Mantoux y reacciones de la lepromina en los enfermos lepromatosos calmetizados. Int. J. Leprosy **21**, 591 (1953).

VALTIS, J., et J. MARKIANOS: Influence du BCG sur la lèpre murine. Compl. rend. Soc. Biol. **103**, 483 (1930). — VIEL, B., y H. DELLIEN: Relaciones entre lepra y tuberculosis. Acta Med. costarric. **1**, 167 (1958).

WADE, H. W.: The lepromin reaction in normal dogs; preliminary report. Int. J. Leprosy **9**, 39 (1941). — Intracellular tubercle bacille. Int. J. Leprosy **22**, 349 (1954). — The beginnings with BCG in leprosy work. Int. J. Leprosy **24**, 191 (1956). — BCG-induced activations. Int. J. Leprosy **28**, 179 (1960). — WATANABE, Y.: Clinical studies on the pulmonary tuberculosis complicated with leprosy. I. La Lepro **28**, 258 (1959). Ref. Int. J. Leprosy **28**, 337 (1960). — Clinical studies on the pulmonary tuberculosis complicated with leprosy. II. The results of mass examination on tuberculosis from 1948 to 1959. La Lepro **29**, 200 (1960). — III. The relation between leprosy and tuberculosis observed from the results of mass examination on tuberculosis. La Lepro **29**, 209 (1960). — World Health Org. Tech. Rep. Ser. No. 88, 101 (1954). Vaccination against tuberculosis; BCG and leprosy. Ref. Int. J. Leprosy **25**, 419 (1957).

YANAGISAWA, K.: La Lepro Special issue 37—47 (1960). — YOKOTA, T.: The histopathological study of the Mitsuda reaction. La Lepro **22**, 113 (1953). Ref. Int. J. Leprosy **22**, 363 (1954).

Sarcoidosis

D'ANGELO, J. M.: Lepra sarcoide (Sarcoid leprosy). Leprologia **2**, 131 (1957). From author's summary, supplied by G. BASOMBRIO. Ref. Int. J. Leprosy **26**, 283 (1958).

BOECK, C.: Nochmals zur Klinik und zur Stellung des „benignen Miliarlupoids". Arch. Derm. Syph. **121**, 707 (1916). — BONSE, G.: Persönliche Mitteilung. — BROWN, D. W.: Sarcoidosis in Hawaii: why doesn't it occur. Hawaii Med. J. **21**, 33 (1961).

DANBOLT, N.: On the skin tests with sarcoid-tissue-suspension (Kveims reaction). Acta derm.-venereol. (Stockh.) **31**, 184 (1941). — On the antigenic properties of tissue suspensions prepared from Boeck's sarcoid. Acta derm.-venereol. (Stockh.) **28**, 150 (1948). — Sarcoidosis or leprosy. Brit. J. Dermat. **77**, 161 (1965). — DANBOLT, N., and E. HVAL: Le sarcoide (lupoide) de Boeck; examen ulterior d'un des anciens clients du Professeur Boeck, avec trouvailles autoptiques (mort de cancer apres 29 ans). Acta derm.-venereol. **17**, 477 (1936). — DUGOIS, P., R. MOUNIER et J. GAGNAIRE: Fausse sarcoidose réalisée par une lèpre «borderline». Bull. Soc. franç. Derm. Syph. **67**, 812 (1960).

FISHER, A. A.: A case for diagnosis: sarcoid of the lip? A.M.A. Arch. Derm. Syph. **63**, 539 (1951). Ref. Int. J. Leprosy **20**, 400 (1952). — FUNK, C. F.: Morbus Besnier-Boeck-Schaumann — Die Sarkoidose. In: GOTTRON, SCHÖNFELD, Dermatologie und Venerologie, Bd. II/2, S. 1200—1246. Stuttgart: G. Thieme 1958.

GERAINT JAMES, D., and W. H. JOPLING: Sarcoidosis and leprosy. J. Trop. Med. Hyg. (London) **63**, 42 (1961). Ref. Leprosy Rev. **32**, 220 (1961). — GRAVESON, P. B.: Lymphogranulomatosis benigna (Boecksche Krankheit). Zbl. ges. Tuberk.-Forsch. **55**, 489 (1943).

HART, D'ARCY, P., D. N. MITCHELL, and I. SUTHERLAND: (Sarcoidosis and Leprosy). Brit. med. J. **1**, 795 (1964). — HOLLANDER, A., and S. C. SOMMERS: Histochemical comparison of Boeck's sarcoid with other cutaneous granulomas. Arch. Derm. **81**, 944 (1960).

ISRAEL, H. L., M. SONES, S. C. STEIN, and J. D. ARONSON: BCG vaccination in sarcoidosis. Amer. Rev. Tuberc. **62**, 408 (1950). Ref. Int. J. Leprosy **19**, 106 (1951).

JAQUES, W. E.: Sarcoidosis. A review and a proposed etiologic concept. Arch. Path. **53**, 558 (1952). Ref. Int. J. Leprosy **20**, 562 (1952).

KISSMEYER, A., and J. NIELSEN: Notes sur l'étiologie des carcoïdes de Boeck. Acta derm.-venereol. (Stockh.) 14, 283 (1933). — KLINGMÜLLER, G.: Briefwechsel mit WADE (1949). — KOOIJ, R.: Sarcoidosis or leprosy. Brit. J. Dermat. 77, 161 (1965). — KOOIJ, R., and TH. GERRITSEN: On the nature of the Mitsuda and the Kveim reaction. Dermatologica (Basel) 116, 1 (1958). Ref. Int. J. Leprosy 27, 406 (1959). — KOOIJ, R., W. J. PEPLER, and J. WAINWRIGHT: Histopathology of the reaction papules evoked by intradermal injection of normal tissue suspensions and Kveim antigen. Dermatologica (Basel) 119, 105 (1958). — KVEIM, A.: En ny og spesifikk kutan-reaksjon ved Boecks sarcoid. Nord.Med. (Stockh.) 9, 196 (1941). — KYRLE, J.: Die Anfangsstadien des Boeckschen Lupoids; Beitrag zur Frage der tuberkulösen Ätiologie dieser Dermatose. Arch. Derm. Syph. (Berl.) 131, 33 (1921).

LOMHOLT, Sv.: Über die Behandlung der Boeckschen Sarkoide mit Antileprol. Derm. Z. 70, 57 (1934).

MARSHALL, J.: A case of sarkoidosis in South Africa. Med. ill. (Lond.) 9, 101 (1955).

NELSON, C. T.: Zit. nach WADE (1951) und STEIGLEDER (1961). — NIELSEN, J.: Roentgenological studies of Boecks disease. Acta radiol. (Schwd.) 14, 663 (1933). — NOBECHI, K.: An international Kveim test study. Internat. Conf. on Sarcoidosis (Stockholm). Acta med. Scand. Suppl. 425, 183 (1964) (in article by SILTZBACH 178—190).

PAUTRIER, L. M.: Une nouvelle grande réticulo-endothéliose maladie de Besnier-Boeck-Schaumann. Paris: Masson 1940. — POIRIER, A., R. RENAULT et H. GENDRE: Lèpre a forme a sarcoidïque. Bull. Soc. franç. Derm. Syph. 58, 463 (1951). Ref. Int. J. Leprosy 22, 232 (1954). — PUTKONEN, T.: Über die Intrakutanreaktion von Kveim bei Lymphogranulomatosis benigna und über das Bild dieser Krankheit im Lichte der Reaktions-Ergebnisse. Acta Derm. venereol. (Stockh.) Suppl. X, 23, 1—194 (1943).

QUIROGA, M. I., H. FIOL y J. C. GATTI: Relaciones entre le enfermedad de Besnier-Boeck-Schaumann y la lepra. Int. J. Leprosy 16, 380 (1948).

RABELLO, J.: Données nouvelles pour l'interprétation de l'affection des Besnier-Boeck: rôle de la lèpre. Ann. Derm. Syph. (Paris) 7, 571 (1936). — RABELLO JR., A. R. SOUZA et A. ADJUTO: Sur le syndrome type Boeck-Schaumann de la lepre tuberculoide. Rev. bras. Leprol. 6, 233 (1938). — REENSTJERNA, J.: The possible role of leprosy in the etiology of the Besnier-Boeck sarcoid and Schaumann's syndrome. Int. J. Leprosy 5, 433 (1937). — Du rôle possible de la lèpre dans l'étiologie des sarcoides de Besnier-Boeck et dans l'étiologie de la maladie de Schaumann. Acta Med. Scand. 103, 118 (1940). — REISS, F.: Dermatologists discuss sarcoid and leprosy. Int. J. Leprosy 23, 214 (1955).

SCADDING, J. G.: Sarcoidosis and Leprosy. Brit. med. J. 2, 1017 (1960). — SCHUJMAN, S., y E. A. CARBONI: Lepra tuberculoide com sindrome de Besnier-Boeck-Schaumann. Rev. bras. leprol. 10, 131 (1942). — STEIGLEDER, G., A. SILVA, and C. T. NELSON: Histopathology of the Kveim test. Arch. Dermat. 84, 828 (1961).

WADE, H. W.: Leprosy and sarcoid: The Kveim test in leprosy patients and contacts. J. Invest. Derm. 17, 337 (1951). — Persönliche Mitteilung. — Leprosy and sarcoid. The Kveim test in leprosy patients and contacts. J. Invest. Dermat. 17, 337 (1951). — WEEKS, K. D., and D. T. SMITH: Lepromin skin tests in Boecks sarcoid. Amer. J. Trop. Med. 25, 519 (1945). Ref. Int. J. Leprosy 18, 444 (1950). — WILLIAMS, R. H., and D. A. NICKERSON: Proc. Soc. exp. Biol. (N.Y.) 33, 403 (1935).

Carcinom

ASANO, M.: A case of carcinoma of the tongue in a leprosy patient. La Lepro 27, 139 (1958) (in Japanese; English abstract). Ref. Int. J. Leprosy 26, 281 (1958).

BARBOSA, A., SOUSA E SILVA y M. BEJA: Carcinoma do pulmao multimetastico em doente de Hansen. Rovisko Pais 5, 9, No. 16. Ref. Int. J. Leprosy 35, 100 (1967). — BOSQ, P.: Linfogranuloma maligno y lepra, concomitantes en una misma enferma; tratamiento con mostaza nitrogenaga. Dia Med. 27, 3195 (1955). Ref. Int. J. Leprosy 25, 160 (1957).

CONTRERAS, F.: Secondary infections and neoplasm in leprosy patients. Leprosy Rev. 28, 95 (1957). — CURRANT, E. J., and A. L. FURNISS: Leproma presenting as carcinoma of the penis. J. Christ. Med. Ass. 28, 321 (1953). Ref. Int. J. Leprosy 22, 479 (1954).

FURNISS, A. L.: Leproma in female breast presenting as carcinoma. Indian Med. Gaz. 87, 304 (1952). Ref. Int. J. Leprosy 22, 233 (1954).

GIRLING, J. A.: Leprosy and carcinoma of the bladder. Proc. Roy. Soc. Med. 59, 424 (1966). Ref. Int. J. Leprosy 35, 100 (1967).

JOB, C. K., and R. G. RIEDEL: Squamous cell carcinoma arising in plantar ulcers in leprosy. Int. J. Leprosy 32, 37 (1964). — JOULA, P., W. C. LAVINGNOLLE et J. AUBERTIN: Lepre tuberculoide et maladie de Hodgkin. Bull. Soc. franç. Derm. Syph. 67, 976 (1960). Ref. Int. J. Leprosy 29, 537 (1961).

KEIL, E.: Zusammentreffen von Karzinom und Lepra. Krebsarzt **20**, 269 (1965). Ref. Int. J. Leprosy **34**, 93 (1966). — KOSOLAPKEENA, L. I., and B. V. K. SAVEENICH: Frequency of malignant tumors in leprosy. Vop. Onkol. **4**, 90 (1958). Ref. Int. J. Leprosy **27**, 400 (1959).

LEIKER, D. L.: Skin carcinoma and leprosy. Trop. geogr. Med. **13**, 14 (1961). — LOPEZ, B., T. RODRIGUEZ y A. MARTINEZ: Un caso de epithelioma basicelular de dorso de nariz en un Hanseniano. Rev. Leprol. Fontilles **5**, 625 (1963).

MARIANO, J.: Estudo anatomo-clinico de alguns casos de cancer e lepra. Acta Med. **11**, 121 (1943). Ref. Int. J. Leprosy **16**, 95 (1948).

NICULIN, A.: Cancer secondary to leprous lesions of the skin. Med. Pregl. **10**, 19 (1957). Ref. Int. J. Leprosy **27**, 400 (1959).

SACHERI, R. F.: Neoplasias malignas en pacientes hansenianos. Leprologia **9**, 118 (1964). Ref. Int. J. Leprosy **35**, 229 (1967).

TAKAHASHI, T.: Squamous celled carcinoma on knee. La Lepro **19**, 2 (1950) (English abstract). Ref. Int. J. Leprosy **19**, 502 (1951). — TARABINI, G., C. SOTELO, and F. CONTRERAS: Two new cases of epitheliomas originating in lepromas. Int. J. Leprosy **27**, 48 (1959). TERENCINO DE LAS AGUAS, J.: Epiteliomas an enferno de lepra. Rev. Leprol. Fontilles **5**, 165 (1960). Rev. Int. J. Leprosy **30**, 230 (1962). — Epitelioma espinocelular de labio en Hanseniano. Rev. Leprol. Fontilles **5**, 737 (1963). Rev. Int. J. Leprosy **32**, 227 (1964). — Epitelioma espinocelular postraumatico en hanseniano. Rev. Leprol. Fontilles **6**, 31 (1964). Ref. Int. J. Leprosy **33**, 128 (1965). — Cancer y lepra. Rev. Leprol. Fontilles **6**, 613 (1967). Ref. Int. J. Leprosy **36**, 111 (1968).

VILANOVA MONTIU, X., LLORRENS RIBAS and L. ALVARADO: Epithelioma on top of a leproma. Actas Dermosif. **42**, 39 (1950). Ref. Int. J. Leprosy **19**, 501 (1951).

WAALER, E.: Leprosy and cancer. Int. J. Leprosy **22**, 200 (1954).

Prämunition der Lepra

Von

Luiz Marino Bechelli, Ribeirão Prêto (São Paulo)/Brasilien*

Mit 2 Abbildungen

Die Lepraforschung ist seit vielen Jahren darum bemüht, einen Weg zu finden, um entweder die Resistenz der Lepragefährdeten zu erhöhen und sie instand zu setzen, eine eventuelle Infektion zu überwinden oder zu erreichen, daß sie im Infektionsfall wenigstens die tuberkuloide Form der Lepra entwickeln.

Das besondere Augenmerk der Lepraforschung wurde seit 1939 dem Problem der Prämunition zugewandt, nachdem FERNANDEZ nachgewiesen hatte, daß bei Gesunden nach Verabreichung von BCG die Leprominreaktion positiv wurde. Seither hat es nicht an Bemühungen gefehlt, die angebliche Prämunition der Lepra durch BCG nachzuweisen, da ein positives Ergebnis der Calmetteimpfung zu einer radikalen Umstellung auf dem Gebiet der Lepraprophylaxe führen müßte.

Im folgenden Kapitel behandeln wir die Prämunition der Lepra vorzugsweise im Hinblick auf die Brauchbarkeit der BCG-Impfung, wobei auch ein eventueller Einfluß wiederholter Lepromintests auf die Positivierung der Mitsuda-Reaktion besprochen werden soll. Anschließend soll über Prämunitionsversuche mit anderen Mitteln berichtet werden.

A. Prämunitionsversuche mit BCG

Die BCG-Impfung wurde erstmals bei der Lepra von SOUCHARD im Jahre 1926 versucht und in den folgenden Jahren von verschiedenen Autoren bei der Leprabehandlung angewandt. Es ist jedoch FERNANDEZ' (1939) Verdienst, BCG bei der Prämunition unter dem Gesichtspunkt der Änderung der Leprominreaktion verwendet zu haben. Er ging von der Annahme aus, daß bei Nichtleprösen — gleichgültig, ob sie aus einem Lepragebiet oder aus einem leprafreien Land stammen — die Mitsuda-Reaktion nicht spezifisch wäre. Der Mechanismus würde demnach auf eine Kosensibilisierung durch den Kochschen Bacillus zurückgehen, wobei letzterer den Organismus gegen den Hansenschen Bacillus überempfindlich macht. Diese Annahme, der sich verschiedene Autoren anschlossen (CUMMINS u. WILLIAMS, 1934; RABELLO, 1935), soll angeblich durch folgende persönliche Beobachtungen bestätigt worden sein:

a) Hoher Prozentsatz an Positivität der Mitsuda-Reaktion bei Personen, die aller Wahrscheinlichkeit nach keinen Kontakt mit dem Leprabacillus, jedoch mit dem Tuberkelbacillus gehabt haben (Beobachtungen in Paris).

---

* Herrn cand. med. GOTTFRIED KÖBERLE möchten wir an dieser Stelle für die Übersetzung des Artikels aus dem Portugiesischen in die deutsche Sprache danken und Herrn Prof. FRITZ KÖBERLE für die Durchsicht der Übersetzung. Dem Direktor der Medizinischen Fakultät Ribeirão Prêto, Herrn Prof. Dr. ZEFERINO VAZ danken wir sein verständnisvolles Entgegenkommen, das uns die Ausarbeitung der Kapitel ermöglichte.

b) Übereinstimmen der Ergebnisse der Mitsuda- und Tuberkulinreaktion bei den betreffenden Personen.

c) Beziehungen zwischen positiver Mitsuda-Reaktion und dem Alter der betreffenden Personen: höhere Positivität mit zunehmendem Alter (Material aus Rosario, Argentinien), wie es in gleicher Weise bei der Tuberkulinreaktion beobachtet wird.

Gestützt auf die zitierten Tatsachen, impfte FERNANDEZ (1939) 123 Kinder mit negativer Mantoux- und Mitsuda-Reaktion intracutan mit BCG. Nach einem Monat zeigten alle Kinder mit einer einzigen Ausnahme eine positive Mantoux-Reaktion (1:10). Für die Mitsuda-Reaktion ergaben sich folgende Resultate:

87 Kinder (70,73%) zeigten eine positive Mitsuda-Reaktion (Knötchen oder Papeln von 5 mm ⌀ oder mehr am 21. Tag) oder nach der Ablesung auf Grund des Übereinkommens der Kongresse von Havanna, Madrid und Tokio +, ++, +++ positiv.

26 Kinder (21,13%) zeigten eine schwach positive Reaktion (Induration von mehr als 3 und weniger als 5 mm ⌀ oder + positiv).

10 Kinder (8,13%) waren negativ.

Auf Grund dieser bedeutungsvollen Untersuchungen schließt FERNANDEZ auf die „Möglichkeit, durch BCG-Impfung bei Nicht-Leprösen eine Resistenz gegen den Hansenschen Bacillus hervorzurufen". Er hält es ferner für wichtig, weitere Untersuchungen bei leprominanergischen Kontaktpersonen anzustellen, da im Falle eines positiven Ergebnisses die Methode mit Erfolg in der Lepra-Prophylaxe angewendet werden könnte.

1943 (b) berichtet FERNANDEZ über 4 Personen — ohne klinische Leprazeichen und ohne früheren Kontakt mit Leprakranken —, die nach BCG-Impfung eine deutliche Früh- und Spätreaktion auf Lepromin zeigten. Im Jahre 1952 (b) stellte FERNANDEZ die Frage, ob die durch BCG hervorgerufene Positivität dieselbe Bedeutung als Ausdruck der Resistenz besitze wie die spontane. Obwohl er diese Ansicht vertritt, hält er es für erforderlich, diese Tatsache zu beweisen, was seiner Ansicht nach nicht leicht sei. 1955 (b) berichtet er über 83 Kinder, die mit Leprösen zusammenlebten, und deren Alter zwischen 1 Monat und 15 Jahren schwankte. Die Kinder wurden in 3 Gruppen geteilt:

1. 28 Kinder, die kurz nach der Geburt intracutan oder in einem späteren Alter oral BCG-geimpft wurden. 9 dieser Kinder erkrankten, und zwar 8 an einer tuberkuloiden und eines an einer indeterminierten Form. Bei 26 Fällen (93%) war die Mitsuda-Reaktion positiv.

2. 32 nicht BCG-geimpfte, tuberkulinpositive Kinder. 13 Kinder erkrankten (41%), davon 12 tuberkuloid und eines indeterminiert. Die Mitsuda-Reaktion war in 94% positiv.

3. 23 nicht BCG-geimpfte, tuberkulinnegative Kinder. 10 Kinder erkrankten (43%), davon 5 tuberkuloid, 2 indeterminiert und 3 lepromatös. Die Leprominpositivität betrug 39%.

Vergleicht man nun die Ergebnisse der beiden Gruppen, bei denen der Faktor Tuberkulose mit im Spiel ist (Tuberkulingeimpfte und Tuberkulinpositive), mit der letzten Gruppe der tuberkulinnegativen Kinder, so kommt man offensichtlich zu dem Schluß, daß die beiden ersten Gruppen besser gegen den Angriff des Leprabacillus geschützt waren als die letzte Gruppe, wobei die Häufigkeit und die Schwere der Infektion als Kriterien dienten.

Anläßlich des VII. Internationalen Leprakongresses in Tokio gab FERNANDEZ die Möglichkeit zu, daß die Leprominpositivität nur eine eventuelle Leprominrücktestung darstellt und daß bei seinen Untersuchungen Kontrollen fehlen. Er zweifelt aber keineswegs an der Sensibilisierung zwischen Tuberkulose und Lepra bzw. der prämunitorischen Wirkung der BCG-Impfung bei der Lepra, hält aber weitere Untersuchungen zur endgültigen Klarstellung der Verhältnisse für erforderlich.

Nach dieser vorläufigen Zusammenfassung der Arbeiten FERNANDEZ', die zu zahlreichen Arbeiten vieler anderer Autoren Anlaß gaben, erscheint es uns aber für das weitere systematische Studium erforderlich, das gegenseitige Verhalten der Leprainfektion und der Tuberkulose vom immunoallergischen, epidemiologischen, klinischen und serologischen Standpunkt aus darzustellen. Erst danach sollen die experimentellen Ergebnisse besprochen werden.

I. Korrelation zwischen Lepra und Tuberkulose

Anläßlich eines von der Brasilianischen Lepragesellschaft im September 1957 in Rio de Janeiro veranstalteten Symposions setzten RABELLO und ROTBERG die grundsätzlichen Beziehungen des biologischen Verhaltens von Lepra und Tuberkulose auseinander. RABELLO (1957 und schon 1935) nimmt enge biologische Beziehungen zwischen diesen beiden Krankheiten an. ,,Die immunbiologischen Tatsachen legen die Möglichkeit einer gruppenspezifischen oder gekreuzten Sensibilisierung bzw. Resistenz zwischen diesen beiden Mycobakterien nahe." Überdies scheinen auch die ,,epidemiologischen Daten eine Korrelation zwischen dem Verhalten der beiden Infektionen in Lepragegenden häufig nahezulegen".

Nach ROTBERG (1957) bestehen die biologischen Beziehungen zwischen Tuberkulose und Lepra nur in der botanischen Ähnlichkeit, dem ähnlichen Chemismus der alkohol- und säurefesten Lipoidhülle, in einzelnen gemeinsamen serologischen Reaktionen und einer wahrscheinlichen, gekreuzten Hypersensibilität. Andererseits bestehen große Unterschiede in bezug auf bakteriologisches, immunologisches, allergisches, klinisches und therapeutisches Verhalten. ,,Die schon aufgezeigte Ähnlichkeit der Lepra- und Tuberkelbacillen und anderen, ihnen nahestehenden Keimen rechtfertigen analoge Untersuchungen und praktische Schlußfolgerungen. Auf Grund dieser Annäherung wurden bei der Lepra alle chemotherapeutischen und biologischen Substanzen, die in der Phthisiologie Anwendung finden, nacheinander versuchsweise angewandt. Obwohl die anfänglichen Resultate wenig befriedigend ausfielen, was übrigens auch im Anfang der Tuberkulosetherapie vorkam, kann die Bedeutung der Thiosemicarbazone, Streptomycine und Isoniazide in der Leprologie nicht geleugnet werden. Der große therapeutische Erfolg war jedoch das Sulfon, das sich bei der Behandlung der Lepra eingebürgert hat, obwohl sein anfängliches Anwendungsgebiet, nämlich die Tuberkulose, aufgegeben worden war."

ROTBERG nimmt außerdem an, daß die Leprominreaktion von einem unbekannten, natürlichen Faktor (,,Faktor N") abhängt, den wir in dem Kapitel abhandeln, das sich mit den BCG-Versuchen beschäftigt.

1. Immunoallergische Beziehungen zwischen Lepra- und Tuberkuloseinfektion

Im folgenden wird — ebenso wie in den weiteren Kapiteln — zuerst der Einfluß der Tuberkulose auf die Lepra und anschließend das umgekehrte Verhalten beschrieben.

a) Tuberkulöse Infektion und Leprominreaktion

Zahlreiche Autoren behaupten, daß es eine gekreuzte Sensibilität zwischen Tuberkulose und Lepra gäbe und stützen sich hierbei auf die Ergebnisse der Lepromin- und Tuberkulinreaktion: CUMMINS u. WILLIAMS (1934), FERNANDEZ

(1939, 1943a, b, c und 1955a, b), AZULAY u. CONVIT (1947), ROSEMBERG, AUN u. CAMPOS (1950a, b), SOUZA CAMPOS, ROSEMBERG u. AUN (1955 und 1956a, b), CHAUSSINAND (1948a, b, 1950), BUDIANSKY (1949) usw. Andere Autoren sind jedoch der Meinung, daß diese Behauptung nicht zurecht bestehe bzw. noch weiterer Aufklärung bedürfe: DHARMENDRA u. JAIKARIA (1943), ROTBERG u. FLEURY DE OLIVEIRA (1937), ROTBERG u. SOUZA CAMPOS (1948), PAULA SOUZA, FERRAZ u. BECHELLI (1953a, b), BECHELLI, QUAGLIATO u. NASSIF (1953), BUDIANSKY (1949), BECHELLI (1957) u.a.m.

Vor allem erscheint es nötig, die Tatsachen anzuführen, welche die Beurteilung einer gekreuzten Sensibilisierung auf Grund der Mitsuda-Reaktion bzw. den Einfluß des BCG auf diese erschweren:

— Die Leprominpositivierung kann unabhängig von einer Tuberkulose- oder Lepraexposition eintreten, und zwar einfach durch die Injektion von Lepromin anläßlich des Tests. Verschiedene Beobachter haben bereits diese Tatsache hervorgehoben, in jüngster Zeit besonders WADE (1941), LOPES DE FARIA (1947), FELDMAN et al. (1949), SOUZA CAMPOS (1948c), FERNANDEZ (1951), LARA et al. (1956b), IGNACIO, PALAFOX u. JOSÉ (1955).

Nach FERNANDEZ (1951) antwortet ein reaktionsfähiger Organismus im positiven Sinn auf die sensibilisierende Wirkung der antigenen Fraktionen oder Substanzen anläßlich einer Intradermoreaktion mit Lepromin. Das ist der Fall bei Individuen ohne vorherigen Kontakt mit Leprakranken und bei leprominpositiven Hunden von WADE (1941), LOPES DE FARIA (1947) und von FELDMAN et al. (1949). Gewöhnlich ist die Frühreaktion negativ und erst die Spätreaktion schwach positiv.

SOUZA CAMPOS (1948) führt folgendes aus: „... Zugunsten einer angeborenen Fähigkeit, auf das Antigen zu reagieren, spricht eine positive Mitsuda-Reaktion bei gewissen Kindern aus Heimen, die kurz nach der Geburt aus Leprosarien entfernt wurden und somit keinen Kontakt mit Kranken hatten, trotzdem aber eine positive Mitsuda-Reaktion beim ersten Test aufwiesen."

PAULA SOUZA, FERRAZ u. BECHELLI (1953a, b), BECHELLI, QUAGLIATO u. NASSIF (1953), BECHELLI u. PAULA SOUZA (1958) beobachteten Leprominpositivität bei tuberkulinnegativen Minderjährigen ohne bekannten Kontakt mit Leprösen oder Tuberkulösen. Außerdem wurden viele der Minderjährigen, die sich beim ersten Test als negativ erwiesen, beim zweiten Test positiv.

Einen weiteren Beitrag in diesem Sinne stellen die positiven Testergebnisse in den USA und anderen Ländern ohne endemische Lepra bei tuberkulinnegativen Personen dar (DHARMENDRA u. JAIKARIA, 1941; BECHELLI, KEIL u. ROTBERG, 1945; ROTBERG, BECHELLI u. KEIL, 1948):

— Positivierung der Leprominreaktion innerhalb einer gewissen Zeitspanne bis zu 85 Tagen nach dem Test, der schon nach 30 Tagen negativ war. Dies wurde von BECHELLI, PAULA SOUZA, QUAGLIATO, FERRAZ (1955) und von BECHELLI, QUAGLIATO u. NASSIF (1953) bei tuberkulinnegativen Minderjährigen ohne vorherigen Kontakt mit Lepra- oder Tuberkulosekranken beobachtet.

— Die Häufigkeit der Positivität bei Lepromin- und Tuberkulintesten nimmt mit dem Alter zu. Dies wird besonders in Städten festgestellt, wo die Frequenz positiver Tuberkulinreaktionen wesentlich häufiger ist, so daß man aus dem Parallelismus der Lepromin- und Tuberkulinverteilungskurven auf eine mögliche Beziehung zwischen beiden Infektionen schließen könnte. Auf dem Lande, wo die Tuberkulosedurchseuchung wesentlich geringer ist, wäre es daher viel leichter, eine eventuelle Dissoziation der beiden Kurven festzustellen; allerdings wurden alle derartigen Untersuchungen nur in Städten vorgenommen, so daß die Schlußfolgerungen einer rigorosen Kritik nicht standhalten.

Es wäre noch zu erwähnen, daß die verschiedenen Autoren die Tuberkulinreaktion mit unterschiedlichen Konzentrationen vornahmen (1:10000 bis 1:10), daß sie in Endemiegebieten und leprafreien Gegenden arbeiteten und überdies das Material eine altersmäßig sehr wechselnde Zusammensetzung aufwies.

— Die Untersuchungen von PALMER et al. (1953) führten zu der Erkenntnis, daß die Positivität unspezifisch sein könne, wenn hohe Dosen von Tuberkulin verwendet werden. Nach PAULA SOUZA (1957) ,,muß das Tuberkulin und die Reaktion auf dieses noch eingehender studiert werden. Man kann nicht einfach auf eine bestehende tuberkulöse Infektion schließen, wenn die Tuberkulinreaktion positiv ausfällt und daraus definitive Schlüsse ziehen. Solange nicht das Gegenteil bewiesen wird, muß man allerdings annehmen, daß hohe Tuberkulinkonzentrationen falsche Intracutanreaktionen ergeben können''.

Die angeführten Faktoren erschweren das Studium einer gekreuzten Sensibilisierung zwischen Lepra und Tuberkulose auf Grund des Lepromin- oder Tuberkulintests ganz erheblich und ebenso die Beweisführung, daß eine Parallelität der beiden Kurven nicht nur eine zufällige ist, sondern kausale Zusammenhänge zwischen Tuberkulose und Lepra ausdrückt, wie einzelne Autoren mit Sicherheit annehmen.

Nach Aufzählung der Schwierigkeiten wenden wir uns den vorliegenden *Untersuchungsergebnissen und Beobachtungen über Beziehungen Lepra—Tuberkulose vom immunoallergischen Standpunkt* zu:

α) Tuberkulin- und Leprominpositivität in verschiedenen Gegenden

Mit den vorher zitierten Einschränkungen geben wir in der Tabelle 1 die Untersuchungsergebnisse in verschiedenen Ländern wieder. In diesem Material errechnete Dr. GERALDO GARCIA DUARTE den Korrelationskoeffizienten (s. graphische Darstellung Abb. 1), der 0,399 (Wahrscheinlichkeit von 5-P-10), betrug und

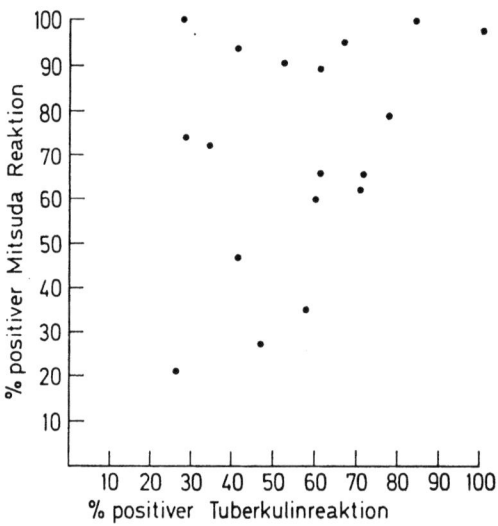

Abb. 1. Beziehungen zwischen positiver Tuberkulin- und Mitsuda-Reaktion

kam zu folgenden Schlußfolgerungen: ,,Auf Grund der vorliegenden Ergebnisse bei dem untersuchten Material müssen wir schließen, daß keine Beziehungen zwischen den Prozentsätzen der Positivität von Lepromin- und Tuberkulinreaktion besteht.''

Außer dem angeführten Material (Tabelle 1) berichteten noch BACCAREDDA-BOY u. FARRIS (1958a, b) über 526 Kontaktpersonen mit 74% Leprominpositivität (++, +++) und 67% Tuberkulinpositivität. Bei 282 Personen ohne Kontakt stellten sie Positivität für Lepromin in 61% und für Tuberkulin in 71% fest.

Tabelle 1. *Beziehung zwischen Tuberkulin- und Leprominprobe*

Autoren	Anzahl der Fälle	Tuberkulin +	Mitsuda +	Bemerkungen
CUMMINS u. WILLIAMS (1934)	25 Erwachsene	100%	24 (96%)	Nichtendemisches Gebiet (England). Mantoux 1:2000
FERNANDEZ (1939)	73	57 (78%)	57 (78%)	Nichtendemisches Gebiet, Hosp. S. Louis, Paris. Mantoux 1:10000
DHARMENDRA u. JAIKARIA (1941)	270 0— 5 Jahre 6—10 Jahre 11—20 Jahre 21—30 Jahre mehr als 30 Jahre	8% 26% 47% 71% 95%	14% 21% 27% 6 61% 43%	Punjab, Indien. Nicht endemisches Gebiet. Mantoux bis 1:10
BECHELLI, KEIL u. ROTBERG (1945)	18 Jugendliche u. Erwachsene	12 (67%)	17 (94,5%)	New York. Nicht endemisches Gebiet.
ROTBERG, BECHELLI u. KEIL (1948)	21 Erwachsene	6 (28,6%)	21 (100%)	Cleveland (USA). Nichtendemisches Gebiet
FERNANDEZ (1939)	193 3— 5 Jahre 68 5—15 Jahre 121 Erwachsene	28%	19,7% 51,5% 70,2%	Rosario, Argentinien.
FERNANDEZ (1939)	288 Minderjährige	34,7%	72,1%	Minderjährige Kinder Kranker (E. Jacarei, São Paulo, Brasilien)
ROTBERG u. S. CAMPOS (1948)	106	84,9%	98,2%	Erwachsene — Mantoux 1:10000
BUDIANSKY (1949)	168	41,6%	93,5%	Mantoux bis 1:10, minderjährige Kinder Leprakranker (E.A.S.C, Porto Alegre, Brasilien)
SOUZA CAMPOS, ROSEMBERG u. AUN (1955 und 1956a)	432	305 (70,6%)	95%	Mantoux bis 1:10. Minderjährige (6—18 Jahre) ohne nachgewiesenen Kontakt mit Leprakranken (Erziehungsheim D. Duarte, Brasilien). Die zweifelhaften Mitsuda-Reaktionen wurden auf Grund vom Informationen von N.S.C. als 1 + angesehen.
SOUZA CAMPOS, ROSEMBERG u. AUN (1955 und 1956a)	362	189 (53%)	325 (90%)	Minderjährige Kinder Leprakranker (Erziehungsheim in Jacarei, Brasilien)
PAULA SOUZA, FERRAZ u. BECHELLI (1953b)	197	60,4%	59,4%	
LOWE u. MCNULTY (1953)	81 (1—15 Jahre) 278 (Erwachsene)	47 (58%) 223 (80,2%)	31 (35%) 224 (80,5%)	Pirquet und Mantoux, 50 TU Pirquet und Mantoux
CHAUSSINAND (1948a)	231 (1—8 Jahre) 41 (10—17 Jahre)	142 (61,5%) 17 (41,5%)	152 (63,3%) 19 (46,3%)	Saigon Paris
GUINTO et al. (1955)		72%	65%	P.P.D. bis 250 TU
BECHELLI, QUAGLIATO u. NASSIF (1953)	31 (5—9 Jahre) 26 (10—14 Jahre)	9 (29%) 16 (61,5%)	23 (74%) 23 (88,4%)	In Brasilien ansässige Holländer und Einheimische. Mantoux bis 1:10. Zwei Mitsuda-Reaktionen wurden gemacht.

β) **Ergebnisse der Leprominreaktion bei tuberkulinnegativen und -positiven Gruppen**

Ein Vergleich der Untersuchungsergebnisse der Leprominreaktion bei tuberkulinnegativen und -positiven Personengruppen ermöglicht einen Schluß auf einen eventuellen Zusammenhang der beiden Reaktionen in dem Sinne, daß eine größere Häufigkeit positiver Mitsuda-Reaktionen unter Tuberkulinpositiven zugunsten einer ursächlichen Beziehung spräche.

BECHELLI (1957) stellte in dem mit PAULA SOUZA u. TOLEDO FERRAZ (1953b) veröffentlichten Material anläßlich einer Revision fest, daß bei Minderjährigen mit positiver Mantoux-Reaktion der Prozentsatz der positiven Lepromintests größer ist (Tabelle 2); $x^2 = 21,074$ entsprechend einem hohen Wahrscheinlich-

Tabelle 2. *Minderjährige ohne nachgewiesenen Kontakt*
(PAULA SOUZA, FERRAZ u. BECHELLI, 1953a)

Mantoux bis 1:10	Mitsuda-Reaktion		Total
	−	+, ++, +++	
−	64 (58,8%)	55 (46,1%)	119
+	16 (20,5%)	62 (79,5%)	78
Total	80	117	197

$x^2 = 21,074$.

keitsgrad für den festgestellten Unterschied. Er führte die gleiche Untersuchung in dem Material von SOUZA CAMPOS, ROSEMBERG u. AUN (1955), betreffend Minderjährige mit und ohne Kontakt, durch (Tabelle 3 und 4). Daraus zog er folgende Schlüsse:

— Die Leprominreaktion ist bei vielen Mantoux-Negativen (1:10) positiv.

— Bei den mantouxpositiven Personengruppen besteht ein statistisch signifikant höherer Prozentsatz an Leprominpositivität. Daraus ist zu entnehmen, daß tatsächlich Zusammenhänge zwischen diesen beiden Reaktionen bestehen, wobei der Kausalnexus noch zu beweisen wäre.

Tabelle 3. *Gesunde ohne nachgewiesenen Kontakt*
(SOUZA CAMPOS, ROSEMBERG u. AUN, 1955)

Mantoux bis 1:10	Mitsuda-Reaktion		Total
	−	+, ++, +++	
−	17 (13,3%)	110 (86,7%)	127
+	4 (1,3%)	301 (98,7%)	305
Total	21	411	432

$x^2 = 28,081$.

Tabelle 4. *Personen mit Kontakt*

Mantoux bis 1:10	Mitsuda-Reaktion		Total
	−	+, ++, +++	
−	30 (18%)	137 (82%)	167
+	7 (3,6%)	188 (96,4%)	195
Total	37	325	362

Außerdem wurden gleiche Untersuchungen in dem Material, publiziert mit BECHELLI, KEIL u. ROTBERG (1945) und ROTBERG, BECHELLI u. KEIL (1948), durchgeführt (Tabelle 5 und 6), wobei es sich herausstellte, daß ähnliche Resultate vorlagen und sogar eine Leprominpositivität von 100% bei Tuberkulinnegativen und -positiven zur Beobachtung kam, selbst in leprafreien Ländern.

Tabelle 5. *Individuen ohne Lepra mit Hautkrankheiten.* [BECHELLI, KEIL u. ROTBERG (1945)]

Mantoux (P.P.D.)	Mitsuda-Reaktion		Total
	—	+, ++, +++	
—	0	6 (100%)	6
+, ++, +++	1 (8,3%)	11 (91,7%)	12
Total	1 (95,5%)	17 (94,5%)	18

Tabelle 6. *Cleveland (Studenten der Zahnheilkunde)* (ROTBERG, BECHELLI u. KEIL, 1948)

Mantoux (P.P.D.)	Mitsuda-Reaktion		Total
	—	+, ++, +++	
—	0	15 (100%)	15
+	0	6 (100%)	6
Total	0	21	21

Aus den oben angeführten Untersuchungsreihen schloß BECHELLI (1957), daß bei der großen Mehrzahl der Fälle die Mitsuda-Reaktion unabhängig von einer Tuberkulinsensibilisierung positiv ist. Es bleibt also die Frage offen, ob die höhere Leprominpositivität bei Mantoux-Positiven in den erwähnten Untersuchungsgruppen Zufall ist oder einen Kausalzusammenhang ausdrückt.

NEVES, RABELLO, NETO, ALONSO, RISI u. SILVA (1958) stellten fest, daß 15—18% Tuberkulöser zwischen 15 und 49 Jahren eine negative Leprominreaktion aufweisen, wie es auch bei der gesunden Bevölkerung der Fall ist. (Nur Reaktionen größer als 4 mm ⌀ wurden als positiv gewertet.)

PAULA SOUZA und BECHELLI studierten 1958 die Beziehungen zwischen Lepromin- und Tuberkulinreaktion (bis 1:100) bei 46 Kindern von 0—4 Jahren, wobei keines der 8 tuberkulinpositiven Kinder eine negative Leprominreaktion zeigte. Andererseits stellten sie 11 positive Mitsuda-Reaktionen (inklusive 5 mit ++) bei 38 tuberkulinnegativen Kindern fest. Die Leprominpositivität war demnach stärker und häufiger in der tuberkulinpositiven Gruppe. Die Resultate waren statistisch signifikant. Alle 27 leprominnegativen Kinder waren mantoux-negativ. Von diesen Kindern wurden 11 bei Wiederholung des Tests nach 40 Tagen positiv (+). Auch die Tuberkulinprobe wurde bei 7 von diesen 11 Kindern wiederholt, wobei alle tuberkulinnegativ (1:100) blieben. Die Autoren schließen daraus, daß die Leprominpositivität bei diesen Kindern nicht von einer Kosensibilisierung durch den Kochschen Bacillus abhängt. In diesem Material zeigte sich zwar ein Zusammenhang zwischen den positiven Mantoux- und Mitsuda-Reaktionen, aber es konnte kein Beweis eines kausalen Zusammenhanges erbracht werden.

DAVEY, DREWETT u. STONE (1958) beobachteten, daß die Zahl der auf Lepromin (DHARMENDRA) stark reagierenden Personen unter den auf Tuberkulin

(10 I.E.) stark reagierenden größer ist. Es verbleiben aber bedeutungsvolle Minderheitsgruppen unter den Tuberkulinpositiven, bei denen kein Leprominumschlag zu verzeichnen ist: 20% in der Gruppe von 1—11 Jahren und 30% von 12—14 Jahren. Die Tabelle 7 zeigt den Prozentsatz der Tuberkulinpositiven, die auch auf Lepromin ansprachen.

Die großen Variationen der Leprominpositivität innerhalb der verschiedenen Untersuchungsgebiete und in den verschiedenen Altersgruppen machen es schwer, an eine gegenseitige Abhängigkeit zu glauben. Die Autoren fragen daher, wie es möglich wäre, daß die Tuberkulose in bestimmten Gegenden in 97% und in anderen nur in 42% zu einer Leprominpositivität führen könne. Sie halten es für mög-

Tabelle 7

% der Tuberkulinpositiven, die auch leprominpositiv waren					Mittlere Positivität in % je Gegend	
Gegend	6—8	9—11	12—14	Mittel	Tuberkulin	Lepromin
Stadt	78	80	70	77	33	56
Land I	55	69	47	53	37	41
Land II	47	39	42	42	19	27
Land III	90	92	100	97	11	79
Land IV	74	57	28	50	31	31
Land V	50	100	52	71	15	42

Die Landgebiete I, II, III, IV, V — beziehen sich auf die Entfernung der Schulen von Hauptstraßen, Eisenbahn- und Schiffahrtslinien. Der Bezirk IV hatte den meisten Kontakt mit der Stadt.

lich, daß diese Unterschiede zwischen den verschiedenen Gegenden nicht auf die Tuberkulinpositivität, sondern auf die unterschiedliche Leprominpositivität zurückgehen. Wo der Prozentsatz der Leprominpositivität groß ist, dort ist auch das Verhältnis Tuberkulinpositivität:Leprominpositivität hoch; wo dieser Prozentsatz niedrig ist, gibt es auch wenige Tuberkulinpositive mit positiver Mitsuda-Reaktion. Sie meinen daher auch, daß es unmöglich sei, diese Ergebnisse mit der Theorie in Einklang zu bringen, daß die Tuberkulose in signifikanter Weise eine Leprominpositivität nach sich ziehe. Die erwähnten Autoren fassen ihre Ergebnisse dahingehend zusammen, daß sowohl in Stadt- als auch in Landgebieten bei denselben Personen Lepromin- bzw. Tuberkulinsensibilität vorliegt. In Stadtgebieten mit starker Tuberkulosedurchseuchung könnte diese für eine erhöhte Leprominsensibilisierung in einem geringen Prozentsatz verantwortlich sein. In Landgebieten hingegen — mit niedriger Tuberkulosedurchseuchung — ist es nicht möglich, einen derartigen Einfluß auf die Leprominsensibilisierung zu demonstrieren.

γ) Tuberkulinnegativität verbunden mit Leprominpositivität würde die Bedeutung einer eventuell bewiesenen Kosensibilisierung herabsetzen

Diese Tatsache wurde bereits oben erwähnt und auch von FERNANDEZ (1955b) und RADNA (1938) (94 positive Mitsuda-Reaktionen bei Tuberkulinnegativen), LOWE u. DAVEY (1956) (signifikante Zahl von Fällen), PAULA SOUZA, TOLEDO FERRAZ u. BECHELLI (1953b) sowie anderen beschrieben.

δ) Große Anzahl von positiven Leprominreaktionen verbunden mit nur schwacher Tuberkulinsensibilität

(LOWE u. DAVEY, 1956)

ε) Tuberkulinpositivität verbunden mit Leprominnegativität würde die Bedeutung der Kosensibilisierung herabsetzen

Dies wurde von PAULA SOUZA, BECHELLI, FERRAZ, QUAGLIATO u. NASSIF (1953, 1955) sowie auch von LOWE u. DAVEY (1956) u. a. beschrieben.

ζ) Verhältnis der Tuberkulinreaktion zu Fernandez-Reaktion

Bei verschiedenen Untersuchungsreihen, einschließlich in unseren eigenen besonders aber in denen von CONVIT, AZULAY et al., die aus einem leprafreien Gebiet stammen, konnte anscheinend in einer gewissen Anzahl von Fällen — mitunter in einem höheren Prozentsatz — ein Zusammenhang zwischen diesen beiden Reaktionen gezeigt werden. Hängt dies nun von einer Kosensibilisierung des Kochschen oder eines anderen säurefesten Bacillus ab?

η) Hohe Leprominpositivität bei allgemein niedrigerer Tuberkulinpositivität in Landgebieten

Es ist bekannt, daß sich die Leprominpositivität mit zunehmendem Alter erhöht. Diese Tatsache gilt sowohl für Stadt- wie Landbewohner. Andererseits verhält sich die Tuberkulinpositivität in Stadt und Land verschieden. In jener steigt sie mit dem Alter an, wie auch auf dem Lande, erreicht aber in Stadtgebieten einen viel höheren Prozentsatz, was bei uns 1943 von PASCALE bestätigt wurde (Staat São Paulo).

Aus diesen Beobachtungen kann a priori der Schluß gezogen werden, daß im Stadtgebiet Mantoux- und Leprominreaktion gleichförmig ansteigen, auf dem Lande hingegen die Leprominpositivität sich viel stärker erhöht.

Wenn also derartige Untersuchungen in Stadtgebieten angestellt werden, dann könnte man aus der Parallelität von Mantoux- und Leprominreaktion auf eine Kosensibilisierung durch den Kochschen Bacillus bei Mitsuda-Positiven schließen. Die Untersuchungsergebnisse bei der Landbevölkerung hingegen, besonders wenn es sich um solche aus leprafreien Gebieten handelt — wie es in unserem Material der Fall war —, bringen diese Hypothese ins Wanken, da sich eine hohe Leprominpositivität bei tuberkulinnegativen (1:10) Individuen ergibt (BECHELLI, QUAGLIATO, NASSIF, 1953 und BECHELLI, 1957). Dies wurde in Surinam von GEHR (1955, zit. nach RABELLO, 1957) sowie von DAVEY, DREWETT u. STONE (1958) bestätigt.

ϑ) Leprominreaktion bei Tuberkulösen

Die Untersuchungsergebnisse sind in der Tabelle 8 wiedergegeben und lassen folgendes erkennen:

a) Die Leprominpositivität ist ungefähr gleich hoch wie bei der gesunden Bevölkerung.

b) Bei einzelnen Untersuchungsgruppen (CONVIT, AZULAY et al., 1944; NEYRA RAMIREZ und PESCE, 1952) war die Leprominpositivität niedriger, woraus auf keinen oder zumindest keinen evidenten Zusammenhang geschlossen werden kann.

c) Schließlich muß noch die Beobachtung von SOUZA CAMPOS et al. erwähnt werden, die bei 15 tuberkulösen Kindern zwischen 0 und 3 Jahren nur in einem Fall eine negative Leprominreaktion feststellten. Wie soll also die Differenz dieser Ergebnisse mit denen von CONVIT, AZULAY et al. (1944) bei tuberkulösen Kindern aus leprafreien Gebieten erklärt werden? Hohe Leprominpositivität fand auch CONVIT (1956) bei Kindern zwischen 0 und 4 Jahren, die nicht mit BCG geimpft worden waren, aber Kontakt mit Leprösen hatten.

Tabelle 8. *Leprominreaktion bei Tuberkulösen (Lungen- und Haut-Tbc)*

Autoren	Anzahl der Fälle	Leprominpositivität (%)	Gegend oder Land	Tbc
CONVIT, AZULAY et al. (1944)	108	46,2	New York	Lunge
ROTBERG u. FLEURY DE OLIVEIRA (1937)	70	95,7	São Paulo (Brasilien)	Lunge
ROTBERG, BECHELLI u. KEIL (1948)	124	83,9	USA (Cleveland)	Lunge
STANCIOLI u. PIRES (1952)	100	100	Minas Gerais (Brasilien)	Lunge
HARREL u. HORN (1945)	12	100	USA	Lunge
RAMIREZ u. PESCE (1952)	100	56	Perú (nicht leprogenes Gebiet)	Lunge
FERNANDEZ (1943c)	11	90,9	Paris (?)	Haut
CONVIT et al. (1944)	8	87,5	USA	Haut
ZUBIRI VIDAL u. MAR MONUS (1952)	4	75	Spanien	Haut
CONTRERAS u. DEL POZO (1947)	10	90	Spanien	Haut
SOUZA CAMPOS et al. (1953)		94,3		
BECHELLI (1957)	136	90,4	Jacanã (São Paulo, Brasilien)	Lunge
SOUZA CAMPOS et al. (1955)	53	98,1	TB. — Kinder, Hosp. S. Sebastião	Lunge
	73	93,2	TB. — Erwachsene, Hosp. S. Sebastião	Lunge
NEVES, RABELLO NETO, ALONSO, RISI u. SILVA (1958)		82—85	(Rio de Janeiro)	Tuberkulöse von 15 bis 19 Jahren

KUPER (1955) berichtete, daß in seiner Untersuchung mit Lepra- und Tuberkulosepatienten mit gesunden Erwachsenen zur Kontrolle eine positive Wechselbeziehung zwischen den zwei Reaktionen nur in der Tuberkulosegruppe gefunden wurde, deren Patienten mehr Reaktivität zum Lepromin zeigten als die Erwachsenen in der Kontrollgruppe.

KOOIJ u. RUTGERS (1958) berichteten, daß von 104 tuberkulösen Patienten 94% positive Tuberkulinreaktionen zeigten (PPD 5 TU) und 44% Leprominreaktoren waren.

BECHELLI (1962) beobachtete, daß unter den positiven Tuberkulinpatienten (GT 1:1000) von 136 tuberkulösen Patienten, die in einem endemischen Gebiet lebten (São Paulo, Brasilien), ein kleiner (12,3%), aber bedeutender Überschuß an Leprominreaktoren war. Da diese Gruppe nur tuberkulöse Patienten einschloß, mag dieses Resultat darauf hinweisen, daß Tuberkulinreaktivität verbunden ist mit einem leicht höheren Prozentsatz an Leprominpositivität. Jedoch wurde in den beobachteten Gruppen kein Beweis dafür sichtbar, daß stärkere Leprominreaktionen mit stärkeren Tuberkulinreaktionen verbunden waren.

ι) Tuberkulinreaktion bei Leprakranken
(s. Tabelle 9)

Obwohl wir die Ergebnisse der Leprominreaktion in die Tabelle nicht mit aufnahmen, wissen wir, daß sie beim lepromatösen Typ negativ und beim tuberkuloiden gewöhnlich positiv ist. Es wurde eine sehr schwankende Tuberkulinpositivität festgestellt, die beim lepromatösen Typ zwischen 25% (SOUZA ARAUJO, 1932) und 87% (SOUZA CAMPOS et al., 1955) variierte, wobei in allen diesen Fällen die

Tabelle 9. *Tuberkulinprobe bei Leprakranken*

Autoren	Klinische Form	Anzahl der Fälle	Tuberkulin + (%)	Bemerkungen
Photinos u. Michaélidès (1912)	L „Neural"	24 100	67 56	Pirquet
Sakurai (1932)	L „Neural"	510	77 81	
Wayson (1934)	Kranke mit verschiedenen Formen	116	40	Bei gesunden Schülern von 11—18 Jahren: 73,7% positiv
Rabello (1937)			40	Mantoux 1/1000
Souza Araujo (1932)	L reine Nervenform	90 33	25 40,6	Pirquet
Igarashi (1932)	L I und T	633 193	67,3 66,9	Pirquet
Rotberg (1938)	L T „máculonervosa"		70,8 33,3 50	Mantoux 1/10000. Bei der lepromatösen Gruppe befand sich eine größere Anzahl Erwachsener.
Schujman (1945)	L	122	81	Mantoux 1/10. Bei der Bevölkerung war die Tuberkulinpositivität weniger häufig.
Wade (1950)				
Lima u. Magarão (1952)	L T	41 13	80 69,2	Pirquet
Neyra Ramirez u. Pesce (1952)	L I T	288	77,3 100 100	Mantoux 1/10. Jüngere Individuen bei den Lepromatösen
Floch u. Destombes (1950)	I T	85 43	15,3 39,6	Pirquet 6—14 Jahre unter Schülern analoge Zahlen (20% von 6—10 Jahren und 31% von 11 bis 15 Jahren).
Lowe u. McNulty (1933)	L T	275 91	58,3 54,9	Mantoux mit PPD 50 UI
Souza Campos et al. (1955)	L I	93 9	87 66,7	Mantoux bis 1/100
Hale et al. (1955)	L T		39,6 37,3	Bei Gesunden: 51—76%
Bechelli (1957)	L I	209 16	82 93,8	Mantoux bis 1/10. Sanatorium Padre Bento.
Fernandez (1957)	L T I	44 39 17	43 97,4 70	

L = Lepromatöse Form. T = Tuberkuloide Form. I = Indeterminierte Form.

Leprominreaktion negativ zu sein pflegt. Bei der tuberkuloiden Lepra schwankte die Tuberkulinpositivität zwischen 33,3% (Rotberg, 1938) und 97,4% (Fernandez, 1957), wobei die Leprominpositivität bei diesen Fällen stets vorhanden zu sein pflegt.

Wie man sieht, schwankt die Tuberkulinpositivität sowohl bei der tuberkuloiden als auch bei der lepromatösen Lepra in weiten Grenzen, während die Leprominreaktion stets positiv bzw. negativ ist. Es besteht somit eine Dissoziation bei der tuberkuloiden und in noch stärkerem Ausmaß bei der lepromatösen Lepra.

Bechelli (1962) prüfte lepromatöse und uncharakteristische Fälle mit Lepromin und Tuberkulin (GT 1:1000 und, falls negativ, 1:100 und 1:10). Von 153 lepromatösen Erwachsenen waren 83% Tuberkulinreaktoren. Doch der Lepromintest war nur in 3 Fällen positiv, 2 mit 1+ und einer mit 2+ Reaktionen. Eine Sensibilisierung gegenüber Tuberkulin hatte keinen Einfluß auf den Ausfall des Lepromintests bei den beobachteten Lepromatösen, eine Entwicklung, die in Anbetracht der üblichen Unfähigkeit dieser Patienten, eine Leprominumwandlung zu erleben, erwartet werden sollte.

Nur 13 uncharakteristische (indeterminata) Fälle konnten geprüft und keine Schlußfolgerungen gezogen werden. Von 12 Tuberkulinreaktoren reagierten 6 ebenfalls positiv auf Lepromin.

GUINTO u. MABALAY (1962) berichteten über „zwei separate Untersuchungen hinsichtlich der Tuberkulinreaktivität lepromatöser und tuberkuloider Patienten und einer normalen Bevölkerung zur Kontrolle". Sie gebrauchten in jedem Fall denselben Bestand und dieselbe Dosis (0,0001 mg oder 5 TU) an PPD. In der ersten Untersuchung waren die an das Alter angeglichenen Häufigkeiten der positiven Tuberkulinreaktionen für lepromatöse Patienten 58,1%, für tuberkuloide Patienten 82,2% und für die gesunden Kontrollen 86,7%. In der zweiten Untersuchung waren die entsprechenden Zahlen 47,4% für die lepromatösen Fälle, 61,2% für die tuberkuloiden Fälle und 81,3% für die gesunden Kontrollen. Hinzu kommt, daß nur 35% der lepromatösen Patienten starke Reaktionen gaben (2+ und 3+ Intensität), bei Kontrollpersonen verglichen mit 48,7% solcher Reaktionen derselben Population.

Eine bestimmte Verminderung der Häufigkeit der Tuberkulinreaktivität bei Patienten mit lepromatöser Lepra ist auf diese Weise nachgewiesen worden, obwohl man fand, daß etwa 50% auf 5 TU an PPD reagierten. Die Resultate lassen darauf schließen, daß eine Reduzierung der Häufigkeit der Tuberkulinreaktivität ebenso bei tuberkulösen Patienten während der Reaktionsphasen auftritt, in denen sie bakteriologisch positiv werden.

Zusammenfassung

Aus all den bisher angeführten Untersuchungsergebnissen schließen wir folgendes: Es liegen Untersuchungen vor, aus denen ein Zusammenhang zwischen Lepromin- und Tuberkulinreaktion hervorgeht.

Andere Untersuchungsreihen beweisen eindeutig, daß bei der Mehrzahl der Fälle die Leprominpositivität auf vorherigen Kontakt oder Lepromintest zurückzuführen ist.

Schließlich gibt es noch andere Momente, die die Bedeutung eines Zusammenhanges der beiden Reaktionen bzw. einer eventuellen Kosensibilisierung in Frage stellen. Das sind Untersuchungen, bei denen mit Sicherheit ein Einfluß des Tuberkulintests auf die Leprominreaktion ausgeschlossen werden kann.

Es ist daher erforderlich, auf Grund neuer, besonders in Landbezirken und bei Kleinkindern vorzunehmender Untersuchungen, die Frage endgültig zu klären, ob die von einzelnen Autoren beobachtete Parallelität von Tuberkulin- und Leprominkurven ein zufälliges oder kausalbedingtes Ereignis darstellt.

b) Leprabacillus und Tuberkulinsensibilisierung

Die immunoallergischen Untersuchungen betreffend Lepra und Tuberkulose wurden fast ausschließlich in dem Sinne angestellt, eine gekreuzte Sensibilisierung der Tuberkulose für die Lepra nachzuweisen. Es liegen einzelne Arbeiten vor, die im Sinne einer Tuberkulinsensibilisierung durch den Hansenschen und den *Bacillus leprae murium* sprechen. FERNANDEZ et al. (1955a) injizierten ein- bis dreimal 0,1—0,2 cm³ bacilläres Gesamtlepromin bei 18 Mantoux (1:10)-negativen

Kindern, welche in einem Heim ohne jeglichen bekannten Kontakt mit Leprakranken lebten. Bei 44% wurde der Mantoux nach 6—7 Wochen positiv. Aussehen und Verlauf der Tuberkulinreaktion war ähnlich der durch BCG hervorgerufenen. In der Mehrzahl der Fälle war die Tuberkulinallergie schwach und nur von kurzer Dauer.

„Es ist möglich, daß das *M. leprae* eine Tuberkulinsensibilisierung in größerer Häufigkeit und Intensität hervorzubringen imstande ist, wenn nicht — wie im vorliegenden Falle — nur kleine Quantitäten toter Bacillen verwendet werden, sondern angemessene Quantitäten lebender Bacillen. Dadurch würde sicherlich eine höhere Tuberkulinpositivität erreicht werden als durch eine Leprominjektion."

Bei Meerschweinchen, denen ein in isotoner Kochsalzlösung aufgeschwemmtes Macerat von Lepromen injiziert wurde, erzeugte MELSON (zit. nach FERNANDEZ, 1952a) eine Tuberkulinüberempfindlichkeit. HADLER u. ZITTI (1953) beobachteten, daß das *M. leprae* und *M. leprae murium* Meerschweinchen gegen Tuberkulin überempfindlich macht, und zwar mit einem Maximum nach 30 bzw. 60 Tagen.

Außer diesen experimentellen Untersuchungen liegen auch solche beim Menschen vor. Schon 1909 nahm BABES (zit. nach ROTBERG, 1938) an, daß die Tuberkulinpositivität Leprakranker von der Lepra und nicht von der Tuberkulose abhänge. SCHUJMAN (1945) nahm ebenfalls eine Beeinflussung der Tuberkulinreaktion (Mantoux 1:10) durch die Lepra an, aber in gegenteiligem Sinne, da er 81% positiver Reaktionen bei Lepromatösen fand, also einen geringeren Prozentsatz als in der übrigen, gesunden Bevölkerung.

Andere Autoren nehmen im Gegensatz zu BABES eine hemmende Wirkung der Lepra auf die Tuberkulinreaktion an.

Wie aus der bereits erläuterten Tabelle 9 hervorgeht, hängen die Untersuchungsergebnisse der Tuberkulinprobe von Alter und Herkunft (Stadt oder Land) der Patienten ab, so daß sich gewisse Unstimmigkeiten erklären lassen, wenn man diese Faktoren in Rechnung stellt. Die großen Schwankungen der Tuberkulinpositivität sowohl bei lepromatösen als auch bei tuberkuloiden Formen legen die Annahme nahe, daß der Bacillenbefall des Leprösen hierfür nicht ursächlich verantwortlich ist. Die höhere Tuberkulinpositivität, die mitunter bei Lepromatösen im Verhältnis zur gesunden Bevölkerung gefunden wird, kann damit erklärt werden, daß beim Vorhandensein von Lungentuberkulose in geschlossenen Lepraheimen die Exposition der Kranken häufiger ist.

Nach ROTBERG (1938) und ebenso nach LEIGH EVANS (zit. nach WADE, 1950) ist die Tuberkulinpositivität Leprakranker ähnlich der der gesunden Bevölkerung bzw. abhängig vom Alter und nicht von der bakteriologischen Positivität der Leprösen. Auch IGARACHI (1930) nimmt an, daß die Tuberkulinpositivität nur von der Tuberkulose abhänge. Die gleiche Meinung vertritt BUDIANSKY (1949) auf Grund der Beobachtung, daß die Tuberkulinpositivität von Personen, die mit Leprösen zusammenleben, nicht höher ist als in der Bevölkerung, die nicht dem Hansenschen Bacillus ausgesetzt ist.

Zusammenfassung

Die Arbeiten von FERNANDEZ, MELSON, HADLER und ZITTI u.a.m. sprechen zugunsten der Hypothese einer Tuberkulinsensibilisierung durch das *M. leprae* und *M. leprae murium*. Trotzdem bestehen zahlreiche Daten, die dagegen sprechen oder zumindest die Bedeutung herabmindern, sollte ein derartiger Zusammenhang tatsächlich bewiesen werden. In diesem Falle wird es noch schwerer sein, derartige Zusammenhänge entsprechend zu interpretieren. Wann und in welchem Ausmaß wird die eine Reaktion durch die andere und umgekehrt beeinflußt? Selbst wenn eine gekreuzte Sensibilisierung des Hansenschen Bacillus in bezug auf die Tuberkulose angenommen bzw. bewiesen wird, sind wir der Meinung, daß diese Sensibilisierung nur wenig ausgeprägt ist und die Spezifität der Tuberkulinprobe nicht beeinflußt.

2. Klinische Beziehungen zwischen Lepra- und Tuberkuloseinfektion
a) Einfluß der Tuberkulose auf die Lepra

Nach BIELING u. RABELLO (zit. nach FERNANDEZ, 1952a, b) soll ein Individuum, das eine tuberkulöse Infektion durchgemacht und beherrscht hat, eine nachträgliche Leprainfektion mit Erfolg überstehen können, indem es entweder gefeit ist oder nur eine benigne Form ausbildet.

FERNANDEZ (1952a) fügt noch hinzu, daß dies natürlich nicht bedeutet, daß jede benigne Lepraerkrankung Folge einer im Kindesalter erfolgten Immunisierung durch eine überstandene Tuberkulose sei. Wenn daher der Organismus auch ohne vorherige protegierende Tuberkulose eine benigne Lepraform entwickeln kann, wie soll daher im gegebenen Fall der Beweis geführt werden, daß eine vorausgegangene Tuberkulose für den benignen Verlauf verantwortlich ist? Darüber hinaus besteht noch folgende Schwierigkeit: Die Häufigkeit der benignen Formen hängt nämlich auch von den angewandten prophylaktischen Maßnahmen ab — je wirkungsvoller diese sind, desto weniger lepromatöse und desto mehr tuberkuloide und uncharakteristische Formen.

Untersuchungen über den klinischen Verlauf der Lepra bei erkrankten Kontaktpersonen zeigen, daß bei diesen die lepromatöse Form selten ist (PATEO, 1949).

Folgende Ergebnisse werden — mit den bereits erwähnten Einschränkungen — wiedergegeben:

α) Tuberkulintest und klinische Lepraformen

Entsprechend der erwähnten Hypothese von BIELING und RABELLO müßte in Stadt- und Landgebieten mit hohem Tuberkulinindex ein größerer Prozentsatz tuberkuloider Lepraformen gefunden werden. BECHELLI (1957) untersuchte das Verhältnis Tuberkulintest zu klinischer Lepraform in 4 Städten, davon zwei mit niedrigem Tuberkulinindex und zwei mit hohem (Tabelle 10). Er fand:

— Das Vorkommen tuberkuloider und reaktiv-tuberkuloider Formen hing nicht von der Höhe der Tuberkulinpositivität ab, denn es war geringer in Mogi das Cruzes, wo der Tuberkulinindex höher als in Catanduva und Santa Adelia war.

— Der Lepromatösenprozentsatz war sowohl in Städten mit hohem (Mogi das Cruzes) als auch in solchen mit niederem Tuberkulinindex groß.

Auf Grund dieses verhältnismäßig kleinen Materials schloß er, daß die Tuberkulinpositivität bei Schülern anscheinend nicht das Auftreten der tuberkuloiden Form beeinflußt.

RABELLO (1957) glaubt ebenfalls, daß man nicht behaupten könne, daß tuberkuloide Fälle hauptsächlich bei tuberkulinallergischen Personen auftreten. Dazu führt er folgendes an:

— Sicherer Fall von zufälliger Leprainoculation beim Menschen (PORRITT, ROSS u. OLSEN, 1947), die eine tuberkuloide Form zur Folge hatte, wobei der Mantoux negativ blieb;

— Fälle von tuberkuloiden Infiltraten bei Kindern zeigen fast stets Mantoux-Negativität;

— schließlich die Tatsache, daß auch mitunter in großem Ausmaß die Mantoux-Reaktion bei tuberkuloiden Formen negativ bleiben kann.

β) Tuberkulinreagibilität (Pirquet und Mantoux) bei den verschiedenen klinischen Lepraformen (s. Tabelle 10)

Es sei hervorgehoben:
— Häufige Entwicklung der tuberkuloiden Form bei negativem Tuberkulintest (67% der Fälle ROTBERGS).
— Hoher Prozentsatz von Tuberkulinpositivität bei der lepromatösen Lepra. Die Tuberkulinreagibilität hat also nicht das Auftreten der lepromatösen Form verhindert. Sollte eine Tuberkulose vorausgegangen sein, die das Individuum nicht

Tabelle 10. *Tuberkulinproben bei Schülern und klinische Formen der Lepra*

Bezirk oder Stadt	Tuberkulinprobe				Klinische Formen der Lepra			
	Autoren	Art des Tuberkulins	untersuchte Gruppen	Positivität	Lepromatöse	Indeterminierte	Tuberkuloide u. Tuberk. in Reaktion	Total
Catanduva	PASCALE (1943)	Mantoux	Schüler	6,85	48 (46,6%)	30 (29,1%)	25 (24,3%)	103
Santa Adélia	PASCALE (1943)	Mantoux	Schüler	4,7	19 (59,4%)	4 (12,5%)	9 (28,1%)	32
Mogi das Cruzes	PASCALE (1943)	Mantoux	Schüler	24,8	61 (62,2%)	22 (22,5%)	15 (13,3%)	92
Santos	ROSEMBERG, AUN u. S. CAMPOS (1950a, b)	Pirquet und Mantoux	5— 9 Jahre 10—14 Jahre	25,2 37,1	72 (48,6%)	33 (22,3%)	43 (29,1%)	148

gegen die Leprainfektion schützen konnte? Diese Annahme scheint uns wenig plausibel, obwohl sie von RABELLO (1935, 1937) vertreten wird. Die Tuberkulose ist nämlich viel weiter verbreitet als die Lepra und infiziert die Bevölkerung früher als diese. Überdies spricht dagegen die Tatsache, daß lepromatöse Lepra in hohem Prozentsatz bei Ausländern, die aus leprafreien Gebieten eingewandert sind, auftritt, wobei anzunehmen ist, daß diese bereits vorher mit dem Kochschen Bacillus Kontakt hatten. Nach BECHELLI und ROTBERG (1956) bekamen von 4939 Ausländern, die im Staate São Paulo an Lepra erkrankten, 56,5% die lepromatöse Form.

γ) Entwicklung der Lepra bei an Tuberkulose erkrankten Leprösen

Schon 1886 behauptete LELOIR, daß er wiederholt eine Involution der Lepra gesehen hätte, wenn bei einem Patienten eine sich rasch entwickelnde Tuberkulose auftrat. Auf Grund dieser Beobachtungen und der von DANIELSEN und BOECK — daß eine Pneumonie oder Pleuritis einen günstigen Einfluß auf eine bestehende Tuberkulose hätten —, nimmt LELOIR eine Art Antagonismus zwischen verschiedenen, akut febrilen Erkrankungen und der Entwicklung der Lepraknoten an. Später hat WADE (zit. nach JADASSOHN, 1937) berichtet, daß lepröse Hautveränderungen zurückgehen, wenn die Kranken tuberkulös erkranken. MUIR (1937) gibt an, daß „die Tuberkulose oft eine anscheinende Besserung der leprösen Veränderungen hervorruft", was wahrscheinlich auf einen gewebsschädigenden Effekt zurückzuführen sei, wodurch die Reaktionsfähigkeit gegen den Leprabacillus herabgesetzt würde. Er bezweifelt daher auch, daß dies eine wirkliche Besserung sei. ROGERS (ROGERS u. MUIR, 1925, 1940) erinnert daran, daß die Tuberkulinisierung einer Bevölkerung bis zu einem gewissen Grad eine Resistenz gegen die Lepra hervorruft.

RABELLO (1936) berichtet, daß „die Sensibilisierung durch den Tuberkelbacillus den Verlauf des leprösen Prozesses beeinflussen kann, hauptsächlich dadurch, daß sie die Abwehrkräfte des Organismus gegen den Leprabacillus mobilisiert, was sich vom statischen Gesichtspunkt aus in einer tuberkuloiden Lepra kundtut und vom dynamischen in Form der leprösen Reaktionen, die manchmal in tuberkuloider Form erscheinen". WAYSON (1934) behauptet, daß mitunter die leprösen Veränderungen im Verlaufe tuberkulöser Erkrankungsprozesse besser werden können. Demgegenüber glaubt JADASSOHN, daß noch nicht genügend Argumente vorlägen, einen gegenseitigen Einfluß von Tuberkulose und Lepra annehmen zu können.

BECHELLI u. GUIMARÃES (1937) veröffentlichten die Ergebnisse ihrer Untersuchungen von 18 Leprakranken mit Lungentuberkulose, wobei die dermatologischen Veränderungen besonders berücksichtigt wurden. Es kamen nur diese 18 Fälle zur Untersuchung, da diese eine tuberkulöse Erkrankung durch $1^1/_2$ Jahre aufwiesen. Eine kürzere Erkrankungsdauer dürfte wohl kaum von entscheidendem Einfluß auf die Lepra sein. Sie stellten bei 13 Fällen eine Verschlechterung der Lepra fest, 4 blieben unverändert und nur 1 Fall zeigte eine leichte Besserung. Es war ihnen nicht möglich, bindende Schlüsse zu ziehen, da ihnen das Material zu klein erschien. Immerhin war zu ersehen, daß sich die Tuberkulose nicht günstig auf den Verlauf der Lepra auswirkte. Es wäre immerhin denkbar, daß die ungünstige Entwicklung der Lepra einfach den natürlichen Verlauf der lepromatösen Form darstellte, zumal zu dieser Zeit keine wirksame Therapie vorhanden war.

Auf Grund der Autopsieergebnisse von MITSUDA u. OGAWA (1937) glauben wir, daß die vorliegenden Resultate zu spärlich sind, um auf eine mögliche Mobilisierung der Abwehrkräfte des Organismus durch die Tuberkulose in dem Sinne schließen zu können, daß eine Umwandlung in tuberkuloide Reaktionen erfolge. Es ist sehr wahrscheinlich, daß es sich eher um bloß zufällige Umwandlungen der Reaktionsform handelt, die bisher recht spärlich bei tuberkulösen Leprakranken gefunden wurden.

b) Klinischer Einfluß der Lepra auf die Tuberkulose

Im Sanatorium von Cocais beobachtete BECHELLI (1957) während seiner 6jährigen Tätigkeit, daß bei Leprakranken, die mit einer Lungentuberkulose eingeliefert wurden oder sich eine solche während der Internierung zuzogen, diese tödlich verlief, in gleicher Weise wie auch bei Nichtleprösen, zu einer Zeit, als man noch keine wirksame Chemotherapie und Antibiotica besaß. Die Untersuchungen waren aber nicht eingehend genug, auch liegen keine Angaben aus der Literatur vor, um eine Verschlechterung oder Verbesserung der Tuberkulose durch die Lepra behaupten zu können.

3. Epidemiologische Beziehungen zwischen Lepra und Tuberkulose
a) Einfluß der Tuberkulose auf den Verlauf der Lepraendemie

Der oben angeführte Einfluß wurde von verschiedenen Autoren erwogen bzw. lebhaft verteidigt. ROGERS nahm 1925 an, daß Tuberkulosedurchseuchung einer Bevölkerung einen gewissen Grad von Resistenz gegen Lepra hervorruft. Auch GEHR (zit. nach CHAUSSINAND, 1948b) „konnte in allen von ihm besuchten Ländern feststellen, daß die Tuberkulose in lepraendemischen Ländern wenig verbreitet war und daß stark tuberkulosedurchseuchte Gegenden leprafrei waren". CHAUSSINAND (1948b) war als erster von dieser Tatsache fest überzeugt, hielt aber weitere Untersuchungen für erforderlich. Er glaubt, daß das Studium der Allergie bei Tuberkulose und Lepra (Beziehungen zwischen Lepromin und Tuberkulin bei

Kindern und Tieren mittels BCG) mit Wahrscheinlichkeit die Ursache des Verschwindens der Lepra in Zentral- und Westeuropa gezeigt hat: „der Anstieg der Tuberkulosekurve verursacht innerhalb kürzerer oder längerer Zeit den Abfall der Leprakurve."

„Tuberkulose und Lepra sind antagonistische Krankheiten, denn man kann eine relative gekreuzte Prämunition zwischen den beiden Infektionen zeigen."

Tuberkulose und Lepra sind Infektionskrankheiten mit chronischer Evolution, jedoch erweist sich die Tuberkulose viel ansteckender und virulenter als die Lepra. In allen Gegenden, wo diese beiden Keime miteinander in Wettstreit treten, wird sich daher der Kochsche Bacillus immer mehr ausbreiten. Da ein vorausgehender Befall mit Tuberkelbacillen einen gewissen Grad von antipleröser Immunität im befallenen Organismus hinterläßt, wird dieser bei einer späteren Leprainfektion eine relative Prämunition zeigen. Die fortschreitende Verdrängung der Lepra ist daher eine Folge der relativen, gekreuzten Prämunition dieser beiden Krankheiten.

Weiterhin führt er aus: „Der Beweis unserer Theorie der Verdrängung der Lepra durch die Tuberkulose kann nur durch weitere Untersuchungen erbracht werden, die einerseits in Gebieten mit frischem oder massivem Leprabefall und andererseits in Ländern, wo der Leprabefall im Verschwinden begriffen ist, angestellt werden. Der Tuberkulinindex der Bevölkerung wird niedrig sein in Gebieten mit frischem Leprabefall und hoch in solchen, wo sie bereits verschwunden ist. Leider können wir uns zur Bekräftigung unserer Meinung nicht auf statistische Daten stützen. Alle Autoren, die sich mit der Tuberkulose beschäftigen, stimmen darin überein, daß die besten Statistiken noch unvollständig sind und was die Lepra betrifft, existieren praktisch überhaupt keine." Nachdem CHAUSSINAND die epidemiologischen Daten, die seine Theorie stützen könnten, anführte, sagt er („La Lèpre" 1950, S. 152): „Man schließt aus dem Vorausgegangenen (immunologische, experimentelle und epidemiologische Daten), daß die fortschreitende Verdrängung der Lepra durch die Tuberkulose das dominierende Phänomen und der Ausdruck einer gekreuzten Prämunition zwischen den beiden Krankheiten darstellt."

Bevor wir unsere eigenen Ergebnisse und die der Literatur besprechen, müssen wir folgendes erwähnen: Macht sich der Einfluß der Tuberkulosedurchseuchung im Verlauf von Jahrhunderten oder innerhalb weniger Jahre bemerkbar? Sollte sich die Ansicht FERNANDEZ' (1955b) bestätigen, daß sich bei tuberkulinpositiven Personen häufiger die tuberkuloide Form der Lepra entwickelt, so scheint diese Zeitspanne eher kurz zu sein. Tuberkulosedurchseuchung würde genügen, um eine bessere Abwehr gegen die Lepra zu gewinnen, was in einer tuberkuloiden Lepraform zum Ausdruck käme.

Falls die Hypothese von CHAUSSINAND und die Arbeiten von FERNANDEZ ihre Bestätigung fänden, würden sich infolge der Tuberkulosedurchseuchung der Bevölkerung zwei grundlegende Tatsachen für das Absinken der Lepra ergeben:

— geringerer Leprabefall und

— größere Häufigkeit der tuberkuloiden Lepra mit Absinken der ansteckenden Fälle und nachfolgender Verminderung der Exposition.

Wir unterstellen unseren Untersuchungen diese Beobachtungen und diese Hypothese, denn es gibt darüber hinaus noch viele andere Faktoren, die Lepra und Tuberkuloseendemiekurve in einem Lande beeinflussen: Zivilisationsgrad, Hygiene, Lebensstandard, Gesundheitserziehung, Zusammenleben und Unterernährung. Wollen wir den Einfluß eines bestimmten Faktors, beispielsweise die Ernährung, auf die Epidemiologie einer Endemie untersuchen, dann benötigen wir zwei Gruppen oder Gebiete eines Landes oder zweier möglichst ähnlicher Länder, die sich nur durch diesen Faktor unterscheiden. Aber auch dann, wenn wir Resistenz und Exposition als konstant annehmen, hinge das Abklingen oder die Ausbreitung der Endemie noch von zahlreichen anderen Faktoren ab (BECHELLI, 1949), wie etwa Klima, Ernährung, schwächende und anergisierende andere Erkrankungen, Bevölkerungsverschiebungen usw., die sich hauptsächlich bei den Leprominnegativen und Schwachpositiven auswirken würden. Es wird daher verständlich, daß es außerordentlich schwer, wenn nicht überhaupt unmöglich ist, den Einfluß der Tuberkulose unter diesen vielfältigen Faktoren im Rahmen der Lepraepidemiologie abzusondern. Man muß sich daher von vornherein im klaren sein, daß bisher Elemente fehlen, die es gestatten würden, die Rolle der Tuberkulose beim Abklingen der Lepraendemie zu umreißen, wie es CHAUSSINAND mit seiner Hypothese tun will.

BECHELLI (1957) versuchte epidemiologische Daten für einen Vergleich von Tuberkulosedurchseuchungsgrad und Lepraindex in Ländern, Gebieten und Städten zusammenzustellen. Vor allem müßte sich ein höherer Leprabefall bei niedriger Tuberkulosedurchseuchung und umgekehrt feststellen lassen.

Es ist vor allem schwierig, exakte Angaben über die Lepra- und Tuberkuloseendemie in Brasilien wie auch in anderen Ländern zu erhalten. Was die Lepra betrifft, wissen wir, daß selbst in Gebieten, wo Kontrolle und Prophylaxe rigoros durchgeführt werden, die Neuerfassungen von zahlreichen zufälligen Umständen abhängen, welche die Ausbeute des bearbeitenden Personals wesentlich beeinflussen. Derartige Untersuchungen sollten daher in kleineren Gebieten unternommen werden, wo der Einfluß der vom Orte abhängigen Elemente nicht so ausgeprägt ist. Eine Untersuchung der Beziehungen zwischen Tuberkulose und Lepra, in allen Ländern zusammengenommen, wird daher weniger genaue Tatsachen, die eine Schlußfolgerung zulassen, ergeben.

BECHELLI (1957) veröffentlichte folgende Daten, obwohl er sich ihrer Unzulänglichkeit bewußt war, um die Hypothese CHAUSSINANDS zu überprüfen. Viel schwerer als heutige Ergebnisse zu bestätigen, ist es natürlich, jahrhundertealte Tatsachen zu untersuchen. Er besteht darauf, daß auch bei seinen Schlußfolgerungen immer die oben angeführten Einschränkungen im Auge behalten werden müssen:

α) Die Verbreitung der Tuberkulose und der Lepra in einigen Ländern Asiens und Ozeaniens

Die Angaben über die Lepra sind schon in älteren Arbeiten BECHELLIs enthalten (Abhandlung über Leprologie 1944, 1951 und 1954) jene über die Tuberkulose sind in dem Buche „Global Epidemiology" von SIMMONS et al. (1944) enthalten, die auch über das Lepraproblem berichten.

China: Im Norden war die Tuberkulinreaktion bei gesunden Schülern zwischen 5 und 6 Jahren in 30% der Fälle positiv; zwischen 8 und 9 Jahren in 60%, zwischen 15 und 16 Jahren bei 85%; zwischen 19 und 20 Jahren bei 92%. Mindestens 8% der Erwachsenen, die scheinbar gesund waren, hatten eine leicht fortgeschrittene Tuberkulose. Was die Lepra betrifft, so war diese im ganzen Lande verbreitet (ungefähr 1 Million Fälle); von der Mandschurei im Norden bis Kwangtung und der Insel Hainan im Süden und von der Provinz Scheikiang im Osten und Sunkiang im Westen.

Japan: Sowohl der Lepra- als auch der Tuberkulosebefall ist groß.

Birma: Tuberkulose und Lepra sind häufig, wobei der Leprabefall einer der größten der Welt in einigen Gegenden ist.

Ceylon: „Es ist möglich, daß die Tuberkulose ein schweres Problem in Kolombo darstellt und daß der Befall auch im Inneren hoch ist." Die Lepra ist endemisch (0,50 von 1000) [Int. J. Leprosy 6, 199 (1938)].

Formosa: „Die Tuberkulose wird auf der ganzen Insel angetroffen." (Mortalität 1935: 137:100000) Leprakoeffizient 0,18 pro 1000 (KAMIKAWA, 1936; zit. nach BECHELLI u. ROTBERG, 1951).

Indochina: „Die Tuberkulose ist eine wichtige Krankheit..." In Haiphong war 1937 der Mortalitätskoeffizient der Lungentuberkulose 233:100000; in Saigon betrug er im selben Jahre 281,1. Die BCG-Impfung wurde weitgehend angewandt". „Indochina hat eine große Anzahl Leprakranker" (man schätzt 15000 Kranke). Nach SOREL war der Koeffizient im Jahre 1938 0,05 pro 1000 (BECHELLI u. ROTBERG, 1951).

Indien: „Die Tuberkulose ist im ganzen Lande verbreitet und der Befall steigt an." Der Mortalitätskoeffizient für die Lungentuberkulose soll 243 pro 1000 im Jahre 1938 gewesen sein. „Es gibt ungefähr eine Million Leprakranke."

Korea: „Viele Einwohner Koreas sind tuberkulös erkrankt und nach den Statistiken ist die Krankheit im Anstieg begriffen." Lepra: Es gibt ungefähr 20—25000 Kranke im Lande (23 Millionen Einwohner).

Thailand: „Die Tuberkulose war eine der häufigsten Todesursachen." Die Lepra ist ein schwerwiegendes Problem des Landes. Die Schätzung auf 5000 Kranke kommt wahrscheinlich der Wirklichkeit nicht nahe (Einwohnerzahl 1937: 14464489). Lepraindex: 1,27% (Weltgesundheitsamt 1952).

Malaiische Halbinsel England: „Die Tuberkulose gibt es im ganzen Lande. Auch die Lepra kommt häufig vor."

Australien: Sowohl die Tuberkulose als auch die Lepra stehen nicht auf der Liste der wichtigen Krankheiten.

Cook-Inseln und Niue: „Die Tuberkulose ist endemisch und ist eines der wichtigsten Probleme. Außer im Norden ist die Lepra nicht häufig."

Fidschi-Inseln: „Die Tuberkulose ist eines der schwersten gesundheitlichen Probleme auf Fidschi, denn ungefähr 90% der Jugendlichen sind infiziert. Die Anzal der Leprösen ist groß" (Koeffizient 3 pro 1000, AUSTIN, 1939; zit. nach BECHELLI, 1954).

Französisch-Ozeanien (Gesellschafts-Inseln, Tuamotu usw.): Die Tuberkulose ist eines der Hauptprobleme. 1936 betrug die Mortalität 1600 pro 10000 Einwohnern, hauptsächlich auf den Marschallinseln, wo die Tuberkulinpositivität 30—35% unter den Schülern betrug. Lepra findet sich auf allen Inseln, ist aber besonders häufig auf den Marschallinseln, 82:1000 auf den Gesellschaftsinseln (SOREL, 1937; zit. nach BECHELLI u. ROTBERG, 1951).

Gilbertinseln, Ellisinseln und Nauru: Tuberkulose ist sehr häufig. „Das häufige Vorkommen der Tuberkulose ist daraus ersichtlich, daß ca. 30% der Todesfälle auf den Gilbertinseln durch Tuberkulose bedingt sind. Auf Nauru ist die Tuberkulose die zweitwichtigste Krankheit. Die Lepra kommt auf allen Gilbertinseln und auf Nauru vor; auf letzterer gab es 1909 nur einen Leprakranken, aber von 1920—1934 wurden 110 Fälle unter den 1100 Einwohnern der Insel gezählt. Auf den Gilbert- und Ellisinseln ist der Koeffizient 1:1000" (MCKINLEY; zit. nach BECHELLI u. ROTBERG, 1951).

Guan: Die Tuberkulose stellt dort ein sehr schwerwiegendes Problem dar. Zu Beginn des Jahrhunderts gab es Lepraepidemien, doch ist derzeit (1944) die Erkrankung sehr stark zurückgegangen. Es wurden aktive prophylaktische Maßnahmen gegen die Krankheit ergriffen.

Holländische Inseln (Java, Sumatra usw.): „In vielen Gegenden war die Tuberkulose häufig und die Todesfälle an dieser betrugen 10% der Gesamttodesfälle. Die Lepra war im ganzen Gebiet häufig..." 1937 wurden bei einer Revision 5700 neue Leprafälle auf Java und Madura und 1200 auf den anderen Inseln festgestellt. In einigen Gebieten wie z.B. in Blora in Zentraljava, ist die Krankheit außerordentlich häufig. Ende 1938 gab es 5106 Kranke in 47 Lepraheimen (Internierung ist nicht obligat).

Neukaledonien: Es wird berichtet, daß Tuberkulose auf allen Inseln vorkommt und daß in Vallis und Hoorn die Häufigkeit der Lungentuberkulose 3:1000 betrug. Was die Lepra anlangt, so war sie in Vallis und Hoorn selten. Es gab richtige Lepraepidemien in Neukaledonien und zwar das erste Mal auf Noumea zwischen 1883 und 1889. 1910 waren nach ORTHOLAN 90000 Einwohner erkrankt. Zwischen 1913—1924 wurden kleinere Zahlen registriert (KLINGMÜLLER; zit. nach BECHELLI u. ROTBERG, 1951).

Neuhebriden: „Hinsichtlich der Tuberkulose verfügen die Bewohner über keinerlei Resistenz. Die Krankheit verläuft akut und ist in 100% tödlich. Die Lepra war durch viele Jahre schon bekannt. Man behauptet, daß sie ab 1925 häufig war und sich weiter ausbreitete."

Neuseeland: Von 1937—1942 war der Mortalitätskoeffizient ungefähr 1:100000, einer der niedrigsten der Welt. Einige wenige Leprafälle werden jährlich unter den Maoris registriert.

Nordborneo, Sarawak und Bruner: Es wird behauptet, daß Tuberkulose unter den Chinesen häufig ist. Über die Häufigkeit der Tuberkulose unter den Eingeborenen existieren keine Angaben. „Jährlich kommen einige Leprafälle vor." Die Krankheit hat keine Bedeutung in diesem Gebiet.

Papua, Neu-Guinea und Bismarck-Archipel: „Tuberkulose ist außerordentlich häufig, auch unter den Eingeborenen. In Neu-Guinea ist der Leprakoeffizient 5:1000 (CILENTO, 1937). Wir besitzen keine Angaben über die Lepra in Papua und im Bismarck-Archipel.

Philippinen: „Tuberkulose ist in allen ihren Formen häufig und wird als die häufigste Todesursache angesehen." 1939 wurden 44560 neue Fälle registriert, wobei 34693 tödlich waren. Nach einem flüchtigen Überschlag hatten ungefähr 1000000 der Einwohner Tuberkulose in irgendeiner Form. Nach einer Schätzung von WADE (1926) gab es 15000—30000 Leprakranke. Das entspricht einem Koeffizienten von 1,36—2,72 pro 1000 Einwohner.

Phoenixinseln: Lungentuberkulose ist häufig. Sie zeigt gewöhnlich einen akut-tödlichen Verlauf. Wir fanden keine Angaben über Lepra. Bevölkerungszahl 68 Einwohner.

Samoa: „Die Tuberkulose ist häufig, sowohl in der amerikanischen als in der westlichen Hälfte und erst verhältnismäßig kurze Zeit eingeschleppt. Die Lepra ist auf den westlichen

Inseln endemisch ... Einige Fälle wurden auf Amerikanisch-Samoa registriert, doch glaubt man, daß die Kranken nicht von der Insel stammen."

Britische Salomonen-Inseln: Hoher Tuberkulosebefall unter den Eingeborenen. Nach INES (1938) ist der Leprakoeffizient 10,2:1000.

Insel „Tokelau" oder Unioninsel: „Tuberkulose ist nicht sehr häufig. Leprafälle wurden nicht registriert."

Tongainseln: „Obwohl die Tuberkulose im Rückgang begriffen ist, besteht noch hohe Mortalität an dieser Krankheit." (Fast 300 pro 100000, das ist fast 6mal so hoch wie in den USA.) Sehr gering ist die Zahl der jährlich beobachteten Leprafälle (Bevölkerungszahl 35000).

Bei den angeführten Daten handelt es sich um globale Angaben, die sich auf das ganze Land oder Gebiet beziehen, aus denen also nicht hervorgeht, wie die Verhältnisse in den einzelnen Regionen liegen. Es ist hinlänglich bekannt, daß sowohl die Tuberkulose als auch die Lepra regionär gehäuft vorkommen kann, so daß die Auswertung der Daten mit dieser Einschränkung vorgenommen wird. BECHELLI (1957) zieht den Schluß, daß im allgemeinen in Ländern, wo die Tuberkulose häufig ist, auch die Lepra häufig auftritt. Da die Ausbreitung der Tuberkulose gewöhnlich viel rascher erfolgt und größere Gebiete umfaßt, ist anzunehmen, daß umfangreiche Bevölkerungsschichten von ihr früher befallen wurden als von der Lepra. Nichtsdestoweniger kam es in einem hohen Prozentsatz in denselben Gegenden zur Lepradurchseuchung. Man könnte sogar den voreiligen und oberflächlichen Schluß ziehen, daß die Tuberkulose die Ausbreitung der Lepra begünstigt hätte. Das entspricht aber allem Anschein nach nicht den Tatsachen, denn die beobachteten Beziehungen drücken offensichtlich nicht eine solche von Ursache und Wirkung aus. Man müßte vor allem die Umgebungsbedingungen in ihrer Gesamtheit in Rechnung stellen, die ein Überwiegen der Lepra oder der Tuberkulose verursacht haben könnten. In Wirklichkeit bestehen bei der Mehrzahl der angeführten Länder — ebenso wie in Brasilien — viele Faktoren (allgemeines Elend, Promiskuität, Unterernährung, Wurmkrankheiten), welche sowohl die Ausbreitung der Tuberkulose als auch der Lepra (besonders bei Lepromin-negativen) begünstigen.

Es sei hervorgehoben, daß in gewissen Gegenden (Neukaledonien, Wallis und Hoorn) der erwähnten Länder die Tuberkulose sehr verbreitet und die Lepra selten ist. Andererseits besteht in der Mehrzahl der Länder ein ausgesprochener Parallelismus zwischen Tuberkulose- und Lepraendemie (eines der eindrucksvollsten Beispiele ist der Befall auf den Philippinen). Außerdem gibt es aber auch Länder, in denen sowohl die Tuberkulose wie auch die Lepra sehr selten ist (Neuseeland).

Abschließend können wir also feststellen, daß die angeführten epidemiologischen Angaben nicht zugunsten der in Rede stehenden Hypothese sprechen.

β) Mortalitätskoeffizient der Tuberkulose pro 100000 Einwohner und Verbreitung der Lepra in einigen Ländern

Der Mortalitätskoeffizient kann sehr brauchbare Angaben für die Bewertung der Tuberkulose in einem Land oder Gebiet liefern. Zu Beginn der Durchseuchung, vor allem vor Einführung einer wirksamen Behandlung der Tuberkulose, war festzustellen, daß je höher dieser Koeffizient war, desto größer auch die Verbreitung und Tuberkulinisierung der Bevölkerung. Ausgehend von dieser Tatsache versuchte BECHELLI (1957), die Verbreitung der Lepra mit dem Mortalitätskoeffizienten der Tuberkulose in Beziehung zu setzen.

Die wiedergegebenen Resultate entstammen der Dissertation von MASCARENHAS (1953) (Tabelle 7, S. 8):

Chile: Hoher Tbc-Mortalitätskoeffizient von 262/100000 im Jahre 1930, 260 — 1940, 202 — 1949 und 150 im Jahre 1950. Keine Lepra.

USA: Niedriger Koeffizient von 71/100000 im Jahre 1930, 46 — 1940, 23 — 1950. Keine Lepradurchseuchung (ca. 2000 Fälle; JOHANSEN, 1940).

Spanien: Koeffizient 123/100000 — 1930, 133 — 1940, 103 — 1950. Lepra kommt in einzelnen Gegenden noch vor (4000 Fälle nach Schätzung von CONTRERAS, 1947, entsprechend einem Koeffizienten von 0,16—0,32 pro 1000).

Portugal: Gleiches Ergebnis wie in Spanien. Koeffizient 192/100000 — 1930, 152 — 1940, 140 — 1950. Nach VIEIRA (1939) gab es 3000 Leprafälle.

Australien: Im Vergleich zu den vier angeführten Ländern sehr niedriger Tuberkulose-Mortalitätskoeffizient, 50 — 1930, 37 — 1940, 28 — 1947. Insgesamt besteht geringes Lepravorkommen.

Kanada: Niedriger Koeffizient von 79 — 1930, 51 — 1940 und 26 — 1950. Sehr geringe Lepraverbreitung 0,0002/100000 nach HEARGERTRY, 1932.

Südafrikanische Union: Niedriger Koeffizient von 47 — 1930, 64 — 1940, 68 — 1949. Leprakoeffizient 0,6/100000 im Jahr 1940 (Gesundheitsministerium, 1941).

Die angeführten epidemiologischen Daten — mit Ausnahme der von Chile — unterstützen nicht die Annahme einer größeren oder geringeren Lepradurchseuchung entsprechend einer bestehenden Tuberkulinisierung der Bevölkerung.

Dieselbe Schlußfolgerung kann aus den Erhebungen in Rio de Janeiro gezogen werden: Höchster Mortalitätskoeffizient der Welt für Tuberkulose (mit Ausnahme von Lissabon) 500/100000 — 1910, 322 — 1930, 326 — 1940 und 193 — 1950; nichtsdestoweniger ist die Lepradurchseuchung sehr hoch.

γ) Tuberkulinisierung und Lepraindex in einigen Bezirken des Staates São Paulo

Wegen Einheitlichkeit und Vergleichbarkeit wurde nur die Mantoux-Reaktion bei Schulkindern von BECHELLI (1957) in Betracht gezogen. Die Erhebung unter Schulkindern gestattet wertvolle Schlüsse auf die Tuberkulinisierung der Gesamtbevölkerung.

Entsprechend der aufgeworfenen Hypothese müßte die Lepra in Gegenden mit hoher Tuberkulinpositivität wenig verbreitet sein oder zumindest eine Tendenz des Abnehmens erkennen lassen.

Die Tuberkulinteste wurden durch verschiedene Phthisiologen und Ärzte von Gesundheitsämtern durchgeführt. Der Lepraindex wurde von BECHELLI (unter Mitarbeit von Frau EUNICE PINHO und JOSÉ PERES NETO) als Leiter der Sektion Epidemiologie des Departement für Lepraprophylaxe erhoben. Es wurden die Lepraindices für Fünfjahresperioden erhoben und zwar 1931—1935, 1936—1940, 1941—1945, 1946—1950 und 1951—1955, daraus wurden die Mittelwerte errechnet.

In Tabelle 11 finden sich die Resultate bezüglich Tuberkulose und Lepra zusammengestellt, deren Korrelationskoeffizient von Prof. G. GARCIA DUARTE errechnet wurde.

Folgende Schlußfolgerungen konnten gezogen werden:

— Hoher Lepraindex wurde sowohl bei hoher als auch bei niedriger Tuberkulinisierung gefunden.

— Niedriger Lepraindex wurde unabhängig von hoher oder niedriger Tuberkulinpositivität gefunden.

Es finden sich unter diesen Untersuchungsergebnissen ausgesprochene Gegenbeweise gegen die in Rede stehende Hypothese. In dem Tuberkulosekurort Campos de Jordão, in dem sich zahlreiche Kranke in Spitälern und Pensionen aufhalten, wurde einer der höchsten Tuberkulinprozentsätze festgestellt, inklusive innerhalb der ländlichen Umgebungsbevölkerung, trotzdem ist auch der Leprakoeffizient einer der höchsten. Dasselbe Verhalten finden wir in Rio Claro, wo der Leprakoeffizient ungefähr zweimal so hoch ist als durchschnittlich im ganzen Staate. Im Gegensatz hierzu haben wir die Bezirke Ariranha, Tapapuã und Urupés mit dem niedrigsten Tuberkulin- und Leprakoeffizienten.

Tabelle 11. Tuberkulinprobe

Bezirk	Autoren	Art des Tuberkulins	Untersuchte Gruppen	Anzahl der Untersuchten	Positivität, absolut und %	Mittelwert der Fünfjahreskoeffizienten der Leprahäufigkeit
Analândia	GRAEFF (1950)	Mant. bis 1:10	Schüler	65	9 (13,8%)	0,25
Ariranha	PASCALE (1943)	Mant. 1:1000	Schüler	226	11 (4,9%)	0,05
Baurú	ROSEMBERG, AUN u. S. CAMPOS (1950 a, b)	Pirq. und Mant. bis 1:10	5— 9 Jahre	545	(34,5%)	0,22
			10—14 Jahre	471	(22,3%)	
			15—19 Jahre	388	(32,4%)	
			20—29 Jahre	265	(50,7%)	
			30—39 Jahre	155	(66,7%)	
			40—49 Jahre	120	(62,5%)	
			50 Jahre und mehr		(72,5%)	
Bebedouro	ROSEMBERG, AUN u. S. CAMPOS (1950 a, b)	Mant. bis 1:10	1— 4 Jahre	733	(8,2%)	0,22
			10—14 Jahre	208	(24,0%)	
			15—19 Jahre	120	(22,5%)	
Boa Esperança	GRAEFF (1950)	Mant. bis 1:10	Schüler	70	11 (15,7%)	0,14
Bragança Paulista	PAULO S. CRUZ (1940)	Pirq. und Mant. bis 1:10	7— 9 Jahre	281	39 (13,8%)	0,18
			10—14 Jahre	601	110 (18,3%)	
Brotas	GRAEFF (1950)	Mant. bis 1:10	Schüler	146	32 (21,9%)	0,06
Campos de Jordão	CORREIA (1957)	Mant. 1:1000	Schüler 6—13 Jahre (1934)	91	51 (56,0%)	0,22
			nicht schulpflichtige Kinder	80	58 (72,5%)	
			Schüler 6—13 Jahre (1937)	252	146 (57,9%)	
	FARIA, COUTTINHO u. BOLKIS (1941)	Pirq. und Mant. bis 1:100	7—10 Jahre	225	180 (70,5%)	
			11—14 Jahre	174	121 (69,5%)	
			Schüler (Landgebiet)	352	260 (73,8%)	
	PASCALE (1943)	Mant. 1:1000	Schüler des Bez.	77	41 (53,8%)	
Catanduva	ROSEMBERG, AUN u. S. CAMPOS (1950 a, b)	Pirq. und Mant. 1:10	5— 9 Jahre	2962	203 (6,85%)	0,24
			10—14 Jahre	1034	(13,3%)	
			50 und mehr	980	(9,9%)	
				275	(23,2%)	
Descalvado	GRAEFF (1950)	Mant. bis 1:10	Schüler	217	51 (23,0%)	0,19
Dois Córregos	GRAEFF (1950)	Mant. bis 1:10	Schüler	171	65 (38,0%)	0,13
Dourado	GRAEFF (1950)	Mant. bis 1:10	Schüler	143	31 (21,6%)	0,10

Ort	Autor	Test	Gruppe	n	pos. (%)	Index
Fernando Prestes	Pascale (1943)	Mant. 1:1000	Schüler	255	13 (5,8%)	0,10
Guaratinguetá	Rosemberg, Aun u. S. Campos (1950a, b)	Pirq. und Mant. 1:10	1— 4 Jahre	75	(4%)	0,24
			5— 9 Jahre	677	(12,2%)	
			10—14 Jahre	714	(15,9%)	
Itajobi	Pascale (1943)	Mant. bis 1:1000	Schüler	1126	49 (4,4%)	0,17
Itirapina	Graeff (1950)	Mant. 1:10	Schüler	141	19 (13,4%)	0,15
Marília	Rosemberg, Aun u. S. Campos (1950a, b)	Pirq. und Mant. 1:10	5— 9 Jahre	417	(10,2%)	0,13
			10—14 Jahre	1200	(14,5%)	
Mogi das Cruzes	Pascale (1943)	Mant. 1:1000	Schüler	2647	656 (24,8%)	0,29
Pindorama	Pascale (1943)	Mant. 1:1000	Schüler	769	35 (4,6%)	0,23
Piraçununga	Graeff (1950)	Mant. 1:10	Schüler	468	69 (14,7%)	0,29
Porto Ferreira	Graeff (1950)	Mant. 1:10	Schüler	245	68 (27,7%)	0,11
Ribeirão Bonito	Graeff (1950)	Mant. 1:10	Schüler	167	81 (48,5%)	0,10
Ribeirão Preto	Rosemberg, Aun u. N. Campos (1950a, b)	Pirq. und Mant. 1:10	1— 4 Jahre	142	(4,9%)	0,21
			5— 9 Jahre	2439	(9,5%)	
			10—14 Jahre	1169	(10,5%)	
			30—39 Jahre	137	(13,0%)	
Rio Claro	Minervini u. Oliveira (1941)	Pirquet	Arbeiter (14—19 Jahre)	299	(48,6%)	0,40
			Arbeiter (20—29 Jahre)	144	(57,0%)	
Santa Adélia	Pascale (1943)	Mant. 1:1000	Schüler	296	14 (4,7%)	0,24
Santa Rita do Passa Quatro	Graeff (1950)	Mant. bis 1:10	Schüler	711	221 (31,0%)	0,12
	D. S. Tuberculose (1940)	Pirq. und Mant. 1:10	0— 4 Jahre	771	15 (1,9%)	
			5— 9 Jahre	891	21 (2,4%)	
			10—14 Jahre	862	54 (6,3%)	
			50 Jahre und mehr	496	162 (32,7%)	
Santos	Pascale (1943)	Mant. 1:1000	Schüler (nicht repräsentativ) Asylkinder	540	302 (55,9%)	0,20
				648	324 (50,0%)	
São Carlos	Rosemberg, Aun u. S. Campos (1950a, b)	Pirq. und Mant. 1:10	1— 4 Jahre	398	(23,3%)	0,14
			4— 9 Jahre	3012	(25,2%)	0,20
			10—14 Jahre	3252	(37,1%)	
Sorocaba	Graeff (1950)	Mant. bis 1:10	Schüler	311	108 (34,7%)	0,25
			Kinder des Institutes für Kinder Leprakranker	36	21 (58,3%)	
Tabapuã	Rosemberg, Aun u. S. Campos (1950a, b)	Pirq. und Mant. 1:10	1— 4 Jahre	212	(28,3%)	0,05
Taquaritinga			5— 9 Jahre	1021	(23,2%)	0,19
			10—14 Jahre	838	(35,9%)	0,31
			50 Jahre und mehr	165	(92,7%)	
				880	43 (4,9%)	
				1320	93 (7,1%)	

Tabelle 11 (Fortsetzung)

Bezirk	Autoren	Art des Tuberkulins	Untersuchte Gruppen	Anzahl der Untersuchten	Positivität, absolut und %	Mittelwert der Fünfjahreskoeffizienten der Leprahäufigkeit
Taubaté	S. N. Tuberc. (1946)	Pirq. und Mant. 1:1000 und 1:10	7—12 Jahre	371	(61,5%)	
			13—17 Jahre	183	(68,8%)	
			40—59 Jahre	37	(97,3%)	
Torrinha	Graeff (1950)	Mant. bis 1:10	Schüler	110	17 (15,4%)	0,09
Urupés				305	16 (5,3%)	0,09
Staat São Paulo						0,19
São Paulo (Hauptstadt)						0,21
Jaçanã (Vorstadt)	Fleury (1941)	Pirquet	0— 5 Jahre	424	50 (11,8%)	Vorkommen 1956
			6—10 Jahre	310	73 (23,5%)	
			11—15 Jahre	221	78 (35,2%)	
Pinheiros	Stein (1947)	Pirq. Mant. 1:10	0—14 Jahre	3673	966 (26,3%)	
Lapa	Guimaraes (1947)	Pirq. bis 1:10	0— 1 Jahr	45	23 (51,1%)	0,14
			1— 5 Jahre	416	193 (45,3%)	
			6—12 Jahre	1194	488 (40,9%)	
Ipiranga	Rosemberg u. Reis (1950)	Pirq. und Mant. 1:10	4—14 Jahre	348	(43,0%)	
Tatuapé	Rosemberg u. Reis (1950)	Pirq. und Mant. 1:10	4—14 Jahre	253	(31,0%)	0,18
Barra Funda	Rosemberg u. Reis (1950)	Pirq. und Mant. 1:10	4—14 Jahre	247	(31,0%)	0,24
Vila Redonda	Rosemberg u. Reis (1950)	Pirq. und Mant. 1:10	4—14 Jahre	192	(11,0%)	
Santo Amaro	Rosemberg u. Reis (1950)	Pirq. und Mant. 1:10	4—14 Jahre	124	(8,0%)	
Ipiranga	Lima et al. (1950)	Mant. 1:1000	5— 9 Jahre ohne Ansteckung	1662	474 (28,5%)	0,32
			10—14 Jahre ohne Ansteckung	1707	617 (36,1%)	
			5— 9 Jahre mit Ansteckung	198	87 (43,93%)	
			10—14 Jahre mit Ansteckung	178	87 (48,87%)	
Jardim América	Lara (1932)	Pirquet	7—10 Jahre	270	55 (20,4%)	0,03
			10—14 Jahre	180	44 (23,9%)	
Cerqueira Cesar	Paula Souza (1941)	Pirquet	Volkschule E. G. Furtado:			0,03
			7—16 Jahre (1935)	851	(44,4%)	
			7—16 Jahre (1939)	1141	(25,0%)	

Wie aus der graphischen Darstellung Abb. 2 hervorgeht, ergab sich ein Korelationskoeffizient von $R = 0{,}344$, der gegen das Vorhandensein von Beziehungen zwischen Tuberkulinpositivität und niedrigem Lepraindex spricht. Auf Grund dieser Tatsachen behauptet BECHELLI (1957), daß die Lepra durch die Tuberkulinisierung nicht günstig beeinflußt wird, ja daß überhaupt kein Einfluß nachzuweisen ist. Es wurden keinerlei Beweise eines Zusammenhangs von niedrigem Leprabefall und hoher Tuberkulinpositivität gefunden.

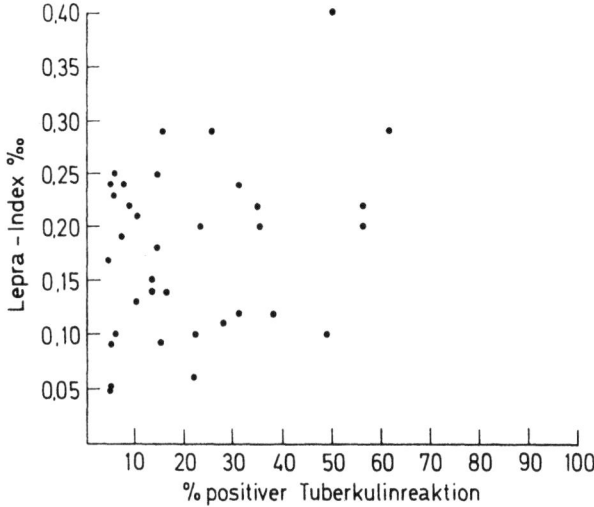

Abb. 2. Beziehung zwischen Lepraindex und positiver Tuberkulin-Reaktion

δ) Tuberkulinindex und klinische Form der Lepra

Entsprechend der Hypothese müßte man in Land- oder Stadtgebieten mit hohem Tuberkulinindex einen höheren Prozentsatz von benignen Formen der Lepra finden und umgekehrt. Man könnte aufschlußreiche Ergebnisse von Untersuchungen in Gebieten mit hohem Tuberkulinindex erwarten, und BECHELLI (1957) führte solche in vier Städten des Staates São Paulo durch (Tabelle 9). Er kam zu folgenden Schlüssen: 1. Die Zahl der tuberkuloiden (torpiden oder reaktionellen) Formen hängt nicht von der Tuberkulinpositivität ab (Wenige tuberkuloide Lepraformen und hoher Tuberkulinindex in Mogi.). 2. Der Prozentsatz lepromatöser Formen war sowohl bei niedrigem als auch bei hohem Tuberkulinindex hoch.

e) Lepra und Geschlecht bzw. Tuberkulosemorbidität im Staate São Paulo

Um den Zusammenhang Tuberkulose/Lepra in bezug auf das Geschlecht zu untersuchen, bediente sich BECHELLI (1957) der Angaben von MASCARENHAS (1953) über den Morbiditätskoeffizienten der Tuberkulose pro 100 000 Einwohner, getrennt nach dem Geschlecht in den Jahren 1938—1947 (Tabelle 12).

Wie aus der Zusammenstellung (Tabelle 12) hervorgeht, waren alle Koeffizienten in allen Jahren beim männlichen Geschlecht höher als beim weiblichen. Hinsichtlich der Lepra fanden BECHELLI u. ROTBERG (1951), daß von 29 921 registrierten Kranken zwischen 1924 und 1948 18 233 Männer und 11 688 Frauen waren. Nachdem die Anzahl von Männern und Frauen in diesen Gebieten ungefähr gleich ist, ergibt sich ein starkes Überwiegen der Männer. Diese wären also nicht durch den hohen Tuberkulosedurchseuchungsindex geschützt gewesen.

Tabelle 12. *Häufigkeit der Tuberkulose nach dem Geschlecht*

Männlich		Weiblich	
Jahr	Anzahl je 100000 Einw.	Jahr	Anzahl je 100000 Einw.
1938	86,78	1938	77,33
1939	77,27	1939	71,63
1940	80,16	1940	67,18
1941	81,71	1941	66,01
1942	81,38	1942	67,79
1943	79,35	1943	68,09
1944	77,29	1944	68,45
1945	77,57	1945	68,29
1946	76,17	1946	63,42
1947	74,09	1947	59,56

Die folgende Aufstellung zeigt 2881 Leprakranke nach Geschlecht und Krankheitsform aufgeschlüsselt.

Tabelle 13. *Geschlecht und klinische Formen der Lepra*

Geschlecht	Lepromatöse	Unbestimmte Gruppe	Tuberkuloide	Total
Männlich	1077 (61,5%)	474 (21,1%)	200 (11,4%)	1751
Weiblich	569 (50,4%)	317 (28%)	244 (21,6%)	1130

Der Prozentsatz tuberkuloider Fälle ist unter den Frauen größer. Der Unterschied zwischen den beiden Geschlechtern kann nicht auf Materialschwankungen zurückgeführt werden, da dieser Unterschied (10,2%) 7,3mal größer ist als die mittlere Fehlerquelle (1,38%). Auch ALONZO u. FONTE (1946) beobachteten größere Häufigkeit der tuberkuloiden Form bei Frauen in 30715 untersuchten Fällen.

Somit sprechen auch die eben angeführten Tatsachen gegen eine Schutzwirkung der Tuberkulosedurchseuchung gegen die Lepra.

ζ) Morbiditätskoeffizient der Tuberkulose und Leprabefall in verschiedenen Altersstufen im Staate São Paulo

Nach MASCARENHAS' (1953) Angaben über Tuberkulosemorbidität auf 100000 Einwohner je Altersgruppe im Staate São Paulo zwischen 1939 und 1947 fand BECHELLI (1957) folgendes:

Tabelle 14. *Altersgruppe und Tuberkulosekoeffizient*

Altersgruppe	Anzahl je 100000 Einw.	Altersgruppe	Anzahl je 100000 Einw.
0— 1 Monat	30,08	15—20 Jahre	66,42
1— 2 Monate	38,03	20—30 Jahre	133,91
2— 3 Monate	20,04	30—40 Jahre	129,58
3— 4 Monate	12,26	40—50 Jahre	126,80
5—12 Monate	1,00	50—60 Jahre	115,98
0— 5 Jahre	21,79	60—70 Jahre	95,98
5—10 Jahre	7,19	70 Jahre und mehr	83,09
10—15 Jahre	12,59	Unbekannt	83,01

Man erkennt, daß die Tuberkulosemorbidität ziemlich hoch zwischen 0 und 5 Jahren war, etwas niedriger zwischen 5 und 10 bzw. 10 und 15 Jahren. Sie steigt zwischen 15 und 20 stark an, um sich zwischen 20 und 30 Jahren zu verdoppeln. Von da an bleibt sie hoch, sinkt nur in den letzten Jahrzehnten leicht ab.

In Hinblick auf die Lepra ergaben sich folgende Mittelwerte der Befallskoeffizienten von 1936—1947 (berechnet nach der Einwohnerzahl von 1940, aufgegliedert nach Altersgruppen, Einheimischen und Ausländern) (BECHELLI u. ROTBERG, 1951):

Tabelle 15. *Häufigkeit der Lepra bei Einheimischen und Ausländern nach Altersgruppen*

Altersgruppen	Einheimische	Ausländer
0— 9 Jahre	0,048	0,019
10—19 Jahre	0,198	0,080
20—29 Jahre	0,314	0,198
30—39 Jahre	0,380	0,394
40—49 Jahre	0,308	0,394
50—59 Jahre	0,134	0,346
60 Jahre und mehr	0,134	0,346

Der höhere Tuberkulosebefall infolge der Durchseuchung der Bevölkerung zwischen 15 und 20 Jahren fällt mit einer Häufung der Lepraerkrankung zusammen, so daß jene nicht die Ausbreitung der Lepra verhindern konnte. Die Ausländer im Staate São Paulo wurden von der Lepra später befallen, entsprechend der erst nach der Einwanderung erfolgten Exposition; der Befall war aber in den höheren Altersstufen genau so groß wie unter den Einheimischen, obwohl man vielleicht bei ihnen eine größere Tuberkulinsensibilisierung annehmen könnte. Auch in dieser Hinsicht findet somit die Hypothese keine Stütze.

η) Tuberkulose und Lepra bei Negern

Es ist bekannt, daß die schwarze Bevölkerung mehr von der Tuberkulose befallen wird als die weiße. Für die Lepra hingegen konnten PORTUGAL (1937), AGRICOLA u. RISI (1948), MOTTA u. MOURA COSTA (1948) sowie BECHELLI u. ROTBERG (1951) keine Bevorzugung dieser oder jener Rasse feststellen, indem die Erkrankungshäufigkeit der einzelnen Rassen mit deren jeweiligem Anteil an der Gesamtbevölkerung übereinstimmt. Was die klinische Verlaufsform der Lepra betrifft, so scheint auch darin kein Unterschied zwischen Schwarzen und Weißen zu bestehen. Es soll aber immerhin erwähnt werden, daß einige Autoren behaupten, daß die Lepra bei Negern weniger häufig sei und benigner verliefe.

BECHELLI kommt daher zu dem Schluß, daß die epidemiologischen Daten, wenn man alle Einschränkungen in Rechnung stellt, nicht dafür sprechen, daß in stärker tuberkulös durchseuchten Gegenden die Lepra seltener auftritt oder eine gewisse Tendenz zur Abnahme zeigt.

b) Einfluß der Lepraendemie auf die Tuberkuloseendemie

Es scheinen bisher keine Untersuchungen vorzuliegen, die den Einfluß der Lepra auf die Tuberkulose vom epidemiologischen Standpunkt aus zum Thema haben. Allerdings haben hierbei die Argumente Geltung, die bereits beim Studium des Einflusses der Tuberkulosedurchseuchung auf die Verbreitung der Lepra angeführt worden sind.

Wir haben die Angaben über epidemiologische Beziehungen zwischen Lepra und Tuberkulose zusammengestellt und zwar in dem Sinne, daß in Gegenden mit häufigem Leprabefall auch die Tuberkulose häufig auftritt und umgekehrt. Diese Beziehungen können sogar statistisch signifikant sein. Trotzdem beweisen sie nicht ursächliche Zusammenhänge zwischen den beiden Krankheiten. Es liegt vielmehr ein drittes Element vor, das sich aus verschiedenen Faktoren zusammensetzt (Unterernährung, Mangel an Hygiene, Promiskuität, niedriger Lebensstandard usw.) und für eine stärkere Verbreitung beider Krankheiten verantwortlich ist, so daß ursächliche Zusammenhänge der beiden Krankheiten vom epidemiologischen Standpunkt aus nicht angenommen werden können.

4. Verhalten von Leprösen- und Tuberkulösenserum gegenüber isolierten Fraktionen des Tuberkelbacillus

Auf Grund serologischer Untersuchungen über immunologische Beziehungen zwischen Lepra und Tuberkulose kam MUCH (1913; zit. nach ALMEIDA, 1958b) zu dem Schluß, daß große Ähnlichkeit zwischen den Antikörpern beider Infektionskrankheiten bestehen und vermutet die Möglichkeit einer Immunisierung gegen beide Erkrankungen.

Die Lepraserologie wurde vorwiegend mit Antigenen betrieben, die aus Tuberkelbacillen gewonnen wurden. Das am häufigsten verwendete Antigen war das von WITEBSKY, KLINGENSTEIN und KUHN (W.K.K.) in Pyridin und Benzol. Es wurde 1931 für die Verwendung bei der Tuberkulose beschrieben und für die Lepra zuerst von BRANTS (1932), später von AOKI u. MURAO (1933) und von KORNEL (1933) verwendet. Die Reaktion war bei Leprakranken in hohem Prozentsatz positiv, besonders bei Lepromatösen. In Brasilien wurde die Brauchbarkeit der Reaktion von vielen Autoren bestätigt: BIER u. ARNOLD (1935), BIER (1936), BIER u. PLANET (1936), PEREIRA (1936), RABELLO u. MACHADO (1936), RABELLO, MACHADO u. PINTO (1938). Bei 282 Leprafällen (BIER u. ARNOLD, 1935) war die Reaktion in 79% positiv. Bei der lepromatösen Form betrug die Positivität 94%, während bei der „nervösen" und „beginnenden" Form die Prozentsätze 57 bzw. 44 betrugen. BIER u. PLANET (1936) beobachteten einen höheren Prozentsatz positiver Reaktionen bei der „nervösen" Lepra (74% bei 39 Fällen). Sie erhielten auch positive Reaktionen bei der Leishmaniose (76,5%), was von ASSUMPÇÃO und SILVEIRA bestätigt wurde, sowie beim Pemphigus (38,5%). Nach RABELLO, MACHADO u. PINTO (1938) ergaben 70% der Fälle von tuberkuloider Lepra eine negative Reaktion.

Die von BIER u. PLANET (1936) erzielten Resultate wurden in Indien von GREVAL, LOWE u. BOSE (1939), LOWE u. GREVAL (1939), LOWE (1942) und DHARMENDRA, BOSE u. SEN GUPTA (1946) bestätigt.

EICHBAUM (1942) stellte Versuche mit dem Antigen W.K.K. bei Lepra, Leishmaniose, Pemphigus, Blastomykose und Lungentuberkulose an und erhielt folgende Prozentsätze positiver Reaktionen: Lepra 88%, Leishmaniose 20%, Pemphigus 20%, Lungentuberkulose 27% und Blastomykose 0.

ALMEIDA, CARVALHO u. PADRON (1956), die im Sanatorium Padre Bento Untersuchungen mit dem Antigen aus Tuberkelbacillen nach der Technik von PADRON (zit. nach ALMEIDA, 1958a, b) durchführten, erzielten positive Reaktionen bei Lepromatösen, wobei der Titer bei Personen mit aktiven Läsionen und positivem Bacillenbefund in Hautläsionen und Nasenschleim höher war.

Nach ALMEIDA (1957) zeigten Vergleichsuntersuchungen zwischen Tuberkulösen- und Leprösenserum mit demselbem Antigen aus Tuberkelbacillen und anderen säurefesten Bakterien einen gewissen Parallelismus bei der Komplementbindungsreaktion. Einige Unterschiede sind jedoch so auffallend, z.B. die Reaktion von RUBINO, die nur im Leprösenserum (besonders bei Lepromatösen) positiv ist, daß keine Verwechslung möglich ist. Man kann Unterschiede auch mit Lipoidantigenen aus Rinderherzen erzielen, wobei Leprösenserum unspezifischer und stärker reagiert als Serum von aktiv Tuberkulösen. Bei der quantitativen Komplementbindungsreaktion mit Kardiolipin kann eine Interferenz der Lepra bei der Spezifität der Wassermannschen Reaktion vernachlässigt werden (ALMEIDA, LIMA u. CARVALHO, 1955). Beim Flockungstest mit Kardiolipin und Cytolipin ergeben Lepraseren in hohem Prozentsatz unspezifische Reaktionen (PORTELLA u. ALMEIDA, 1952), was bei der Tuberkulose nicht der Fall ist.

Wie man sieht, zeigen die in Pyridin gelösten Tuberkelbacillenantigene ein eigenartiges Verhalten gegenüber Serum von Lepra-, Tuberkulose- und Kala-Azar-Kranken: Die Reaktionen waren am schwächsten bei der Tuberkulose, etwas stärker bei der Lepra und am stärksten bei Kala-Azar, also gerade umgekehrt als zu erwarten war, da das Antigen spezifisch für Tuberkulose war.

Die Fraktionierung der Antigene ergab das Vorhandensein von zwei Haptenen, eines mit der Fähigkeit, komplementbindende Immunkomplexe zu bilden und das andere mit der Fähigkeit der Anlagerung an den Antikörper, ohne Komplement zu binden (Kryptoantigen).

Das Tuberkuloseserum reagierte mit beiden Haptenen und die Komplementbindung gab daher nur eine leichte Reaktion. Das Serum Leprakranker reagierte mehr mit dem zweiten Hapten, und es entwickelte sich eine stärkere Reaktion, woraus folgt, daß das zweite Hapten spezifisch ist und nicht das erste (ALMEIDA 1956a, b, 1958a, b).

Durch die Isolierung dieses Kryptoantigens konnte der Unterschied zwischen dem Lepraantikörper und dem der Tuberkulose und anderen Krankheiten wie Kala-Azar und Chagaskrankheit, aufgezeigt werden (ALMEIDA, 1958a).

ALMEIDA (1957) ist der Meinung, die Identität der Antikörper bei der Tuberkulose, der Lepra und dem mit BCG Geimpften müsse noch besser untersucht werden, denn erst durch die Fraktionierung des Antigens und mit Hilfe serologischer Reaktionen, die geeignet sind, Kryptoreaktionen darzustellen, wird es möglich sein, einen eventuellen Zusammenhang der Immunität zwischen den Infektionen durch säurefeste Bacillen zu zeigen.

Schlußfolgerungen

Einige der angeführten Tatsachen weisen auf einen Zusammenhang zwischen Tuberkulin- und Lepratest hin. Es kann jedoch ein kausaler Zusammenhang nicht mit Sicherheit angenommen werden.

Auf diese Tatsachen gestützt halten wir eine Kosensibilisierung durch die Tuberkulose nicht für die Basis der Abwehrmechanismen gegen die Lepra. Selbst wenn eine solche bewiesen werden sollte, meinen wir, daß die direkte Immunität des Organismus gegen den Hansenschen Bacillus die Hauptrolle in der Abwehr der Lepra spielt.

II. Versuche mit BCG

Anfangs wurde bei den Versuchen mit BCG nur die Wirkung der Calmettisierung auf gesunde Personen mit oder ohne vorhergegangenem Kontakt und mit negativem Lepromintest untersucht. Erst später versuchte man eine Umkehrung des Lepromintestes bei Leprakranken, hauptsächlich bei den lepromatösen zu erzielen. Man versuchte durch epidemiologische Untersuchungen festzustellen, ob die BCG-Impfung den Leprabefall unter den kontakthabenden Personen herabsetze und ob die tuberkuloide Form häufiger sei. Durch Laboratoriumsuntersuchungen an Tieren versuchte man die Schutzwirkung des BCG gegen die Stephansky-Krankheit der Tiere festzustellen.

Es ergaben sich verschiedene Schwierigkeiten mit dem BCG, wie die Anwendung verschiedener Arten, auch hinsichtlich der allergisierenden Wirkung, Lebenszeit der Vaccine, Verunreinigungen, Dosis und Verabreichungsform (Injektion oder oral).

Übrigens wird in Brasilien seit den Arbeiten von ARLINDO DE ASSIS (1956a, b, 1957a, b) die orale Applikationsweise angewandt. Nach PAULA SOUZA (1958), der das Eindringen und die Fixierung des BCG im Organismus untersuchte und sich dabei auf die Positivierung des Tuberkulintestes stützte, ist die orale den anderen Methoden unterlegen, denn: 1. nur sehr hohe Titer ergeben ein positives Resultat des Tests; 2. auch bei hohen Konzentrationen erreichen die Prozentsätze der Positivität nur manchmal die Werte der anderen Methoden; 3. die Häufigkeit der Positivität des Tests ist nicht konstant und schwankt bei den verschiedenen Autoren; 4. schon nach dem 6. Monat nimmt die allergische Reaktion ab. Auf die Tuberkulinsensibilität gestützt kann man nicht mit Sicherheit behaupten, daß der Bacillus immer die Darmwand passiert und sich im Organismus festsetzt.

PAULA SOUZA (1958) weist auch auf die Qualität des BCG in Brasilien hin, ,,auf die schlechte Verpackung, den Transport und die Verteilung, die die Vaccine völlig entwerten. Auch die besten Institute können für die Qualität des Impfstoffes nicht garantieren, wenn dieser durch eine schlechte Verpackung dem Sonnenlicht und der Hitze ausgesetzt ist oder verunreinigt wird. Einheimische Arbeiten, wie die von DORIVAL CARDOSO et al., und auch die des Weltgesundheitsamts zeigen eine beschränkte Haltbarkeit des Impfstoffes sowohl bei Hitze als auch bei Lichteinwirkung. In Brasilien wird BCG jedoch verteilt und angewandt, ohne es gegen diese Einflüsse zu schützen. Der Impfstoff wird stundenlang in Zügen, Lastkraftwagen und Flugzeugen transportiert. Dann wird er bei Zimmertemperatur und im Licht, manchmal sogar im direkten Sonnenlicht aufbewahrt. Außerdem wird er noch verunreinigt..."

1. Leprominpositivierung bei gesunden Personen (mit oder ohne Kontakt)

,,Eine positive Leprominreaktion drückt eine gewisse Resistenz gegen das *Mycobacterium leprae* aus, die dem Grad der Positivität entspricht" (Immunologie-Kommission, VI. Internat. Leprakongreß Madrid 1953). Daher versuchte man durch eine BCG-Impfung eine Positivierung des Lepromintests hervorzurufen. Anfangs wird die Mitsuda-Reaktion bei einer Gruppe gesunder Personen (mit oder ohne Exposition) durchgeführt: nach Ablesung der Spätreaktion (21—30 Tage) werden die Leprominnegativen abgesondert und mit BCG geimpft, je nach dem Schema ein- oder mehrmals. Nach einem oder mehreren Monaten wird die Mitsuda-Reaktion wiederholt und die Positivierung sowie die Intensität der Reaktion untersucht.

Es ist jedoch möglich, daß die Leprominjektion die Resultate der folgenden Teste beeinflußt. Wir werden diesen Einfluß behandeln, bevor wir zu den Ergebnissen der Experimente übergehen.

a) Leprominpositivität durch Wiederholen des Tests, durch Lepromin induzierte Positivität der Mitsuda-Reaktion

Bei den Versuchen, die nach dem obigen Schema durchgeführt worden waren, wurde die Positivierung der Reaktion im allgemeinen als die Wirkung des BCG angesehen. PAULA SOUZA, FERRAZ u. BECHELLI (1953a, b), PAULA SOUZA, BECHELLI, FERRAZ u. QUAGLIATO (1953), BECHELLI, QUAGLIATO u. NASSIF (1953) und später SILVA, RABELLO NETO u. CASTRO (1955) u.a. zeigten jedoch durch Untersuchungen der Wirkung von wiederholten Lepromintests und Vergleichen mit Kontrollgruppen eine Positivierung des Tests bei Personen, die beim ersten Male negativ waren und einen Leertest erhalten hatten, in manchmal 80% und mehr.

Diese Tatsache war nicht neu, denn die Positivierung des Lepromintests nach wiederholter Lepromininjektion wurde schon von BARGHER (zit. nach CERQUEIRA PEREIRA, 1935), DE LANGEN (zit. nach FERNANDEZ, 1947), CERQUEIRA PEREIRA (1935), SOUZA CAMPOS (1938, 1946), FERNANDEZ (1947) u. a. beobachtet.

SOUZA CAMPOS u. BECHELLI (1948) beobachteten bei 122 Kindern mit negativer Mitsuda-Reaktion eine Positivierung in 82% beim zweiten Test. Bei 32 mit leicht positivem (+) Test beobachteten sie in 68,75% eine Verstärkung auf 2+ und 3+, von 2+ auf 3+ in 72,31% von 65 Kindern. Bei der Wiederholung des Versuches bei 62 leprominnegativen Kindern blieb die Reaktion bei 37 Kindern beim zweiten Test negativ, bei 16 beim dritten, bei 11 beim vierten und nur 2 beim fünften Mal.

Diese Tatsachen wurden jedoch beim Studium der Wirkung des BCG auf die Positivierung der Leprominreaktion vergessen oder außer acht gelassen. PAULA SOUZA, FERRAZ u. BECHELLI (1953a, b) wiesen ausdrücklich auf die Wichtigkeit dieser Tatsachen bei Versuchen mit BCG hin. Sie beobachteten eine Positivierung der Mitsuda-Reaktion bei 70—80% gesunder Kinder bei einer Wiederholung des Tests. Andererseits verstärkte sich die Reaktion von 2+ auf 3+ bei 48,3% von 31 leprominpositiven Kindern (s. Tabelle 10). In derselben Arbeit teilen die Autoren die Resultate einer Untersuchung bei einer kleinen Anzahl Kinder mit BCG mit, bei denen in 80% eine Positivierung des Lepromintests beobachtet wurde und sich statistisch kein eindeutiger Unterschied von der mit BCG geimpften Gruppe zeigte.

In den Jahren 1953 und 1955 bestätigten PAULA SOUZA, BECHELLI, FERRAZ u. QUAGLIATO die oben beschriebenen Angaben. Die Ergebnisse wurden in der Tabelle 11 zusammengestellt und schließen die Resultate mit frischem BCG, 15tägigem BCG und durch Hitze abgetötetem BCG ein. Von der Kontrollgruppe, die aus 35 Kindern bestand, die bei der ersten Mitsuda-Reaktion negativ waren, wurden 80% bei der Wiederholung (nach ca. 75 Tagen) positiv, was einen ähnlichen Prozentsatz wie bei der BCG-Impfung darstellt. Bei 49,25% von 67 Kindern verstärkte sich die Reaktion von 1+ auf 2+ und 3+.

BECHELLI, QUAGLIATO u. NASSIF (1953) beobachteten eine Positivierung der Mitsuda-Reaktion nach Wiederholung des Tests bei einer Gruppe holländischer und brasilianischer Kinder; auch hier verstärkte sich die Reaktion (Tabelle 12 und 13). Von den holländischen Kindern wurden 41,93% durch Wiederholung des Tests positiv, durch BCG dagegen 78,57%. Bei den brasilianischen Kindern, die Leerinjektionen erhielten, betrug die Positivierung 59,10%, mit BCG 88,89%. Diese Ergebnisse und jene von IGNÁCIO, PALAFOX u. JOSÉ (1955) riefen Anfragen an die brasilianische Zeitschrift für Leprologie [Rev. Bras. Leprol. 25, 167 (1957)] von Leprologen, Mikrobiologen und Allergiefachleuten hervor, so groß war die ausgelöste Verwunderung.

IGNÁCIO, PALAFOX u. JOSÉ (1955) wiederholten die Leprominreaktion in kurzen Zeitabständen bei 3—18monatigen Kindern. Beim ersten Test (September/Oktober 1949) zeigten nur 22% eine positive Reaktion; beim zweiten Male (November 1949) stieg die Positivität auf 74%. Die dritte Reaktion (Mai 1950) fiel bei 96% positiv aus und die vierte (September/Oktober 1950) bei 100%.

SILVA, RABELLO NETO u. CASTRO (1955) erzielten ähnliche Ergebnisse wie PAULA SOUZA, BECHELLI, QUAGLIATO, FERRAZ u. NASSIF (Tabelle 14). Von der Kontrollgruppe, die bei dem ersten Test eine negative Reaktion zeigte, blieben nur 19,25% auch beim zweiten Male negativ.

Im Jahre 1958 beobachteten PAULA SOUZA u. BECHELLI bei 41 Kindern zwischen 0 und 4 Jahren eine Positivierung der zweiten Leprominreaktion nach 40 Tagen bei 44% der Fälle (Tabelle 16).

Tabelle 16

1. Lepromin-reaktion	2. Leprominreaktion				Total
	−	+	++	+++	
−	14	11	0	0	25
+	−	7	1	0	8
++	−	3	4	1	8
Total	14	21	5	1	41

Eine statistische Analyse durch W. Galvão ergab ein Sicherheitsintervall von 24,5—61,5%. Das heißt, daß von 100 Gruppen von je 25 Kindern, die beim ersten Male eine negative Mitsuda-Reaktion aufwiesen, 95% dieser Gruppen eine Positivierung des Tests zwischen 24,5 und 61,5% zeigen werden.

Bechelli (1958) beobachtete bei einer Gruppe von 34 leprominnegativen Kindern zwischen 8 Tagen und $11^1/_2$ Monaten eine Positivierung (nur bis 1+) bei 8,6%. Bei einer anderen Gruppe von 26, zwischen 16 Tagen und $5^1/_2$ Monaten alten Kindern, wurden 7% positiv (bis 1+). Olmos Castro et al. (1958) beobachteten auch diese Positivierung.

Man kann daher aus diesen Untersuchungen schließen:

1. Die Positivierung kann bei gesunden Personen durch eine Wiederholung schon beim zweiten Test in einem hohen Prozentsatz vorkommen. Diese Tatsache wurde auch bei tuberkulinnegativen (1:1000 und 1:10) Kindern beobachtet.

2. Die Verstärkung einer schwach positiven (1+) Mitsuda-Reaktion kann bei gesunden Personen bei einem hohen Prozentsatz vorkommen.

Andererseits konnten Paula Souza, Bechelli, Ferraz u. Quagliato (1953) und Bechelli, Quagliato u. Nassif (1953) bei ca. 10% der gesunden Personen mit leicht positiver Mitsuda-Reaktion (1+) beim ersten Test, eine Negativierung beim zweiten Male beobachten. Sie stellten dies auch bei der Gruppe, die mit BCG geimpft worden war, fest.

Einige Spezialisten, wie Azulay (1948), Rosemberg, Souza Campos u. Aun (1952a), konnten keine Positivierung nach dem zweiten Lepromintest bei einer Gruppe gesunder Kinder in der Kontrollgruppe beobachten.

Die oben angeführten Untersuchungen erschweren eine Abschätzung der Sensibilisierung durch den Kochschen Bacillus und der Wirkung des BCG, wenn man nur mit der Leprominreaktion arbeitet. Bei diesen Untersuchungen wurden die auf den ersten Test negativ reagierenden Personen abgesondert, dann mit BCG geimpft, und schließlich wurden sie erneut getestet. Was würde ohne BCG und nur durch eine Wiederholung des Testes geschehen? Hat BCG auch eine Wirkung oder hängt die Positivierung nur von der Wiederholung der Leprominreaktion ab? Daher ist eine Kontrollgruppe absolut notwendig, was aber bei den meisten Arbeiten nicht der Fall war. Selbst wenn der BCG zugleich mit der Lepromininjektion verabreicht wird, ist es schwer, die Wirkung der Calmettisierung von der des Antigens zu trennen. Auch in diesem Falle ist eine Kontrollgruppe nötig.

Was wäre das Ergebnis der Lepromininjektion? Wirkt das Lepromin sensibilisierend? Kann es eine Resistenz oder eine Immunität gegen die Lepra erzeugen oder verstärken? Bechelli (1958) meint, das Lepromin habe eine sensibilisierende Wirkung auf den Organismus, der je nach seiner natürlichen Fähigkeit positiv oder negativ reagiere.

Viele Personen werden nach 30 Tagen sensibilisiert und reagieren positiv, andere hingegen erst nach 50, 70 oder mehr Tagen oder nach einer Wiederholung des Testes und wieder andere reagieren überhaupt nicht auf das Lepromin. Anscheinend wirkt dieses sensibilisierend und löst die Resistenz bei den getesteten

Personen aus. Nach dieser Hypothese reagieren Personen mit Resistenz dem Leprabacillus gegenüber erst bei einem Kontakt mit diesem, sei es, daß sie mit ansteckenden Kranken in Berührung kommen, sei es durch eine Leprominjektion (tote Bacillen). Es ist nicht bekannt, ob das Lepromin allein die Resistenz des Organismus verstärken kann oder nicht, und diese Tatsache scheint außerdem noch nicht bewiesen und ungenügend untersucht zu sein.

Trotzdem verwandten einige Autoren, die an diesen Effekt des Lepromins glauben, dieses in der Absicht, die Resistenz zu erhöhen, hauptsächlich als man begann, die Mitsuda-Reaktion zu untersuchen. In letzterZeit veröffentlichten LARA et al. (1956b) die Ergebnisse einer Untersuchung, die 1940 begonnen worden war. In diesem Jahre erhielten 110 Kinder im Alter von 2 Wochen bis 18 Monaten 3 Leprominjektionen mit 4 Monaten Zwischenraum. Eine andere Gruppe von 110 Kindern wurde zur Kontrolle beobachtet. Die Kinder beider Gruppen lebten weiter mit ihren leprakranken Eltern. Im Jahre 1946 wurden 40 Leprafälle unter den Kindern, die Lepromin erhalten hatten, und 51 Fälle bei der Kontrollgruppe entdeckt. Nach 10 Jahren war die Krankheit bei 97,5% der mit Lepromin behandelten Kinder vollständig zurückgegangen und bei der Kontrollgruppe war dies in 80% der Fall. Sie schließen aus ihren Untersuchungen, daß diese frühere Untersuchungen anderer über eine günstige Wirkung der Leprominjektion bei Säuglingen bestätigen (bei Kindern unter 6 Monaten zur Zeit der Injektion).

Andere Gesichtspunkte müssen bei der Untersuchung des Einflusses der wiederholten Leprominjektionen betrachtet werden: Ist die Mitsuda-Reaktion in diesen Fällen wirklich positiv? In welchem Prozentsatz ist sie es? Man müßte die Positivität durch eine histologische Untersuchung nachprüfen, nicht nur bei diesen Fällen, sondern auch bei jenen, die nach BCG positiv reagierten.

b) Ergebnisse der Calmettisierung Gesunder (mit oder ohne vorherigen Kontakt)

Einige Jahre nach der ersten Arbeit FERNANDEZ' (1939) erschienen andere Arbeiten, hauptsächlich brasilianischer Autoren. Die Möglichkeit einer Prämunition der Lepra mit BCG wurde einer der meist untersuchten Gegenstände der Leprologie: sie wurde auf dem III. Panamerikanischen Leprakongreß (Buenos Aires 1951) und auf dem VI. und VII. Internationalen Leprakongreß in Madrid (1953) bzw. Tokio (1958) mit besonderer Aufmerksamkeit behandelt.

Die wichtigsten Ergebnisse der Veröffentlichungen wurden in der Tabelle 17 zusammengestellt. Wir wollen noch darauf hinweisen, daß RISI u. SANTOS (1958) seit 1951 BCG oral verwenden und die erzielten Ergebnisse ließen sie sich sehr zurückhaltend über eine präventive Wirkung äußern. Die Umkehrung der Leprominreaktion wurde bei einem hohen Prozentsatz der Calmettisierten beobachtet, höher als 70 oder 80%, ja, einige Autoren stellten sie bei 100% fest. Andererseits wurden auch Resultate mit nur 40—50% gefunden. Diese Ergebnisse wurden sowohl mit der intradermalen als auch mit der oralen Calmettisierung erzielt. Da die Leprominreaktion nur selten in den ersten Lebensjahren positiv ausfällt, war es wichtig, die Wirkung des BCG bei der Altersgruppe von 0—4 Jahren und hauptsächlich zwischen 0 und 1 Jahr zu untersuchen. ROSEMBERG, SOUZA CAMPOS u. AUN (1950a, b, 1951a, b, 1952a—c) beobachteten bei verschiedenen Gruppen eine 100%ige Umkehr. Von anderen Forschern konnten bei höheren Altersgruppen keine ähnlichen Ergebnisse erzielt werden. BECHELLI (1958) beobachtete bei Kindern zwischen 0 und 1 Jahr eine Positivität in 45% bei einer der untersuchten Gruppen und 41,7% bei der anderen; die Unterschiede der Kontrollgruppe gegenüber waren statistisch unbedeutend.

Tabelle 17. *Calmettisierung Gesunder*

Autoren	Jahr	BCG-Applikation	BCG-Dosis	Alter der Calmettisierten
Fernandez	1939	parenteral (?)		3—15 Jahre
Maeda	1940			Kinder
Ginés u. Poletti	1945	Multipunktura (Rosenthal)		1—16 Jahre
Azulay	1948	oral	Einzeldosis 1,10 g	Kinder, Alter?
Chaussinand	1948a, b	?		Kinder (?)
Rosemberg, Aun u. Souza Campos	1950a, b	oral	Einzeldosis 1,10 g	1—18 Monate
Rosemberg, Aun u. Souza Campos	1950a, b	oral	steigende Tagesdosen, total 1,19 g	1—18 Monate
Rosemberg, Aun u. Souza Campos	1950	oral	Einzeldosis, total 1,10 g	10 Tage bis 34 Monate
Rosemberg, Aun u. Souza Campos	1950a, b	oral	steigende Tagesdosen, total 1,19 g	10 Tage bis 34 Monate
Neyra Ramirez	1950a, b	intracutan	0,0001 g	0—30 Jahre
Rosemberg, Souza Campos u. Aun	1951a, b	oral	3 Dosen pro Woche von 0,10 g, total 0,30 g	5 Tage bis 11 Monate
Rosemberg, Souza Campos u. Aun	1951a, b	oral	Einzeldosis 0,20 g	10 Tage bis 26 Monate
Rosemberg, Souza Campos u. Aun	1951a, b	oral	Einzeldosis 0,10 g	14 Tage bis 14 Monate
Rosemberg, Souza Campos u. Aun	1951a, b	oral	2 Dosen pro Woche von 1,10 g, total 0,20 g	3—11 Monate
Rosemberg, Souza Campos u. Aun	1951a, b	Multipunktura (Rosenthal)		3—11 Monate
Valls, Mora y Comas u. Sala	1951	Scarifikation		1—14 Jahre

Ergebnisse der Calmettisierung Gesunder (mit oder ohne vorherigen Kontakt) und Leprominumkehr — allgemeine Ergebnisse

Zahl der Fälle	Kontakt	Positivierung der Mitsuda-Reaktion		Kontrollgruppe, Positivierung der Mitsuda-Reaktion	Anmerkungen
		Zahl der Fälle	%		
123	nein	113	91,86	keine Angaben	Verstärkung der schon positiven Reaktion bei 14; unverändert bei 9
2	ja	2		keine Angaben	14 schwache Reaktoren wurden stärkere Reaktoren; die Reaktion von 18 Reaktoren veränderte sich nicht nach der Impfung
20	ja	15	80,00	keine Angaben	
15	ja	12	80,00	8 Kinder. Keine Positivierung der Mitsuda-Reaktion	
30	nein	30	100,00	keine Angaben	Umkehr bei 66,57%, nach 2 Monaten Diazonbehandlung
12	ja	12	100,00	keine Angaben	12 Monate-Intervall zwischen BCG und der 2. Mitsuda-Reaktion
26	ja	26	100,00	keine Angaben	
13	nein	13	100,00	keine Angaben	
23	nein	23	100,00	keine Angaben	
53	nein	43	81,13	keine Angaben	
30	ja	30	100,00	keine Umkehr bis 15 Kontrollen. keine Altersangaben in beiden Gruppen	
47	nein	47	100,00	keine Angaben	
20	ja	20	100,00	keine Angaben	
20	ja	20	100,00	keine Angaben	
21	ja	20	95,00	keine Angaben	
9	ja	4	44,44	bei 18 Kindern nach zusammengesetzter Impfung (Variola, Diphth., Typhus, Paratyphus und Tetans) Umkehr bei 72,22%	

Tabelle 17

Autoren	Jahr	BCG-Applikation	BCG-Dosis	Alter der Calmettisierten
Pereira et al.	1951	oral	0,60 g	0—10 Jahre
Rosemberg, Souza Campos u. Aun	1952a	oral	4 Dosen pro Woche von 0,20 g, total 0,80 g	2—12 Jahre
Rosemberg, Souza Campos u. Aun	1952a	oral	Einzeldosis 0,20 g	6—17 Jahre
Rosemberg, Souza Campos u. Aun	1952	oral	Einzeldosis 0,10 g	2 Tage bis 11 Monate
		oral	0,100 g 1 Dosis pro Woche, 2 Dosen total	2 Tage bis 11 Monate
		oral	0,100 g, 1 Dosis pro Woche, 3 Dosen total	2 Tage bis 11 Monate
		Multipunktura (Rosenthal)	2 Tage bis 11 Monate	2 Tage bis 11 Monate
Souza u. Silveira	1952	oral	Einzeldosis	Kinder
Floch	1953a, b	Scarifikation oder intracutan		Kinder, Alter?
E. Budiansky u. Campos	1953	oral	0,20 g	5 Monate bis 13 Jahre
		oral	0,20 g	6 Monate bis 13 Jahre
Salomão u. Ferreira	1952	oral	0,20 g in 22 Fällen und 0,40 g in 4 Fällen	4—36 Monate
Paula Souza, Ferraz u. Bechelli	1953a, b	oral	Dosen von 0,20 g 1mal pro Woche	0—14 Jahre
Paula Souza, Ferraz u. Bechelli	1953a, b	oral	wöchentlich (0,60 g)	0—20 Jahre
Paula Souza, Bechelli, Ferraz u. Quagliato	1953	oral	0,20 g 2—3mal	Schüler
Fernandez	1953a, b	intracutan	0,15 mg	245 von 2 bis 14 Jahre, 12 Jugendliche
Bechelli, Quagliato u. Nassif	1953	oral	0,20 g 1—3mal, einige 0,40 g	Erwachsene (Holländer) Kinder (Brasilianer)

(Fortsetzung)

Zahl der Fälle	Kontakt	Positivierung der Mitsuda-Reaktion		Kontrollgruppe, Positivierung der Mitsuda-Reaktion	Anmerkungen
		Zahl der Fälle	%		
42	ja	41	97,00	keine Angaben	1 Jahr nach dem 1. negativen Test bei 66,6% Umkehr (25% +++ und 75% +)
63	ja	63	100,00	keine Angaben	
346	nein	318	92,00	keine Angaben	
20	nein	20	100,00		Lepromin am 1. Applikationstag des BCG gegeben. Ablesung nach 15—65 Tagen
20	nein	19	95,00		
30	nein	30	100,00	bei 30 Kindern, keine Umkehr	
21	nein	20	95,00		
12		8	66,00		
338	ja	247	73,00	keine Angaben	
9	ja	9	100,00		keine Angaben
29	nein	21 (+) 24 (±)	86,1		
26	ja	26	81,8	keine Angaben	4 Monate später wurden 19,2% der Negativierten positiv
6	nein		100,00		BCG frisch
5	nein		75,00	75,00% Umkehr	BCG 15 Tage
6	nein		83,3		BCG abgetötet
6	nein	6	100,00		BCG frisch
128	nein		86,49 77,78 68,97	80,00% Umkehr	BCG frisch BCG 15 Tage BCG abgetötet
257	nein	234	92,8	keine Angaben	kein Lepromin vor der Calmettisierung (Fernandez)
37	nein	30	81,08	43,90% Umkehr	Unterschied statistisch signifikant
			88,89	59,10% Umkehr	Unterschied statistisch nicht signifikant

Anmerkungen für BCG frisch/15 Tage/abgetötet-Gruppe: Resultate nach der 3. Lepromininjektion 9 Monate nach der Calmettisierung

Tabelle 17

Autoren	Jahr	BCG-Applikation	BCG-Dosis	Alter der Calmettisierten
CONVIT, GONZALES, SIRRUCA u. RASSI	1953	intracutan		?
PEREIRA FILHO	1953	oral	0,10—0,60 g	Kinder
URQUIJO, COLOMBO, BALINA u. GATTI	1953	oral	6 Dosen von 0,10 g	?
SALOMÃO, AYER FILHO u. FERREIRA	1953	oral	0,20 g	3—18 Jahre
PEREIRA, COELHO, ABRAHÃO, HENRIQUE, AZEVEDO u. CARVALHO	1953	wenige Einstiche		3—18 Jahre
DHARMENDRA, MAZUNDER u. MUKERJEE	1953	intracutan	2 Millionen lebende Bacillen	
PITT, CONSIGLI, DEGOY u. PEÑA	1953	oral intracutan gemischt	1,40 g 0,15—0,30 mg	Kinder und Jugendliche
SOUZA CAMPOS	1954a, b	oral	0,20 g 2mal, 0,40 g 0,50 g 1mal	4—16 Jahre
Coelho	1956	oral	0,20 g 2mal mit 18 Tagen Intervall	2— 5 Jahre 6—10 Jahre 11—15 Jahre 16—25 Jahre 26—35 Jahre 36—45 Jahre 56—65 Jahre
MONTESTRUC, RAGUSIN CAUBET, BLACHE u. MARTIN DE MIRANDOL	1954	oral	0,10 g, 3 Dosen	
CONVIT, GONZALES, SIRRUCA u. RASSI	1954	intracutan	0,10 mg 2mal am selben Tag	0— 4 Jahre 5—14 Jahre 15—24 Jahre 25—44 Jahre 45—64 Jahre 65—74 Jahre
HIND KUSHT NIVARAN SANGH	1955	intracutan		
PARDO-CASTELLÓ, TIANT u. PÉREZ	1955	oral	0,100 g 1mal	Kinder
PEREIRA FILHO	1956	oral	0,200 g 1mal 0,200 g 1mal pro Woche 3 Dosen 1 Dose — 0,200 g	
BUDIANSKY u. CAMPOS	1955	oral	Einzeldosis 0,10 g Einzeldosis 0,20 g	4—12 Monate 5 Monate bis 13 Jahre

Ergebnisse der Calmettisierung Gesunder (mit oder ohne vorherigen Kontakt) 371

(Fortsetzung)

Zahl der Fälle	Kontakt	Positivierung der Mitsuda-Reaktion		Kontrollgruppe Positivierung der Mitsuda-Reaktion	Anmerkungen
		Zahl der Fälle	%		
106	ja	96	90,5	keine Angaben	
78	ja	78	100,00	keine Angaben	
?			100,00	keine Angaben	
43	ja	43	100,00	keine Angaben	
36	ja	36	100,00	keine Angaben	
einige Tausende			90,00	keine Angaben	
8	ja	4	50,00	keine Angaben	
12	ja	6	50,00	keine Angaben	alle tuberkulinnegativ
7	ja	3	43,00	keine Angaben	
6	ja	5	83,00	keine Angaben	
27	ja	24	88,8	keine Angaben	
6	nein	5	83,3	keine Angaben	
10	nein	9	80,00	keine Angaben	
9	nein	9	100,00	keine Angaben	
7	nein	7	100,00	keine Angaben	
5	nein	4	80,00	keine Angaben	
4	nein	3	75,00	keine Angaben	
1	nein	1	100,00	keine Angaben	
			70—90%	keine Angaben	
232	Pop. eines	190	81,9	keine Angaben	
478	endem.	448	93,7	keine Angaben	
130	Gebietes	128	98,4	keine Angaben	
94		93	98,9	keine Angaben	
24		24	100,00	keine Angaben	
2		2	100,00	keine Angaben	
64	nein	28	44,00	keine Angaben	1—2 Jahre nach BCG leprominpositiv in 97%
22	15 Zusammen- wohnende		40,9	keine Angaben	
46	Ja	33		keine Angaben	
45	Ja	44		keine Angaben	
76	Ja	72		keine Angaben	
44	ja	38		keine Angaben	
10	nein	8	80,00	keine Angaben	bei 29 Kindern wurde BCG zugleich mit Lepromin gegeben
38	9 Kontakte		79,00	keine Angaben	

24*

Tabelle 17

Autoren	Jahr	BCG-Applikation	BCG-Dosis	Alter der Calmettisierten
			0,100 g 1mal pro Monat — 6mal	7—72 Monate
			0,100 g pro Woche — 9mal	3 Monate bis 10 Jahre
Quagliato	1956a	oral	bis zu 6 Dosen 0,2 mg	über 10 bis 10
Doull, Guinto u. Mabalay	1957	intracutan	0,1 mg	6—35 Monate
Bechelli	1958	oral	0,20 g 2mal pro Monat — 3 Dosen	8 Tage bis 11 Monate
		oral	Einzeldosis 0,10 g	16 Tage bis 5 Monate
		oral	0,20 g 2mal — 1mal pro Woche	15 Tage bis 5 Monate
Baccaredda-Boy u. Farris	1958	oral		

Wie aus der beigefügten Tabelle hervorgeht, wurden nur einige dieser Untersuchungen mit Kontrollgruppen durchgeführt. Der Wert dieser Arbeiten ist daher nur sehr gering, da in Anbetracht der Ergebnisse wiederholter Lepromintests irgendwelche Schlußfolgerungen nur bei Untersuchungen mit entsprechenden Kontrollen gezogen werden können.

Chaussinand (1948a), Azulay (1948), Rosemberg, Souza Campos u. Aun (1951a und 1952a) beobachteten in keinem Fall eine Umkehrung der Leprominreaktion bei Untersuchung mit einer Vergleichsgruppe. Paula Souza, Ferraz u. Bechelli (1953a), Paula Souza, Bechelli, Ferraz u. Quagliato (1953, 1955), Bechelli, Quagliato u. Nassif (1953) beobachteten häufig eine Positivierung der Kontrollgruppe zwischen 44 und 80% nach Wiederholung des Tests. Bei diesen letzten Untersuchungen war die Differenz zwischen der geimpften und der Kontrollgruppe nur bei den Holländern statistisch signifikant.

Durch die Untersuchungen mit Kontrollgruppen wurde es klar, daß ein hoher Prozentsatz nach der Wiederholung des Tests positiv reagieren kann, manchmal ein ebenso hoher wie bei den Geimpften. In zwei Arbeiten, in der von Bechelli, Quagliato u. Nassif (1953) (bei Holländern) und der von Doull, Guinto u. Mabalay (1957) war die Differenz statistisch eindeutig. In vier Untersuchungen (Chaussinand, 1948a; Azulay, 1948; Rosemberg, Souza Campos u. Aun, 1951a, b, 1952a—c) zeigte nur die geimpfte Gruppe eine Positivierung der Reaktion. Die Resultate der verschiedenen Untersucher stimmen also keineswegs überein und erschweren daher jede Schlußfolgerung außerordentlich. Es sollten daher neue Untersuchungen durchgeführt werden, bei denen der Test nicht wiederholt werden sollte.

(Fortsetzung)

Zahl der Fälle	Kontakt	Positivierung der Mitsuda-Reaktion Zahl der Fälle	%	Kontrollgruppe Positivierung der Mitsuda-Reaktion	Anmerkungen
13	ja		85,00	keine Angaben	
12	nein		100,00	keine Angaben	
195	ja	190	75,00	79% der positiven Leprominreaktion	
58			75,00		
76	nein	53	69,7 BCG frisch		
80	nein	58	BCG lyoph.	Kontrollgruppe 27,1 Umkehr	gewertet nur Reaktion 5mm oder mehr
20	nein		45,00	14—9,6% Umkehr	Unterschied statistisch nicht signifikant Umkehr nur 1 +
13	nein		41,7	13—7% Umkehr	
7	nein	0	0	10 Kinder — Umkehr 0	BCG wurde 11—15 Tage nach der Leprominjektion gegeben. Ablesung nach 32, 54 und 81 Tagen
124	ja	124	89,51	keine Angaben	

α) Gleichzeitige Verabreichung von BCG und Lepromin

Verschiedene Forscher versuchten die Wirkung der Calmettisierung zu studieren, indem sie den Lepromintest am selben Tage durchführten, an dem die erste Dosis BCG verabreicht wurde. Verschiedene Male, zwischen 15 und 65 Tagen, wurde die Reaktion abgelesen. Die Ergebnisse der Literatur sind in der Tabelle 17 zusammengestellt.

Calmettisierung und Positivierung des Lepromintests. ROSEMBERG, CAMPOS u. AUN (1962c) beobachteten bei 4 Gruppen von Kindern zwischen 2 Tagen und 11 Monaten durch orale BCG-Impfung oder Multipunkturen (nach ROSENTHAL) eine Positivierung des Lepromintestes bei 95—100%. Diese Ergebnisse wurden mit peroralem BCG erzielt, mit einer einzigen Dosis von 0,10 g, 2 Dosen à 0,10 g einmal in der Woche und 3 Dosen à 0,10 g auch einmal in der Woche. Von 30 Kindern der Kontrollgruppe wies keines eine Positivierung der Leprominreaktion auf.

In einer ähnlichen Untersuchung injizierte BECHELLI (1958) das Lepromin 9—15 Tage nach oraler Verabreichung des BCG in einer höheren Dosis von 0,20 g. Nach 32, 54 und 81 Tagen wurde das Resultat abgelesen. Von 7 mit BCG geimpften Kindern wies keines eine Positivierung des Lepromintests auf; dasselbe Resultat wurde bei 10 Kindern der Kontrollgruppe gefunden. Bei dieser Untersuchung war keines der Kinder über 5 Monate alt.

FLOCH (1954a) beobachtete eine Positivität der Leprominreaktion bei 73% von 467 Säuglingen, die intradermal oder durch die Scarifikationsmethode mit BCG geimpft wurden. Er macht jedoch keine Angaben über eine Kontrollgruppe und über die Zeitspanne zwischen der Impfung und dem Lepromintest.

β) Intensivierung der Positivität

Verschiedene Autoren beobachteten eine Verstärkung einer schwachen Leprominpositivität nach der Verabreichung von BCG (ROSEMBERG, SOUZA CAMPOS u. AUN, 1953c; u.a.). Es wurde jedoch nur bei einigen dieser Untersuchungen eine Vergleichsgruppe mituntersucht, weshalb die Schlußfolgerungen nicht allgemein gültig sind. Wir sahen nämlich, daß eine Wiederholung des Lepromintestes eine Positivierung der Reaktion hervorrufen kann.

PAULA SOUZA, BECHELLI, FERRAZ u. QUAGLIATO (1955) beobachteten, daß sich bei der geimpften Gruppe die Leprominpositivität, die bei der ersten Reaktion nur schwach positiv (1+) war, auf 2+ und 3+ bei 58% der Kinder beim zweiten Test verstärkte. Diese Verstärkung wurde jedoch auch bei 53% der Kinder beobachtet, die dem Licht und der Zimmertemperatur 15 Tage lang ausgesetztes BCG erhalten hatten; bei 41% der mit durch Hitze getötetem BCG geimpften Kindern und bei 49% derjenigen, die Leerinjektionen erhielten (Kontrollgruppe). Ohne eine Vergleichsgruppe kann die Intensivierung der Leprominreaktion durch frisches BCG bei 58% der Fälle leicht zu einer falschen Einschätzung des Einflusses des BCG auf die Leprominreaktion führen.

In einem anderen Material, das aus erwachsenen Holländern und holländischen Kindern bestand, fanden BECHELLI, QUAGLIATO u. NASSIF (1953) eine häufigere Positivierung unter der geimpften Gruppe als bei der Kontrollgruppe, wobei die Differenz statistisch eindeutig war. Dieselben Autoren konnten jedoch bei einer Gruppe holländischer und einer anderen brasilianischer Schüler keine größere Häufigkeit der Positivierung der Leprominreaktion bei der geimpften Gruppe als bei der Kontrollgruppe beobachten.

γ) Negativierung der vorher schwach positiven (1+) Leprominreaktion bei calmettisierten Gruppen

PAULA SOUZA, BECHELLI, FERRAZ u. QUAGLIATO (1953, 1955) fanden eine Negativierung der Reaktion oder diese zeigte bei der Wiederholung des Tests einen zweifelhaft positiven Ausfall, als sie den Einfluß des BCG auf die schwach positive Reaktion untersuchten. Dies geschah mit frischem BCG bei 6,45%, mit BCG, das 15 Tage lang dem Licht und der Zimmertemperatur ausgesetzt war, bei 7,84%, mit durch Hitze abgetötetem BCG bei 5,88% und in der Kontrollgruppe bei 4,48%. Die beobachteten Differenzen waren statistisch nichtssagend.

BECHELLI, QUAGLIATO u. NASSIF (1953) fanden dasselbe Abklingen der Reaktivität bei holländischen, gegen Tb geimpften Schülern in 12,50%, die sich von 1+ negativierte oder zweifelhaft wurde (bei der Kontrollgruppe — 9,1%); bei den brasilianischen Schülern war der Prozentsatz 10 unter den Geimpften und 6,1 bei der Vergleichsgruppe.

Die Autoren schließen daraus, daß die Negativierung einer vorher schwach positiven Leprominreaktion nach oraler BCG-Impfung — in ähnlichem Verhältnis wie bei den Kontrollgruppen mit 15 Tage altem und totem BCG — den Wert oder die Wichtigkeit der Calmettisierung herabsetzt, falls eine prämunitorische Wirkung gegen die Lepra bewiesen werden sollte.

δ) Weit zurückliegende Positivierung des Lepromintests

ROSEMBERG, SOUZA CAMPOS u. AUN (1950) verabreichten Kindern, deren Mitsuda-Reaktion nach 30 Tagen noch negativ geblieben war, BCG 40 Tage nach dem Lepromintest. An der Stelle der Leprominjektion wurde nach 70—110 Tagen eine klare Reaktion bei 84,6% sichtbar. Später konnten dieselben Autoren (1952) feststellen, „daß das BCG Spätreaktionen an der Stelle, wo 1, 2 und sogar

3 Jahre vorher Lepromin injiziert worden war, hervorrufen kann, ohne daß bis zu diesem Zeitpunkt irgendeine Reaktion erfolgt wäre"; diese Spätpositivierungen wurden bei 17 von 103 Kindern, die mit BCG geimpft und jährlich mit Lepromin geprüft worden waren, beobachtet.

BECHELLI, PAULA SOUZA, QUAGLIATO u. FERRAZ (1953, 1955) wiederholten die Untersuchungen von ROSEMBERG et al. (1950a). 650 Schüler wurden mit Lepromin getestet. Nach der Ablesung nach 30 Tagen wurden die Negativen und die schwach Positiven abgesondert und in 4 Gruppen eingeteilt: Eine erhielt frisches BCG (F), die zweite 15 Tage altes (Q), die dritte durch Hitze abgetötetes BCG (T) und die letzte diente als Kontrolle. Nach ungefähr 75 Tagen wurde die Leprominreaktion wieder abgelesen, wobei besonderer Wert auf die Häufigkeit der Positivierung und die Intensivierung der Reaktion gelegt wurde.

Bei den leprominnegativen Schülern beobachteten sie eine Spätpositivierung des Testes in folgenden Prozentsätzen: 73, 39, 35 und 36% bei den Gruppen F, Q, M und T. Bei der Gruppe, die schon nach 30 Tagen schwach positiv gewesen war, beobachteten sie eine ganz ähnliche Spätpositivierung der Reaktion wie bei den vier ersten Gruppen.

BECHELLI, QUAGLIATO u. NASSIF (1953) beobachteten eine Spätpositivierung bei 68% holländischer Schüler, während bei der Kontrollgruppe diese nur 25% betrug. Bei den brasilianischen Schülern war der Prozentsatz der Positivierung bei der calmettisierten und bei der Kontrollgruppe beinahe gleich. Sie wiesen noch darauf hin, daß die Intensivierung der Reaktion, die nach 30 Tagen schwach positiv gewesen war, bei den Holländern und Brasilianern selten war oder überhaupt nicht vorkam.

Wenn die Angaben von ROSEMBERG, SOUZA CAMPOS u. AUN (1952a—c), BECHELLI, PAULA SOUZA, QUAGLIATO u. FERRAZ (1953), BECHELLI, QUAGLIATO u. NASSIF (1953) (nur über die Holländer) über die Umkehrung der Leprominreaktion durch BCG bei einer späteren Ablesung bestätigt werden, so kann man eine *Vorwegnahme* der Positivierung des Tests durch jenen annehmen. Es bleibt noch zu klären, weshalb die Intensivierung zu einem späteren Zeitpunkt und die Positivierung des Tests fast völlig übereinstimmen, im Gegensatz zu der Umkehrung von negativ oder zweifelhaft zu positiv.

ε) Angewandte Dosen des BCG. Der Einfluß des Resistenzfaktors (Faktor N, Rotberg) auf die Umkehrung der Leprominreaktion durch das BCG

Bei den bis jetzt ausgeführten Untersuchungen wurden verschiedene Dosen des BCG oral gegeben: eine einzige Dosis von 0,10, 0,20, 0,40 oder 0,50 g, zwei oder vier Dosen in der Woche à 0,20 g, 2—6 Dosen à 0,10 g. Einige gaben tägliche Dosen bis zu einer Gesamtmenge von 1,40 g. Unter den Autoren, die sich über die prämunitorische Wirkung des BCG einig sind, halten verschiedene 3 Dosen im Monat à 0,20 g oral (PEREIRA, FILHO, 1955) oder höhere Dosen für am besten geeignet. Man kann jedoch in der Literatur Angaben über eine 100%ige Umkehrung der Leprominreaktion mit einer einzigen Dosis von 0,10 g oder viel höheren Dosen finden. Anderseits gibt es Autoren, die mit einer Gesamtdosis von 1,40 g oral nur bei 50% eine Umkehrung erreichten (PITT et al., 1953). In dem Material von PARDO CASTELLO et al. (1955) betrug die Positivierung 40,9% mit einer einzigen Dosis von 0,10 g. Auch mit intradermalem BCG waren die Ergebnisse nicht übereinstimmend: Die Umkehrung schwankte zwischen 95% und 43% (PITT et al., 1953).

Wenn man an eine reelle prämunitorische Wirkung des BCG glaubt, so müssen diese Ergebnisse auffallen und andere Faktoren zu einer Erklärung herangezogen werden, wie ein natürlicher, angeborener Faktor der geimpften Personen oder einfach die Wiederholung des Tests, wodurch die Positivierung erfolgen würde. Ob dieser Faktor wichtig ist, wird durch eine Umkehrung der Leprominreaktion nach Wiederholung des Tests bei gesunden Personen mit oder ohne Kontakt mit Kranken im verschiedensten Alter, auch zwischen 0 und 4 Jahren, entschieden werden können.

Über diesen natürlichen Faktor, den ROTBERG (1957a) „Faktor N" nennt, schreibt dieser, daß „die Annahme prädisponierender Faktoren und einer Resistenz der Lepra gegenüber sehr alt und von den Leprologen aller Länder und aller Zeiten verteidigt worden ist. Die Annahme eines „Faktor N" stellt daher nichts Neues dar. Dieser soll nur die vergessene angeborene Resistenz bezeichnen und eine Beziehung zu der Positivierung der Leprominreaktion herstellen. Gegenwärtig können wir nicht mehr über die Art und Übertragung dieses Faktors, der anscheinend vererbt wird, aussagen." Ein kleiner Anteil der Bevölkerung bleibt auch im Erwachsenenalter leprominnegativ („anergischer Teil"); aus dieser Gruppe kämen die lepromatösen Fälle.

ROTBERG (1957b) behauptet in bezug auf eine Wirkung des BCG auf die Positivierung der Leprominreaktion und dessen Rolle bei der Lepraprophylaxe, daß, falls eine Person diesem hypothetischen „anergischen Teil" angehört, keine Positivierung der Leprominreaktion erfolgen wird. Indem er die in der ganzen Welt beobachtete Leprominpositivität betrachtete, hauptsächlich im Hinblick auf einen Zusammenhang mit dem Kochschen Bacillus, kam er zu dem Schluß, daß die Tuberkulose, sei es Infektion oder Krankheit, nicht die Größe dieses „anergischen Teiles" ändert, der weiter 10—30% bleibt, je nach der Methode der Ablesung der Resultate. „Wenn die Tuberkulose diesen „anergischen Teil" nicht positivieren kann, obwohl sie ihn tuberkulinpositiv macht, so kann man sehr wenig von der Calmettisierung erwarten". Er bemerkt, indem er die Ergebnisse der verschiedenen Autoren bei der Calmettisierung bis 1953 in Betracht zieht, daß es immer eine mehr oder weniger große Möglichkeit eines „Mißerfolges" bei dem Versuch einer Positivierung durch BCG gab. Diese Mißerfolge — sagt ROTBERG weiter — kommen ungefähr im selben Prozentsatz vor wie die leprominnegativen Personen in der Gruppe der Tuberkulösen und Tuberkulinpositiven oder bei Erwachsenen im allgemeinen — d.h., man kann sie mit dem hypothetischen „anergischen Teil" identifizieren. Daher glaubt er behaupten zu dürfen, „daß die Calmettisierung oder die Tuberkulose, die unfähig sind, eine Umkehrung bei jenen, die sie am meisten brauchen, hervorzurufen, irgendeinen Einfluß bei den prophylaktischen Systemen der Lepra oder bei der natürlichen Entwicklung der Lepraendemie haben können".

ζ) Fortbestehen der Leprominnegativität nach wiederholten BCG-Impfungen

Diese Tatsache wurde von RAMOS u. SILVA (1957), SILVA u. RABELLO NETO (1958) und von QUAGLIATO (1957) beobachtet. Die drei ersten Autoren beschreiben einen Fall, bei dem es nicht möglich war, durch wiederholte Calmettisierung die Leprominreaktion zu positivieren oder das Auftreten der lepromatösen Lepra zu verhindern. QUAGLIATO (1957) berichtet, daß einige seiner Patienten, die Kontakt mit Leprakranken hatten, selbst mit hohen Dosen BCG weiter negativ auf das Lepromin reagierten.

η) Der Wert einer durch BCG eventuell positivierten Mitsuda-Reaktion

Angenommen, eine Mitsuda-Reaktion wird durch die Wirkung des BCG positiv, hat dann diese Reaktion denselben Wert wie eine gleich starke, die durch die natürliche Reaktivität des Organismus ausgelöst wurde? Diese Frage wurde von FERNANDEZ (1951) gestellt. Einige Autoren bejahen diese Frage, wobei sie sich auf die histopathologischen Untersuchungen der Reaktionen einiger Fälle stützen. Die Immunologie-Kommission des Kongresses von Madrid (1953) kam, als sie untersuchte, ob die durch BCG künstlich hervorgerufene Leprominreaktion Immunität oder nicht bedeutet, zu dem Schluß, daß diese Frage noch studiert werden müsse und es zur Zeit nicht möglich wäre, irgendwelche Behauptungen darüber aufzustellen.

Schlußfolgerungen

Von den unzähligen durchgeführten Arbeiten können nur einige in Betracht gezogen werden, da die anderen ohne Kontrollgruppe durchgeführt wurden. Aus diesen schließen wir, daß es Tatsachen gibt, die für und andere, die gegen eine BCG-Wirkung sprechen.

Für eine günstige Wirkung von BCG sprechen folgende Tatsachen:

1. Häufigere Reaktionsumkehr (im Material einiger Untersucher) bei der calmettisierten Gruppe als bei den Kontrollen mit statistisch gesichertem Unterschied.

2. Positivierung des bis zum 30. Tag negativen Lepromintests bei Ablesung nach 85 Tagen. Der Prozentsatz war bei der geimpften Gruppe höher als bei den Kontrollen. Sollte sich diese Tatsache weiterhin bestätigen, so kann man dem BCG die Fähigkeit zuschreiben, die Positivierung der Reaktion zu beschleunigen.

3. Erzielung eines höheren Prozentsatzes von Leprominpositivierung bei der calmettisierten Gruppe im Vergleich zur Kontrollgruppe, wobei die Differenz beider Gruppen statistisch signifikant war.

Gegen eine günstige Wirkung von BCG sprechen:

1. Leprominumkehr bei ungefähr 70—80% der Kinder, die keinerlei Impfung unterzogen wurden (Kontrollgruppe).

2. Ähnliche Ergebnisse der Leprominumkehr bei den Geimpften und nicht Geimpften ohne statistisch signifikante Differenz.

3. In der Gruppe der BCG-Geimpften wurde im allgemeinen keine Intensivierung der vorher schon schwach positiven (1+) Mitsuda-Reaktion in einem höheren Prozentsatz als bei der Kontrollgruppe beobachtet.

4. Negativierung der vorher schon schwach positiven (1+) Leprominreaktion in ähnlichem Hundertsatz bei den Geimpften und bei den Kontrollen. Selbst wenn eine positive BCG-Wirkung bestätigt werden sollte, mindert diese Tatsache die Bedeutung einer prämunitorischen Wirkung des BCG.

5. Fehlen einer Positivierung der Reaktion bei Kindern bis zu 5 Monaten bei gleichzeitiger Lepromin- und BCG-Verabreichung. Ähnliche Verhältnisse bei der Kontrollgruppe.

2. Epidemiologische Bewertung der prämunitorischen BCG-Wirkung

Die prämunitorische Wirkung des BCG bei der Lepra kann auf Grund epidemiologischer Untersuchungen bewertet werden, wie beispielsweise durch Feststellung des Krankheitsvorkommens und des Krankheitsverlaufes in Gruppen von calmettisierten und nicht calmettisierten Kontaktpersonen bzw. in Gebieten mit und ohne Impfung. Es wird auch empfohlen, den Befallskoeffizienten und die klinische Form bei Tuberkulinpositiven und -negativen zu untersuchen; bei den Tuberkulinnegativen soll man feststellen, was sich bei folgenden Untergruppen abspielt: a) Calmettisierte, b) mehrmals Lepromingetestete, c) Kontrollen mit Leertest. Es wäre fernerhin interessant, die Häufigkeit lepromatöser Lepra bei Personen mit oder ohne Kontakt, die vorher calmettisiert worden waren, festzustellen. Die Feststellung dieser Lepraform bei Personen, die mit BCG geimpft wurden, würde gegen eine prämunitorische Wirkung des BCG sprechen, wie bereits FERNANDEZ (1951) ausgeführt hat.

Es wird sich zeigen, daß bei den bisherigen Untersuchungen nur wenige mit Kontrollen durchgeführt wurden und das Untersuchungsmaterial nicht zufriedenstellend und genau verglichen werden kann. Dadurch wird auch eine eindeutige Schlußfolgerung weitgehend unmöglich. Tatsächlich ist es auch außerordentlich schwierig, zwei vollkommen vergleichbare Materialgruppen zu finden, insbesondere wegen der großen Anzahl von Zusatzfaktoren, die bei einer solchen epidemiologischen Untersuchung eine Rolle spielen.

MONTESTRUC u. BLACHE (1950) beobachteten keinen einzigen Leprafall bei 7 Kindern (zwischen 5 und 12 Jahren), die mit ihren lepromatösen Müttern zusammenlebten und bei der Geburt calmettisiert worden waren. Andererseits infizierten sich 4 *nicht* calmettisierte Kinder unter denselben Umständen.

Auf dem Kongreß in Madrid stellten BECHELLI u. QUAGLIATO (1954, 1956) die Ergebnisse einer epidemiologischen Untersuchung vor, welche durch die Beobachtung von 5 Kontaktpersonen, die trotz BCG-Impfung an Lepra erkrankt waren, veranlaßt worden war. Der Untersuchung lagen zwei Gruppen von Kontaktpersonen zugrunde, die aus Herden stammten, die höchstens 1 Jahr vor Einsetzen der Calmettisierung entdeckt worden waren. Die eine Gruppe wurde geimpft, die andere diente als Kontrolle. Alle 6 Monate wurde der Leprabefall, die Verlaufsform der Krankheit und die Verteilung nach dem Alter untersucht. Die Autoren weisen auf folgende Schwierigkeiten hin, zwei wirklich vergleichbare Personengruppen zu erhalten: verschiedene Dauer, Art und Intensität des Kontaktes, verschiedene Exposition in lepromatösen, tuberkuloiden und indeterminierten Erkrankungsherden. Beide Gruppen sollten wenigstens einigermaßen ähnlich sein, was Alter, Geschlecht, Rasse, Nationalität, soziale Verhältnisse usw. anbelangt, desgleichen hinsichtlich der Leprominreaktion und der vorgenommenen Untersuchungen.

Die Ergebnisse dieser epidemiologischen Untersuchung mit allen ihren Schwierigkeiten und Unzulänglichkeiten waren folgende:

— Größere Häufigkeit der Lepra unter den calmettisierten Kontaktpersonen.

— Größere Häufigkeit der tuberkuloiden Lepra unter den calmettisierten Kontaktpersonen, allerdings ohne statistisch signifikante Differenz.

— Auftreten der Krankheit wenige Monate nach der BCG-Impfung.

— Negative Leprominreaktion bei 2 der 9 calmettisierten Kontaktpersonen, die an Lepra erkrankt waren (3 Reaktionen schwach positiv + und 4 Reaktionen ++).

BECHELLI u. QUAGLIATO geben an, daß es sich um *vorläufige Angaben* handelt, aus denen keine bindenden Schlüsse gezogen werden können. Sie halten eine länger dauernde Beobachtung an einem größeren Material möglichst ähnlicher Gruppen für erforderlich. Am selben Kongreß berichtete SOUZA CAMPOS (1953b) über die BCG-Wirkung: Im Zentralambulatorium des Departamento de Prophylaxia da Lepra wurden von Februar 1952 bis Juni 1953 2866 Kontaktpersonen mit BCG oral (0,20 g pro Woche dreimal) geimpft. Im selben Zeitabschnitt kamen 6141 nichtgeimpfte Kontaktpersonen zur Untersuchung. Unter den Geimpften traten 16 Fälle tuberkuloider Lepra auf, entsprechend einem Prozentsatz von 0,55. Unter den Nichtgeimpften wurden 242 Leprafälle gefunden, und zwar folgende klinische Formen: 62 Lepromatöse, 115 Indeterminierte und 71 Tuberkuloide. Die Gesamtzahl der Leprösen betrug 4%.

Dasselbe Material wurde von SOUZA CAMPOS weiter verfolgt und in größerem Umfang bei dem Symposion der Brasilianischen Lepragesellschaft (1957) vorgestellt. Von Februar 1952 bis Juni 1957 wurden 13836 Kontaktpersonen (nur aus der Hauptstadt São Paulo) von 179230 Untersuchten calmettisiert. Im selben Zeitabschnitt wurden 1998 Leprafälle unter den Nichtcalmettisierten beobachtet (1,11%) und 119 unter den Geimpften (0,86%). Hinsichtlich der klinischen Formen wurden unter den Nichtgeimpften 33,59% indeterminierte Lepra, 34,51% Lepromatöse und 31,89% tuberkuloide Lepra beobachtet. Unter den Geimpften waren die entsprechenden Prozentsätze 13,32%, 3,36% und 77,31%.

Auf dem Symposion betonte BECHELLI (1957), daß bei dem von SOUZA CAMPOS vorgestellten Material die Auslese nicht hinreichend gewesen sei. Er führt hierzu an, daß bei den Nichtgeimpften in 34,51% lepromatöse Lepra beobachtet wurde, was einen sehr hohen Prozentsatz darstelle. Da die lepromatöse Lepra viele Jahre zu ihrer Entwicklung benötigt, erscheint die Zeit seit 1952 für eine derartige Entwicklung sehr kurz. Man kommt daher zur Überzeugung, daß in die Gruppe der Nichtcalmettisierten nicht nur die in den letzten 5 Jahren kontrollierten Kontaktpersonen aufgenommen worden sind, sondern auch viele Patienten, die schon seit 8, 10 oder 15 Jahren leprakrank waren und bei denen sich in hohem Prozentsatz eine lepromatöse Form der Lepra entwickelt hatte. BECHELLI (1957) ist daher der Ansicht, daß zwei völlig unähnliche Gruppen verglichen wurden: eine Gruppe, die mit BCG geimpft wurde, und zwar ab 1952, wobei durch vorherige Untersuchung eine schon bestehende Leprainfektion ausgeschlossen wurde, und eine Vergleichsgruppe, die aus Personen bestand, die ab 1952 zur Untersuchung kamen und als infizierte Kontaktpersonen gewertet wurden, obwohl sie schon vorher leprakrank waren und nur durch viele Jahre der Kontrolluntersuchung ferngeblieben sind, wobei es sich häufig um Lepromatöse handelte. Das erklärt die besondere Häufigkeit der lepromatösen Form in der Kontrollgruppe, die so hoch war, daß selbst CHAUSSINAND die Resultate von SOUZA CAMPOS nicht anerkannte.

Von 1939—1955 beobachtete FERNANDEZ (1955b) 83 Personen, die mit Lepromatösen in Kontakt standen. Das Alter schwankte zwischen einem Monat und 15 Jahren. Es wurden 3 Gruppen gebildet: 1. 28 mit BCG-geimpfte Kontaktpersonen (6 oral und 22 intracutan), 2. 32 nicht mit BCG geimpfte, tuberkulinpositive Personen und 3. 32 nicht mit BCG geimpfte Tuberkulinnegative. Von der 1. Gruppe erkrankten 9 (32%), davon 8 an tuberkuloider und einer an indeterminierter Form. Bei 26 von ihnen (93%) war die Mitsuda-Reaktion positiv. In der 2. Gruppe (tuberkulinpositiv) wurden 13 Erkrankungen (41%) beobachtet, davon 12 Tuberkuloide und ein Indeterminierter. In der 3. Gruppe (nichtgeimpfte Tuberkulinnegative) erkrankten 10 Personen (43%), und zwar 5 an tuberkuloider, 2 an indeterminierter und 3 an lepromatöser Lepra. Die Mitsuda-Reaktion war bei 39% positiv. Aus einem Vergleich der beiden Gruppen, bei denen der Faktor Tuberkulose mit im Spiel war (BCG-Geimpfte und Tuberkulinpositive), mit der tuberkulinnegativen Gruppe zog FERNANDEZ den Schluß, daß die beiden ersteren Gruppen besser gegen den Leprabacillus geschützt waren, wenn man Häufigkeit und Schwere der Erkrankung in Rechnung stellt.

Allerdings muß die Ungleichheit in bezug auf das Alter der beiden Gruppen hervorgehoben werden, denn bei der tuberkulinnegativen Gruppe war das Mindestalter 6 Monate und bei der positiven Gruppe 4 Jahre. Diese Ungleichheit läßt keinen eindeutigen Vergleich der Ergebnisse zu.

Bei 1147 geimpften Kontaktpersonen beobachtete QUAGLIATO (1956b) 12 Leprafälle (1%), davon 4 (33%) Indeterminierte und *8* (66%) Tuberkuloide.

CERQUEIRA PEREIRA et al. (1953) stellten eine Häufigkeit von 4,7% bei 42 mit BCG geimpften Kontaktpersonen fest; von diesen beiden Leprafällen war einer lepromatös und der andere indeterminiert.

Im Material von Silva et al. (1952, 1955), das aus 166 geimpften Kontaktpersonen bestand, war der Leprabefall 3,08%, wobei je 2 Fälle indeterminiert und tuberkuloid waren. Bei 135 nichtgeimpften Kontaktpersonen war der Prozentsatz 6,7% mit 5 tuberkuloiden, 5 indeterminierten und 1 lepromatösen Fall (Bacilloskopie negativ).

Yanagisawa et al. (1957) berichtet über die laufende Untersuchung von 248 Kontaktpersonen, die in 3 Gruppen unterteilt worden waren. Die 1. Gruppe bestand aus Tuberkulinpositiven, die 2. aus Tuberkulinnegativen, die mit BCG geimpft wurden und die 3. Gruppe aus Tuberkulinnegativen, die nicht geimpft wurden. Der Leprabefall in der 1. und 2. Gruppe betrug 5,1 und 1,5%, während bei der 3. Gruppe 47,2% erkrankten. Diese Angaben können nicht als überzeugend angesehen werden, denn sie wurden nur summarisch beim Internationalen Leprakongreß in Tokio (1958) vorgetragen. Der zitierte Autor weist selbst auf die Notwendigkeit einer eingehenderen Untersuchung bezüglich klinischer Verlaufsform, Alter, Ansteckungsmöglichkeit usw. hin. Ohne derartige Zusatzuntersuchungen hält Yanagisawa eine endgültige Schlußfolgerung für schwierig.

Bezüglich der *Häufigkeit lepromatöser Lepra bei Kontaktpersonen oder gesunden Calmettisierten* konnten wir folgende Daten zusammenstellen: Ramos e Silva (1957) berichtet über einen am 11. XI. 1941 geborenen Knaben, der am 12., 14. und 17. desselben Monats sowie am 19. I. 1949 mit BCG geimpft worden war. 1950 erkrankte er an lepromatöser Lepra mit kleinfleckigen Erruptionen besonders an Armen, Oberschenkeln und am Gesäß. Die Diagnose wurde durch Bacillennachweis gesichert, wobei zahlreiche Globi festgestellt werden konnten.

In der schon oben erwähnten Arbeit von Souza Campos berichtet der Autor, daß von den calmettisierten Kontaktpersonen, die an Lepra erkrankten, 3,36% den lepromatösen Typ aufwiesen.

Silva u. Rabello Neto (1958) berichten über ein Mädchen von ca. 10 Jahren, ständig leprominnegativ, welches zwischen 1953 und 1955 2000 mg BCG oral erhalten hatte und 1958 lepromatös erkrankte. Auch Cerqueira Pereira et al. (1953) berichten über einen Fall lepromatöser Lepra bei einer geimpften Kontaktperson. Diese Beobachtungen, obwohl sie nur vereinzelt sind, stellen die prämunitorische Wirkung des BCG bei der Lepra in Frage. Selbst wenn eine solche Wirkung bewiesen werden sollte, kann diese nicht als vollständig und in allen Fällen wirksam angesehen werden.

Wir müssen daher *abschließend* feststellen, daß die bisher durchgeführten epidemiologischen Untersuchungen hinsichtlich der Kontrollgruppen weitgehend zu wünschen übriglassen. Vielleicht sind auch deswegen die Ergebnisse so wenig übereinstimmend und schlüssig. Andererseits ist der Zeitraum nach der BCG-Impfung verhältnismäßig kurz. Diesbezüglich meint Chaussinand (1955a, b), daß die Ergebnisse erst vom 3. Jahr ab bewertet werden dürfen, um so die schon erkrankten Kontaktpersonen, die sich noch in der Inkubationsphase befinden, ausschließen zu können. Er glaubt, daß es unwahrscheinlich wäre, daß bei einer derartigen Untersuchungsreihe noch lepromatöse Fälle unter den Geimpften zur Beobachtung kämen. Hinsichtlich des Auftretens einer tuberkuloiden Lepraform unter Kontaktpersonen kurze Zeit nach der Calmetteimpfung hält er es für sehr wenig wahrscheinlich, daß die Impfung in so kurzer Zeit derartig günstig eine schon sich entwickelnde Lepraerkrankung beeinflussen könne.

Alle die angeführten Ergebnisse und Schlußfolgerungen lassen ganz klar die Notwendigkeit neuer, strengerer Untersuchungen erkennen, um schließlich zu wirklich überzeugenden Ergebnissen kommen zu können.

3. Versuch einer Leprominpositivierung durch BCG bei Leprakranken

Die Aufnahme dieses Kapitels unter die Abhandlung der Prämunition rechtfertigt sich nur durch das Ziel der Untersuchung, nachzuprüfen, ob BCG eine eindeutige und dauernde Umkehr der Leprominreaktion bei dauernd leprominnegativen Lepromatösen hervorrufen kann. Sollte diese Fähigkeit bewiesen werden, so kann implizite eine prämunitorische Wirkung des BCG angenommen werden, durch welche Kontaktpersonen, insbesondere leprominnegative, geschützt werden könnten. Eine derartige Untersuchung würde die Feuerprobe für die Impfung darstellen, doch muß man sich von vornherein der Schwierigkeiten eines solchen Nachweises bewußt sein. Tatsächlich hat man — um diese Schwierigkeiten zu verringern — meist derartige Versuche mit Lepromatösen, die abklingende Symptome und einen negativen Bacillenbefund zeigten, oder ganz allgemein unter besonders günstigen klinischen Bedingungen durchgeführt.

Die Prozentsätze der erhaltenen Positivierung schwanken zwischen 0 und 92%.

CONVIT, RASSI, RODRIGUES u. CONTRERAS (1952) verabreichten BCG intracutan an 113 Lepromatöse, deren Läsionen unter Sulfonen zurückgegangen waren und die alle eine negative Leprominreaktion aufwiesen, wobei 51 tuberkulinnegativ und 62 tuberkulinpositiv (nur 1+) waren. Von den 51, nach zwei Testen negativen Kranken wurden 13 (25,5%) leprominpositiv. In der anderen Gruppe wurde bei 33 Kranken (53,2%) eine Positivierung der Leprominreaktion beobachtet. Beide Gruppen zusammengenommen, ergab sich eine Positivierung bei 40,7%. Die Autoren beobachteten auch eine Gruppe von 40 Kranken mit indeterminierter Lepra, die nach zweimaliger Testung negativ waren und von denen nach BCG 35 (87,5%) eine positive Mitsuda-Reaktion aufwiesen. In einigen Fällen wurde auch eine histologische Untersuchung der positiven Reaktion vorgenommen.

AZULAY, MOURA u. MOURÃO (1952) beobachteten 20 wiederholt leprominnegative Lepromatöse mit negativem Bacillenbefund und ohne Hautläsionen. Nach zweimaliger oraler Verabreichung von 100 mg BCG ergab bei 7 Kranken (35%) die 45 Tage später angestellte Leprominreaktion ein schwach positives Ergebnis (+).

DHARMENDRA, MAZUNDER u. MUKERYEE (1953) stellten eine Positivierung bei einem (5%) von 18 Lepromatösen und von 10 (91%) unter 11 „neuralen" Leprösen fest.

QUAGLIATO u. BECHELLI (1953) erhielten eine Positivierung in einem ähnlichen Prozentsatz wie DHARMENDRA et al.: 4,5% (ein Fall unter 22) mit schwach positiver Reaktion (+), wobei die Mehrzahl der Kranken 3—5 und sogar 5 6 g BCG oral erhalten hatte. Unter 4 Patienten mit indeterminierter Lepra wurde die Positivierung bei einem Fall (25%) erzielt.

Auch LAJUDIE u. CHAMBON (1953) erzielten nur ein positives Ergebnis (4%) in 25 Fällen bei intracutaner BCG-Impfung. Bei indeterminierter Lepra reagierten 3 (37%) von 8 positiv auf Lepromin.

URQUIJO (1954) erzielte Positivität in einem höheren Prozentsatz: 1. bei 16 Lepromatösen (intracutan BCG-geimpft) wurden 2 positiv (12,8%) und 5 schwach positiv (31,2%), 2. bei weiteren 27 Lepromatösen (orale Impfung) 8 deutlich positive (30,8%) und 4 schwach positive (15,4%) Reaktionen.

LOWE u. MCNULTY (1953) erzielten nach intracutaner BCG-Impfung eine Leprominpositivität von ++ oder mehr bei 12 Lepromatösen (11,5%) von 110 Kranken. Weitere 34 (32,7%) zeigten schwache oder späte Reaktionen, die nicht eindeutig gewertet werden konnten. Die Leprominumkehr war nicht von einer bakteriologischen Besserung begleitet, überdies war sie bei der Mehrzahl nur vorübergehend, denn von 10 Nachuntersuchten waren 1 Jahr später nur mehr 3 sicher positiv.

JONQUIÈRES u. MASANTI (1954) versuchten BCG bei einer Gruppe von 39 Lepromatösen: 11 abklingende Fälle mit schwach positivem Bacillenbefund, 17 aktive, aber durch lange Sulphonbehandlung stationär gewordene Fälle und 11 hochaktive, nicht behandelte oder nur wenig behandelte Fälle. Nur 8,7% zeigten „zweifelhafte, aber nicht andauernde Positivierung".

Ein hoher Prozentsatz von Leprominumkehr wurde von NEYRA RAMIREZ (1954a) beobachtet, 86,6% bei Lepromatösen und von PEREIRA (1956) in 92% Lepromatöser und Dimorpher.

Andererseits konnten COSTA u. TEIXEIRA (1953) und CONTRERAS, GUILLÉN, TARABINI u. TERENCINO (1956) keine Positivierung bei ihren calmettisierten Lepromatösen beobachten. Die beiden ersten Autoren verwendeten BCG oral bei 15 Patienten: 0,10 oder 0,20 g alle 15 Tage mit einer Gesamtdosis von 0,60 bis 0,70 g, mit Ausnahme eines Patienten, der 0,30 g erhielt. Die spanischen Autoren machten ihre Versuche bei 15 Lepromatösen.

SCHUJMAN (1956) untersuchte die Leprominempfindlichkeit bei 40 Lepromatösen (die Mehrzahl mit L_2 und L_3), die nach langjähriger Sulfon- oder Chaulmoograbehandlung klinisch und bakterioskopisch negativ geworden waren. Als Impfstoff verwendete er Stephanskyantigen in 13 Fällen, BCG oral in 19 und intracutan in 8 Fällen. Er berichtet über folgende Ergebnisse: In keinem Fall wurde die Fernandez-Reaktion positiv, die Mitsuda-Reaktion wurde in 47% der oral Geimpften positiv, bei 50% der intracutan Geimpften und bei 69% der mit Stephanskyantigen Geimpften. Histologisch wiesen die Knoten in der Mehrzahl der positiven Fälle tuberkuloide Strukturen auf. Der Autor weist aber darauf hin, daß die positive Reaktionsfähigkeit nur von kurzer Dauer war, nach 3 Monaten abklang und nach 5 Monaten vollkommen verschwunden war. Auch zeigte die provozierte Reaktionsänderung keinen Schutz gegen die lepröse Erkrankung an. Tatsächlich schritt auch die Krankheit bei den aktiven Fällen, sobald die Behandlung vernachlässigt wurde, trotz positiver Leprominreaktion fort. Bei einigen klinisch und bakterioskopisch negativen Kranken beobachtete er Rezidive mit Auftreten von frischen Läsionen. Diese Ergebnisse veranlaßten SCHUJMAN zu der Fragestellung, ob die bei Gesunden oder Kontaktpersonen induzierte positive Leprominreaktion denselben Schutz darstelle wie die spontan positive Leprominreaktion. Auf Grund seiner Beobachtungen — trotz der Verschiedenheit des Materials — neigt er zu der Annahme, daß längerdauernde Versuche notwendig wären, um einen wirklich sicheren Schutz durch die induzierte Positivität annehmen zu können.

Es geht aus den angeführten Versuchen wiederum hervor, daß die Ergebnisse außerordentlich verschieden sind. Im allgemeinen zeigt sich unter den Leprologen, selbst unter solchen, die die BCG-Impfung bei Gesunden vertreten, wenig Begeisterung auf diesem Arbeitsgebiet. Auch SOUZA CAMPOS (zit. nach QUAGLIATO, 1957) gibt seinen Mißerfolg auf diesem Gebiet zu.

Überdies ist festzustellen, daß die erzielten Positivierungen gewöhnlich nur schwach (+) und vorübergehend sind (SCHUJMAN, 1956; LOWE u. MCNULTY, 1953; JONQUIÈRES u. MASANTI, 1954). Außerdem bedeutet diese induzierte Positivität bei Lepromatösen nach SCHUJMAN keine günstigere Prognose, weil sie vorübergehend ist und bei den Kranken Verschlechterung bzw. Rückfälle beobachtet wurden.

Die Untersuchungen bei Kranken mit indeterminierter Lepra wurden ohne Kontrollen durchgeführt und sind daher für irgendwelche bindende Schlußfolgerungen ungeeignet.

4. Tierexperimentelle Ergebnisse

Tierexperimentelle Versuche wurden angestellt, um die Wirkung des BCG auf die Leprominumkehr und auf die Lepra murina zu demonstrieren.

a) Leprominpositivierung bei Tieren durch BCG

Derartige Versuche wurden an Meerschweinchen, Kaninchen, Ratten, Hamstern und Rhesusaffen angestellt.

CHAUSSINAND (1948a, b) beobachtete eine Leprominpositivierung bei 40 Meerschweinchen, 6 Kaninchen, 3 Affen und 2 Hunden nach Impfung mit Kochschen Bacillen oder BCG. Negative Leprominergebnisse erzielte er bei 40 Meerschweinchen, 10 Kaninchen, 6 Affen und 2 Hunden, die unempfindlich für 1 cg Tuberkulin intracutan waren.

AZULAY u. AZULAY (1953) injizierten subcutan am rechten Hinterbein 10 mg BCG bei 17 Meerschweinchen. 10 Tiere dienten als Kontrolle. 4 Monate später wurde die Leprominreaktion gleichzeitig mit einer BCG-Injektion (1% Lösung nach der Technik von DHARMENDRA für Lepromin) durchgeführt. 53,3% der calmettisierten Tiere reagierten positiv auf Lepromin, allerdings fehlen Angaben über die Kontrollen. AZULAY (1954) beobachtete bei 45 mit 0,033 g BCG geimpften Meerschweinchen eine Positivierung in 94%. Bei der Kontrollgruppe war die Leprominreaktion durchwegs negativ. Darüber hinaus stellte er fest, daß das Leprominantigen die Meerschweinchen nicht gegen eine zweite Injektion von Lepromin sensibilisierte und daß eine Spätreaktion des Lepromintests nach einer erneuten BCG-Injektion erfolgte.

OLMOS CASTRO (1954) schloß auf Grund einer Untersuchungsreihe von 6 Meerschweinchen, die mit Lepromin oder nur mit BCG geimpft worden waren, daß die Calmettisierung gesunder, leprominnegativer Meerschweinchen zu einer Sensibilisierung gegen eine Leprominreaktion führt. Außerdem kommen Gruppenkosensibilisierungen vor, deren klinische Manifestationen je nach der postvaccinal verflossenen Zeit variieren.

CONVIT, LAPENTA u. JORGENSEN (1955) führten eine Untersuchung bei 120 Hamstern (Cricetus auratus) und 45 Meerschweinchen (Cava cobaya albina) mit negativer Leprominreaktion durch. Die Hamster wurden in 4 Untergruppen eingeteilt, von denen 3 mit BCG geimpft wurden (oral, intracutan bzw. intrakardial), die vierte Untergruppe diente als Kontrolle. Die orale Dosis betrug 100 mg, die intracutane und intrakardiale 0,5 mg. Lepromin wurde 4, 6, 8, 12 und 16 Wochen nach der Impfung wiederholt, wobei kein einziges positives Ergebnis erzielt wurde. Daraus schließen die Autoren, daß der Hamster weder auf PPD noch auf Lepromin anspricht und daß sich diese artspezifische Reaktionsweise nicht nach BCG ändert. Bei den Meerschweinchen wurde — außer den erwähnten 4 Untergruppen — noch eine weitere gebildet, bei der die Calmettisierung gleichzeitig oral, intracutan und intrakardial erfolgte. Bei allen geimpften Tieren kam es zu einer Positivierung der Fernandez- und Mitsuda-Reaktion. Die Mantoux-Reaktion wurde nur bei den Tieren, die der letzten Gruppe angehörten bzw. bei der intracutan geimpften Gruppe positiv. Bei der Kontrollgruppe erfolgte bei 7 von 9 Tieren ebenfalls eine Positivierung des Lepromintestes.

PEREIRA u. GUIMARÃES FILHO (1955) calmettisierten — mit verschiedenen Dosen und auf verschiedenen Wegen — Rhesusaffen (Macaca mulatta), die röntgenologisch intakt waren und eine negative Tuberkulin- und Leprominreaktion aufwiesen. Alle Teste wurden in verschiedenen Zeitabschnitten nach der BCG-Impfung wiederholt. Von 12 geimpften Affen reagierten 11 (91,7%) positiv auf Lepromin. Stark positive Reaktionen (+++) wurden nur nach BCG-

Impfung in den Hoden und in die Bauchhöhle erzielt. Nach oraler Impfung war die Positivierung zwar konstant, aber schwach (+) bei Tieren, die hohe Dosen von BCG (0,6—1,2 g) erhalten hatten. Auch nach Scarifikation oder mehrfacher Hautimpfung war die Positivierung nur schwach (+). Nach höheren intracutanen Dosen wurden stärkere (++) Positivierungen erzielt. Die Tiere der Kontrollgruppe wurden mit Suspensionen säurefester Bacillen geimpft (Mycobacterium sp., Mycob. avium, Mycob. smegmatis), wobei keine Leprominumkehr beobachtet wurde.

Nach HADLER (1957) erfolgte bei den meisten Untersuchungen die Ablesung der Reaktionen nur durch äußere Inspektion und besitzt daher keine Beweiskraft. Er verwendete bei seinen Untersuchungen (1953 und 1956) bzw. den zusammen mit HADLER u. ZITTI (1955) die histologische Ablesung, die folgendes ergab:

— Bei Tieren, die schon normalerweise auf Lepromin positiv reagieren (Meerschweinchen), wird durch BCG eine Modifikation der Gewebsreaktion auf den Leprabacillus hervorgerufen. Diese besteht in einer Verstärkung der makro- und mikroskopischen Läsionen und einer stärkeren Reaktion zwischen Bacillen und Wirtszellen. Letztere zeigt sich in schwereren degenerativen Veränderungen der Wirtszellen und schnellerer Lyse der Bacillen. Die derart veränderten Gewebsreaktionen, die zusammen mit einer Übersensibilisierung gegen Tuberkulin auftreten, zeigen eine Sensibilisierung auf Lepromin an, welche durch die BCG-Impfung hervorgerufen wurde. Diese histologischen Veränderungen im Bereich der Leprominreaktion sind quantitativer Natur und zeigen daher keine Umkehr der Leprominreaktion an. Der Charakter der histologischen Läsion verändert sich dabei nicht. Die makroskopische Reaktion ist nach der Impfung größer, und diese Tatsache wurde fälschlicherweise als Umkehr ausgelegt.

— Die BCG-Impfung bei Tieren, die normalerweise nicht auf Lepromin reagieren (Ratten), führt ebenfalls zu einer Änderung der Gewebsreaktionen nach intracutaner Injektion von Leprabacillen. Auch hierbei kommt es zu einer größeren makro- und mikroskopischen Reaktion und stärkeren toxisch-degenerativen Zellläsionen. Der histologische Charakter der Läsion ändert sich aber nicht qualitativ, sondern es finden sich auch nach BCG-Impfung dieselben Leprazellen mit zahlreichen Bacillen. Diese Tatsache zeigt, daß die Makrophagen nicht die Fähigkeit der Bacillenauflösung erhalten, obwohl eine Überempfindlichkeit besteht, die aus den starken nekrotischen Veränderungen abzulesen ist. Daraus geht eindeutig hervor, daß nicht einmal bei Tieren, die normalerweise nicht auf Lepromin reagieren, eine Leprominumkehr durch BCG-Impfung erzielt werden kann.

b) BCG-Impfung und Verlauf der Lepra murina

Um die Schutzwirkung des BCG bei der murinen Lepra zu untersuchen, impfte AZULAY (1954) 57 Ratten mit 20 mg BCG subcutan und intraperitoneal. 115 Tage danach wurden sie mit Leprabacillen (var. muris) inoculiert. 20 Ratten bildeten die Kontrollgruppe. Die Beobachtungsdauer betrug 10 Monate. Klinisch konnte er feststellen, daß die nicht geimpften Tiere frühere und stärkere Reaktionen als die geimpften aufwiesen. Färberisch konnte er an den Bacillen bei beiden Gruppen keine Unterschiede feststellen, doch war der Bacillengehalt der inneren Organe (Milz, Leber, Lunge) bei der nicht geimpften Gruppe größer als bei der geimpften. Bei der histologischen Untersuchung stellte er fest, ,,daß der leprotische Befall bei den nicht Geimpften größer war". Der histologische Charakter der Läsionen zeigte aber keine Unterschiede. Er schließt daraus, daß ,,BCG die Ratte gegen die Infektion mit dem Bacillus leprae murium schützt".

Auch HANKS u. FERNANDEZ (1956) beobachteten diese protektive Wirkung, welche jedoch deutlicher ist, wenn dem BCG eine kleine Dosis von durch Hitze abgetöteten Bacillen der Lepra murina beigegeben wird.

Über die Untersuchungen von AZULAY äußerte sich HADLER (1957) am Symposium über BCG, veranstaltet von der Brasilianischen Lepragesellschaft, folgendermaßen: „Alle die mit Rattenlepra arbeiten, wissen, daß die Schwankungen der Überlebensdauer der mit Lepra murium infizierten Tiere sehr groß sind, wie aus einer graphischen Darstellung sehr deutlich hervorgeht, wenn man Tiere untersucht, die mit einer standardisierten Dosis von 5 mg *M. leprae murium* inoculiert wurden. Aus dieser Kurve geht hervor, daß bei einer großen Gruppe von Tieren die Grenzwerte der Überlebenszeit zwischen 2 und 18 Monaten schwanken. Auf Grund der Tierversuche von AZULAY können daher keine bindenden Schlüsse gezogen werden."

NEYRA RAMIREZ (1954b) glaubt, daß die BCG-Impfung einen besonderen Reiz für die Monocyten darstellt, wobei es zu einer rascheren Zerstörung der Stephansky-Bacillen komme. Diese Behauptung wird jedoch durch die Arbeiten von MUIR u. HENDERSON (1928; zit. nach HADLER) nicht bestätigt. Die letzten beiden Autoren vermerken, daß eine orale BCG-Impfung mit 5—25 mg oder eine solche mit 5 mg intramuskulär 90 Tage vor der intraperitonealen Injektion von 0,03 mg „M. leprae murium" weder die Gewichtskurve der Versuchstiere noch die Entwicklung der Läsionen beeinflußt. Sowohl bei Versuchs- als auch bei Kontrolltieren sind anfänglich die Veränderungen diskret und auf die mediastinalen und cervicalen Lymphknoten sowie das große Netz beschränkt. Daraufhin nehmen die Veränderungen langsam zu, so daß man den Eindruck gewinnt, daß sich bereits ein gewisses Gleichgewicht zwischen Mikro- und Makroorganismus ausgebildet hat. Der Krankheitsverlauf ist ausgesprochen torpid und begünstigt daher die Versuche über eine eventuelle Einwirkung des BCG auf die Resistenz gegen die Rattenlepra.

Histologische Untersuchungen zeigten, daß die BCG-Impfung den Entwicklungsrhythmus und Charakter der Läsionen nicht beeinflußt. Man kann daher annehmen, daß eine vorherige Impfung mit abgeschwächten Tuberkelbacillen der Ratte keine Resistenz gegen das M. leprae murium verleiht. Die durch geringe Dosen dieser Bacillen bei intraperitonealer Inoculation hervorgerufenen Läsionen sind identisch und entwickeln sich gleichermaßen bei geimpften und nichtgeimpften Tieren. Auch die Rückbildungsvorgänge werden mit derselben Häufigkeit und Stärke bei beiden Gruppen von Versuchstieren beobachtet.

Zusammenfassend kommen sie zu dem Schluß, daß die BCG-Impfung — in der angeführten Dosierung und Applikation — Ratten, die mit 0,03 mg M. leprae murium intraperitoneal infiziert wurden, keine histologisch nachweisbare Resistenz verleiht.

Abgesehen von der oben erwähnten Diskordanz scheint es nach HADLER (1957) festzustehen, daß die BCG-Impfung die histologische Struktur der Läsionen nicht verändert und daß die Bacillen nicht durch Phagocyten aufgelöst werden. Aus dieser Tatsache geht hervor, daß für den Fall einer Modifizierung der Entwicklung der Rattenlepra durch BCG diese von anderen Faktoren abhängen muß. Abschließend stellt HADLER fest, daß die vorliegenden Untersuchungen darüber keine Schlüsse zulassen.

c) Beziehungen zwischen Tierversuchen und Humanpathologie der Lepra

Nach HADLER (1957) findet sich bei einer Tierart immer nur ein bestimmter Reaktionstyp ohne individuelle Unterschiede. Dies gilt sowohl für den tuberkuloiden Typ (Meerschweinchen, Kaninchen) als auch für den lepromatösen (Ratte, Spätläsionen des Hamsters). Nur beim Hamster wurde Verschiedenheit der anfänglichen und der Spätläsionen beobachtet.

Beim Menschen hingegen spricht das Vorhandensein von zwei verschiedenen Reaktionsformen für eine geringere Konstanz der durch den Leprabacillus hervorgerufenen Gewebsreaktion. Diese Annahme ist gerechtfertigt, da Veränderungen von zweifacher Struktur beobachtet werden, die verschiedentliche Benennungen erhielten (dimorphe, Übergangsläsionen, „border-line" usw.). Es erscheint daher beim Menschen der Typ der Reaktion nicht so starr festgelegt zu sein wie bei den verschiedenen Tierarten, woraus sich die Möglichkeit einer Änderung der jeweiligen Reaktion auf künstliche Weise ableiten läßt.

HADLER glaubt, daß man die Ergebnisse der Tierversuche nicht ohne weiteres auf den Menschen übertragen könne, hält es aber für wahrscheinlich, daß Individuen, bei denen spontane oder durch Lepromin hervorgerufene Läsionen eine typisch lepromatöse oder tuberkuloide Struktur aufweisen, sich wie die entsprechenden Laboratoriumstiere verhalten. Nur jene Fälle, die nicht die typischen Strukturen der beiden Erscheinungsformen der Lepra aufweisen, könnten sich verschiedenartig verhalten. Diese Hypothese erfordert allerdings eine experimentelle Bestätigung.

Zusammenfassung

Wir haben versucht, jedem Kapitel eine kurze Zusammenfassung anzuschließen. Ganz allgemein können wir feststellen, daß es Ergebnisse gibt, die zugunsten, und andere, die gegen eine Schutzwirkung des BCG sprechen. Es fehlt allerdings bei der Mehrzahl der Untersuchungen eine statistische Planung, oder diese konnte im Verlauf der Untersuchung nicht rigoros eingehalten werden. Es ist daher unmöglich, sich derzeit auf eindeutige Schlußfolgerungen festzulegen.

Auf dem Symposium der Brasilianischen Lepragesellschaft wurde eine Kommission zur Ausarbeitung eines Programmes für klinische, immunologische und epidemiologische Untersuchungen über die Anwendung des BCG in der Lepraprophylaxe zusammengestellt. Diese bestand aus J. RAMOS E SILVA, HILDEBRANDO PORTUGAL, R. PAULA SOUZA, M. SILVA JUNIOR, ORESTES DINIZ, CANDIDO SILVA und JOIR FONTE (1957), welche feststellten, „daß alle in Schwebe befindlichen Fragen darauf zurückzuführen sind, daß die Ergebnisse Einheitlichkeit und strenge technische Durchführung vermissen lassen". Dies kam bereits hinlänglich bei der Mehrzahl der zitierten Arbeiten bzw. bei den am Symposium vorgetragenen Beiträgen zum Ausdruck. Die häufige Vernachlässigung statistischer Grundsätze, die eine Bewertung der Ergebnisse sicherstellen, sowie nicht standardisierte Technik und Material verhindern ein vergleichendes und bewertendes Studium der Beiträge. Damit zukünftige Untersuchungen nicht dieselben Unzulänglichkeiten aufweisen, empfiehlt die Kommission für alle Arbeiten die strenge Einhaltung folgender Bestimmungen:

— klare statistische Planung;
— Standardisierung des Materials, der Technik und der Interpretation.

Hinsichtlich dieser Bestimmungen empfiehlt die Kommission folgendes:

Lepromin: Typ Mitsuda-Hayashi der gleichen Sendung für jede Untersuchungsreihe. Inoculation in die gleichen Hautbezirke. Ablesung und Auswertung der Reaktion nach den Bestimmungen des VI. Internationalen Leprakongresses (Madrid 1953).

Tuberkulin: Alttuberkulin Koch der gleichen Sendung für jede Untersuchungsserie. Verdünnungen der Stammlösung unmittelbar vor Verwendung. Anwendung und Dosierung nach den Vorschriften der Weltgesundheitsorganisation.

BCG: Anwendung laut Bestimmung der „Fundation Ataulfo de Paiva" und Aufbewahrung bei einer Temperatur von 4° C, geschützt gegen Licht und Verunreinigung.

Die Kommission für Immunologie des VII. Internationalen Leprakongresses (Tokio 1958), bestehend aus J. M. M. FERNANDEZ, L. M. BECHELLI, H. W. WADE, K. YANIGISAWA, S. W. KUPER, A. SALAZAR LEITE und J. ALEIXO, weist auf das große Interesse an der „Umwandlung von Leprominnegativen in Positive durch BCG hin und erhofft sich auf Grund einer erzielten Positivität eine Erhöhung der Resistenz gegen die Lepra".

„Bis jetzt besteht keine Einstimmigkeit hinsichtlich der veröffentlichten Beobachtungen. Einige Untersucher glauben, daß BCG eine Leprominumkehr hervorbringen kann, während andere meinen, daß dies noch nicht genügend bewiesen wäre. Abgesehen von einigen positiven Ergebnissen war der Zeitraum in dieser Hinsicht nicht lange genug, um zweifelsfrei eine Schutzwirkung des BCG unter Beweis stellen zu können."

„Es ist wahrscheinlich, daß die Unstimmigkeit hinsichtlich der Wirksamkeit des BCG bei der Leprominpositivierung großenteils auf unzweckmäßig geplante Untersuchungen und auf das Fehlen von entsprechenden Kontrolluntersuchungen zurückzuführen ist. Einen anderen Faktor dürfte die verschiedene Anwendungsweise des BCG darstellen, die nicht notwendigerweise dieselben Ergebnisse zur Folge haben müsse. Schließlich können die verschiedenen BCG-Suspensionen infolge ihres Alters in ihrer Wirksamkeit in weiten Grenzen schwanken."

„Es wird daher eine gründliche Planung mit Hilfe von Statistikern empfohlen. Eine standardisierte Untersuchung in den verschiedenen Ländern wäre äußerst wünschenswert."

Auf demselben Kongreß in Tokio äußerte sich die Kommission für Epidemiologie und Prophylaxe — J. A. DOULL, O. DINIZ, R. S. GUINTO, J. R. INNES, E. MONTESTRUC, C. M. ROSS, R. V. WARDEKAR und J. CONVIT — folgendermaßen: „Die BCG-Impfung wurde vom VI. Leprakongreß (Madrid 1953) als Schutz von Kontaktpersonen und als Teil der Prophylaxebestrebungen empfohlen. Gleichzeitig wurde die Notwendigkeit weiterer Untersuchungen über deren Wert hervorgehoben. Obwohl derartige Untersuchungen in verschiedenen Ländern im Gange sind und bereits einige vorläufige Ergebnisse publiziert wurden, sind die vorliegenden Tatsachen unzureichend, um die allgemeine Verwendung von BCG als Lepraschutz zu begründen. Die Vorschläge des VI. Kongresses wurden deshalb in diesem Bericht abgeändert."

Schließlich wird betont, daß „die BCG-Impfung als *mögliche* und nicht als *gesicherte* Schutzmaßnahme durchgeführt werden sollte ..." — „Obwohl der Wert des BCG als Schutzmaßnahme bei der Lepra noch nicht gesichert ist, besteht die Möglichkeit eines solchen; es sollen daher alle Kinder, die innerhalb der Familie mit bakteriologisch positiven Kranken in Kontakt stehen, geimpft werden."

III. Addendum
(Februar 1969)

Die immuno-allergische Wechselbeziehung zwischen Tuberkulose, Lepra und BCG-Impfung in der Verhütung der Lepra behält noch immer große Beachtung. Einige der in der letzten Zeit veröffentlichten Arbeiten sollen hier besprochen werden.

1. Über die Wechselbeziehung zwischen Tuberkulose und Lepra in anderen Studien

GUINTO, DOULL und MABALAY (1955) studierten die Beziehungen zwischen Lepromin und Tuberkulin (PPD 0,00002 mg oder 1 TU im ersten Versuch; in negativen Fällen wiederholt mit 0,005 mg oder 250 TU). Sie schätzten, daß der durchschnittliche Prozentsatz aller Reaktoren auf Lepromin — die auf Grund einer früheren Infektion mit *M. tuberculosis* reagierten (sie nahmen 1 TU als Standarddosis an) — nur 3,9% betrug. Diejenigen Reaktoren, die durch Infektion mit einem anderen Typ von Mycobakterien entstanden waren, machten 14,8% aus, und beide Annahmen zusammen machten 16,1% aus.

Die gleichen Autoren (DOULL, GUINTO und MABALAY, 1959) wiederholten ihren Versuch an 868 Schulkindern, die 7—10 Jahre alt waren. Die Gruppe, die auf 10 TU PPD reagierte, schloß fast alle ein, die mit *M. tuberculosis* infiziert worden waren. Davon abgesehen schien es kaum möglich, daß diese Reaktorengruppe viele Schulkinder einschließen würde, die nur empfindlich auf „antigenisch-korrelativen" Organismen waren, in Übereinstimmung mit PALMERs Hypothese, obwohl 10 TU an PPD Tuberkulin laut Theorie eine genügende Menge dieses unspezifischen Antigens enthalten kann, um Reaktionen bei einigen dieser Kinder hervorzurufen. Die Häufigkeit der Reaktionen auf Lepromin unter den Fällen, die auf Tuberkulin reagierten, ist um 17,6% höher als die Häufigkeit derjenigen Fälle, die nicht reagierten. Der einzige bekannte Unterschied zwischen den Gruppen ist der, daß eine Gruppe auf Tuberkulin reagierte und die andere nicht. Falls ihre Voraussetzungen richtig sind, kann der höhere Prozentsatz der Schulkinder in der tuberkulinpositiven Gruppe, die auf Lepromin reagierten, auf eine frühere Infektion mit *M. tuberculosis* zurückgeführt werden. Falls alle 613 Kinder, die auf 10 TU negativ reagierten, als sie wieder mit höheren Dosen an PPD untersucht wurden, als eine Einheit angesehen werden, reagierten auf Lepromin 82,5% der tuberkulinpositiven und 67,1% der tuberkulinnegativen Kinder. Dieser überzählige Prozentsatz der leprominpositiven Fälle unter denen, die eine höhere Tuberkulindosis erreichten (15,4%) — oder der meisten von ihnen —, mag auf eine Infizierung mit einigen Mikroorganismen zurückzuführen sein, die antigenisch mit *M. tuberculosis* verwandt sind.

Nach einer statistischen Analyse dieses Materials kommen die Autoren zu folgender Schlußfolgerung: „Obwohl eine positive Wechselbeziehung zwischen der Reagibilität auf Tuberkulin und auf Lepromin besteht, erfaßt das Übermaß an Leprominreaktoren unter tuberkulinpositiven über die erwartete Zahl — falls keine Verbindung bestehen würde — einen sehr kleinen Bruchteil der gesamten Leprominreaktoren. Dies trifft zu für kleine Dosen an Tuberkulin. Die Reaktion auf kleinere Dosen an Tuberkulin wird als spezifisch hinsichtlich der Infizierung mit *M. tuberculosis* betrachtet, während größere Dosen auf frühere Infizierung mit anderen Species von Mycobakterien hinweisen mögen. Dies läßt darauf schließen, daß Leprominpositivität unter Kindern in den meisten Fällen nicht durch *M. tuberculosis* oder korrelative Species verursacht wird, sondern durch einen anderen Faktor." Die Autoren halten auch die Theorie, daß die im Lepromintest verabreichte Dosis der sensibilisierende Faktor ist, für nicht zufriedenstellend.

In einer weiteren Untersuchung bestätigten GUINTO, MABALAY und DOULL (1962) dieses Ergebnis. Eine vergleichende Untersuchung bezüglich der Reaktionen auf Lepromin, PPD von M. humanum, avium und Battey und durch Hitze abgetöteten Suspensionen ganzer *M. tuberculosis* und *M. avium* wurde an 746 gesunden Cebu-Kindern unternommen. Die Reaktionen auf menschliches, aviäres und Battey-Tuberkulin waren positiv und häufig verbunden mit späten Leprominreaktionen. Die späten Reaktionen auf *M. tuberculosis*- und *M. avium*-Suspensionen waren sogar häufiger positiv und oft mit der Mitsuda-Reaktion bei tuberkulinnegativen Kindern verbunden. Die durchschnittliche Höhe der Mitsuda-Reaktion war auch größer bei jedem Ablesen für alle Kinder in dem Versuch als für diejenigen, die negativ auf beide Bacillensuspensionen reagierten. Diese Ergebnisse zeigen deutlich, daß Infektion mit menschlichem oder aviärem Tuberkelbacillus oder dem M. Battey oder möglicherweise die Infektion mit anderen antigenisch verwandten Bakterien einen Teil der Positivität auf Lepromin verursacht haben.

Trotzdem reagierten mehr als 50% der Kinder, die negativ auf *M. tuberculosis*-Präparate (PPD und den ganzen Bacillus) und auf *M. avium*-Präparate reagierten, immer noch positiv auf Lepromin. Man hat die vorsichtige Schlußfolgerung gezogen, daß Infektion durch Mycobakterien nicht ganz verantwortlich sein kann für die große Häufigkeit der Reaktion auf Lepromin. Weitere Studien werden empfohlen.

In einem Versuch (bei der Bevölkerung der Nepoko-Region im Kongo) beobachtete SWERTS (1955), daß die Positivität auf rohes Tuberkulin (1:1000) niedrig war in der Altersgruppe von 5—10 Jahren (etwa 5%) und stark anstieg zwischen 16 und 20 Jahren, um sich etwa auf 50—60% in der Altersgruppe zwischen 30 und 40 Jahren einzustellen. Die Leprominkurven waren sehr verschieden, mit entschieden höheren Prozentzahlen von der jüngsten Altersgruppe an aufwärts. Nach Ansicht der Autoren zeigen die Resultate an, daß in der beobachteten Bevölkerung „Imprägnierung" mit dem Hansenschen Bacillus der Imprägnierung mit dem *M. tuberculosis* vorausgeht, und nicht die Ansicht bestätigen, daß die Entwicklung der Leprominpositivität durch den Kochschen Bacillus erfolgt.

LOWE und MCFADZEAN (1956) erklärten, daß in einer der Gruppen, die sie untersuchten, eine nachweisbare, statistisch signifikante Wechselbeziehung zwischen den Lepromin- und Tuberkulinprüfungen bestand. Jedoch könnte dies das Ergebnis gleichzeitiger Lepra- und Tuberkuloseexposition der Bevölkerung sein. Sie betonen, daß die Zahl von Tuberkulinpositiven höher erscheint als durch das Vorkommen von Tuberkulose in der Gegend erklärt werden könnte.

LOWE und DAVEY (1956) untersuchten die Wechselbeziehung zwischen dem Pirquet-Test (10 TU und 50 TU bei Negativen) und der späten Leprominreaktion (MITSUDA). Dieser Test wurde als positiv angesehen, wenn das Knötchen einen Durchmesser von 5 mm oder mehr hatte.

Von 278 gesunden, untersuchten Erwachsenen zeigten 79 (29%) positive Pirquet-Reaktionen. Von diesen positiven Fällen reagierten auch 96% positiv auf den Mitsuda-Test. Doch reagierte eine große Anzahl von Tuberkulinnegativen auch negativ auf Lepromin. Von den 199 Negativen beim ersten Tuberkulintest, waren 144 (73%) positiv beim Test mit 50 TU. Die meisten dieser positiven Reaktoren (84%) erwiesen sich als Leprominreaktoren, während die Hälfte jener, die auf höhere Dosen negativ reagierten, auch auf Lepromin reagierten.

Die gewonnenen Resultate an 81 Kindern zeigten eine fundamentale Ähnlichkeit, doch es bestanden bemerkenswerte quantitative Unterschiede. Nur 10 (12%) reagierten auf Pirquet (10 TU). Aber wie die Erwachsenen reagierten fast alle von ihnen (90%) positiv auf Lepromin. Von den 71, die negativ auf Pirquet reagierten, reagierten 52% auf die 50 TU-Dosis. Von diesen positiven Fällen waren auch 59% positiv hinsichtlich Lepromin, obwohl hier alle diejenigen, die nicht auf große Dosen an Tuberkulin reagierten, auch negativ auf Lepromin reagierten.

Die Autoren betonen, daß bei fast allen Individuen, die einen hohen Grad an Sensitivität bezüglich Tuberkulin zeigten, eine Verbindung mit Leprominpositivität bestand und daß auch eine ziemlich hohe Wechselbeziehung zwischen denjenigen bestand, die nur positiv auf größere Dosen an Tuberkulin reagierten. Jedoch bestand keine solche Wechselbeziehung zwischen denen, die negativ auf Tuberkulin reagierten. Die Autoren halten es für möglich — und tatsächlich wahrscheinlich im Hinblick auf die Fälle unter Kindern —, daß gewisse Reaktionen auf hohe Dosen Tuberkulin im Charakter nicht unspezifisch waren.

Sie weisen weiter darauf hin, daß eine größere Anzahl der Leprominreaktionen mit einem niedrigen Grad an Sensitivität mit Tuberkulin verbunden war und daß eine bedeutende Zahl an leprominpositiven Reaktionen bei Personen stattfand, die nicht auf Tuberkulin reagierten.

Endlich weisen sie auf die spezifische Unfähigkeit der lepromatösen Fälle hin, auf Lepromin zu reagieren, obwohl sie hypersensitiv bezüglich Tuberkulin sind oder vorher mit BCG geimpft worden waren.

Neves et al. (1958) beobachteten, daß 15—18% der tuberkulösen Patienten zwischen 15 und 49 Jahren wie in der gesunden Bevölkerung negativ auf Lepromin reagieren (sie halten Reaktionen über 4 mm als positiv).

Paula Souza u. Bechelli (1958) unternahmen einen Versuch bezüglich der Wechselwirkung zwischen Lepromin und Tuberkulin (bis zu 1:100) bei 46 Kindern in der Altersgruppe 0 bis zu 4 Jahren. Keins der 8 tuberkulinpositiven Kinder erwies sich als negativ zu Lepromin. Andererseits hatten 38 tuberkulinnegative Kinder 11 positive Mitsuda-Reaktionen (einschließlich 5 mit 2+). Leprominpositivität war häufiger und ausgeprägter in der tuberkulinpositiven Gruppe (der Unterschied zwischen den zwei Gruppen war bedeutend).

Bechelli (1962) ordnete auch das Übermaß an positiver Leprominreaktion bei Tuberkulinreaktoren in eine Tabelle.

Der Vergleich sollte mit Vorbehalt gemacht werden, da die Zahl der Personen in einigen Gruppen klein war, verschiedene Konzentrationen verschiedener Typen Tuberkulin (PPD oder OT; OT 1:1000, 1:100 und 1:10), wahrscheinlich verschiedene Bacillengehalte an Lepromin gebraucht wurden, und verschiedene Kriterien im Ablesen der Mitsuda-Reaktion vorlagen. Mit diesen Vorbehalten kann man sagen, daß in einigen Gruppen kein Unterschied in der Proportion der Leprominreaktoren in tuberkulinpositiven oder -negativen Personen besteht, oder daß der Unterschied nicht bedeutend ist. In anderen Gruppen sind die Unterschiede bedeutender und schwanken von 12% (Souza Campos et al., 1955) zu 71% (Paula Souza u. Bechelli, 1959) und 76% (Chaussinand, 1948). Dies mag zum Teil auf die Unterschiede in der Konzentration des Tuberkulin (1:1000, 1:100 und 1:10) zurückzuführen sein. Dieser große Unterschied würde ein Beweis für die Unbeständigkeit der Tuberkulisierung sein. Auch mögen andere Faktoren dazu kommen.

Bechelli folgerte mittels einer vergleichenden Untersuchung, daß bei gesunden Personen in endemischen und nicht endemischen Gebieten, bei Kontakt- und Nicht-Kontaktpersonen in den meisten Fällen die Mitsuda-Reaktion unabhängig von früherer Tuberkulisierung positiv war, da in einigen Gruppen kein Unterschied in der Proportion der Leprominpositivität in tuberkulinpositiven oder -negativen Personen bestand oder daß er nicht bedeutend war. Bei vielen Gruppen war jedoch eine höhere Proportion an Leprominreaktoren verbunden mit Tuberkulinpositivität: Dieses Übermaß war statistisch bedeutend und schwankte von 12% zu 76%. Es wurde auch beobachtet, daß in einigen Gruppen starke Tuberkulinreaktoren dazu neigten, eine höhere Proportion der starken Mitsuda-Reaktion (3+) zu zeigen. Die Tatsache, daß unter tuberkulinpositiven Personen eine beträchtliche Schwankung in dem Prozentsatz der Leprominpositivität und ein Übermaß an Leprominreaktoren von einer Gegend zu der anderen und sogar in derselben Gegend war, schien die Bedeutung der Kreuzsensibilisierung sehr zu vermindern und die Existenz anderer Faktoren anzuzeigen, die entscheidender und fundamentaler in der Bestimmung der Leprominreaktivität sind.

Alle 27 leprominnegativen Kinder waren hinsichtlich der Mantous-Reaktion negativ. Von diesen wurden 11 leprominpositiv (1+), als der Test 40 Tage nach der ersten Mitsuda-Reaktion wiederholt wurde. Der Tuberkulintest wurde an 7 dieser 11 Kinder, die leprominpositiv geworden waren, wiederholt. Alle von ihnen blieben immer noch hinsichtlich Tuberkulin bis zu 1:100 negativ. Demnach war die Leprominpositivität bei den genannten Kindern nicht von einer Mit-Sensibilisierung mit dem Koch-Bacillus abhängig. Es bestand in dem beobachteten Material eine Verbindung zwischen den positiven Mantoux- und Mitsuda-Reaktionen, obwohl keine Beziehung über die Ursache und Folge bewiesen wurde.

Kooij u. Rutgers (1958) konnten keine Verbindung zwischen Tuberkulinreaktionen mit 5 TU PPD nach 48 Std und Leprominreaktionen nach 28 Tagen mit Hilfe von Wechselbeziehung-Tabellen beobachten. Sie fanden einen bestimmten Grad der Wechselbeziehung — nur an Patienten mit aktiver Tuberkulose — zwischen Tuberkulin (48 Std) und stärkeren Leprominreaktionen (14 Tage).

Sie konnten zeigen, daß die Reaktionen anhaltend stärker wurden in dieser Folge: gesunde Personen (Gruppe 5), Leprakontaktpersonen (Gruppe 3), Tuberkulosepatienten (Gruppe 4) und Patienten mit tuberkuloider Lepra (Gruppe 2). Auf der Basis dieser Daten erklärten die Autoren, daß ,,man folgern könnte, daß ein leichter Grad angekreuzter Empfindlichkeit zwischen Lepra und Tuberkulose bestehe … Daß diese gekreuzte Empfindlichkeit nur leicht ist, kann daraus geschlossen werden, daß sie nur nach eingehender statistischer Analyse der durchschnittlichen Reaktionen ganzer Gruppen und nicht an individuellen Reaktionen sichtbar wurde. Die Tatsache, daß die tuberkulöse Infektion in der Tat die Leprominreaktion verstärke, stimmt mit der obigen Schlußfolgerung überein.

Kooij u. Rutgers gehen sofort zu einem anderen wichtigen Punkt über: Da seit langem bekannt ist, daß Hypersensitivität nicht unbedingt Immunität anzeigt, ist es zweifelhaft, ob gekreuzte Empfindlichkeit auch Kreuz-Immunität bedeutet. Da die in dieser Untersuchung entdeckte Hypersensitivität nur leicht war, würde man erwarten, daß die mögliche Kreuz-Immunität auch leicht sein würde. Ihre Ergebnisse geben den Eindruck, daß der Einfluß der Tuberkulose auf die Leprominreaktion nur leicht ist — eine Tatsache, die man den benutzten Immunstoffen zuschreiben mag.

In ihrer Untersuchung gesunder Kontrollen beobachteten sie keine Wechselbeziehung zwischen den Ablesungen der Tuberkulinprüfungen und BCG einerseits und dem Lepromintest andererseits. Sie kommen zu der Schlußfolgerung, daß in Südafrika die positive Leprominreaktion nicht durch Tuberkulose verursacht wird. Sie betonen, daß Swerts dieselbe Folgerung nach der Ausführung von Tuberkulin- und Lepromintests in einer Bevölkerungsgruppe im Kongo zog.

Leiker (1961) beobachtete, daß in den jungen PPD-positiven Kindern (5 TU) die Zahl der positiven Leprominreaktionen beträchtlich höher war als in der PPD-negativen Gruppe des gleichen Alters. Dies wird als deutlicher Beweis für den Einfluß der Tuberkulinpositivität auf die Leprominreaktivität gehalten. Jedoch war das durchschnittliche Ausmaß der Reaktion bei diesen Kindern viel kleiner als bei Erwachsenen mit zunehmendem Alter. Es wurde eine allmähliche Steigerung der Größe der Reaktionen mit dem Alter an PPD-negativen wie auch an PPD-positiven Personen beobachtet.

Ein hoher Prozentsatz der Erwachsenen mit negativen PPD-Reaktionen zeigte starke positive Leprominreaktionen. Da dies auch in Dörfern, die frei oder fast frei von Lepra waren, beobachtet wurde, existieren außer *M. tuberculosis* und *M. leprae* noch andere Faktoren. Es ist wahrscheinlich, daß andere säurefeste Bakterien wie diejenigen, die auf Tieren oder im Boden leben, verantwortlich sind.

Bechelli (1962) berichtete von Resultaten einer Untersuchung bei erwachsenen Nicht-Kontaktpersonen. In einer Gruppe (121 Arbeiter), bei den tuberkulin- (OT 1:1000) positiven Erwachsenen, war ein höherer Prozentsatz an Reaktoren zu Lepromin. Jedoch war der Unterschied (9,3%) von den Leprominreaktoren in der tuberkulinnegativen Gruppe nicht bedeutend. Bei denejnigen, die intensiver auf Tuberkulin reagierten (3+), hatte keiner eine negative Mitsuda-Reaktion. In einer anderen Gruppe (421 Arbeiter) wurde Tuberkulin OT 1:1000 und verdünntes Lepromin (1/10) geprüft. Die Proportion der Leprominreaktoren war bei den tuberkulinpositiven Personen bedeutend höher.

Bechelli (1961) kam zu folgender Hypothese (1964 und 1966):

Das Ziel dieser Untersuchungen war, die Kreuz-Sensibilisierung zwischen Tuberkulose und Lepra zu prüfen, indem man die Reaktionen der Mantoux- und Fernandes- (frühe Lepromin-) Reaktion in Wechselbeziehung brachte. Die Ergebnisse lassen folgendes erkennen:

1. Der Prozentsatz der Fernandez-Positivität war entschieden höher bei Kontaktpersonen, ob sie tuberkulinnegativ oder -positiv waren, und wies darauf hin, daß bei Personen mit der Fähigkeit, zu reagieren, die Reaktion im wesentlichen auf der Sensibilisierung zu *M. leprae* beruht.

2. Das Vorkommen der positiven Fernandez-Reaktionen bei Personen von einem nicht endemischen Gebiet (USA), in denen früher Kontakt zu Leprabakterien höchst unwahrscheinlich war, weist auf die Möglichkeit einer gekreuzten Sensibilisierung mit dem Tuberculobacterium oder anderen verwandten Krankheitserregern hin. Da jedoch die Fernandez-Positivität fast null (0,8%) bei einer Gruppe tuberkulöser Patienten in den Vereinigten Staaten war, kann man annehmen, daß diese gekreuzte Sensibilisierung nur innerhalb eines sehr beschränkten Umfangs und sehr unregelmäßig geschieht.

3. Die Häufigkeit der Fernandez-Positivität in einer Gruppe tuberkulöser Personen aus einem endemischen Gebiet (São Paulo) und einem nichtendemischen Gebiet (Cleveland, USA) war praktisch ähnlich der Häufigkeit der Positivität von Personen, die anscheinend nicht tuberkulös waren und in derselben Gegend lebten. Dies könnte ein Argument gegen eine gekreuzte Sensibilisierung darstellen.

4. Die Ähnlichkeit der Resultate der Fernandez-Reaktionsprüfungen in städtischen Gebieten (mit einer höheren Tuberkulinisierungsrate) und in ländlichen Gegenden spricht nicht für die Theorie einer gekreuzten Sensibilisierung.

5. Bei einigen Gruppen bestand eine Verbindung zwischen Tuberkulin- und dem frühen Lepromintest. Auch höhere Fernandez-Positivität wurde zusammen mit Tuberkulinpositivität beobachtet; überdies schien sie mehr mit stark positiven Tuberkulinreaktionen verbunden zu sein. Bei anderen Gruppen wurde diese Verbindung nicht bemerkt. Diese Daten liefern einen weiteren Beweis dafür, daß sogar, falls die kausale Beziehung zwischen Tuberkulinisierung und Fernandez-Positivität gezeigt wird, eine Kreuzsensibilisierung höchstens innerhalb eines sehr beschränkten Ausmaßes und unregelmäßig geschieht.

6. Bei einigen Gruppen tuberkulinpositiver Personen schwankte der Prozentsatz an Fernandez-Positivität von 0 zu 37,9%. Deswegen ist es schwierig anzunehmen, daß die Tuberkulose eine solche Positivierung bewirkt.

7. Zwischen Tuberkulin und früher Leprominpositivität wurde in einer kleinen Zahl von Fällen unbestimmter („indeterminate") Lepra keine Beziehung beobachtet. Dies ist eine Form der Krankheit, in der das immun-allergische Verhalten nicht so ausgeprägt ist wie bei lepromatöser und tuberkuloider Lepra. Die Fernandez-Resultate hingen bei lepromatösen Fällen nicht von der Tuberkulinpositivität ab und waren immer, oder fast immer, negativ. Bei lepromatösen und tuberkuloiden Fällen bestanden — anscheinend unabhängig von einer Tuberkulose — seltsame immun-allergische Bedingungen, die fast unveränderliche Fernandez-Negativität bei lepromatösen Fällen und häufig Positivität bei tuberkuloiden Fällen bedingte, und verantwortlich für das Erscheinen dieser polaren Typen der Krankheit sind.

8. Untersuchungen an Kleinkindern der Creche de Jacarei mit BCG plus nochmaligen Prüfungen, zeigten Fernandez-Positivität (1 in 12) in einer der Gruppen, während keine positive Reaktion bei zwei anderen Gruppen bestand. Die Unregelmäßigkeit der Resultate und die niedrige Positivisierungsrate scheinen die Bedeutung einer Mitsensibilisierung auf ein Minimum zu bringen.

9. Die Theorie der Kreuz-Sensibilisierung fand in dem beobachteten Material, als man sie auf die Mantoux- und Fernandez-Tests bezog, wenig Bestätigung. Andere Hinweise sprachen gegen die Theorie und man neigt dazu, sie ernstlich in Frage zu stellen oder ihre Bedeutung auf ein Minimum zu verringern. Auch falls dies in Zukunft bestätigt wird — es ist möglich, daß sie in Richtungen ähnlich der Palmer-Hypothese gültig ist — die umfassende Analyse der zusammengestellten Daten der gegenwärtigen Autoren veranlassen ihn zu behaupten, daß solche Kreuz-Sensibilisierung unregelmäßig und innerhalb eines begrenzten Umfangs geschieht.

2. Prüfung des BCG-Impfstoffes gegen M. leprae in den Fußsohlen von Mäusen

Laut SHEPARD (1967), der dieses Versuchssystem für die Prüfung von Impfstoffen gegen *M. leprae* entwickelte, „ist eine Multiplikation zuerst nach 90 Tagen nachweisbar, wenn man 5×10^3 *M. leprae* in die hinteren Fußsohlen einspritzt. Die Bakterienzahl steigt logarithmisch zu einer Höhe von 2×10^6 in etwa 150 Tagen. Die Multiplikation wird dann plötzlich langsamer, und die Anzahl bleibt relativ beständig um einen Höhenwert unter 1×10^7. Impfstoffeinflüsse können so gegen Kontrollen geprüft werden. Drei Monate später werden die Zählungen von jeder Gruppe wiederholt. Der Impfstoffschutz wird an dem Rückgang der Zahlen an *M. leprae* in geimpften Mäusen gemessen und mit den Kontrollmäusen verglichen."

Er verglich in seinen Experimenten „eine Serie mycobakterieller Species wie z.B. durch Hitze getötete Vaccine gegen *M. leprae*, *M. lepraemurium*, eine bestimmte nicht-kultivierbare Species pathogen für Mäuse, und *M. leprae* selbst. Letztere war von menschlicher Milz durch Autopsie gewonnen. Es zeigte sich, daß der beste Schutz von den menschlichen Tuberkelbacillen geleistet wurde. Etwas besseren Schutz lieferte lebendes BCG."

3. Wirkung der BCG-Impfung auf den Lepromin-Test

Die der BCG zuzuschreibende Leprominumwandlung würde die totalen positiven Reaktionen weniger in der Proportion an Leprominpositivität beeinflussen. In der Tat spielen, laut DOULL, GUINTO und MABALAY (1957), andere Ursachen außer BCG eine wesentliche Rolle, indem sie Reaktivität zu Lepromin, d.h. natürliche Ursachen und Lepromin, veranlassen. Die Wichtigkeit des letzteren war in der Untersuchung hinsichtlich BCG von PAULA SOUZA, BECHELLI et al. und von IGNACIO, PALAFOX und JOSÉ (1955) betont worden.

Da die Proportion der Leprominpositivität sehr niedrig ist bei 0—4 Jahre alten Kindern und mit dem Alter zunimmt, um 80% etwa bei jungen Erwachsenen zu erreichen, würde man annehmen, daß ein großer Unterschied zwischen geimpften Gruppen und Gruppen zur Kontrolle bei 0—4 Jahre alten Kindern gesehen würde, während nach diesem Alter der Unterschied allmählich abnehmen würde und dann die Leprominumwandlung in beiden Gruppen ähnlich sein würde. Aus diesem Grund hat man den Eindruck, daß die durch BCG veranlaßte Leprominpositivität am besten in der 0—4 Altersgruppe geprüft werden kann. Die Untersuchung in dieser Altersgruppe sollte besonders deshalb beachtet werden. ROSEMBERG, SOUZA CAMPOS und AUN (1950, 1951 und 1952) und ROSEMBERG et al. (1960) berichteten über eine 90—100% Leprominumwandlung bei einigen Kindergruppen. BECHELLI (1958) beobachtete an 0—1 Jahr alten Kindern 45% in der einen Gruppe und 41,7% in der anderen. Doch der Unterschied zur Kontrollgruppe war nicht bedeutend, obwohl sich ein Einfluß durch BCG-Impfung zeigte.

In einer Gruppe von 550 Kindern, 6—35 Monate alt, bewerteten DOULL, GUINTO und MABALAY (1957) die Proportion aller Kinder, die durch irgendeine Ursache reaktiv wurden, wie folgt: natürliche Ursachen 11,5%, durch den Lepromintest 7,2%; durch BCG-Impfung 33,4% (von großer Bedeutung). Als Schlußfolgerung ergibt sich, daß die Zunahme der Häufigkeit der Reaktivität zu Lepromin bei Personen mit BCG geimpft nicht allein der Impfung zugeschrieben werden kann. Falls der Unterschied zwischen geimpften Gruppen und Kontrollgruppen in der Prüfung ein richtiges Bild präsentiere, ist die Wirksamkeit der BCG viel geringer als allgemein angenommen wird.

SOUZA CAMPOS et al. (1962) berichteten, daß unter tuberkulinnegativen Kindern im Alter von 6 bis 34 Monaten, die Häufigkeit und Intensität der Leprominreaktion bei denjenigen, die mit BCG geimpft worden war, bedeutend größer war als bei den nicht geimpften. Die Intensität der Reaktion war nicht viel anders, wenn BCG intracutan oder oral verabreicht wurde. Jedoch Kinder, die BCG oral erhielten, zeigten eine bedeutende Verringerung in der Reaktion mit zunehmendem Alter. Es wurde auch berichtet, daß bei Kindern, die nicht BCG erhielten, entweder in der Kontrollgruppe oder unter denen mit Lepromin geimpften, die Intensität der Reaktion mit dem Alter bedeutend zunahm.

Es ist bemerkenswert, daß GUINTO, MABALAY und DOULL (1962) zu der vorsichtigen Schlußfolgerung kamen, daß Leprominreaktivität, hervorgerufen durch eine einzige BCG-Impfung, sich zu einem nennenswerten Ausmaß innerhalb von wenigen Jahren verliert.

Folgende Resultate wurden hinsichtlich der Positivität der frühen (Fernandez-) Reaktion nach BCG-Impfung berichtet: AZULAY (1949, 66,7%; ROSEMBERG, SOUZA CAMPOS und AUN (1950b und 1952) 5,5% und 4,5%; FERNANDEZ (1953) 48,6%; BASOMBRIO et al. (1953) 58,3%; ARGUELLO PITT et al. (1953) 92%; DOULL, GUINTO und MABALAY (1957) 17,9% (mit Standardfehler von 3,9%); OLMOS CASTRO et al. (1959) 81,2%; YANAGISAWA (1960) 86,9%.

BECHELLI (1961, 1964) berichtete über einige Gruppen, daß mit BCG- und Lepromin-Wiederprüfungen eine niedrige Proportion der Positivität der frühen Leprominreaktion bestand oder sogar ein Fehlen derselben vermerkt wurde.

Der große Unterschied hinsichtlich der Resultate könnte den Unterschieden der beobachteten Probanden und den Unterschieden an Lepromin, Typ, Dosis und Lebensfähigkeit des BCG, den Kriterien der Ablesungen der frühen Reaktion und dem Zeitabstand zwischen Impfung und Leprominprüfung zuzuschreiben sein.

Zusammenfassend ergibt sich folgender Eindruck aus Untersuchungen an gesunden Personen:

1. BCG mag die Umwandlung des Lepromintests bei Kindern nach positiv beschleunigen.

2. Es besteht eine Gruppe schlechter und langsamer Reagierender, bei denen eine Leprominreaktivität nicht erreicht werden kann.

3. In einigen der Untersuchungen ist die Leprominumwandlung bei den BCG-geimpften Menschen nicht bedeutend höher gewesen als diejenige in der Kontrollgruppe.

Würde diese Beschleunigung den Personen nützlich sein, die noch nicht dem *M. leprae* ausgesetzt sind? Würde BCG-Kontaktpersonen der wahrscheinlich ausgesetzten Kinderbevölkerung oder denen, die beharrlich auf Lepromin negativ sind, nützlich sein? Nur weitere Untersuchungen können eine Antwort zu diesen Fragen geben.

Bei den Untersuchungen an Leprapatienten schwankte die Proportion der Leprominumwandlung zwischen 0 und 92,7% und oft wurden nur schwache positive (1+) Reaktionen erreicht.

Bei Tieren, die gewöhnlich negative Reaktionen auf Lepromin geben (Ratten), scheint BCG-Impfung nicht fähig, eine Umwandlung zur Positivität zu verursachen.

4. Epidemiologische Studien hinsichtlich des Wertes der BCG-Impfung zur Verhütung der Lepra

Nach unserer Kenntnis finden z.Z. drei Versuche statt:

a) Versuch in Uganda

Dieser wurde September 1960 im Teso-Distrikt im östlichen Uganda begonnen. Bis September 1962 gehörten hierzu 17397 Kinder, von denen mehr als 80% unter 10 Jahre alt waren. Alle Kinder waren verwandt oder hatten Kontakt mit bekannten Leprapatienten gehabt. Alle waren untersucht und frei von Lepra befunden worden. Die große Mehrheit der Kinder hatte entweder negative Reaktionen auf einen Heaf-Tuberkulintest, der zum Anfang gemacht wurde, oder Grad I oder Grad II positive Reaktionen. Alle diese Kinder wurden abwechselnd einer nicht zu impfenden oder einer mit BCG zu impfenden Gruppe zugewiesen. Die Kinder in der zweiten Gruppe erhielten eine einzige Dosis an gefriergetrocknetem Impfstoff (Glaxo Laboratories Ltd. von der Kopenhagener Sub-Filtrierung des BCG). Die Kinder mit Grad III oder Grad IV positiver Reaktionen im Anfangstest (1096 Kinder) wurden ungeimpft gelassen.

Die ersten Resultate des Uganda-Versuchs waren ermutigend (KINNEAR BROWN et al., 1966). Der durchschnittliche Intervall zwischen der Einnahme und der weiteren Untersuchung war etwa 2 Jahre. Von den Kindern, die tuberkulinnegativ oder tuberkulinpositiv im Grad I oder II bei der Verabreichung waren (Heaf multipuncture-Technik), waren 89 bei den ungeimpften Kindern, d.h. ein Vorkommen von 11,0 per 1000 Kinder, und 18 bei den geimpften Kindern, nämlich 2,2 per 1000, d.h. $1/5$ des Vorkommens in der ungeimpften Gruppe. Die Möglichkeit, daß dieser Unterschied sich zufällig ereignete, ist sehr klein (weniger als einer auf eine Million). Die Reduzierung des Prozentsatzes am Vorkommen der Lepra in der geimpften Gruppe verglichen mit der entsprechenden ungeimpften Gruppe war 80%. Die Lepraherde stellten eine frühe Form der Krankheit dar und waren in der geimpften und der ungeimpften Gruppe fast alle tuberkuloid. Einige von ihnen können sich spontan zurückbilden. Es wird daher als besonders wichtig angesehen, die Versuchskinder für viele Jahre hinsichtlich der Entwicklung der Efflorescenzen zu überwachen. Man ist zu der Schlußfolgerung gekommen, daß BCG-Impfung der Kinder im östlichen Uganda einen beträchtlichen Schutz gegen die frühe Form der Lepra für eine Periode von 1—3 Jahren verliehen hat. Die Reduzierung des Prozentsatzes des Lepravorkommens ist anscheinend unabhängig von dem Alter des Kindes bei der Impfung. Die Daten von BECHELLI und QUAGLIATO (2,3) werden von KINNEAR BROWN et al. bestätigt: „Die Zahlen deuten an, daß bei einigen Personen die Impfung sogar die Krankheit angeregt haben mag." Sie schließen aus diesem Hinweis, daß „falls weit verbreitete BCG-Impfung in einer Gegend unternommen wird, es klug sein würde, die älteren Kinder zu untersuchen und diejenigen nicht zu impfen, die beginnende Lepraherde haben, wie auch diejenigen, die offensichtlich leprakrank sind". Die Autoren fügen hinzu, daß „abgesehen von der Ungewißheit, die mit der kurzen Beobachtungszeit verknüpft ist, es unklug wäre zu folgern, daß die gegenwärtigen Resultate unbedingt auf andere Gebiete bezogen werden können". Die Ergebnisse in Uganda, wo nur 8% der Patienten lepromatös sind, werden nicht unbedingt in Gemeinschaften mit verschiedenen Proportionen an lepromatösen Patienten oder mit verschiedenen totalen Vorkommen gültig sein. „Die gegenwärtigen Resultate sind zweifellos nur vorläufig, und eine längere Beobachtungszeit ist nötig, bevor es möglich sein wird, die Wirkungen der BCG-Impfung bei Lepra ganz zu bewerten."

1968 veröffentlichten BROWN, STONE und SUTHERLAND einen neuen Aufsatz über diesen Versuch. Die weiteren Untersuchungen der in dem Versuch einbezogenen 17397 Probanden wurden von einer durchschnittlichen Periode von 26 Monaten auf 44 Monate verlängert. Außerdem wurden 1926 kleine Kinder, die ergänzend miteinbezogen waren, während der ersten Runde der „follow-up"-Besuche, für eine durchschnittliche Zeitspanne von 18 Monaten weiter beobachtet. 54 neue Leprafälle wurden unter den ungeimpften Kindern entdeckt und nur ein einziger Fall unter denjenigen, die mit BCG geimpft worden waren. „Die Reduzierung des Prozentsatzes des Lepravorkommens, die auf die Impfung über eine durchschnittliche Periode des ‚follow-up' von $3^1/_2$ Jahren zurückzuführen war, betrug 87% verglichen mit 80% während der ersten 2 Jahre. Deshalb besteht kein Anzeichen bezüglich eines Abnehmens der Wirksamkeit des Impfstoffs." Von den frühen Lepraherden, bemerkt während der ersten Runde der Besuche, waren 9% spontan geheilt, und weitere 19% waren ohne Behandlung bei der zweiten Runde der Besuche etwa 18 Monate später abgeheilt. Überdies bestehen bisher keine Anzeichen dafür, daß sich die Lepraprozesse in ihrer Weiterentwicklung zwischen den geimpften und nichtgeimpften Patienten unterscheiden.

Sie meinen weiter, daß Schutz der BCG-Impfung gegen Lepra unabhängig von dem Alter des Kindes sei. „Die Resultate des Versuchs stimmen bis heute mit der Erklärung überein, daß BCG einen wesentlichen Schutz gegen die frühen Formen der Lepra verleiht, daß natürlich die Tuberkuloseinfektion auch einigen Schutz gibt, aber daß Infektion mit nicht-tuberkulösen Mycobakterien (andere als die Leprabacillen) wenigen oder keinen Schutz gewähre."

Noch 1968 erklärten BROWN, STONE und SUTHERLAND auf dem IX. Internationalen Leprakongreß, daß „die augenblicklichen Resultate anzeigen, daß BCG etwa 80% Schutz gegen die frühen Formen der Lepra in diesem Teil Afrikas verleiht; es ist zu früh, um auch einen Schutz gegen lepromatöse Lepra zu bewerten. Diese ersten Resultate sind sehr ermutigend, aber persönliche Erfahrung in Afrika seit 1930 weisen darauf hin, daß das Muster der Lepra sich ändert und daß dies vielleicht teilweise ein Resultat der Chemotherapie ist. Es würde deshalb unklug sein, aus diesen Resultaten allgemeine oder eine vorzeitige Schlußfolgerung zu ziehen".

b) Versuch in Karimui (Ost-Neuguinea)

Der Versuch wurde 1962 in einer lepraendemischen, tuberkulosefreien und unbehandelten Bevölkerung ausgeführt. Etwa die Hälfte der Bevölkerung wurde mit BCG geimpft. Der Rest erhielt Placebo (aufs Geratewohl zugeteilt). Das Vorkommen der Lepra wurde durch Ermittlung aller neuen Fälle bei den fortlaufenden Inspektionen 1964, 1966 und 1968 gemessen. Die klinische Diagnose wurde in über 90% der entdeckten Fälle durch eine histopathologische Untersuchung bestätigt. 8 (3,45%) und 18 (7,84%) Fälle wurden von RUSSELL, SCOTT und WIGLEY (1964 und 1966) beobachtet unter 2318 BCG-geimpften und 2295 nicht geimpften Personen. Aber definitive Schlußfolgerungen konnten noch nicht gezogen werden, wenn auch die Resultate ermutigend waren. 1968 meinten sie, daß „BCG-Impfung eine Reduzierung des Vorkommens in der Altersgruppe 10 bis 29 Jahre verursache. Es wurden aber keine bedeutenden Unterschiede bei den Personen über 30 Jahren und unter 10 Jahren bemerkt" (nach persönlicher Information bestand kein bedeutender Schutz durch die Impfung bei Kindern unter 15 Jahren und auch bei Frauen).

c) Versuch in Burma

Dieses Außenprogramm wird von der WHO durchgeführt und findet seit August 1964 in Burma statt, wo der Anteil der lepromatösen Patienten höher als in Uganda ist.

Die hauptsächliche Frage ist, in einem endemisch sehr belasteten Gebiet zu beobachten, ob BCG-Impfung gegen Lepra die Kinder der Bevölkerung (0 bis 14 Jahre) schütze, die nicht dem *M. leprae* zu Hause, aber anderswo den Bakterien ausgesetzt sein mögen.

Material und Methode. Die Untersuchung befaßte sich besonders mit Kindern, deren Tuberkulinreaktion weniger als 10 mm ⌀ mißt. Aber auch diejenigen mit einer Reaktion von 10 mm und mehr wurden Versuchsgruppen zugewiesen. Etwa 4700 Kinder von 1—14 Jahren, nicht infiziert mit Tuberkelbacillen, sollten jeder Versuchsgruppe zugeteilt werden.

Tuberkulinprüfung. 2 Tuberkulineinheiten an gereinigtem Protein-Derivat No. RT 23 in einer Verdünnung mit Tween 80. Ablesung der Induration nach 48 Std. Die BCG-Impfung wurde unabhängig von dem Ergebnis der Tuberkulinprüfung zugeteilt. Kinder, die geimpft werden sollen, erhielten intracutan 0,1 ml gefriergetrockneten Impfstoff (Glaxo). Systematische Bewertung der Impfallergie wurde in Stichproben in der Versuchsgruppe durchgeführt. Die Lebensfähigkeit des Impfstoffes, der unmittelbar vor Gebrauch verdünnt wird, wurde gelegentlich geprüft.

Es wurde als wichtig angesehen, beiden Gruppen Kinder zuzuteilen, die derselben Familie angehören. Geschlecht und besonders Alter wurden in Erwägung gezogen. Die Kinder der Bevölkerung wurden einmal jährlich nochmals untersucht. Diagnose und Klassifikation sind von drei Spezialisten geprüft worden.

BECHELLI (1968) berichtete, daß Ende Mai 1967 44803 untersucht worden waren und 18131 Kinder aufs Geratewohl den BCG-geimpften und den Gruppen zur Kontrolle zugeteilt wurden. Bei diesem Anlaß fand man keinen Beweis dafür, daß BCG das Vorkommen der Lepra herabsetze oder daß BCG die Form der Lepra in neuen Fällen beeinflusse. BCG kann auch die Entwicklung der Krankheit selbst angeregt haben.

BECHELLI et al. (1968) berichtete über die vorläufigen Daten bis Ende Februar 1968 auf dem Kongreß in London:

Tabelle 18

	Registriert	Untersucht
Gesamtzahl	63096	57355
Unter 15 Jahre	28205	27229
15 Jahre und darüber	34891	30126

Tuberkulinablesung (Kinder): Weniger als 10 mm ⌀: 20092; 10 mm und darüber: 2897.
Kinder in den Versuch einbezogen: BCG-Gruppe 11432; Kontrollgruppe 11420.
Nachuntersuchung (Gesamterfassung etwa 90%):

Jährliche Nachuntersuchung	Anzahl untersuchter Kinder	Anzahl von Kranken	Versuchsgruppe	
			BCG	Kontrollen
1.	15433	96	54	42
2.	6313	42	20	22
3.	3800	31	14	17
Gesamt		169	88	81

Bei beiden Gruppen wurden nur die frühen Formen der Krankheit — nämlich die tuberkuloiden Formen — gesehen.

Es handelt sich um vorläufige Resultate, die nur auf 3 Jahre bezogen sind, als nur eine begrenzte Zeitspanne eines langfristigen Versuchs umfassen. Die Resultate und Schlußfolgerungen wurden daher mit großem Vorbehalt vorgelegt.

1. Es besteht kein Beweis, daß die BCG-Impfung einen bedeutenden Schutz gibt, wie auch immer der Status der Tuberkulinallergie vor der Impfung gewesen sein mag.

2. Die BCG-Impfung ist weder bei der Verhütung der Lepra in Haushaltkontakten wirksam gewesen — wobei es einleuchtend ist anzunehmen, daß eine höhere Wahrscheinlichkeit der Infektion vor der Impfung besteht — noch in der Kinderbevölkerung, die nicht dem *M. leprae* zu Hause ausgesetzt war und anderswo den Bacillen ausgesetzt gewesen sein mochte.

3. Es besteht kein Beweis dafür, daß eine natürliche Tuberkuloseinfektion oder Infektionen mit säurefesten Organismen — antigenisch mit *M. tuberculosis* verwandt — Schutz gegen Lepra verliehen haben.

In Anbetracht der langen Inkubationszeit der Lepra ist es möglich, daß eine gewisse Proportion der bisher neuentdeckten Fälle sich vor dem Anfang des Versuchs infiziert hatten. Wenn man sie nochmals 5 Jahre oder länger verfolgt, wird der Einfluß der BCG-Impfung hinsichtlich des Vorkommens der Lepra vielleicht klarer werden. Aus dem Versuch geht hervor, daß auf jedem Fall unter den Bedingungen, wie sie in Singu township (Burma) vorherrschen, keine bedeutende Wirkung der BCG-Impfung (falls sie existiert) innerhalb von 3 Jahren gesehen werden kann. Mindestens 10 Jahre würden für eine Untersuchung hinsichtlich der Verhütung von lepromatösen Fällen nötig sein.

d) Kurze Kommentare zu den drei BCG-Versuchen

In dem Versuch in Karimui wurden nicht nur Kinder, sondern auch Erwachsene miteinbezogen, während in Uganda und Burma nur Kinder beobachtet wurden. In Uganda sind 15297 (84,6%) von 18088 weniger als 10 Jahre alt. Es besteht ein Widerspruch hinsichtlich der Resultate zwischen dem Ugandaversuch (87% Schutz der Kinder, von denen die meisten unter 10 Jahre alt sind) und dem Versuch in Neuguinea und Burma, wo BCG keinen bedeutenden Schutz Kindern unter 10 Jahren und auch unter 15 Jahren verliehen hat.

In dem Versuch in Karimui, in dem auch Erwachsene beobachtet wurden, konnte ein besonderer Schutz nur bei 15—29 Jahre alten Personen beobachtet werden.

Wie für andere Krankheiten, ist es auch für Lepra sehr wünschenswert, einen Impfstoff zu haben, der Personen aller Altersgruppen Schutz verleiht, besonders Kindern, die in sehr endemischen Gebieten früh im Leben der Gefahr einer Infektion ausgesetzt sind. Wir ziehen vor, die Kommentare nun nicht weiter zu verfolgen. Die Ergebnisse sind nur vorläufig und diese kontrollierten klinischen Versuche stellen langfristige Untersuchungen dar, die zur Aufgabe haben, den Wert des BCG festzustellen, indem sie frühe und lepromatöse Formen der Lepra verhindern. Denn letztere ist die hauptsächliche Verbreitungsquelle der Infektion.

Epidemiologisch gesehen, ist es wesentlich, den Teil der Bevölkerung zu schützen (schlechte oder langsame Reaktoren auf Lepromin), der mehr geneigt ist, Lepra zu bekommen und die ansteckende Form der Krankheit zu entwickeln. In dieser Beziehung erscheint es schwierig, den prophylaktischen Wert des BCG zu erkennen, da der lepromatöse Typ gewöhnlich als unbestimmter Typ („indeterminate") beginnt und unbehandelte Fälle viele Jahre brauchen, um sich zu entwickeln. Andererseits verhindert die Behandlung des unbestimmten Patienten die Entwicklung der lepromatösen Lepra. Trotzdem, falls BCG ein Abnehmen der tuberkuloiden Rate hervorruft, stellt dies schon einen wichtigen Fortschritt dar (BECHELLI, 1968).

Mit den gegenwärtigen Resultaten können wir die Schlußfolgerung ziehen, daß der Wert der BCG-Impfung bei der Leprabekämpfung noch nicht sicher bestimmt worden ist. An diesem Punkt der Entwicklung ist es unklug und zu früh, eine weltweite BCG-Impfung zur Verhütung der Lepra zu empfehlen.

B. Prüfung anderer Wirkstoffe

I. Durch das Lepromin hervorgerufene Positivität der Mitsuda-Reaktion

Bei der Prämunition durch BCG haben wir dieses Thema und die darüber angestellten Untersuchungen, hauptsächlich die Wiederholung der Leprominreaktion, ausführlich behandelt. Zwei wichtige Schlußfolgerungen konnten wir daraus ziehen:

1. Bei einem hohen Prozentsatz der gesunden Personen kann sich die Mitsuda-Reaktion durch die Wiederholung des Tests schon beim zweiten Test positivieren. Diese Tatsache wurde auch bei Kindern mit negativem Tuberkulintest (1:1000 und 1:10) beobachtet.

2. Bei einem relativ hohen Prozentsatz der Gesunden kann sich die schwach positive (1+) Mitsuda-Reaktion verstärken.

Schon zu Beginn der Untersuchungen mit Lepromin wurde versucht, durch wiederholte Leprominteste eine Verstärkung der Resistenz und der Positivierung der Leprominreaktion zu erzielen, wobei Lepromin wiederholt negativen Kindern oder Erwachsenen injiziert wurde. Wir haben die darüber angestellten Untersuchungen, inklusive unsere eigenen, schon bei der Besprechung der Leprominpositivierung durch Wiederholen des Tests angeführt.

Dazu möchten wir noch kurz hinzufügen, daß WADE (1941) auf den Philippinen eine Sensibilisierung von Hunden für den Leprabacillus durch wiederholte Leprominjektionen erzielen konnte. Durch die Wiederholung des Tests erzielte er (1949) starke sofortige und manchmal stürmische Reaktionen. Er behauptet, es sei klar, daß die Reinjektionen nach der Sensibilisierung diese noch verstärken. FELDMAN, GARLSON u. GRINDLAY (1949) stellten bei ähnlichen Untersuchungen mit Hunden aus einem nicht endemischen Lepragebiet fest, daß die erste Leprominjektion eine Sensibilisierung hervorruft, die bei den folgenden Injektionen die lokale Reaktion verstärkt. Diese Ergebnisse wurden bei tuberkulinnegativen Hunden erzielt.

OLMOS CASTRO u. ARCURI (1957) beobachteten ebenfalls bei Hunden, daß die erste Leprominjektion den normalen Reaktionszustand verändert und eine Hypersensibilität verursacht. Bei der zweiten Injektion trat außer einer tuberkulinartigen Reaktion eine beschleunigte Knotenbildung auf.

Bei Versuchen am Menschen zeigten FERNANDEZ u. OLMOS CASTRO (1942), FERNANDEZ (1943) und OLMOS CASTRO u. ARCURI (1957), daß eine intracutane Injektion von Vollepromin bei einem hohen Prozentsatz Gesunder zu einer Sensibilisierung gegen den Hansenschen Bacillus führt. OLMOS CASTRO et al. (1958) berichten außerdem, daß die Hypersensibilität Gesunder nach Leprominjektion („Vaccinationshypersensibilität") nach einem ähnlichen Mechanismus abläuft wie bei der tuberkuloiden Lepra („Infektionshypersensibilität"). Sie zweifeln nicht, daß die Fernandez-Reaktion bei gesunden Personen, mit Leprabacillen sensibilisierten Hunden und bei der tuberkuloiden Lepra Ausdruck einer spezifischen, monovalenten Überempfindlichkeit ist. In diesem Sinne hat sie diagnostischen Wert hinsichtlich einer Überempfindlichkeit gegen das „M. leprae" und entspricht somit der Mantoux-Reaktion bei der Tuberkulose.

Wir möchten noch hinzufügen, daß LARA u. NOLASCO (1956) Versuche und epidemiologische Studien durchgeführt haben, auf Grund derer sie zu dem Schluß kamen, daß Leprominjektion bei Kindern, die einer Leprainfektion ausgesetzt sind, günstige Wirkung hat (s. BCG-Prämunition).

Weitere Untersuchungen sind erforderlich, um eindeutige Schlüsse hinsichtlich der prämunitorischen Wirkung von Lepromin ziehen zu können.

II. Künstliche Immunisierung mit Lepromlipoiden

OLMOS CASTRO u. BONATTI (1949) beobachteten, daß Injektion von Gesamtlipoiden aus Lepromen bei Meerschweinchen die Ausbildung von Antikörpern hervorruft, die „in vitro" durch Ausflockung nachweisbar sind. Diese antigene Fähigkeit besitzt Besonderheiten, die von der Zusammensetzung der Lipoide und der biologischen Reaktionsart des Versuchstieres abhängen.

Andererseits stellten sie fest, daß keine augenscheinliche Beziehungen zwischen der Flockungsreaktion und der Überempfindlichkeit bestehen. Bei Meerschweinchen, die serologisch auf die Antigeninjektionen reagiert hatten, blieben die Fernandez- und die Mitsuda-Reaktion mit Vollepromin negativ. Damit stehen die Beobachtungen bei der menschlichen Lepra im Einklang: hyperergische, tuberkuloide Formen geben nur in niedrigem Prozentsatz positive serologische Reaktionen im Gegensatz zu den lepromatösen Fällen, bei denen die Reaktion hochpositiv ist. Daraus schließen sie, daß die spezifischen Antikörper im Blut unabhängig von der Überempfindlichkeit sind.

OLMOS CASTRO u. BONATTI besprechen hierauf die Rolle dieser Antikörper bei der erworbenen Resistenz. Auf Grund langjähriger Beobachtungen bei einer großen Anzahl Kranker, wobei deren klinischer Befund und die Entwicklung der Krankheit als Kriterium dienten, behaupten sie, daß diese Antikörper keine Bedeutung für die Resistenz besitzen. So haben Formen mit großer Resistenz, wie im allgemeinen die tuberkuloide, nur selten positive serologische Reaktionen, und dann auch meist nur mit niedrigem Titer und vorübergehend. Im Gegensatz hierzu geben die lepromatösen Formen mit niedriger Resistenz in hohem Prozentsatz starke und ständig positive Reaktionen. Außerdem beobachteten sie bei einigen Patienten mit tuberkuloider Lepra und negativer Serologie, daß diese positiv wurde, wenn die Resistenz abnahm (lepröse Reaktion mit positivem Bacillenbefund). Trotz dieser persönlichen Erfahrungen halten sie es verfrüht, den Antikörpern jegliche günstige Wirkung bei den lepromatösen Fällen abzusprechen. Sie sollen gebildet werden, wenn es zu einer Invasion des Gewebes durch Leprabacillen kommt, wobei die Lipoide eine wesentliche Rolle spielen.

III. „Marianum"- oder „Chauviré"-Antigen

Einzelne Untersuchungen wurden von Schwester MARIA SUZANNE, SOHIER u. NOEL mit Antigenen von Kulturen aus menschlichen Lepromen durchgeführt, um ihre prämunitorische oder Heilwirkung bei der Lepra festzustellen. GATÉ u. ROUSSET (1953) beobachteten bei tuberkuloiden und indeterminierten Fällen von nervöser Lepra, daß das „Marianum"-Antigen eine Positivierung oder Verstärkung der Leprominreaktion hervorrufen kann. BLANC et al. (1953) stellten eine Umkehr der Mitsuda-Reaktion bei vorher negativen Gesunden in 100% fest. Auch bei Lepromatösen war der Prozentsatz hoch. Die Veränderungen der Leprominreaktivität war in dem Material von TOLENTINO (1957) nicht deutlich: die Unterschiede waren nicht statistisch signifikant, doch legen die Zahlen eine verstärkte Reaktivität bei den geimpften Lepromatösen nahe.

Einige Kommentare, die bereits bei der Erörterung der Prämunition durch BCG (Leprominumkehr durch Wiederholung der Reaktion usw.) erfolgten, gelten auch für das „Marianum"-Antigen. Neuere Untersuchungen ergaben bei seiner Verwendung im Rahmen der Leprabehandlung — nach Ansicht der Therapiekommission des VII. Internationalen Leprakongresses (Tokio 1958) — enttäuschende Resultate.

Literatur

Literatur zum Kapitel III, Addendum s. S. 409

AGRICOLA, E., e J. B. RISI: Considerações sôbre e epidemiologia da lepra no Brasil. Arch. Serv. nac. Lepra (Rio de J.) **6**, 23 (1948). — ALMEIDA, J. O. DE: Isofixation curves as method of standardization of quantitative complement fixation test. J. Immunol. **76**, 259 (1956a). — Complement fixation reactions with antigens isolated from tubercle bacili. Annual Report of the Division of Laboratories and Research, New York State Department of Health, Albany, 12 (1956b). — Diversidade de comportamento entre os soros de lepra e de tuberculose, em reações com frações isoladas de bacilo da tuberculose. Rev. bras. Leprol. **25**, 296 (1957). — Cripto-antígenos e cripto-reações com antígenos de bacilo da tuberculose e soros de leprosos em reações de fixação de complemento. Cienc. e Cult. **10**, 71 (1958a). — Preparo, padronização e comparação de antígenos em reações quantitativas de fixação de complemento com soros de doentes de lepra. Rev. bras. Leprol. **26**, 181 (1958b). — ALMEIDA, J. O. DE, L. S. LIMA, and R. P. S. CARVALHO: The value of the quantitative complement-fixation test for syphilis in leprosy. Amer. J. trop. Med. **4**, 41 (1955). — ALONSO, A. M., y J. FONTE: Idade, sexo e infecção leprótica. II. Conf. Panamericana de Lepra, Rio 1946, vol. I, p. 55. — AOKI, Y., u. K. MURAO: Zur Brauchbarkeit des Witebskyschen Prinzips der Tuberkulose-Komplementbindungsreaktion für die Lepra. Z. Immun.-Forsch. **79**, 365 (1933). — ARGUELLO PITT, L., u. Mitarb.: Experiencia acerca de las relaciones immunobiológicas entre lepra y tuberculosis. Premunición con BCG. Su valor en la profilaxia de la lepra. Mem. VI. Congr. Int. Lepra, Madrid 1953, p. 643. — ASSIS, A. DE: Posição atual do método brasileiro de vacinação BCG na prevenção da tuberculose. Lepra. Hospital (Rio de J.) **49**, 1 (1956a). — Problème de la vaccination BCG au Brèsil. Presse méd. **64**, 441 (1956b). — Situação atual da vacinação no Brasil. An. paul. Med. Cirurg. **73**, 94 (1957a). — A situação atual da vacinação BCG no Brasil. O problema da vacinação para cubertura dos programas de calmetização. An. paul. Med. Cirurg. **73**, 110 (1957b). — AZULAY, R. D.: A ação do BCG sôbre a reação lepromínica. Hospital (Rio de J.) **34**, 853 (1948). — A ação do BCG sôbre a reação lepromínica. Mem. del V. Congr. Int. de la Lepra 1948. Havana 1949, p. 1142. — The protective role of BCG in murine leprosy. Int. J. Leprosy **22**, 61 (1954). — AZULAY, R. D., e J. D. AZULAY: A viragem da lepromino-reação pela administração do BCG. Bol. Serv. nac. Lepra (Rio de J.) **12**, 310 (1953). — AZULAY, R. D., and J. CONVIT: The Mitsuda test in non-leprous in a non-endemic country. Int. J. Leprosy **15**, 264 (1947). — AZULAY, R. D., A. MOURA e MOURÃO: A viragem de reação lepromínica pelo BCG administrado aos doentes lepromatosos em condições clinico-bacterioscopicohistopatologicas de „transferência para dispensário". Rev. bras. Leprol. **20**, 178 (1952). — AZULAY, R. D., e R. G. NEVES: Comportamento do teste leprominico em cobaios becegeizados por via oral. Rev. bras. Leprol. **26**, 103 (1958).

BACCAREDDA-BOY, A.: Correlations between lepromin and tuberculin reactions. VII. Int. Congr. Leprology, Abstracts 1958(a), p. 90. — BACCAREDDA-BOY, A., and G. FARRIS: Results of the BCG vacination in the Mitsuda negative contacts. VII. Int. Congr. Lepr., Abstracts of papers, Tokyo 1958(b), p. 94. — BASOMBRIO, G., u. Mitarb.: Nuestra experiencia en la vacunacion con el BCG en convivientes anergicos a la lepromin. Mem. IIIa Conf. Panamer. de Leprologia 1951. Buenos Aires 1953, vol. I, p. 300—303. — BECHELLI, L. M.: A importância das causas predisponentes na lepra. Rev. bras. Leprol. **17**, 175 (1949). — Simpósio sôbre epidemiologia e a profilaxia da léprá. Rev. bras. Leprol. **22** (3/4), 157 (1954). — Reciprocidade do comportamento da infecção leprótica em face da tuberculose e vice-versa, do ponto de vista sorológico, imuno-alérgico, clinico e epidemiologico. Rev. bras. Leprol. **25**, 267 (1957). —

BCG by mouth in children 0—1 year old and lepromin reversion. VII. Int. Congr. of Leprology. Abstracts of Papers. Tokyo 1958, p. 100. — Contribution to the study of the immuno-allergic relationship between tuberculosis and leprosy by correlation of the Mantoux and Fernandez reactions. Acta leprol., N. S. No. 25, p. 5—107 (1966). (These verteidigt 1961 und publiziert 1964.) — Estudo comparativo entre os testes da lepromina E Da tuberculina. Bol. Serv. nac. Lepra (Rio de J.) **21**, special number, 170 (1962). — Study of the immuno-allergic relation between tuberculosis and leprosy by the correlation of the Mantoux and Fernandez reactions. Acta leprol., N. S., No. 19, p. 5—10 (1964). — Present position of BCG vaccination against leprosy. In: XIII. Congr. Int. Dermatologiae München 1967. Berlin-Heidelberg-New York: Springer 1968, vol. 2, p. 1323. — BECHELLI, L. M., P. GALLEGO GARBAJOSA, V. ENGLER, V. MARTINEZ DOMINGUEZ, L. PAREDES, G. KOCH, K. UEMURA, and T. SUNDARESAN: BCG vaccination of children against leprosy — preliminary results of WHO trial in Burma. Ninth Int. Leprosy Congr., London 1968. Abstracts, p. 58 (1968). — BECHELLI, L. M., et J. S. GUIMARÃES: L'influence de la tuberculose pulmonaire sur l'évolution des lésions cutanées lepreuses. Rev. bras. Leprol. **5**, 157 (1937). — BECHELLI, L. M., H. KEIL e A. ROTBERG: Resultados da lepromina-reação em paises não endêmicos de lepra. (Nota Preliminar.) Rev. bras. Leprol. **13**, 21 (1945). — BECHELLI, L. M., and R. PAULA SOUZA: Lepromin reversion after retesting in children 0—4 years old. VII. Int. Congr. Lepr., Abstracts. Tokyo 1958, p. 102. — BECHELLI, L. M., R. PAULA SOUZA, R. QUAGLIATO y N. T. FERRAZ: BCG por via oral e positivação remota do teste lepromínico em escolares sãos. Rev. paul. Tisiol. **16**, 63 (1955). — BECHELLI, L. M., y R. QUAGLIATO: Dados epidemiológicos iniciais sôbre a possível ação premunitória do BCG, via oral, em comunicantes de doentes de lepra. Congr. Int. Lepra (VI-1953). Madrid 1954. Rev. bras. Leprol. **24**, 23 (1956). — BECHELLI, L. M., R. QUAGLIATO y S. J. NASSIF: Calmetização de holandeses radicados há cêrca de 3 anos no Brasil e sem contacto com doentes de lepra. Resumenes Congr. Int. Lepr. VI. Madrid, p. 76 (1953) und Memoria VI. Congr. int. de Lepra 1953. Madrid 1954, p. 540. — BECHELLI, L. M., y ROTBERG: Epidemiologia da lepra. Compêndio de Leprologia. Serviço Nacional de Lepra. Rio de Janeiro, Brasilien 1951, p. 499. — BECHELLI, L. M., y A. ROTBERG: Contribuição para o estudo da herança de resistencia à infecção leprosa; a lepra no Estado de São Paulo (Brasil) segundo a naturalidade. Rev. bras. Leprol. **24**, 37 (1956). — BECHELLI, L. M., N. S. SOUZA Campos y A. ROTBERG: Epidemiologia e profilaxia da lepra. Tratado de Leprologia, vol. 5. Publ. do Serviço Nacional de Lepra, Rio de Janeiro 1944. — BECHELLI, L. M., P. RATH DE SOUZA, and R. QUAGLIATO: Correlation between the clinical reading and the histopathology of the Mitsuda reaction. VII. Int. Congr. Lepr. Abstracts, Tokyo 1958, p. 96. — BIER, O. G.: Sorologia da lepra. Rev. bras. Leprol. **4**, 211 (1936). — BIER, O. G., y K. ARNOLD: Estudos sôbre a sorologia da lepra: II. Fixação do complemento na lepra com o antígeno tuberculoso de Witebsky-Klingenstein e Kuhn. Folia clin. biol. (S. Paulo) **7**, 9 (1935). — BIER, O. G., y N. PLANET: Aplicação do processo de Witebsky ao preparo de un antígeno para fixação do com lemento na lepra com o streptohrix leproides (Deycke). Folia clin. biol. (S. Paulo) **8**, 72 (1936). — BLANC, M., M. T. PROST et MARIE-SUZANNE: Influence de l'injection d'une suspension d'un mycobactérium isolé d'un cas de lèpre (Souche Chauviré) sur la réaction de Mitsuda. Bull. Soc. Path. exot. **46** (6), 1009 (1953). — BRANTS, J.: Komplementbindungsreaktion mit dem Tuberkulose-Antigen von Witebsky, Klingenstein und Kuhn bei Lepra. Derm. Wschr. **47**, 1968 (1932). — BROWN, J. A. K., and M. M. STONE: BCG vaccination of children against leprosy: First results of a trial in Uganda. Brit. med. J. **1966I**, 7. — BROWN, J. A. K., M. M. STONE, and I. SUTHERLAND: BCG vaccination of children against leprosy in Uganda: results at end of second follow-up. Brit. med. J. **1968I**(a), 24. — The trial of BCG vaccination against leprosy in Uganda. Ninth Int. Leprosy Congr., London 1968. Abstracts, p. 58 (1968b). — BUDIANSKY, E.: Comportamento da alergia tuberculínica em filhos de leprosos, após calmetização. Rev. bras. Leprol. **17**, 27 (1949). — BUDIANSKY, E., y E. C. CAMPOS: Possível papel protetor do BCG contra a lepra An. X. Congr. Brasil. Hig., Belo Horizonte 1953, p. 743, — Comportamento das reações de Mantoux e Mitsuda em crianças calmetizadas por via oral (dose única e vacinação concurrente). Independência e dissociação de ambas as reações. Resumo do II. Congr. Int. de Alergia, Rio de Janeiro 1955, p. 93.

CERQUEIRA PEREIRA, P.: Contribuição ao estudo da reação de Bargher. Alergia e imunidade ativa contra a lepra. Brasil-méd. **49**, 576 (1935). — CERQUEIRA PEREIRA, P. C. R., u. Mitarb.: Imunidade induzida na lepra. Memoria del VI. Congr. Int. de Lepra 1953. Madrid 1954, p. 614. — CHAUSSINAND, R.: Prémunition anti-lépreuse par la vaccination au BCG. I. Congr. Int. BCG Paris 1948(a), p. 66. — Tuberculose et lèpre, maladies antagoniques. Eviction de la lèpre par la tuberculose. Int. J. Leprosy **16** (4), 431 (1948b). — Tuberculose et lèpre, maladies antagoniques, p. 146, 152. In: La lèpre. Paris 1950. — La lèpre. K. Prophylaxie de la lèpre. III. Prophylaxie de la lèpre par la vaccination au BCG, 2. ed., p. 216. Paris: Expansion 1955(a). — A propos de l'experimentation de la vaccination par le BCG dans la profilaxie de la lèpre. Int. J. Leprosy **23**, 270 (1955b). — CILENTO, R.: Leprosy in Australia and its dependencies. Int. J. Leprosy **5**, 45 (1937). — COELHO, J. T.: Considerações sôbre a positivação da reação de Mitsuda após a administração do BCG em coletividade sadia. Dados (Dados de sua revisão depois de três anos). Arch. mineir. Leprol. **16**, 427 (1956). — CONTRERAS DUEÑAS, F.: Leprosy in Spain. Int. J. Leprosy **15** (2), 178 (1947). — CONTRERAS DUEÑAS, F., J. GUILLÉN, J. TARABINI y J. TERENCINO: Resultados clínicos e imunobiológicos en hansenianos adultos vacunados con BCG por via oral. Rev. Fontilles **4**, 33 (1956). — CONTRERAS DUEÑAS, F., y J. DEL POZZO: La reaccion de Mitsuda en sujetos alejados de ambiente leprogeno. Rev. argent. Dermatosif. **31**, 537 (1947). — CONVIT, J.: Studies of leprosy in the German ethnic group of Colonia Tovar Venezuela. 5. The morbidity rates in BCG-vaccinated and unvacinated groups during five years. Int. J. Leprosy **24**, 269 (1956). — CONVIT, J., R. D. AZULAY, D. BERMUDEZ, and P. SALGADO: The lepromin test in tuberculosus persons in a non endemic area. Int. J. Leprosy **12** (3), 60 (1944). — CONVIT, J., C. L. GONZALES, C. SIRRUCA y E. RASSI: Estudios sobre lepra en el group etnico aleman de la colônia Tovar (Venezuela). Hallzgos clinicos y variaciones de la prueba leprominica en contactos calmetizados que viven en un foco de lepra. Congr. Int. Leprol. Memória (VI-1953) 1954, p. 529. — CONVIT, J., P. LAPENTA, and J. JORGENSEN: The Mantoux and Mitsuda reaction in hamsters and guinea-pigs before and after vaccination with BCG. Int. J. Leprosy **23**, 162 (1955). — CONVIT, J., E. RASSI, R. C. RODRIGUEZ, and R. CONTRERAS: Changes in the lepromin and tuberculin reactions of lepromin-negative leprosy patients after vaccination with BCG. Int. J. Leprosy **20**, 347 (1952). — Bol. Hosp. **51**, 13 (1952) e Conf. Panamer. Lepra — Memorias (III-1951). Buenos Aires 1953, tomo I, p. 286. — CORREIA (1957): Zit. nach L. M. BECHELLI, Reciprocidade do comportamento da infecção leprótica em face da tuberculose e vice-versa, do ponto de vista serológico, immuno alérgico, clínico e epidemiológico. Rev. bras. Leprol. **25** (4), 267 (1957).— COSTA, L., y G. M. TEIXEIRA: BCG em portadores de lepra lepromatosa. Anais X. Congr. Brasil Hig., Belo Horizonte 1953, p. 763. — CUMMINS, S. L., and E. M. WILLIAMS: Cutaneous sensivity to acid — fast bacilli in suspension. Brit. med. J. **1934**, 702.

D. S. Tuberculose (1940): Zit. nach L. M. BECHELLI, Reciprocidade do comportamento da infecção leprótica em face da tuberculose e vice-versa, do ponto de vista serológico, immuno alérgico, clínico e epidemiológico. Rev. bras. Leprol. **25** (4), 267 (1957). — DAVEY, T. F., S. E. DREWETT, and C. STONE: Tuberculin and lepromin sensitivity in E. Nigeria. Leprosy Rev. **29**, 81 (1958). — DHARMENDRA, R. BOSE, and P. C. SEN GUPTA: The preparation of an antigen from Kedrowsky's bacillus for the complement fixation test for kala-azar Indian. J. med. Res. S. **34** (1946). — DHARMENDRA and S. S. JAIKARIA: Studies of the lepromin test. 2. Results of the test in healthy persons in endemic and non-endemic areas. Leprosy in India **13**, 40 (1941). — Studies of the lepromin test. 10. Results of the test with various antigen in non contacts. Leprosy in India **15**, 40 (1943). — DHARMENDRA, S. MAZUNDER, and N. MUKERJEE: The possible role of BCG vaccination in prophylaxis against leprosy. Leprosy in India **25**, 163 (1953). — DOULL, J. A., R. S. GUINTO, and M. C. MABALAY: Effect of BCG vaccination, lepromin testing and natural causes in inducing reactivity to lepromin and to tuberculin. Int. J. Leprosy **25** (1), 13 (1957). — The origin of natural reactivity to lepromin. Int. J. Leprosy **27** (1), 31 (1959).

EICHBAUM, F. M.: Fixação do complemento com o antígeno de Witebsky-Kuhn-Klingenstein em dermatoses tropicais: lepra, leishmaniose, pênfigo foliáceo, blastomicose. Rev. bras. Biol. **2**, 285 (1942).

FARIA, COUTINHO y BOLKIS (1941): Zit. nach L. M. BECHELLI, Reciprocidade do comportamento da infecção leprótica em face da tuberculose e vice-versa, do ponto de vista serológico, immuno alérgico, clínico e epidemiológico. Rev. bras. Leprol. **25** (4), 267 (1957). — FELDMAN, W. H., A. C. GARLSON, and J. H. GRINDLAY: The Mitsuda reaction in dogs from a non-leprous area. Memoria del V. Congr. Int. Lepr. Edit. Cenit. Havana (Cuba) **1949**, p. 621—622. — FERNANDEZ, J. M. M.: Estudio comparativo de la reacción de Mitsuda con las reacciones tuberculinicas. Rev. argent. Dermosif. **23**, 125 (1939). — Relaciones entre alergia tuberculosa y lepra. Rev. paul. Tisiol. **1**, 19 (1943a). — Sensitization to lepromin in presumably non-leprous individuals. Int. J. Leprosy **11**, 15 (1943b). — Influencia del factor tuberculosis sobre la reacción a la lepromina. Rev. arg. norteameric. Cienc. Méd. **1** (5/6), 592 (1943c). — La Infección Leprosa en el Niño. Rosario, Argentina: Editorial Rosario 1947, 187 p. — BCG in the prophylaxis of leprosy. Int. J. Leprosy **19** (4), 474 (1951). — Relaciones immuno-alergicas entre tuberculosis y lepra. Act. dermo-sifiliogr. (Madr.) **43**, 471 (1952a). — Influencia del BCG sobre la lepromino reacción. An. X. Congr. Bras. Hig. Belo Horizonte **1**, 153 (1953b). — Influencia del factor tuberculosis sobre la reacción a la lepromina. Rev. arg. norteamer. Cienc. Méd. **1**, 592 (1953a). — Influencia del BCG sobre la lepromina-reaccion. An. do X. Congr. Brasileiro de Higiene, Belo Horizonte **1**, 787—790 (1953b). — Sensitization to tuberculin induced by lepromin. Leprosy Rev. **26**, 163 (1955a). — Influence of the tuberculosis factor on the clinical and imunological evolution of child contacts with leprosy patients. Int. J. Leprosy **23**, 243 (1955b). — The use of BCG in the prophylaxis of leprosy. Who should be vaccinated, how and when? Int. J. Leprosy **24**, 319 (1956). — Leprosy and tuberculosis. Arch. Derm. **75** (1), 101 (1957). — FERNANDEZ, J. M. M., y N. OLMOS CASTRO:

La reacción precoz provocable par la lepromina. Investigaciones efectuadas con diversos antigenos derivados del „M. leprae". Rev. argent. Dermatosif. **26**, 555—580 (1942). — FLEURY (1941): Zit. nach L. M. BECHELLI, Reciprocidade do comportamento da infecção leprótica em face da tuberculose e vice-versa, do ponto de vista sorológico, immuno alérgico, clínico e epidemiológico. Rev. bras. Leprol. **25** (4), 267 (1957). — FLOCH, H.: Rapport sur le fonctionnement technique de l'Institut Pasteur de la Guyane Française et du Territoire de l'Inini pendant l'annίe 1952. Titre V Travaux recherches et publications. I. Lèpre prophylaxie antilépreuse et vaccination par le BCG. Arch. Inst. Pasteur Guyane Franç. et Territoire de l'Inini, No 288, 155 (1953a). — Discussions sur les resultats obténus em prophylaxie antilépreuse par la vaccination BCG. An. X. Congr. Brasil. Hig. Belo Horizonte 1953(b), p. 735. — Lèpre et vacination par le BCG. Arch. Inst. Pasteur Guyane franç. **15**, 318 (1954a). — Rapport sur le fonctionnement technique de l'Institut Pasteur de la Guyane Française et du Territoire de l'Inini pendant l'année 1953. Titre V. Travaux de recherches et publications. I. Lèpre, BCG et prophylaxie de la lèpre. Arch. Inst. Pasteur Guyane et Territoire de l'Inini, No 326, 138 (1954b). — FLOCH, H., et P. DESTOMBES: Reactions de Mitsuda et de Pirquet. Rev. bras. Leprol. **18**, 181 (1950).

GATE, J., et J. ROUSSET: Réactions observées chez les lépreux avec un nouvel antigène en injections intradermiques. Soc. Franç. Derm. Syph. Réunion de Lyon, Séance du 28 novembre 1952. Bull. Soc. franç. Derm. Syph. **63** (1), 83 (1953). — GINÉS, A. R., y J. G. POLETTI: La reacción de Mitsuda en los vacinados con BCG. Possibilidades de la vaccinación BCG en la profilaxis de la lepra. Hoja tisiol. **5**, 284 (1945). — GRAEFF (1950): Zit. nach L. M. BECHELLI, Reciprocidade do comportamento da infecção leprótica em face da tuberculose e vice-versa, do ponto de vista serológico, immuno alérgico, clínico e epidemiológico. Rev. bras. Leprol. **25** (4), 267 (1957). — GREVAL, S. D. S., J. LOWE, and R. BOSE: Complement-fixation in leprosy with Witebsky, Klingenstein and Kuhn — W.K.K. — antigen. A new technique. Indian J. med. Res. **26** (3), 843 (1939). — GUIMARÃES (1947): Zit. nach L. M. BECHELLI, Reciprocidade do comportamento da infecção leprótica em face da tuberculose e vice-versa, do ponto de vista serológico, immuno alérgico, clínico e epidemiológico. Rev. bras. Leprol. **25** (4), 267 (1957). — GUINTO, R. S., J. A. DOULL, and M. C. MABALAY: Tuberculization and Reactivity to Lepromin. Association between lepromin and tuberculin reactions in school children in Cordova and Opon Cebu, Philippines. In:. J. Leprosy **23** (1), 32 (1955). — GUINTO, R. S., and M. C. MABALAY: A note on the tuberculin reaction in leprosy. Int. J. Leprosy **30** (3), 278 (1962). — GUINTO, R. S., M. C. MABALAY, and J. A. DOULL: Cutaneous responses to lepromin and to other mycobacterial antigens. (Human, avian and battey tuberculins, and human and avian tubercle bacilli.) Int. J. Leprosy **30** (2), 152 (1962). — Reactivity of children to lepromin and various tuberculins, as affected by recent and older BCG vaccination. Int. J. Leprosy **30** (3), 284 (1962).

HADLER, W. A.: Observações fornecidas pela experimentação aplicada. Rev. bras. Leprol. **25**, 323 (1957). — HADLER, W. A., y L. M. ZITTI: Estudo da sensibilidade tuberculínica em cobaios normais inoculados experimentalmente com „M. leprae", „M. lepra", „M. lepraemurium" e „M. tuberculosis". Rev. brasil. Leprol. **21**, 341 (1953). — Efeito da vacinação pelo BCG sôbre a evolução da lepra murina; observação em ratos inoculados por via peritoneal, com pequena dose de „M. lepraemurium". Rev. bras. Leprol. **22**, 124 (1954). — Estudo da reação da lepromina no rato prèviamente inoculado com *M. lepraemurium* e com *M. tuberculosis* (BCG). Rev. bras. Leprol. **23**, 53 (1955). — HALE, J. H., B. S. MOLESHORTH, R. J. GROVE-WHITE, C. M. SAMBAMURTHI, and D. A. ROUSSELL: The relationship and significance of the Mantoux and lepromin reactions in leprosy. Int. J. Leprosy **23**, 139 (1955). — HANKS, J. H., and J. M. M. FERNANDEZ: Enhancement of resistance to murine leprosy by BCG plus specific antigen. Int. J. Leprosy **24**, 65 (1956). — HARREL, G. T., and S. F. HORNE: The reaction to lepromin of patients with sarcoid of tuberculosis compared with that of patients in general hospitais, with a discussion of the mechanism of the reaction. Amer. J. trop. Med. **25**, 523 (1945). — Hind Kusht Nivaran Sangh (Indian Leprosy Association) Annual Report for 1954. III. Effect of BCG vaccination on the Lepromin test. Leprosy in India **27**, 205 (1955).

IGARASHI, M.: Pirquet's reaction in leprosy. La Lepro **1**, 81 (1930). In: Zbl. Haut- u. Geschl.-Kr. **41**, 55 (1932). — IGNÁCIO, J. L., Č. A. PALAFOX, and F. A. JOSÉ, JR.: Mitsuda reactions unduced by repeated testing children removed at birth from their leprous parents. Int. J. Leprosy **23**, 259 (1955).

JADASSOHN: Patologia da lepra (Trad. R. MARGARIDO). Rev. bras. Leprol. **5**, 114 (1937). — JONQUIÈRES, E. D., y J. G. MASANTI: Vacunacion con viraje de la leprominoreaccion en enfermos de lepra. Rev. argent. Dermatosif. **38** (3/4), 137 (1954).

KLINGMÜLLER, V.: Zit. nach J. JADASSOHN, Die Lepra. Col. Handbuch der Haut- und Geschlechtskrankheiten, Bd. X/2. Berlin: Springer 1930. — KOOIJ, R., and A. W. F. RUTGERS: Leprosy and tuberculosis. A comparative study with the aid of skin tests with tuberculin, killed BCG and the Dharmendra lepromin in South African Bantus. Int. J. Leprosy **26** (1), 24 (1958). — KORNEL, G.: Vergleichende Komplementbindungsversuche mit Seren von Leprösen,

Tuberkulösen und Luetikern. Z. Immun.-Forsch. 78, 207 (1933). — Kuper, S. W· A.: Tuberculin and lepromin sensitivity in the South African Bantu. A pilot survey. Lancet 1955 I, 996. Summary in Int. J. Leprosy 27, 295 (1959).
Lacour: An attempt to control leprosy by leprosy by BCG in the Loyalty Islands. Leprosy Rev. 28, 87 (1957) (Abstract). — Lajudie, P., et L. Chambon: Réactions de Mantoux et de Mitsuda et vaccination BCG chez les lépreux. Inst. Pasteur Saigon. Rapport sur le fonctionnement technique en 1953, p. 29. — Lara (1932): Zit. nach L. M. Bechelli, Reciprocidade do comportamento da infecção leprótica em face da tuberculose e vice-versa, do ponto de vista sorológico, immuno alérgico, clínico e epidemiológico. Rev. bras. Leprol. 25 (4), 267 (1957). — Lara, C. B., and J. O. Nolasco: Selfhealing, or abortive, and residual forms of childhood leprosy and their probable significance. Int. J. Leprosy 24, 245 (1956a). — Lara, C. B., C. A. Palafox, J. L. Ignacio, and J. O. Nolasco: Children of leprosy patients isolated at birth given lepromin and BCG injections, then returned to the colony, first report. Int. J. Leprosy 24, 382 (1956b). — Leiker, D. L.: Studies on the lepromin test. III. Influence of tuberculosis contact and other factors on the size of the lepromin reaction. Int. J. Leprosy 29 (4), 488 (1961). — Lima, S. O., e M. F. Magarão: Curirreação à tuberculina em doentes de lepra. Clin. tisiol. 7, 24 (1952). — Lima, u. Mitarb. (1950): Zit. nach L. M. Bechelli, Reciprocidade do comportamento da infecção leprótica em face da tuberculose e vice-versa, do ponto de vista sorológico, immuno alérgico, clínico e epidemiológico. Rev. bras. Leprol. 25 (4), 267 (1957). — Lopes de Faria, J.: Estudo da reação à lepromina (Mitsuda) em cães. Histopatologia, Significação. Rev. bras. Leprol. 15, 195 (1947). — Lowe, J.: A note on complement-fixation test in leprosy and kala-azar with Witebsky-Klingenstein and Kuhn (W.K.K.) antigen. Int. J. Leprosy 10, 156 (1942). — Lowe, J., and T. E. Davey: Tuberculin and lepromin reactions in Nigeria. An analusis of the data of Lowe and McNulty. Int. J. Leprosy 24 (4), 419 (1956). — Lowe, J., and S. D. S. Greval: Complement fixation in leprosy and other disease by the Witebsky-Klingenstein-Kuhn (W.K.K.) antigen. Indian J. med. Res. 26, 833 (1939). — Lowe, J., and J. A. McFadzean: Tuberculosis and leprosy. Further immunological studies. Dermatología (Méx.) 1 (2), 190 (1956). — Lowe, J., and F. McNulty: Tuberculosis and leprosy. Leprosy Rev. 24, 61 (1953).

Maeda, T.: BCG injection and its effect to Mitsuda's reaction in infancy. Abstract in: La Lepro 11 (6), 68 (1940). — Manca, F.: E possible una profilassi antileprosa enduterina del feto con vaccino BCG ? Int. J. Leprosy 23, 96 (1955) (Abstract). — Mascarenhas, R. S.: Contribuição para o estudo da administração dos Serviços Estaduais de tuberculose em São Paulo. Tese, São Paulo 1953. — Minervini, y Oliveira (1941): Zit. nach L. M. Bechelli, Reciprocidade do comportamento da infecção leprótica em face da tuberculose e vice-versa, do ponto de vista sorológico, immuno alérgico, clínico e epidemiológico. Rev. bras. Leprol. 25 (4), 267 (1957). — Mitsuda and Ogawa: A study of one hundred and fifty autopsies of leprosy. Int. J. Leprosy 5, 53 (1937). — Montestruc, E., et R. Blache: La vaccination au BCG dans la prophylaxie de la lèpre. Rev. colon. Méd. Chir. 22, 358 (1950). Resumo in Bull. Inst. Pasteur 49, 808 (1951). — Montestruc, E., E. Ragusin, P. Caubet, R. Blache et P. Martin de Mirandol: La lèpre de l'enfant à la Martinique. Int. J. Leprosy 22, 288 (1954). — Motta, J., e H. A. Moura Costa: Considerações sôbre a epidemiologia da lepra no Brasil. Arch. Serv. nac. Lepra (Rio de J.) 23 (maio 1948). — Muir, E.: Leprosy and tuberculosis. A comparison. Leprosy Rev. 8, 117 (1937). — Muir, E., and J. M. Henderson: Rat leprosy — A record of experimental work carried on at the School of Tropical Medicine and Hygiene, Calcutta, between October 1925 and August 1927. Zbl. Haut- u. Geschl.-Kr. 27 (11/12), 612 (1928) (Abstract).

Neves, R. G., A. Rabello Neto, A. M. Alonso, J. B. Risi, and C. Silva: Lepromin negativity in adults having active pulmonary tuberculosis. VII. Int. Congr. Lep., Abstracts of Papers. Tokyo 1958, p. 120. — Neyra Ramírez, J.: Las correlaciones inmunológicas de la lepra con la tuberculosis. Su aplicación practica: La vacunación B.C.G. en la profilaxis de la lepra. Tese Lima 1950. — Reacción de Mitsuda y vacunación BCG en leprosos de tipo lepromatoso. Rev. peru. Tuberc. 14, 3 (1954a). — Etude de l'action du BCG sur la formule leucocytaire et la phagocytose dans l'exsudat péritonéal de cobayes inoculés avec des bacilles de Stefansky vivants ou morts. Ann. Inst. Pasteur 86 (1), 84 (1954b). — Neyra Ramírez, J., y H. Pesce: Estudio de 288 casos de las correlaciones inmunológicas lepra-tuberculosis. El virage de la lepromino reaccion con BCG y sua aplicacion a la profilaxis de la lepra. Temsa Leprol. 7, 24 (1952). — Estudio en 288 casos de las correlaciones immunologicas lepra-tuberculosis. Conf. Panam. Leprol. Mémoria (III-1951) Buenos Aires 1953 (1), p. 304.

Oliveira, J. C.: Necessidade de largo uso das vacinas B.C.G. contra a tuberculose nas nossas províncias ultramarinas. An. Inst. Medicina Tropical 10, 1089 (1953) (Abstract). — Olmos Castro, N.: Sensibilización a la lepromina inducida con BCG. III. Conf. Panam. Lepra. Memória 1, 292 (1954). — Olmos Castro, N., e P. B. Arcuri: Sensitization of the dog with lepromin and BCG, and evidence of cross sensitization. Int. J. Leprosy 25, 231 (1957). — Lepromin hypersensitivity induced by integral lepromin in persons presumably free from leprosy. Int. J. Leprosy 25, 375 (1957). — OLMOS CASTRO, N., P. B. ARCURI, L. B. TORANZOS, R. L. USANDIVARAS, E. ZAMUDIO, M. CONEJOS, A. A. BONATTI y E. J. LEBRÓN: Persistencia de la hipersensibilidad a leprolina proteica total (L.P.T.) inducida por BCG en el hombre. Leprología 4 (1), 12 (1959). — OLMOS CASTRO, N., P. B. ARCURI, R. L. USANDIVARAS, A. A. BONATTI, E. LEBRÓN, L. B. TORANZOS e M. CONEJOS: Hipersensibilidade de vacunatión y de infección por el Mycobacterium leprae. Arch. argent. Derm. 8 (3), 221—229 (1958). — OLMOS CASTRO, N., e A. A. BONATTI: Inmunización artificial con lipidos de lepromas. Estudio experimental. Memória del V. Congr. Int. de Lepra. Editorial Cenit, Havana (Cuba) 1949, p. 609—616.

PALMER, C. E., u. Mitarb.: Tuberculin sensitivity and contact with tuberculosis. Further evidence of non-specific sensitivity. Amer. Rev. Tuberc. 68, 678 (1953). — PARDO-CASTELLÓ, V., F. R. TIANT y R. I. PEREZ: El valor de la calmetización en la profilaxis de la lepra. Bol. Soc. cuba. Derm. Sif. 12 (3), 144 (1955). — PASCALE, H.: Visão panorâmica da epidemiologia da tuberculose em São Paulo e sua importância em face da guerra. Arch. Hig. (S. Paulo) 8, 119 (1943). — PATEO, J. D., JR.: Da lepra incipiente na vigilância sanitária dos focos domiciliares (Estudo dos comunicantes). Rev. bras. Leprol. 17, 249 (1949). — PAULA SOUZA (1941): Zit. nach L. M. BECHELLI, Reciprocidade do comportamento da infecção leprótica em face da tuberculose e vice-versa, do ponto de vista sorológico, immuno alérgico, clínico e epidemiológico. Rev. bras. Leprol. 25 (4), 267 (1957). — PAULA SOUZA, R.: BCG — Editorial Rev. paul. Tisiol. 17, 645 (1956). — Comentários ao tema: „Reciprocidade do comportamento da infecção leprótica em face da tuberculose e vice-versa, do ponto de vista epidemiológico, clinico, immuno alérgico e sorológico." Rev. bras. Leprol. 25 (4), 307 (1957). — Novos rumos da profilaxia da tuberculose no Brasil. An. X. Congr. Nacional de Tuberculose São Paulo 1958, p. 233—292. — PAULA SOUZA, R., and L. M. BECHELLI: Correlation between lepromin and tuberculin tests in children 0—4 years old. VII. Int. Congr. Lep., Abstracts of Papers. Tokyo 1958, p. 124. Report in: Rev. bras. Leprol. 28, 203—210 (1960). — PAULA SOUZA, R., L. M. BECHELLI, N. T. FERRAZ y R. QUAGLIATO: BCG vivo, de 15 dias e morto em escolares sãos e viragem ou intesificação da lepromino-reação. Abstracts of papers. VI. Int. Congr. of Leprology Madrid 1953. — BCG vivo, de 15 dias e morto em escolares sãos e viragem ou intensificação da lepromino-reação. Rev. paul. Tisiol. 16, 79 (1955). — PAULA SOUZA, R., N. T. FERRAZ e L. M. BECHELLI: Influência do BCG vivo e morto sôbre a reação de Mitsuda. Observações preliminares. Rev. bras. Leprol. 21 (1), 43 (1953a). — Viragem e intensificação espontânea da lepromino-reação em escolares. Sua importância no estudo da influência do BCG sôbre a reação de Mitsuda. Resumenes Congr. Int. Lepra (VI-1953b), Madrid 1954, vol. 76. — PAULO S. CRUZ (1940): Zit. nach L. M. BECHELLI, Reciprocidade do comportamento da infecção leprótica em face da tuberculose e vice-versa, do ponto de vista sorológico, immuno alérgico, clínico e epidemiológico. Rev. bras. Leprol. 25 (4), 267 (1957). — PEREIRA FILHO, A. C.: Aplicação do BCG em Preventórios. Adicional do libro de Resumenes. Congr. Int. Lepra (VI-1953) Madrid 1954, p. 20. — O BCG na premunição da lepra. Rev. méd. Juiz de Fora 1, 143 (1955). — Ensaios de imunização contra a lepra pelo BCG. Relação entre tuberculose e lepra. Tese Juiz de Fora 1955, p. 61, 71. — Premunição da lepra pelo B.C.G. Arch. mineir. Leprol. 16, 177 (1956). — PEREIRA FILHO, M., and F. NERY GUIMARÃES: Mitsuda's reaction induced by BCG in the normal rhesus. Mem. Inst. Osw. Cruz 53, 609 (1955). — PEREIRA, P. C. R.: La réaction de fixation du complément avec l'antigène de Witebsky, Klingenstein an Kuhn dans le lèpre. Int. J. Leprosy 4, 207 (1936). — PEREIRA, P. C. R., u. Mitarb.: Da reversibilidade da L.R. Arch. mineir. Leprol. 12, 32 (1952) e Conf. Panamer. Lepra (III-1951) B. Aires 1953, p. 238. — PHOTINOS, G., et N. MICHAÉLIDÈS: La séro-réaction de Wassermann et la cuti-réaction de Pirquet dans la lèpre. Bib. Int. Lepr. 12 (4), 207 (1912). — PITT, L. A., C. A. CONSIGLI, A. DEGOY y J. M. PEÑA: Experiencia acerca de las relaciones inmunobiológicas entre lepra y tuberculosis. (Premunición com BCG — Su valor en la profilaxia de la lepra.) Congr. Int. Lepra, Memoria (VI-1953) Madrid 1954, p. 643. — PORRITT, J. ROSS, and R. E. OLSEN: Two simultaneous cases of leprosy developing in tattoos. Amer. J. Path. 23, 805 (1947). — PORTELLA, O. B., e J. O. ALMEIDA: Reações de microfloculação com cardiolipina e sitolipina em soros de leprosos. Rev. bras. Leprol. 20, 32 (1952). — PORTUGAL, H.: Nota epidermiológica sôbre a lepra no Distrito Federal. Arch. Hig. (S. Paulo) 7, 277 (1937).

QUAGLIATO, R.: Alta definitiva e forma da moléstia. Rev. bras. Leprol. 20, 26 (1952). — Incidência da lepra entre os comunicantes da Insp. Reg. Campinas. Rev. brasil. Leprol. 21, 133 (1953). — Reação de Mitsuda e BCG. Arch. mineir. Leprol. 16, 216 (1956a). — BCG e lepra. Comunicantes-calmetizados da Inspetoria Regional de Campinas (Brasil) e que viram apresentar sinais da moléstia. Arch. mineir. Leprol. 16, 212 (1956b). — Resultados colhidos pela vacinação com o BCG e meios de sua avaliação. Rev. bras. Leprol. 25, 368 (1957). — QUAGLIATO, R., e L. M. BECHELLI: Tentativa de viragem da reação leprominica pelo BCG em doentes de lepra. Int. J. Leprosy 21, 591 (1953).

RABELLO FILHO, E., e J. C. MACHADO: Aspectos da pathogenia da lepra tuberculoide: a sôro-reação de Witebsky nessa variedade da lepra. Rev. bras. Leprol. 4, 307 (1936). —

Rabello Filho, E., J. C. Machado u. J. T. Pinto: Serologische Studien bei Nervenlepra mit der Witebsky-Klingenstein-Kuhn-Reaktion. Derm. Wschr. 107, 1214 (1938). — Rabello, F. E. A.: Sôbre a co-infecção tuberculosa dos doentes de lepra. Folha méd. 16, 141 (1935). — Novos achados e indagações no tema. Imunobiologia da lepra. Folha méd. 17, 349 (1936). — Novas observações sôbre a infecção tuberculosa na lepra. Rev. bras. Leprol. 5, 465 (1937). — Primeiros elementos, critérios de apreciação e um plano de estudos das correlações biológicas entre lepra e tuberculose. Rev. bras. Leprol. 25, 231 (1957). — Rabello Neto, A. V., R. D. Azulay, C. O. Silva e L. M. C. Andrade: Comprovações histopatológica das leprominoreações. Rev. bras. Leprol. 24, 48 (1956). — Radna, R.: Note sur la réaction de Mitsuda chez des sujects indemnes à la lèpra. Ann. Soc. belge Méd. trop. 18, 63 (1938). — Ramos e Silva, u. Mitarb.: Relatório da Comissão encarregada de apresentar anteprojeto do plano de estudos clínicos, inmunológicos e epidemiolégicos sôbre a utilização do BCG. na profilaxia da lepra. Rev. bras. Leprol. 25, 413 (1957). — Ramos e Silva, J.: Anergia constitucional. Caso de lepra lepromatosa em um paciente de 9 anos calmetizado ao nascer e aos 7 anos. Rev. bras. Leprol. 25, 401 (1957). — Risi, J. B., and E. M. Santos: Mitsuda reaction and BCG. VII. Int. Congr. Leprologia. Abstracts of papers. Tokyo 1958, p. 128. — Rogers, L., and E. Muir: Leprosy. Chapt. VII and VIII: Prophylaxis: Principles and history. Principles and practice of present-day prophylaxis. Bristol 1925 and 1940, 98 p. — Rosemberg, J., u. Mitarb.: Immunobiologic relation between tuberculosis and leprosy. X. Comparative study of the results of the lepromin test in subjects submitted to serial injections of Mitsuda's antigen and to oral BCG vaccination. Int. J. Leprosy 28 (3), 271 (1960). — Rosemberg, J., J. N. Aun e B. Macarron: Evolução da alergia segundo esquemas da erovacinação BCG. Clín. tisiol. 6, 125 (1951). — Rosemberg, J., J. N. Aun e N. Souza Campos: Da relação imunológica entre tuberculose e lepra. I. Ação positivante do BCG sôbre a le promino-reação. Rev. bras. Leprol. 18, 3 (1950a). — Da relação imunológica entre tuberculose e lepra. III. A lepromino-reação em crianças de descendência não leprosa vacinadas com BCG por via oral. Dissociação entre alergia tuberculínica e rea+ão de Mitsuda. Rev. bras. Leprol. 18, 128 (1950b). Resumo en Hospital (Rio de J.) 39, 297 (1951). — Rosemberg, J., e Reis (1950): Zit. nach L. M. Bechelli, Reciprocidade do comportamento da infecção leprótica em face da tuberculose e vice-versa, do ponto de vista sorológico, immuno alérgico, clínico e epidemiológico. Rev. bras. Leprol. 25 (4), 267 (1957). — Rosemberg, J., N. Souza Campos e J. N. Aun: Da relação imunobiológica entre tuberculose e lepra. IV. A lepromina-reação em crianças em crianças vacinadas um ano antes com BCG, descendentes de doentes de lepra. Dissociação entre alergia tuberculínica e reação de Mitsuda. Rev. bras. Leprol. 19, 8 (1951a). — Da relação imunobiológica entre tuberculose e lepra. V. Tempo de positivação da reação de Mitsuda após a introdução simultânea de BCG por via oral e de lepromina por via intradérmica. Rev. bras. Leprol. 19, 19 (1951b). — Da relação imunobiológica entre tuberculose e lepra. VI. Inversão da reação de Mitsuda com o BCG oral em indivíduos reiteradamente negativos à leuomina durante vários anos. Rev. bras. Leprol. 20, 67 (1952a). — VII. Influência do BCG oral sobre a reação de Mitsuda em indivíduos prèviamente positivos à lepromina. Rev. bras. Leprol. 20, 75 (1952b). — Reação de Mitsuda induzida por efeito de diversos esquemas de vacinação BCG oral e pela técnica de multipunturas de Rosenthal. Rev. brasil. Leprol. 20, 183 (1952c). — Da correlação entre as provas tuberculínicas e leprominicas. Apres. Congr. Int. Lepra (VI-1953). Madrid 1953(a). (Zit. von N. Souza Campos 12.) — O emprêgo do BCG no tratamento desensibilizante da reação leprotica. Memória VI. Congr. Int. de Lepra, 1953. Madrid 1954(b), p. 435. — Significado patogênico da correlação dos resultados das reações leprominica e tuberculínica, em communicantes de lepra. Rev. bras. Leprol. 24 (3), 1 (1956). — Rosemberg, J., N. Souza Campos, J. N. Aun e R. Brandi: Contribuição ao estudo sôbre a vitalidade do BCG. Rev. bras. Tuberc. 21, 11 (1953). Vitalidade da vacina BCG e capacidade de induzir a reação de Mitsuda. Congr. Int. Lepra (VI-1953), Madrid 1954(o), p. 588. — Rotberg, A.: Some aspects of immunity in leprosy and their importance in epidemiology, pathogenesis and classification of forms of the disease. Based in 1529 lepromin-tested cases. Rev. bras. Leprol. 5, 45 (1937). — Estudos sôbre as reações tuberculínicas na lepra. Rev. bras. Leprol. 6, 245 (1938). — Factor „N" de resistência à lepra e relações com a reatividade leprominica e tuberculínica; valor duvidoso do BCG na imunização antileprosa. Int. J. Leprosy 21, 590 (1953). Rev. bras. Leprol. 25, 86 (1957a). — Fundamentos doutrinários das correções. biológicas da lepra e tuberculose. Rev. bras. Leprol. 25, 245 (1957b). — Rotberg, A.,l L. M Bechelli e H. Keil: Reação de Mitsuda em área não leprogênica. Mem. V. Congr. Int. Lepra. Havana 1948, p. 586 e Int. J. Leprosy 18, 209 (1950). — Rotberg, A., e Fleury de Oliveira: A reação da lepromina na tuberculose. Rev. bras. Leprol. 5, 287 (1937). — Rotberg, A., e N. Souza Campos: Lepromino-reações em indivíduos sãos em São Paulo, não comunicantes. Rev. bras. Leprol. 16, 267 (1948). — Russell, D. A., G. C. Scott, and S. C. Wigley: BCG vaccination in leprosy. A preliminary report of a „Blind" controlled trial. Int. J. Leprosy 32 (3), 235 (1964). — BCG and prophylaxis — the Karimui trial. Ninth Int. Leprosy Congr. London 1968. Abstracts, p. 58 (1968).

S. N. Tuberc. (1946): Zit. nach L. M. BECHELLI, Reciprocidade do comportamento da infecção leprótica em face da tuberculose e vice-versa, do ponto de vista sorológica, immuno alérgico, clínico e epidemiológico. Rev. bras. Leprol. 25 (4), 267 (1957). — SAKURAI, H.: Tuberculin reaction in lepers, 4. meeting of rap. Ass. Lepers. Zbl. Haut- u. Geschl.-Kr. 41, 686 (1932). — SALOMÃO, A., E. AYER FILHO e D. L. FERREIRA: Positivação da reação de Mitsuda pelo emprêgo do BCG oral e em pauci-puntura (técnica de Rosenthal modificada) em filhos sadios de hansenianos, internados em preventório. Congr. Int. Lepra. Memoria (VI-1953), Madrid 1954, p. 630. — SALOMÃO, A., e D. L. FERREIRA: Influência favorável do BCG na evidenci ação da reação de Mitsuda em cliançãs abaixo de 3 anos de idade, na Pupileira Ernani Agricola. An. X. Congr. Brasil. Hig., Belo Horizonte 1952. — SCHUJMAN, S.: Estudo comparativo entre as reações de Mantoux e a de Mitsuda nas diversas formas clínicas de lepra. Rev. bras. Leprol. 13, 231 (1945). — Estudio bacteriológico comparativo de piel, ganglios y nervios en los enfermos lepromatosos. Rev. argent. Dermatosif. 39, 228 (1955) (Abstract). — Subsequent evolution of the induced Mitsuda reaction in clinically and bacteriologically negative lepromatous cases. Int. J. Leprosy 24 (1), 51 (1956). — SHEPARD, C. C.: Leprosy. McGraw-Hill Yearbook Science and Technology, McGraw-Hill Book Co., Inc., 1967, p. 216. — SILVA, C.: Vacinação B.C.G. na lepra. X. Congr. Brasil. Hig., Belo Horizonte, 19 a 25 outubro de 1952. Hospital (Rio de J.) 42 (6), 931 (1952). — SILVA, C., and A. RABELLO NETO: Influence of BCG vaccination on the lepromin reaction of healthy contacts and non-contacts of leprosy. VIII. Int. Congr. Leprology. Abstracts of papers. Tokyo 1958, p. 132. — SILVA, C., A. V. RABELLO NETO e I. CASTRO: Ação do BCG sôbre a L.R. em comunicantes de casos de lepra. Bol. Serv. nac. Lepra (Rio de J.) 14, 124 (1955). — SIMMONS, J. S., u. Mitarb.: Global epidemiology. Philadelphia-London-Montreal: J. B. Lippincott Co. 1944. — Simpósio sôbre Fundamentos para Utilização do BCG na Profilaxia da Lepra, sob os auspícios da Associação Brasileira de Leprologia. 27 a 29 de setembro de 1957. Rio de Janeiro. Rev. bras. Leprol. 25, 223—227 (1957). — SOUZA, H. V., y J. C. SILVEIRA. Rev. paul. Tisiol. 13, 136 (1952). — SOUZA-ARAUJO, H.: Acuti-reação de Bargehr na lepra. Medicamenta (Rio de J.) 1932. In: Rev. bras. Leprol. 6 (3), 245 (1938). — SOUZA CAMPOS, N.: Resultado do „leprolin test" nos Preventórios de filhos de leprosos. Rev. bras. Leprol. 6, 31 (1938). — Da importância da lepromino reação no contrâle das crianças recolhidas no Preventórios. Rev. bras. Leprol. 14, 1 (1946). — A ação das sulfonas nos comunicantes Mitsuda negativos. Interpretação imunológica dos efeitos positivantes. Rev. bras. Leprol. 16, 89 (1948). — O BCG na profilaxia da lepra. (Revisão bibliográfica.) Rev. bras. Leprol. 21, 292 (1953a). — Da viragem do LR após o BCG em conviventes de doentes de lepra reiteradamente negativos. Rev. bras. Leprol. 21, 314 (1953b). — BCG in the prophylaxis of leprosy; a preliminary report. Int. J. Leprosy 21, 207 (1953) e Congr. Int. Lepra, Memoria (VI-1953). Madrid 1954(d). — Primeiros resultados do BCG na profilaxia da lepra. Congr. Int. Lepra (VI-1953) e Memória, Madrid 1954, p. 518. — O BCG na profilaxia da lepra. Positividade expontânea. Positividade em seguida à reinoculação do antígeno de Mitsuda. Resultados pràticos até agora observados. Rev. bras. Leprol. 24, 173 (1956). — Valor do BCG em relação à proteção anti-leprótica. An. paul. Med. Cirurg. 73, 104 (1957). — SOUZA CAMPOS, N., u. Mitarb.: Viragem da lepromino-reação em funçao de diferentes estímulos. Influência da idade, nessa viragem, no grupo etário de 6 a 43 meses ... Rev. bras. Leprol. 30 (1), 3 (1962). — SOUZA CAMPOS, N., e L. M. BECHELLI: Organização e funcionamento de preventórios. Rio de Janeiro (Brasil). Imprensa Nacional 1948. — SOUZA CAMPOS, N., J. ROSEMBERG e J. N. AUN: Estado atual do conhecimento da inversão da reação de Mitsuda por efeito do BCG oral. Mem. del VI. Congr. Int. Leprol. Madrid 1953, p. 558. — Correlação tuberculinalepromina. Rev. bras. Leprol. 25, 23 (1955). — Significado patogênico da correlação dos resultados das reações leprominica e tuberculínica em comunicantes de lepra. Rev. bras. Leprol. 24 (1/2) (1956a). — O BCG oral no tratamento desensibilizante da reação leprótica. Rev. bras. Tuberc. 24 (1), 164 (1956b). — SOUZA CAMPOS, N., e A. ROTBERG: Reações e tardias à lepromina. Estudo e correlação. Rev. bras. Leprol. 15, 29 (1947). — STANCIOLI, J., y M. PIRES: Testes de Mitsuda em tuberculosos. Arch. mineir. Leprol. 12, 107 (1952). — STEIN (1947): Zit. nach L. M. BECHELLI, Reciprocidade do comportamento da infecção leprótica em face da tuberculose e vice-versa, do ponto de vista serológico, immuno alérgico, clínico e epidemiológico. Rev. bras. Leprol. 25 (4), 267 (1957). — SWERTS, L.: Tests à la tuberculine et à la lépromine dans la Chefferie Makoda. Ann. Soc. belge Méd. trop. 35, 801 (1955). Also in: Int. J. Leprosy 25 (2), 164 (1957).

TOLENTINO, J. G.: Results of six months supplementary treatment of lepromatous patients with "Mycobacterium marianum" vaccine. Int. J. Leprosy 25, 351 (1957).

URQUIJO, C., V. COLOMBO, L. M. BALINA y J. C. GATTI: El BCG en la profilaxis de la lepra. Adición al libro de Resumenes Congr. Int. Lepra (VI-1953), Madrid 1954, p. 19. — URQUIJO, C., F. F. WILKINSON, G. SASOMBRIO, C. V. COLOMBO y L. M. BALIÑA: Variaciones imunológicas en las reacciones de Mantoux y reacciones de la lepromine en los enfermos lepromatosos calmetizados. Congr. Int. Lepra. Memoria (VI-1953), Madrid 1954, p. 604.

Valls, F. D., J. Mora y Comas y C. D. Sala: Influência de la BCG y otras vacunas en la leprominorreacción. Act. derm-sifiliogr. (Madr.) **42**, 505 (1951). Resumo in Fontilles (Alicante) **2**, 657 (1951).

Wade, H. W.: "Leprolin" vs. "Lepromin". Editorial. Int. J. Leprosy **7** (2), 272 (1939). — The lepromin reaction in normal dogs. Int. J. Leprosy **9**, 39 (1941). — Reaction to tuberculins in leprosy. A review. Int. J. Leprosy **18** (3), 373 (1950). — Wayson: Leprosy with tuberculosis in Hawaii. Publ. Hlth Rep. (Wash.) **49**, 201 (1934).

Yanagisawa, K.: On the immunological relationship between tuberculosis and leprosy with special reference to the effect of BCG administration upon the prophylaxis of leprosy. La Lepro **26—28**, 37—47 (1960). — Yanagisawa, K., N. Asami, and S. Ishiwara: Prophylaxis of leprosy by means of dried BCG vaccine. La Lepro **26**, 70—76 (1957) [in Japanese; English abstract]. Also in: Int. J. Leprosy **26** (1), 90 (1958) (Abstract).

Zubiri Vidal, A., e R. Mar Monus: As reações tuberculínica (Mantoux) e lepromina (Fernandez e Mitsuda) em indivíduos de zona isenta de lepra. Bol. Serv. nac. Lepra (Rio de J.) **11** (3), 171 (1952).

III. Addendum (February 1969)

Arguello Pitt, L., u. Mitarb.: Experiencia acerca de las relaciones immunobiológicas entre lepra y tuberculosis. Premunición con BCG. Su valor en la profilaxia de la lepra. Mem. VI Cong. Intern. Lepra, Madrid, 1953, p. 643. — Azulay, R. D.: A ação do BCG sôbre a reação leprominíca. Mem. del V Cong. Intern. de la Lepra, 1948. Havana, 1949, p. 1142.

Basombrio, G., u. Mitarb.: Nuestra experiencia en la vacunacion con el BCG en convivientes anergicos a la lepromina. Mem. IIIa Conf. Panamer. de Leprologia, 1951, Buenos Aires **1**, 300—303 (1953). — Bechelli, L. M.: Estudo Comparativo Entre Os Testes Da Lepromina E Da Lepromina Da Tuberculina. Bol. Serv. nac. Lepra **21**, special number, 170 (1962). — Contribution to the study of the immuno-allergic relationship between tuberculosis and leprosy by correlation of the Mantoux and Fernandez reactions. Acta Leprol., Nouvelle Sér., No. 25, 5—107 (1966). (Thesis defended 1961 and published 1964). — Study of the immuno-allergic relation between tuberculosis and leprosy by the correlation of the Mantoux and Fernandez reactions. Acta Leprol., Nouvelle Sér., No. 19, 5—10 (1964). — BCG by mouth in children 0—1 year old and lepromin reversion. VII Internat. Congr. of Leprology. Abstracts of Papers. Tokyo, 1958, p. 100.

Chaussinand, R.: Tuberculose et lèpre, maladies antagoniques. Eviction de la lèpre par la tuberculose. Int. J. Leprosy **16** (4), 431 (1948).

Doull, J. A., R. S. Guinto, and M. C. Mabalay: The origin of natural reactivity to lepromin. Int. J. Leprosy **27** (1), 31 (1959). — Effect of BCG vaccination, lepromin testing and natural causes in inducing reactivity to lepromin and to tuberculin. Int. J. Leprosy **25** (1), 13 (1957).

Fernandez, J. M. M.: Influencia del BCG sobre la lepromina-reacción. Anais do X Congr. Brasileiro de Higiene, Belo Horizonte 1953, p. 787—790.

Guinto, R. S., J. A. Doull, and M. C. Mabalay: Tuberculization and reactivity to lepromin. Association between lepromin and tuberculin reactions in school children in Cordova and Opon, Cebu, Philippines. Int. J. Leprosy **23** (1), 32 (1955). — Guinto, R. S., M. C. Mabalay, and J. A. Doull: Cutaneous responses to lepromin and to other mycobacterial antigens. (Human, avian and Battey tuberculins, and human and avian tubercle bacilli.) Int. J. Leprosy **30** (2), 152 (1962). — Reactivity of children to lepromin and various tuberculins, as affected by recent and older BCG vaccination. Int. J. Leprosy **30** (3), 284 (1962).

Ignacio, J. L., C. A. Palafox, and F. A. José Jr.: Mitsuda reactions induced by repeated lepromin testing in children removed at birth from their leprous parents. Int. J. Leprosy **23** (3), 259 (1955).

Kooij, R., and A. W. F. Rutgers: Leprosy and tuberculosis. A comparative study with the aid of skin tests with tuberculin, killed BCG and the Dharmendra lepromin in South African Bantus. Int. J. Leprosy **26** (1), 24 (1958).

Leiker, D. L.: Studies on the lepromin test. III. Influence of tuberculosis contact and other factors on the size of the lepromin reaction. Int. J. Leprosy **29** (4), 488 (1961). — Lowe, J., and T. F. Davey: Tuberculin and lepromin reactions in Nigeria. An analysis of the data of Lowe and McNulty. Int. J. Leprosy **24** (4), 419 (1956). — Lowe, J., and J. A. McFadzean: Tuberculosis and leprosy. Further immunological studies. Dermatologia (México) **1** (2), 190 (1956).

Neves, R. G., A. N. Rabello, A. M. Alonso, J. B. Risi, and C. Silva: Lepromin negativity in adults having active pulmonary tuberculosis. VII Internat. Congr. Lepr., Abstracts of Papers, Tokyo 1958, p. 120.

Olmos Castro, N., P. B. Arcuri, L. B. Toranzos, R. L. Usandivaras, E. Zamudio, M. Conejos, A. A. Bonatti, y E. J. Lebrón: Persistencia de la hipersensibilidad a leprolina proteica total (L.P.T.) inducida por BCG en el hombre. Leprología **4** (1), 12 (1959).

PAULA SOUZA, R.: Comentários ao tema: „Reciprocidade do comportamento da infecção leprótica em face da tuberculose e vice-versa, do ponto de vista epidemiológico, clinico, immunoalérgico e sorológico." Rev. bras. Leprol. **25** (4), 307 (1957). — PAULA SOUZA, R., and L. M. BECHELLI: Correlation between lepromin and tuberculin tests in children 0—4 years old. VII Int. Congr. Lep., Abstracts of Papers. Tokyo 1958, p. 124. Report in: Rev. bras. Leprol. **28**, 203—210 (1960).

ROSEMBERG, J., N. SOUZA CAMPOS, y J. N. AUN: Da relação imunobiológica entre tuberculose e lepra. I. Ação positivante do BCG sobre a lepromino-reação. Rev. bras. Leprol. **18** (1), 3 (1950). — Da relação imunobiológica entre tuberculose e lepra. III. A lepromino-reação em crianças, de descendência não leprosa, vacinadas com BCG por via oral. Dissociação entre alergia tuberculinica e reação de Mitsuda. Rev. bras. Leprol. **18** (3), 128 (1950). — Da relaçco imunobiológica entre tuberculose e lepra. IV. A lepromina-reação em crianças 1 ano antes com BCG, descendentes de doentes de lepra. Dissociação entre alergia tuberculinica e reação de Mitsuda. Rev. bras. Leprol. **19** (1), 8 (1951). — Da relação imunobiológica entre tuberculose e lepra. V. Tempo de positivação da reação de Mitsuda após a introdução simultânea de BCG por via orale de lepromína por via intradérmica. Rev. bras. Leprol. **19** (1), 19 (1951). — Da relação imunobiológica entre tuberculose e lepra. VI. Inversão da reação de Mitsuda com o BCG oral em indivíduos reiteradamente negativos à lepromina durante vários anos. Rev. bras. Leprol. **20** (2), 67 (1952). — VII. Influência do BCG oral sobre a reação de Mitsuda em indivíduos prèviamente positivos à lepromina. Rev. bras. Leprol. **20** (2), 75 (1952). — Reação Mitsuda induzida por efeito de diversos esquemas de vacinações BCG oral e pela técnica de multipunturas de Rosenthal. Rev. bras. Leprol. **20** (3/4), 183 (1952). — ROSEMBERG, J., u. Mitarb.: Immunobiologic relation between tuberculosis and leprosy. X. Comparative study of the results of the lepromin test in subjects submitted to serial injections of Mitsuda's antigen and to oral BCG vaccination. Int. J. Leprosy **28** (3), 271 (1960).

SHEPARD, C. C.: Leprosy. McGraw-Hill Yearbook Science and Technology, McGraw-Hill Book Company, Inc., copyright 1967, p. 216. — SOUZA CAMPOS, N., J. ROSEMBERG y J. N. AUN: Correlação tuberculina-lepromina. Rev. bras. Leprol. **23** (3/4), 23 (1955). — SOUZA CAMPOS, N., u. Mitarb.: Viragem da lepromino-reação em função de diferentes estímulos. Influência da idade, nessa viragem, no grupo etário de 6 a 43 meses ... Rev. bras. Leprol. **30** (1), 3 (1962). — SWERTS, L.: Tests à la tuberculine et à la lépromine dans la Chefferie Makoda. Ann. Soc. belge Méd. trop. **35**, 801 (1955). Also in: Int. J. Leprosy **25** (2), 164 (1957).

YANAGISAWA, K.: On the immunological relationship between tuberculosis and leprosy with special reference to the effect of BCG administration upon the prophylaxis of leprosy. Lepro **26**—28, 37—47 (1960).

Behandlung der Lepra

Von

Luiz Marino Bechelli, Ribeirão Prêto (São Paulo)/Brasilien*

Mit 19 Abbildungen

Außerordentlich groß ist die Anzahl der Behandlungsmethoden, die bei der Lepra versucht worden sind. In den letzten 20 Jahren wurden alle Medikamente, die bei der Tuberkulose wirksam sind, auch bei der Leprabehandlung erprobt und es zeigte sich, daß einige von ihnen tatsächlich auch gegen das *Mycobacterium leprae* eine deutliche Wirkung entfalteten. Auf Grund der Verwandtschaft von Mycobakterien und Pilzen versuchte man auch die wirksamen Antimycotica bei leprösen Infektionen. Auf diese Weise und besonders auf Grund der Erfolge der Tuberkulosebehandlung mit Antibioticis und Chemotherapeutica konnte ein beachtlicher Fortschritt bei der Leprabehandlung erzielt werden.

Bis 1941, als mit der Anwendung der Sulfone begonnen wurde, war die klassische Leprabehandlung auf Chaulmoogra und seine Derivate aufgebaut. Allerdings war dessen Wirksamkeit sehr umstritten, und einzelne Autoren bestritten eine solche vollkommen, andere setzten sie nur sehr gering an. Sie stützten sich hierbei auf die Tatsache, daß Chaulmoogra nicht imstande ist, die Lepra klinisch und bakteriologisch zu heilen, sowie bei Leprakranken mit negativer Leprominreaktion die Entwicklung der indeterminierten zur lepromatösen Form aufzuhalten. Es ist verständlich, daß sich diese Unzulänglichkeit besonders auf dem Gebiet der Prophylaxe auswirken mußte, die sich mangels einer wirksamen Therapie sehr schwierig gestaltet.

Die Einführung der Sulfone in die Leprabehandlung veränderte grundlegend das Gesamtbild der Krankheit, und zwar nicht nur hinsichtlich ihres Verlaufes, sondern auch der Infektiosität und Prophylaxe. Um die segensreichen Auswirkungen der neuen Behandlung in ihrem ganzen Umfang verstehen zu können, muß man das Lepraproblem vor dieser Zeit erlebt haben oder zumindest sich die Unzahl von Problemen ins Gedächtnis rufen, welche auf das Fehlen einer Behandlung zurückzuführen sind. Die lepromatösen Kranken sahen ihre Erkrankung unaufhaltsam fortschreiten, wobei häufig Blindheit eintrat, nicht selten eine Tracheotomie erforderlich wurde und es schließlich zur enormen Ausbreitung über den ganzen Körper mit entstellenden Verstümmelungen kam. Es war außerordentlich schwierig oder praktisch unmöglich, eine Rückbildung der Krankheitserscheinung und eine Negativierung des Bacillenbefundes, was den Kranken das Zusammenleben mit der Familie und der Gesellschaft ermöglicht haben würde, zu erreichen. Eine große Anzahl von Kranken mit indeterminierter Lepra ent-

---

* Herrn cand. med. GOTTFRIED KÖBERLE möchten wir an dieser Stelle für die Übersetzung des Artikels aus dem Portugiesischen in die deutsche Sprache danken und Herrn Prof. FRITZ KÖBERLE für die Durchsicht der Übersetzung. Dem Direktor der Medizinischen Fakultät Ribeirão Preto, Herrn Prof. Dr. ZEFERINO VAZ, danken wir für sein verständnisvolles Entgegenkommen, das uns die Ausarbeitung der Kapitel ermöglichte.

wickelte sich zu Lepromatösen und sah sich gezwungen, die Familie zu verlassen und sich in Lepraheimen zu internieren. Das gleiche war nicht selten der Fall bei dimorphen und sogar reaktiv-tuberkuloiden Formen während einer gewissen Krankheitsphase. Man bemühte sich, die Leprafälle zu Beginn der Krankheit zu erfassen und selbst dann bestand nicht die Möglichkeit, sie durch eine wirksame Behandlung mit Sicherheit ansteckungsfrei zu erhalten. Das Leprosarium mit allen seinen Nachteilen, wie Abtrennung der Familienangehörigen, Freiheitsbeschränkung und seiner Hoffnungslosigkeit, war die unerläßliche Endstation für die Mehrzahl der Kranken, und so suchten alle Frischerkrankten, die über ihr zukünftiges Schicksal sehr gut Bescheid wußten, den Kontakt mit den öffentlichen Prophylaxestellen möglichst lange hinauszuschieben. So entstanden immer wieder neue Infektionsherde innerhalb und außerhalb der Familien.

Dank der Sulfontherapie hat sich diese bedauerliche Situation grundlegend geändert. Die Lepromatösen konnten die Sanatorien verlassen, und zwar um so früher, je weniger fortgeschritten die Krankheit war; die leprominnegativen, uncharakteristischen Formen entwickelten sich nicht mehr zu Lepromatösen, die Lepraheime begannen sich zu leeren und die Ambulatorien wurden zu den wichtigsten Zentren der Leprabekämpfung.

In den letzten Jahren versuchte man die Applikation von „Dauersulfon" (in öliger oder nichtöliger Lösung), um dessen Resorption zu verlängern. Derartige Präparate werden bei „Massenbehandlungen" in Afrika angewandt. Das Ziel ist die Erreichung eines wirksamen Blutspiegels über einen Monat oder länger, um die prophylaktischen Bemühungen in bestimmten Gegenden der Erde zu erleichtern.

Die Bemühungen, unter den bei Tuberkulose und den Mykosen wirksamen Medikamenten solche zu finden, die bei der Leprabehandlung noch bessere Resultate ergeben, führten zur Anwendung von Thiosemicarbazon, Diaminodiphenylsulfoxyd, Cycloserin, Diaminodiphenyl-Thiurea, Derivate des Äthylmercaptan, Hydrazid, Streptomycin u.a.m. Einige dieser Mittel erwiesen sich als wirksam und das Thiosemicarbazon — nach der Meinung einiger Leprologen — ebensogut wie die Sulfone. Letztere nehmen aber in der Chemotherapie der Lepra noch immer den ersten Platz ein.

Trotz alledem ist bis heute das ideale Mittel noch nicht gefunden, das eine raschere Bacillenfreiheit bei der Lepra lepromatosa erzielt und rascher eine klinische Heilung ermöglicht, denn derzeit muß die Behandlung über viele Jahre ausgedehnt werden, um Rezidive mit Sicherheit zu verhindern. Doch sind auch unter diesen Umständen die Aussichten für eine völlige Beherrschung der Endemien durchaus günstig, denn es gibt außer den Sulfonen noch eine Reihe anderer wirksamer Mittel, die in Fällen von Unverträglichkeit oder — was sehr selten vorkommt — Wirkungslosigkeit der Sulfone angewendet werden können.

Wie wir bereits ausgeführt haben, hat die Chemotherapie zu einer wesentlichen Änderung der prophylaktischen Maßnahmen geführt. In Brasilien und anderen Ländern gipfelte diese in der Aufhebung der zwangsläufigen Isolierung der Leprakranken. Infektiöse Patienten, die freiwillig ein Leprosarium aufsuchen, verbleiben dort nur so lange, bis ihre Kontagiosität behoben oder reduziert ist und eine klinische Besserung erreicht wurde. Wie die Epidemiologiekommission des VII. Internationalen Leprakongresses mit Recht hervorhob, „ist es vom epidemiologischen Standpunkt besser, die Infektiosität vieler Kranker zu reduzieren, als sie bei wenigen zu eliminieren". Die Prophylaxe liegt heute in den Händen von besonderen Betreuungsstellen oder staatlichen Gesundheitsämtern, die den Kranken und die Kontaktpersonen im eigenen Heim versorgen. Wenn einmal das

Schreckgespenst der zwangsweisen Isolierung verschwunden ist, hat der Kranke keinerlei Hemmungen, die öffentlichen Gesundheitsämter aufzusuchen, denn er weiß heute, daß er durch sie eine wirksame Behandlung erhält.

Alle, die in den letzten 25—30 Jahren das Lepraproblem miterlebten, mitfühlten oder sonst irgendwie begleiteten, können nicht genug ihrer Freude und Zuversicht bezüglich der ausgezeichneten Möglichkeiten Ausdruck geben, die sich auf Grund der modernen Medikamente für eine vollständige Beherrschung der endemischen Lepra ergeben. Doch möchten wir darauf hinweisen, daß man aus zahlreichen Gründen (niedriger Lebensstandard in den Endemiegebieten, Promiskuität, Fehlen von Grundbegriffen der Hygiene usw.) keinen durchschlagenden Erfolg erwarten kann, wenn nicht — über die derzeit zur Verfügung stehenden Mittel hinaus — entweder eine wirksame Schutzimpfung oder ein Medikament gefunden wird, das bei der Lepra den gleichen Erfolg gewährleistet wie das Penicillin bei der Syphilis.

A. Sulfone

I. Geschichte

Zwar waren Sulfonverbindungen schon im vorigen Jahrhundert bekannt, doch wurde die eigentliche Ausgangssubstanz der Sulfone, das 4,4'-Diaminodiphenylsulphon (DDS) erstmalig von zwei deutschen Chemikern, FROMM und WITTMANN, im Jahr 1908 hergestellt (zit. nach COTTET et al., 1951). Erst im Jahre 1937 erschienen die ersten Veröffentlichungen über antibakterielle Wirkungen der Sulfone. Die Tierversuche von FELDMAN et al. (1942, 1943 und 1944) und von CALLOMAN (1943) erbrachten den Nachweis ihrer Wirkung auf den Tuberkelbacillus (zit. nach COTTET et al., 1951). Allerdings zeigten sich bei der menschlichen Tuberkulose nicht die erwarteten Ergebnisse; die Sulfone beeinflußten nur ganz geringfügig oder gar nicht den Verlauf der Tuberkulose. Bei der Lepra wurden erstmalig im Jahre 1941 in Carville (USA) Sulfone angewendet. In diesem Jahr behandelten FAGET, POGGE, JOHANSEN, DINAN, PREJEAM und ECCLES (1943) die experimentelle Lepra mit Promin und kamen zu dem Schluß, daß „diese Behandlung es verdiente, bei der menschlichen Lepra versucht zu werden". Sie beschrieben die toxischen Wirkungen und hoben die eindrucksvolle Besserung der Schleimhautläsionen hervor, was später von allen Leprologen bestätigt wurde. Bei 21 Leprakranken, die über wenigstens 12 Monate behandelt worden waren, erzielten sie folgende Ergebnisse: 14 wurden gebessert, bei 6 zeigte sich keine Änderung und in einem Fall kam es zur Verschlechterung; ein negativer Bacillenbefund wurde bei 5 Kranken erreicht. In einer anderen Gruppe von 40 Kranken mit mäßig bis stark fortgeschrittener Lepra wurde nach 2—11monatiger Behandlung bei 20 eine Besserung erzielt, 16 blieben unverändert und 3 zeigten Verschlechterung; 5 Fälle wurden bakteriologisch negativ. Die Autoren glauben, daß die Besserung nicht als spontan angesehen werden kann. Zusammenfassend heben sie hervor, „daß Promin in hohem Grad eine therapeutische Wirkung bei der Lepra besitzt", was einen bedeutenden Fortschritt in der Leprabehandlung darstellt.

Zwei Jahre später bezeichnen FAGET u. POGGE (1945) auf Grund von 137 behandelten Leprafällen Promin als das Mittel der Wahl bei der Leprabehandlung.

Auf der II. Panamerikanischen Leprakonferenz im Jahre 1946 bestätigte FAGET seine früheren Ergebnisse und hob hervor, daß nur Lepromatöse — in der Mehrzahl fortgeschrittene Fälle — der Sulfontherapie unterworfen wurden. Er hält die Sulfone nicht für spezifische Heilmittel gegen die Lepra, aber für die wirksamsten unter den bisher in Carville angewandten. Bedauerlicherweise wirken sie sehr langsam, so daß Besserungen nicht vor 6 oder mehr Monaten Behandlung beobachtet werden. Von da ab kommt es zur fortschreitenden Besserung, wobei Rezidive selten sind oder ganz fehlen. Nur ganz ausnahmsweise kommt Verschlechterung vor. Die Besserung geht der Dauer und Intensität der Behandlung parallel. Er glaubt, daß die drei versuchten Präparate — Promin, Diason und Promizol — ganz ähnliche Resultate ergeben und daß die wirksame Substanz das Diaminodiphenylsulfon (DDS) ist. Nach 6 Monaten Behandlung zeigten fast 25% Besserung, nach einem Jahr 60%, nach 2 Jahren 75% und nach 3 Jahren fast 100% der behandelten Fälle. Die Besserung schwankt auch mit der verträglichen Dosis, Schleimhautveränderungen sprechen rascher an als Hautläsionen. Nasenbluten verschwindet mit zunehmender Vernarbung, die lepröse Laryngitis geht zurück, wodurch die gestörte Sprache wiederhergestellt wird, die Dyspnoe verschwindet und eine Tracheotomie erübrigt sich oft. Es scheint, daß sich die Sulfonbehandlung auch günstig auf die lepröse Hornhautentzündung und Iridocyclitis auswirkt. Auch der Bacillenbefund wird mit der Dauer der Behandlung negativ. Während des ersten Behandlungsjahres blieben so gut wie alle Kranken positiv, in den folgenden Behandlungsjahren gingen allmählich die Haut- und Schleimhautläsionen immer mehr zurück. Nach 4jähriger intensiver Dauerbehandlung überstieg die Negativität 50%, was Faget eine bakteriostatische Wirkung der Sulfone auf den Leprabacillus vermuten läßt. Er verweist schließlich auf die histopathologischen Untersuchungen von Fite in Carville vor und nach der Behandlung: die Befunde weisen darauf hin, daß Promin anscheinend die Bacillen aus dem Blut und den kleinen Gefäßen eliminiert und auf diese Weise einer Ausbreitung der Läsionen vorbeugt.

Faget, Erickson u. Ross (1948) geben eine Zusammenfassung über ihre Erfahrungen an 317 Patienten, die mit Promin und Diason über verschieden lange Perioden — bis höchstens 6 Jahre — behandelt worden waren. 38 Kranke konnten infolge der Rückbildung von Haut- und Schleimhautläsionen sowie negativen Bacillenbefundes entlassen werden. Im Jahre 1946 ging die Sterblichkeit um mehr als die Hälfte unter das Jahresmittel der Sterblichkeit der vorausgehenden Jahre herunter. Sie schließen vorsichtig, daß der tatsächliche Wert der Sulfonbehandlung noch nicht endgültig festgestellt werden könne und daß man noch weitere 5—10 Jahre, vielleicht auch noch länger, abwarten müsse, um wirklich sichere Schlüsse — auch hinsichtlich eventueller Rezidive — ziehen zu können. Sie führen am Schluß aus, daß die Suche nach anderen Mitteln fortgesetzt werden müsse, da die Sulfone nur sehr langsame Wirkung auf den Krankheitsverlauf zeigen.

Nach Fagets Tod veröffentlichte die Forschungsgruppe von Carville noch zwei weitere Arbeiten über das Thema. In einer kommen Johansen et al. (1950) zu dem Schluß, daß Promacetin eine chemotherapeutische Wirkung bei der menschlichen Lepra besitzt. In der anderen geben Johansen u. Erickson (1950) eine Übersicht über den damaligen Stand der Leprabehandlung, wobei sie im besonderen auf die guten Resultate mit Sulfonen hinweisen und die Schwächen der Behandlung erwähnen. Diese bestehen vor allem darin, daß der Leprabacillus nur in geringem Ausmaß aus den Haut- und Nervenläsionen eliminiert wird. Es kann unter Umständen jegliches klinisches Anzeichen einer Lepra fehlen, und trotzdem sind in Ausstrichpräparaten die Stellen der ehemaligen Hautläsionen positiv, oft noch viele Jahre nach der scheinbaren Heilung. Das gleiche wurde anläßlich von Autopsien an befallenen Nerven beobachtet. Allerdings wird der Nasenabstrich in relativ kurzer Zeit negativ. Sie erwähnen ferner nach Aussetzen der Behandlung in 50% der Fälle Rezidive. Bei Weiterbehandlung nach der scheinbar klinischen Heilung kamen nur in 4,5% Rezidive zur Beobachtung. Augen- und Nervenveränderungen sind sehr resistent. Schließlich erwähnen sie als letzte Schwäche der Sulfonbehandlung, daß eine gewisse Zahl der Behandelten anfänglich eine Besserung zeigt, dann aber die Haut- und Schleimhautläsionen stationär bleiben und eine weitere Besserung nur durch zusätzliche Behandlung mit einem anderen Sulfon erzielt werden kann. Dieser Bericht stieß begreiflicherweise auf großes Interesse in allen Ländern, in denen die Lepra endemisch ist, so daß die Zahl der Forscher auf diesem Gebiet rasch und zusehends anwuchs.

Anfänglich wurden nur Lepromatöse behandelt, bald aber auch Fälle von tuberkuloider und uncharakteristischer (indeterminata) Lepra. BECHELLI (1947) wies darauf hin, daß die Sulfontherapie auch bei der uncharakteristischen (indeterminata) Lepra angewendet werden müsse, besonders bei den Mitsuda-Negativen und solchen, bei denen sich eine gewisse Tendenz zum Übergang in die lepromatöse Form bemerkbar mache. Wenn es gelänge, diese Entwicklung aufzuhalten, wäre der Erfolg schon bedeutend.

Durch zahlreiche Arbeiten aus den verschiedensten Ländern wurden in großen Zügen die Ergebnisse der Forschungsgruppe Carville bestätigt. Die Sulfontherapie wurde am V., VI. und VII. Leprakongreß in Havanna (1948), Madrid (1953), Tokio (1958), Rio de Janeiro (1963) und London (1968) als die wirksamste aller Behandlungsmethoden der Lepra bezeichnet.

Es kamen im Laufe der Zeit verschiedene Sulfontypen zur Anwendung, und zwar anfänglich Derivate mit Doppelsubstituition (Promin, Diason usw.) und später, nach der Publikation von COCHRANE (1948), die eigentliche Ausgangssubstanz DDS infolge ihrer guten Wirksamkeit und ihrer geringen Herstellungskosten.

II. Chemische Zusammensetzung

Für die Behandlung der Lepra wird das ursprüngliche Sulfon (4,4'-Diaminodiphenylsulfon oder DDS) verwendet, darüber hinaus kommen symmetrische, zweifachsubstituierte und einfachsubstituierte Derivate, sowie dem DDS analog zusammengesetzte Präparate zur Anwendung.

Das *4,4'-Diaminodiphenylsulfon*, die Ausgangssubstanz für viele Derivate, wie Promin, Diason, Diamidin, Sulfetron usw., hat folgende Konstitutionsformel:

$$H_2N-\langle\rangle-SO_2-\langle\rangle-NH_2$$

An seinem Aufbau ist also die Sulfogruppe SO_2 beteiligt, die an zwei Benzolringe gebunden ist, von denen jeder in Para-Stellung eine Aminogruppe trägt.

COTTET et al. (1951) behaupten, daß DDS die wirksamste, aber auch die am meisten toxische Sulfonverbindung darstellt. Die zweifach-substituierten Derivate (Promin, Diazon und andere) sind weniger toxisch, aber auch weniger aktiv; ihre Hauptwirkung scheint auf das Ursprungssulfon, das im Organismus freigesetzt wird, zurückzugehen. Die einfach-substituierten Derivate sind hingegen aktiver, weniger toxisch und scheinen eine besondere antibakterielle Wirkung zu haben.

Die *zweifach-substituierten Sulfone* werden durch Substitution eines Wasserstoffatomes der Aminogruppe durch zwei gleiche Radikale erhalten. Zu dieser Gruppe von Sulfonen gehören die anfänglich bei der Leprabehandlung angewandten Präparate Promin (4,4'-Diaminodiphenylsulfon-N,N'-bi-glykose-natriumsulfat), Diason (4,4'-Diaminodiphenylsulphon-N,N'-bi-Formaldehyd-natriumsulfoxylat) und andere, später angewandte wie Diamidin, Sulfetron, Diaminoxyl, Cimedon, Sulfonazin.

$CH_2 \cdot OH \cdot (CHOH)_4 \cdot \underset{SO_3Na}{CH} \cdot NH\text{—}\langle\text{benzene}\rangle\text{—}SO_2\text{—}\langle\text{benzene}\rangle\text{—}NH \cdot \underset{SO_3Na}{CH}(CHOH)_4 \cdot CH_2OH$ Promin

$NaSO_3 \cdot CH_2 \cdot NH\text{—}\langle\text{benzene}\rangle\text{—}SO_2\text{—}\langle\text{benzene}\rangle\text{—}NH \cdot CH_2 \cdot SO_3Na$ Diason

$C_6H_5 \cdot \underset{SO_3Na}{CH} \cdot CH_2 \cdot \underset{SO_3Na}{CHNH}\text{—}\langle\text{benzene}\rangle\text{—}SO_2\text{—}\langle\text{benzene}\rangle\text{—}NH \cdot \underset{SO_3Na}{CH} \cdot CH_2 \cdot \underset{SO_3Na}{CH} \cdot C_6H_5$ Sulfotron

Bei den *einfach-substituierten Sulfonen* wird nur eine der Aminogruppen der Ausgangsverbindung substituiert. Das bekannteste Präparat dieser Gruppe ist Sulphon-Cilag (Natriumsalz des 4-Amino-4'-karboxymethyl-aminodiphenylsulfons).

$NaOOC\text{—}CH_2\text{—}HN\text{—}\langle\text{benzene}\rangle\text{—}SO_2\text{—}\langle\text{benzene}\rangle\text{—}NH_2$ Sulphon-Cilag

Unter den, dem *4,4'-Diaminodiphenylsulfon analogen Zusammensetzungen* finden sich Promizol und Promacetin, die nur von einigen Autoren verwendet wurden und deren Anwendung sich nicht durchsetzte.

Promacetin

Das Promacetin ist das Natriumsalz des 4,4'-Diaminodiphenylsulfon-2-acetylsulfonamids.

III. Wirkungsweise

Nach FAGET (1946) wiesen Laboratoriumsversuche (Negativierung des Bacillenbefundes) auf eine bakteriostatische Wirkung der Sulfone hin. Die gleiche Meinung wurde von anderen Untersuchern geäußert, wobei auch noch eine Reizwirkung auf das reticuloendotheliale System angenommen wird.

Ganz allgemein üben die chemotherapeutisch wirksamen Substanzen ihren Einfluß auf die pathogenen Keime und die Zellen des Organismus durch chemische und physikochemische Reaktionen aus. Die selektive Zerstörung der Mikroorganismen im Gewebe kommt durch einen der nachfolgend angeführten oder durch Zusammenwirken mehrerer Faktoren zustande (RZEPPA, 1947):

1. Direkte Wirkung der Substanz selbst oder eines ihrer Abbauprodukte auf das Protoplasma des Keimes.

2. Chemische oder physikalisch-chemische Wirkung — inklusive Coagulation, Präzipitierung oder Änderung der elektrischen Ladung der Kolloide.

3. Antikörperbildung infolge Freisetzung von Antigenen durch das chemische Produkt.
4. Steigerung der Oxydationsprozesse, Leukocytose, proteolytischer und lipolytischer Fermentwirkung, die in den Stoffwechsel der Erreger eingreifen.

RZEPPA gibt an, daß „die Wirkung der Diaminodiphenylsulfone langsam ist und eine lange Behandlungsdauer erfordert. Es gibt zahlreiche Gründe für diese langsame Wirkung. Die leprösen Prozesse finden sich in der Haut und im peripheren Nervensystem, wo die Zirkulation verhältnismäßig gering ist und daher auch die medikamentöse Wirkung geringer ist als in reichdurchbluteten Organen. Vielleicht gibt es keine Infektion, bei der sich die Erreger in so großen Mengen innerhalb der krankhaften Veränderungen finden, wie bei der Lepra; schließlich ist das *M. leprae* sehr resistent und durch eine Wachshülle geschützt".

Morphologische Überlegungen führten RATH DE SOUZA u. L. SOUZA LIMA (1950) zu der Ansicht, „daß die Sulfone bei ihrer günstigen Wirkung einen Mechanismus auslösen, beschleunigen oder verstärken, der eine Störung des Gleichgewichtes Virchowzelle: Leprabacillus hervorruft, indem er den Stoffwechsel der Virchowzelle in irgendeiner Weise ändert, so daß deren Protoplasma für das Weiterleben der Leprabacillen ungeeignet wird."

COTTET et al. (1951) behaupten, daß DDS nur eine bakteriostatische und keine bactericide Wirkung hätte. Diese bakteriostatische Wirkung mache sich erst nach einer Reihe von Teilungen des Mikroorganismus bemerkbar. Es besteht daher eine „*Latenzzeit*", die bei sich rasch teilenden Mikrokokken nur einige Stunden beträgt, bei einem Bacillus mit langsamer Teilung — z.B. Tuberkelbacillus — aber einen Tag. Außerdem besteht eine enge Beziehung zwischen Konzentration des Sulfons und der Schnelligkeit der Wirkung. Sie führen eine Untersuchung von N. RIST über die Wirkung von DDS „in vitro" auf Tuberkelbacillen an:

Kontrollkultur: 15 Teilungen am 3. Tag.

Sulfonkultur: 1 mg-% — Stillstand des Wachstums nach 4—5 Teilungen am 21. Tag;

              2 mg-% — Stillstand des Wachstums nach 2 Teilungen am 14. Tag;

             10 mg-% — kein Wachstum.

Es kann also mit schwachen Dosen, wie sie bei behandelten Tieren zur Verwendung kommen, die Teilung der Keime nach 5—7 Teilungen verhindert werden. Hingegen wird ein vollständiger Wachstumsstillstand nur in Dosen erreicht, die für den Menschen schädlich sind. Sie glauben auch, „daß eine gewisse Beziehung — wie bei den Sulfonamiden — zwischen der hemmenden Konzentration und der Bacillenanzahl besteht, in dem Sinne, daß die Konzentration desto höher sein muß, je größer die Menge der Bacillen ist, um noch eine bakteriostatische Wirkung zu erzielen". Angewandt auf die Lepra hieße dies, daß die notwendigen Dosen bei der uncharakteristischen Lepra niedriger sein können als bei der lepromatösen. Die Autoren geben außerdem an, daß DDS direkt wirksam ist, und zwar ohne chemische Umwandlung im Organismus, so daß es von allen Sulfonen sowohl „in vitro" als auch „in vivo" in der niedrigsten Konzentration wirksam ist. Hierbei sind die wirksamen Konzentrationen bei den beiden erwähnten Anwendungsweisen sehr ähnlich.

Von einigen Autoren wird für die zweifach-substituierten Sulfone eine eigene Wirkung angenommen. Andere hingegen glauben, daß deren Wirkung nur auf die Freisetzung von DDS zurückzuführen sei und sie daher desto wirksamer sind, je mehr DDS sie enthalten. Nach BOYER et al. (zit. nach COTTET et al., 1951) zeigen chromatographische Untersuchungen, daß es sich bei den einfach- und doppelt-substituierten Sulfonen in Wirklichkeit um mehr oder weniger komplexe

Mischungen handelt, die stets eine gewisse Menge DDS enthalten. Auch TITUS u. BERNSTEIN (zit. nach COTTET et al., 1951) wiesen nach, daß auch Diason, Promin und Sulphetron im Organismus eine gewisse Menge DDS freisetzen. Hierbei scheint diese Freisetzung bedeutender zu sein, wenn das Sulfon ‚oral' gegeben wird als nach Injektion, wahrscheinlich infolge der im Magen stattfindenden Hydrolyse. Die Wirkungsweise der einfach-substituierten Sulfone wird von verschiedenen Untersuchern als noch ungeklärt erachtet.

IV. Sulfonkonzentration in Blut und Harn Verteilung in den Geweben

Nach COTTET et al. (1951) ist die Sulfondosierung im Blut exakt möglich, und die Toleranz beträgt 1—1,5 mg/100 ml; bei 2 mg/100 ml treten deutliche Anzeichen von Unverträglichkeit auf. Bei Verwendung anderer Sulfone kann die Konzentration im Blut nicht exakt angegeben werden, weil es nicht möglich ist zu unterscheiden, welcher Wert dem angewandten Sulfon und welcher dem freigesetzten DDS entspricht. FAGET (1946) berichtet, daß die Konzentration von Promin im Blut schnell nach jeder Injektion steigt, dies aber nur vorübergehend, da es rasch im Harn ausgeschieden wird und sich daher nach 24 Std höchstens noch Spuren im Blut nachweisen lassen. Allerdings kann es mitunter bei Patienten mit schwerer Niereninsuffizienz zu einer Steigerung der Prominkonzentration im Blut nach längerer Behandlung kommen. In solchen Fällen wurden hohe Konzentrationen, wie 20—30 mg/100 ml, im Blut festgestellt. Es ist daher erforderlich, die Dosis in derartigen Fällen herabzusetzen.

Ross (1947) führte 575 Konzentrationsbestimmungen für Promin, Diason und Promizol im Blut von 187 Patienten in einem Zeitraum von 6 Monaten durch, wobei die Methode von BRATTON u. MARSHALL zur Anwendung kam. Promin ergab bei intravenöser Applikation von 5 g täglich durch 1—6 Jahre eine mittlere Blutkonzentration von 1—1,6 mg/100 ml in 24 Std; nur in ungewöhnlichen Fällen zeigten sich andere Ergebnisse. Bei Vergleichsuntersuchungen ergaben sich erhebliche Unterschiede bei verschiedenen Individuen hinsichtlich der Prominabsorption. Bei einigen Kranken ohne Nierenschädigung war der Blutspiegel 10,2—50 mg/100 ml, wobei keinerlei toxische Erscheinungen oder Veränderungen im weißen oder roten Blutbild festgestellt werden konnten. Diese hohen Konzentrationen sind vorübergehend und normalisieren sich, wenn man 2 g pro Tag verabreicht. Erheblicher Promingehalt wurde noch nach 9tägiger Unterbrechung der Behandlung bei Patienten beobachtet, die 3—6 Jahre behandelt worden waren. Daraus ist zu schließen, daß Promin in verschiedenen Geweben und besonders in der Leber gespeichert wird. Der Autor kommt zu dem Schluß, daß keine Beziehungen zwischen der Höhe des Prominspiegels im Blut und dem klinischen Verlauf der Erkrankung besteht.

Bei Verabreichung von täglich 1 g Diason über 1—4 Jahre wurden Blutspiegel zwischen 0 und 3,6 mg/100 ml beobachtet. Die höchste Harnkonzentration betrug 100 mg/100 ml. Bei 0,66 g täglich betrug die Harnkonzentration 32 mg/100 ml. Die durchgeführten Harnuntersuchungen ließen an eine bestimmte Nierenschwelle für Diason denken, denn es wurde bei ständig gleicher Dosierung über 4 Jahre eine zunehmende Diasonkonzentrierung im Harn beobachtet, ohne daß sich der Blutspiegel geändert hätte. Diese Befunde stehen im Einklang mit denen von PETTER u. PRENZLAU, die feststellten, daß bei Erhöhung der Diasondosis von 1 g auf 2 g keine Erhöhung des Blutspiegels, wohl aber eine höhere Harnkonzentration zustande kommt. Wenn diese Beobachtung weiterhin bestätigt wird, erübrigen sich größere Diasondosen als 1 g pro Tag. Ross beobachtete ferner, daß eine leichte Niereninsuffizienz — festgestellt durch Reststickstofferhöhung — nicht die Diasonausscheidung durch die Nieren beeinflußt.

Bei Verabreichung von täglich 6—7 g Promizol über $1/2$—$1^1/_2$ Jahre betrug die Blutkonzentration Spuren bis 1,9 mg/100 ml. Die Harnkonzentration übersteigt die bei Diason und Promin beobachtete. Er stellte Harnkonzentrationen von 800 mg/100 ml fest, ohne daß es zu Steinbildung gekommen wäre. 4 Jahre später berichtet Ross (1950), daß die Tatsache, daß Promizol nicht im Blut nachgewiesen werden kann, nicht besagt, daß es rascher eliminiert oder inaktiviert wird. Promin, Diason, Promacetin und Sulfetron werden nach Unterbrechung der Behandlung noch 14 Tage, in Ausnahmefällen sogar bis 4 Wochen, im Organismus zurückgehalten. Er hält es für gleichgültig, ob die Sulfone oral oder parenteral zugeführt werden, denn die Konzentrationsverhältnisse in Blut, Harn und im Gesamtorganismus sind in beiden Fällen sehr ähnlich. Während sich bei oraler Verabreichung die substanz im Stuhl findet, kommt dies bei intravenöser Applikation nicht vor. Darm- und Nierenstörungen können die Resorption und Exkretion des Mittels beeinträchtigen, da letztere besonders durch die Nieren erfolgt. Ross beobachtete auch Schwankungen des Resorptionsvermögens bei verschiedenen Kranken, weil gleiche Dosen verschiedene Blutspiegel ergaben. Er stellte Anreicherung der Sulfone in Geweben fest: Die Konzentrationen in der Haut waren ziemlich konstant, gleichgültig ob die Applikation oral oder parenteral erfolgte. Gewebe, die anläßlich chirurgischer Eingriffe entfernt worden waren, ließen eine gewisse Speicherungstendenz erkennen. Die Konzentrationen in Biopsien lepromatöser Knoten und normaler Haut desselben Patienten ergaben nur geringe Unterschiede. Anläßlich Nekropsien wurde festgestellt, daß besonders Leber, Milz, Nieren, Haut und Nerven die Fähigkeit besitzen, Sulfone zu speichern und anzureichern.

Dharmendra (1948) berichtet, daß ,,die Konzentration des Medikamentes im Blut von der Applikationsweise abhängt. Bei Promin 5 g intravenös war die Konzentration im Blut gewöhnlich 10—12 mg/100 ml; dieser Blutspiegel wird 1 Std nach der Injektion erreicht. Da aber die Eliminierung sehr schnell erfolgt, ist 12 Std nach der Injektion keine Spur des Medikamentes mehr nachzuweisen. Bei Diason und Sulfetron ,,via oral" betrugen die Blutkonzentrationen 0,5—3 mg/100 ml, im Mittel 2 mg/100 ml 4 Std nach der Verabreichung. 24 Std nach der Medikation läßt sich im Blut das Präparat nicht mehr nachweisen. Bei Patienten mit mehrwöchiger Behandlung zeigte die Blutkonzentration Tendenz zum Absinken; eine Dosis, die einen Blutspiegel von 2—3 mg/100 ml bewirken müßte, ruft daher später nur noch viel niedrigere Konzentrationen hervor, welche 0,5 mg/100 ml betragen können. Das wurde sowohl bei Diason als auch bei Sulfetron beobachtet".

Dharmendra (1950c) berichtet, daß die Sulfonkonzentration im Blut bei größeren Dosen höher ist und bei fortgesetzter Behandlung mit derselben Dosis nach 6—8 Wochen eine gewisse Tendenz zum Absinken zeigt. Um eine bestimmte Konzentration zu erzielen, ist bei intramuskulärer Injektion nur $^1/_3$ der oralen Dosis erforderlich.

Auch Rzeppa (1947) berichtet, daß der Blutspiegel der Sulfone rasch nach der Applikation absinkt. 6—8 Std später lassen sich nur mehr Spuren nachweisen, ,,was allerdings nicht heißen soll, daß sie eliminiert oder inaktiviert wurden".

Smith (1948) stellte den niedrigen Wert von 0,6 mg/100 ml bei Patienten fest, die täglich mit 200 mg DDS behandelt worden waren. Molesworth et al. (1949) fanden bei Patienten, die DDS in öliger Lösung in der Dosis von 1 g pro Woche erhielten, daß der Blutspiegel zwischen 0,1 und 0,9 mg/100 ml schwankte. Simpson u. Molesworth (1950) beobachteten eine Sulfonämie von 1,5 und 3,3 mg/

100 ml bei Patienten, die 27 bzw. 23 Injektionen von 200 mg DDS in 20%iger Lösung im Verlauf von 3 Monaten erhielten.

Nach JOHANSEN et al. (1950a) bleiben die Blutwerte von Promacetin verhältnismäßig konstant zwischen 1,5 und 2 mg/100 ml bei oralen Dosen von 3—4 g täglich, unabhängig von der Behandlungsdauer. Die Harnwerte zeigten hingegen Schwankungen entsprechend der Behandlungsdauer: In den ersten Wochen und Monaten betrugen in den angeführten Fällen die Harnwerte im Mittel 25—50 mg/ 100 ml; nach 6—9monatiger Behandlung zeigten die Werte eine Erhöhung und erreichten 200—250 mg/100 ml. In einzelnen Fällen kam es zur Ausscheidung der gesamten, verabreichten Menge. Sie können nicht erklären, warum sich im Verlauf der Behandlung der Promacetinspiegel im Harn erhöht, während die Sulfonämie kaum ansteigt. Das Medikament wurde noch 12 Tage nach Behandlungsunterbrechung bei lange behandelten Patienten im Harn nachgewiesen.

SCHNEIDER u. RAYROUX (1950) dosierten die Sulfone im Blut nach der Methode von BROWNLEE und fanden, daß DDS, 100 mg pro die ‚oral‘, Sulfonämie von 2 mg pro Liter verursacht. Sulfonämie von 2,5 oder wenigstens 2 mg 100 ml bei DDS entspricht bei den behandelten Kranken einem therapeutischen Effekt. Sie schlugen vor, eine dieser vergleichbaren Sulfonämie durch Injektionen von einer öligen Suspension von Sulfon in größeren Abständen zu erreichen (25% DDS oder Cimedon in Äthylchaulmoograt oder Mandelöl). Sie konnten feststellen, daß DDS in öliger Lösung langsam ausgeschieden wird und es daher ermöglicht wenigstens eine Woche lang eine konstante Sulfonämie zu erzielen, wenn genügend große Dosen injiziert werden. Sie ziehen jedoch das Äthylchaulmoograt vor, da sie meinen, daß diese Substanz bei der Leprabehandlung auch wirksam sei. Daraus schließen sie, daß die wöchentliche wirksame Dosis zwischen 0,625 und 1 g liegt, aber sie halten es bei einer großen Anzahl Kranker für viel einfacher, alle 15 Tage 1,25 g DDS in einer 25%igen Äthylchaulmoogratlösung zu injizieren.

Bei 13 Patienten, die subcutane Sulfetroninjektionen in 30%iger Lösung erhalten hatten, stellte RELWICZ (1950) fest, daß die Sulfonämie in der ersten Stunde zwischen 8 und 12 mg/100 ml schwankte, zwischen 8 und 14 mg nach der 2. Std, zwischen 8 und 12 mg nach 4 Std (aber mit einem etwas höheren Mittelwert), zwischen 3 und 5 mg nach 24 Std und zwischen 1 und 3 mg nach 48 Std; nach 72 Std konnte er nur mehr Spuren feststellen. Im Harn betrugen die Werte nach 4 Std 40—240 mg/100 ml; nach 24 Std 15—90 mg; nach 48 Std 10—40 mg und nach 72 Std 10—50 mg. Ähnliche Werte fand er im Blut nach der 4. und 24. Std nach 1, 2, 3, 4 und 8 Injektionen von 5 ml Sulfetron (33%), die jeden 2. Tag verabreicht wurde.

IRIS u. LEYVA (1951) dosierten DDS 1, 2, 3 und 4 Std bei orale Verabreichung (100, 200 oder 300 mg täglich, in 3 Dosen geteilt, nach den Mahlzeiten): sie stellten fest, daß die höchste Blutkonzentration in der 3. Std erreicht wird, danach fällt sie wieder ab.

FLOCH, LECUILLER u. SUREAU (1952) dosierten bei 4 Kranken dreimal höher und beobachteten, daß die Verabreichung von 3 g Cimedon täglich (zweifachsubstituiertes Sulfon) eine mittlere Blutkonzentration von 2 mg/100 ml ergibt. Bei Kindern, die täglich mit 1 g desselben Sulfons behandelt wurden, stellten sie ähnliche Ergebnisse fest. Sie halten es für nötig, 3 g täglich von diesem Medikament zu verabreichen, um eine Sulfonämie, die jener nach 200 mg DDS gleichwertig ist, zu erhalten.

SIMPSON u. MOLESWORTH (1950) untersuchten die Verteilung des DDS im Organismus bei 4 Kranken in verschiedenen Geweben und erhielten das in Tabelle 1 dargestellte Ergebnis:

Tabelle 1

	Fall			
	157/49	498/49	542/49	596/49
Behandlungszeit mit DDS ante mortem	3 Monate	3 Monate	5 Monate	12 Monate
Gesamtmenge DDS	5,4 g	4,6 g	10 g	22 g
Causa mortis	Tbc. pulm.	Lepr. Toxämie	Cirrh. hep.	Tbc. pulm.
Gewebe	Sulfonkonzentration in mg DDS pro 100 g Gewebe oder 100 ml Flüssigkeit			
Herz	3,4	—	0,5	Spuren[a]
Lunge	3,4	3,3	0,6	Spuren
Milz	4,0	2,8	0,6	Spuren
Leber	6,1	5,1	1,3	0,3
Niere	6,6	7,5	0,9	Spuren
Haut	4,9	3,2	1,6	Spuren
Nerven	2,5	3,2	3,6[b]	Spuren
Medulla ossea	1,8	—	—	—
Herzblut	1,5	3,3	—	—

[a] Nach der Krankengeschichte und Krankheitsdauer zu schließen, wäre ein wenigstens ebenso hoher Gehalt von DDS in den Organen dieses Falles zu erwarten gewesen wie bei den kürzer behandelten Fällen. Für die Tatsache, daß nur Spuren festgestellt werden konnten, war es den Autoren nicht möglich eine Erklärung beizubringen. Es muß die Frage offen gelassen werden, ob es sich um irgendeinen, die Speicherung hemmenden Faktor gehandelt hat oder ob tatsächlich nur eine so geringe Menge vom Gewebe gespeichert wurde.

[b] Die Autoren weisen darauf hin, daß dieses Resultat außerhalb des erwarteten Bereiches liegt und daß keine Erklärung für dieses Ergebnis erbracht werden kann.

LAVIRON, LAURET, KERBASTARD u. JARDIN (1957) beobachteten bei 10 Kranken, die einmal wöchentlich 600 mg DDS in Chaulmoogralösung erhielten, eine Sulfonämie von 1—4 mg/l in der darauffolgenden Woche. Am Vortag der nächsten Injektion betrug der Wert noch 1—2,2 mg/l. Sie untersuchten ferner die Sulfonämie bei 9 Patienten, die mit monatlichen Injektionen von 2,5 g DDS behandelt wurden. 4 der Patienten wiesen einen genügend hohen Blutspiegel auf (nicht unter 1 mg/l), bei zweien konnten am 20. Tag nur mehr Spuren nachgewiesen werden. Die letzten 3 Patienten wiesen einen hohen Anstieg auf 12,5 mg, 13 mg bzw. 15 mg/l auf. In den nächsten Tagen sank der Wert ab und hielt sich über 15 Tage „aktiv", d.h. er fiel nicht unter 1 mg/l ab.

Da bei der Leprabekämpfung in gewissen Ländern (tropisches Afrika) eine protrahierte Wirkung erwünscht ist, untersuchten SCHNEIDER et al. (1959) die Sulfonämie nach Injektion von wäßrigen DDS-Lösungen. Sie arbeiteten anfänglich mit Chaulmoogralösungen, beobachteten aber, daß die lokale Verträglichkeit und die Nachwirkung besser bei Anwendung von DDS in isotonischer Kochsalzlösung war, der 2⁰/₀₀ Gelatine zugesetzt wurde. Allerdings war es schwierig, die Lösung durch längere Zeit zu konservieren (Ausflockung) und in Anbetracht der verschieden starken Gelierung der einzelnen Präparate jeweils gleiche Lösungen herzustellen. Sie ersetzten daher die Gelatine durch Na-Carboxymethyl-Cellulose (C.M.C.). Da sich das Präparat gegen Hitze- und Lichteinwirkung beständig erwies, wurde es bei Kaninchen und Leprakranken mit Äthylchaulmoograt- und gelatinehaltiger, wäßriger Lösung verglichen. In zwei Serien von 5 Leprakranken wurde folgendes beobachtet:

1. *Carboxymethylcellulose-Lösung* (1 g/5 ml). Die Resorption scheint etwas schneller zu erfolgen als bei Gelatinelösung; die Sulfonämie beträgt 2,3—6,4 mg am 4. Tag gegenüber 1,5—5 mg bei Gelatinelösung. Die Sulfonkonzentration im Blut scheint etwas höher anzusteigen als bei Gelatinelösung, hält sich aber weniger lang, denn am 19. Tag wurde bei den Kranken praktisch kein Sulfon im Blut nachgewiesen.

2. *Gelatinelösung* (1 mg/5 ml). Die Sulfonämie überstieg nie 5 mg/l; das Maximum wurde zwischen 3. und 5. Tag festgestellt. Zwischen dem 19. und 24. Tag verschwand das DDS aus dem Kreislauf. Die „aktive" Sulfonämie von 1 mg/l hielt sich bis zum 15. Tag. So scheint die protrahierte Wirkung bei C.M.C. annähernd gleich oder vielleicht etwas schwächer als bei Gelatine zu sein.

Insgesamt stellten sie fest, daß nach ein- oder zweiwöchentlicher Verabreichung niedriger Dosen die Ausscheidung langsamer erfolgt und die Blutkonzentration sich ziemlich gleich hoch hält. Bei hohen monatlichen Dosen hingegen wurden sehr ungleiche Blutwerte festgestellt. Sie kommen also zu dem Schluß, daß C.M.C.-Lösungen die gleiche protrahierende Wirkung wie Gelatinelösungen und eine bessere als Chaulmoogralösungen haben. Das beste Mittel zur Erzielung einer protrahierten DDS-Wirkung ist also dessen Injektion in einer isotonischen Kochsalzlösung, die $2^0/_{00}$ C.M.C. enthält.

Aus den oben angeführten Untersuchungen geht folgendes hervor:

1. Konzentration und Verweildauer des Medikamentes im Blut hängen hauptsächlich von der Dosierung und der Applikationsweise ab.

2. Bei Patienten mit schwerem Nierenleiden (unter Umständen auch ohne ein solches) kann es zu einer stärkeren Konzentration des Medikamentes im Blut kommen, wenn die Behandlung durch längere Zeit erfolgt, doch werden keine toxischen Schädigungen der weißen und roten Blutzellen beobachtet. Trotzdem erscheint es angezeigt, die Dosis zu reduzieren, bis die Sulfonämie 1—2 mg/l beträgt. Leichte Niereninsuffizienz beeinträchtigt die Sulfonausscheidung nicht.

3. Es bestehen individuelle Variationen der Resorptionsfähigkeit für die Sulfone, denn ähnliche Dosen können verschieden hohe Blutspiegel erzeugen.

4. Die Konzentration in der Haut war bei der Mehrzahl der Fälle unabhängig von der Art der Verabreichung gleich.

5. Die Sulfonkonzentration im Blut ist bei Anwendung größerer Dosen höher, sinkt jedoch nach 6—8 Wochen ab, auch wenn dieselbe Dosis beibehalten wird. Es ist daher angezeigt, in dieser Zeit einige Tage mit der Behandlung auszusetzen.

6. Die Tatsache, daß nach einiger Zeit das Medikament nur in Spuren oder überhaupt nicht mehr im Blut nachgewiesen werden kann, besagt nicht, daß es vollständig ausgeschieden oder unwirksam geworden ist. Es wird in Leber, Nieren, Haut, Milz, Lungen, Herz, Nerven und Knochenmark gespeichert.

7. Eine mittlere Sulfonämie von 2—2,5 mg/l DDS wird von einigen Autoren als therapeutisch wirksam angesehen, andere hingegen halten eine Dosis von mindestens 1 mg für ausreichend. Die Idealdosis scheint demnach zwischen 2—3 mg zu liegen. Diese wurde auch mit öliger DDS-Lösung (1,25 g pro Woche oder 2,50 g pro Monat in Äthylchaulmoogra) oder mit C.M.C.-Lösung von $2^0/_{00}$ (1 g DDS in 5 ml) erzielt. Auf diese Weise können Massenbehandlungen durchgeführt werden.

V. Art der Verabreichung

Die Sulfone können intravenös, intramuskulär und oral verabfolgt werden. Es scheint, daß weder hinsichtlich des verwendeten Sulfons noch der Applikationsform signifikante Unterschiede bestehen. Souza Lima et al. (1949) behaupten, daß hinsichtlich des Bacillenbefundes die Ergebnisse bei oraler und intravenöser Applikation gleich sind, heben jedoch hervor, daß bei folgenden Fällen die intravenöse Applikation unbedingt erforderlich ist: akute Fälle mit Augenveränderungen (bei denen die i.v. Applikation die Symptome besonders günstig beeinflußt bzw. zum Abklingen bringt), akute Schübe von Erythema nodosum ohne Temperaturerhöhung und solche Fälle, bei denen das Erythema nodosum während der oralen Verabreichung der Sulfone auftritt und von Knochen- und Gelenkschmerzen bzw. starker Neuritis begleitet ist. Der Übergang zur i.v. Behandlung genügt, um die Symptome zum Verschwinden zu bringen.

Dharmendra (1950a) ist der Meinung, daß die klinischen Besserungen schneller durch intramuskuläre Injektionen zu erzielen sind als durch die orale Verabreichung, und zwar hauptsächlich bei den ulcerösen Läsionen und bei den Augenveränderungen. Er kann jedoch noch nichts über den Bacillenbefund aussagen.

VI. Dosierung

Sie hängt von Gewicht, Alter, Gesundheitszustand, Schwere der Krankheit, Vertragen des Heilmittels, Sulfonämie und von der Möglichkeit, die Behandelten zu kontrollieren, ab. Da es schwerer ist, die Patienten eines Armenheimes zu überwachen, ist es angezeigt, in solchen Fällen niedrigere Dosen zu verabreichen; in einem Sanatorium hingegen kann man ziemlich hohe Dosen geben, falls sie gut vertragen werden.

Souza Lima (1953) behauptet, daß es noch nicht möglich ist, ein klares Schema für die Behandlung mit Sulfonen aufzustellen. Man stützt sich auf empirische Annahmen, da nämlich verschiedene Faktoren mitspielen. Die Hauptschwierigkeit besteht darin, daß das Verhältnis zwischen der verabreichten Dosis und ihrer Wirkung nicht konstant ist, da verschiedene Faktoren, wie Resorption, Zerstörung und Ausscheidung des Heilmittels dessen Wirkung beeinflussen können. Er weist darauf hin, daß derzeit noch keine Untersuchungen über das Verhältnis zwischen der verabreichten Dosis, der Sulfonkonzentration im Blut und den Ergebnissen vorhanden waren. „Kein Leprologe kann mit Sicherheit behaupten, daß hohe Sulfonkonzentrationen im Blut eine raschere klinische Besserung bewirken und daß es nötig sei, eine gewisse, vorher bestimmte Konzentration im Blut zu halten, um eine Besserung zu erzielen." Er weist mit Recht darauf hin, daß die angewandten Schemata sowohl hinsichtlich der verabreichten Dosis als auch hinsichtlich der Behandlungsdauer und der eingelegten Pausen sehr verschieden sind. Jeder Autor wendet sein eigenes Schema an und verändert nach Gutdünken die Vorschriften, die sich auf vorhergegangene pharmakologische Untersuchungen stützen.

1. Diaminodiphenylsulfon (DDS)

DDS (Institut Butantã, São Paulo — Brasilien), Leucosulfon (Institut der industriellen Technologie in Belo Horizonte — Brasilien), Avlosulfon, Liosulfon DADPS Bayer: Pillen zu 100 mg.

DDS des Institutes Butantã (20%ige Lösung in Fläschchen zu 20 ml). Disulfon (Ampullen zu 5 ml mit 1,25 g Salz). Neosulfonazin (20%ige Lösung).

Anfangs wurde DDS aus Furcht vor seiner Toxicität wenig angewandt, aber heute ist es eines der meistgebrauchten Sulfone. Die Dosierung ist je nach Autor verschieden. Die Therapie-Kommission des VI. Internationalen Leprakongresses (Madrid 1953) schlägt eine Dosis vor, die nicht unter 300 mg pro Woche für Erwachsene liegt und 1200 mg in der Woche nicht überschreitet. Die Therapie-Kommission des VII. Internationalen Leprakongresses (Tokio 1958) fand, daß in vielen Gebieten 600—800 mg pro Woche eine für Erwachsene ausreichende Dosis ist, daß aber die Verträglichkeit des Mittels bei den verschiedenen Rassengruppen große Unterschiede aufweist. Um Nebeneffekte auf ein Mindestmaß herabzusetzen, empfiehlt die Kommission, mit einer niedrigen Anfangsdosis zu beginnen und diese langsam zu erhöhen, bis in 3—4 Monaten die optimale Dosis erreicht ist. Die orale Behandlung wird täglich, zweimal in der Woche oder wöchentlich durchgeführt. Die Anfangsdosis schwankt gewöhnlich zwischen 50 mg zweimal in der Woche bis 50 mg täglich. Diese Dosis soll in Abständen von mindestens 10 Tagen erhöht werden.

a) Oral

„British Empire Leprosy Relief Association" (1952):
  1.—2. Woche — 100 mg — 2mal pro Woche;
  5.—8. Woche — 200 mg — 2mal pro Woche;
  9.—12. Woche — 300 mg — 2mal pro Woche;
  folgende Wochen — 400 mg — 2mal pro Woche.

Souza Lima (1949) gibt eine tägliche Dosis von 300 mg, in Pillen zu 100 mg, zwischen den Mahlzeiten, in Serien von 3 Wochen mit einer Woche Pause, als Schema an.

Im Jahre 1953 berichtet Souza Lima über die Anwendung von DDS mit folgenden Schemata:

— Tägliche Verabreichung: Anfangsdosis 200 mg, bis maximal 300 mg, in Serien von 42 Tagen mit 15 Tagen Pause.
— Zweimal wöchentlich: Anfangsdosis 200 mg, hernach steigernd um je 100 mg, bis man schließlich 500 mg pro Applikation erreicht.

Er hält eine tägliche Maximaldosis von 200 mg für Erwachsene und 100 mg für Kinder für ausreichend, verabreicht in Serien von 42 Tagen mit 15tägigen Pausen.

Lowe u. Davey (1951) wandten 100 mg täglich über 6 Wochen an, danach 200 mg pro Tag. Die Gesamtmenge pro Woche kann auf einmal verabreicht werden. Ein Jahr später hob Lowe (1952) hervor, daß es schwierig sei, die ideale Tagesdosis auszuwählen. Er selbst verwendet 200 mg pro Tag oder 400 mg zweimal pro Woche.

Floch et al. (1952a, b) schlagen folgendes Schema vor: 50 mg in der 1. Woche, 100 mg in der 2. und weiterhin 200, 400, 600 mg in den folgenden Wochen, bis in der 6. Woche 800 mg erreicht sind. Dann wird die Behandlung mit dieser Enddosis von 800 mg einmal oder mit 600 mg zweimal pro Woche fortgesetzt. Für Kinder schreiben sie zweimal wöchentlich 400 mg oder einmal 600 mg vor.

Die Sachverständigen der WHO geben für Erwachsene folgende Dosierung an:

100—200 mg oral einmal pro Tag;
200—400 mg oral zweimal wöchentlich;
300—600 mg oral einmal wöchentlich.

Für Kinder sind die Dosen entsprechend dem Körpergewicht zu reduzieren.

Gewöhnlich sollen diese Dosen nicht überschritten werden und anfangs soll nur ungefähr ein Viertel der endgültigen Dosis angewandt und langsam erhöht werden.

b) Intramuskulär

Dieser zuerst von Cochrane (1948) angewandte Applikationsmodus wird von Floch u. Destombes (1949), Molesworth et al. (1949), Schneider (1950a) und Souza Lima (1953a) folgendermaßen vorgeschrieben:

Floch u. Destombes: 200 mg täglich (DDS in isotonischer Kochsalzlösung).

Molesworth et al.: 200 mg einmal pro Woche, 2 Monate lang. Danach bei manchen Fällen 2 Injektionen pro Woche, je 500 mg.

Schneider gibt 1,25 g in 5 ml Äthylchaulmoograt, einmal alle 15 Tage.

Souza Lima: 200 mg zweimal in der Woche.

Laviron et al. (1957b) wandten DDS in monatlichen Injektionen von 2,50 g in Chaulmoogralösung und 2 g und 1,5 g in Gelatinelösung an.

2. Zweifach substituierte Sulfone

a) Promin

Ampullen zu 5 und 12,5 ml, die 2 g bzw. 5 g entsprechen. Intravenöse Anwendung.

Im großen und ganzen wenden die Autoren dieselben Schemata an.

Die Behandlung wird mit 1 g (2,5 ml) begonnen und langsam um 0,5—1 g täglich, je nach der Verträglichkeit, erhöht, bis zu einer Gesamtdosis von 5 g. Im ganzen werden 100—300 mg injiziert, worauf eine Pause von 1—2 Wochen folgt.

Faget (1946) beginnt die Behandlung mit 1 g täglich, erhöht die Dosis langsam bis auf 5 g täglich. Die Mehrzahl der Patienten verträgt diese Dosis. Bei einigen, die toxische Reaktionen aufweisen, ging die Gesamtdosis nicht über 2 g hinaus. Er hält eine Woche Pause nach der Behandlung für nötig. Durch diese Vorkehrungen sind die toxischen Reaktionen nur schwach.

Souza Lima u. Cerqueira (1946) wandten Promin 15 Tage lang an mit 7 Tagen Pause. Sie beginnen die Behandlung mit 1 ml und steigern die tägliche Dosis bis auf höchstens 5 g (12,5 ml).

Wharton (1946a) wendet täglich 1 g in der ersten Woche an mit einem Tag Pause; er erhöht die Dosis um 1 g in der Woche bis auf 5 g. Diese Dosis gibt er 6 Wochen lang und legt dann eine Pause von 7 Tagen ein.

Mom u. Bernal (1946b) versuchten eine intensive Behandlung, indem sie das Mittel direkt in die Vene tropfen ließen; die Dosen schwankten während einer Behandlung von 54—115 Tagen zwischen 7,35 und 30 g täglich. Die Verträglichkeit war ausgezeichnet, und es wurden keine toxischen Erscheinungen beobachtet. „Die Resultate scheinen eine Beziehung zwischen der mittleren Dosis und der klinischen bzw. bakteriologischen Besserung anzuzeigen."

Diniz u. Carvalho (1948) verwendeten 1,80 g täglich (Promin). Später verabreichten sie dieselbe Dosis auf 2 Injektionen aufgeteilt, eine morgens und eine nachmittags, um eine längere Verweildauer des Medikamentes im Blut zu erzielen.

Ibarra (1948) gab 1 g täglich und steigert langsam die Dosis bis 5 g täglich mit einer Unterbrechung am Sonntag. Nach 4 Monaten Pause von 15 Tagen.

Garcia u. Mariano (1948): täglich 5 g über 2 Wochen mit einer Woche Unterbrechung.

Dharmendra u. Chatterjee (1948): 1 g zu Beginn, Steigerung bis 5 g täglich bei Kranken, die es gut vertrugen. Eine Woche Pause nach einer Gesamtdosis von 200 g.

Convit et al. (1949): 1. Schema: 5 g täglich über 30 Tage mit 10tägiger Unterbrechung. 2. Schema: Dieselbe Dosis über 15 Tage mit 17tägigem Intervall.

Schujman (1946): 5 g täglich außer sonntags bis 500 g Gesamtdosis. 15 Tage Ruhepause.

Floch (1949a): Kinder von 7—10 Jahren erhielten 1 g täglich, langsam ansteigend bis 2 g. 10—15jährige erhielten 1,5 g täglich, bis 3 g ansteigend. Erwachsene: 2,5 g täglich, bis 5 g ansteigend. 6 Injektionen pro Woche, nach 3 Wochen eine Woche Unterbrechung der Behandlung.

Barba Rubio (1949): im allgemeinen 2 g täglich über 15 Tage, hernach 5 g täglich. Bei einigen Patienten wurde alle 2 Monate eine Pause von 8 Tagen eingeschoben, bei anderen wurde die Behandlung fortgesetzt und nur sonntags keine Injektion verabreicht. Bei Auftreten eines pathologischen Blutbefundes wurde die Behandlung unterbrochen.

Garzon (1949): 5 g täglich. Nach 25 Injektionen 1 Woche Pause, nach 100 Injektionen 1 Monat Intervall.

Herrera (1949): 1 g täglich, ansteigend je nach Verträglichkeit bis 5 g täglich. Keine Fixierung der Behandlungsdauer. Er injiziert täglich Promin durch 2 Wochen mit einem Ruhetag pro Woche. In der 3. Woche wird ausgesetzt.

Borrelli, Navarro (1949): 1 g täglich über 3 Wochen mit einem Ruhetag pro Woche. Anschließend 2 g täglich über 45 Tage mit einer Woche Pause.

Moura (1950): 5 g täglich 3 Wochen lang, nachher 1 Woche Pause. Sonntags keine Injektion.

Herrera (1949): Verwendung von subcutanen Injektionen bei Lepromen.

b) Lyosulfon

Intravenöse Applikation wie bei Promin, mit dem es chemische Ähnlichkeit besitzt. Die Hersteller empfehlen eine tägliche Dosis von 3—6 g des Salzes (5—10 ml) über 6 Wochen mit 2wöchiger Ruhepause.

c) Sulfenon
(Instituto Butantã, São Paulo, Brasil)

Chemisch ähnlich dem Promin und wie dieses zu verwenden.

Die Therapiekommission des V. Internationalen Leprakongresses (Havanna 1948) empfahl für Erwachsene in gutem Allgemeinzustand und mit normalem Blutbefund eine Anfangsdosis von 2 g (5 ml) über 1—2 Wochen. Nachher kann die Dosis um 1 ml täglich erhöht werden, bis 12,5 ml (5 g) erreicht sind. Die Werte für Kinder hängen vom Allgemeinzustand, dem Alter, Gewicht und der Verträglichkeit ab. Das Medikament wird über 1—3 Monate mit einer Unterbrechung von 1—2 Wochen verabreicht. Je nach dem individuellen Fall kann Dosis und Ruhepause abgeändert werden.

Die Kommissionen des VI. und VII. Internationalen Leprakongresses (Madrid 1953 und Tokio 1958) nahmen keinen Bezug auf die Dosierung der Medikamente.

d) Diason, Diamidin, Diaminoxyl und Sulfonazin

Die angeführten Medikamente sind chemisch ähnlich und werden in Tabletten zu 0,30 g des jeweiligen Salzes hergestellt. Man verordnet gewöhnlich 3—4 Tabletten pro Tag. Die Behandlung beginnt mit einer Tablette und wird jeden 7. Tag um eine Tablette erhöht. Alle 15—30 Tage wird eine Ruhewoche eingelegt.

FAGET (1946): Behandlungsbeginn mit niedrigen Dosen, die langsam gesteigert werden; 1 Tablette pro Tag und falls nach 2 Wochen keine toxischen Erscheinungen auftreten, wird die Dosis auf 2 Tabletten erhöht. Nach einigen Wochen wird die optimale Dosis von 3 Tabletten pro Tag von der Mehrzahl der Patienten gut vertragen. Eine Pause von 1—2 Wochen nach 2—3monatiger Behandlungsdauer wird empfohlen. Weitere Angaben lauten so:

SOUZA LIMA u. CERQUEIRA (1946) verwendeten folgendes Schema:
1. 1 Tablette von 0,33 g in den ersten 3 Tagen während einer Mahlzeit.
2. 2 Tabletten über weitere 3 Tage.
3. 3 Tabletten täglich, falls sie gut vertragen werden, in einer Serie von 6 Wochen mit Einschaltung einer Pause von 2 Wochen.

FERNANDEZ u. CARBONI (1946a, b): Da bei der Mehrzahl der Fälle die Sulfonämie nach 6—8 Wochen Behandlung absinkt, wird über 8 Wochen behandelt und dann 21—28 Tage ausgesetzt. 1 Tablette am 1. Tag, 2 am 2. und 3 am 3. Tag, wobei die letztere Dosis 2—3 Tage beibehalten wird. Treten keine Intoleranzerscheinungen auf, dann werden 4 Tabletten über 2—3 Tage verabreicht und schließlich die Dosis auf 5, 6, 7 und 8 Tabletten pro Tag gesteigert, wobei jede der angeführten Dosen 2—3 Tage lang verabreicht wird (Prüfung der Verträglichkeit). Auf Grund der mit diesem Behandlungsschema gemachten Erfahrung kamen sie zu dem Schluß, daß die einzelnen Dosen 4—5 Tage lang verabreicht werden müssen, weil auf diese Weise das Medikament besser vertragen wird. Die Mehrzahl der Kranken vertrug 6 Tabletten pro Tag (2 g) gut.

2 Jahre später geben dieselben Autoren (1948a, b) an, daß die Behandlung mit kleinen Dosen von 1 Tablette begonnen werden muß, um sie hernach auf mindestens 3 zu steigern. Diese Dosis wird als Minimaldosis bezeichnet.

MUIR (1947): Bei gutem Allgemeinzustand des Patienten und einem Hb-Gehalt von mindestens 70% beginnt die Behandlung mit 3 Tabletten 1 Std nach der Mahlzeit, um die höchstmögliche Anfangskonzentration zu erreichen. Falls es der Patient verträgt, empfiehlt er eine Erhöhung auf 6 Tabletten pro Tag über 3 Wochen im Monat.

FAGET et al. (1948): 3 Tabletten pro Tag für Erwachsene 3 Wochen lang mit 1 Woche Ruhepause.

DHARMENDRA u. CHATTERJEE (1948): Beginn mit 1 Tablette und Steigerung der Dosis auf 4—6 Tabletten pro Tag, falls das Medikament gut vertragen wird. Behandlung über 2 Wochen, dann 1 Woche Pause.

CONVIT et al. (1949): Beginn mit 1 Tablette und Steigerung auf 4—8 Tabletten pro Tag, wobei die Verabreichung alle 3 Std erfolgen soll. Behandlung über 90 Tage, Pause von 15 Tagen.

BARBA RUBIO (1949): Beginn mit 1 Tablette und Erhöhung alle 7 oder 15 Tage um 1 Tablette bis auf 6 Tabletten pro Tag. In einzelnen Fällen von lepromatöser Lepra gab er sogar 9—12 Tabletten 2—3 Monate lang. Diese hohe Dosierung wurde von ihm später nach Auftreten von toxischen und leprotischen Reaktionen aufgegeben.

GARZON (1949): Anfangs 1—2 Tabletten, anschließend Steigerung auf 4—6 pro Tag. Nach 200—260 Tabletten ein Monat Pause.

COCHRANE (1948): Beginn mit 3 Tabletten, Steigerung um eine Tablette pro Tag nach 1 Monat Behandlung, bis 6 Tabletten pro Tag erreicht waren. Bei Kindern wird über 4 Tabletten nicht hinausgegangen. Falls keine sekundäre Anämie auftritt, wird die Behandlung ohne Unterbrechung fortgesetzt.

BASOMBRIO et al. (1949): Im allgemeinen 4—6 Tabletten pro Tag über 15 Tage mit anschließender Pause von 1 Woche.

ROMERO u. IBARA (1949a): Beginn mit 1 Tablette, dann langsame Steigerung auf 3 Tabletten pro Tag und Beibehalten dieser Dosis über 4 Monate. Ruhepause von 15 Tagen.

AZEVEDO u. MARIANO (1948): 3 Tabletten 6 Wochen lang, 2 Wochen Pause.

HERRERA (1949): Beginn mit 1 Tablette täglich, dann Erhöhung der Dosis alle 7 Tage oder 2 Wochen um 1 Tablette je nach Verträglichkeit, bis 2 g täglich innerhalb eines Zeitraumes von nicht mehr als 12 Wochen erreicht sind. Dann 7 Tage Pause und neuericher Beginn mit 2 g über 4 Wochen und weitere Unterbrechung in der 5. Woche.

MACDONALD (1949): 1 Tablette an alternierenden Tagen und anschließend 1 Tablette pro Tag mit Steigerung bis 4 Tabletten.

AQUINO (1949): Gruppe A: 1 Tablette täglich, Steigerung bis 8 Tabletten im Verlauf von 9—10 Monaten mit individuellen Unterbrechungen.

Gruppe B: 1 Tablette pro Tag mit rascher Steigerung bis 15 Tabletten im Verlauf von 2—3 Wochen. Fortsetzung der Behandlung über 4 Wochen, dann 10—15 Tage Pause. Neubeginn mit der Dosis von 10 Tabletten.

Gruppe C: Anfangsdosis 1 Tablette und langsame Steigerung auf 3—6 Tabletten pro Tag. Die Verträglichkeit war bei Gruppe A und C gut, bei Gruppe B wurde häufig in der 4. Woche und manchmal auch schon in der 3. Woche ein dramatisches Zustandsbild (Fieber, Appetitlosigkeit, beträchtliche Anämie, Kopfschmerzen und Übelkeit) beobachtet, das nach Aussetzen der Behandlung spontan abklang.

MOURA (1950): 3 Tabletten täglich über 3—4 Monate ohne Unterbrechung, dann 20 Tage Pause.

BECHELLI u. ROTBERG (1951): Beginn mit 1 Tablette pro Tag 1 Woche lang, um die Verträglichkeit zu prüfen, hierauf 3 oder mehr Tabletten täglich über 2 Wochen und anschließend 1 Woche Pause. Bei Lepromatösen sind die Dosen höher.

BECHELLI (1952): 2 Tabletten täglich bei der indeterminierten und der tuberkuloiden Lepra 10 Tage lang mit 5 Tagen Unterbrechung.

Am V. Internationalen Leprakongreß (Havanna 1948) empfahl die Therapiekommission folgende Dosen für die Behandlung mit Diason:

1. Woche — 1 Tablette, 0,30 g täglich, 6 Tage lang mit 1 Tag Pause;
2. Woche — 2 Tabletten, 0,60 g täglich, 6 Tage lang mit 1 Tag Pause;
3. Woche — 3 Tabletten, 0,90 g täglich, 6 Tage lang mit 1 Tag Pause.

Von der 4. Woche an kann die Dosis bei guter Verträglichkeit bis 6 Tabletten täglich, 1,80 g, erhöht werden. Nach 2 Monaten Behandlung 1—2 Wochen Pause.

Der VI. und der VII. Internationale Leprakongreß (Madrid 1953 bzw. Tokio 1958) nahmen keinen Bezug auf die Behandlungsschemata mit Diason und ähnlichen Mitteln.

e) Sulfetron, Ulfason, Cimedon und Sulfonazin
(Diamino-diphenylsulfon-phenylpropylaminotetra-Natriumsulphonat)

Sulfetron und Ulfason: Tabletten zu 0,50 g in Lösungen zu 20 und 50% für intramuskuläre Injektionen. Cimedon: Tabletten zu 0,50 g. Sulfonazin: Tabletten zu 0,33 g und Lösung zu 40% in Ampullen zu 12,5 ml, für intramuskuläre und intravenöse Injektionen.

WHARTON (1947) verwendet 0,50 g täglich (1 Tablette) und steigert die Dosis langsam auf 3 g täglich (6 Tabletten).

COCHRANE (1949a) hält es für nötig, in möglichst kurzer Zeit 12 Tabletten zu erreichen. Er beginnt mit 4 Tabletten am Tag, erhöht die Dosis um 2 Tabletten jeden 2. Tag, bis er 12 pro Tag erreicht. Er hält Pausen für unnötig, außer wenn eine sekundäre Anämie auftritt.

Auch Davey (1949) beginnt mit 1 Tablette und steigert langsam auf 6 täglich. Diese Dosis behält er 6 Wochen lang bei und unterbricht dann 2 Wochen.

Sulfetron wird in 2 intramuskulären Injektionen pro Woche angewandt. Dharmendra (1950b) verabreicht 3—4 g wöchentlich, in 2 Injektionen oder wenn möglich in täglichen Injektionen. Die Leprologen der British Empire Relief Association (1952) beginnen mit 0,5 ml (0,25 g) der 50%igen Lösung, 2 Injektionen pro Woche; jede Woche wird die Dosis um 0,5 ml erhöht. Von der 11. Woche an beträgt die Dosis daher 3 ml (1,5 g).

Die Therapiekommission des V. Internationalen Leprakongresses (Havanna 1948) empfiehlt für Sulfetron, Konzentrationen von 5 mg/100 ml Blut bei Kranken von Armenheimen zu erzielen. Mit einer Dosis von 3—6 g täglich per os ist dies bei Erwachsenen zu erreichen. Zuerst gibt man 0,50 g alle 8 Std und erhöht täglich um 0,50 g. Für Kinder scheint die beste Dosis 1,50—3 g täglich zu sein. Wenn das Mittel gut vertragen wird, verabreicht man es 6 Monate lang mit anschließender Pause.

Sulfonazin wurde von Souza Lima (1950) angewandt: tägliche intravenöse Injektionen in Serien von 15 Tagen mit 7 Tagen Unterbrechung. Er begann mit 1 g die und steigerte täglich diese Dosis, bis er 5 g (12,5 ml) erreichte.

3. Einfachsubstituierte Sulfone

Von diesen wurden Sulfon-Cilag und Exosulfonyl angewandt.

Sulfon-Cilag wird in der Dosis von 1 Tablette (0,4 g) per os verabfolgt mit einer Steigerung bis zu 4 Tabletten (1,6 g). Intramuskulär beträgt die Dosis 5 ml (0,5 g) zwei- oder mehrmals pro Woche, bis Anzeichen einer Anämie oder andere Unverträglichkeitserscheinungen eine Unterbrechung erforderlich machen. Intravenös werden 5 ml (0,5 g) täglich gegeben, die Dosis wird hierauf um 0,5 ml pro Woche erhöht bis zu 25 ml (2,5 g).

Floch u. Destombes (1950) verwendeten Exosulfonyl per os: In der 1. Woche 1 Tablette (0,20 g) täglich mit Unterbrechung am Sonntag. In den darauffolgenden Wochen erhöhten sie die Dosis alle 7 Tage um eine Tablette, bis sie 5 Tabletten (1 g) täglich erreichten. Nach 2 Monaten wurde eine Unterbrechung von einer Woche eingeschaltet. Intramuskulär verabreichten sie jeden 2. Tag 1 ml (0,25 g) in der 1. Woche; in der 2., 3. und 4. Woche je 3, 4 und 6 ml. Von der 4. Woche an gaben sie 8 ml (2 g). Nach 2 Monaten schalteten sie eine Pause von einer Woche ein. Intravenös gaben sie 1 ml täglich außer Sonntag und erhöhten die Dosis um 1 ml pro Woche. Von der 4. Woche an wurden 4 ml (1 g) täglich verabreicht. Nach 2 Monaten 1 Woche Unterbrechung.

In einer Übersicht über die Dosierung verschiedener Produkte gaben Bechelli u. Rotberg (1951) an, daß die Behandlung 3—4 Wochen durchgeführt und dann eine Pause von einer Woche eingelegt werden soll. Die Behandlungsdauer soll nie 6—8 Wochen übersteigen, da die Konzentration im Blut nach dieser Zeit absinkt. Sie berichten, daß einige Autoren 12 oder mehr Gramm intravenös bzw. 3 g oral über 20—30 Tage verabfolgen mit 10tägiger Ruhepause. Die Intoxikationserscheinungen sind jedoch hierbei häufiger und schwerer, klingen aber nach Absetzen der Behandlung ab. Es sollte daher die Anwendung derart hoher Dosen bei ambulanten Patienten mit leichteren Formen vermieden werden, um diesen nicht die Ausübung ihres Berufes unmöglich zu machen. Außerdem treten unter Umständen Reaktionen im Gesicht und an den Händen auf, die den Leprösen, der als solcher vorher nicht zu erkennen war, kennzeichnen.

Soll man in den Lepraheimen daher hohe oder niedrige Dosen verwenden? Sind höhere Dosen auch wirksamer und rechtfertigen daher die Gefahr des Auftretens von toxischen Erscheinungen? Beide Fragen können bis heute nicht eindeutig beantwortet werden, doch laufen Untersuchungen mit verschiedenen Patientengruppen und Kontrollen von ähnlicher Zusammensetzung, welche die verschiedenen, ausgearbeiteten Behandlungsschemata auf ihre Vorteile hin untersuchen.

BECHELLI u. ROTBERG (1951) weisen darauf hin, daß es auf Grund der Tatsache, daß der Sulfonspiegel im Blut rasch absinkt, vorteilhafter wäre, zwei- bis dreimal am Tage Injektionen zu geben. Es ist daher zweckmäßiger, Sulfone — insbesondere bei ambulanten Patienten — oral zu verabreichen.

ALONSO (1952) verwendet folgende Dosen: Injizierbares Promin und Sulfonazin 5 g; Diason 0,99 g; Ufazon 3 g in Tabletten und 2,5 g intramuskulär. Sulfon-Cilag 5 ml; Dilepron 300 mg in Tabletten. Stets beginnt er mit kleineren Dosen (die Hälfte, ein Drittel oder noch weniger), die er langsam je nach Verträglichkeit bis zur angegebenen Dosis erhöht. Diese, als klassisch-aktiv bezeichnete Dosis wird unverändert und permanent beibehalten, wobei die Behandlung nur bei Auftreten von toxischen Erscheinungen unterbrochen wird. Es erfolgt daher keine periodische Behandlung. Er wendet diese Methode schon 3 Jahre an und behauptet, damit bessere Ergebnisse als mit der periodischen Behandlung zu erzielen. Überdies hält er kleine, kontinuierlich verabreichte Dosen für wirkungsvoller als große, diskontinuierliche. Bei Patienten, die keine Sulfone vertragen, kann durch die Verabreichung sehr kleiner Dosen auf diese Weise erreicht werden, daß sie die üblichen Dosen vertragen.

Die Therapiekommission des VI. Internationalen Leprakongresses (Madrid 1953) gibt an, daß ein langsamer Behandlungsbeginn wichtig ist; selbst bei robusten Patienten soll die Anfangsdosis nur ein Viertel der üblichen Dosis betragen, und die langsame Steigerung soll sich über 6—8 Wochen hinziehen. Bei geschwächten Patienten soll die Anfangsdosis noch niedriger sein und die Steigerung noch langsamer erfolgen. Die Behandlung soll kontinuierlich sein, doch treten einige Autoren für Ruhepausen ein. Höhere als die üblicherweise verwendeten Dosen erhöhen die toxischen Erscheinungen und bessern nicht die Behandlungsergebnisse.

VII. Die Auswahl der Sulfone

Nach COTTET et al. (1951) ist die Mehrzahl der Autoren der Ansicht, daß die Sulphone im Organismus durch Freisetzung der Ausgangssubstanz (DDS) wirken. Die Dosierung der zweifachsubstituierten Sulfone ist höher als die der einfachsubstituierten und bei letzteren höher als bei DDS. Daher halten verschiedene Autoren die Anwendung von teuren, kompliziert zusammengesetzten und noch dazu toxischen Verbindungen für unnötig und beschränken sich auf die Verwendung von DDS oder monosubstituierten Verbindungen mit einer Aminogruppe.

Alle Sulfone ergaben durchaus vergleichbare Resultate, und die Leprologen ziehen DDS wegen seiner besonderen Aktivität, seiner leichten Anwendungsweise und wegen des niedrigen Preises vor. Letzteres auch deswegen, weil die Behandlung auf Staatskosten durchgeführt wird. Der scheinbare Vorteil weniger toxischer Präparate wird dadurch ausgeglichen, daß diese auch weniger aktiv sind und daher eine höhere Dosierung erforderlich machen.

Die Ansicht der Therapiekommission des VI. Internationalen Leprakongresses (Madrid 1953) geht dahin, ,,daß eine Vielfalt von ein- und zweifachsubstituierten Sulfonen seit 1941 hergestellt und klinisch angewendet wurde, jedoch keine sicheren Beweise vorliegen, daß eines wirksamer wäre als die anderen. DDS, das früher für den Menschen als toxisch angesehen wurde, wird seit 1948 weitgehend verwendet, und zwar in niedrigerer Dosierung, wobei es sich genauso wirksam und gut verträglich erwies wie alle übrigen Sulfone. Die niedrige Dosierung verbilligt die Behandlung".

Die Vielfalt der vorhandenen Sulfonpräparate ermöglicht einen Medikamentenwechsel, falls ein Präparat schlecht vertragen wird.

Die Sachverständigenkommission der WHO, die 1952 in Rio de Janeiro und São Paulo zusammentrat, äußerte eine ganz ähnliche Ansicht (1953): Die Beobachtung tausender Fälle von Lepra in verschiedenen Ländern über mehr als 4 Jahre ergab, daß DDS bei der Leprabehandlung angewandt werden kann, eine entsprechende Dosierung vorausgesetzt. Es zeigte sich, daß schwache DDS-Dosen genau so wirksam sind wie höhere Dosen von Derivaten. Auf die Vorteile des DDS wie niedriger Preis, einfache Verabreichung (oral oder, falls es wünschenswert ist, durch Injektion sowie zweimalige oder sogar einmalige Applikation pro Woche) wird immer hingewiesen. In Gegenden, wo die Patienten entfernt vom Behandlungsort wohnen, kann das Medikament in öliger Lösung zweimal im Monat verabfolgt werden. Die Kommission hält daher DDS bei Massenbehandlung und auch bei der Mehrzahl der gegebenen Situationen für außerordentlich zweckmäßig. Bei Massenbehandlung muß die Dosis niedriger gehalten werden als bei Patienten unter ständiger Kontrolle.

Auch die Therapiekommission des VII. Internationalen Leprakongresses weist darauf hin, daß DDS eines der am häufigsten angewandten Mittel ist, und widmet sich daher im besonderen Maße seiner Dosierung.

VIII. Kombinierte Sulfonbehandlung

Einige Autoren erachten es für zweckmäßig, die Sulfone im Verlauf einer Behandlung zu wechseln, hauptsächlich dann, wenn die Rückbildung der Läsionen unbefriedigend ist oder gar ausbleibt.

Convit et al. (1948) verabreichten einer Gruppe von Patienten 5 g Promin und 1,2 g Diazon, wobei sie über 15 Tage die Dosis steigerten und dann eine Ruhepause von einer Woche einlegten. Barba Rubio (1948) und Garcia u. Mariano (1948) kombinierten ebenfalls Promin (5 g bzw. 2,5 g, vormittags) mit Diazon (1—2 Tabletten, nachmittags). Floch u. Destombes (1950) gaben DDS (200 mg pro die per os) mit Exosulfonyl (0,25 g intravenös); bei einigen Fällen waren die DDS-Dosen etwas niedriger.

Cottet et al. (1951) wiesen darauf hin, daß die Verbindung von zwei Sulfonen manchmal erwünscht ist: es besteht keine Summierung der toxischen Wirkungen, die Einzeldosen können höher sein, und die Ergebnisse sind besser als bei Verwendung eines einzigen Präparates.

Souza Lima (1953a) gibt an, daß sich die bei der kombinierten Sulfonamidtherapie gewonnenen Erkenntnisse — Summierung der therapeutischen Wirkung ohne Verstärkung der Unverträglichkeit — auch auf die Sulfontherapie übertragen lassen und daher schon lange verschiedene Autoren die kombinierte Sulfontherapie anwenden. Er fand allerdings keine Literaturangaben über die Richtigkeit der Annahme einer „Summierung der therapeutischen Wirkung" der Sulfone. Er selbst verwendete folgende Kombination:

1. Promin in täglicher Dosis von 5 ml und 2 Tabletten der Gruppe Diazon-Diamidin-Diaminoxyl.

2. DDS, 2 ml (200 mg) zweimal wöchentlich und an den Zwischentagen 100 oder 200 mg oral.

IX. Kombination von Sulfonen mit anderen Medikamenten

Einige Leprologen kombinieren die Sulfone mit anderen Medikamenten (Isoniazid, Dihydrostreptomycin, Thiosemicarbazon, Cycloserin und Chaulmoograöl) um eine gekoppelte therapeutische Wirkung zu erzielen. Man muß sich von allem Anfang an darüber im klaren sein, daß es außerordentlich schwierig ist, Ergebnisse einer derartigen Kombinationstherapie zu beurteilen, es sei denn, die Resultate wären ganz wesentlich besser als mit einem Medikament allein. Es könnte zweckmäßig sein, die Sulfonbehandlung mit anderen wirksamen Medikamenten alternierend durchzuführen, hauptsächlich dann, wenn die Ergebnisse mit Sulfonen nicht befriedigend sind oder wenn die Abheilung der Läsionen keine Fortschritte mehr macht.

Die Verbindung von Sulfon und Chaulmoogra wurde von ROGERS (1948), TOLENTINO (1950) und LAVIRON et al. (1957 b) verwendet. TOLENTINO (1950) verband jodierte Äthylester mit Promin oder Diason; er stellte bessere klinische und bakteriologische Resultate fest als mit Chaulmoogra oder Sulfon allein. Die Sulfone allein ergeben bessere klinische Resultate, jedoch schlechtere bakteriologische. Er weist jedoch auf die geringe Zahl der Fälle hin, welche eine endgültige Bewertung noch nicht gestattet. LAVIRON et al. (1957 b) gaben einer Gruppe von Kranken DDS (300 mg zweimal pro Woche), einer anderen Chaulmoograöl (5 ml zweimal pro Woche subcutan) und der dritten Gruppe eine Lösung von DDS (600 mg) in 6 ml Chaulmoograöl. Sie schließen, daß die besseren Resultate bei der kombiniert behandelten Gruppe auf eine synergistische Wirkung von Sulfon und Chaulmoogra zurückzuführen ist. Allerdings geben sie zu bedenken, daß es nicht zweckmäßig ist, Lepromatöse derartig zu behandeln, wenn nicht Spitalaufnahme möglich ist. Häufiges Auftreten von leprösen Reaktionen stellt eine Gegenindikation dar, und sie ziehen daher für Massenbehandlung eine zweimonatige DDS-Applikation vor. Bei anderen Lepraformen ohne Intoleranzerscheinungen ist die kombinierte Behandlung angezeigt, da die Ergebnisse besser sind als bei alleiniger Sulfon- oder Chaulmoograbehandlung.

Laut mündlicher Mitteilung von LOWE an SOUZA LIMA (1953) versuchte jener eine kombinierte DDS-Streptomycin- oder Thiosemicarbazonbehandlung. Infolge toxischer Streptomycinwirkung gab er die Behandlung wieder auf. Er konnte keine besseren Resultate beobachten als mit Sulfon allein. Die Verbindung von DDS und Thiosemicarbazon ergab keine toxischen Nebenwirkungen, aber auch keinerlei bessere Ergebnisse. Bis jetzt wurde noch keine Kombinationsbehandlung gefunden, die eindeutig besser wäre als DDS oder Thiosemicarbazon (TB 1) allein.

FLOCH u. HORTH (1951) halten jedoch eine Kombination von DDS (200 mg) mit TB 1 (100 mg) für wirkungsvoller, da sie bessere Resultate als mit den beiden gesondert verabreichten Präparaten erzielten.

Nach Ansicht der Therapiekommission des VI. Internationalen Leprakongresses (Madrid 1953) ergaben die bisher angestellten Versuche von kombinierter Therapie mit Sulfonen und anderen Medikamenten keine schlüssigen Ergebnisse.

X. Zwischenfälle bei der Sulfontherapie

Als man mit der Sulfontherapie der Lepra begann, befürchtete man das Auftreten von Zwischenfällen, sogar mit tödlichem Ausgang. Man beobachtete tatsächlich, daß solche verhältnismäßig häufig auftreten, daß sie aber bei entsprechenden Gegenmaßnahmen recht harmlos sind. Die Sulfone können daher weitestgehend ohne Gefahr angewandt werden, sofern man nur die Behandlung entsprechend kontrolliert.

Zweierlei Arten von Zwischenfällen können unterschieden werden: 1. unspezifische Zwischenfälle, verursacht durch eine toxische oder allergische Wirkung des Medikaments im Organismus; 2. spezifische Zwischenfälle, die auf Veränderung der Beziehung Leprabacillus-Makroorganismus zurückzuführen sind und im Auftreten der leprotischen Reaktion bestehen.

Nach COTTET et al. (1951) ist der Mensch gegen toxische Sulfonwirkung empfindlicher als das Tier. Der Erwachsene verträgt 3,5—4 mg pro kg Körpergewicht und pro Tag, d. h. also im Durchschnitt 200—300 mg täglich. Meerschweinchen vertragen 300 mg und Mäuse 100 mg täglich. Kinder unter 6 Jahren vertragen 4—5 mg pro Tag, über 6 Jahre nur 3,5—4 mg.

DDS, dessen Dosierung im Blut sehr genau möglich ist, wird bei einer Konzentration von 1—1,5 mg/100 ml gut vertragen, bei 2 mg/100 ml treten deutliche Unverträglichkeitserscheinungen auf.

1. Unspezifische Zwischenfälle toxischer und allergischer Genese
a) Kopfschmerzen und Übelkeit

Nach BECHELLI u. ROTBERG (1951) sind sie zu Beginn der Behandlung häufig, verschwinden aber bald spontan. Manchmal jedoch bleiben die Kopfschmerzen bestehen und lassen eine Unterbrechung der Behandlung angezeigt erscheinen.

MOM u. ROMERO (1946a) berichten, daß in den ersten 4 Wochen einer Diasonbehandlung 25% der Patienten häufig über Übelkeit und Kopfschmerzen klagten. DHARMENDRA (1950a) beobachtete derartige Beschwerden nur bei wenigen Patienten. COELHO u. SALOMÃO (1948) geben an, daß gastrointestinale Beschwerden häufiger bei oraler Verabreichung auftreten.

b) Anämie, Agranulocytose und Methämoglobinämie

Anämie wurde bei vielen Behandelten beobachtet. Die Therapiekommission des V. Internationalen Leprakongresses stellte fest, daß „alle Sulfonpräparate hämatotoxisch sind. Sie verursachen eine Anämie, die schon bald nach Beginn der Behandlung auftreten kann. Je nach Patient zeigt sie verschiedene Intensität und kann zur Unterbrechung der Behandlung Anlaß geben. Häufig entwickelt sich jedoch eine gewisse Toleranz, und das Blutbild normalisiert sich. Sulfonbehandlung muß stets mit Eisen- und Vitamin B-Medikation kombiniert werden. Außerdem sind Leberextrakt und Thiaminchlorid zu verabfolgen".

Nach BECHELLI u. ROTBERG (1951) darf eine Unterbrechung der Behandlung erst vorgenommen werden, wenn eine normocytäre Anämie von 2500000 roten Blutzellen vorliegt. MUIR (1948) hält es für notwendig, eine Unterbrechung bei einem Hämoglobinwert unter 70% vorzunehmen. COCHRANE (1948b) sieht den kritischen Hämoglobinwert bei 12 g/100 ml (75%) und die kritische Zahl der Erythrocyten bei 3000000.

Schon in ihrer ersten Arbeit heben FAGET et al. (1943) hervor, daß bei 45% ihrer Kranken nach 6wöchiger Prominbehandlung eine Anämie auftrat. Dieser Prozentsatz steigt bei längerer Behandlungsdauer an, weshalb er nach 2 Wochen Behandlung 1 Woche Pause einlegt.

Bei 83 behandelten Kranken konnte MUIR (1944) nur bei 12 ein Absinken des Hämoglobins um mehr als 5% feststellen.

MOM u. ROMERO (1946) beobachteten bei 36% ihrer Patienten eine Blutarmut von weniger als 2 Millionen roter Blutkörperchen, wodurch eine Behandlungsunterbrechung auf längere Zeit hervorgerufen wurde. Bei 52% der Kranken hingegen stellten sie eine Vermehrung der Blutkörperchen und des Hämoglobins fest.

FERNANDEZ u. CARBONI (1948a, b) berichten, daß bei ihren Patienten Blutbildveränderungen die häufigste toxische Komplikation bei der Diasonbehandlung darstellen. Diese bestehen im Absinken des Hämoglobins und der Erythrocyten. Manchmal besteht auch noch eine leichte Leukopenie. Sie haben den Eindruck, daß im allgemeinen die Intoleranzerscheinungen, insbesondere die Blutbildveränderungen, mehr von der Tagesdosis als von der Gesamtdosis abhängen. So wird eine Gesamtdosis von 90 g Diazon besser vertragen, wenn die Tagesdosis 1 g statt 2 g beträgt. Bei 64 von 83 Patienten (77,1%) schwankte die Zahl der roten Blutzellen: bei 17 Fällen zwischen 4 und 3,5 Millionen, bei 28 Fällen zwischen 3,5 und 3 Millionen und bei 19 Fällen zwischen 3 und 2,5 Millionen. Das Hämoglobin fiel bei 10 Fällen auf 60—50% und bei 5 auf weniger als 50%. Im allgemeinen zeigt die Anämie eine direkte Beziehung zur verabfolgten Dosis. In allen Fällen — mit Ausnahme von drei, bei denen eine Bluttransfusion erforderlich war — besserte sich die Anämie oder verschwand vollkommen, wenn die Behandlung unterbrochen wurde oder eine entsprechende Therapie erfolgte.

Nach FERNANDEZ, CARBONI, TOMASINO u. GIMENEZ (1948) „ist die Anämie wahrscheinlich auf einen hämolytischen Effekt der Droge zurückzuführen, denn: a) die Resistenz der Blutkörperchen ist herabgesetzt, b) Urobilin wird stets im Harn vorgefunden, c) Bilirubin im Harn fehlt, d) die Untersuchung auf indirektes Bilirubin liefert fast immer ein negatives Ergebnis". Sie halten dafür, „daß die Anämie nicht durch Toxinwirkung auf das Knochenmark hervorgerufen wird, denn: a) die reticulo-histiocytäre Reaktion ist in allen Fällen befriedigend, b) Knochenmarkspunktate zeigen eine verstärkte erythroblastische Aktivität, c) die Granulopoese ist ebenfalls normal oder verstärkt".

SMITH (1949) und RAMANUJAM u. SMITH (1951) untersuchten den Entstehungsmechanismus der Anämie. Ersterer versuchte zu klären, inwieweit eine direkte, toxische Hämolyse für die Anämie verantwortlich ist. Eine Hämolyse ist gewöhnlich charakterisiert durch Hämoglobinämie, Methämoglobinämie und Urobilinogenurie. Ferner bestehten Urobilinurie, Bilirubinämie und erhöhte Capillarfragilität, die allerdings nicht pathognomonisch sind. In Tabelle 2 werden die an 300 Patienten gewonnenen Resultate während einer Sulfonbehandlung wiedergegeben.

Tabelle 2

	Untersuchung		
	DDS	Diason	Sulfetron
Hämoglobinämie	unbedeutend	unbedeutend	unbedeutend
Methämoglobin	manchmal diskret	unbedeutend	unbedeutend
Urobilin (Stuhl)	mäßig	manchmal diskret	unbedeutend
Bilirubinämie	manchmal diskret	manchmal diskret	unbedeutend
Fragilität der Erythr.	unbedeutend	unbedeutend	unbedeutend

Nur bei DDS finden sich Anzeichen eines hämolytischen Prozesses. Die bisher angewandten Sulfetrondosen (5—6 g täglich für Erwachsene von 65—70 kg) können nicht als hämolytisch bezeichnet werden. Diason zeigt deutliche Hämolyse, wenn die Dosis über 2—4 g beträgt; allerdings wurde eine derartige Dosis nie zur Leprabehandlung empfohlen.

RAMANUJAM u. SMITH (1951) nehmen eine direkte Wirkung der Sulfone auf die Hämatopoese an.

SOUZA LIMA (1948) gibt an, daß die Anämie leicht zu beherrschen sei. Später (1950) berichtet er, daß Blutkörperchenzählungen und Hämoglobinbestimmungen während der Sulfonbehandlung nur geringe Schwankungen zeigen, die sich leicht stabilisieren und unter Umständen sogar die Normalwerte übersteigen.

DINIZ, STANCIOLI u. HENRIQUES (1948) beobachteten nur geringfügige Veränderungen des Blutbildes, woraus sie schließen, daß die Patienten auch eine intensive Behandlung gut vertragen.

BASOMBRIO, MOM u. GATTI (1948) berichten ebenfalls nur über geringe Blutbildveränderungen, die ohne Bedeutung sind und leicht auf Behandlung ansprechen. Die Erythrocytenzahl sank bei fast allen Kranken nur wenig ab und erreichte in einem Fall 2150000. COELHO u. SALOMÃO (1948) fanden bei 44% ihrer mit Diason behandelten Fälle eine Anämie.

DHARMENDRA (1950a) stellte nur leichte Anämie fest, die selten Anlaß zur Unterbrechung der Behandlung gab. Zu Behandlungsbeginn registrierte er bei der Mehrzahl der Fälle ein Absinken des Hämoglobins und der Erythrocyten. Die Werte gingen aber bald auf die Anfangswerte zurück, und bei Behandlung mit Eisen bzw. Leberextrakt stiegen sie darüberhinaus an. Von 24 Patienten, die 2—4 Jahre behandelt worden waren, wiesen nur 4 eine Verschlechterung des Blutbildes auf.

BECHELLI u. ROTBERG (1951) weisen darauf hin, daß die Anämie aufgehalten werden kann, wenn bereits zu Beginn der Behandlung — selbst bei normalem Blutbild — eine antianämische Therapie betrieben wird. Sie heben hervor, daß Folsäure nicht zugleich mit Sulfonen verabreicht werden darf, weil sie eine hemmende Wirkung auf diese ausüben. BECHELLI (1952) beobachtete Anämie bei 87 von 192 Patienten (45%) und ist der Ansicht, daß diese Zahl ohne Eisenbehandlung wesentlich höher gewesen wäre. Die Anämie war gewöhnlich leicht kontrollierbar, und nur selten mußte die Behandlung unterbrochen werden.

COTTET et al. (1951) geben an, daß Anämie mit Werten von 3,5—4 Millionen immer festzustellen ist. Nur in 15—20% der Fälle sinken die Werte unter 3 Millionen. Eisen behebt die Blutarmut leicht. Auch nach Unterbrechung der Behandlung geht die Anämie innerhalb von 3—6 Wochen zurück. Aber auch bei Fortsetzung der Behandlung können sich die Werte normalisieren.

Nach ALONSO (1952) ist die Anämie hypochrom und reagiert gut auf Eisensulfat. Für Moura Costa ist die Anämie selten und zeigt folgende Charakteristika (1952):
— Abnahme des Vorkommens mit zunehmender Behandlungsdauer.
— Plötzliches Auftreten unabhängig von Dosierung und Behandlungsdauer, so daß bei fortgesetzter Behandlung bis zu 5 Wochen die Häufigkeit nicht zunahm.
— Fast bei allen Fällen normalisiert sich der Befund nach einer Woche Behandlungsunterbrechung und Eisenmedikation.

SOUZA LIMA (1953a) nimmt an, daß in São Paulo (Brasilien) das Absinken der Erythrocyten- und Hämoglobinwerte nicht so ausgeprägt ist, weil alle Lepromatösen in dieser Gegend an Anämie leiden.

Wie aus den oben angeführten Arbeiten zu entnehmen ist, kommt Anämie im Verlauf der Behandlung häufig vor und kann bis 77% der Kranken befallen. Es bestehen individuelle Schwankungen, die Anämie ist nicht schwer und stellt keine ernste Gefahr für den Patienten dar. Nur selten sinken die Erythrocytenwerte unter 2500000.

Bei Unterbrechen der Behandlung oder durch antianämische Mittel, die schon zu Beginn der Leprabehandlung verabreicht werden können, kehren die Werte wieder zu ihrer ursprünglichen Höhe zurück. Einige Autoren meinen, daß die Anämie hämolytisch wäre, andere jedoch halten bei einigen Sulfonen eine direkte Wirkung auf das Knochenmark für möglich. Wenn die Anzahl der roten Blutkörperchen unter 2,5—3 Millionen fällt und der Hämoglobinwert unter 70%, so ist es angezeigt, die Behandlung zu unterbrechen.

Die *Agranulocytose* scheint noch nicht in der Literatur beschrieben worden zu sein. FAGET et al. (1943) empfiehlt die Behandlung zu unterbrechen, wenn die Zahl der weißen Blutkörperchen unter 3000 sinkt. BECHELLI u. ROTBERG nehmen den kritischen Punkt bei 5000 Leukocyten an.

MOM u. ROMERO (1946a) beobachteten in 76% der Fälle eine Leukopenie bis zu 4000 weißer Blutkörperchen, wobei bei einigen Patienten die Zahl sogar auf 3000 fiel, mit 40% Neutrophilen. Bei einigen Fällen bestand eine schwere Leukopenie.

SMITH (1949) konnte keine bedeutenden Veränderungen bei 300 Patienten im Blutbild und Differentialblutbild feststellen. Ähnliches stellten DINIZ, STANCIOLI u. HENRIQUES (1949) und BASOMBRIO, MOM u. GATTI (1949) fest.

Die *Methämoglobinämie*, die durch Cyanose der Extremitäten und der Lippen zum Ausdruck kommt, ist selten (SOUZA LIMA, 1953a; BECHELLI u. ROTBERG, 1951). FERNANDEZ u. CARBONI (1948) halten sie für häufig. SMITH (1949) konnte bei keinem seiner 300 Patienten jemals eine Methämoglobinämie feststellen. 50 Untersuchungen, die in verschiedenen Abständen vorgenommen wurden, waren selbst bei den mit DDS Behandelten, die wegen einer hohen Dosierung eine starke Hämolyse aufwiesen, immer negativ.

c) Hämaturie und Cylindrurie

FAGET (1946) konnte bei keinem der angewandten Sulfone (Promin, Diason und Promizol) eine Kristallurie beobachten. Ebensowenig fand er bei den wohlüberwachten Patienten eine Nierenschädigung. Anfangs, als er hohe Dosen von Diason verwendete, zeigten einige Fälle eine Hämaturie. Selbst bei diesen Fällen konnte er keine Kristallurie nachweisen, und die Ursache der Hämaturie blieb daher ungeklärt.

MOM u. ROMERO (1946a) stellten bei mit Diason Behandelten eine makroskopische Hämaturie im ersten Monat fest, die jedoch mit der Herabsetzung der Dosis verschwand. Bei nur 4% fanden sie eine Albuminurie. Bei einem mit 15 g Diason Behandelten stellten sie eine Albuminurie von 3 g mit Cylindern fest. Nach Unterbrechung der Behandlung verschwanden alle diese Nebenerscheinungen.

SMITH (1949) beobachtete bei keinem seiner 70 mit DDS behandelten Patienten eine Kristallurie. Nie fand er eine Hämaturie bei Behandlung mit den 3 Sulfonen (DDS, Diason und Sulfetron). Bei Fällen mit schlechter Nierenfunktion meint er, daß die Dosis DDS nicht über 100 mg liegen soll.

d) Wirkung auf die Leber

SMITH behauptet, daß nichts für eine störende Wirkung der Sulfone auf die Leber spricht. Von 8 Patienten, die vor der Behandlung eine vergrößerte Leber aufwiesen, konnten bei 6 keine Veränderung der Laborwerte nach 10 Monaten Behandlung gefunden werden. Zwei wiesen erhöhte Gammaglobulinwerte auf, aber es bestand kein anderer Hinweis auf eine Leberdysfunktion. Patienten mit einer solchen können genau so mit Sulfon behandelt werden, außer sie haben eine schwere Leberschädigung, da dann eine schwere Anämie mit den üblichen Dosen auftritt. Diesen Patienten darf man nicht mehr als 100 mg DDS verabreichen und muß die Hämoglobin- und Erythrocytenwerte streng kontrollieren. SMITH berichtet auch noch, daß 26 Patienten, die $2^1/_2$ Jahre mit Sulfetron behandelt wurden, keine Anzeichen einer Leberschädigung aufwiesen.

BECHELLI u. ROTBERG (1951) konnten selten eine Hepatitis bei ihren Patienten feststellen, die dann über Völlegefühl und Übelkeit klagten und eine vergrößerte Leber aufwiesen. FERNANDEZ u. CARBONI (1948) beobachteten leichte Leberstörungen bei einigen Fällen. MOLESWORTH et al. (1949) stellten bei 2 von 100 behandelten Patienten eine leichte Gelbsucht fest, die jedoch, da sie auch bei anderen, nicht behandelten Kranken auftrat, wahrscheinlich infektiösen Ursprungs war.

IBARRA (1949) und ROMERO et al. (1949) beobachteten einen Fall von tödlicher, gelber Leberatrophie.

e) Asthenie

Nach FERNANDEZ u. CARBONI (1948a) stellt sie die häufigste Unverträglichkeitserscheinung bei seinen Kranken dar (88,6% der Fälle). Sie tritt gewöhnlich schon in der zweiten Behandlungswoche auf, wenn die Dosis von 1 g Diason täglich schon überschritten worden ist. Sie stellten bei 34% Anorexie und Ermüdungserscheinungen sowie Atemnot bei Anstrengungen in 49% fest.

f) Medikamentöse Dermatitis

Sie werden verschieden häufig festgestellt und nehmen verschiedene Formen an. Je nach der Schwere der Fälle muß die Behandlung unterbrochen werden.

FAGET et al. (1943) halten sie für einen wichtigen Grund die Behandlung zu unterbrechen, um sie mit niedrigeren Dosen wieder zu beginnen. Gewöhnlich findet man einen maculopapulösen Ausbruch mit starkem Jucken. LOWE u. DAVEY (1951) beobachteten dies bei 2% der Kranken und seltener bei Frauen, jedoch immer während der ersten 6 Wochen der Sulfonanwendung. Sie sehen die Ursache darin, daß sie die Behandlung mit höheren Dosen als gewöhnlich begannen und die Steigerung nicht stetig war.

Bechelli u. Rotberg (1951) konnten nur sehr selten eine medikamentöse Dermatitis bei ihren an tuberkuloider und indeterminierter Lepra erkrankten Patienten beobachten.

Souza Lima (1953a) hält das Auftreten dieser Dermatitis für äußerst selten, und sie erscheint als juckende, trichophytoide, urticarielle, ekzematöse oder erythrodermische Hautveränderung. Die pruriginöse Dermatitis ist am häufigsten, und es entstehen dabei kleine Papeln, ähnlich jenen der Prurigo, jedoch nicht so stark juckend. Der Urticaria geht im allgemeinen ein starker Dermographismus voraus, worauf die Urticariaflecken folgen, die allerdings nicht so zahlreich sind wie bei der gewöhnlichen Urticaria. Die trichophytoide Dermatitis sieht wie eine Trichophytie aus, jedoch ohne Bläschen am Rande; sie jucken nicht, und es treten nur eine oder zwei solcher Läsionen auf. Das Ekzem ist selten; es tritt im allgemeinen an den Beinen als trockenes Ekzem auf und juckt nicht. Erythrodermie ist sehr selten (bisher nur 2 Fälle).

Alonso (1952) behauptet, daß der Juckreiz sehr häufig und fast bei allen Patienten mehr oder weniger stark sei.

g) Geistige Störungen

Darüber berichteten Mom u. Romero (1946), Romero et al. (1948b), Lowe (zit. nach Souza Lima, 1953a), Floch u. Sureau (1952a, b) und Souza Lima (1953a).

Mom u. Romero berichten über Konfusion, manische Erregung mit Angriffen auf andere Kranke, Exhibitionismus usw. Die Störungen traten auf, als bei der ersten Serie 14 g, bei der zweiten 5 g und bei der dritten 2 g erreicht waren, obwohl immer nur eine Tablette im Tag gegeben worden war.

Lowe (zit. nach Souza Lima, 1953a) beobachtete eine „Sulfonpsychose" bei 6 von 350 mit DDS behandelten Kranken. Bei 200 mit niedrigeren Dosen Behandelten geschah nichts dergleichen. Von 250 mit Sulfetron Behandelten wiesen nur 2 geistige Störungen auf, aber in verschiedenen Leprabehandlungsstellen Nigerias wurden noch weitere Fälle beschrieben. Anscheinend ist die Psychose mit DDS schwerer als mit Sulfetron. Von den oben angeführten 6 Fällen hatten nur 2 die gewöhnliche Dosis in der üblichen Steigerung erhalten. Mindestens 4 der 6 Patienten hatten schon eine psychotische Veranlagung.

Zwei Patienten Mesquitas aus Paramaibo (zit. nach Floch u. Sureau, 1952a, b) erkrankten an einer benignen Psychose mit psychopathischen Anfällen, die als „hysteromorph" bezeichnet wurden; nach der Unterbrechung der Behandlung und 15tägiger Isolierung besserte sich der Zustand.

Nach Floch u. Sureau (1952a, b) sind die psychischen Störungen meist gutartig und klingen nach der Unterbrechung der Behandlung nach einigen Wochen oder Monaten wieder ab, worauf diese mit Vorsicht wieder aufgenommen werden soll. Souza Lima (1953a) beobachtete eine Psychose bei 2 mit täglich 300 mg DDS behandelten Patienten, die als „religiöse Manie" zum Ausdruck kam.

h) Polyneuritis

Floch u. Sureau (1952a, b) halten sie für viel seltener als die Geistesstörungen. Lowe u. Smith (1949) beobachteten einen Fall von retrobulbärer Neuritis, wissen aber nicht, ob sie durch die Sulfonbehandlung hervorgerufen wurde.

i) Todesfälle

Todesfälle während der Sulfonbehandlung sind nur sehr selten von dieser verursacht. Wir fanden 3 Fälle in der Literatur: 2 durch akute gelbe Leberatrophie (Ibarra, 1949, und Romero et al., 1949) und einen durch exfoliative Dermatitis (Lowe u. Smith, 1949).

j) Retinablutungen

Zwei Fälle wurden im Lepraheim in Cabo Blanco, Venezuela, beobachtet (Convit et al., 1948).

k) Knochenveränderungen

Solche wurden von Basset u. Schneider (1950) bei 3 mit DDS Behandelten beschrieben. Die Patienten klagten über Schmerzen in den Beinen (3 Fälle) und im Unterarm (1 Fall), die so stark waren, daß sie einige Wochen diese Glieder nicht bewegen konnten. Die Röntgenaufnahme zeigte eine größere Dichte der Diaphysenrinde des Schienbeines, des Wadenbeines und etwas weniger der Elle und Speiche. Sie meinen jedoch, es sei unmöglich, diese Befunde ohne Einschränkung mit der Behandlung in Verbindung zu bringen.

Erickson u. Johansen (1948), die röntgenologische Untersuchungen während der Sulfonbehandlung durchführten, berichten über keine Knochenveränderungen, die den Sulfonen zuzuschreiben sind; sie behaupten, es sei möglich, durch früh einsetzende Behandlung diese Knochenläsionen zu verhüten.

2. Spezifische Zwischenfälle

Während der Sulfonbehandlung können Zwischenfälle auftreten, die auf eine Störung des Verhältnisses zwischen Organismus und Leprabacillus zurückgehen. Es sind „Reaktionen", die bei den verschiedenen Formen der Krankheit auftreten. Viele Autoren haben diese Tatsachen beschrieben. Bechelli u. Rotberg (1951) behaupten, daß beim Lepromatösen diese Reaktion dramatisch sein kann, wobei Fieber, Schwäche, ein polymorphes Erythem (hauptsächlich als Erythema nodosum) und sogar tuberkuloide Reaktionen oder die „Grenzreaktionen" auftreten. Letztere bewiesen den günstigen Einfluß der Behandlung und eine klinische Umkehr. In der akuten Phase muß die Behandlung aussetzen und erst nach einer Besserung des Allgemeinzustandes wieder aufgenommen werden, damit der beobachtete Übergang von Dauer sei. Histopathologisch sieht man in dieser Phase Infiltrate, die sowohl an die lepromatöse als auch an die tuberkuloide Lepra im Reaktionsstadium erinnern. Daher ist es nicht immer möglich, auf Grund der Schnitte eine sichere Diagnose zu stellen. Diese Unbestimmtheit des klinischen und des histopathologischen Aspekts veranschaulicht die veränderte Reaktion des Organismus gegen den Leprabacillus.

Diese Reaktionen sind bei der lepromatösen und bei der indeterminierten Form erwünscht, aber nicht bei der tuberkuloiden Form und bei der indeterminierten Form, die eine stark positive Mitsuda-Reaktion aufweist. Obwohl diese Reaktionen vom ärztlichen Standpunkt aus erwünscht sind, sollen sie vermieden werden, um den Kranken nicht als Leprösen zu kennzeichnen und ihm die Ausübung seines Berufes unmöglich zu machen. Daher müssen diese Fälle vorsichtig behandelt und der Rückgang der Krankheit beschleunigt werden, doch sollen sie vor einer Reaktivierung geschützt werden.

Souza Lima (1953b) ist der Meinung, daß man den Sulfonen keine leprotische Reaktion zuschreiben darf, die bei einer großen Anzahl der Lepromatösen als normale Entwicklung vorkommt. Er glaubt sogar, daß bei seinen Fällen diese Reaktionen nach dem Beginn der Sulfontherapie weniger häufig vorkommen. Er macht jedoch die Einschränkung, daß dies ein Gesamteindruck ist, da er keine statistischen Unterlagen darüber vor und nach der Sulfonbehandlung besitzt, auch nicht von anderen Leprainstituten.

Nach Faget (1946) können die Kranken, die vor der Behandlung Reaktionen aufwiesen, solche auch während dieser zeigen. Die Häufigkeit und die Schwere der folgenden Schübe wird jedoch durch die Sulfontherapie gemildert. Nur bei einigen wenigen Patienten kommen trotz Behandlung schwere Reaktionen vor. Bei einigen dieser Fälle hält er es für angezeigt, die Behandlung zeitweise zu unterbrechen. Auch Iridocyclitis kann vorkommen, die aber durch weitere oder verstärkte

Behandlung zum Abklingen gebracht werden kann. Auch akute Neuritis kann durch die Behandlung nicht verhindert oder gebessert werden, aber er glaubt, daß die Sulfone nicht die Ursache dieser Zwischenfälle sind.

Nach MUIR (1944) scheint kein Zweifel darüber zu bestehen, daß Diason eine klare Wirkung bei der Lepra besitzt, hauptsächlich weil es das Fieber und die Entzündungen zum Abklingen bringt.

FERNANDEZ u. CARBONI (1948b) fanden leprotische Reaktionen bei 51 von 169 behandelten Lepromatösen, wobei bei 30 die Reaktion leicht und bei 21 schwer war (Exanthem am ganzen Körper und hohe Temperatur). Bei 13 Fällen stellten sie Reaktionen an den Augen fest, die bei 7 stark ausgeprägt waren. Diese waren bei einigen dieser Patienten auf die Bindehaut beschränkt und bestand in einer starken Blutfülle und Tränenfluß. Sie beobachteten, daß die leprotische Reaktion häufig zu Beginn der Ruhepause eintrat. Wenn die Reaktion sehr stark war, unterbrachen sie die Behandlung. Sie glauben, daß die fokale Reaktion der Läsionen die häufigste Form der Wirkung des Heilmittels darstellt.

CONVIT et al. (1949) konnten ziemlich häufig eine fiebrige leprotische Reaktion bei einigen Patienten feststellen, die aber bei anderen ohne Fieber verlief. Bei fast allen Patienten war diese nodös, und nur bei einem Kranken, der länger als 2 Jahre mit Promin behandelt worden war, trat ein polymorphes Erythem auf, das von Bläschenbildung und hohem Fieber begleitet war. 23% der mit Promin Behandelten wiesen eine von Fieber begleitete Reaktion auf, 14% hatten kein Fieber, von den mit Diason behandelten Patienten 16% Fieber, 2,6% hatten keines. Im allgemeinen setzten die Autoren die Behandlung fort, wenn die Temperatur 39°C nicht überstieg. Akute Neuritis des Cubitalnerven stellten sie bei 6,3% der Fälle, die mit Promin behandelt wurden, fest, bei den mit Diason Behandelten in 2,6%. Bei diesem letzten Mittel stellten sie auch bei 1,3% eine Iridocyclitis acuta fest.

COELHO u. SALOMÃO (1948) fanden bei 23% der Promin behandelten Fälle und bei 30% der mit Diason behandelten eine leprotische Reaktion. SOUZA LIMA (1950) behauptet, bei fast allen Patienten, die mit Sulfetron behandelt wurden, ein nodöses Erythem gefunden zu haben. Dieses habe einen günstigen Einfluß auf die Krankheit, und es bestünde keine Notwendigkeit, die Behandlung zu unterbrechen. Überdies sei bei keinem Fall zugleich eine Iritis oder Iridocyclitis aufgetreten, die bei Beginn der Behandlung mit anderen Sulfonen ziemlich häufig sind.

MOLESWORTH et al. (1949) behaupten, daß die Reaktionen im Verlauf der Behandlung seltener und leichter werden. 71 ihrer 100 Patienten wiesen Reaktionen auf, und 27 mußten in einem Krankenhaus interniert werden. Die Behandlung wurde aber nicht unterbrochen. Die Mehrzahl der Reaktionen trat bei einer Dosis von 8 g auf. 15 Kranke wiesen eine Neuritis auf, die bei 6 stark war, so daß sie interniert werden mußten. Bei allen war der Cubitalnerv entzündet, bei 2 der Nervus fibularis.

COCHRANE (1949a) meint, die Reaktionen werden weniger schwer und verschwinden, sobald die Kranken die Dosis von 1000 Tabletten überschritten haben. Außer wenn die Reaktion sehr stark und von hohem Fieber begleitet ist, glaubt er, die Behandlung nicht unterbrechen zu müssen.

SLOAN et al. (1950) geben an, daß die leprotischen Reaktionen nicht viel häufiger bei den mit Sulfonen Behandelten als bei den nicht Behandelten sind. Das Erythema nodosum ist jedoch viel häufiger unter diesen Mitteln. Bei Promin waren die Reaktionen häufiger als bei Diason.

JOHANSEN u. ERICKSON (1950b) berichten, daß das Erythema nodosum während der Behandlung häufiger wird, aber sie halten diese Reaktion für ein günstiges Zeichen. Manchmal können plötzlich ein multiformes Erythem und ein Erythema „necroticans" auftreten, worauf eine rasche Besserung eintritt. Die Häufigkeit schwerer leprotischer Reaktionen mit Verschlechterung der schon bestehenden Läsionen, sowohl der Schleimhäute als auch der Haut und Nerven sowie das Auftreten neuer Läsionen, ist weitgehend zurückgegangen, ebenso erysipeloide Reaktionen, die vor der Sulfonbehandlung häufig waren.

MUIR (1950a) berichtet, daß bei vielen Patienten die Reaktionen immer wieder auftreten, jedoch jedesmal schwächer, bis sie schließlich ganz verschwinden und die Reaktionsphase überwunden ist.

DHARMENDRA (1950) beobachtete im Gegensatz zu anderen ein besonderes Krankheitsbild, das längere Zeit nach Beginn der Behandlung auftritt, und das in Knötchen und „erhöhten Flecken" besteht, die bei Patienten mit günstiger Entwicklung oder sichtlicher Besserung auftraten. Sie kommen gewöhnlich in Schüben und verschwinden nach einer Woche. Manchmal sind sie etwas schmerzhaft. Sie treten sowohl bei Kranken, die Lepome, als auch bei solchen, die eine Infiltration hatten, auf. Er kann diese Reaktion nicht erklären, hält es aber für möglich, daß sie ähnliche Eruptionen darstellen wie das Erythema nodosum. Von den „Reaktionen" berichtet er, daß viele Patienten Fieber und Augenveränderungen aufwiesen, die bei einigen sehr häufig und schwer waren.

DHARMENDRA, SEN u. CHATTERJEE (1950) berichten über gute Ergebnisse mit Sulfetron bei 12 Kranken, die wiederholte Schübe leprotischer Reaktionen aufwiesen.

MOURA COSTA (1952) konnte eine leprotische Reaktion bei 6% der Fälle, und zwar von mittlerer Intensität, beobachten.

SOUZA LIMA (1953a) berichtet, daß er sich bei der leprotischen Reaktion mit Erythema nodosum oder polymorphum nach dem Allgemeinzustand des Patienten richtet. Wenn kein Fieber besteht, so setzt er die Behandlung mit den üblichen Dosen fort. Auch bei den akuten Schüben von Iritis oder Iridocyclitis, die seit der Sulfonbehandlung seltener geworden sind, setzt er die Behandlung unverändert fort, ja er intensiviert sie sogar: bei den mit intravenösen Injektionen Behandelten verdoppelt er gewöhnlich die tägliche Dosis, indem er eine Injektion am Morgen und eine am Abend gibt. Auch bei der Neuritis folgt er demselben Schema, aber die Ergebnisse sind im allgemeinen nicht so günstig wie bei den Augenreaktionen.

SOUZA LIMA (1953b) äußert sich auch über eine *Pseudoexacerbation*. Sie ist auch eine spezifische Reaktion, die aber nur bei den Lepromatösen auftritt. Es handelt sich um einen akuten Schub, der manchmal von Fieber begleitet ist und aus großen erythematösen, bräunlichen Flecken besteht, die der intermediären tuberkuloiden Reaktion sehr ähnelt und auch von Ödemen an Händen und Füßen begleitet ist. Diese Reaktion überrascht bei den lepromatösen Kranken durch die Struktur der reaktiven Veränderungen, die an die tuberkuloide Lepra in Reaktion erinnern. Sie weist auf eine tiefgreifende Änderung der Reaktionsweise des Organismus hin, der nun wie in den Fällen, die der Leprainfektion gegenüber resistent sind, zu reagieren beginnt. In diesen Fällen wird die Behandlung intensiviert, falls es der Allgemeinzustand des Patienten erlaubt.

XI. Kontrolle der Behandlung

Obwohl schwere Zwischenfälle während der Behandlung mit Sulfonen selten sind, ist es nötig, diese zu überwachen, um toxische Wirkungen der Mittel zu entdecken. Es wird daher empfohlen, monatlich die roten Blutkörperchen zu zählen, das Hämoglobin zu bestimmen und den Harn zu untersuchen. Bei Fällen schwerer Anämie müssen auch die weißen Blutkörperchen gezählt werden, was auch ohne eine solche in größeren Zeitabständen durchgeführt werden sollte. BECHELLI u. ROTBERG (1951) empfehlen niedrigere Dosen bei Patienten, bei denen es unmöglich ist, diese Untersuchungen regelmäßig durchzuführen, und in diesen Fällen den Patienten dahingehend zu unterrichten, bei den möglichen Zwischenfällen die Behandlung zu unterbrechen.

XII. Ergebnisse der Sulfonbehandlung

Die Sulfone haben auf alle Formen der Krankheit einen günstigen Einfluß, der sich nach einigen Monaten Behandlung bemerkbar macht. Fast alle Autoren, die mit DDS oder einem Derivat behandelten, konnten Erfolge verzeichnen. Die Ergebnisse wurden nach klinischen, bakteriologischen, histologischen, ophthalmologischen und otorhinolaryngologischen Kriterien beurteilt.

Die Therapiekommission des V. Internationalen Leprakongresses (Havanna 1948) hebt hervor, daß „die Sulfone großen Wert bei der Behandlung der lepromatösen Lepra haben, und viele Spezialisten halten sie sogar für die besten Mittel bei diesem Lepratyp. Ihre Anwendung bei der lepromatösen Lepra wird daher empfohlen. Sie sind besonders bei mittelschweren und fortgeschrittenen Fällen wirksam wie auch bei den Erkrankungen der Schleimhäute Nase, Mund und Kehlkopf. Die Augenerkrankungen bessern sich häufig. Ihre Wirkung besteht zuerst in einer klinischen Besserung, später auch in einer bakteriologischen, wo man dann Veränderungen der Morphologie des *Mycobacterium leprae* beobachten kann. Der Kongreß ist der Meinung, daß die Sulfone heute die besten Mittel bei der Leprabehandlung darstellen".

Am VI. Internationalen Leprakongreß (Madrid 1953) wurden die am Kongreß von Havanna ausgedrückten Meinungen bestätigt. Die Therapiekommission weist darauf hin, daß die Mehrzahl der Leprakranken nach einigen Monaten eine deutliche Besserung zeigt. Gewöhnlich bessert sich der Allgemeinzustand, der Appetit nimmt zu, und das Gewicht steigt. Die spezifischen Veränderungen bilden sich zurück. Der Bakterienbefund geht langsamer zurück als die klinischen Symptome. Die Spätergebnisse schwanken sehr stark je nach Autor. Einige Behandlungszentren berichten über einen großen Prozentsatz von Rückbildung der cutaneomukösen Erscheinungen nach langer Behandlung und von Negativierung des Bacillenabstriches, die lange Jahre anhielten. Andere Zentren konnten diese Ergebnisse nur bei einem kleinen Prozentsatz verzeichnen, und sie stellten auch Rezidive fest, was eine Sulfonresistenz nach einer langen Behandlung für möglich erscheinen läßt. Es bestehen jedoch keine Tatsachen, die für oder gegen diese Annahme sprechen. Die Kommission hebt außerdem hervor, daß Krankheitsdauer und -typ vor der Behandlung bei den verschiedenen Zentren weitgehend schwanken. Dies beeinflußt sowohl die Behandlungsdauer, die bis zur Negativierung des Bacillenabstriches nötig ist, als auch die Endergebnisse. Überdies wird allgemein angenommen, daß die Schwere der Lepra je nach Rasse verschieden ist. Es ist wahrscheinlich, daß das Ergebnis der Behandlung von diesen Faktoren abhängt, was die Verschiedenheit der Resultate in den einzelnen Zentren erklären könnte.

Die Kommission äußert sich auch über den Krankheitsverlauf bei Patienten mit rückgebildeten Haut- und Schleimhautveränderungen und negativem Ergebnis des Bacillenabstrichs. Jüngere Beobachtungen lassen es für wahrscheinlich halten, daß diese Patienten nicht vollständig von den Leprabacillen befreit sind und deshalb eine Reaktivierung der Krankheit nicht unmöglich ist. Diese Patienten müssen daher streng überwacht werden, um eine Reaktivierung so früh als möglich zu entdecken. Die Behandlung dieser Fälle kann die Anzahl der Rückfälle herabsetzen. Durch die orale Verabreichung der Sulfone ist die Behandlung sehr einfach und wird für die Gegenden empfohlen, wo sie durchführbar ist.

Am VII. Internationalen Leprakongreß (Tokio 1958) berichtet die Therapiekommission, daß seit dem Kongreß in Madrid die Anwendung der Sulfone stark angestiegen ist, und daß Grenzen und Wirkung dieser Gruppe nun bekannt sind. Außerdem stellen einige Leprologen, die durch die Tuberkuloseforschung angespornt wurden, auch bei anderen Mitteln eine Aktivität gegen das *M. leprae* fest. Aber keines konnte die Sulfone aus ihrer vorherrschenden Stellung verdrängen. Es scheint auch, daß die Sulfontherapie bei Massenbehandlungen in Ambulatorien endemischer Gebiete von den öffentlichen Gesundheitsbehörden angewandt wird. Andererseits hält es die Kommission für angezeigt, die Behandlung mit Sulfonen auch nach der Rückbildung der cutaneo-mukösen Veränderungen und des negativen Bacillenbefundes einige Zeit fortzusetzen. Bevor jedoch Normen über die Dauer der Behandlung aufgestellt werden können, sind noch weitere Informationen über Rückfälle nötig.

Wie man aus dem Vorliegenden sieht, kamen die Leprologen auf den internationalen Kongressen zu dem Schluß, daß bis jetzt die Sulfone die besten Mittel bei der Leprabehandlung darstellen. Es ist jedoch ersichtlich, daß man noch nicht über das ideale Mittel verfügt, das die Ansteckungsgefahr der lepromatösen Kranken schneller herabsetzt oder die Heilung beschleunigt, da man selbst nach der klinischen und bakteriologischen Rückbildung der Krankheit die Behandlung noch viele Jahre lang fortsetzen muß, um Rückfälle zu vermeiden.

1. Sulfonbehandlung der lepromatösen Lepra

Nur einige wenige Kranke, inklusive solche, bei denen die Krankheit schon fortgeschritten ist, werden durch die Behandlung nicht günstig beeinflußt. Von 3495 lepromatösen Kranken, die in den verschiedenen Gegenden der Welt behandelt wurden, verschlechterte sich die Krankheit nur bei 2,4% (SOUZA LIMA, 1953a).

Die Besserungen können erst nach Monaten beobachtet werden, bei den fortgeschrittenen Formen noch später. Nach FAGET (1946) kann das Verhältnis zwischen der Besserung und der Dauer der Behandlung ungefähr bestimmt werden. Nach 6 Monaten Behandlung zeigen fast 25% der Patienten eine Besserung, nach einem Jahr steigt dieser Prozentsatz auf 60%, nach 2 Jahren auf 75% und nach 3 Jahren beträgt er fast 100%. Die Besserung schwankte gewöhnlich auch mit der Gesamtdosis, die vertragen wurde.

Es folgen einige Angaben über die Sulfontherapie bei der lepromatösen Lepra, die am meisten den verschiedenen Behandlungsarten widersteht. Diese Ergebnisse hängen von der angewandten Dosis ab, von der Dauer der Behandlung, von der Schwere der Fälle usw. Es ist schwierig, die untersuchten Gruppen zu vergleichen, da sie in ihrer Zusammensetzung sehr verschiedenartig sind.

FAGET et al. (1948) konnten bei 38 von 317 mit Promin und Diason verschieden lange Behandelten (6 Jahre in einem Fall) eine vollständige Heilung mit Entlassung erzielen. SOUZA LIMA u. CERQUEIRA (1945) behandelten 38 Lepromatöse mit Diason und 51 mit Promin. Bei 29 war die Krankheit schon weit, bei 52 erst wenig fortgeschritten, und bei 8 war sie erst in den Anfangsstadien. Er erzielte folgende Ergebnisse: sehr gute Besserung bei 24, gute bei 51, leichte bei 8, unverändert blieben 5, und 1 Fall verschlechterte sich. FERNANDEZ u. CARBONI (1946a, b) behandelten 83 Patienten 12 Monate lang mit Diason. Bei 6 Kranken, die 4—5 Behandlungsperioden durchmachten, erzielte er bei 100% eine Besserung; von 13 mit 3 Behandlungsperioden zeigten 92,2%, bei 24 mit 2 Perioden 83,3%, und bei 40 mit nur einer Periode 42,5% Besserung. Das ergibt, daß 66,3% der 83 Fälle, die eine bis vier Behandlungsperioden durchmachten, Besserungen aufwiesen. Die Angaben über 841 Lepromatöse von SOUZA LIMA et al. (1948) sind in der Tabelle 3 zusammengestellt.

Tabelle 3. *Kranke mit lepromatöser Lepra*

	Fortgeschritten	Wenig fortgeschritten	Anfangsstadium
Vollständige Rückbildung	46	84	66
Gute Besserung	143	54	14
Besserung	373	14	19
Unverändert	22	6	0
Verschlechtert	0	0	0
	584	158	99

Die 841 Kranken wurden 12—36 Monate lang mit Sulfonen (oral oder intravenös) behandelt.

Convit et al. (1948) erzielten folgende Ergebnisse:

Tabelle 4

	Promin (30 Monate)	Promin (12 bis 18 Monate)	Diason (12 Monate)	Diason (4 und 8 Monate)	Diason + Promin (6 Monate)
Vollständige Rückbildung	5	0	0	0	0
Gute Rückbildung	15	12	33	26	8
Teilweise Rückbildung	21	38	88	212	21
Ohne Besserung	0	4	34	43	9
Verschlechterung	0	0	0	1	0
	41	54	155	282	38

Barba Rubio (1948) behandelte 154 Lepromatöse mit Promin, Diason oder beiden zusammen 6—13 Monate lang und erhielt folgende Ergebnisse:

Tabelle 5

	Anfangsstadium	Wenig fortgeschrittene	Fortgeschrittene
Geheilte	2	2	0
Gut Gebesserte	13	26	29
Gebesserte	8	36	38
Gleichgebliebene oder Verschlechterte	0	0	0
	23	64	67

Dharmendra (1948) behandelte 87 Lepromatöse mit Sulfetron: 20 oral, die Mehrzahl 3 Jahre lang; 41 intramuskulär, 9—12 Monate lang; 25 auch intramuskulär, aber diese Gruppe war schon 1—4 Jahre lang mit anderen Sulfonen behandelt worden. Geringfügige Besserungen fand er bei 8 Fällen, leichte bei 13, und 44 wiesen bedeutende Besserungen auf; weitere 21 Kranke wiesen praktisch keine Symptome mehr auf, außer den vor Behandlungsbeginn bestandenen Verunstaltungen.

Molesworth et al. (1949) konnten bei 100 mit DDS in Öllösung behandelten Patienten 96 Besserungen feststellen, während 4 gleichblieben. Lowe u. Smith (1949) teilten ihre Patienten in 4 Gruppen. Die erste bestand aus 34 Lepromatösen (Fortgeschrittene oder der Chaulmoograbehandlung gegenüber Resistente), die länger als 2 Jahre behandelt wurden: bei 23 wurde der Bacillenabstrich negativ. In der zweiten Gruppe wurden 35 Kranke 1—2 Jahre lang mit Sulfetron behandelt, und bei 23 negativierte sich der Bacillabstrich. Bei der dritten Gruppe mit 91, 6—12 Monate lang mit Sulfotron behandelten Patienten, negativierte sich der Bacillenbefund bei 11 (12%). Die vierte Gruppe umfaßte 68 Patienten, die weniger als 6 Monate lang behandelt worden waren: nur 2 Fälle wiesen einen negativen Bacillenabstrich auf.

Bei 387 Lepromatösen, die mit oralen oder intravenösen Sulfonen behandelt worden waren, fand Mariano (1951) eine Negativierung des Bakterienabstrichs bei 223 (57,6%) und bei 160 (41,3%) eine Besserung; nur 4 (0,1%) blieben gleich. Die längste Behandlung dauerte 5 Jahre.

Laviron, Lauret, Kerbastard u. Jardin (1957b) wendeten DDS in Injektionen von 2,50 g in Chaulmoogralösung an, die einmal im Monat verabreicht wurden. Die Behandlungsdauer der Lepromatösen war verschieden: 12 Fälle 9—12 Monate; 5 1—2 Jahre; 12 2—3 Jahre und 1 39 Monate. 29 der 30 Lepromatösen wiesen Besserungen auf, 25 von ihnen „beträchtliche"; nur bei einem Fall blieb der Erfolg aus (Behandlungszeit 9—12 Monate). 15 Lepromatöse wurden mit 2 g DDS in Gelatinelösung behandelt, davon 12 über 12 bis 15 Monate. Nur ein Patient besserte sich nach 11 Monaten Behandlung nicht. Die Besserungen waren bei 10 Patienten „beträchtlich". Mit 1,50 g DDS in Gelatinelösung wiesen alle 8 Lepromatösen, die in der Mehrzahl wenig fortgeschrittene Lepraformen hatten, Besserungen auf, 4 davon sehr deutliche. Die Autoren behaupten, daß man mit Injektionen über einen kürzeren

Zeitraum viel bessere Ergebnisse erzielen kann. Es erscheint ihnen vorteilhaft, monatliche Injektionen bei Kranken, die schon 2, 3 oder 4 Jahre behandelt wurden und deren Läsionen sich zurückbildeten oder bereits vernarbten, zu verabreichen. Diese Anwendungsweise wird besser vertragen und gewährleistet die bereits erzielten Erfolge.

Günstiger Einfluß der Sulfone bei Lepromatösen wurde auch von vielen anderen Autoren angegeben: MUIR (1944 und 1950a) 91 bzw. 71% der Behandelten; BASOMBRIO et al. (1948) 90%; FLOCH (1949a) 78%; DAVEY (1949) 100%; TEIXEIRA PINTO (1948) 83%; MACDONALD (1949) 96%; ORSINI (1951) 70%; KELLESBERGER u. RULE (1951) 74,8%.

Eine bedeutsame Tatsache stellt die Beobachtung dar, daß im Verlauf der Sulfonbehandlung Lepromatöser Exacerbationen schon bestehender Läsionen auftreten können oder neue Läsionen (erythematöse Flecken, Papeln oder Knötchen) erscheinen, die der tuberkuloiden Lepra bzw. der dimorphen Lepra (,,borderline") ähneln.

SOUZA LIMA u. RATH DE SOUZA (1949) beobachteten diese Reaktion bei 12 bis 15% ihrer Patienten. Die histologische Untersuchung zeigte, ,,daß die Veränderungen in knotigen, epitheloidzelligen Strukturen mit oder ohne Riesenzellen bestehen, die eine mehr oder weniger starke ödematöse Auflockerung zeigen, insgesamt also eine starke Ähnlichkeit mit der reaktiven, tuberkuloiden aufweist, selbst hinsichtlich des Bacillenbefundes". Sie konnten auch gemischte, tuberkuloide bzw. lepromatöse Struktur im selben oder in verschiedenen Schnitten gleichzeitig feststellen. Bei derartigen Fällen könnte es sich vielleicht um Übergangsstadien zwischen diesen beiden polaren Prozessen handeln. Bei 68 Lepromatösen fanden sie derartige reaktive Schübe, die bei 17 Fällen eine Entwicklung wie bei spontanen reaktiven, tuberkuloiden Schüben zeigten und die ursprünglich lepromatösen Erscheinungen völlig ersetzten. Bei den übrigen Fällen entwickelten sich derartige Veränderungen neben den bestehenden lepromatösen, wobei bei einigen Patienten erstere bald zurückgingen und letztere ihre gewöhnliche Entwicklung nahmen. Andererseits wiesen die Autoren darauf hin, daß die veränderte Reaktionsfähigkeit dieser Lepromatösen, welche durch das Auftreten der morphologisch und strukturell tuberkuloiden Herde evident wird, nicht von einer Positivierung der Mitsuda-Reaktion begleitet ist. Nur bei 2 Fällen war diese mit Lepromin von DHARMENDRA, das nach dem Schub injiziert worden war, schwach positiv.

a) Wirkung auf die Hautläsionen

Unter dem Einfluß der Behandlung kann die progressive Rückbildung des Erythems und der Infiltration bzw. die Abflachung der Leprome mit Fältelung der Haut beobachtet werden. Die Leprome können auch einschmelzen und exulcerieren, schließlich vernarben.

FAGET (1946) erprobte die Sulfone besonders bei fortgeschrittenen Lepromatösen und berichtet, daß sie langsam wirken und objektive Besserungen nie vor 6- oder mehrmonatiger Behandlung beobachtet werden. Danach sind die Besserungen progressiv, und sehr selten oder niemals wurden Rückfälle beobachtet. Die kleinknotigen Läsionen werden resorbiert, flachen ab und verschwinden unter Zurücklassung eines kleinen, pigmentierten Fleckes. Die größeren Knoten werden langsamer aufgelöst und führen zur Narbenbildung. Die infiltrierten Platten bilden sich langsam zurück. Lepröse Geschwüre vernarben. Trophische Plantargeschwüre schließen sich mit Schwielenbildung.

SOUZA LIMA u. CERQUEIRA (1945) studierten die während der Behandlung auftretenden Hautveränderungen und berichten, daß zwei Tatsachen sofort in die Augen springen:

1. Bei einer gewissen Anzahl der Behandelten kommt es gewöhnlich während der ersten Behandlungsserien zu Exacerbationen der Hautläsionen.
2. Der fortschreitende Prozeß, der durch Jahre das Weiterschreiten der Krankheit angezeigt hat, kommt zum Stillstand, um bald einer Rückbildung Platz zu machen.

FERNANDEZ u. CARBONI (1946a, b) beobachteten bei der Diasonbehandlung als häufigste und frühzeitigste Wirkung eine Erweichung und geschwürigen Zerfall der Platten, Knötchen und Knoten. Diese Läsionen werden im Zentrum weicher, livid, zerfallen geschwürig und bedecken sich mit einer Kruste. Nach dieser entzündlichen Periode flachen die Leprome ab und nehmen insgesamt an Größe ab. Manchmal ist die Resorption vollständig, und es bleibt nur eine Narbe oder ein Pigmentfleck zurück. Manchmal ist die Resorption im Zentrum komplett und an der Peripherie nur unvollständig, wodurch rundliche Herde mit zentraler Delle und erhöhten, infiltrierten Rändern entstehen. Die vollkommene oder teilweise Rückbildung der Leprome kann ohne erkenntliche entzündliche Reaktion erfolgen: Die Herde werden immer flacher, und bald kommt es zur Fältelung der Haut, die kennzeichnend für die Rückbildung ist. Die Rückbildung der subcutanen Leprome erfolgt ebenfalls auf Grund einer entzündlichen Reaktivierung (Reaktion) oder ohne eine solche. Die Geschwüre vernarben rasch.

Schujman (1946) berichtet, daß die Knötchen sich abflachen und, ohne Spuren zu hinterlassen, aufgesaugt werden. Bei einem von 11 behandelten Lepromatösen konnte jedoch keinerlei Veränderung der Lepraknoten festgestellt werden.

Nach Convit et al. (1949) bilden sich die Knoten, diffusen Infiltrate und Platten rasch zurück; die pigmentierten Erythembezirke erwiesen sich im Verlauf der Behandlung als resistenter. Sie glauben, daß vielleicht der größere Blutgefäßreichtum und der dadurch bedingte stärkere Medikamenteneinstrom in die sehr gefäßreichen Knoten die raschere Rückbildung dieser Herde erklären könnte. Bei allen Fällen von progressiver lepromatöser oder indeterminierter Lepra (mit Tendenz zur Leprombildung) konnten durch die mehr oder weniger lange Behandlung das Fortschreiten des Krankheitsprozesses aufgehalten und auch Rückbildung der Läsionen erzielt werden.

Barba Rubio (1949) berichtet, daß bei Fällen mit diffusen Lepraknoten und Lucio-Phänomen die Schnelligkeit des Verschwindens dieser nekrotisierenden Gefäßentzündung überrascht. Wahrscheinlich handelt es sich hierbei um das rascheste und eindrucksvollste Heilungsphänomen im Verlauf der Sulfontherapie. Später kommt das Lucio-Phänomen im Laufe der Behandlung nicht mehr vor. Er vermerkt, daß vom 4. Behandlungsmonat an die Anzahl der Leprome rapid abnimmt. Ebenso wie andere Autoren berichtet er, daß die Rückbildung der Leprome auf zwei Arten erfolgt: Einige erweichen, werden kleiner und verschwinden unter Zurücklassung eines pigmentierten Fleckes oder einer eingedellten Narbe; andere nekrotisieren im Zentrum, zerfallen geschwürig und lassen eine eingezogene Narbe zurück. Er hebt hervor, daß die rasche Rückbildung der Leprome zwischen dem 4. und 8. Behandlungsmonat später nicht mit der gleichen Geschwindigkeit fortschreitet; es scheint, daß Leprome, die diesem ersten Angriff widerstehen, eine gewisse Resistenz erlangen und nur sehr langsam eingeschmolzen werden.

Johansen u. Erickson (1950b) berichten, daß die Besserung in den ersten Behandlungswochen beginnt und eine fast vollständige Rückbildung der Haut- und Schleimhautläsionen erst nach 1—3 Jahren beobachtet wird. Dabei reagieren die Schleimhautläsionen schneller auf die Behandlung als die Hautveränderungen.

Die verschiedenen Autoren berichten über ähnliche Sulfonwirkung bei leprösen Hautveränderungen.

Beispiele zur Sulfonbehandlung

Die höchste wöchentliche Dosis an DDS für einen Erwachsenen von etwa 60 kg Gewicht überschritt nicht 600 mg, und die Dosis für Kinder war entsprechend niedriger. Wiedergabe der Bilder mit freundlicher Genehmigung von Dr. V. Martinez Dominguez.

Abb. 1. Fall L 6 (Abb. 1—4), lepromatöse Lepra, Nasenabstrich positiv, Hautabstrich 2+, Lymphknotenpunktion 1+. Negative Leprominreaktion. Foto vom Dezember 1948 vor Behandlungsbeginn

Abb. 2. Fall L 6. Foto August 1952. Positiver Bakterienbefund bei Lymphknotenpunktion. Negative Mitsuda-Reaktion

Abb. 3. Fall L 6. Foto Juni 1953. Negativer Bakterienbefund. Zweifelhafte Leprominreaktion

Abb. 4. Fall L 6. Foto vom 24. 1. 1958. Nasenabstrich 1+, Hautabstrich und Lymphknotenpunktion: beide negativ. Keine Reaktivierung in der Haut

Wirkung auf die Hautläsionen

Abb. 1 Abb. 2

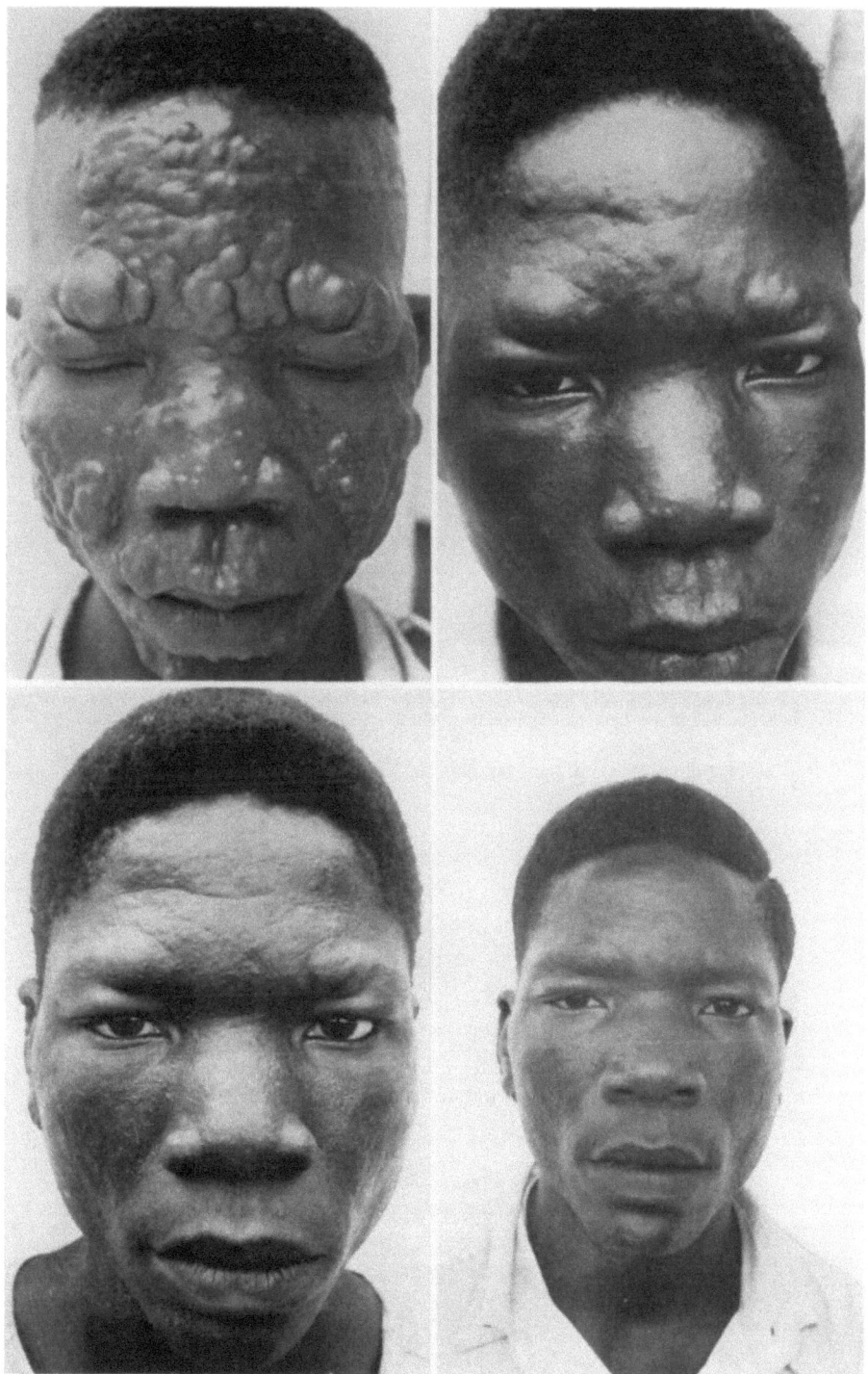

Abb. 3 Abb. 4

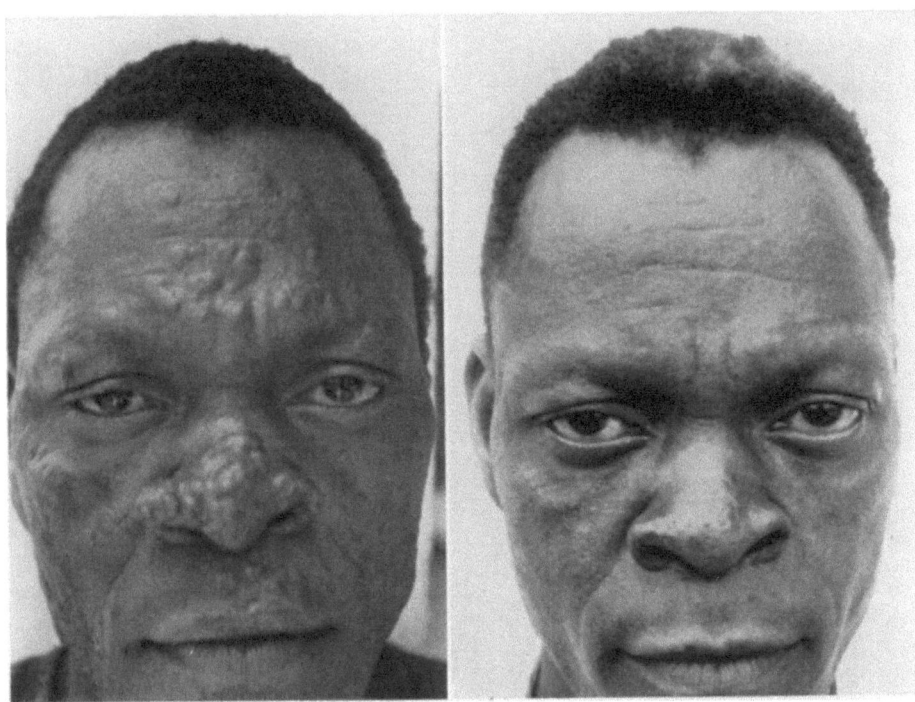

Abb. 5   Abb. 6

Abb. 5. Fall L 9 (Abb. 5—7). Lepromatöse Lepra. Positiver Bakterienbefund in den Nasenabstrichen, in Hautprozessen und in der Lymphknotenpunktion. Mitsuda-Reaktion negativ. Foto vom Mai 1950 vor Behandlungsbeginn

Abb. 6. Fall L 9. Foto vom Juni 1953. Negativer Bakterienbefund. Mitsuda-Reaktion negativ

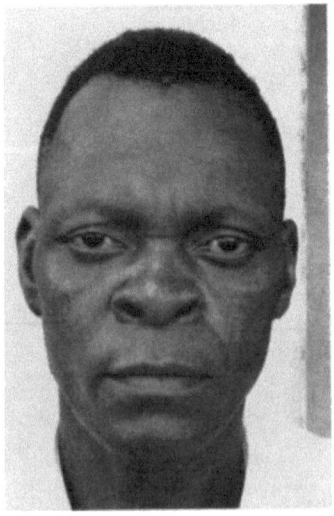

Abb. 7. Fall L 9. Foto vom Mai 1957. Negativer Bakterienbefund

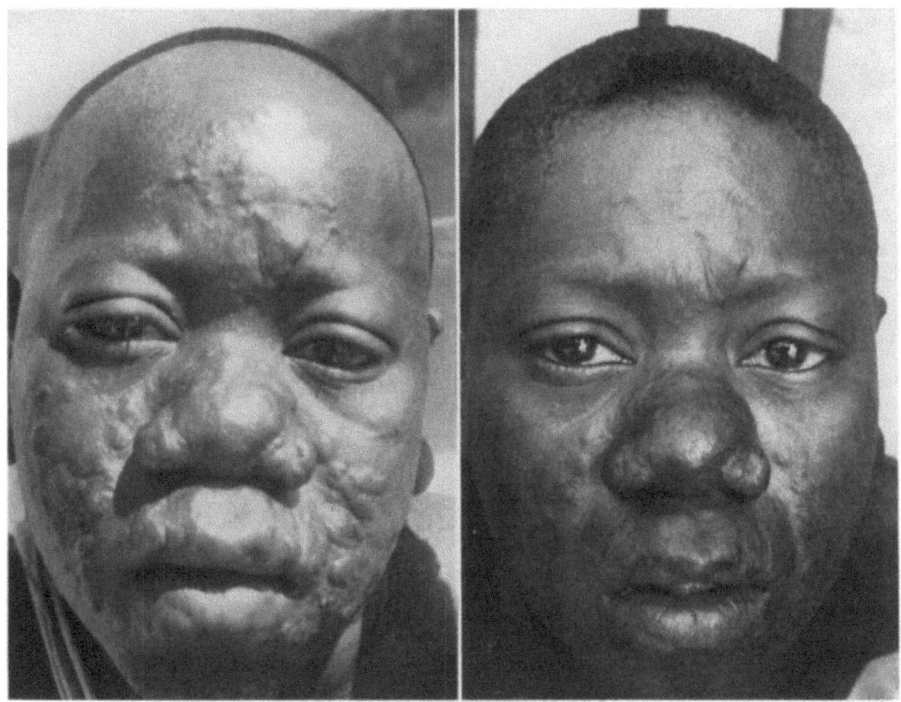

Abb. 8   Abb. 9

Abb. 8. Fall L 14 (Abb. 8—10). Lepromatöse Lepra. Nasenabstrich 2+. Abstrich der Hautprozesse 2+ und Lymphknotenpunktion 1−. Foto im April 1949 vor Behandlungsbeginn

Abb. 9. Fall L 14. Foto Februar 1951 nach 22 Monaten Behandlung

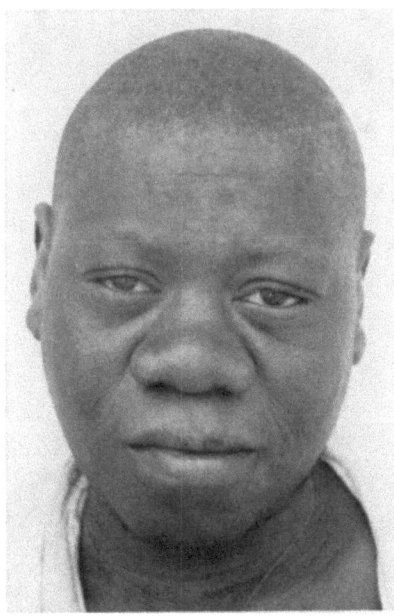

Abb. 10. Fall L 14. August 1957. Negativer Bakterienbefund in den Abstrichen. Mitsuda-Reaktion negativ

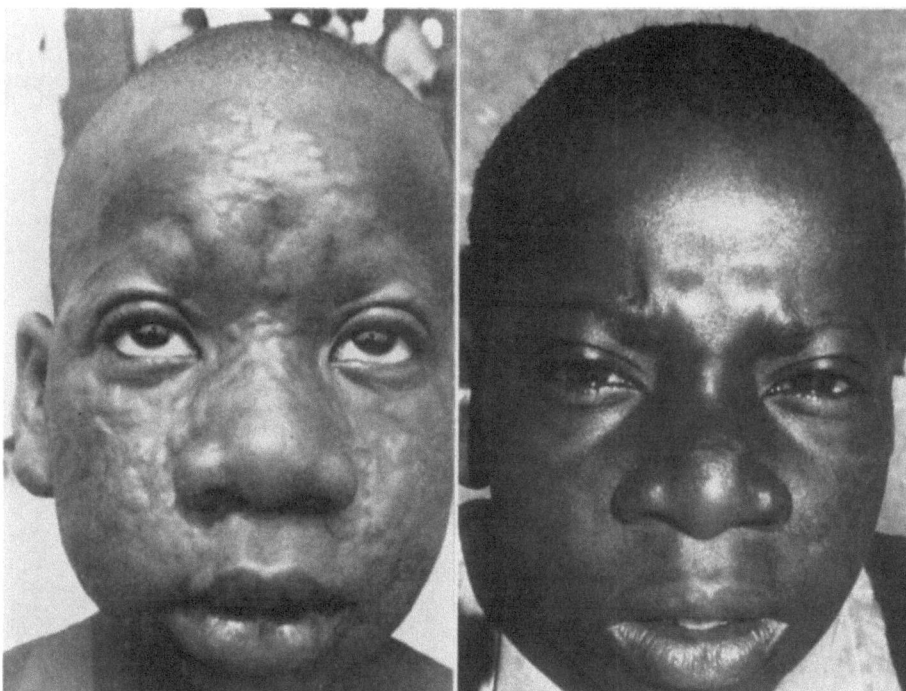

Abb. 11. Fall L 26 (Abb. 11—13). Lepromatöse Lepra. Mitsuda-Reaktion negativ. Foto im Januar 1950 vor Behandlungsbeginn

Abb. 12. Fall L 26. Foto Juni 1950

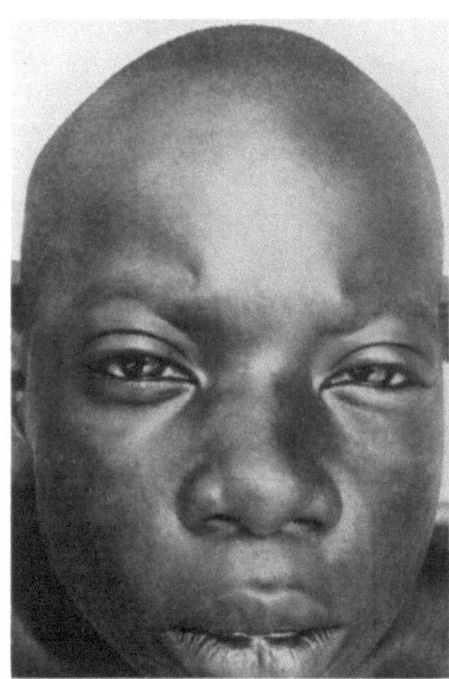

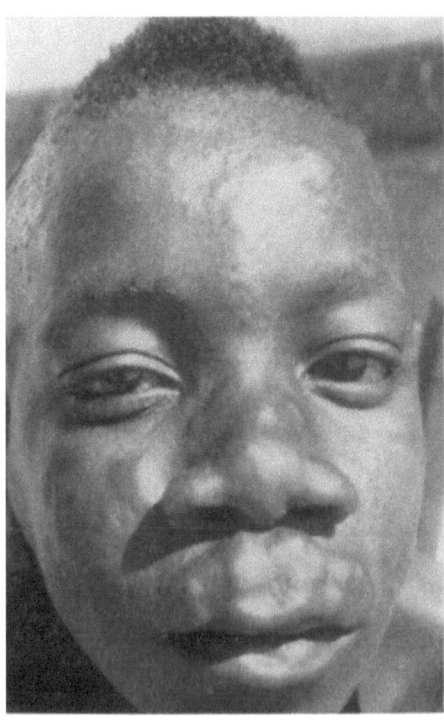

Abb. 13. Fall L 26. Foto Juni 1953. Negativer Bakterienbefund. Mitsuda-Reaktion negativ

Abb. 14. Fall L 27 (Abb. 14—16). Lepromatöse Lepra. Nasenabstrich 2+, Abstrich der Hautprozesse 1+ und Lymphknotenpunktion 1+

Wirkung auf die Hautläsionen 449

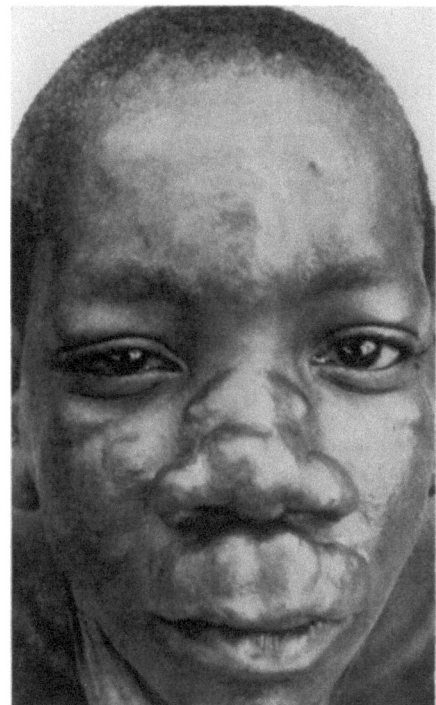

Abb. 15. Wie Abb. 13. Foto März 1950 vor Behandlungsbeginn

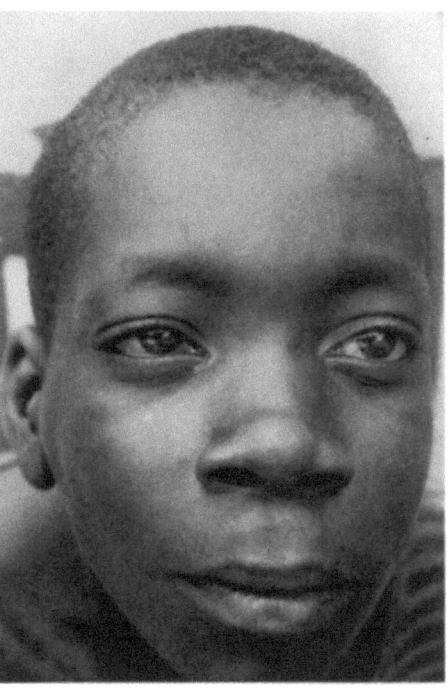

Abb. 16. Fall L 27. Foto im Juni 1953. Negativer Bakterienbefund der Abstriche. Negative Mitsuda-Reaktion

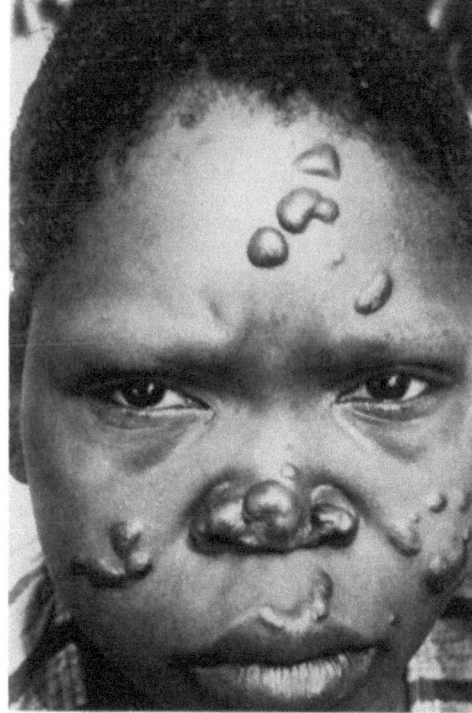

Abb. 17. Fall L 29 (Abb. 17—19). Lepromatöse Lepra. Foto Juni 1950, 3 Monate nach DDS-Behandlung

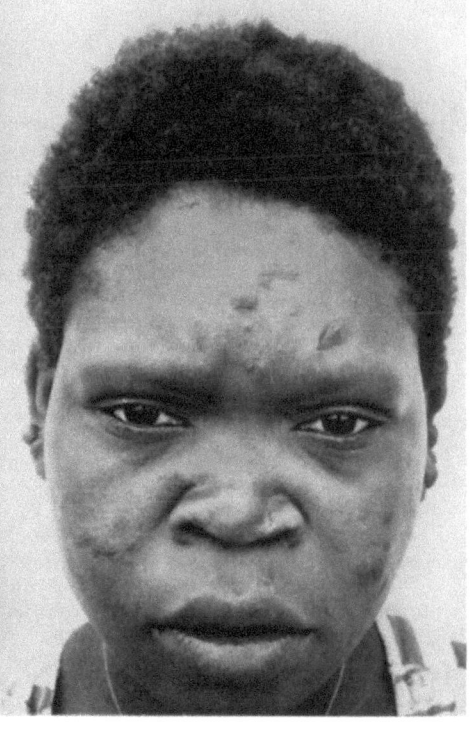

Abb. 18. Fall L 29. Foto Juni 1953. Negativer Bakterienbefund der Abstriche. Mitsuda-Reaktion negativ

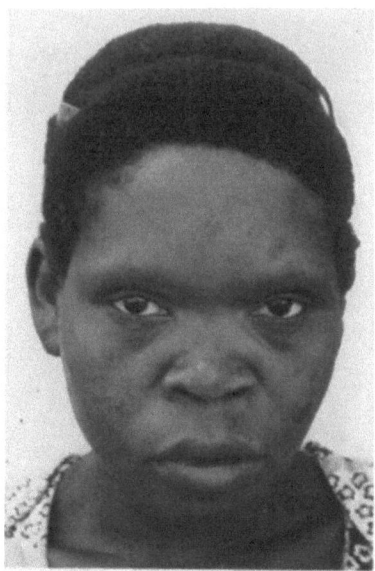

Abb. 19. Fall L 29. Foto Mai 1958. Negativer Bakterienbefund

b) Wirkung auf die Schleimhautläsionen

Die Wirkung der Sulfone auf die Schleimhautläsionen, hauptsächlich auf die des Kehlkopfes, ist sehr deutlich und manchmal außerordentlich. Die vor der Sulfonbehandlung so häufige Tracheotomie wird seither nicht mehr durchgeführt, und die Wirkung der Sulfone ist bei den Schleimhäuten stärker als bei den Hautläsionen. Die Nasengeschwüre heilen und vernarben in ziemlich kurzer Zeit, ebenso wie auch die Mundläsionen, wodurch ein Bacillenherd mit dauernder Ausscheidung von Keimen zur Abheilung gebracht wird und sich eine subjektive und objektive Besserung einstellt.

Nach FAGET (1946) sprechen die Schleimhauterkrankungen rascher auf die Sulphonbehandlung an als diejenigen der Haut. Die Knoten und Infiltrate der Mundhöhle verschwinden, und die Geschwüre heilen in wenigen Monaten bis einem Jahre ab. Die lepröse Rhinitis bildet sich zurück und bessert dadurch die Verstopfung der Nase. Durch die Ausheilung der Geschwüre tritt kein Nasenbluten mehr auf. Die Laryngitis bessert sich häufig, wodurch die Atemnot verschwindet und die Stimme wiedergewonnen wird.

SOUZA LIMA (1948b) konnte beobachten, daß auch die Tracheotomierten aus der Behandlung Nutzen ziehen, da sie die Kanüle nicht mehr brauchen.

SLOAN (1948) konnte 4 Jahre vorher feststellen, daß die Mehrzahl der Lepromatösen, die lange genug leben, eine Verengung des Kehlkopfes bekommt und tracheotomiert werden muß. Seit der Sulfonbehandlung hat sich das jedoch völlig geändert, denn die Lepromatösen bekommen kaum eine Stenose des Kehlkopfes, und die Tracheotomierten brauchen die Kanüle nicht mehr. Vor der Sulfonbehandlung mußte er im Sanatorium von Kalaupapa (Hawai) 7—17 Tracheotomien im Jahr anlegen. Die Besserung der Kehlkopferkrankungen ist eine der überraschendsten und bewundernswertesten Wirkungen der Sulfone. Anscheinend werden sowohl mit Promin als auch mit Diason gute Ergebnisse erzielt, wenn man die richtige Dosierung während eines genügend großen Zeitraumes anwendet. Schon nach einigen Wochen oder Monaten kann man Besserungen feststellen.

MADRAMANY (1949) berichtet, daß vor der Sulfontherapie 2,4% der Patienten tracheotomiert wurden, danach dies nicht mehr notwendig war.

Wie auch andere Autoren behauptet ALONSO (1952), daß die Wirkung der Sulfone auf die Schleimhauterkrankungen der Nase und des Kehlkopfes am stärksten ist. Vollständige Verstopfungen der Nase bilden sich in 2—3 Monaten ganz zurück, die Durchgängigkeit der Luftwege wird wieder hergestellt. Stimmlose oder fast stimmlose Patienten gewinnen ihre normale Stimme innerhalb von 6 Monaten wieder.

Nach Untersuchungen des Leonard Wood Memorial berichten DOULL et al. (1954), daß bei einem hohen Prozentsatz der Behandelten die Nasenscheidewandgeschwüre während 32wöchiger Behandlung in Japan und 48wöchiger auf den Philippinen ausheilten und vernarbten. Die Ergebnisse mit dem Dihydrostreptomycin waren ebenso gut wie mit Diazon oder DDS. Bei einer mit einer wirkungslosen Substanz behandelten Gruppe konnten auch Vernarbungen festgestellt werden, aber nur bei einer geringeren Anzahl Patienten. Es traten neue Geschwüre auf, jedoch waren diese bei den mit Sulfonen oder Dihydrostreptomycin (DHSM) Behandelten seltener als bei der Kontrollgruppe. Bei einer zweiten Untersuchungsreihe führten DOULL, RODRIGUEZ, DAVSON, TOLENTINO u. FERNANDEZ (1957) ähnliche Untersuchungen in zwei Sanatorien auf den Philippinen und in einem in Südafrika durch. In jedem bildeten sie drei Gruppen: A wurde mit Diason behandelt, B erhielt Diason und Isoniazid (INH) und C wurde INH und DHSM verabreicht. In der Gruppe A und B gab es 133 Patienten mit Nasenscheidewandgeschwüren, von denen 75 (56,4%) völlige Abheilung nach 46 Behandlungswochen zeigten. Von 191 Patienten, die bei Behandlungsbeginn keine Nasengeschwüre aufwiesen, zeigten 20 Patienten (10,5%) diese im Verlauf der Behandlung. In der Gruppe B und C fanden sich 141 Kranke mit Nasenscheidewandgeschwüren, von denen 82 (58,1%) nach 48 Behandlungswochen Vernarbung aufwiesen. Von 186 Patienten ohne Geschwürsbildung wurde bei 21 (11,3%) diese im Verlauf der Behandlung beobachtet. In den Gruppen A und B fanden sich somit vor der Behandlung 41% mit Geschwüren und nach 48wöchiger Behandlung 24,1%. In den Gruppen B und C wiesen 43,1% Geschwüre auf und nach 48 Wochen Behandlung 24,5%. Es ist daher klar ersichtlich, daß eine große Anzahl der Nasengeschwüre nach 48 Wochen Behandlung vernarbt.

c) Wirkung auf die Augenläsionen

Die Sulfonbehandlung wirkt besonders bei leprotischen Augenläsionen, deren Schwere und Häufigkeit sie vermindert. Sie kann jedoch eine flüchtige, akute Iritis leichten Grades verursachen. Auch chronische Augenprozesse werden durch Sulfone günstig beeinflußt und bringen die chronische Keratitis zum Abklingen.

Nach FAGET (1946) scheinen die Sulfone die Fähigkeit zu besitzen, infiltrative Prozesse der Horn- und Bindehaut sowie lepröse Iridocycliten zum Stillstand zu bringen. Auf Grund seines reichlichen Materials aus dem Sanatorium Padre Bento kam AMENDOLA (zit. nach SOUZA LIMA u. CERQUEIRA, 1945) zu folgenden Schlüssen hinsichtlich der Sulfonwirkung auf das Auge:
1. Die Augenläsionen (Skleritis, Iritis und Keratitis) wurden seltener und traten bei keinem Fall in akuter Form auf.
2. Bei Behandlungsbeginn trat bei einigen Patienten ein akuter, flüchtiger Schub auf, der ohne weitere Behandlung abklang.
3. Bei Patienten mit alten, nicht progressiven Läsionen kam es mitunter zu akuten Manifestationen mit alarmierenden klinischen Erscheinungen, die nach Unterbrechung der DDS-Behandlung und Verabreichung desensibilisierender Mittel rasch zurückgingen; nach Überstehen dieser akuten Phase konnte die Behandlung ohne weiteres fortgesetzt werden.
4. Die klinisch so häufigen Erscheinungen von perilimbalen Lepromen und Skleritis kamen nicht zur Beobachtung.
5. Bei leprotischer Keratitis mit torpidem Verlauf konnte keinerlei Modifikation beobachtet werden, da es sich um langsame Verlaufsformen handelt, die nur auf Grund jahrelanger Beobachtung hinsichtlich einer Involution beurteilt werden können.

Auf Grund einer Prominbehandlung bei 25 Fällen kommt URRETS (1949) zu folgenden Ergebnissen:
1. Promanid kann das Auftreten von leprotischen Augenreaktionen verhüten, die ohne Behandlung bei diesen Patienten bestimmt zu erwarten gewesen wären.
2. Trotzdem kann die Behandlung das Auftreten akuter, gutartiger und flüchtiger Iritis veranlassen.
3. Dieses neue Mittel ist nicht fähig, die Evolution langsam fortschreitender, chronischer Augenläsionen aufzuhalten, wenn 5 g täglich über 100 Tage mit einem Monat Unterbrechung vor der neuen Behandlungsserie verabreicht werden.

CONVIT et al. (1949) berichten über Besserung der Iridocyclitis und des Sehvermögens bei der Mehrzahl der Behandelten. GAY PRIETO u. CONTRERAS DUEÑAS (1949) berichten über eine Besserung der leprösen Iritis, besonders wenn zusätzlich die größeren Knoten elektrocoaguliert werden.

AMENDOLA (1949) hebt hervor, daß miliare Irisknötchen und Verdickungen der Hornhautnerven nicht auf Sulfonmedikation ansprechen; allerdings ist die Beobachtungsdauer noch zu kurz für endgültige Schlüsse. Dies gilt allerdings nicht für die Leprome der Hornhaut und der Sklera sowie für die Keratitis hyperplastica; schon lange bestehende Leprome bilden sich zurück, so daß die chirurgische und diathermische Behandlung, die früher sehr häufig bei dieser tumoralen Form notwendig war, überflüssig wird. Die akuten Augenläsionen traten vor der Behandlung in einer Häufigkeit von 1%, nach der Behandlung nur in 0,2% auf.

Hinsichtlich der chronischen Augenveränderungen gibt MENDONÇA DE BARROS (zit. nach URRETS, 1949) an, daß sich histologisch eine deutliche Resorption der ausgedehnten, alten Läsionen feststellen läßt.

Nach DHARMENDRA (1950a) sprechen die lepröse Iritis und andere lepröse Augenläsionen gut auf Sulfonbehandlung an. Schmerzen und Stauungserscheinungen sind viel weniger eindrucksvoll und gehen mit der Zeit vollkommen zurück, so daß operative Eingriffe wie Iridektomie und Entfernung der getrübten Linse möglich werden, wodurch in vielen Fällen eine wesentliche Besserung oder Wiederherstellung des Sehvermögens erreicht wird.

d) Wirkung auf die Neuritis

Die klinische Beurteilung des Einflusses der Sulfone auf die Neuritis ist ziemlich schwierig, da eine solche rein makroskopisch nur möglich ist, wenn die Nervenverdickung während der Behandlung zurückgeht bzw. mikroskopisch nur dann, wenn vor und nach der Behandlung Biopsien erfolgten. Letztere Untersuchung wurde aus begreiflichen Gründen bisher noch nicht durchgeführt.

Die wenigen Autoren, welche darüber berichten, behaupten, daß die Sulfone sowohl die neuritischen Reaktionen als auch die chronischen Neuritiden beeinflussen. Das Auftreten trophischer Erscheinungen während der Behandlung verführte einige Leprologen zu dem Schluß, daß die Sulfonbehandlung nicht imstande ist, die Neuritis zu bessern. Tatsächlich scheint es sich aber um ein paradoxes Behandlungsphänomen zu handeln, wobei die fibröse Umwandlung des lepromatösen Prozesses zu Muskelatrophie, Krallenhand usw. führt.

GAY PRIETO u. CONTRERAS DUEÑAS (1949) berichten über günstige Erfolge bei starken Neuralgien, wobei durch Anwendung von Promin über einige Wochen die Morphinapplikation unnötig wurde. BARBA RUBIO (1949) gibt an, daß die an der Verdickung der peripheren Nerven ersichtliche Neuritis sich sehr langsam zurückbildet. Nach DHARMENDRA (1950a) bessern sich die neuritischen Schmerzen, um nach langer Behandlung vollständig zu verschwinden. Diese Besserung erfolgt schneller bei Injektionsbehandlung als bei oraler Verabreichung des Medikamentes.

SOUZA LIMA et al. (1948) weisen darauf hin, daß die Sulfontherapie bei der lepromatösen Lepra sehr wirkungsvoll, am peripheren Nervensystem aber unwirksam ist. Damit wollen sie nicht sagen, daß die trophischen Störungen nicht zurückgingen, sondern daß diese vielmehr während der Behandlung auftraten; wahrscheinlich bestanden in diesen Fällen schon lepromatöse Nervenläsionen, welche durch die Sulfontherapie nicht zum Stehen oder zum Rückgang gebracht werden konnten. Bei mehr oder weniger fortgeschrittener Lepra lepromatosa tritt diese Tatsache klar zutage.

e) Wirkung auf die Leprareaktion

Die Berichte über die Sulfonwirkung auf die Leprareaktion sind nicht einheitlich. Einige Autoren berichten, daß reaktive Schübe mit der Behandlung an Häufigkeit zunehmen, andere behaupten das Gegenteil. Außerdem wird berichtet, daß derartige Reaktionen bei Verwendung gewisser Sulfone häufiger auftreten. Schließlich wird behauptet, daß diese Schübe bei einzelnen Kranken immer seltener und leichter werden, um später überhaupt auszubleiben.

Nach FAGET (1946) nehmen Häufigkeit und Schwere der Leprareaktionen im Laufe der Behandlung ab. Diese Beobachtung wird durch FAGET, ERICKSON u. ROSS (1948) bestätigt, wobei sie hinzufügen, daß nur bei wenigen Fällen trotz Behandlung schwere Reaktionsschübe vorkommen. FERNANDEZ u. CARBONI (1946a, b) beobachteten die Reaktion bei 61,1% der Behandelten; bei 30 Patienten war sie leicht, bei 21 schwer mit allgemeinem Exanthem und Temperaturerhöhung; bei 13 Fällen wurde auch 6mal eine leichte und 7mal eine schwere Augenreaktion festgestellt. Die einfache Reaktivierung der Hautläsionen ohne sonstige Symptome ist bei Diasonbehandelten häufig, was von den Autoren als charakteristische Wirkung des Medikamentes bezeichnet wird.

Souza Lima et al. (1949) geben an, daß bei fortgeschrittenen Lepromatösen neben einer Rückbildung der spezifischen Läsionen mehr oder weniger intensive Schübe von Erythema nodosum, seltener Erythema multiforme in ungefähr der Hälfte der Fälle auftreten. Die große Mehrzahl dieser Kranken hatte früher niemals derartige Hautreaktionen gezeigt. Die Sulfontherapie scheint die Häufigkeit des Erythema nodosum und multiforme zu erhöhen, was bei den fortgeschrittenen Fällen als günstiges Zeichen zu werten ist. Bei der Behandlung der beginnenden Lepra lepromatosa heben sie eine paradoxe Wirkung des Medikamentes hervor: diese besteht im Auftreten von mehreren, kleinen, rötlichen und flüchtigen Efflorescenzen bei klinischer Heilung. Über die Bedeutung dieser diskreten Schübe nach Rückbildung der spezifischen Läsionen und bei Abwesenheit von Erregern (was bei der Mehrzahl der Fälle in Biopsien von Gefäßen oder perivasculären Infiltraten festgestellt worden war) können sie nichts aussagen.

Convit et al. (1948) berichten über das Auftreten einer leprösen Reaktion (mit oder ohne Fieber) im Verlauf der Behandlung, fast immer vom Typ des Erythema nodosum. Von den Prominbehandelten wiesen 23% eine Reaktion mit Fieber und 14% eine solche ohne Fieber auf. Bei Diasonbehandelten waren die entsprechenden Prozentsätze 16% und 2,6%. Wharton (1948) beobachtete häufig Schübe von Erythema nodosum im Verlauf der Behandlung, wobei diese öfters bei Diason, weniger häufig bei Promin und noch seltener bei Sulfetron auftraten. Muir (1950a) gibt an, daß die Reaktionen bei vielen Patienten mehrmals erscheinen, aber immer leichter und flüchtiger, bis schließlich die Reaktionsphase ganz überwunden ist. Nach Dharmendra (1950a) sind Fieber und Augenreaktionen, die vor der Behandlung häufig waren, immer seltener und diskreter, bis sie schließlich ganz ausbleiben. Bei einigen Patienten war diese Periode ziemlich lang, aber auch bei ihnen wurden die Intervalle größer und die Reaktionen schwächer. Dharmendra, Sen u. Chatterjee (1950) behaupten, daß durch Sulfetron die Reaktionen auch bei den Patienten beherrscht werden können, welche diese wiederholt zeigten. Floch (1950) gibt an, daß die Reaktionen im Verlauf des ersten Behandlungsjahres häufiger sind. Zur Vermeidung empfiehlt er die intramuskuläre Injektionstherapie. Er weist auch darauf hin, daß die Sulfone das Auftreten der leprösen Reaktion zweifellos fördern, und zwar mehr bei oraler Behandlung (47%) als bei intramuskulärer (8%). Alonso (1952) konnte leprotische Reaktionen bei 60% der Behandelten beobachten, wobei die Häufigkeit des Wiederauftretens verschieden war. Das Erythema nodosum tritt besonders am Anfang der Behandlung auf und wird bald seltener, um schließlich ganz zu verschwinden, wobei es zugleich zu einer wesentlichen Besserung der leprösen Veränderungen kommt.

f) Wirkung auf den Bakterienbefund

Die monatlichen bakteriologischen Untersuchungen ergaben einen zunehmenden Zerfall der Bakterien, Verminderung der Anzahl und schließlich völliges Verschwinden. Die Negativierung dauert oft lange und hängt von der Schwere des Falles ab. Einige Autoren konnten sie im ersten Behandlungsjahr bei 7—13% der Behandelten erzielen, anderen hingegen gelang dies nicht. Zahlreiche Faktoren wie Dauer der Behandlung, Dosierung und Konstanz des Medikamentes, Schwere der Krankheit, spielen hierbei eine entscheidende Rolle. Die bakteriologische Besserung hält mit der klinischen nicht Schritt, was einen Nachteil der Sulfonbehandlung darstellt. Der Befund wird zuerst im Nasensekret negativ, eine Tatsache, die gut mit der Beobachtung übereinstimmt, daß bei der Sulfonbehandlung zuerst die Nasenschleimhautveränderungen abheilen.

Faget (1946) wies statistisch nach, daß die Negativierung der Abstriche der Behandlungsdauer direkt proportional ist. Während des ersten Jahres bleiben praktisch alle Lepromatösen Keimträger. In den folgenden Jahren werden immer mehr Abstriche negativ, und nach 4 Jahren kontinuierlicher, intensiver Behandlung weisen 50% negative Bakterienbefunde auf.

Fernandez u. Carboni (1946a, b), die definitive Schlußfolgerungen noch für verfrüht halten, berichten über folgende Tatsachen: In keinem Fall trat vollkommene Negativierung des Bacillenbefundes auf; die Bacillenanzahl nahm ab, die Bakterien zeigten keine Säurefestigkeit (cyanophile Formen) mehr; Auftreten von Granulierung, Verkleinerung der Bacillen und Verschwinden der Globi.

Souza Lima u. Cerqueira (1945) beobachteten bei 83 mit Diason behandelten Kranken nach einem Jahr in 37 Fällen Negativierung des Bacillenbefundes. Die morphologischen Veränderungen der Bacillen und ihr völliges Verschwinden bei einzelnen Fällen sprechen für eine bakteriolytische Wirkung des Medikamentes, insbesondere wegen des Fehlens einer Reaktion von seiten des Organismus, die nur in der allerletzten Phase beobachtet werden konnte. Souza

LIMA et al. (1948) geben an, daß bei den Patienten des Sanatoriums Padre Bento die Positivität auf 2% absank. Bei Scarifizierung der Nasenschleimhaut bei fortgeschrittenen und generalisierten Fällen wurde eine Positivität von 11,6% erzielt.

Vergleichsuntersuchungen von LOWE u. SMITH (1949) bei 4 Gruppen, die mit Sulfetron, Diason oder beiden Präparaten behandelt worden waren, ergaben eine gleich gute klinische und bakteriologische Besserung der lepromatösen Lepra. Es zeigte sich, daß die bakteriologische Negativierung lange Zeit braucht. Während des ersten Behandlungsjahres wurde nur ein kleiner Teil der schwachpositiven Fälle negativ. Auch noch im 2. Jahr war die Zahl der negativen Fälle gering. Erst im 3. Jahr wurde ein deutlicher Anstieg festgestellt. Diese Untersuchungen zeigen eindeutig, daß sich die Ergebnisse der Sulfontherapie erst nach dem 3. oder 4. Behandlungsjahr in zufriedenstellender Weise zeigen. Nur bei Lepromatösen im Anfangsstadium oder bei schwachpositiven Fällen wird eine rasche Negativierung erzielt. Die einzigen Fälle mit 3+ oder 4+ positivem Bacillenbefund, die negativ wurden, finden sich in der Gruppe, die 3 Jahre lang behandelt wurde.

Unter 100 mit DDS in 20%iger Öllösung behandelten Lepromatösen beobachteten MOLEWORTH et al. (1949) 27 bakteriologische Besserungen, wovon 21 aus der Gruppe von 59 leichten Fällen stammten. Unter 34 fortgeschrittenen Patienten, die alle eine klinische Besserung aufwiesen, zeigten nur 4 eine bakteriologische Besserung am Ende der Behandlungsperiode. Nach DHARMENDRA (1949) ist die bakteriologische Besserung langsam, doch eindeutig. Die Bakterien zeigen zuerst morphologische Veränderungen: Sie werden weniger säurefest und färben sich unregelmäßig an, hierauf nimmt ihre Anzahl ab, doch erst viel später verschwinden sie völlig. Während einer 3jährigen Sulfetronbehandlung wurden von 87 Patienten nur 4 negativ. Der Nasenschleim wurde viel früher negativ als die Hautläsionen. MUIR (1950b) berichtet, daß selbst dann, wenn die Bacillenzahl um 75% fällt, sich bei massiver Infektion der klinische Aspekt nicht ändert. Es ist daher klar, daß erst nach langdauernder bakteriologischer eine klinische Besserung zu erwarten ist.

Ebenso wie andere Autoren beobachtete auch ALONSO (1952) den negativen Bakterienbefund des Nasensekretes als erstes Resultat, doch nie vor 10 Monaten Behandlungsdauer. Bei weit fortgeschrittenen Fällen wurde der Nasenabstrich im 3. Jahr negativ, die Hautläsionen aber waren im 5. Jahr noch bakteriell positiv. Bei Lepromatösen mit negativem Nasensekret und wenigen, flachen Hautläsionen ohne Infiltrate kann Negativierung schon nach 5 Monaten Behandlung beobachtet werden. Bei der großen Mehrzahl der Lepromatösen ist es kaum möglich, vor 4—5 Jahren einen negativen Bakterienbefund der Hautläsionen zu erreichen.

CONTRERAS et al. (1954) erzielten mit Prominbehandlung eine Negativierung des Bacillenbefundes von Nasenschleim und Haut bei 51 Kranken, davon bei 14 nach 6 Monaten Behandlung, bei 22 nach einem Jahr und 15 nach 2 Jahren.

DOULL et al. (1953) berichten, daß sie ohne Unterschied sowohl mit Sulfonen als auch mit Streptomycin bakteriologische Besserungen erzielten. Bei den Kontrolluntersuchungen fanden sie ebenfalls große Bezirke mit bakteriologischer Besserung, was, wenigstens in den Spitälern Japans und der Philippinen, beweist, daß ein Großteil der bakteriologischen Besserung bei allen Gruppen anderen Ursachen zuzuschreiben ist.

BERTACCINI (1954) glaubt, daß die bakteriologische Besserung nicht so deutlich ist wie die klinische, und daß einige Fälle sehr resistent sind. SUCH et al. (1953) behaupten, daß der Bacillenbefund nach $2^1/_2$ Jahren Behandlung dauernd negativ bleibt.

NICOLAU u. VULCAN (1959) beobachteten bei einigen Fällen noch 6 Jahre nach der klinischen Besserung Bacillen (Granulationen) in Lymphknoten.

MALFATTI u. JONQUIÈRES (1952) führten bei mit Sulfonen Behandelten elektronenoptische bakteriologische Untersuchungen durch. Sie kamen zu dem Schluß, daß die Sulfonbehandlung bei der Lepra wirksam ist und die Morphologie der Bakterien ändert: Unregelmäßige Formen der Bakterien und Vacuolenbildung zeigen die Auflösung der Erreger an. Die kleinen Körnchen, die innerhalb der Globi verbleiben, entsprechen den L-Formen von KLIENEBERGER-NOBEL und sind entsprechend ihrer Kleinheit filtrierbar, sollen gegen das Medikament widerstandsfähig sein und sich vermehren können. Isolierte Bakterien sollen am stärksten empfindlich gegen Sulfone sein, die Globi hingegen am resistentesten. Letztere verschwinden auch am spätesten wegen ihrer dichten Zusammenballung und der Schwierigkeit des Eindringens von Medikamenten in das Innere sowie schließlich der Möglichkeit ihrer Umwandlung in L-Formen, die resistent sind und neue Bakterien bilden können. Dies würde die neuen Schübe nach zahlreichen negativen Bacillenbefunden erklären. Sie führen ferner an, daß die Sulfonwirkung in der bacillären Phase eindeutig, bei den mikrogranulären Formen (L-Phase) hingegen unsicher ist. Sie halten es für schwierig, mit Sicherheit zu entscheiden, welche Veränderungen auf die Abwehr des Organismus zurückzuführen sind und welche auf eid Chemotherapie. Aus einem Vergleich der Bacillen bei behandelten und unbehandelten Fällen scheint aber hervorzugehen, daß der Großteil der Veränderungen durch die Sulfone bewirkt wurde.

g) Einfluß auf die Mitsuda-Reaktion

Auf Grund der großen prognostischen Bedeutung der Mitsuda-Reaktion wurde diese bei Lepromatösen in verschiedenen Phasen der Sulfonbehandlung, inklusive bei klinisch und bakteriologisch negativ gewordenen Patienten, eingehend studiert. Die Ergebnisse sind recht verschieden, da einzelne Autoren über Leprominpositivierung bei $1/3$ der Behandelten berichten, andere hingegen eine solche in keinem einzigen Fall feststellen konnten. Bei unseren geheilten und entlassungsfähigen Lepromatösen konnten wir im allgemeinen nur negative Reaktionen beobachten. Falls Positivierung vorkam, war diese nur sehr schwach (1+), und die histologische Untersuchung ergab keine typischen, bei einigen Fällen aber ähnliche Befunde.

FERNANDEZ u. CARBONI (1946a, b) konnten bei 125 Lepromatösen keine eindeutige Umkehr der Leprominreaktion beobachten. Bei der Mehrzahl fand sich keinerlei Änderung der Reaktion, und nur eine unbedeutende Gruppe zeigte zweifelhafte oder schwach positive Reaktion. DINIZ u. CARVALHO (1946) fanden bei 2 von 6 Lepromatösen eine von klinischer Besserung begleitete Positivierung der Leprominreaktion. MOM u. BERNAL (1946b) stellten keine Veränderung des Testes bei 4 Lepromatösen im fortgeschrittenen Stadium, die mit hohen Promindosen (7,35—30 g täglich) 54—115 Tage lang behandelt worden waren, fest. MOM u. ROMERO (1946a) fanden bei 23 diazonbehandelten Lepromatösen nur in 5 Fällen (21,75%) eine Positivierung: bei 2 Fällen deutlich und bei 3 schwach positiv. Da diese Positivierung bei Lepromatösen, die vor Behandlungsbeginn absolut negativ waren, erfolgte, halten sie das Ergebnis für bedeutungsvoll. Sie waren von klinischer und bakteriologischer Besserung begleitet. SCHUJMAN (1946) sah keine Positivierung von Früh- oder Spätreaktionen.

FIOL et al. (1947) registrierten eine Positivierung bei 10% von 125 durch mehr als 1 Jahr mit Promin behandelten Patienten.

CONVIT et al. (1949) konnten bei 320 Lepromatösen, die mit Promin, Diazon oder beiden 12—30 Monate lang behandelt worden waren, keine Umkehr beobachten. GARZON (1949) fand Positivierung bei 2 von 12 Lepromatösen. BARBA RUBIO (1949) erhielt eine positive Fernandez-Reaktion bei 10 und eine positive Mitsuda-Reaktion bei 5 Kranken, wobei die klinische Besserung bei ersteren deutlicher war. Die Gesamtzahl der behandelten Lepromatösen betrug 154. BASOMBRIO, MOM u. GATTI (1948) stellten bei 59 Behandelten (4—17 Monate) eine Positivierung in 3 Fällen fest, wobei in einem Fall die Reaktion zweifelhaft war. AZEVEDO u. MARIANO (1948) fanden unter 14 Lepromatösen in 36% Positivierung. LOWE u. SMITH (1949) konnten bei 228 Patienten keine Positivierung erzielen. PINTO (1948) konstatierte Leprominumkehr in 6 Fällen, wobei in einem Fall leprotische Geschwüre auftraten. DAVEY (1949) erzielte einen sehr hohen Prozentsatz von Positivierung, und zwar in 11 Fällen von 17, die über 5—10 Monate mit Sulfetron behandelt worden waren.

Unter 68 Lepromatösen, die klinisch und histologisch eine der tuberkuloiden reaktiven Lepra ähnliche Reaktion aufwiesen, stellten SOUZA LIMA u. RATH DE SOUZA (1949) bei 66 eine negative Leprominreaktion mit Dharmendra-Antigen fest. Nur bei 2 Fällen wurde sie schwach positiv. Mit Recht halten sie die Tatsache für erwähnenswert, daß die Veränderung der Reaktionsfähigkeit dieser Lepromatösen, die durch das Auftreten einer Reaktion mit morphologisch tuberkuloidähnlichem Aussehen bestätigt wurde, von keiner Umkehrung der Mitsuda-Reaktion begleitet wurde.

DHARMENDRA u. MUKERJEE (1950) berichten über die Ergebnisse ihrer Untersuchungen bei 78 Lepromatosen, die sie 1—4 Jahre lang mit Sulfetron behandelten. Die Mehrzahl dieser Kranken wies gute Besserungen unter der Behandlung auf. Die Mitsuda-Reaktion wurde nach 24 Std abgelesen. Während diese mit Dharmendra-Lepromin durchgeführt worden war, benützten die anderen Autoren das Lepromin von MITSUDA-HAIASHI, lasen die Spätreaktion nach 21—30 Tagen ab und berücksichtigten fast nie die Fernandez-Reaktion nach 48 Std. Nur ein Kranker wies ein Erythem von 8 mm $\varnothing$ auf, das eine gewisse Induration zeigte; diese Reaktion wurde als schwach positiv angesehen. Sie schließen daraus, daß nur außerordentlich selten ein positiver Lepromintest bei mit Sulfon oder anderen Medikamenten behandelten Leprösen auftritt. Gewöhnlich wird die Rückbildung der Krankheit nach Sulfonoder anderer Behandlung von einer leichten Verstärkung der Leprominreaktion begleitet, jedoch ist diese nicht ausgeprägt genug, um als positiv bewertet werden zu können.

Auf der III. Panamerikanischen Leprakonferenz (Buenos Aires, 1951) stellte das Komitee zur Erforschung der Reversibilität der klinischen Lepraformen und der Reaktionen auf den Mitsuda-Test fest, daß die Umkehr bei lepromatösen Patienten nach Behandlung mit Sulfonen oder anderen Medikamenten nur bei einem sehr kleinen Teil der Fälle erfolgt und die Positivität schwach ist.

Souza Lima (1953a) berichtet über seine Ergebnisse in den Jahren 1946, 1949 und 1951. Im Jahre 1946 verwendete er Dharmendra-Lepromin bei 89 Lepromatösen vor und 12—24 Monate nach der Sulfonbehandlung; bei Ablesung nach 48 Std fand er bei 2 Kranken eine 2+ positive Reaktion. 1949 untersuchte er eine Gruppe von 61 Lepromatösen im Anfangsstadium, die mit negativem Bacillenbefund entlassen worden waren; die Reaktion mit Mitsuda-Lepromin war bei allen negativ. 1951 erzielte er bei 113 Lepromatösen nach langer Behandlung folgende Ergebnisse mit Mitsuda-Lepromin:

a) 27 Lepromatöse im Anfangsstadium — eine Umkehr von negativ nach schwach positiv (1+).

b) 26 Kranke mit mäßig fortgeschrittener Lepra — 1 Fall schwach positiv (1+) und 2 Fälle zweifelhaft.

c) 60 Kranke im fortgeschrittenen Stadium — 2 Positivierungen auf 1+ und 2 Fälle mit zweifelhafter Reaktion.

Alonso (1952) berichtet, daß in seinem Material alle Leprösen negativ blieben, auch wenn sie besondere klinische Besserung aufwiesen.

Doull, Davison u. Guinto (1953) stellten bei verschiedenen Gruppen folgende Resultate fest: in Aisei-en wurden von 20 Fällen 4 (20%) gegen Ende der 32. Woche positiv; von 164, die anfänglich leprominnegativ oder zweifelhaft waren und bakteriologisch weiter positiv blieben, wurden 24 (14,6%) mitsudapositiv. In Komyo-en blieben alle behandelten Kranken negativ. In Eversley Childs konnten sie keine zweifelhaften oder positiven Reaktionen bei 24 Kranken mit negativem bakteriologischem Befund nach 48 Wochen Behandlung feststellen; von 278 Patienten, die bakteriologisch positiv blieben und leprominnegativ oder zweifelhaft waren, wurden 2 nach 48 Wochen Behandlung mitsudapositiv. In Westfort gab es 50 mit Dharmendra-Lepromin negativ reagierende Kranke, die bakteriologisch negativ wurden, davon wurden nach 48 Wochen 7 (14%) positiv. Von 172 Patienten, die bakteriologisch positiv blieben, wurden 30 (17,4%) positiv.

Keiner der Patienten von Puchol u. Carrillo Casaux (1953) zeigte eine Änderung der Leprominnegativität trotz klinischer Besserung.

Bechelli, Rath de Souza u. Quagliato (1957) fanden unter 32 klinisch und bakteriologisch negativen Lepromatösen 3 mit schwach positiver Reaktion; histologisch war allerdings keiner eindeutig positiv, und nur bei einem Fall ähnelte das Bild einer positiven Reaktion. Dies wurde auch bei 2 von 8 zweifelhaften Reaktionen gefunden.

Doull et al. (1957) beobachteten Positivierung (schwach) bei 6 von 161 Lepromatösen, die mit Diazon behandelt worden waren.

h) Histologische Veränderungen der Efflorescenzen

Laufende histologische Untersuchungen der Hautläsionen während der Behandlung lassen eine zunehmende Rückbildung der lepromatösen Infiltrate mit Vacuolisierung des Protoplasmas der Virchow-Zellen, Kernpyknose und Bacillenzerfall bis zu deren vollkommenen Verschwinden erkennen. Langsam werden die lepromatösen Strukturen durch unspezifische, chronisch-entzündliche Infiltrate ersetzt. Einige Autoren sind der Ansicht, daß die Sulfone auch die Bacillen aus dem Blut und der Wand der Blutgefäße zum Verschwinden bringen, wodurch das Auftreten neuer Läsionen verhindert wird. Eine andere wichtige Tatsache ist das Auftreten von reaktiv-tuberkuloiden Strukturen an Stelle der präexistenten lepromatösen, was als Ausdruck einer Änderung der Organaktivität zu werten ist. Manchmal kommt es zu einer vollkommenen Substituierung der lepromatösen Knoten durch tuberkuloide.

Faget (1946) und Faget, Erickson u. Ross (1948) berichten über die Erfahrungen von Fite, der glaubt, daß Promin die Bacillen aus der Blutbahn und den Capillaren eliminiert. Die klinische Besserung soll angeblich nicht von charakteristischen cellulären Reaktionen begleitet werden. Die histologischen Veränderungen sind vorwiegend atrophischer Natur mit Verminderung der Bacillen bis zu ihrem völligen Verschwinden. Souza Lima u. Cerqueira (1946) untersuchten 60 Biopsien, wobei sie feststellten, daß die lepromatösen Strukturen allmählich durch chronisch-entzündliche Infiltrate mit spärlichen Bacillen oder auch ohne solche ersetzt werden. In einigen Fällen fanden sie ähnliche Strukturen wie bei der reaktiv-tuberkuloiden Lepra. Fernandez u. Carboni (1946a, b) fanden bei einer 6—10 Monate lang behandelten Gruppe mit eindeutig klinischer Besserung, daß sich das dichte, tumorartige und kompakte, lepromatöse Infiltrat in ein sehr vacuolisiertes Infiltrat aus Virchow-Zellen in Ringform umwandelte.

Nach FITE u. GEMAR (1947) unterscheiden sich die regressiven Veränderungen bei der Behandlung nicht von den spontan auftretenden. Promin eliminiert die Bacillen aus der Blutbahn und den kleinen Gefäßen, wodurch neue Schübe verhindert werden. Die Atrophie der Läsionen ist ausgesprochener an Stellen mit reichlicher Vascularisation.

Nach RATH DE SOUZA (1949) verursachen und beschleunigen die Sulfone die regressiven Veränderungen, die schon früher bekannt, aber selten waren. Das Plasma der Virchow-Zellen wird schaumiger, der Kern pyknotisch, die Bacillen werden granuliert und verschwinden. Häufig finden sich Fremdkörperriesenzellen mit Vacuolen voll granulierter Bacillen. Diese Regressionsstruktur wird später durch unspezifische chronische Infiltrate ersetzt.

Eine interessante Beobachtung stammt von SOUZA LIMA und RATH DE SOUZA (1949): 68 Lepromatöse mit reaktiv-tuberkuloiden oder dimorphen („borderline") Schüben zeigten auch strukturell und bakteriologisch einen der tuberkuloiden-reaktiven Lepra ähnlichen Befund. Im selben Schnitt oder in Schnitten derselben Biopsie konnten sie gemischte tuberkuloide und lepromatöse Gewebsveränderungen nachweisen. Von diesen 68 Lepromatösen wurden nur 2 schwach mitsudapositiv.

SOUZA LIMA et al. (1949) stellten in 1500 Biopsien neben der schon erwähnten Tatsache auch eine progressive Einschmelzung der lepromatösen Strukturen fest, die zu unspezifischen Infiltraten und Sklerosierung des Bindegewebes führt. CONVIT et al. (1949) wiesen Veränderungen des retikulären Gerüstes und der Granulomzellen nach. Diese bestanden in Vergröberung der Fasern bzw. Umwandlung in kollagene Fasern mit Zerschnürung der großen Granulome in kleine Herde. Die Zellveränderungen bestanden in: a) vacuolärer Degeneration des Protoplasmas mit sekundärer Kernläsion (Pyknose, Karyorrhexis und -lysis), wodurch das Granulom ein transparentes Aussehen erhielt. b) Verminderung der Größe des Granuloms ohne histologische Strukturänderung; c) völligem Verschwinden des Granuloms unter Zurückbleiben eines chronisch-entzündlichen, perivasculären Infiltrates; d) Veränderung des Aussehens der Zellen, deren Protoplasma dichter wird; e) starken kolliquativen Erscheinungen (bei nichtbehandelten Fällen sind diese nur diskret) mit Fremdkörperriesenzellbildung; f) nur in 4 Fällen konnten tuberkuloide Formationen beobachtet werden.

Nach RODRIGUES VIEIRA (1952): a) 80% zeigten indeterminierte Strukturen mit negativem Bacillenbefund, b) 7% zeigten nach dieser Umwandlung epitheloide Strukturen mit Übergang in tuberkuloide, c) 12.3% blieben weiterhin lepromatös, zeigten aber Besserung (Fälle, die schlecht oder langsam auf die Behandlung ansprechen), d) 0,7% wiesen gleichzeitig lepromatöse und tuberkuloide Strukturen auf, was im Sinne einer Reaktionsumkehr gegen den tuberkuloiden Typ spricht; es handelt sich um unstabile Fälle, die sowohl in Richtung tuberkuloide als auch in Richtung indeterminierte Lepra verlaufen können. Bei allen klinisch gebesserten Fällen kommt es zur Abnahme der Keimzahl, Deformierung und schlechter Färbbarkeit, Granulierung und schließlich Verschwinden der Bacillen.

PUCHOL u. CARRILLO CASAUX (1953) halten das histologische Bild am resistentesten bei der Sulfonbehandlung, das auch noch bei klinischer Heilung bestehenbleiben kann. Die Rückbildung der histopathologischen Veränderungen erfolgt sehr langsam und so konnten bei Patienten noch nach 2—4jähriger Behandlung kleine Infiltrate schaumiger Zellen mit Bacillen gefunden werden. Auch in vernarbten Lepromen fand man zentral kompakte Infiltrate mit positivem Bacillenbefund und Lipoidgehalt, auch bei Fällen mit jahrelang bakteriell negativem Nasensekret.

Bei der Untersuchung von 449 Lepromatösen, die über 1—3 Jahre behandelt worden waren, beobachtete AZULAY (1954): a) 51,9% mit lepromatöser Struktur, b) 23,4% mit sich rückbildenden lepromatösen Strukturen, c) 0,44% mit einfachen, entzündlichen, bacillenhaltigen Strukturen, d) 23,60% mit einfacher entzündlicher Struktur ohne Bacillen, e) 0,66% ohne Entzündung. Bei keinem der 449 Fälle konnte er einen Übergang zur tuberkuloiden Form beobachten.

i) Todesfälle während der Sulfontherapie

Die Anzahl der tödlichen Leprafälle ist seit der Sulfonbehandlung gesunken. Nach FAGET et al. (1948) betrug in Carville die Sterblichkeit nach Einsetzen der Behandlung weniger als die Hälfte der jährlichen Todesfälle vor der Behandlung. BECHELLI (1952) untersuchte die Sterblichkeit vor und nach Einsetzen der Sulfonbehandlung im Staate São Paulo (Brasilien). Siehe Tabelle 6. Er schließt daraus, daß die Mortalität stark absank. Die beobachtete Differenz ist statistisch signifikant, kann als von der Sulfonbehandlung verursacht angesehen werden und ist nicht noch von anderen Faktoren abhängig.

Tabelle 6. *Todesfälle vor und während der Sulfontherapie im Staat São Paulo (Brasilien)*
(BECHELLI, 1952)

	Jahre	Todesfälle	Gesamtzahl der lebenden Kranken (ohne die definitiv Entlassenen und Wiederaufgenommenen)
Chaulmoograöl	1924	23	354
	1925	31	558
	1926	43	793
	1927	49	1079
	1928	88	1780
	1929	136	2935
	1930	204	3798
	1931	221	4549
	1932	277	5141
	1933	315	5810
	1934	375	6679
	1935	383	8066
	1936	519	9120
	1937	354	10522
	1938	491	11632
	1939	589	12552
	1940	556	13504
	1941	515	14499
	1942	542	15376
	1943	606	16311
	1944	734	17124
	1945	760	17633
Sulfone	1946	564	18401
	1947	523	19366
	1948	525	20512
	1949	385	22070
	1950	394	23657

2. Sulfonbehandlung der uncharakteristischen Lepra

Zu Beginn der Sulfonbehandlung bei der Lepra wurde fast nur das Ergebnis bei der lepromatösen Form untersucht. Da diese Form ansteckend ist und die Kranken isoliert, in Ländern, wo die Krankheit endemisch ist, sogar sehr streng isoliert werden müssen, ist das verständlich. Außerdem ist es bei dieser Lepraform leichter, die Ergebnisse auszuwerten. Trotzdem war es wichtig, wie BECHELLI schon 1947 ausführte, die Ergebnisse der Sulfonbehandlung bei den Fällen uncharakteristischer Lepra, hauptsächlich bei jenen, die leprominnegativ sind, und bei solchen, die zum lepromatösen Typ neigen, genau zu untersuchen. Es würde nämlich einen großen Fortschritt bei der Behandlung und Prophylaxe der Lepra bedeuten, wenn die Sulfone die lepromatöse Entwicklung der uncharakteristischen Formen aufhalten könnten, da diese sozusagen den Ausgangspunkt der Lepra darstellt. Es ist jedoch viel schwerer, irgendwelche Erfolge bei diesem Lepratyp festzustellen, da die lepromatöse Entwicklung sehr lange dauert (4, 5 und mehr Jahre) und die Läsionen lange Zeit stationär bleiben können. Daher muß sich die Beobachtung der negativ auf den Mitsuda-Test reagierenden Fälle uncharakteristischer Lepra über viele Jahre hinziehen, bevor man Schlüsse aus den Ergebnissen ziehen kann. Die Kontrollzeit könnte jedoch herabgesetzt werden, wenn man die Wirkung der Sulfone bei uncharakteristischen Lepraformen, die ihre Entwicklung zur lepromatösen Lepra eben beginnen, untersucht.

Die erzielten Ergebnisse bei der uncharakteristischen Lepra sind selbst bei den leprominnegativen Patienten zufriedenstellend. Die Sulfone verursachen eine langsame Rückbildung der Läsionen und verhindern die Weiterentwicklung zur lepromatösen Form.

BASOMBRIO, MOM u. GATTI (1949) stellten bei 4 Kranken, die über 4—17 Monate behandelt worden waren, eine klinische Besserung bei 3 fest, während einer stationär blieb. SOUZA LIMA (1949) behandelte 15 Fälle 8—20 Monate lang, und keiner zeigte eine lepromatöse Entwicklung, bei 8 stellte er eine vollkommene Rückbildung der Läsionen fest, während 3 gleich zu Beginn der Behandlung Läsionen der tuberkuloiden Lepra aufwiesen. Bei einer anderen Gruppe von 130 Patienten, die nur 8 Monate lang behandelt wurden, konnte er auch keine Entwicklung zur lepromatösen Lepra feststellen, und bei einigen Kranken färbten sich die achromischen Läsionen wieder.

BECHELLI u. ROTBERG (1951) behaupten, daß von 200 Patienten, die zwischen 6 Monaten und 2 Jahren behandelt worden waren, keiner eine lepromatöse Lepra entwickelte; nur bei einem kam es zu einer klinischen Reaktivierung mit positivem Bacillenbefund, beides aber nur vorübergehend. Bei einigen Kranken kam es zur Abheilung ohne Hinterlassung irgendwelcher Folgezustände. Sehr selten wurde eine tuberkuloide Reaktion oder eine Reaktivierung der bestehenden Läsionen beobachtet. Bei einem dieser Fälle wurde die vorher negative Mitsuda-Reaktion positiv, überdies kam es zu einer Knotenbildung an der Stelle der ersten Lepromininjektion, die negativ verlaufen war. BECHELLI (1952) berichtet ferner über 60 Patienten mit günstigem Verlauf in der Mehrzahl der Fälle: 83% wurden geheilt oder wesentlich gebessert (die Mehrzahl wurde mit etwas höheren als den üblichen Dosen behandelt). Die Medikation erfolgte in den meisten Fällen 1,5—3 Jahre, nur selten zwischen 7—12 Monaten und in vielen Fällen länger als 3 Jahre. Die Heilungen und Besserungen hingen von der Höhe der Dosis und der Behandlungsdauer ab. Er macht hierzu eine gewisse Einschränkung, da die Zahl der Fälle für definitive Schlußfolgerung viel größer sein müßte und auch verschiedene Kontrollen erforderlich wären. Immerhin stellte er fest, daß nur 3,3% unverändert blieben und sich kein einziger Fall zum lepromatösen Typ entwickelte. Er sah sich veranlaßt, dies besonders hervorzuheben, da derartige Fälle bei der Chaulmoograbehandlung ziemlich häufig vorkamen. Es ist aber doch nicht berechtigt, daraus einfach nur auf eine günstige Wirkung der Sulfone zu schließen, da noch verschiedene andere Faktoren berücksichtigt werden müssen. Einer ist die Zeit. Da die Beobachtungszeiten verhältnismäßig kurz waren, konnte eine eventuelle spätere Entwicklung im ungünstigen Sinne nicht ausgeschlossen werden. Auch die Leprominreaktion stellt einen wichtigen Faktor bei der Bewertung der Behandlungserfolge dar. Es ist nämlich schon lange bekannt, daß indeterminierte Fälle mit Mitsuda 2+ und 3+ positiv gewöhnlich einen günstigen Verlauf zeigen und derartige Untersuchungen insbesondere an Mitsuda-Negativen oder 1+ Positiven vorgenommen werden sollen. Leider wurde nur bei etwa der Hälfte seiner Fälle eine Leprominreaktion (meistens vor, manchmal während der Behandlung) mit folgenden Ergebnissen angestellt (Tabelle 7).

Tabelle 7

Lepra indeterminata:	Mitsuda	negativ	2 Fälle	2 geheilt (G)
	Mitsuda	zweifelhaft	4 Fälle	2 geheilt (G)
				2 stark gebessert (SG)
	Mitsuda	positiv +	12 Fälle	7 G, 4 SG
				1 wenig gebessert (WG)
	Mitsuda	positiv ++	10 Fälle	7 G, 2 SG, 1 WG
	Mitsuda	positiv +++	2 Fälle	2 G

Wie aus der Tabelle 7 hervorgeht, erzielte er bei 18 leprominnegativen, zweifelhaften oder schwach positiven (+) Fällen 11 Heilungen (61%), 6 bedeutende Besserungen (33,3%) und einmal nur geringe Besserung (5,7%). Er hebt die niedrige Dosierung bei einigen geheilten Fällen hervor. Er zitiert die Arbeit von ROTBERG (1944), der bei 65 Patienten mit uncharakteristischer Lepra (leprominnegativ oder schwach(1+)-positiv) bei Chaulmoograbehandlung in 32,3% lepromatöse Reaktivierung und in 9,8% uncharakteristische Reaktivierung beobachtete.

Auf Grund langer Beobachtung von uncharakteristischen Leprafällen weist SOUZA LIMA (1953b) auf zwei wichtige Fakten hin. Das erste besteht in der Tatsache, daß sich seit der Sulfonbehandlung kein einziger uncharakteristischer Fall lepromatös entwickelte; das zweite besteht darin, daß eine lange Zeit für die Feststellung der regressiven Hautveränderungen bis schließlich zur Wiederherstellung der normalen Hautfarbe notwendig ist, während die Rückbildung bei tuberkuloider und lepromatöser Lepra verhältnismäßig rasch erfolgt. Bei einzelnen Fällen waren hierzu 66 Monate Behandlung mit hohen Dosen erforderlich.

LAVIRON, LAURET, KERBASTARD u. JARDIN (1957) behandelten 8 Kranke mit monatlichen Injektionen von 2,5 g DDS in Chaulmoogra oder 2 g in Gelatinelösung, wobei sie in 6 Fällen gute Besserung erzielten, einer stationär blieb, und einer sich verschlechterte.

BECHELLI (1952) berichtet über leichte Verstärkung der Positivität der Mitsuda-Reaktion bei einigen Fällen. Bei einem negativen Fall beobachtete er nach einigen Monaten Behandlung an der alten Injektionsstelle eine positive Reaktion. Die Schwierigkeit der Leprominbeschaffung machte eine Untersuchung im großen Ausmaß unmöglich. Aus diesem Grund und wegen Fehlens einer Kontrollgruppe kann dieses Ergebnis nicht einfach der Sulfontherapie zugeschrieben werden.

3. Sulfonbehandlung bei der tuberkuloiden Lepra

Die Beurteilung der Behandlungserfolge mit Sulfonen ist bei der torpiden, tuberkuloiden Lepra noch schwieriger als bei der lepromatösen und der uncharakteristischen. Dies schon aus dem einfachen Grunde, weil der Krankheitsverlauf auch ohne Behandlung günstig ist, so daß die Läsionen nach verschieden langer Zeit spontan zurückgehen. Die Schnelligkeit der Rückbildung und das Nichtauftreten von Nervenläsionen bzw. Neuritiden und deren Folgen bei Behandelten im Vergleich zu Kontrollfällen würde einen Erfolg der Sulfontherapie annehmen lassen. Bei reaktiv-tuberkuloider Lepra ist eine Beurteilung leichter möglich, da diese eine gewisse Tendenz zur Umwandlung in die lepromatöse Form zeigt, was nach verschiedenen Autoren in etwa 10% der Fall ist. Doch ist auch hier die Schwierigkeit groß, denn es können sich die Läsionen spontan zurückbilden.

Einige wenige Autoren sind der Meinung, daß die Sulfone eine günstige Wirkung bei dieser Lepraform haben, da sie die Rückbildung der Läsionen beschleunigen und das Auftreten neuer Reaktionsschübe verhindern.

SOUZA LIMA et al. (1949) berichten über die Behandlungsergebnisse bei 25 Fällen mit Hautveränderungen, die während 10 Jahren ein ständiges Fortschreiten und wiederholte Reaktivierungsschübe zeigten. Nach intensiver Sulfonbehandlung traten keine akuten Schübe mehr auf, und nach 12—20 Monaten waren alle Hautläsionen verschwunden. Ebenso wie bei der Lepra lepromatosa hatte die Behandlung keinen Einfluß auf die Nervenschädigungen, die während der Behandlung auftraten oder sich verschlimmerten. Sie hielten das Material für unzureichend und dehnten ihre Untersuchungen auf 200 Patienten aus. Bei der Mehrzahl kam es nach 12 Monaten zu einer Rückbildung der Hautläsionen, ohne daß die Nervenveränderungen beeinflußt wurden.

BARBA RUBIO (1949) erzielte bei 14 reaktiv-tuberkuloiden Patienten günstige Resultate, die jedoch im Hinblick auf die spontane Heilungstendenz an Bedeutung verlieren. Nach LOWE (1950) kann man sowohl bei Haut- als auch bei Nervenläsionen eine günstige Wirkung der Sulphone beobachten. Nach wenigen Wochen werden die Hautläsionen flacher, und nach einigen Monaten geht die Infiltration der Nerven zurück. DHARMENDRA, SEN u. CHATTERJEE (1950) behaupten, einen günstigen Einfluß der Sulfonbehandlung auf die tuberkuloide Form annehmen zu können; ihre Verwendung ist aus folgenden Gründen angezeigt: a) wegen der häufig auftretenden Reaktionsschübe, b) wegen der Anwesenheit von Bacillen in den Läsionen, c) wegen des kontinuierlichen Fortschreitens der Krankheit auch bei negativem Abstrichbefund (in histologischen Schnitten finden sich oft reichlich Bacillen). MUIR (1950a) behandelte 5 Kranke mit DDS und stellte eine wesentliche Besserung mit fast völliger Rückbildung der Läsionen bei 4 Patienten fest.

BECHELLI u. ROTBERG (1951) geben an, daß trotz der relativen Gutartigkeit der torpiden, tuberkuloiden Lepra eine Sulfontherapie angebracht erscheint, um die Rückbildung der Läsionen zu beschleunigen, das Auftreten neuer Herde, besonders im Gesicht, zu verhindern und Reaktionsschübe zu behandeln. Die Behandlung muß vorsichtig erfolgen, um nicht Verschlechterung der Krankheit zu verursachen. Bei Patienten mit tuberkuloider Reaktion halten sie die Behandlung für angebracht, weil dadurch neue Schübe verhindert werden, die bei einer gewissen Anzahl lepromatöser Natur sein können. Sie glauben, daß sich die Läsionen unter Sulfonbehandlung schneller zurückbilden. Hin und wieder kommen reaktive Schübe während der Behandlung vor. BECHELLI (1952) berichtet über Behandlung von 67 reaktiv-tuberkuloiden und 32 torpiden Fällen. Viele Kranke erhielten nur geringe Sulfondosen. Trotzdem wurde Rückbildung der reaktiv-tuberkuloiden Läsionen bei 56,7% und wesentliche Besserung bei 40,3% erzielt; nur bei 1,5% wurde keine Änderung des Krankheitsbildes beobachtet. Bei der torpiden Lepra zeigte sich eine völlige Rückbildung bei 75% und bedeutende Besserung bei 25%.

SOUZA LIMA bestätigte 1953 (b) seine früheren Beobachtungen. Bei allen torpiden, tuberkuloiden Fällen waren nach 6—8 Monaten Behandlung die Hautläsionen verschwunden. Während der Behandlung traten schwere neuritische Erscheinungen bei ausgesprochen tuberkuloiden Fällen auf, was — nach Ansicht des Autors — beweist, daß die Behandlung keine Wirkung auf die Nervenveränderungen ausübt und daher auf jeden Fall durchzuführen ist, um den Befall der Nerven zu verhindern. Bei der reaktiv-tuberkuloiden Form zeigt sich die Wirksamkeit der Behandlung in der Tatsache, daß keine Umwandlung in den klassischen lepromatösen Typ oder in die intermediäre Form („borderline") erfolgt und keine Rezidive auftreten. Die Beobachtungsdauer war lange genug, um dies feststellen zu können. Im Anfangsstadium der Behandlung kann während der Rückbildung eines Schubes ein neuer tuberkuloider Schub auftreten, wie es in gleicher Weise bei der lepromatösen Lepra zur Beobachtung kommt.

LAVIRON et al. (1957b) halten eine Sulfonwirkung auf tuberkuloide Läsionen für wenig wahrscheinlich und erzielten bessere Resultate bei Kombination mit Chaulmoogra. Sie behandelten 46 Patienten mit DDS (1,5 g, 2 g oder 2,5 g) in Chaulmoogra- oder Gelatinelösung 8—40 Monate lang, wobei eine Injektion pro Monat verabfolgt wurde. In 39 Fällen stellten sie Besserung fest, die bei der Mehrzahl wesentlich war; 3 blieben stationär, einer verschlechterte sich.

4. Sulfonbehandlung der dimorphen Lepra

Es finden sich wenige Berichte über Sulfonwirkung bei dimorpher Lepra, welche erst am Kongreß von Madrid (1953) von der tuberkuloiden Lepra in Reaktion abgesondert wurde. Die dimorphen Fälle („borderline") tendieren zur lepromatösen Form, und daher ist eine Sulfonbehandlung unerläßlich, welche diese Entwicklung aufhalten kann. Nach unserer Erfahrung erfolgt die klinische und bakteriologische Rückbildung langsam.

XIII. Anhang

Neun Jahre nach Abschluß der vorangegangenen Kapitel bleibt die Stellung der Sulfone als hauptsächliches Antilepramittel unangefochten. Im Jahre 1963 stellte der Therapieausschuß des VIII. Internationalen Lepra-Kongresses in Rio de Janeiro folgende Behauptung auf[1]: „Wenn wir diesen Bericht bringen, müssen wir gleich erklären, daß trotz der vielen guten Arbeiten mit einigen neuen Medikamenten seit dem letzten Kongreß kein nennenswerter Fortschritt im Hinblick auf die Lepra-Therapie zu verzeichnen ist. Keine einzige Droge scheint außergewöhnlich in ihrer Wirkung hinsichtlich therapeutischer Wirksamkeit, Kosten und Handhabung in der Verabreichung zu sein oder geeignet, DDS zu ersetzen." „DDS ist noch immer das am meisten gewählte Mittel für die allgemeine Behandlung der aktiven Lepra."

Zwei Jahre später wurde die orale Behandlung auf dem Seminar für Leprabekämpfung der WHO in Manila (1965) mit DDS empfohlen. „Bei Sulfon-Unverträglichkeit gilt als weiteres Mittel Diphenylthioharnstoff. Langzeit-Sulfonamide mögen nützlich sein, aber weitere Versuche sind nötig, um ihren Wert in der Leprabehandlung einschätzen zu können[2]".

Die WHO betrachtete (1966) „die Einführung der Sulfone als einen großen Fortschritt in der Leprabehandlung. Andere chemotherapeutische Mittel sind seither versucht worden, doch keines erwies sich als so wirksam wie die Sulfone. Deshalb bleibt die Verabreichung von Sulfonen die grundsätzliche Behandlung.

---

[1] A. M. ALONSO; A. BACCAREDDA BOY; J. BARBA RUBIO; T. F. DAVEY; K. F. SCHALLER; S. SCHUJMAN; GLORIA PÉREZ-SUAREZ; J. AGUIAR PUPO; RODOLPHE A. BRÉCHET; W. O. OPROMELLA; RENÉ ROLLIER; MANUEL S. SILVA; A. T. ROY; J. CARLOS GATTI; S. G. BROWNE; M. F. R. WATERS.

[2] Konsiliarii und temporäre Berater der WHO bei diesem Treffen: L. M. BECHELLI; P. A. LAVIRON; R. V. WARDEKAR; R. S. GUINTO; J. N. RODRIGUEZ; J. G. TOLENTINO und Vertreter von Ländern der West-Pazifischen Region.

Für Feldprojekte ist das DDS das zu wählende Mittel". Die Grenzen der Sulfon-Therapie wurden folgendermaßen angegeben: Langsame Wirkung, Möglichkeit von Rückfällen, hauptsächlich bei lepromatöser Lepra, sowie Unverträglichkeit bei gewissen Fällen. Es wurde auch hervorgehoben, daß die Chemotherapie in der Leprabehandlung nur einen Teil darstellt, wenn auch einen sehr wichtigen. Andere Verfahren, wie z.B. die Physiotherapie, Behandlung der Hände, Füße und Augen, sind gleichfalls sehr wichtig.

Die Grenzen und Unzulänglichkeiten der Sulfone sollen trotz der allgemeinen Übereinstimmung hinsichtlich ihrer Position hervorgehoben werden. Es ist leider so, wie bereits oben (1959) gesagt, daß wir kein ideales Medikament besitzen, um diese Krankheit beherrschen zu können. Sulfone, wie auch andere Lepramittel, zeigen sich nicht so wirksam, wie solche bei der Tuberkulose und sind weit weniger effektiv wie das Penicillin bei Yaws und Syphilis. Die Behandlung muß deshalb im Falle lepromatöser Patienten und bei dimorphen Leprafällen sehr lange fortgesetzt werden, sogar, wenn sie schon bakteriologisch negativ geworden sind. Es muß auch betont werden, daß in jedem Lepra-Bekämpfungsprojekt — DDS muß über lange Zeit verabreicht werden — die Regelmäßigkeit der Behandlung abnimmt, je länger sie fortgesetzt wird. Im ersten Jahr mögen 70% und 80% der Patienten regelmäßig kommen, aber später geht diese Regelmäßigkeit sehr zurück, nach 3 und 4 Jahren manchmal nur bis zu 15%. Aus diesem Grund stellt selteneres Erscheinen der auswärtigen Patienten eins der hauptsächlichsten Hindernisse bei der Leprabekämpfung dar. Wenn die regelmäßige Behandlung, zumindest bei ansteckenden Kranken, nicht erreicht wird, dann können Leprabekämpfungsprojekte nicht erfolgreich sein. Die Schwierigkeit, Lepra-Patienten jahrelang regelmäßig zu behandeln, ist nicht nur bei Lepra, sondern auch bei anderen Krankheiten bekannt. Sogar in weiterentwickelten Ländern war die regelmäßige Behandlung syphilitischer Kranker bis zur Einführung der Penicillin-Therapie nicht sehr zufriedenstellend. Das Fehlen einer Gesundheitserziehung, die lange Behandlungszeit, die weiten Entfernungen, Landwirtschaft und Regenzeit, Fußgeschwüre und andere Hindernisse machten verständlich, warum viele Leprakranke unregelmäßig zur Behandlung erschienen. Diese Gründe sind wichtig, zur Erklärung der mangelnden Besuche der Patienten. Die Leprabekämpfung gründet sich hauptsächlich auf die Chemotherapie. Diese Kampagne wird fehlschlagen, falls diese Therapie nicht richtig ausgeführt wird (BECHELLI, 1966).

Untersuchungen mit anderen Medikamenten — vor und nach 1959 unternommen — sind überall weitergeführt worden, jedoch ließ sich die Position einiger Mittel in der Lepra-Therapie nicht endgültig klären, da nicht genug klinische Untersuchungskontrollen durchgeführt werden konnten. Die meisten Zentren und deren Leprologen haben Schwierigkeiten in der Ausführung dieser Prüfungen. Die Zahl unbehandelter, zur Verfügung stehender lepromatöser Patienten reicht gewöhnlich nicht aus. Statistische Hinweise hinsichtlich Planung und Analyse der Ergebnisse sind ungenügend. Kurz, es fehlen noch kritische Urteile. Aus diesem Grunde geben die meisten Berichte nur Eindrücke wieder: es fehlen Kontrollgruppen und auch andere Voraussetzungen für kontrollierte Prüfungen. Kein neues Medikament hatte außergewöhnliche Resultate. Von anderen kontrollierte Versuche sind deshalb wesentlich zur Einschätzung der Mittel selbst in ihrem Vergleich zu den Sulfonen.

Ein weiterer Grund, der in der Auswahl von Mitteln bei der Leprabehandlung beachtet werden muß, ist der, daß die Medikamente hauptsächlich in Leprabekämpfungsprojekten benutzt werden, in denen die weitere Behandlung nicht von medizinischem Fachpersonal ausgeführt werden kann. Die meisten Leprakranken leben in Gegenden, in denen sehr oft die Zahl der Ärzte niedrig oder beschränkt ist und die Leprabekämpfung meistens von ungeschulten Hilfskräften unter der Aufsicht einer variierenden Zahl medizinischen Fachpersonals ausgeführt wird.

Die Methoden der Therapie-Anwendung haben sich gebessert. Der Plan für neue Projekte schließt den sogenannten morphologischen Index und die Anwendung der Züchtung an Mäusefußsohlen mit Mycobacterium leprae ein. Letzteres gilt als Methode zur Bestimmung der DDS-resistenten Bakterien und grundsätzlich zur Prüfung von Anti-Lepra-Mitteln. Die Einbeziehung dieser Mäuseübertragungen sollte jedoch mit großem Vorbehalt vorgenommen werden. Es muß gesagt werden, daß langfristige kontrollierte klinische Untersuchungen wegen entsprechender Schwierigkeiten nur mit den erfolgversprechendsten Medikamenten gemacht werden sollten. Diese konnten mit Hilfe der Mäusefußsohlen-Methode untersucht werden und an einer kleinen Zahl Patienten innerhalb einer 6 Monate langen Periode ausprobiert werden. Auf diese Weise könnten Mittel mit auffallenden Wirkungen für langfristige Versuche ausgewählt werden.

Nach diesen grundsätzlichen Bemerkungen wollen wir die verschiedenen Medikamente, über die nach 1959 veröffentlicht wurde, erwähnen.

Im einzelnen läßt sich zu den Sulfonen noch folgendes ergänzen:

Nach dem Therapie-Komitee des VII. Internationalen Lepra-Kongresses 1959[1] werden in vielen Gegenden 600—800 mg DDS pro Woche als zufriedenstellende optimale Dosis für Erwachsene gehalten. Jedoch zeigen sich beträchtliche Abweichungen hinsichtlich der Toleranz bei verschiedenen Rassengruppen. Als Dosierungen werden manchmal 300—1200 mg pro Woche angegeben. An der von der WHO gehaltenen interregionalen Leprakonferenz in Brazzaville wurde 1959 empfohlen, daß je ernster der lepromatöse Fall ist, desto kleiner sollte die optimale Dosis sein und desto langsamer soll die Enddosis erreicht werden. In Anbetracht dieser Empfehlung wurde 1962 ein Plan bei der WHO vorgeschlagen, wonach die Behandlung mit 50 mg wöchentlich in den ersten 2 Wochen begonnen und allmählich — unabhängig von der Verträglichkeit — um 50 mg wöchentlich alle 2 Wochen steigernd bis 400 mg um die Mitte des 4. Monats erreicht wird. Im Falle guter Verträglichkeit und Freibleiben von Nebenwirkungen, kann die Dosis in dem gleichen Maße bis zu 600 mg wöchentlich erhöht werden (BECHELLI, 1966).

DOULL et al. (1961) verglichen die Wirkung einer höheren (4 mg pro kg Körpergewicht) und einer niedrigeren Dosis DDS (2,5 mg pro kg) an lepromatösen Patienten. Das Mittel wurde unter Aufsicht 6 Tage in der Woche oral eingenommen. Diese Menge entspricht einer wöchentlichen Dosis von 1440 mg und 900 mg (für die größere und für die kleinere Dosis) für einen Erwachsenen mit einem Körpergewicht von 60 kg. Dieser kontrollierte klinische Versuch dauerte 96 Wochen an. Die Krankheit bei dem Patienten mit der höheren Dosis besserte sich nicht in einem entsprechenden höheren Maße als bei jenen mit der niedrigeren Dosis bezüglich klinischer Anzeichen und bakterieller Befunde in Haut und Nasenschleimhaut. Bemerkenswert ist, daß Patienten wegen Erythema nodosum leprosum oft um zeitweiligen Einhalt der Behandlung oder um Reduzierung der Dosis baten. Dies führte zu einer Herabsetzung der Dosis, besonders im Leprosarium Central Luzon, Philippinen. In diesem Sanatorium wurde nur 42,2% der vorgeschriebenen Menge in der hochdosierten Gruppe (DDS 4 mg) eingenommen, während in der niedrigeren Gruppe (DDS 2,5 mg) 68,7% eingenommen wurde. Die durchschnittlich eingenommene Menge der ersten Gruppe betrug 43 g und von der zweiten Gruppe 44 g. Im Eversley Childs Sanatorium nahmen die Patienten, die mit einer hohen Dosis behandelt wurden (DDS 4 mg), durchschnittlich

---

[1] Dr. J. N. RODRIGUEZ, Vorsitzender; Dr. T. F. DAVEY, Sekretär und Mitglieder Drs. P. BRAND, N. P. BUU-HOI, W. H. JOPLING, M. LECHAT und S. TAKASHIMA.

85 g und 85,6% der vorgeschriebenen Dosis; die Zahl für diejenigen, in der mit einer niedrigeren Dosis Behandelten war 42 g und 83,9%.

Der Ausschuß für Therapie des VIII. Internationalen Lepra-Kongresses, Rio de Janeiro 1963, vermerkte, daß in einem Versuch, um das Vorkommen der Neuritis und aller anderen Reaktionsarten zu reduzieren, viele eine anfangs kleinere Dosis gebrauchten und eine niedrigere Maximaldosis als in der Vergangenheit empfohlen wurde. Obwohl man berücksichtigte, daß jedes Land individuell den Plan seiner optimalen Dosis entscheiden muß, möchte man hervorheben, daß viele Leprologen ausgezeichnete Resultate mit anfangs 25 mg zweimal wöchentlich erzielten, die sie dann bis zu einem Maximum von 200 mg zweimal wöchentlich erhöhten.

Die WHO empfahl 1966, daß man die Dosis an DDS für einen Erwachsenen mit etwa 60 kg von 600 mg wöchentlich nicht überschreiten sollte und daß die für Kinder dementsprechend niedriger sein müßte. Die Behandlung sollte mit einer viel niedrigeren Dosis als die oben vorgeschlagene Gesamtmenge angefangen werden und die Dosis sollte allmählich vorsichtig erhöht werden. Bei einigen Patienten, besonders ambulanten, kann die Höchstmenge 400 mg pro Woche betragen. Die wöchentliche Anfangsdosis mag sich um 50—60 mg bewegen. Man kann dann 25 mg zweimal wöchentlich oder 10 mg täglich über 6 Tage anwenden. Die Erhöhung der Dosis sollte stufenweise erfolgen und das Maximum sollte etwa in 4—6 Monaten erreicht werden.

MARTINEZ, PATWARY und CRESS (1963) zeigten, daß eine kleinere Dosis DDS — wie allgemein üblich — auch bei Lepra wirksam sein kann: bei Patienten, die man regelmäßig (sie nahmen 75% oder mehr der vorgeschriebenen Dosis ein) und mindestens 4 Jahre lang behandelt, wurden 79,6% bakteriologisch negativ; jene Patienten, die 50—75% der vorgeschriebenen Dosis erhielten, zeigten in einem verhältnismäßig hohen Prozentsatz der Fälle (64%) und jene mit unregelmäßiger Behandlung (weniger als 25% der vorgeschriebenen Menge) nur 7,6% einen negativen Bakterienbefund. Diese Ergebnisse wurden durch das epidemiologische Leprateam der WHO erreicht. Sie wurden als das Ergebnis einiger Feldprojekte bewertet. Sie bestätigen die Beobachtung vieler Leprologen, daß niedrigere Dosen von DDS zwar wirksam waren, aber weisen darauf hin, daß die übliche Dosis bessere Resultate ergibt.

RAMU und RAMANUJAM (1965) studierten in einer in Chingleput durchgeführten Untersuchung die Wirksamkeit üblicher und niedrigerer Dosen DDS an lepromatösen Patienten: Erwachsene wurden in drei Gruppen eingeteilt, die 600, 400 und 200 mg wöchentlich erhielten; Kindern verabreichte man 300, 200 und 100 mg. Man kam zu folgendem Schluß:

Die gegenwärtige Prüfung zeigt, daß DDS in geringen, als z.Z. verabreichten Dosen therapeutisch wirksam und weniger mit Komplikation verbunden ist. Aber es sollte beachtet werden, daß, bedingt durch den Gewichtsunterschied der Patienten in jeder Gruppe, einige Patienten, die 600 mg wöchentlich einnahmen, wirklich im Verhältnis auf 1200 mg wöchentlich kamen und viele Patienten der niedrigeren DDS-Gruppe tatsächlich höhere Dosen erhielten. Andererseits betrug der Prozentsatz bei Erwachsenen mit der vorgeschriebenen und eingenommenen Dosis 64,6%, 68,1% und 98,1% bei 600, 400 und 200 mg je Gruppe. Die durchschnittlich eingenommene Maximaldosis betrug tatsächlich 25,6 g, 18,4 g und 12,6 g.

BROWNE behandelte (1965) zweimal wöchentlich erwachsene lepromatöse Patienten (die Zahl ist nicht angegeben) durchschnittlichen Gewichts mit entweder 50 mg oder 100 mg DDS. Er erklärte, daß es mit diesen Dosen beim durchschnittlichen afrikanischen Erwachsenen in klinischer und bakteriologischer Hinsicht zu

Verbesserungen der lepromatösen Lepra kommt, weiterhin wird das Vorkommen und die Schwere der Komplikationen wie Erythema nodosum leprosum und die akute Polyneuritis herabgesetzt.

LEIKER und CARLING (1966) führten einen begrenzten Versuch mit niedrigeren Dosen DDS aus. Danach sieht es so aus, als ob die niedrigere Dosis von 200 mg DDS wöchentlich nicht weniger wirksam und sogar im allgemeinen effektiver als die höheren Dosen ist (400 und 800 mg). Wegen der begrenzten Zahl der Patienten werden keine endgültigen Schlußfolgerungen gezogen.

In einer Prüfung verabreichten PETTIT und REES 1967 6 Monate lang 50 mg DDS zweimal wöchentlich an sechs lepromatöse Patienten. Dabei wurden zufriedenstellende bakterielle histologische und klinische Besserungen beobachtet.

DHARMENDRA (1965) sagte bezugnehmend auf die Studien von RAMU und RAMANUJAM (1965) und BROWNE (1965), daß er nicht beabsichtigte, die bisher übliche Dosis von DDS zu reduzieren. Die bisherigen Angaben stellen nur vorläufige Untersuchungen dar. Man entschloß sich nicht, die Dosis heruntersetzen. Viele Studien seien noch notwendig, bevor man entscheiden könne, ob die Optimaldosis niedriger sein sollte.

Weitere Stellungnahmen hinsichtlich der niedrigeren Dosis von DDS werden unten im Abschnitt über bakterielle Negativierung und Reaktivierung bei lepromatösen Fällen diskutiert.

Langfristig kontrollierte klinische Prüfungen sind notwendig, um zu entscheiden, wie wirksam niedrigere Dosen sind. Es ist z.Z. noch verfrüht, niedrigere Dosen bei Massenkampagnen zu empfehlen. Bemerkenswert ist allerdings, daß einige Autoren mit enthusiastischer Tendenz eine beinahe homöopathische Dosis an DDS verabreichen. Das sollte genauer geprüft werden und die Gefahr der Resistenzentwicklung der Leprabakterien dabei im Auge behalten werden.

1. Langwirkendes DDS

In Ländern mit hohem Leprabefall (Afrika und Asien) kommen Patienten alle 14 Tage zu den Behandlungszentren. Die maximale wöchentliche Dosis DDS wird verabreicht und die Tabletten werden in Gegenwart des Lepra-Personals geschluckt; eine gleiche Anzahl Tabletten wird für die folgende Woche an die Patienten ausgegeben. Dies bedeutet, daß die Patienten verpflichtet sind, alle 14 Tage oder 26mal im Jahr oder 130mal in 5 Jahren zu dieser Behandlung kilometerweit zu laufen. Eine viel längere Behandlungszeit wird von lepromatösen Patienten und dimorphen Leprösen verlangt. Deshalb nimmt die Zahl der Besucher ab, je länger die Behandlung andauert. Andererseits kann man nicht sicher sein, ob die den Patienten für 3, 4 oder 6 Monate ausgehändigten Tabletten regelmäßig eingenommen werden.

Wenn man dies bedenkt, so liegen die Vorteile langwirkender Sulfone, die monatlich oder in längeren Intervallen appliziert werden, für die Patienten auf der Hand. Ein solches Präparat ist: 250 mg DDS in Äthylchaulmoograöl geliert mit Aluminiumstearat oder mit Aluminiummonostearat. CONVIT fand, daß intramuskuläre Injektionen von 6 ml der wäßrigen Suspension DDS in Äthylchaulmoograöl, geliert in Aluminiumstearat, einen Sulfonblutspiegel von 1 mg pro Liter über einen Monat lang oder länger bei lepromatösen Patienten ergab. In Mali (Dr. LANGUILLON) konnten angemessene Sulfonblutspiegel nicht länger als 20 Tage erreicht werden. Die klinischen und bakteriologischen Ergebnisse an neun Patienten, die mit diesem langwirkenden Präparat und zweimonatlichen Injektionen von 1,25 g DDS behandelt waren, waren praktisch die gleichen (WHO, 1964).

Im Vergleich mit einer oralen DDS-Standarddosis mit monatlichen DDS-Injektionen waren die Resultate ähnlich (CONVIT, WHO 1968).

Zur Zeit wird ein langwirkendes 4-4'-Diacetyl-diamino-diphenyl-sulfon (DADDS) geprüft. Dies wurde mit Benzyl-benzoat-Ricinusöl suspendiert und zu 4 ml-Ampullen abgefüllt. Die empfohlene Dosis beträgt 225 mg (1,5 ml intramuskulär) alle 75 Tage. Von diesen 225 mg gelangen täglich, über 75 Tage lang, 3,2 mg in den Kreislauf. Das gibt täglich 2,4 mg an DDS frei. SHEPARD, TOLENTINO und MCRAE (1968) fanden, daß das langwirkende Sulfon in der oben beschriebenen Dosis genau so wirksam war, wie DDS in einer Dosis von 100 mg oral täglich, denn die Zahl der Bakterien bei Nasenspülungen und das Verhältnis solider, anfärbbarer Bakterien in Hautabstrichen nahm im gleichen Verhältnis ab. Weitere Untersuchungen müssen folgen. Die Entwicklung eines solchen wirksamen Antilepramittels, das nur alle 75 Tage appliziert zu werden braucht, würde die Leprabekämpfung wesentlich vereinfachen.

Tabelle 8. *Kumulativer prozentualer Koeffizient bakterieller Negativierung bei Patienten, die regelmäßig oder unregelmäßig behandelt wurden (einschließlich jener Reaktivierten bei den weiteren Untersuchungen)*

Lepromatöse Kranke	Anzahl	Regelmäßige Behandlung kumulativer Koeffizient am Ende von					Anzahl	Unregelmäßige Behandlung kumulativer Koeffizient am Ende von				
		1 Jahr	2 Jahren	3 Jahren	5 Jahren	10 Jahren		1 Jahr	2 Jahren	3 Jahren	5 Jahren	10 Jahren
L1	193	34	61	78	91	97	30	20	43	60	68	100
L2	286	4	22	45	74	98	49	0	12	22	52	92
L3	211	0	2	10	43	96	46	0	0	4	15	74

Tabelle 9. *Kumulativer prozentualer Koeffizient bakterieller Reaktivierung bei regelmäßig und unregelmäßig behandelten Patienten*

Lepromatöse Kranke	Anzahl	Regelmäßige Behandlung kumulativer Koeffizient am Ende von					Anzahl	Unregelmäßige Behandlung kumulativer Koeffizient am Ende von				
		1 Jahr	2 Jahren	3 Jahren	5 Jahren	10 Jahren		1 Jahr	2 Jahren	3 Jahren	5 Jahren	10 Jahren
L1	163	1	1	3	7	27	22	0	0	5	10	56
L2	235	0	1	4	12	28	39	0	0	5	28	87
L3	183	1	2	5	14	37	32	0	3	6	28	85

2. Bakterielle Negativierung und Reaktivierung lepröser Kranker unter Sulfonbehandlung

QUAGLIATO, BECHELLI und MARQUES (1968) führten eine retrospektive Untersuchung an 815 lepromatösen Patienten durch. Diese waren im Campinas Dispensarium (Brasilien) von 1946—1968 registriert. Die Klassifizierung der Patienten wurde nach klinischen und bakteriologischen Untersuchungsergebnissen, dem Lepromintest sowie (in den meisten Fällen) nach histologischen Befunden vorgenommen. Die Patienten erhielten 100 mg DDS oder Diaminoxil (ein Produkt, das dem Diamidin und Diason ähnlich ist), 1—3 Tabletten täglich, oder Sulfone auf parenteralem Weg. Die Behandlung wurde als „regelmäßig" angesehen, wenn die Patienten die weiteren Untersuchungen regelmäßig hatten. Eine bakterielle Negativierung wurde erst nach einem Jahr vermerkt. Nach Negativierung wurde die volle Behandlung nicht unterbrochen. Die modifizierten Lebensdaten wurden nach den Behandlungsjahren errechnet und die Angaben mit Hilfe eines Komputers analysiert (Tabelle 8). Die Resultate weisen ein bestimmtes Muster auf: Bei „regelmäßiger" Behandlung und in frühen Fällen (L_1) zeigt sich, daß der kumulative Koeffizient bakterieller Negativierung höher ist als bei unregelmäßig behandelten Patienten und bei den mehr fortgeschrittenen Fällen (L_2 und L_3). Die statistische

Analyse zeigte, daß die Wahrscheinlichkeit des Vorkommens bakterieller Negativierung immer höher war bei den Patientengruppen, die regelmäßig an den weiteren Untersuchungen teilnahmen. Unter den Patienten, die „regelmäßig" behandelt wurden, betrug der kumulative Koeffizient bakterieller Negativierung am Ende zweier Jahre 61% bei L_1-Patienten und nur 22% bei L_2- und 2% bei L_3-Patienten. Bei unregelmäßig behandelten Patienten betrugen diese Koeffizienten 43, 12 und 0%. Zehn oder sogar mehr Jahre „regelmäßiger" Behandlung sind notwendig für L_2- und L_3-Fälle, um eine ähnliche Negativierung wie bei L_1-Patienten am Ende von 5 Jahren zu erreichen. Es ist bemerkenswert, daß in der Beobachtungszeit viele der inaktiv gewordenen Fälle eine Reaktivierung erlebten und wieder bakterielle Negativierung durch Behandlung eintrat (Tabelle 9).

Diese Resultate zeigen ein bestimmtes Muster, das nicht so offensichtlich ist, wie das der bakteriellen Negativierung: Es zeigt an, daß die kumulativen Koeffizienten der Reaktivierungen nach 9, 10 oder mehr Jahren hoch und noch viel höher bei unregelmäßig behandelten Patienten (56, 87 und 85% für L_1, L_2 und L_3 nach 10 oder mehr Jahren in unregelmäßiger Behandlung) waren. Es ist auch bemerkenswert, daß die Koeffizienten der Reaktivierungen ähnlich sind bei L_2 und L_3, wenn wir die Gruppen der regelmäßig und unregelmäßig behandelten Patienten betrachten. Wenn man nur die Patientengruppe der regelmäßig behandelten Personen betrachtet, sind die Proportionen bei L_1, L_2 und L_3 nicht so auffallend unterschiedlich. Damit ist zu erkennen, wie wichtig die Weiterführung der Therapie für lepromatöse Patienten ist, um eine Reaktivierung zu vermeiden. Das gilt für alle Patientengruppen, ist also unabhängig vom Krankheitsgrad und von der Dauer der Therapie.

Die beiden Tabellen zeigen an, daß die Resultate bakterieller Negativierung und die Verhinderung der Reaktivierung von lepromatösen Kranken besser unter denen war, die eine höhere DDS-Dosis erhielten. In Anbetracht dieser von QUAGLIATO, BECHELLI und MARQUES erhaltenen Angaben muß der Rückgang des morphologischen Index (MI), der sogar schon in einer Zeitspanne von wenigen Monaten auftritt, bei mit Sulfonen und anderen Mitteln behandelten Patienten sehr vorsichtig interpretiert werden. Solch schnelle Abnahme solid gefärbter Bakterien läßt einige Autoren behaupten, daß ein Mittel zur Klärung und Beseitigung der Masse nicht mehr lebensfähigen säurefesten Materials gefunden werden sollte[1]. Die lange Periode, die notwendig ist, zur Gewinnung bakterieller Negativierung, und die hohe Proportion der Reaktivierung in den folgenden Jahren der Patienten unter Behandlung zeigen an, daß der morphologische Aspekt der Bakterien nur eins der Elemente für die Bewertung der Wirkung der Sulfone und anderer anti-Lepra-Drogen darstellt. Eine optimistische Schlußfolgerung ist nicht berechtigt, wenn sie sich nur auf den morphologischen Index stützt.

In einem früheren Artikel studierten QUAGLIATO, BERQUO und LESER (1961) die Reaktivierung lepromatöser Patienten. Sie beobachteten, daß reaktivierte Patienten schnell wieder negativ werden. Am Ende des 1. Jahres waren schon 83,3% (95% Vertrauensgrenze, 76,8—89,8%) negativ und am Ende von 2 Jahren 94,4% (95% Vertrauensgrenze, 89,8—99,0%).

---

[1] Bisher wurde angenommen, daß aktivere Mittel als DDS, durch das der bakteriologische Index so langsam abfällt, notwendig sind, um das Leprabacterium töten zu können. Es wurde gezeigt, daß die Lebensfähigkeit des Leprabacteriums nach morphologischen Kriterien bestimmt werden kann. Es ist möglich geworden in sorgsamen Untersuchungen zu zeigen, daß eine sehr hohe Proportion der Bakterien in 3 Monaten bei Patienten, die die Standardbehandlung mit DDS erhalten, vernichtet werden. Diese Beobachtung deutet an, daß hartnäckige Herde und viele der Lepramanifestation, einschließlich des Erythema nodosum leprosum-reaktionären Types, in der Anfangsphase der Chemotherapie, z.T. vielmehr auf toten wie lebendigen Bacillen beruhen müssen. Das bedeutet, daß eine schnellere „Kur" nach der Tötung der Bakterien mit Standard-anti-Lepra-Drogen nur erreicht werden kann, falls weitere Drogen oder Methoden gefunden werden können, die die Fähigkeit des Wirtes steigern, tote, aber immer noch intakte Leprabakterien zu beseitigen (REES, 1965).

Auch die Studien von SHEPARD (1960) zeigen, daß die Zahl der Bakterien bei Nasenspülungen in einer relativ kurzen Zeit zurückgeht.

3. Sulfon-Resistenz

Jahrelang wurde die Resistenz auf DDS nur klinisch angenommen. Solches tritt anscheinend nur in sehr wenigen Fällen auf. Mit Hilfe der Mausfußsohlenmethode berechneten PETTIT und REES (1964), daß 3 pro 5000 Patienten mit lepromatöser Lepra eine Resistenz erreicht hatten. In anderen Studien wurde von PETTIT, REES und RIDLEY (1966), ADAMS und WATERS (1966) und REES (1967) festgestellt, daß zumindest eine Anzahl rückfälliger Patienten nach vielen Jahren der DDS-Behandlung mit gegen DDS resistenten Leprabakterien behaftet waren.

B. Diaminodiphenylsulfoxyd

Die Leprabehandlung mit Diaminodiphenylsulfoxyd (DDSO) wurde von BUU-HOI auf dem Internationalen Kongreß in Madrid (1953) vorgeschlagen, da seine Aktivität gegen den Tuberkelbacillus „in vivo" und „in vitro" ähnlich der von DDS ist und das Präparat viel weniger toxisch wirkt. BUU-HOI, NGUYEN, KHUYEN u. XUONG (1955) verwendeten das Mittel in Vietnam mit günstigen klinischen und bakteriologischen Ergebnissen, die später von LAVIRON, KERBASTARD u. JARDIN (1957) und DAVEY (1958) bestätigt wurden. Die Therapiekommission des VII. Internationalen Leprakongresses (Tokio 1958) gibt an, daß DDSO, das dem DDS nahesteht, in verschiedenen Ländern erprobt wurde und im allgemeinen die Erfahrungen günstig sind. Seine Dosierung ist dieselbe wie bei DDS, und seine Wirkung war auch bei einer Verabreichung zweimal in der Woche gut. Reaktionen, wie beispielsweise besonders Neuritis, wurden seltener als bei DDS beobachtet. Die Toxicität soll nicht geringer, sondern sogar etwas höher sein als die von DDS. Weitere Untersuchungen bezüglich der Toxicität und der Wirkung bei längerer Behandlung sind erforderlich. Augenblicklich ist DDSO etwas teurer als DDS

Die Strukturformel ist folgende:

$$H_2N\text{—}\langle\rangle\text{—}SO\text{—}\langle\rangle\text{—}NH_2$$

I. Dosierung

Die Tagesdosis für Erwachsene beträgt 100—200 mg in Tabletten. Bei einer Dosis von 200 mg täglich treten häufiger leprotische Reaktionen auf, und es empfiehlt sich daher, 100 oder höchstens 150 mg pro Tag zu verordnen. Nach einem Behandlungsmonat wird eine Pause von einer Woche eingeschaltet.

BUU-HOI et al. (1955) verabreichten 100 mg täglich. LAVIRON et al. (1957) wandten die Maximaldosis von 200 mg, die in der 3. Behandlungswoche erreicht wurde, an, wobei sie mit 100 mg begannen. Alle 6 Tage legten sie eine Pause von einem Tag und jeden Monat eine solche von einer Woche ein. Wegen der Häufigkeit leprotischer Reaktionen setzten sie bei der Mehrzahl der Fälle die Tagesdosis auf 150 mg herab. Sie glauben, daß die Höchstdosis bei 3 mg/kg liegt.

LAVIRON et al. (1957) studierten den Blutspiegel des DDSO mit ähnlichen Methoden wie bei DDS: Die Grenzwerte betrugen 4 und 7,5 mg/1000 ml Plasma nach 3 Std, 3,5 und 7 mg/ 1000 ml nach 8 Std und 2 bzw. 5 mg/1000 ml nach 23 Std. Die Sulfoxydurie in Milligramm pro Liter Harn betrug 3 Std nach Medikamenteneinnahme 234 und nach 23 Std 94. Im großen und ganzen ergeben sich somit dieselben Werte wie bei 200 mg DDS.

II. Verträglichkeit

Das Medikament wird gut vertragen. LAVIRON et al. (1957) geben an, daß DDSO weder Übelkeit noch Erbrechen verursacht und Hämoglobin- bzw. Erythrocytenwerte und den Reststickstoff unverändert läßt. Von 16 Lepromatösen zeigten 7 eine leprotische Reaktion bei Anwendung der Maximaldosis von 200 mg pro Tag.

III. Behandlungsergebnisse

Die Ergebnisse werden als günstig bezeichnet, und zwar sowohl in klinischer als auch bakteriologischer Hinsicht. Nach einigen Autoren soll die letztere nicht so eindeutig sein.

BUU-HOI et al. (1955) kamen nach Erprobung des Medikamentes über 6 Monate zu dem Schluß, daß es klinische und bakteriologische Besserung bei allen Formen der Lepra bewirkt. LAVIRON et al. (1957) behandelten 16 Lepromatöse, 2 Indeterminierte, 14 Tuberkuloide und 2 Dimorphe. Alle Lepromatösen besserten sich, 13 gut und 3 mäßig. Auch bei den Indeterminierten und Dimorphen wurde Besserung festgestellt. Bei den Tuberkuloiden waren die Ergebnisse weniger eindeutig: 6 deutliche Besserungen, 6 mäßige und 2 Verschlechterungen. Die Anzeichen der Besserung sind die gleichen wie bei den Sulfonen. Bei 7 der 16 Lepromatösen sank die Bacillenzahl im Nasensekret ab, besonders bei den 2 Jahre lang behandelten Fällen. Der Bacillenbefund der Haut war häufig unverändert. Mitunter zeigten die Bacillen morphologische Veränderungen (Kokkenform). Sie kommen zu dem Schluß, daß die therapeutische Wirksamkeit der Sulfonwirkung ungefähr gleichkommt. Die lepromatöse Form spricht besser an als die Formen mit wenig Bacillen, was in gleicher Weise auch für die Sulfone gilt.

DAVEY (1958) berichtet über eine langsame, aber sichere DDSO-Wirkung und gewisse Vor- bzw. Nachteile gegenüber den Sulphonen.

C. Thiosemicarbazon

I. Geschichte

Die von DOMAGK et al. (1946) synthetisierten Thiosemicarbazone wurden anfänglich nur bei der Behandlung der Tuberkulose angewendet. Die hierbei erzielten günstigen Resultate veranlaßten viele Autoren, diese auch bei der Lepra zu versuchen, wie dies schon bei anderen Mitteln geschah. Die erste Anwendung erfolgte nur bei wenigen Kranken, und die ersten Ergebnisse wurden 1949 veröffentlicht (HOHENNER, BRANDNER, STÜHMER, zit. nach DHARMENDRA u. CHATTERJEE, 1952). Bald folgten Untersuchungen an einem größeren Material (RYRIE, 1950; VEGAS u. Mitarb., 1950; GÓMEZ-ORBANEJA u. Mitarb., 1951; DHARMENDRA u. CHATTERJEE, 1952, 1954; SAGHER u. BRAND, 1953; LOWE, 1953; u.v.a.). Abgesehen von einigen gegenteiligen Meinungen wird TB 1 als wirksames Medikament bei der Lepra angesehen und von einigen Autoren als ebenso oder noch stärker wirksam als die Sulfone. Die Therapiekommission des VII. Internationalen Leprakongresses (Tokio, 1958) hält Thiosemicarbazon für ein wirksames Mittel bei der Lepra.

II. Chemische Zusammensetzung

Von den untersuchten Thiosemicarbazonen zeigte die stärkste Wirkung das Para-acetylaminobenzaldehyd-thiosemicarbazon (TB 1) $C_{10}H_{12}ON_4S$ mit folgender Strukturformel:

$$CH_3CONH-\bigcirc-CH \cdot N : NH \cdot CS \cdot NH_2$$

Das Schwefelatom und die Anordnung der Stickstoffatome in offener Kette sind für die Wirksamkeit verantwortlich. Im Gegensatz zu den Sulfonen wird das Thiosemicarbazon nicht durch die Paraminobenzoesäure inhibiert.

III. Konzentration in Blut und Harn

Nach CHATTERJEE u. BOSE (1953) treten nach Verabreichung von 50 mg Thiosemicarbazon meßbare Quantitäten in Blut und Harn nach 1 Std auf. Die höchste Konzentration wird nach 4 Std erreicht (0,28 mg/100 ml Blut bei 100 mg; 0,38 mg/100 ml bei 200 mg). Nach 12—48 Std wird nach einmaliger Verabfolgung die Substanz nicht mehr im Blut nachgewiesen, nach wiederholter Verabreichung findet sie sich noch nach 96 Std im Blut. Im Harn liegt die Konzentration viel höher als im Blut und der Stoff ist dort noch 24—48 Std, nachdem er aus dem Blut verschwunden ist, nachzuweisen. Sie stellten fest, daß ungefähr 50% der aufgenommenen Tagesmenge mit dem Harn und ungefähr 10% mit dem Stuhl ausgeschieden werden. Kleine Mengen sind in Schweiß, Speichel, Tränenflüssigkeit und in der Milch enthalten, und zwar in ähnlicher Konzentration wie im Blut. Die gleiche Konzentration fanden sie auch in der Haut.

LAVIRON et al. (1957) bestimmten die Thioacetazonämie im Plasma von 12 Kranken, die 750 mg TB 1 in wöchentlichen Injektionen erhielten. Am 2. und 7. Tag wurden Blutwerte zwischen 0,5—2 mg bzw. 0,5—2,4 mg festgestellt. Als Höchstwert wurden ausnahmsweise 17 mg beobachtet. Bei Injektion von 900 mg betrugen die entsprechenden Werte 1—4,3 bzw. 1,2—4 mg, ausnahmsweise 24 mg. Der Blutspiegel unterlag großen individuellen Schwankungen, wurde aber über die ganze Woche beibehalten. Bei einzelnen Patienten vermerkten sie eine Speicherung von TB 1 mit plötzlicher Ausschüttung, ein Phänomen, das bei den Sulfonen nie beobachtet wurde. Sie zitieren POPPE et al., nach denen diese Speicherung in Nebennieren, Haut, Muskeln und Knochen erfolgen soll.

IV. Art der Verabreichung

Im allgemeinen wird das Mittel oral verabreicht. LAVIRON et al. (1953, 1957) versuchten intramuskuläre Injektionen einmal pro Woche (600—750 mg in 5 ml von gleichen Teilen Chaulmoograöl und Äthylchaulmoograt).

V. Dosierung

Thiosemicarbazon wurde in täglichen Dosen von 100—200 mg verabfolgt. Anfänglich wurden höhere Dosen bis zu 800 mg täglich versucht, wegen toxischer Erscheinungen aber bald wieder auf 150—200 mg täglich herabgesetzt. GOMEZ-ORBANEJA et al. (1953) sehen die Idealdosis in 300 mg täglich (ungefähr 5 mg/kg). DHARMENDRA u. CHATTERJEE (1952) gaben Tagesdosen von 50, 100 und 200 mg, wobei sie herausfanden, daß Dosen unter 100 mg unwirksam sind, solche von 200 mg wirksamer als 100 mg, falls sie vertragen werden. Ihre Maximaltagesdosis beträgt daher je nach Verträglichkeit 100—200 mg. Bei ihren Versuchen betreffs der günstigsten Anfangsdosis stellten sie fest, daß hohe Anfangsdosen bei 8% der Patienten Intoleranzerscheinungen auslösten und daher unvorteilhaft sind. Es ist mit 25 mg oder weniger bei Erwachsenen zu beginnen und die Tagesdosis langsam bis an die Toleranzgrenze — aber nicht über 200 mg — zu erhöhen.

Die Maximaldosis soll über 4—8 Wochen verabreicht werden und dann eine Pause von 10 Tagen eingelegt werden, doch hängt dies weitgehend von der Toleranz des Kranken ab. VEGAS et al. (1953) halten periodische Unterbrechungen der Behandlung für unnötig.

SAGHER u. BRAND (1953) begannen die Behandlung mit 25 mg und erhöhten langsam auf 150 mg. LOWE (1953) nahm 150—200 mg als Höchstdosis an.

DHARMENDRA u. CHATTERJEE (1954) geben an, daß verschiedene Kranke die Höchstdosis von 200 mg nicht vertrugen. GÓMEZ-ORBANEJA et al. (1950) und ALONSO (1958) verwendeten 100—150 mg täglich.

VI. Toxicität

Die TB1-Behandlung kann bei einigen Patienten toxische Nebenerscheinungen hervorrufen: Hautbrennen, Appetitlosigkeit, Leber- und Magenstörungen, leichte Schwäche, Kopfschmerzen, allergische Hautreaktionen (inklusive Erythrodermie), Schübe von Leprareaktionen und Fieber. Von seiten des hämatopoetischen Systems sind vor allem Anämie, Verminderung des Hb-Wertes und selten auch Agranulocytose zu erwähnen. Im allgemeinen sind aber die erwähnten Nebenerscheinungen leichten Grades und stellen gewöhnlich keinen Hinderungsgrund für die Weiterbehandlung dar, solange man die angegebenen Höchstgrenzen für die Dosierung nicht überschreitet. Sind aber die toxischen Erscheinungen stärker ausgeprägt, so ist die Behandlung zu unterbrechen. Einige Autoren sind der Ansicht, daß die toxischen Nebenwirkungen genauso häufig und stark sind wie bei den Sulfonen. VEGAS et al. (1950) behandelten 28 Kranke mit Tagesdosen zwischen 300—900 mg und beobachteten nur leichte Unverträglichkeitszeichen, die eine Weiterbehandlung nicht verhinderten. Sie stellten fest, daß man die Behandlung auch bei Patienten mit leichter leprotischer Reaktion beginnen kann, ohne daß diese sich verstärkte oder länger als gewöhnlich anhielt.

RYRIE (1950) ist der Ansicht, daß bei einer Tagesdosis von 150 mg TB1 praktisch atoxisch ist, da er weder Zeichen von Anämie oder Hämolyse, noch Fieber beobachtete, was bei der Sulfontherapie verhältnismäßig oft vorkommt. DHARMENDRA u. CHATTERJEE (1952) stellten das Auftreten von gewissen Nebenerscheinungen wie Appetitlosigkeit und Magenstörungen, Kopfschmerzen, Schwindel und Schwächegefühl usw. fest. Diese Erscheinungen treten zu Beginn der Behandlung auf, verschwinden aber bei der Weiterbehandlung. Bei 4 Lepromatösen beobachteten sie plötzliche Temperaturerhöhungen und bei einem eine Leberschädigung. Die Wirkungen auf das hämatopoetische System sind geringer als bei Sulfonen. Dieselben Autoren berichteten im Jahre 1954, daß sie bei 12 von 112 Patienten medikamentöses Fieber und bei der Mehrzahl der Fälle anfangs Absinken der Erythrozyten und des Hämoglobins festgestellt hätten; bei keinem Fall trat Leukopenie oder Agranulocytose auf.

Von 197 durch LOWE (1953) behandelten Kranken starben 2 während der Behandlung: einer an den Folgen einer Gastroenteritis, die wahrscheinlich nicht von dem Mittel verursacht worden war, da ähnliche Fälle bei Nichtbehandelten auch auftraten; der andere an einer Hepatitis mit Gelbsucht und Nephritis im 20. Behandlungsmonat, wobei allem Anschein nach das TB1 die Ursache war. Bei weiteren 9 Kranken war es schwer, die Behandlung fortzusetzen: 3 zeigten eine akute Agranulocytose, einer eine generalisierte, allergische Dermatitis mit Exfoliation, ein weiterer schweres, rekurrierendes Medikamentenfieber und einer eine schwere, rezidivierende leprotische Reaktion. Bei einzelnen anderen Kranken traten schwere Reaktionen mit Iritis, Neuritis usw. auf, wie dies schon von der Sulfonbehandlung bekannt ist. Bei allen Kranken — mit Ausnahme von zweien — gingen die Erscheinungen zurück, so daß die Behandlung fortgesetzt werden konnte. Mit Ausnahme der erwähnten Fälle wurde von allen das Mittel gut vertragen, doch beklagte sich in den ersten Wochen eine Reihe von Patienten über Appetitverlust und unklare Bauchbeschwerden, die ohne Unterbrechung der Behandlung spontan verschwanden.

Nach SAGHER u. BRAND (1953) waren die toxischen Nebenwirkungen bei TB1 und Sulfonen ziemlich gering. 5 von 65 Kranken vertrugen weder TB1 noch Sulfone, weil diese eine starke leprotische Reaktion hervorriefen. 1 Patient zeigte Urticaria und allgemeine Ödeme. Verschiedene Kranke klagten vorübergehend über Kopf- und Magenbeschwerden. Mehr als die Hälfte der Kranken zeigte Läsionen, die dem Erythema nodosum ähnelten, aber nur in 2 Fällen zum Abbrechen der Behandlung zwangen. Mitunter wurde einfach die Dosis herabgesetzt. Bei allen 60 Patienten sank die Zahl der Erythrocyten um durchschnittlich 1 Million und entsprechend das Hämoglobin. Diese Anämie wurde leicht mit Eisen, Leberextrakt und Vitaminen beherrscht. Es traten weder Agranulocytose noch sonstige Veränderungen im weißen Blutbild auf.

VEGAS et al. (1953) verabreichten tägliche Dosen zwischen 100—150 mg und beobachteten in den ersten Wochen Magenstörungen mit Übelkeit, Appetitlosigkeit und Schmerzen usw., die stets selten und flüchtig waren. Einige zeigten Conjunctivitis. Die meisten Kranken wiesen Leukopenie und diskrete Anämie auf, doch nie akute Hämolyse oder Agranulocytose. Funktionelle Leber- und Nierenstörungen waren sehr selten. Bei 85,5% wurden leprotische Reaktionen festgestellt, die aber nicht stark waren und daher die Fortsetzung der Behandlung — außer bei 16,5% der 71 Patienten — nicht behinderten. Sie weisen besonders darauf hin, daß bei 5 Patienten die Behandlung während eines leprotischen Schubes begonnen wurde, ohne daß irgendwelche Komplikationen auftraten.

VII. Kontrolle der Behandlung

Die Überwachung der TB1-Therapie ist ähnlich der bei Sulfonbehandlung. Es werden jeden Monat oder mindestens alle 3 Monate eine Blutkörperchenzählung und Harnanalyse empfohlen. Falls eine stärkere Anämie vorliegt, ist eine Differentialzählung vorzunehmen.

VIII. Behandlungsergebnisse

Die Therapiekommission des VI. Internationalen Leprakongresses (Madrid, 1953) stellt fest, daß die Angaben über den Wirkungsgrad des TB1 in weiten Grenzen schwanken. Einige Beobachter nehmen an, daß TB1 den Sulfonen gleichwertig sei. Die Mehrzahl ist der Meinung, es wäre weniger wirksam. Am VII. Leprakongreß (Tokio, 1958) wurde die Wirksamkeit anerkannt und festgestellt, daß TB1 weitgehend als Ersatz für Sulphone Anwendung findet. Gewöhnlich ist die Besserung während des ersten Behandlungsjahres bei allen Lepraformen gut und hält auch bei den tuberkuloiden und „neuralen" Fällen an. Einige Autoren berichteten nach 1—2 Jahren Behandlung über Resistenzerscheinungen bei lepromatöser Lepra. Es kommt öfters bei TB1-behandelten Kranken zu Rückfällen, die jedoch bei Kombination mit DDS sehr selten sind.

1. Ergebnisse bei der lepromatösen Lepra

Die große Mehrzahl der Untersucher, die TB1 bei der lepromatösen Lepra anwandte, äußert sich über dessen Wirkung günstig. DHARMENDRA u. CHATTERJEE (1954) kommen zu dem Schluß, daß es eine gute Stellung in der Leprabehandlung einnimmt; es bewirkt zufriedenstellende, klinische und bakteriologische Besserungen, inklusive Wiederherstellung der Sensibilität und des Haarwachstums im Bereiche der erkrankten Bezirke. Besondere Wirkung entfaltet es bei Lepromatösen mit neurologischen Symptomen. In klinischer wie bakteriologischer Hinsicht kann es ohne weiteres mit den Sulfonen verglichen werden, wie die Autoren aus ihrem Material von 73 durch 1—3 Jahre behandelten Lepromatösen schließen, von denen 16 bakteriologisch negativ wurden und blieben und ungefähr gleich viel einen annähernden Befund erreichten. Doch machen sie darauf aufmerksam, daß das Nachlassen der Wirksamkeit in einer späteren Phase nach einem Jahr oder später zur Verwendung von Sulfonen zwingt. Andererseits kann es bei sulfonbehandelten Fällen sehr vorteilhaft sein, zusätzlich oder alternierend mit Thiosemicarbazon zu behandeln, wenn die Besserung zu wünschen übrigläßt oder bei neurologischen Fällen, die durch Sulfon nur wenig und langsam gebessert werden.

VEGAS et al. (1950, 1953) sind der Ansicht, daß das Mittel bei der lepromatösen Lepra wirksam ist, daß aber wegen seiner langsamen Wirkung auf den Leprabacillus alternierend oder kombiniert mit anderen Medikamenten zu behandeln ist.

GÓMEZ-ORBANEJA et al. (1950, 1953) sind dafür, TB1 endgültig unter die wirksamen Lepramittel aufzunehmen; es zeigt die gleiche Wirkung, unter Umständen

sogar bessere als andere Medikamente; ähnlich sind die Schlußfolgerungen von
SAGHER u. BRAND (1953). LOWE (1953), der 197 Patienten 2¹/₂ Jahre lang behandelte, hält eine endgültige Stellungnahme noch nicht für möglich, bezeichnet aber
TB 1 als eine der wirksamsten Mittel. In ähnlichen Fällen gehen die Behandlungserfolge den mit Sulfonen erzielten parallel und können unter Umständen bei entsprechend gelagerten Fällen diese sogar übertreffen. Im Vergleich mit den Sulfonen
weist TB 1 gewisse Vorteile und Nachteile auf: Es wird im allgemeinen besser
vertragen, doch sind auftretende toxische Zwischenfälle gewöhnlich schwerer,
und es ist viel teurer als Sulfon. Er glaubt, daß in Zukunft das TB 1 das ideale
Lepramittel sein wird. Bis jetzt zeigen aber die Sulfone eindeutige Vorteile und
müssen die Standardbehandlung darstellen; das TB 1 ist für Spezialfälle zu reservieren.

CONTRERAS et al. (1953) halten die Aktivität des TB 1 für viel geringer als die
der Sulfone; sie erzielten nicht nur geringere klinische und bakteriologische Erfolge, sondern erreichten in keinem Fall Negativierung. FLOCH (1953) hält es für
wirksam, aber für nicht so gut verträglich wie die Sulfone.

Gestützt auf eine 7jährige Erfahrung an 220 Patienten gibt ALONSO (1958) an,
daß TB 1 wirksam ist, besonders bei Haut- und Schleimhautveränderungen, und
daß die Ergebnisse ähnlich denen der Sulfone sind.

SOUZA LIMA (1953) wurde durch seine Versuche mit Thiosemicarbazon enttäuscht: Er behandelte 42 Lepromatöse über 9 Monate mit der Tageshöchstdosis von 150 mg. Er konnte weder klinisch noch bakteriologisch irgendeine Veränderung feststellen, denn die geringfügigen klinischen Besserungen einiger Fälle
führt er nicht auf das Medikament zurück.

a) Wirkung auf die Efflorescenzen

In günstigen Fällen blaßt das Erythem ab, Infiltration und Größe der Leprome
gehen zurück, indem sie flacher werden. Die Geschwüre vernarben, nach einigen
Autoren kommt es bei manchen Patienten zu Haarwuchs und Nagelregeneration,
bei vielen Patienten zur teilweisen oder vollständigen Wiederherstellung der Sensibilität. Der Rückbildungsprozeß beginnt zwischen 3—6 Monaten.

DHARMENDRA u. CHATTERJEE (1952) beobachteten bei allen Behandlungen Besserung, bei
der Mehrzahl der Fälle wesentliche. Die Schwellungen oder Infiltrate von Ohren und Gesicht
gingen nach 6 Monaten Behandlung gut zurück, nach 10 Monaten war die Besserung eindeutig. Bei 4 der 6 Patienten, die mehr als 14 Monate in Behandlung standen, bildete sich die
Schwellung fast vollständig zurück. Bei vielen Kranken trat nach 3 Monaten eine Besserung
ein, und nach 15 Monaten verschwanden die infiltrierten Bezirke völlig. Die Rückbildung
der Knoten begann nach 6 Monaten Behandlung, und die Leprome nahmen nach 9 Monaten
stark an Größe und Zahl ab, bei einigen Patienten verschwanden sie sogar nach 12 Monaten.
In einigen Fällen verschwanden die leprotischen Reaktionen, während sie bei vielen anderen
zum Abklingen gebracht werden konnten oder ihre Häufigkeit abnahm; dagegen wiesen 3
Patienten eine schwere leprotische Reaktion auf, die Unterbrechung der Behandlung erforderte. Trophische oder lepröse Geschwüre heilten nach 3monatiger Behandlung aus, und
während dieser Zeit wurden keine Rückfälle beobachtet. Dieselben Autoren erwähnen auch
noch, daß bei 5 Fällen mit erkrankten Nägeln diese durch normale ersetzt wurden; ebenso
normalisierte sich der Haarwuchs der Unterarme, Beine und Augenbrauen. Bei vielen Kranken stellte sich die Sensibilität wieder ein, bei der Mehrzahl wenigstens teilweise. SCHUJMAN
(1952b) konnte nach dem 3. Behandlungsmonat Besserungen feststellen, die mit der weiteren
Behandlung zunahmen.

Nach LOWE (1953) sind die Besserungen bei den schwereren Fällen mit größeren Läsionen
viel deutlicher. VEGAS et al. (1950 1954) berichteten, daß die Rückbildung eines Großteils
der Läsionen schon während der ersten Behandlungsmonate deutlich war. Trotz unterschiedlicher Ergebnisse zeigten alle Patienten eine Besserung: bei 29 von 71 Kranken konnte ein
starker Rückgang der Haut- und Schleimhautläsionen mit fast vollständigem Verschwinden der Flecken, Knoten und Infiltrate sowie Vernarbung aller Geschwüre festgestellt werden. Bei allen Lepromatösen im Anfangsstadium bildeten sich alle aktiven Erscheinungen

der Krankheit rasch und beinahe völlig zurück. Sie wiesen auch noch darauf hin, daß 85% der Fälle leprotische Reaktionen zeigten, die aber trotz langer Dauer nicht schwer waren und daher die Behandlung nicht unterbrochen werden mußte. Nur bei 6,5% der 71 Patienten konnte die Behandlung nicht fortgesetzt werden.

GOMÉZ-OBARHEJA et al. (1953) berichten über das Nachwachsen der Haare als überraschendstes Ergebnis, wobei die Alopecie sich schneller und besser zurückbildet als unter der Sulfonbehandlung, ebenso wie TB1 bei den Geschwüren wirksamer zu sein scheint.

LAVIRON et al. (1953) sahen eine deutliche Besserung nach dem zweiten Behandlungsmonat, da sich zu dieser Zeit gewöhnlich die Leprome und Infiltrate zurückbildeten. BERTACCINI (1953) behandelte 29 Lepromatöse mit TB1 nur 3—4 Monate lang. Er konnte keine Wirkung auf die Leprome und Infiltrate feststellen, bei einigen Kranken traten sogar neue Leprome während der Behandlung auf.

b) Wirkung auf Schleimhautläsionen, Iritis und Neuritis

Nach VEGAS et al. (1950, 1954) ist die Besserung der Schleimhautläsionen schon während der ersten Behandlungsmonate deutlich. GARZON (1954) behauptet, die Rückbildung der Schleimhautläsionen erfolge unter TB1-Behandlung schneller als unter Sulfonen.

DHARMENDRA u. CHATTERJEE (1952) berichten über einige Iritisfälle, die mit der Behandlung gut gebessert wurden. Ein Fall bekam aber während der Behandlung eine Iritis, die nach Absetzen des Medikamentes heilte. Dieselben Autoren (1954) berichten über günstigere Wirkungen des TB1 auf Nervenerkrankungen, als dies bei den Sulfonen festgestellt werden konnte.

c) Wirkung auf den Bacillenbefund

Außer den oben zitierten Autoren möchten wir noch LOWE (1953) anführen. Dieser erzielte bei 64 Kranken mit verschiedener Schwere des Leidens in 23 von 25 Fällen, die 20—30 Monate lang behandelt wurden, bakteriologische Besserungen und bei 7, die vorher 1+ oder 2+ waren, eine völlige Negativierung des Bacillenbefundes. Von 19 Fällen, die 10—20 Monate behandelt wurden, wiesen 13 einen günstigeren Bacillenbefund auf, davon 4 einen negativen. Bei 20 Patienten, die weniger als 10 Monate lang behandelt worden waren, konnte sie nur leichte Besserungen und keine Negativierung des Bacillenbefundes feststellen. LAVIRON, LAURET u. SCHNEIDER (1953) konnten mittels häufiger bakteriologischer Kontrollen nachweisen, daß die Bacillenzahl im 1. Jahr nur wenig abnimmt, während des 2. Jahres stärker fällt, aber auch im 3. Jahre die Negativierungen selten sind. Ebenso wie bei der Sulfonbehandlung werden die Bacillen nur mehr einzeln und später als Granula gefunden. SAGHER u. BRAND (1953) erzielten gute Besserungen in klinischer und bakteriologischer Hinsicht nach 6—16 Behandlungsmonaten.

VEGAS et al. (1953) beobachteten häufig, daß sich die Bakterien in Granula umwandeln. Im allgemeinen gingen die Rückbildung der Hautläsionen und die Abnahme der Bacillenzahl nicht Hand in Hand, denn sie konnten bei Patienten, die gute klinische Besserung aufwiesen, einen stark positiven Bacillenbefund feststellen.

LAVIRON et al. (1957) verwendeten TB1 in Chaulmoogralösung und konnten eine starke Abnahme der Bacillenzahl im Nasensekret und in den Hautläsionen sowie morphologische Veränderungen der Bacillen feststellen. Die bakteriologische Negativierung des Nasenschleimes erfolgte aber erst nach 18 Monaten Behandlung.

SOUZA LIMA (1953) konnte, wie schon erwähnt, bei 42 Lepromatösen nach 9monatiger Behandlung keine bakteriologische Besserungen erzielen.

d) Wirkung auf die Leprominreaktion

VEGAS et al. (1953) und LAVIRON, LAURET u. SCHNEIDER (1957) konnten bei den behandelten Lepromatösen nie eine Positivierung der Leprominreaktion beobachten.

e) Histopathologische Befunde

VEGAS et al. (1953) untersuchten alle 4—6 Monate bei allen Kranken 3—6 Biopsien und stellten eine stärkere oder schwächere Abnahme der spezifischen Granulome fest, unter Umständen auch ihre völlige Substitution durch unspezifische, chronisch-entzündliche, perivasculäre Infiltrate. Bei 3 Fällen zeigte sich die Ausbildung tuberkuloider Knötchen.

2. Ergebnisse bei der uncharakteristischen Lepra

Nur wenige Arbeiten befassen sich mit der Wirkung des TB1 bei der uncharakteristischen Lepra, und sie bringen zum Ausdruck, daß die Ergebnisse günstig wären, wenn die Behandlung mindestens 1 Jahr lang erfolgt. LAVIRON, LAURET u. SCHNEIDER (1953) erzielten bei 2 von 3 Behandelten sehr gute Erfolge, der dritte blieb stationär, doch wurde er nur 5 Monate lang behandelt. DHARMENDRA (1953) verzeichnet günstige Erfolge bei allen Formen der Lepra, die den Sulfonergebnissen bei gleichartigen Fällen durchaus vergleichbar sind. DHARMENDRA u. CHATTERJEE (1954) behandelten 10 Fälle mit TB1: 4 Fälle zeigten nur geringe Besserung oder blieben unverändert (Behandlungsdauer 4, 6, 9 und 18 Monate); die übrigen 6 zeigten eindeutige Besserung, die in einem Fall (6 Monate Behandlung) leicht, in einem weiteren relativ gut (2 Jahre Behandlung) und bei den restlichen 4 Fällen bedeutend war (Behandlungsdauer 1—$2^1/_2$ Jahre). Bei diesen 4 Fällen blaßten die Flecken unter teilweiser oder vollkommener Wiederherstellung der Sensibilität ab. Im Gegensatz zur tuberkuloiden Lepra ist die Besserung zu Beginn der Behandlung langsam und wenig augenscheinlich und wird erst nach einem Jahr oder später deutlich.

3. Ergebnisse bei der tuberkuloiden Lepra

Auf Grund der an und für sich günstigeren Entwicklung der tuberkuloiden Lepra ist es viel schwieriger, bei dieser die Behandlungserfolge zu beurteilen. Eine günstige Wirkung wird von verschiedenen Autoren angegeben. DHARMENDRA u. CHATTERJEE (1954) berichten über folgende Ergebnisse bei 15 Behandelten: leichte, aber deutliche Besserung bei 4, gute bei 2 und sehr gute bei 9 Fällen, von denen 4 völlig symptomfrei wurden. Die günstigen Wirkungen wurden schon während der ersten Behandlungsphase beobachtet, z.T. bereits nach 3—6 Monaten. GOMÉZ-OBARNEJA et al. (1953) berichten über eine ausgesprochen gute Wirkung des TB1 bei der tuberkuloiden Lepra

LOWE (1953) beurteilt die TB1-Wirkung auf Grund seiner Erfahrung bei 59 Tuberkuloiden, die er in zwei Gruppen unterteilte; 39 wurden 16—26 Monate lang behandelt: Bei allen verschwanden die Verdickung und die entzündliche Reaktion im Bereich der Hautläsionen, bei einigen Patienten waren sie kaum mehr zu erkennen; die Nervenverdickung ging bei der Mehrzahl der Kranken zurück; bei einigen Patienten kam es zur Repigmentierung und Wiederherstellung der Sensibilität. Das Verschwinden der Läsionen war außerordentlich eindrucksvoll und wahrscheinlich besser als bei Sulphonbehandlung. Er hatte den Eindruck, daß die leprösen Nervenveränderungen rascher als mit Sulfon zurückgehen, wobei trophische und paralytische Folgen nur ganz vereinzelt beobachtet werden. Die zweite Gruppe umfaßte 20 Patienten, 5 mit einer Behandlungsdauer von 8—16 Monaten; die Mehrzahl erhielt das Medikament nur 1—2 Monate lang, und bei einigen Kranken war die Besserung schon deutlich erkennbar.

Die Erfahrungen von LAVIRON et al. (1953) beschränkten sich auf 3 Fälle, bei denen die Besserung weniger deutlich war als bei Lepromatösen.

D. Derivate des Diphenylthioharnstoffes

Zwei Derivate des Diphenylthioharnstoffes (DPT) wurden bei der Lepra angewandt: 4,4'-Diäthoxy-Diphenylthioharnstoff und 4-Butoxy-4'-dimethyl-aminodiphenylthioharnstoff (Ciba 1906). Das erste wurde von Buu-Hoi et al. (1955), das zweite von Davey u. Currie (1956) und später von anderen Leprologen verwendet. Die Ergebnisse wurden als zufriedenstellend, gleich gut oder besser als mit Sulfonen angegeben. Davey (1958a, b) hält die Wirkung in den ersten 6 Monaten für besser als bei der Sulfontherapie, hernach gleicht sie sich der Sulfonwirksamkeit an. Die Therapiekommission des VII. Internationalen Leprakongresses (Tokio 1958) gibt an, daß eine Tagesdosis von 25—40 mg/kg Ciba 1906 mindestens ebenso wirksam ist wie die Sulfone. Die Substanz hat den Vorteil, fast atoxisch zu sein und zeigte sich in allen Fällen, bei denen Sulfonbehandlung nicht möglich war, als sehr wirksam. Der Nachteil der täglichen Applikation und der hohe Preis lassen das Mittel bis jetzt für eine Massenbehandlung noch wenig zweckmäßig erscheinen. Es verträgt sich gut mit DDS und Isoniazid, doch fehlen noch Untersuchungen über die Späterfolge, da es noch nicht lange genug in Anwendung steht, um angeben zu können, ob sich eine Resistenz ausbilden kann. Der 4,4'-Diäthoxy-Diphenylthioharnstoff ist ebenso wirksam gegen den Leprabacillus und in gleicher Weise atoxisch. Es steht außer Zweifel, daß die Thioharnstoffe für die Leprabehandlung vielversprechend sind und eingehende Untersuchungen sich lohnen.

I. Dosierung

Der 4,4'-Diäthoxy-Diphenylthioharnstoff kommt in Tabletten von 0,5 g auf den Markt. Die Tageshöchstdosis beträgt 25—40 mg/kg. Höhere Dosen bis zu 6—9 g täglich wurden bei der Tuberkulosebehandlung verabreicht. Die Medikation beginnt mit 2 Tabletten täglich (1 g) und wird alle 7 oder 14 Tage um $^1/_2$ g erhöht, bis zur Maximaldosis von 3 g täglich. Einige legen pro Woche einen Ruhetag ein, andere setzen die Behandlung pausenlos fort.

Davey u. Currie (1956) begannen mit 1 g täglich und steigerten die Dosis alle 15 Tage um ein halbes Gramm bis zu einer Dosis von 3 g täglich, die als höchste Dosis für die Dauerbehandlung festgesetzt wurde. Erwachsene erhielten 1,5—3 g, Kinder je nach Alter 0,5—1,5 g täglich. In allen Fällen wurde an einem Tag in der Woche mit der Behandlung ausgesetzt. Alonso (1958) gab 3 g täglich ohne Unterbrechung, was gut vertragen wurde.

II. Zwischenfälle

Praktisch kommen keine Zwischenfälle bei der DPT-Behandlung vor. Davey u. Currie (1956) beobachteten weder gastrointestinale noch Leber-, Nieren- oder Blutkomplikationen, desgleichen auch nie Fieber und Dermatitis. Nur einer von 17 Lepromatösen zeigte ein Erythema nodosum. Davey (1958) beobachtete nach 15 Monaten Behandlung bei einem Fall Anzeichen von Hypothyreoidismus. Alonso (1958) stellte toxische Wirkungen bei Patienten, die durch mehr als 1 Jahr 3 g täglich erhielten, fest; von 6 Lepromatösen zeigten 2 ein Erythema nodosum mit Fieber, Neuritis und Gelenkschmerzen.

III. Behandlungsergebnisse

Die Thioharnstoffe wurden bei den verschiedenen Lepraformen angewandt, und die Erfolge sind ermutigend, besonders in den ersten 6—9 Behandlungsmonaten, während derer sie von einigen Autoren als den Sulfonresultaten überlegen bezeichnet werden. Die Beobachtungen müssen allerdings noch über einen größeren Zeitraum ausgedehnt werden, um sichere Angaben über die Erfolge machen zu können.

DAVEY u. CURRIE (1956) versuchten das Ciba-Präparat 1906 bei 17 Lepromatösen, 8 Tuberkuloiden, 3 Indeterminierten und 3 Dimorphen („borderline"). Von den 17 Lepromatösen waren 3 fortgeschritten, 7 mäßig fortgeschritten, 2 im Anfangsstadium, und 5 zeigten nur lepromatöse Flecken. Alle Patienten wiesen ohne Ausnahme klinische Besserung mit Abnahme der Infiltrate und des Erythems, Abflachung der Knoten und Abblassen der Hautflecken auf. Bei 12 Patienten trat die klinische Besserung bereits nach 3 Monaten ein, bei allen war sie nach 6 Monaten deutlich. 2 Kranke, die als maculöse Lepromatöse auf Grund der histologischen und bakteriologischen Untersuchung klassifiziert worden waren, zeigten nach dem 3. Monat eine klinische und bakteriologische Besserung mit Eruptionen, wie sie gewöhnlich bei den dimorphen Fällen („borderline") beobachtet werden, was auch durch die histologische Untersuchung bestätigt werden konnte. Die bakteriologischen Besserungen waren eindeutiger als bei der mit Sulfonen behandelten Kontrollgruppe. Alle 8 tuberkuloiden Fälle wiesen nach wenigen Monaten (2 Fälle nach 1 Monat) weitgehende Besserung auf. Bei den 3 indeterminierten Fällen bildeten sich die Läsionen nach 6—10 Monaten zurück. Die 3 dimorphen Fälle zeigten geradezu dramatische Besserung mit starker Abnahme der Bacillen und Abklingen der Hautveränderungen, in 2 Fällen nach einer akuten Exacerbation. Bei 2 dieser Patienten nahm die Krankheit einen tuberkuloiden Aspekt an, und die vorher negative Leprominreaktion wurde schwach positiv. 12 der 31 Kranken klagten über Nervenschmerzen mit leichten oder mäßigen neuritischen Erscheinungen im ersten Behandlungsjahr. Bei 2 Fällen entwickelte sich eine leichte Fußlähmung (pied tombant), die aber wieder zurückging. Die Neuritis verschwand nach Herabsetzung der Dosis. Die Autoren schließen, daß das Mittel bei der Lepra wirksam ist; bei den Lepromatösen war die Besserung während der ersten 9 Monate eindeutiger als bei der mit DDS behandelten Kontrollgruppe, doch machte bei einigen Fällen die Besserung nachher nicht die gleichen Fortschritte. Im allgemeinen waren die Erfolge nach 15 Monaten ebenso deutlich wie bei der Kontrollgruppe (DDS).

Nach 3½ Jahren Erfahrung mit Ciba 1906 kam DAVEY (1958) zu dem Schluß, daß das Mittel bei der Lepra wirksam ist, in den ersten 6 Monaten die besten Resultate ergibt und damit das DDS übertrifft. Danach sind beide in der Wirksamkeit gleich.

ALONSO (1958) behandelte 6 Lepromatöse und 1 Tuberkuloiden mit 3 g täglich per os, drei Einzeldosen vierstündlich. Die Behandlung erfolgte ohne Unterbrechung. Er fand die klinischen Erfolge vielversprechend, da seine guten Erfahrungen nach 16 Monaten Behandlung mit denen von DAVEY et al. übereinstimmten. Infolge der nur kurzen Behandlungsdauer kann er über bakteriologische Ergebnisse nichts aussagen, doch glaubt er, daß mit Sulfonen oder TB1 in derselben Zeit keine besseren Ergebnisse erzielt worden wären.

Ross INNES et al. (1957) erzielten gleichfalls befriedigende Ergebnisse (zit. nach MAGER et al., 1958).

Bei Untersuchungen, die zusammen mit ALMEIDA, PIMENTA und LIPPELT im Gange sind, konnten wir einen günstigen Einfluß auf die Hauterscheinungen, Bacillenfragmentation und Absinken des Antikörpertiters im Blut feststellen. Fortsetzung der Beobachtung ist bis zu einer endgültigen Meinungsbildung noch erforderlich.

BUU-HOI et al. (1955) verwendeten 4,4'-Diäthoxy-Diphenylthioharnstoff bei 13 Leprakranken über 6 Monate mit gutem Erfolg.

E. Cycloserin

Cycloserin, ein aus dem „Streptomyces orchidaceus" stammendes Antibioticum, wird seit 1957 in der Leprabehandlung verwendet. ALMEIDA NETO u. PAULA E SILVA (1957), PESTEL u. CHAMBON (1957), ALMEIDA NETO u. PAREJAS REVELLES (1958), ALONSO (1958), BACCAREDDA-BOY u. FARRIS (1958) und BERTACCINI (1953) veröffentlichten ihre Ergebnisse mit Cycloserin und halten es bei frischen, unbehandelten sowie sulfonresistenten Fällen für wirkungsvoll. Infolge der bisher kurzen Beobachtungszeit halten sie weitere Untersuchungen für erforderlich. Die Therapiekommission des VII. Internationalen Leprakongresses (Tokio 1958) erklärte folgendes: „Aus vorläufigen Mitteilungen geht hervor, daß dieses Antibioticum möglicherweise eine Wirkung auf das *M. leprae* in einer Tagesdosis von 250—750 mg ausübt; allerdings schränken unerwünschte Nebenwirkung seinen

Anwendungsbereich ein, und — derzeit — sind seine Gestehungskosten noch zu hoch. Bevor sich seine Stellung im Rahmen der Chemotherapie der Lepra festlegen läßt, sind noch weitere Untersuchungen notwendig."

I. Dosierung

Cycloserin (D-4-Amino-3-isoxazolidinon) liegt in Tabletten von 250 mg vor. Es wurde in der täglichen Maximaldosis von 1000 mg und unter Umständen sogar von 1500 mg verabreicht. Man beginnt die Behandlung mit einer Tablette täglich eine Woche lang und erhöht in jeder folgenden Woche um 1 Tablette, bis man die Tagesdosis von 3, 4, ja sogar 6 Tabletten erreicht.

ALMEIDA NETO u. PAULA E SILVA (1957) verabreichten gleich zu Beginn 2 Tabletten täglich und steigerten bei Verträglichkeit auf 3 Tabletten. PESTEL u. CHAMBON (1957) gaben 3mal 250 mg täglich in der ersten und nur 2mal 250 mg täglich in der zweiten Woche. Um toxische Nebenerscheinungen zu vermeiden, gaben sie einer anderen Gruppe von Kranken in der ersten Woche 1 Tablette, in den beiden folgenden Wochen 2 Tabletten und hernach 3 Tabletten pro Tag. ALMEIDA NETO u. PAREJAS REVELLES (1958) gaben in der ersten Woche eine Tablette und steigerten die Dosis in jeder folgenden Woche um 1 Tablette täglich bis zu 4 Tabletten pro Tag, die alle 6 Std verabfolgt wurden. Nur in einem Fall erreichten sie eine Tagesdosis von 6 Tabletten, reduzierten sie aber wieder auf 4, da Intoleranzerscheinungen auftraten. Bei BERTACCINI (1953) schwankten die Tagesdosen zwischen 250 und 750 mg.

II. Zwischenfälle

Cycloserin kann Appetitlosigkeit, Kopfschmerzen, Schwindel, Schläfrigkeit, epileptische Krisen und leprotische Reaktion mit starker Rötung und Infiltration der bestehenden Läsionen hervorrufen. Es kommt nicht zu Anämie.

ALMEIDA NETO u. PAREJAS REVELLES (1958) gaben Maximaldosen von 1000 mg, die gut vertragen wurden. Wenn leichte Intoleranzerscheinungen beobachtet wurden, gingen diese nach Herabsetzung der Tagesdosis rasch zurück. Ein Patient zeigte bei 1500 mg Übelkeit, Kopfschmerzen, Schwindel, Schläfrigkeit und Erregungszustände, allerdings ohne bedrohliche Manifestationen; nach Herabsetzen der Dosis auf 1000 mg verschwanden alle Symptome. Hämoglobin und Erythrocytenwerte sanken nicht ab.

BERTACCINI (1953) mußte bei 3 von 7 Patienten die Behandlung unterbrechen, da bei einem epileptische Krisen, beim anderen Harnstörungen und beim dritten Magenstörungen auftraten.

PESTEL u. CHAMBON (1957) beobachteten bei einem von 7 Patienten während der ersten 2 Behandlungsmonate Anzeichen leprotischer Reaktionen, die Ende des ersten Monats ihr Maximum erreichten: Die Hautläsionen zeigten starke Rötung und Infiltration; es traten Fieber, Appetitlosigkeit, Schlaflosigkeit sowie Kopf- und Gelenkschmerzen auf. Schließlich kam es zu einer Herzinsuffizienz mit Oligurie und Ödem. Zahlreiche Geschwüre entstanden an den verschiedensten Körperstellen, und der Allgemeinzustand verschlechterte sich erheblich. Ein weiterer Patient zeigte Hautreaktionen mit Rötung der Papeln. Bei Erhöhung der Dosis traten neue Papeln auf, es kam zur Ausbildung einer „facies leontina", zu Schmerzen im linken Arm und in den Beinen mit Taubheitsgefühl. Temperatur und Blutsenkung waren normal. Noch ein anderer Patient zeigte eine starke leprotische Reaktion am 10. Behandlungstag: Dunkelrotfärbung und Schwellung der Papeln, Verstärkung der Nervenschmerzen mit Anaesthesie am rechten, äußeren Fußrand, Schwellung und Schmerzhaftigkeit mit Anaesthesie der korrespondierenden Bezirke des Cubitalnerven und des Ischiadicus. Bei weiterer Verstärkung der Nervenschmerzen kam es schließlich zur Ausbildung eines linksseitigen Pes equinovarus. Nach Reduzierung der Dosis auf 250 mg verschwanden die Hauterscheinungen völlig, und mit der Zeit gingen auch die nervösen Erscheinungen weitgehend zurück.

III. Behandlungsergebnisse

Die angeführten Autoren berichten über günstige Erfolge bei der Lepra, selbst nach nur 1 Monat Cycloserinbehandlung. Bei einigen Patienten konnte nach kurzer Behandlungszeit schon eine wesentliche Besserung festgestellt werden, während andere, die länger behandelt wurden, keine Besserungen aufwiesen. Es ist möglich, daß, ebenso wie bei Isonicotinsäurehydrazid, die Ergebnisse der ersten Behandlungsmonate besser sind als später. Die Versuche erstreckten sich allerdings nur über 15 Monate. Alle Untersuchungen über die Cycloserinwirkung bei der Lepra, sei es ohne oder mit Kombination anderer Medikamente, müssen fortgesetzt werden, um zu wirklich eindeutigen Schlußfolgerungen kommen zu können.

ALMEIDA NETO u. PAULA E SILVA (1957) behandelten 3 Lepromatöse über 2 Monate mit anfangs 2, später 3 Tabletten täglich. Bei 2 Patienten nahmen Infiltrate und Knötchen ab, die rostfarbenen Hautflecken blaßten ab; der dritte Fall verschlechterte sich im ersten Behandlungsmonat, und es traten im Bereich der Hautflecken (besonders am Stamm) einige kleine Tuberkel auf, dann aber kam der Prozeß zum Stillstand. Die Autoren halten diese Ergebnisse für günstig, können aber über die weitere Entwicklung der Fälle noch nichts aussagen.

ALMEIDA NETO u. PAREJAS REVELLES (1958) setzten ihre Untersuchungen fort und berichten über die Behandlungserfolge bei 18 Lepromatösen und einem Dimorphen mit Maximaldosen von 1000 mg täglich, in einem Fall sogar mit 1500 mg. Bei einigen Patienten wurde Cycloserin mit anderen Mitteln kombiniert. Behandlungsdauer 1—11 Monate. Sie beobachteten subjektive Besserung, Stillstand der Krankheitsentwicklung und Rückbildung der spezifischen Erscheinungen nach ungefähr 2 Monaten. Der Prozeß verlief ähnlich wie bei den Sulfonen: Verkleinerung der Leprome, eitrige Einschmelzung der Tuberkel und Abblassen der pigmentierten Hautflecken. Leprotische Reaktionen vom Typ Erythema nodosum oder multiforme, die sonst bei Lepromatösen während der ersten 6 Monate Sulfonbehandlung so häufig sind, wurden nicht beobachtet. In keinem Fall trat neurologische Verschlechterung ein. In Einklang mit den klinischen Erfolgen zeigte die bakteriologische Untersuchung quantitative und qualitative Veränderungen der Bacillen. Auch bei der histologischen Untersuchung kam die Besserung zum Ausdruck, allerdings nicht so eindeutig. Herdreaktionen mit günstiger Prognose wurden besonders zu Beginn der Behandlung festgestellt. Sie glauben, daß Cycloserin hauptsächlich auf die Bacillen wirkt und halten es daher besonders bei reaktivierten und sulfonresistenten Fällen geeignet.

PESTEL u. CHAMBON (1957) berichten über eine klinisch und bakteriologisch ausgeprägte Wirkung des Cycloserins bei der Lepra. Die Rückbildung der Hautläsionen erfolgt rasch und führt zu einer Restitutio ad integrum bei den maculösen und nicht allzu mächtigen papulösen Veränderungen. Leprome und Oberflächeninfiltrate heilen mit pigmentierten Flecken ab und tiefe Infiltrate mit eingezogenen, derben Narben. Bakteriologisch ist der Nasenschleim in 3 Monaten negativ, während dies bei den Hautläsionen von der Ausdehnung der Infiltrate abhängt und längstens nach 8 Monaten erfolgt. Histologisch kann die rückschrittliche Entwicklung der Läsionen verfolgt werden: Im reaktiven Ödem erfolgt Bildung von epitheloid und riesenzelligen Follikeln, die an die tuberkuloide Lepra erinnern; gleichzeitig tritt Isolierung und Granulierung der Bacillen mit völliger Auflösung ein; schließlich finden sich nur mehr unspezifische, diskrete, lymphocytäre Infiltrate. Bei einem Tuberkuloiden wurde die Mitsuda-Reaktion positiv, während sie bei allen Lepromatösen negativ blieb. Allerdings werden diese günstigen Ergebnisse durch die Tatsache beeinträchtigt, daß mitunter schwere Nervenreaktionen auftreten, die eine Unterbrechung der Behandlung notwendig machen, will man nicht den Patienten der Gefahr aussetzen, daß die erwähnten Reaktionen zu einer Sklerose der Nerven und damit zu schweren Dauerschädigungen führen. Sie schließen, daß der Hansensche Bacillus diesem Antibioticum gegenüber sehr empfindlich und Cycloserin daher unter die wirksamsten Lepramittel einzureihen ist.

ALONSO (1958) behandelte 5 Lepromatöse und 1 Indeterminierten, die alle in kürzerer Zeit als mit Sulfonen und TB 1 klinische Besserung aufwiesen. Trotzdem waren sie nach einem Jahr Behandlung noch bakteriologisch positiv. BACCAREDDA-BOY u. FARRIS (1958) beobachteten bei 2 Lepromatösen wesentliche klinische und bakteriologische Besserung mit Negativierung des Nasensekretes, wobei in beiden Fällen eine leichte leprotische Reaktion auftrat. BERTACCINI (1958) behandelte 44 Lepromatöse und 2 Tuberkuloide mit 250—750 mg täglich über 2—6 Monate; bei den Lepromatösen bildeten sich Läsionen nach 6 Monaten fast völlig zurück, und das Nasensekret war bereits nach 3 Monaten negativ; bei den anderen 2 Fällen beobachtete er eine beginnende Rückbildung der Knötchen in weniger als 3 Monaten und bei einem eine Verringerung der Bacillenzahl im Nasensekret. Leider mußte die Behandlung wegen schwerer Komplikationen unterbrochen werden (epileptische Krisen, Harn- und Magenstörungen). Er nimmt eine wohl definierte Wirkung des Cycloserins auf den Leprabacillus an, die aber durch die mitunter auftretenden Störungen stark beeinträchtigt ist.

F. Isonicotinsäurehydrazid
I. Geschichte

Die ersten Veröffentlichungen über die Verwendung von Isonicotinsäurehydrazid (INH) bei der Lepra stammen aus dem Jahre 1952: TORRELLA; PISACANE et al.; NAPOLI; FISCHER; BONCINELLI; TOMMASI u. SANTORO; SECRET; LOWE. Die Anwendungsdauer war kurz und betrug bei einigen Autoren höchstens 6 Monate, bei anderen nur einige Wochen. Die Anzahl der Fälle war sehr klein, und aus 2—4 Fällen wurden Schlüsse über die Wirkung des Mittels gezogen. In den erwähnten Arbeiten — mit Ausnahme von denen LOWES und PISACANES et al. — berichten alle Autoren über eine gute klinische und bakteriologische Wirksamkeit.

In den folgenden Jahren tauchten noch weitere günstige Beurteilungen auf, doch glaubt die Mehrzal der Spezialisten nicht an eine befriedigende Wirkung des Medikamentes. Es muß aber hervorgehoben werden, daß selbst Autoren, die keine Wirksamkeit annehmen, in ihren Arbeiten über klinische und bakteriologische Besserungen in den ersten Monaten der Behandlung berichten. Erst in einer späteren Phase konnte keine Wirkung mehr beobachtet werden.

Gegen Ende 1953 gab die Therapiekommission des VI. Internationalen Leprakongresses (Madrid) an, daß fast alle Untersucher der Ansicht sind, daß INH wenig wirksam bei der Behandlung der Lepra ist. Die Verwendung in Verbindung mit anderen Mitteln scheint einer weiteren Untersuchung wert zu sein. Die Therapiekommission des VII. Internationalen Leprakongresses (Tokio 1958) stellte fest, daß über die Wirksamkeit des INH keine einhellige Meinung besteht, daß es aber die Mehrzahl der Untersucher für die Dauerbehandlung nicht geeignet erachtet.

II. Dosierung

Die Mehrzal der Autoren wandte INH bei der Lepra in einer oralen Dosis von 5 mg/kg, unterteilt in verschiedene kleinere Einzeldosen, an. Mitunter wurden auch höhere Dosen wie bei der Hauttuberkulose verwendet. Das Mittel kann monatelang verabreicht werden, bis Unverträglichkeitserscheinungen eine Unterbrechung notwendig machen. Besserung des Allgemeinzustandes und Gewichtszunahme wurden häufig festgestellt.

III. Resorption und Ausscheidung

DHARMENDRA u. CHATTERJEE (1954) beobachteten, daß das Mittel rasch resorbiert wird und 2—6 Std nach der Aufnahme die höchste Konzentration im Blut erreicht ist. Ebenso erfolgt die Ausscheidung rasch, so daß das Medikament nach 16—24 Std wieder aus dem Blut verschwunden ist und im Harn erscheint. Die höchste Blutkonzentration nach Einnahme von 100 mg beträgt ungefähr 0,5 mg % nach 4 Std; bei 200 mg zweimal täglich steigt die Maximalkonzentration auf 0,8 mg % und fällt nach 12 Std auf 0,2 mg % ab. Phthisiologen berichten, daß eine Konzentration von 0,3 mg % wirksam ist.

IV. Behandlungsergebnisse

Wie bereits erwähnt, wirkt das Mittel nur während der ersten 3 oder 6 Monate, danach ist es wirkungslos. Es existiert sogar eine Mitteilung über Verschlechterung der Krankheit bei einem Lepromatösen mit histologisch lepromatösen und tuberkuloiden Strukturen (LATAPIE et al., 1953). Angesichts dieser Tatsachen könnte INH kurze Zeit verordnet werden, und zwar bei Kranken, die schlecht auf Sulfone reagieren, doch sollen diese nach 2—3 Monaten wieder verabreicht werden. Mit dieser Methode erzielten einige Autoren bessere Resultate als mit Sulfonen allein. Schließlich geben einige Autoren an, daß INH eine günstige Wirkung in Fällen mit Leprareaktionen hat.

TORRELLO (1952) verwendete INH in einer Dosierung von durchschnittlich 300 mg täglich bei fortgeschrittenen Lepromatösen und konnte nach 9 Wochen eine wesentliche klinische und bakteriologische Besserung feststellen. PISACANE et al. (1952) versuchten die Medikation bei 3 Lepromatösen, zwei „neuralen" und vier „gemischten" (lepromatösen?) Formen mit einer täglichen Dosis von 200 mg 15—20 Tage lang. Während dieser kurzen Behandlungszeit beobachteten sie einen geringen Einfluß auf den Leprabacillus; es traten Gewichtszunahme, Euphorie und Besserung des Appetites auf. BONCINELLI (1952) erzielte Negativierung des Nasensekretes bei 7 von 27 Fällen nach 2monatiger Behandlung. Bei 2 Patienten von NAPOLI, die über einen Monat behandelt worden waren, konnte keine bakteriologische Besserung, sondern nur eine solche des Allgemeinzustandes erzielt werden. Von FISCHER (1952) wurde nur ein Patient, und zwar mit 600 mg täglich 4 Wochen lang behandelt; es handelte sich um einen fortgeschrittenen Lepromatösen, dessen Sekretbefund negativ wurde, und dessen Geschwüre vernarbten. SECRET (1952) behandelte 3 Lepromatöse mit 200 mg täglich über 4 Monate und erreichte weitgehende Besserung der Hautveränderung sowie rasche Verminderung der Bacillen im Nasensekret. Auch KIMMIG und FEGELER (1953) erreichten mit derselben Dosis in 3monatiger Behandlung wesentliche klinische und bakteriologische Besserung.

LOWE (1952) verwendete INH bei 27 Kranken 14—23 Monate lang: 10 Tuberkuloide und Lepromatöse ohne vorherige Behandlung sowie 7 Lepromatöse, die Sulfone und TB 1 nicht vertragen hatten; die Maximaldosis betrug 300 mg. Die Ergebnisse waren nicht zufriedenstellend, da keine deutliche Besserung erzielt wurde. Das Medikament scheint eine leichte Wirkung auszuüben, die aber weit hinter der von Sulfonen und Thiocarbazon zurückbleibt. Er glaubt, daß INH bei akuten und subakuten Erkrankungsformen einigen Wert besitzt. FERNANDEZ, COMPA u. MERCAN (1953) behandelten 9 Lepromatöse und einen Dimorphen mit 5 mg/kg täglich 3—4 Monate lang. Sie erhielten dermatologische Besserung mit morphologischen und färberischen Bacillenveränderungen. SOUZA LIMA (1953) behandelte 25 Lepromatöse, davon 5 ohne jegliche vorherige Behandlung und verordnete eine tägliche Maximaldosis von 200 mg. Bei der klinischen und histologischen Untersuchung konnte keine Wirkung auf die Hautveränderungen festgestellt werden; ebensowenig veränderte sich der Bacillenbefund der Haut und des Nasensekrets hinsichtlich Anzahl und Morphologie. Doch beobachtete er eine günstige Wirkung bei akuten Schüben von Erythema nodosum und multiforme: Der Allgemeinzustand besserte sich, Appetit und Gewicht nahmen zu, die Temperatur sank, die Hautveränderungen gingen ziemlich rasch zurück, wobei bei einigen Patienten leichte Rückfälle auftraten.

Auf den Philippinen behandelte TOLENTINO (1953) 21 Lepromatöse 32 Wochen lang. Er glaubt, eine Besserung erzielt zu haben und hält weitere Versuche für aussichtsreich. Obwohl die Wirkung nicht so eindrucksvoll wie bei den Sulfonen hinsichtlich der klinischen Erscheinungen ist, scheint INH eine stärkere Wirkung auf die Bacillen zu besitzen.

ARGUELLO, PITT u. CONSIGLI (1953) verwendeten INH bei 17 Leprafällen, nämlich 9 Lepromatösen, 5 Indeterminierten und 3 Tuberkuloiden. Die Maximaldosis betrug bei einigen Fällen 300 mg, die Behandlungsdauer 45 Tage bis 14 Monate. Bei der Mehrzahl der Fälle zeigte sich Besserung der Hautveränderungen, die Flecken blaßten ab, die Infiltrate wurden resorbiert, verloren ihre cyanotische Tönung, und die Ödeme gingen zurück. Die Knötchen waren etwas widerstandsfähiger. Bei einem Kranken erweichten sie nach 2—3 Monaten, zerfielen geschwürig, es wurde ein schleimig-eitriges Material abgestoßen, andere Knötchen wurden einfach resorbiert. Die bakteriologische Besserung war nicht so deutlich und ging nicht mit der klinischen Hand in Hand. Es wurden keine schädlichen Nebenwirkungen beobachtet. Die Augenläsionen wurden nicht verschlechtert, und bei einem Fall besserten sich sogar die perilimbären Leprome bzw. die mäßig starke Hornhauttrübung. Die Autoren heben hervor, daß die klinischen Besserungen nur in den ersten Monaten auftreten und dann rasch weniger deutlich werden. Sie halten daher das Mittel in geeigneten Fällen für verwendungsfähig.

BASOMBRIO, GATTI u. CARDAMA (1953) versuchten INH bei 6 Lepromatösen, 3 Reaktiven und einem torpiden Tuberkuloiden, einem „Borderline" und einem Indeterminierten, wobei die Höchstdosis bei einigen Kranken 400—500 mg über 2—10 Monate betrug. Sie halten das Mittel für nicht besonders wirkungsvoll, da keiner der Lepromatösen eine Besserung zeigte und nur der dimorphe Fall („borderline") nach 9 Behandlungsmonaten fast völlige Rückbildung der Läsionen aufwies.

CONTRERAS et al. (1953 a, b) geben an, daß INH zweifellos in den ersten Behandlungsmonaten wirksam ist, weil sich Infiltrate und Ödeme schneller als bei anderer Medikation zurückbilden. Zwischen dem 3. und 6. Monat nimmt gewöhnlich die Wirkung stark ab. Zu diesem Zeitpunkt ersetzen sie INH durch Sulfone und erzielen neuerlich weitere Besserung, die dann größer ist als die gewöhnlich bei ähnlichen Fällen mit Sulphon allein erzielte.

LATAPIE et al. (1953) behandelten 13 Lepromatöse und einen Tuberkuloiden; von den Lepromatösen waren 3 im Anfangsstadium (L1) und 10 leicht fortgeschritten (L2). Die Dosen schwankten zwischen 3—5 mg/kg und wurden bei der Mehrzahl 1 Jahr lang verabfolgt. Die Ergebnisse wurden in zwei verschiedenen Phasen festgestellt: In den ersten 6 Behandlungsmonaten vermerkten sie eine Verminderung der Infiltrate sowie Abnahme von Zahl und Größe der Knoten, die bei einigen Patienten fast verschwanden; ähnliche Besserungen konnten bei den Veränderungen der Bindehaut und der Nasenschleimhaut beobachtet werden. Histologische und bakteriologische Kontrollen bestätigten diese Besserung. Größe und Dichte der Infiltrate nahmen ab und das Bindegewebe nahm zu. Die zwar noch häufig vorhandenen Bacillen waren weniger zusammengeballt, kurz, schmal und unregelmäßig. Es traten während dieser ersten Monate keine neuen Läsionen auf. Nur bei einem Kranken, der anfänglich Besserung zeigte, wurde eine Aktivierung beobachtet und die histologische Untersuchung ergab Koexistenz von tuberkuloiden und lepromatösen Veränderungen ("borderline"). In der zweiten Phase nach dem 6. Behandlungsmonat verschlechterte sich der Zustand der Patienten sichtlich (auch bei dem oben angeführten lepromatösen Dimorphen), was durch histologische und bakteriologische Untersuchungen bestätigt werden konnte. Sie kommen daher zu dem Schluß, daß INH in der angewandten Dosierung bei der Lepra nicht wirksam ist und daß die anfängliche Besserung nur geringfügig und vorübergehend ist. Sie empfehlen daher INH weder für die Routinebehandlung der Lepra noch für irgendwelche Versuche.

LAVALLE AGUILAR u. MÁRQUES ITURRIBARRÍA (1953) beobachteten bei 4 Leprösen nach 3—4monatiger Behandlung mit 6 mg/kg täglich deutliches Abklingen der leprotischen Reaktion, doch empfehlen sie INH auf Grund der klinischen und histopathologischen Untersuchung nicht als Basisbehandlung.

BERTACCINI (1953) gibt an, daß die Wirkung auf Leprome und Infiltrate gleich Null war. Es handelte sich um 29 Lepromatöse, die durch 3—4 Monate behandelt wurden, wobei während der Behandlung bei einigen Kranken neue Leprome auftraten. FLOCH (1953a, b) erzielte sehr ungleichmäßige Resultate; hervorragende Besserungen, in einzelnen Fällen sogar bakteriologisch bzw. völlige Wirkungslosigkeit. Er hält das INH für wesentlich weniger wirksam als die Sulfone, da auch dessen Wirkung auf die Nervenveränderungen gleich Null ist und während der Behandlung leprose Reaktionen auftreten können.

DHARMENDRA u. CHATTERJEE (1954) behandelten 24 Lepromatöse und 7 „Neurale" (tuberkuloide und indeterminierte). Fast alle erreichten eine Tagesdosis von 200 mg und 12 Patienten sogar 400 mg. Die mittlere Behandlungsdauer betrug bei den Lepromatösen 35 Wochen und bei den anderen Fällen 42 Wochen. Von den 7 „neuralen" Fällen zeigten 6 Besserung, die in Abklingen des Erythems und der Infiltration der Läsionen bestand. Diese Besserung wurde nach 2 Wochen festgestellt, doch zeigte sich später — trotz Erhöhung der Dosis — eine verstärkte Aktivität der Krankheit (nach 5—12 Monaten). Der 7. Fall blieb unverändert. Von den 24 Lepromatösen hatten 4 eine leprotische Reaktion, die durch die Behandlung nicht gebessert wurde. 17 Fälle zeigten klinische und bakteriologische Besserung nach 2—3 Monaten, die bei 2 Fällen wesentlich, bei den restlichen diskret war. Die Besserung bestand in Abnahme des Erythems und der Infiltrationen, allerdings ohne Beeinflussung der Geschwürsbildung und der Anaesthesie. Bei einem Kranken mit zahlreichen Knoten kam es zur Vereiterung und Vernarbung. Die bakteriologische Besserung war im allgemeinen innerhalb des gleichen Zeitraumes stärker als bei Sulfon und Thiosemicarbazon. Trotzdem zeigte sich bei Fortsetzung der Behandlung klinische und bakteriologische Verschlechterung; nur bei ganz wenigen Fällen hielt die klinische Besserung an. Sie schließen, daß INH während der ersten 8—12 Wochen der Behandlung eine deutliche Wirkung besonders auf den Bacillenbefund hat, doch ist das Medikament im ganzen gesehen nicht sehr brauchbar, da die anfängliche Besserung gewöhnlich von einer Verschlechterung gefolgt ist. Sie sprechen ihm auch keine Wirksamkeit bei der akuten oder subakuten leprotischen Reaktion zu. Sie halten eine Wirksamkeit in Kombination mit anderen antileprösen Mitteln für möglich, wobei die Anwendung auf die beiden ersten Monate beschränkt bleibt und die Kombination von Anfang an oder später erfolgt.

HALE et al. (1954) geben eine gewisse Wirksamkeit des INH zu, doch ist diese mit der der Sulfone in keiner Weise zu vergleichen. DAVIDSON (1955) hingegen hält die Wirkung der beiden Medikamente für vergleichbar.

DOULL, RODRIGUEZ, DAVISON, TOLENTINO u. FERNANDEZ (1957) verabreichten Diason, Diason und INH bzw. Diason und Dihydrostreptomycin bei 3 ähnlichen Patientengruppen. Nach 48 Behandlungswochen waren die Ergebnisse in allen 3 Gruppen ungefähr gleich.

G. Streptomycin und Dihydrostreptomycin

Streptomycin und Dihydrostreptomycin fanden ab 1947 Eingang in die Leprabehandlung und ergaben in einer gewissen Anzahl von Fällen zufriedenstellende Ergebnisse, besonders bei Schleimhautläsionen. Andere Autoren hielten jedoch die erzielten Besserungen nicht für vielversprechend. Tatsächlich werden die beiden Antibiotica nicht allgemein angewandt, und selbst die optimistischten Vertreter empfehlen die Verwendung gemeinsam mit Sulfonen.

Die Therapiekommission des V. Internationalen Leprakongresses (Havanna 1948) hält die bisherigen Ergebnisse der Streptomycinbehandlung nicht für ermutigend, empfiehlt aber eine Weiterführung der Versuche. Am VI. Kongreß in Madrid (1953) wurde festgestellt, daß die bisher erzielten Resultate nicht eindrucksvoll wären. Die Wirkung des Medikamentes auf die Krankheit ist anfangs langsamer als bei den Sulfonen; nach einem Jahr ist der Unterschied gering. Die empfohlene Dosis von 1 g dreimal wöchentlich während eines Jahres wurde ohne Acusticusschäden gut vertragen. Einige Autoren vermerken eine günstige Wirkung des Streptomycins bei akuten Erscheinungen der Lepra. Schließlich wird festgestellt, daß sich die Streptomycinbehandlung noch im Versuchsstadium befindet. Die Therapiekommission des VII. Kongresses (Tokio 1958) gibt über die Streptomycinbehandlung bekannt, ,,daß sie von einigen Autoren angewandt wurde und, zwar in Kombination mit INH bei Patienten, die Sulfone nicht vertrugen".

FAGET u. ERICKSON (1947) berichten in einer vorläufigen Mitteilung über Ergebnisse bei 10 Lepromatösen (mäßig und stark fortgeschrittene Fälle), von denen 5 nur Streptomycin, 4 außerdem Promin und 1 Diazon erhielten. Sie gaben 1—2 g täglich über 11 Monate. Von den 5 Streptomycinbehandelten besserte sich einer wesentlich, 2 zeigten geringe Besserung, 1 blieb stationär und 1 verschlechterte sich. Von den 5 kombiniert behandelten Patienten besserte sich einer wesentlich und 3 zeigten geringe Besserung. Auf Grund dieser Ergebnisse behaupten sie, daß mit Streptomycin günstige Behandlungserfolge bei der Lepra erzielt werden können. Doch sind bei hochdosierter Dauerbehandlung die toxischen Nebenerscheinungen im Vergleich zu der erzielten Besserung sehr beträchtlich. Es scheint, daß auch für den Fall einer Vermeidung dieser toxischen Nebenwirkungen das Streptomycin nicht das Mittel der Wahl bei der Leprabehandlung ist. Daher müssen vor einer endgültigen Stellungnahme noch weitere Untersuchungen durchgeführt werden.

Bei einer anderen Gruppe von 12 Kranken beobachtete ERICKSON (1949), daß Streptomycin bei Schleimhaut- und Augenläsionen die Sulfonbehandlung vorteilhaft ergänzt. Dieser Eindruck wurde in einer späteren Arbeit von JOHANSEN u. ERICKSON (1950) bestätigt. Die Schleimhautwirkung erfolgt sehr rasch und macht sich bereits nach 1—2 Wochen bemerkbar. Sie halten diese Besserung für eine Folge der Unterdrückung der Sekundärinfektion, doch scheint das Streptomycin auch eine antileprose Wirkung zu besitzen, da nach 6 Wochen Behandlung die Schleimhautgeschwüre vernarben und sich auch die Hautläsionen zurückbilden. Durch Dihydrostreptomycin wurden viele Fälle von Iridocyclitis günstig beeinflußt. Die Fähigkeit, die Bacillenzahl in den Hautläsionen zu vermindern, ist ähnlich der der Sulfone. Die Behandlung kann aber nicht so lange fortgesetzt werden wie bei den Sulfonen, und sie empfehlen Streptomycin daher als Zusatzbehandlung.

In einer neueren Arbeit berichtet ERICKSON (1951a, b) über Ergebnisse mit Dihydrostreptomycin bei 114 Kranken (inklusive der 10 bereits publizierten Fälle). Behandlungszeit zwischen 110 und 475 Tagen mit intramuskulärer Applikation von 0,25 g alle 12 Std. Mit Ausnahme eines Lepromatösen zeigten alle Fälle Besserung, insbesondere der Schleimhautveränderungen. Die Bacillenverminderung in den Hautläsionen war nicht eindeutig. Er hält daher seine Meinung weiterhin aufrecht, daß Streptomycin und Dihydrostreptomycin nur als Zusatzbehandlung der Sulfontherapie in Frage kommen, es sei denn, daß Präparate mit geringerer Toxicität gefunden werden oder es möglich wird, die Dosis herabzusetzen, ohne den therapeutischen Effekt zu beeinträchtigen.

PERYASSÚ (1948) und RAMOS E SILVA u. PERYASSÚ (1953) kamen zu dem Schluß, daß Streptomycin bei der tuberkuloiden Lepra wirksam ist, da es rasch die tuberkuloiden Granulome zum Verschwinden bringt.

ROMERO u. IBARRA (1949) erzielten keine günstigen Ergebnisse mit einer Gesamtdosis von 50 g, doch schien bei der leprotischen Reaktion ein gewisser Erfolg vorhanden zu sein.

SOUZA LIMA (1953) verwendete Streptomycin nur als Zusatz der Sulfonbehandlung bei akuten Augenschüben, in einzelnen Fällen mit ähnlichen Ergebnissen wie mit Penicillin.

BERTACCINI (1953) behandelte 12 Lepromatöse, davon 5 über 50 Tage und den Rest über 100 Tage mit 0,5 g zweimal täglich. Die Verträglichkeit war zwar ausgezeichnet, doch war bei 11 Fällen keinerlei Erfolg zu verzeichnen, da weder die Bacillenzahl noch die Hautveränderungen beeinflußt wurden. Ebensowenig konnte eine Wirkung auf die leprotische Reaktion, die bei 6 Kranken bestand, beobachtet werden. Nur bei einem Kranken besserten sich Reaktion und Haut- bzw. Bacillenbefund. Desgleichen konnte FLOCH (1953) keine befriedigenden Erfolge erzielen. COTTINI (1953) vermerkt eine günstige Wirkung auf Schleimhautgeschwüre mit Negativierung des Bacillenbefundes und auf akute eruptive Schübe. Nach DOULL et al. (1957) ergibt die Kombination von Dihydrostreptomycin und Diazon keine besseren Resultate als Diazon allein.

H. Chaulmoograöle

Über Chaulmoograöl wurde bereits von KLINGMÜLLER (1930) in der ersten Ausgabe „Handbuch der Haut- und Geschlechtskrankheiten" berichtet, und wir beschränken uns im vorliegenden Kapitel auf die Behandlungsergebnisse.

I. Ergebnisse der Chaulmoograölbehandlung

Bis zur Entdeckung der Sulfone waren die Chaulmoograölpräparate die klassischen Mittel in der Leprabehandlung. Hernach wurden sie von fast allen Leprologen aufgegeben, allerdings von einigen Autoren noch weiterhin als Lösungsmittel für Sulfone verwendet. Wir beschränken uns auf eine Wiedergabe der Ansichten von Gegnern und Befürwortern der Chaulmoograölbehandlung, wie dies bereits von BECHELLI u. ROTBERG (1951) in ihrem „Compendio de Leprologia" geschehen ist. Schon vor Aufkommen der Sulfone bestanden stark divergierende Meinungen über den therapeutischen Wert des Chaulmoograöls. Dieses wurde in Ermangelung eines besseren Mittels zur Erzielung einer klinischen und bakteriologischen Negativierung der ansteckenden Kranken verwendet und um den Übergang einer uncharakteristischen in eine lepromatöse Form der Lepra zu verhindern.

Nach dieser Zusammenfassung werden wir die Ansicht der Therapiekommission des V., VI. und VII. Internationalen Leprakongresses wiedergeben.

1. Positive Beurteilung der Chaulmoograölbehandlung

Die günstige Beurteilung der Chaulmoograöltherapie stützt sich auf die Rückbildung der klinischen Erscheinungen, besonders im Anfangsstadium der Krankheit. Die Besserung erfolgt langsam im Verlauf einer 3—10 Jahre währenden Behandlung nach Verabreichung von ungefähr 1000—3000 ml Chaulmoograöl in regelmäßigen Abständen ohne unnötig lange Pausen. Die Flecken blassen ab und verschwinden, die Leprome werden kleiner, und der Allgemeinzustand bessert sich. Die Wirkung auf neuroneurale Erscheinungen ist weniger ausgeprägt. Die Wirkung einer intradermalen Injektion läßt manchmal die Läsionen rasch verschwinden. Zu gleicher Zeit verändert sich die Morphologie des Hansen'schen Bacillus in Nasenschleim und Hautläsionen, indem granulierte Formen und freie Granula auftreten, was als Degenerationserscheinung gewertet wird; dabei nimmt die Bacillenzahl ab. Unter Umständen wird bakteriologische Negativität erreicht, welche die Entlassung zahlreicher Kranker aus den Leprosarien endemischer Gebiete ermöglicht. Histopathologische Untersuchungen dieser Fälle zeigen lepromatöse Strukturen in Rückbildung ohne Keime oder nur mit degenerierten Formen.

Die Wirkung des Chaulmoograöls wird durch seine bakteriostatischen Eigenschaften gegenüber säurefesten Bakterien sowie durch seine Anwendung bei anderen granulomatösen Prozessen wie Tuberkulose und Sarkoid bestätigt. Es müßten aber noch reinere, aktivere und leichter verträgliche Präparate hergestellt werden.

Folgende Forscher äußern sich zugunsten einer Chaulmoograölbehandlung:

COCHRANE (1930) gibt an, daß für Lepromatöse im Anfangsstadium das Hydnocarpusöl und seine Derivate als Mittel der Wahl angesehen werden solltee; es erscheint ihm nicht zweckmäßig, die Chaulmoogramedikation (in Dosen von 10—15 ml) aufzugeben. SCHUJMAN (1946a, b) kommt zu dem Schluß, daß man mit Chaulmoograderivaten eine dauernde klinische und bakteriologische Negativierung der Lepromatösen erzielen kann, die Behandlung jedoch sehr frühzeitig einsetzen und einige Zeit nach der Besserung fortgesetzt werden muß. Die Mißerfolge bei der Behandlung gehen bei 80% der Behandelten auf unregelmäßige Applikation und unzureichende Dosierung zurück. Überdies hält er die intracutane Injektionstherapie für die Erzielung günstiger Ergebnisse bei Lepromatösen für sehr wesentlich.

BASOMBRIO (1943a) ist der Ansicht, daß die Chaulmoograpräparate zwar keine spezifischen Lepramedikamente sind, daß sie aber selbst bei den schwersten Leprafällen stets eine günstige Wirkung zeigen. Sie müssen in hohen Dosen verabreicht werden, doch vertragen mitunter Patienten nicht einmal 5 ml pro Woche. FERNANDEZ (1947a) berichtet, daß die Wirkung mit der Höhe der verabreichten Dosis parallel geht. CORRÊA DE CARVALHO (1946) erzielte im Sanatorium Aimorés bei 507 Kranken Heilung, wovon nur 9,2% rückfällig wurden, und steht daher auf dem Standpunkt, daß Chaulmoogra in der Prophylaxe und Behandlung der Lepra eine wirksame Waffe darstellt. Es muß aber hervorgehoben werden, daß unter den 507 Patienten nur 114 Lepromatöse waren, von denen 14,7% Rückfälle zeigten.

2. Negative Beurteilung der Chaulmoograölbehandlung

Autoren, die einer Wirksamkeit des Chaulmoograöls ablehnend gegenüberstehen, stellen eine Besserung bei einer kleinen Anzahl von Patienten zwar nicht in Abrede, bezweifeln aber, daß sie auf die Chaulmoograölbehandlung zurückzuführen ist. Der Kranke wird im Leprosarium allgemein ärztlich betreut, lebt unter besseren hygienischen und alimentären Bedingungen, was ausreichend sein könnte, um die beobachteten leichten Besserungen einzelner Fälle zu erklären. Außerdem sind bei der Lepra — unabhängig von jeglicher Behandlung oder Besserung der hygienischen Verhältnisse — Spontanrückbildungen bekannt.

WAYSON (1935) und SHARP (1935) stellten bei den Angaben von ROSE (1934) fest, daß die Anzahl der stationär gebliebenen Kranken unter den Unbehandelten größer war als unter den Chaulmoograbehandelten. MITSUDA (1935) ist der Meinung, daß die gebesserten Fälle auch ohne Behandlung einen Krankheitsrückgang gezeigt hätten. McCOY, einer der begeisterten Vorkämpfer der Chaulmoograölbehandlung im Jahre 1916, berichtet im Jahre 1942, daß „dem natürlichen Ablauf der Lepra nicht genügend Rechnung getragen wurde"; tatsächlich gewann er auf Grund der Beobachtungen des letzten Vierteljahrhunderts den Eindruck, „daß das Chaulmoograöl und seine Derivate einen recht zweifelhaften Wert bei der Leprabehandlung besitzen".

Einige Autoren sind noch pessimistischer und leugnen selbst geringe Besserungen bei einer größeren Anzahl Kranker. Tatsächlich wurden in der Kolonie Culion auf den Philippinen während 16 Jahren (1906—1921) nur 47 Patienten entlassen, in den nächsten 11 Jahren mit intensiver Chaulmoograbehandlung (1922—1932) aber 2019. Es stieg aber auch die Zahl der Patienten der Kolonie stark an, und zwar hauptsächlich auf Grund der Kranken im Anfangsstadium, die durch die neue Behandlungsform herbeigelockt worden waren (GAY, 1935). Von den Entlassenen zeigten 46% trotz Fortsetzens der Behandlung Rückfälle. Bei den Fällen von WAYSON auf Hawai war der Prozentsatz höher als 50 innerhalb von 3—5 Jahren und 80 bei den Japanern MITSUDAS. Chaulmoogra konnte bei Kindern von Leprakranken das Auftreten der Krankheit und ihre Weiterentwicklung nicht verhindern. Die Leprakommission der Philippinen (1935) hielt die Lepra für — mit den damals zur Verfügung stehenden Medikamenten — unheilbar.

ROTBERG u. BECHELLI (1946a—e) sowie BECHELLI u. ROTBERG (1946a—e) stützen sich auf die Untersuchung von ca. 3000 Kranken, welche 16 Jahre lang kontrolliert worden waren und auf 2201 Rückfälle von Entlassenen. Sie kamen zu dem Schluß, daß Chaulmoogra in der klassischen Dosierung kein wirksames Lepramittel ist, denn es konnte nur in weniger als 4% Besserung bewirken, die auch als spontan angesehen werden konnte. Bei den entlassenen Lepromatösen erreichte die Anzahl der Rezidive im 1. Jahr 40,74% und in den beiden ersten Jahren 70%. Sie sehen die intracutane Behandlung als wirksam an, um lepromatöse Infiltrate zu reduzieren und erythematöse Flecken — mit oder ohne Bacillen — sowie tuberkuloide Lepride zum Verschwinden zu bringen. Die Besserung des Allgemeinzustandes scheint nicht günstiger zu sein als bei intramuskulärer Applikation.

Zusammen mit dieser persönlichen Beobachtung gaben die beiden obengenannten Autoren auf dem II. Panamerikanischen Kongreß (Rio de Janeiro 1946) eine kritische Literaturübersicht, wobei sie mehrere kuriose Tatsachen erwähnten, wie z.B. die rasche Rückbildung lepromatöser Veränderungen bei Patienten, die als Lepromatöse geführt worden waren, deren Beschreibungen und Photographien aber genau dem entsprach, was wir heute als tuberkuloide Lepra mit häufiger, spontaner Rückbildung bezeichnen. Im allgemeinen wurden die natürlichen Spontanregressionen der Krankheit bei allen Formen zu wenig berücksichtigt. Sie erinnerten auch daran, daß eine große Anzahl „initialer" oder „maculöser" Fälle, die früher als Besserungen bezeichnet worden waren, den derzeitigen uncharakteristischen und tuberkuloiden Fällen mit positiver Leprominreaktion und — auch ohne Behandlung — günstigem Verlauf entsprechen könnten.

Als Folge der ausgelösten Diskussion empfahl der Kongreß von Rio de Janeiro (1946) und später der V. Internationale Leprakongreß in Havanna (1948) ein genaueres Studium der Chaulmoograölbehandlung mit hohen Dosen (20—30 ml, ja sogar 40—50 ml pro Woche) als intracutane, intramuskuläre und subcutane Injektion.

Auf Grund dieser Empfehlung konnte Schujman (1948a, b) über sehr günstige Erfolge nach 8monatiger Chaulmoograbehandlung mit 100—120 ml pro Monat (intramuskuläre und intracutane Injektionen kombiniert) berichten, und zwar bei vielen Kranken, die vorher mit den klassischen Dosen keine Besserung aufwiesen.

Bechelli u. Rotberg (1951) versuchten diese Ergebnisse zu reproduzieren und begannen die Behandlung mit derselben Dosierung, mußten sie aber wegen häufiger lokaler und allgemeiner Unverträglichkeitserscheinungen abbrechen. Solange die Schwierigkeiten bei der hohen Dosierung nicht beseitigt werden, dürfte sich diese Behandlungsweise neben der Sulfontherapie kaum durchsetzen.

3. Bericht der Therapiekommission des V., VI. und VII. Internationalen Leprakongresses (Havanna 1948, Madrid 1953, Tokio 1958) über Chaulmoograölbehandlung

Beim Lesen der angeführten Berichte merkt man, daß bis 1948 dem Chaulmoograöl noch einige Beachtung geschenkt wurde, obwohl zu dieser Zeit schon viele Leprologen die Sulfone als das beste derzeit verfügbare Mittel gegen die Lepra lepromatosa erachteten. Auf den Kongressen von Madrid und Tokio wurde das Chaulmoogra praktisch als überholt angesehen.

Therapiekommission des V. Internationalen Leprakongresses Havanna 1948:
„Viele Autoren halten das Hydrocarpusöl (Chaulmoograöl) und seine Derivate für wirksam bei der lepromatösen Lepra mit eindeutigen Besserungen, wenn die richtigen Dosen in regelmäßigen Abständen verabreicht werden. Die Mißerfolge mit Hydrocarpusöl und seinen Derivaten sind letzten Endes auf ungenügende Dosierung und unregelmäßige Verabreichung zurückzuführen. Die gewöhnlich verwendeten Präparate sind (a) reines Hydrocarpusöl mit $1/2$—4% Kreosot und (b) Äthylester mit $1/2$—4% Kreosot oder $1/2$% Jod."

„Täglich erweist sich mehr, daß die günstigen Ergebnisse von der hohen Dosierung abhängen (15—25 ml pro Woche), die regelmäßig intracutan, subcutan oder intramuskulär verabreicht werden sollen. Die Höchstdosis hängt von der individuellen Verträglichkeit ab. Bei einigen Fällen ist es möglich, die Behandlung mit relativ hohen Dosen zu beginnen und 40—50 ml zu erreichen. Andere Patienten vertragen nicht mehr als 10 ml, und bei einigen Fällen müssen sie Maximaldosen noch niedriger gehalten werden. Die Toleranz der Patienten kann manchmal mittels einer richtigen Einstellung gebessert werden. Diesbezüglich ist die Qualität des Öles oder der Ester sehr bedeutungsvoll."

„Es wird empfohlen, daß die Maximaldosis von 15—25 ml — oder falls nötig mehr — möglichst rasch erreicht wird." (Im Originaltext beginnt ein neuer Paragraph.) „Obwohl einige Autoritäten der Meinung sind, daß hohe Dosen trotz auftretender Reaktionen verabreicht werden können, wird meistens empfohlen, je nach Schwere der Schübe entweder die Behandlung zu unterbrechen oder die Dosis zu vermindern. Desgleichen können Herabsetzen der Dosis oder Unterbrechung der Chaulmoograölbehandlung wegen lokaler Reaktionen oder Verschlechterung der Augenläsionen erforderlich werden. Pausen von 15 Tagen nach $3^{1}/_{2}$ Monaten Behandlung werden empfohlen."

Therapiekommission des VI. Internationalen Leprakongresses, Madrid 1953:
„Fast alle Leprologen gaben die Anwendung des Chaulmoograöls zu Gunsten der Sulfonbehandlung auf. Einige erfahrene Autoren verwenden weiterhin Chaulmoograöl ebenso wie auch Sulfone."

Therapiekommission des VII. Internationalen Leprakongresses, Tokio 1958:
„Fast alle Leprologen gaben die Chaulmoograbehandlung auf, es sei denn, sie verwendeten Chaulmoogra als Lösungsmittel für Sulfone zu Injektionszwecken. Bei dunkelhäutigen Kranken kann es kosmetischen Wert haben, wenn es intrakutan verabreicht wird, um die Repigmentierung der depigmentierten Hautstellen zu begünstigen."

4. Weitere Mittel

Nach dem Therapieausschuß des VIII. Internationalen Leprakongresses (1963) wurde Diaminodiphenylsulphoxid (DDSO) als zu nephrotoxisch für den allgemeinen Gebrauch befunden.

Thiosemicarbazon, TB 1: Unter gewissen Umständen bleibt TB 1 zufriedenstellend, doch mit Auftauchen einer Resistenz muß gerechnet werden.

Vadrin, Cycloserin, Kanamycin und viele andere Präparate von verschiedenen Zentren genannt, mögen aus verschiedenen Gründen eine begrenzte Wirkung haben. Doch keins von ihnen erscheint vielversprechend genug, um für eine allgemeine Anwendung empfohlen zu werden.

Ditophal (Etisul): Die ersten optimistischen Berichte hinsichtlich dieses Mittels (DAVEY und HOGERZEIL, 1959; DAVEY, 1959; LECHAT, 1960) sind nicht bestätigt worden. Aus Nigerien wurde von der WHO 1964 berichtet, daß Ditophal anscheinend einen Effekt bei lepromatöser Lepra habe. Jedoch reduziere es nicht die Behandlungszeit und verursache weder im Vergleich mit DDS einen schnellen Rückgang des bakteriologischen Indexes noch nehmen morphologisch abnorme Bakterienzahlen zu. In Venezuela wurden fünf Patienten 4 Monate lang behandelt. Im Gegensatz zu den veröffentlichten Resultaten anderer trat keine bakteriologische Änderung ein. An 20 lepromatösen Patienten, die 6 Monate lang behandelt worden waren, wurden keine bakteriologische oder klinische Besserung beobachtet. In Mali wurde eine Resistenz am Ende von 3 Monaten bemerkbar. Vielleicht kann Etisul in den ersten 3 Monaten der Behandlung mit DDS kombiniert werden. In Brasilien wurde nach einem 5 Monate langen Versuch beobachtet, daß Etisul weniger wirksam ist als DDS, TB 1, Ciba 1906 und sogar weniger wirksam wie Langzeit-Sulfonamide, wie z. B. Sulfamethoxypyridazin. Schließlich ist es sehr schwierig, die Patienten wegen des schlechten Geruches des Mittels zur Mitarbeit zu gewinnen.

Methimazol (Antihyroide Substanz): Die Wirksamkeit dieses Mittels, über die O'BYRNE (1960) berichtete, wurde in weiteren Versuchen seitens der WHO nicht bestätigt.

Die Kombination von Medikamenten: Eine kombinierte Therapie ist mit DDS und INH und TB 1, DDS und DPT, DDS und Etisul; DDS und Langzeit-Sulfonamiden und DPT und anderen Kombinationen durchgeführt worden. Einige Autoren berichten über bessere Behandlungsresultate mit solchen Methoden als mit reinem DDS allein, aber viele andere beobachteten, daß die Kombination von Medikamenten sich nicht wirksamer als die Behandlung mit DDS allein zeigte.

Bisher hat die Einführung einer künstlichen Zellimmunität durch Polyäthylenäther (Macrocylon) bei DDS behandelten lepromatösen Patienten keine besseren Resultate hervorgerufen, als die DDS-Behandlung allein.

Thiambutosin, DPT: Das Komitee für Lepra der WHO (1966) empfahl Thiambutosin als ein alternatives Mittel zum DDS. Für die orale Verabreichung muß DPT zweimal täglich gegeben werden. Man fängt mit 0,5 g (1 Tablette) täglich an und steigert diese Dosis allmählich bis zu 1,5 g. Ein langwirkendes Präparat in Erdnußöl ist erhältlich für tiefe intramuskuläre Injektionen einmal wöchentlich. Es wird mit 1,0 ml = 200 mg begonnen. Die Dosis wird stufenweise erhöht bis zu 5 ml einmal wöchentlich. Es ist zu ergänzen, daß die Behandlung mit DPT nicht länger als 2 Jahre fortgesetzt werden sollte, da seine Aktivität wahrscheinlich auf Grund einer Resistenzentwicklung nachläßt.

Langzeit-Sulfonamide: Sulfonamide wurden schon 1942 von CHORINE und FAGET et al. (1945) geprüft. In der letzten Zeit haben viele Leprologen über Resultate mit diesen Mitteln berichtet. LANGUILLON schrieb besonders bei tuberkuloider Lepra über zufriedenstellende Resultate (1960, 1962, 1965, 1967). Die Sulfonamide wirken auch bei der Lepra-Neuritis. Vielleicht ist ihre bakteriostatische Wirkung langsamer und weniger intensiv als die der Sulfone (LANGUILLON und CARAYON, 1967). Falls diese Annahme stimmt, könnte man vermuten, daß Sulfone einen intensiveren bakteriostatischen Effekt als die Langzeit-Sulfonamide haben und daß sie deshalb auch wirksamer bei lepromatöser Lepra sind.

Folgende Langzeit-Sulfonamide sind verabreicht worden: Sulfadimethoxin, Sulfaphenozol, Sulfamethoxypyridizin, Acetylsulfamethoxypyridazin, Acetylsulfamethoxypyrazin.

1963 meinte der Therapieausschuß des VIII. Internationalen Leprakongresses, daß die Langzeit-Sulfonamide nun 5 Jahre lang geprüft worden seien. In letzter Zeit wurden andere Langzeit-Sulfonamide an einigen Zentren probiert und vorausgehende Berichte von über 2 Jahren weisen darauf hin, daß diese Präparate einen definitiven Platz in der anti-Lepra-Therapie haben mögen. Ausgedehnte Prüfungen sind mit diesen vielversprechenden Mitteln angezeigt. Obwohl man von den z.Z. geprüften Drogen nicht erwarten kann, DDS in einer Massentherapie zu ersetzen, sind die Vorteile einer einmal wöchentlich oral verabreichten Dosis deutlich. Übrigens wurde DDS wöchentlich bei Massenbekämpfungen schon seit 1959 von der WHO empfohlen.

Im Seminar für Leprabekämpfung Manila (1965) wurden Langzeit-Sulfonamide wieder in Erwägung gezogen. Man sagte, daß im Falle einer Sulfonintoleranz die alternative Droge Diphenylthioharnstoff sei. Langzeit-Sulfonamide mögen nützlich sein, aber weitere Prüfungen sind nötig, um ihre Qualität in der Lepratherapie zu bestimmen. Die WHO (1966) betrachtete jedoch Langzeit-Sulfonamide nicht als eine alternative Droge zu DDS.

Seit 1965 bis heute scheint diese Ansicht unverändert geblieben zu sein. Es gibt kein Übereinkommen hinsichtlich des Wertes der Langzeit-Sulfonamide bei der Lepratherapie. Hinzu kommt, daß WATERS (persönliche Mitteilung) mit Hilfe des Mäusefußsohlentests den Beweis gebracht hat, daß Patienten, die Resistenz zu DDS zeigen, auch eine entscheidende oder teilweise Resistenz gegen Langzeit-Sulfonamide haben. In verschiedenen Teilen der Welt wurde eine unterschiedliche Anzahl von Patienten (manchmal nur wenige) unterschiedlich lange (oft sehr kurz) mit verschiedenen Sulfonamiden und in verschiedener Anwendung behandelt. Umweltbedingungen und geographische Faktoren mögen noch kompliziert haben. Die Behandlungsresultate sind widersprechend. Es müssen weiterhin die teils ernsten Nebenwirkungen dieser Mittel berücksichtigt werden. Ernste Komplikationen bei lepromatösen Patienten sind jedoch bisher nicht beschrieben worden.

Rimino-Phenazinderivate: Von den Rimino-Verbindungen hat sich ein Phenazinderivat bei der Mäuselepra als wirksam herausgestellt. Dieses wird bisher als B 663 bezeichnet. Man verabreicht 1, 2 oder 3 Kapseln entsprechend dem Körpergewicht an 6 Tagen der Woche. Jede Dosis enthält 0,1 g der aktiven Substanz. In einer kleinen, 6 Monate lang behandelten Patientengruppe beobachteten BROWNE und HOGERZEIL (1962) eine klinische und bakteriologische Besserung. In einem weiteren Bericht (1962) sagten sie, daß alle fünf Patienten zufriedenstellende klinische und bakteriologische Fortschritte machten, als sie ausschließlich und ununterbrochen B 663 erhalten hatten. Plötzlich zeigten sie einen erhöhten bakteriellen Index in den zweiwöchentlichen Abstrichen 6 Tage vor dem Ende des 12. Monats der B 663-Therapie. Es erschienen wieder normale Bakterien an den gleichen schon früher geprüften Stellen der Haut, der Ohrläppchen und der Nasenschleimhaut. Vielleicht habe sich eine Resistenz gegen B 663 entwickelt.

1965 sagte BROWNE, daß B 663 zweifellos eine Wirkung auf lepromatöse und dimorphe Lepra hätte. Die klinische und bakteriologische Besserung träte relativ schnell ein und während der Verabreichung dieses Mittels schienen die Patienten viel weniger Reaktionen ausgesetzt zu sein. Die Patienten zeigten aber eine rote Verfärbung der Haut und später auftretende Hyperpigmentierung.

BROWNE berichtete 1966, daß B 663 Exacerbationen bei 10 Patienten zügelte, die vorher nur mit Corticosteroiden zu beherrschen gewesen seien. 100 mg täglich war für einige Patienten genügend, aber für andere waren 200 mg notwendig.

PETTIT berichtete 1967, daß B 663 in einer Dosierung von 100 mg täglich keinen dramatischen Effekt auf die Linderung von Erythema nodosum leprosum habe, und daß die Unterbrechung der Sulfontherapie nicht zu einer Verminderung von Reaktionen beitrüge.

PETTIT, REES und RIDLEY (1967) behandelten 6 Monate sechs männliche Patienten mit 300 mg B 663 täglich an 6 Tagen in der Woche. Es kam nur zu geringer klinischer Besserung. Der bakterielle Index war von 4,3 auf 3,9 gefallen, der morphologische Index von 26 auf 2,5. Eine Reaktion trat während der Versuchszeit nicht auf. Mithin hat B 663 eine aktive Wirkung bei Lepra und kann Leprabakterien töten. Vier Chinesen entwickelten bei diesem Versuch eine tiefe und hartnäckige Pigmentierung der Haut. Zunächst trat eine Rötung 1—4 Wochen nach Anfang der Behandlung auf. Sie nahm während der Behandlungszeit stetig zu. Die normale Haut nahm dann eine auffallende und recht unangenehme dunkle Färbung an. Die Lepraherde wurden hyperpigmentiert und rot. Deswegen ist die bisher verabreichte Dosis für hellhäutige Patienten nicht akzeptabel, da die meisten Patienten befürchten, sie würden auch mit B 663 behandelt werden und eine äußerst unangenehme Farbe bekommen.

Rifamycin SV: Streptomycin mediteranei n. sp. produziert eine Gruppe an Substanzen, bekannt als Rifamycin. Rifamycin SV wurde von OPROMOLLA und SOUZA LIMA (1963) für Lepra geprüft. Das Mittel wurde intramuskulär in Dosen von 500 mg alle 12 Std an 10 lepromatöse Patienten über 120 Tage verabreicht. Die Leprome begannen nach 2 Wochen der Behandlung flach zu werden. Jedoch folgte auf die klinischen Resultate keine entsprechende bakterielle und histologische Besserung.

Seit kurzem werden Prüfungen mit Rifamycin AMP angestellt.

I. Äthylmercaptanderivate, Canamycin, Thioäthylverbindungen

Einige Äthylmercaptanderivate (dem Thioharnstoff verwandte Verbindungen) scheinen bei der Lepra wirksam zu sein, doch sind die Untersuchungen noch nicht abgeschlossen. Das gleiche gilt für andere Präparate wie Canamycin und ein Oxydiazolon namens Vadrin (Therapiekommission des VII. Internationalen Leprakongresses). Das Natriumäthylthiosulfat (Thioäthylverbindung) wird von PIANTO (1958) in täglicher Dosis von 1,2 g 12 Monate lang verwendet. Er stellte klinische und bakteriologische Besserung sowie Normalisierung des vorher erhöhten Gammaglobulins fest. Die chemotherapeutische Wirkung ist besser und rascher als bei DDS.

J. Chemische Prophylaxe

Einige Leprologen erwogen eine chemische Prophylaxe der Lepra. Sie soll bei wiederholt leprominnegativen Kontaktpersonen, seien diese nun einer weiteren Ansteckung ausgesetzt oder nicht, angewendet werden. Die Schwierigkeit besteht in der Festsetzung der Dosis und Behandlungsdauer. Nur Versuche von langer Dauer können diese und andere Fragen entscheiden. Derartige Untersuchungen müßten mit Kontrollgruppen durchgeführt werden, inklusive einer BCG-vaccinierten Gruppe.

BECHELLI u. ROTBERG (1951) schlugen bei Kontaktpersonen (leprominnegativ) DDS vor, um zugleich auch jene zu behandeln, die sich eventuell im Inkubationsstadium befinden. Die Prophylaxekommission des VI. Internationalen Leprakongresses (Madrid 1953) schlug Präventivbehandlung bei Kontaktpersonen, die nach der BCG-Impfung leprominnegativ blieben, vor. LAVIRON, BEYTOUT u. JARDIN (1958) begannen die Chemoprophylaxe mit DDS und einem Malariamittel, also mit gleichzeitiger Malariaprophylaxe. Sie können aber auf Grund ihrer nur 5—12 Monate betragenden Erfahrung noch über keine Ergebnisse berichten. FLOCH (1958) hält Sulfonbehandlung der Kontaktpersonen mit DDS für zweckmäßig.

Es ist wichtig zu wissen, ob eine Chemoprophylaxe das Vorkommen der Krankheit bedeutend reduzieren kann. Falls sie in der Tat wirksam ist, würde es notwendig sein, die Dauer der Behandlung und die Posologie zu bestimmen, außerdem zu prüfen, ob das Medikament in Intervallen oder ohne Unterbrechung verabreicht werden kann.

Der prophylaktische Wert des DDS gegen Lepra wurde in einem gut organisierten Versuch von DHARMENDRA, MOHAMED ALI, NOORDEEN und RAMANUJAM (1965) und DHARMENDRA, NORDEEN und RAMANUJAM (1967) im Staate Madras (Indien) $3^1/_2$ Jahre lang geprüft. Während der ganzen Periode wurden 60 Leprakranke, 57 nicht-lepromatöse Kranke und drei der uncharakteristischen Form bei 632 Kontaktpersonen, die bis Oktober 1966 unter Beobachtung waren, entdeckt. Bei 60 von diesen Fällen entstanden 41 (einschließlich der drei uncharakteristischen) unter den 316 Kontaktpersonen und 19 unter derselben Anzahl von Kontaktpersonen in der Prophylaxe-Gruppe. Der Unterschied des Auftretens der Krankheit bei den zwei Gruppen (6% gegen 13%) ist, statistisch gesehen, sehr bedeutungsvoll ($t = 3,0$, $p\ 0,01$).

Der Unterschied im Auftreten der Krankheit bei diesen zwei Gruppen war bei Kontaktpersonen, die bis zu 10 Jahre alt waren, nicht aber bei denen der Altersgruppe 11—15 Jahre zu beobachten. Allerdings war die Zahl der Kontaktpersonen in dieser letzten Altersgruppe zu klein, um definitive Schlüsse zuzulassen. Die Wirkung der prophylaktischen Behandlung war bis 9 Monate nach Anfang der Behandlung nicht deutlich. Sie wurde dann offensichtlich und hielt sich während der ganzen Beobachtungszeit. Auf der anderen Seite waren die 33 Fälle der Kontrollgruppe, also der nicht behandelten unter den Kontaktpersonen desselben Alters während der ganzen Beobachtungszeit hindurch verteilt. Während dieser Prüfungen wurden toxische Reaktionen auf das Medikament nicht bemerkt.

Bei 137 der 316 Kontaktpersonen der Prophylaxe-Gruppe wurde mit der DDS-Behandlung aufgehört, als sie 3 Jahre der prophylaktischen Behandlung hinter sich hatten und ihre „Quelle" während der ganzen Zeit negativ blieb. Sie werden nun weiter beobachtet und periodisch untersucht, um die langfristige Wirkung der prophylaktischen Behandlung ermessen zu können.

Andere Versuche sind notwendig, um die von DHARMENDRA et al. gewonnenen Resultate zu bestätigen und um die beste Dosierung und Dauer der Chemoprophylaxe festzustellen.

K. Behandlung einzelner Symptome und Komplikationen der Lepra

In diesem Unterkapitel berichten wir kurz über die Behandlung der Leprareaktionen, der Algien, Neuritiden, Geschwüre, „mal perforant", Schleimhautläsionen, Augenkomplikationen sowie über Physikotherapie, plastische Chirurgie und Vorbeugung von Deformierungen und Mutilationen. Als Basis dient uns das mit ROTBERG verfaßte „Compendio de Leprologia" (1951), das auf Grund neuerer Studien ergänzt wurde.

I. Behandlung der Leprareaktion

Kranke mit lepromatöser und tuberkuloider Lepra zeigen häufig akute Schübe, die als Leprareaktion bekannt sind. Seitens der WHO (1966) wies man darauf hin, daß in den Fällen, die nicht auf Antipyretica, Analgetica und symptomatische Behandlung reagieren, Antimon und Anti-Malaria-Mittel, wie z. B. Chloroquin, wirksam sein mögen. In ernsteren Fällen mag es notwendig sein, Prednisolon oder eins seiner analogen Präparate zu verabreichen.

Günstige Resultate mit Thalidomid in der Behandlung der Lepra-Reaktionen wurden von SHESKIN (1965a, b), SHESKIN und CONVIT (1966), CAZORT und KUN

Song (1966), Convit, Soto und Sheskin (1967) und anderen berichtet. Das Mittel wird als sehr wirksam in der Unterdrückung der Leprareaktion befunden. Nach einer Prüfung der Wirkung des Thalidomids in einem doppelten Blindversuch, probierten Sheskin und Convit 1966, Convit, Soto und Sheskin 1967 das Mittel als reguläres therapeutisches an 24 lepromatösen Patienten aus, die sich in Reaktionszuständen verschiedenen Grades befanden. Die Behandlung mit Thalidomid von Patienten, denen nicht zuvor Corticosteroide verabreicht worden waren, führte innerhalb von 48 Std wieder zu normaler Körpertemperatur. Ein völliger Rückgang der Reaktionen war innerhalb von 4—5 Tagen erreicht. Fälle akuter Polyneuritis bei Reaktionen wurden ebenso schnell und ganz mit Thalidomid gebessert. Dasselbe wurde bei akuter Iritis beobachtet. Nach dem Verschwinden des Reaktionssyndroms wurde die tägliche Dosis allmählich bis zur Erhaltungsdosis von 50 mg Thalidomid reduziert. Bei dieser reinen Erhaltungsdosis wurde die Wiederaufnahme der DDS-Behandlung möglich. Die Nebenwirkungen von Thalidomid waren gering. Die Autoren empfehlen, daß wegen der teratogenen Wirkung des Thalidomids nur Patienten unter strikter Kontrolle damit behandelt werden können.

1. Behandlung der lepromatösen Reaktion

Bis heute ist der Entstehungsmechanismus der lepromatösen Reaktion nicht völlig klar, wodurch sich Schwierigkeiten für die Behandlung ergeben. In vielen Fällen scheint sie einen Versuch des Organismus, die Infektion zu überwinden, anzuzeigen; in anderen Fällen scheint sie hingegen der Ausdruck einer Resistenzverminderung zu sein, oder schließlich durch septische Herde bzw. andere Faktoren, die als „Parallergene" wirken, ausgelöst zu werden.

Die Behandlung schwankt daher je nach Fall und hängt von der wahrscheinlichen Ursache der Reaktion ab bzw. von deren Einfluß auf den Allgemeinzustand und die Entwicklung der Krankheit.

Wenn die Reaktionsschübe, hervorgerufen durch Sulfon oder andere Medikamente, wenig ausgeprägt und von einer Besserung des Krankheitsbildes begleitet sind, ist es überflüssig, sie zu behandeln oder die antipröse Behandlung zu unterbrechen. Dies ist nur erforderlich, wenn sie von Fieber und Prostration begleitet sind. In diesen Fällen soll auch eine Behandlung, welche den Reaktionsverlauf unterdrückt und den Allgemeinzustand bessert, vorgenommen werden.

Es gibt zahlreiche Behandlungsverfahren der Leprareaktion:

Fuadin: tägliche intramuskuläre Injektionen (Rodrigues de Souza, 1953a). *Calcium:* Gluconat oder Chlorid in 10%iger Lösung, 10 ml intravenös täglich. *Fluorescein:* 10 ml einer 2%igen Lösung intravenös 2mal wöchentlich (Ryrie, 1934; Fernandez u. Schujman, 1935). *Chromquecksilber:* 3, 5, 10 und 15 ml einer 1%igen Lösung ein- oder zweimal pro Woche (Muir u. Chatterjee, 1932, 1933). *Isotonische Glucoselösung:* intravenös 10—20 ml jeden 2. Tag (Correia de Carvalho, 1936). *Methylenblau:* 1%ige Lösung, alle 3 Tage Injektionen von 15, 20, 25, 30, 35 und 40 ml (Montel, 1934a, b, c; Valente u. Bechelli, 1935). *Natriumchlorid:* intravenöse Injektionen einer Lösung zu 4, 9 oder 20/1000 (Tisseuil, 1938). *Diathermie* (Narayan, 1935). *Fixierungsabsceß und fettreiche Diät* (Cruz, 1935). *Sulfonamide:* 4—6 Tabletten täglich. *Strontium:* intravenös (Guimarães, 1940). *Pyramidon:* 2 g täglich oral (Montañes, 1934). *Kohle:* intravenös (Montel u. Le-Van-Phung, 1936). *Bluttransfusion:* von Patienten, die einen Reaktionsschub überstanden hatten (Purri, 1942; Fernandez et al., 1947). *Lepromvaccine:* intravenöse Injektion von 0,1, 0,5 und 1 cm³ jeden 2. Tag bis 21 Injektionen, falls erforderlich (Correia de Carvalho, 1936). *Autohämotherapie:* 3, 5, 7 und 10 cm³ alle 2—3 Tage mit der üblichen Technik. *Vitamin C:* intramuskulär oder intravenös in hohen Dosen (Gatti u. Gaona, 1939). *Benadryl:* 150—200 mg täglich (Mom, 1947). *Natriumoder Magnesiumhyposulfit:* intravenöse Injektion oder Gelatinekapseln zu 0,5—1 g vor den Mahlzeiten. *Procain:* intravenös (Horan, 1949). *Dihydrostreptomycin* (Saénz, 1952). *Bluttransfusion von Gesunden:* (Contreras et al., 1953). *Bernsteinsäure:* intravenöse Injektionen einer 2%igen Lösung 5 cm³ täglich (Garcia Pérez u. Gómes-Obraneja, 1953). *BCG:* (Souza

LIMA et al., 1953). *Colchicosid:* täglich intravenöse Injektionen von 5 mg bei den ersten beiden Injektionen, 10 mg bei den folgenden bis insgesamt 90 mg (FLOCH, 1954, und SAMUEL, 1956). *Atebrin:* 0,30 g täglich in 3 Einzeldosen über 7 Tage (GONZÁLEZ PRENDES et al., 1955). *Nicotinsäureamid:* Vitamin PP (FLOCH u. HORTH, 1951). *Gammaglobulin:* (FONTILLES, 1955).

Die mit diesen Behandlungsmethoden erzielten Resultate sind recht verschiedenartig und werden von einzelnen Leprologen als brauchbar angesehen, andere vermerkten nur Mißerfolge. Die große Anzahl von Mitteln zeigt schon an, daß bis heute kein Medikament existiert, das die Leprareaktion eindeutig beherrscht. Bei unseren jahrelangen Versuchen mit verschiedenen Medikamenten (Calcium, Chromquecksilber, Natriumhyposulfit, Pyramidon, Methylenblau, Antimon, Kohle, Vitamin C, Fuadin usw.) stellten wir fest, daß alle mehr oder weniger gleich gut wirksam sind. Es scheint, daß die Ergebnisse einfach auf die natürliche Entwicklung der Reaktion zurückzuführen sind, die sich auch spontan zurückbilden kann.

Die *Corticosteroide* stellen unserer Meinung nach das wirksamste Mittel gegen die Reaktion dar, obwohl ihre Wirkung nur vorübergehend ist und die Reaktion einige Tage nach ihrem Absetzen wieder auftreten kann. Bei stärkeren Reaktionen sollen sie angewandt werden, doch nur für kurze Zeit.

JOHANSEN u. ERICKSON (1950) behaupten, daß ACTH bei der leprotischen Reaktion wirksam ist. ROCHE et al. (1951) gaben 40—80 mg ACTH 7 Tage lang und erzielten bei allen 6 Kranken rasche Rückbildung der Symptome sowie von Iridocyclitis bei einem und von Neuritis bei zwei Kranken. Bei allen Patienten traten die Symptome nach Absetzen der Behandlung wieder auf. COSTA et al. (1951) beobachteten Besserung eines behandelten Falles. MELSON (1952) behandelte ebenfalls nur einen Fall mit ACTH über 8 Tage (1 mg 4mal täglich) und weitere 15 Tage mit einer niedrigeren Dosis, worauf am 2. Tag das Fieber absank und sich auch die anderen Symptome besserten. SAMPAIO, SOUZA LIMA u. NAHAS (1952) behandelten 6 Patienten und halten ACTH für wirksam; bei einem Patienten konnten sie rasche und bedeutende Besserung der Nerven- und Gelenkschmerzen feststellen.

Pozo u. GONZALES OCHOA (1952) verabfolgten 2 Kranken 150—200 mg Cortison täglich mit sehr gutem Erfolg, doch Wiederauftreten der Symptome nach Unterbrechung der Behandlung. Bei dem einzigen Fall von CASALS (1953) scheint der Reaktionsschub günstig beeinflußt worden zu sein. Er verabfolgte 25 mg alle 6 Std 8 Tage lang und in den darauffolgenden Tagen 1 Tablette alle 12 Std, bis insgesamt 60 Tabletten. CONTRERAS et al. (1955) behandelten 10 Patienten mit Cortison, die sich alle besserten, doch mußte die Dosis weitergegeben werden, um Rückfälle zu verhindern. Das Fieber verschwand rasch, Haut- und Schleimhautläsionen gingen langsamer zurück. Der Appetit und der physische wie psychische Zustand besserten sich sofort. Die Gesamtdosis von 1,5 g wurde nicht überschritten, die Tagesdosis betrug 100 mg. Auch FARRIS (1956) erzielte gute Erfolge mit ACTH und Cortison. DHARMENDRA (1953) beobachtete, daß die akuten Schübe viel besser auf ACTH ansprachen, wobei sofortige Erleichterung und Temperaturabfall auftraten und die anderen Symptome, einschließlich Iritis und Neuritis, in den folgenden Tagen verschwanden. Die Wirkung ist nur vorübergehend, und bei Kranken mit häufigen Reaktionen werden Rückfälle nicht verhindert. Im großen und ganzen waren diese aber weniger häufig und weniger schwer. SHUTTLEWORTH (1956) äußert sich positiv zur Wirkung von Cortison und Corticotropin bei der leprotischen Reaktion.

Die Therapiekommission des VI. Internationalen Leprakongresses (Madrid, 1953) erkannte einstimmig die gute Wirkung von ACTH und Cortison bei akuten und subakuten Schüben leprotischer Reaktion an, wobei auch kleine Dosen wirksam sein können. Hinsichtlich der Spätwirkung gehen jedoch die Meinungen auseinander. Einige Autoren beobachteten häufig neue Schübe und Verschlechterung der Krankheit nach Unterbrechung der Medikation und halten daher diese Hormontherapie bei der Lepra und jedweder anderen Infektion für unangebracht. Andere Autoren sind gegenteiliger Ansicht.

2. Behandlung der tuberkuloiden Reaktion

Die tuberkuloide Reaktion bildet sich spontan im Verlauf von Monaten oder Jahren zurück, was allem Anschein nach deutlich durch Sulfonbehandlung beschleunigt wird. Auch die Corticosteroide sollen einen günstigen Einfluß haben. Wenn Fieber und Prostration bestehen — was sehr selten vorkommt —, soll die antileprose Behandlung unterbrochen werden und Corticosteroidmedikation einsetzen.

II. Behandlung der Algien

Die leprösen Schmerzzustände treten häufig als Bestandteil des Symptomenkomplexes der leprösen Affektion auf und können durch Allgemeinbehandlung — mit oder ohne zusätzliche diathermische oder andersartige physikalische Behandlung — gebessert werden. In Fällen, bei denen Schmerzen als isoliertes Symptom auftreten, bringt die allgemeine Behandlung der leprotischen Reaktion Erleichterung, besonders aber die Corticosteroide, die unserer Ansicht nach als wirksamstes Mittel anzusprechen sind. Wir beobachteten nicht nur Besserung der Schmerzen, sondern auch eine, wenn auch langsame Rückbildung der Nervenverdickungen.

Außer den bereits angeführten Behandlungsmethoden der Leprareaktion möchten wir noch SHUTTLEWORTH (1956) zitieren, der über Besserung der akuten Neuritis durch Cortison und Corticotropin berichtet. Durch frühzeitiges Einsetzen der Behandlung und Fortsetzen der Hormonbehandlung über lange Zeit ist es möglich, das Auftreten von Nervenläsionen zurückzuhalten, ehe noch irreversible Schäden aufgetreten sind.

Andere Mittel wurden mit wechselndem Erfolg per os, subcutan, intravenös und intracutan gegeben, doch ist letztere Anwendungsweise wegen der Schmerzen nicht zu empfehlen.

Ephedrin oral in Dosen von 0,01 3—5mal täglich (RAMOS u. SILVA, 1938).

Subcutan: Histidin (BAPTISTA, 1936), Crotalusanatoxin (MORAIS, 1935) tägliche Injektionen; Bienengift, Diphtherietoxoid (COLLIER, 1941) 2wöchige Injektionen, beginnend mit 1 cm^3, bis 1,5 oder 2 cm^3 steigernd.

Vitamin B_1, in Form intramuskulärer Injektionen von 100 mg 1—2mal täglich, wird von BADGER u. PATRICK (1938) empfohlen; ebenso Vitamin B_{12}.

Intravenös wurden versucht: Alkohol 20%ig in Dosen von 10—20 cm^3 (RODRIGUES DE SOUZA, 1933b); Osmiumsäure 0,2%ig 0,2 cm^3 täglich (RODRIGUES DE SOUZA, 1935); Cocain, 1—1$^1/_2$ cm^3 einer 0,5%igen Lösung mit 5% Adrenalin (EUBANAS, 1931); Bicarbonat, 150—200 cm^3 einer physiologischen Kochsalzlösung mit 0,5% Natriumbicarbonat (ROY, 1931); Methylenblau, 3—10 cm^3 einer 1%igen Lösung 2—3mal wöchentlich (MIGUEL COUTO, 1927; MONTEL, 1934a, b; BRAGA, 1935; BECHELLI, 1935); Gesamtblut von Gesunden (CONTRERAS et al., 1953); Calcium (POGGE, 1944). Auch Alkohol mit Chaulmoograderivaten wurde intravenös verabreicht.

Subcutane Infiltrationen in der Umgebung des Nerven wurden für verschiedenste Medikamente vorgeschlagen, wobei zahlreiche Einstiche entlang des Nervens erforderlich sind: 1. Ephedrin, 5—10 cm^3 einer wäßrigen 5%igen Natriumbicarbonatlösung mit 0,2—0,5 Ephedrin pro 100 cm^3 der Stammlösung; 2. Adrenalin, tägliche Injektionen von 0,2—0,3 cm^3 einer 1$^0/_{00}$igen Lösung in 5 cm^3 physiologischer Kochsalzlösung; 3. Ameisensäure, 2%ige Lösung in destilliertem Wasser, 3—6 cm^3 in verschiedenen Einstichen (VESPOLI, 1940); 4. Histamin, 1$^0/_{00}$ige Lösung, 0,5 cm^3 auf verschiedene Einstiche verteilt, groß genug, um nach jedem eine kleine Papel zurückzulassen (SCHUJMAN, 1938); 5. Betäubungsmittel — anaesthetische Lösung von Chloräthon in Olivenöl, 1—3 cm^3 des 1%igen Percain in Öllösung; 6. Chaulmoograderivate, 2—4 cm^3 des Öls oder der Äthylester; 7. Histamin-Histidin-Kombination (MARIANO, 1940).

Die Fälle, bei denen die klinische Behandlung erfolglos bleibt, oder wenn die Kompressionserscheinungen zu neuralen Folgen zu führen drohen, kann man chirurgisch zu heilen versuchen.

Operationen: Man versucht den Druck auf die Nerven zu beseitigen. Die angewandte Technik besteht in einer Dekapsulierung des supraepitrochlearen Teiles des Cubitalnerven, der am häufigsten betroffen ist. Diese Methode wurde von LOWE u. CHATTERJEE (1937) vorgeschlagen. Sie wurde 1924 von LOWE zum ersten Male angewendet.

SILVEIRA (1938a, 1946b) besteht darauf, außer der Dekapsulierung den Nerven auch noch vielfach der Länge nach zu spalten, um dadurch den wichtigsten Druck, nämlich den der verdickten interfasciculären Bündel, zu beseitigen.

Die Vorkämpfer der Nervenoperation konnten bei der Erleichterung der Schmerzen und der Verhütung neuraler Läsionen ausgezeichnete Ergebnisse erzielen. VEIGA DE CARVALHO (1938) beispielsweise berichtet über Nachlassen der Schmerzen bei allen seinen 21 operierten Fällen sowie Rückbildung der schon bestehenden trophischen Erscheinungen, bei einem Fall sogar über Rückbildung einer Krallenhand.

Es bestehen auch gegenteilige Ansichten, wie z. B. die von DIEZ (1942), der die eben angeführte Operation kritisierte, weil er die Einklemmung des Nerven in der Epitrochlearrinne für wesentlich nachteiliger hält. Die Technik dieses Autors sieht die Befreiung des Nerven aus dem unnachgiebigen, osteofibrösen Kanal vor und — falls notwendig — die Dekapsulierung und Längsspaltung. Der luxierte Nerv wird vor der Epitrochlea in einem vorher präparierten, aponeurotischen Tunnel fixiert, so daß er nicht mehr in seine alte Lage zurückspringen kann. Auf diese Weise wird nicht nur der Druck des Kanals, sondern auch der Nerv vor den häufigen Traumen in der normalen anatomischen Lage geschützt. Die erzielten Ergebnisse waren sehr zufriedenstellend. BRAND (1955) hält alle Operationen bei den akuten Nervenentzündungen für sehr angebracht, weil durch die Dekompression die Schmerzen stark gelindert werden. Wahrscheinlich ist es damit auch möglich, Paralysen zu verhindern bzw. sie im Anfangsstadium zu heilen. Doch wurden diese Vermutungen durch langfristige Beobachtungen noch nicht bestätigt. Über die chirurgische Indikation beim „Nervenabsceß" besteht Einstimmigkeit. Zur Rechtfertigung dieser Eingriffe führt BRANCO RIBEIRO (1934) aus, daß das nekrotische Material nicht oder nur außerordentlich langsam aufgesaugt wird und die spezifische Behandlung diesen Prozeß nicht beeinflußt, daß überdies eine spontane Öffnung kaum je vorkommt. Tritt eine solche aber einmal auf, dann bildet sich eine chronische Fistel mit Sekundärinfektion, welche die Neuritis nur verschlechtert und durch eingezogene Narbenbildung einen weiteren Druck auf die Nervenfasern ausübt.

III. Behandlung des „mal perforant" und der Leprageschwüre

Unter den leprösen Geschwürbildungen soll besonders das sog. „Mal perforant du pied" behandelt werden. Außer der chirurgischen Behandlung, die besonders beim „Mal perforant" angewandt wird, kann ganz allgemein gesagt werden, daß für alle Geschwürbildungen die lokale und allgemeine Behandlung gleich ist.

Die Behandlungsweise des „mal perforant" hängt vom Vorhandensein von Knochenläsionen ab, die auch für die verschiedenen Behandlungsergebnisse verantwortlich zu machen sind. Falls solche Prozesse fehlen oder nur diskret sind, ist die Heilung mit den verschiedensten vorgeschlagenen Methoden oder einfach mit Ruhigstellung im Gipsverband (nach Reinigung des Geschwüres) zu erzielen. Es besteht das Risiko eines Rezidivs, da die auslösenden Ursachen des „mal perforant" (Traumatitisierung, Anaesthesie oder trophische Störungen) weiterbestehen. Bestehende Knochenläsionen machen die meisten Behandlungsmethoden wirkungslos, da in diesen Fällen das Geschwür nur eine Fistel darstellt, aus der nekrotisches Material abgestoßen wird. Hier muß operativ eingegriffen und der erkrankte Knochen teilweise oder vollkommen entfernt werden.

Die Therapiekommission des Internationalen Leprakongresses in Kairo (1938) erklärte die bis jetzt angewandten Verfahren der leprösen Geschwürsheilung als unzureichend und hob nur die Wichtigkeit der Ruhigstellung der erkrankten Extremität und die Entfernung von eventuell vorhandenen Knochensequestern besonders hervor.

Die Therapiekommissionen der Kongresse in Havanna (1948) und Madrid (1953) behandelten das Thema nicht, die von Tokio (1958) jedoch ausführlich. Sie empfiehlt operative Behandlung der Geschwüre, bei denen Knochenerkrankungen die Ursache der Rückfälle zu sein scheinen, Sequestrektomie und Beseitigung ventraler Sporenbildung sowie Entfernung subluxierter Knochenteile; bei ausgedehnter Geschwürbildung wird Amputation nach LISFRANC-SYMES vorgeschlagen, wonach Spezialschuhe oder Prothesen zu tragen sind. Die unblutige Behandlung der Geschwüre beruht auf folgenden Grundsätzen: ,,In der akuten Phase mit Zellulitis: Ruhigstellung und Hochlagerung der Extremität, Penicillin; in der chronischen Phase: Gipsverband bis unter das Kniegelenk, der nur in der Knöchelgegend und im Geschwürsbereich gepolstert sein soll, einfacher oder runder Gehbügel. Nach der Heilung muß der Kranke orthopädische Schuhe tragen, die das Gewicht auf die gesunde Seite verlagern, um die Narbe zu schonen. Eine weiche Einlage ist vorteilhaft. Bei schweren Fällen muß die Schuhsohle in ihrer ganzen Ausdehnung starr sein und einen Gehbügel haben."

1. Allgemeinbehandlung

Das Wichtigste bei der Behandlung ist Ruhe, und zwar bei den schweren Fällen Bettruhe. Bei leichteren Fällen genügt eine relative Ruhigstellung durch Krücken, Schwamm- oder Filzunterlage bzw. andere lokale Mittel.

Die Ruhigstellung ist bei einem Leiden, dessen wesentliche auslösende Ursache das Trauma ist, eine Selbstverständlichkeit. In der Praxis kann beim ,,mal perforant" oft schon durch zeitweise Ruhigstellung des Beines und lokalen Schutzverband Heilung erzielt werden. Doch ist es klar, daß eine derartige Ruhigstellung nicht auf die Dauer durchgeführt werden kann, und daß bei Wiederaufnahme der traumatisierenden Bewegung die Geschwüre wieder aufbrechen oder sich neue Geschwüre bilden können, da die eigentliche Ursache, nämlich die nervöse Dystrophie, weiter bestehenbleibt. Antibiotica und Sulfonamide sind bei sekundären Infektionen mit Fieber und Lymphadenitis notwendig; ebenso müssen bestehende Infektionsherde entfernt bzw. interkurrente Infektionen, darunter auch eine eventuelle Leprareaktion, behandelt werden.

2. Lokalbehandlung

Vor allem muß der Herd entsprechend gereinigt werden. Bei einfacher Geschwürbildung ohne Knochenbeteiligung ist dies einfach und mit jedem in der Dermatologie gebräuchlichen Mittel möglich (abgekochtes Wasser, isotomische Kochsalzlösung, Wasserstoffsuperoxyd 2—3fach verdünnt, Alibour-Lösung 4—10fach verdünnt, Dakinsche Lösung, Permanganatlösung 1:5000 u.a.).

Nach dieser vorbereitenden Behandlung soll versucht werden, durch lokale oder allgemeine Behandlung die Vernarbung zu erreichen.

Die Anzahl der vorgeschlagenen Präparate zur lokalen Applikation ist sehr groß, wobei versucht wird, die Granulierung und Epithelisierung in Gang zu bringen oder zu beschleunigen (Kompressen oder Salben von Magnesiumsulfat, Jodoform, Vitamin A, Streptomycin, Unnascher Stiefel usw.).

DINIZ (1941) empfiehlt 10%ige Magnesiumsulfatkompressen mit anschliessender 15%iger Salbenbehandlung (Steinsche Methode), doch hält er vorherige Anaesthesie und Anwendung geringerer Konzentrationen (2—5%) für notwendig und erzielt damit gute Resultate.

COCHRANE (1940) schlägt 1%ige Jodoformlösung in gleichen Teilen Eucalyptus- und Rhizinus- bzw. Olivenöl vor. Ist die Granulierung sehr stark, so wird vor Anwendung vernarbungsfördernder Mittel mit Silbernitratlösung geätzt.

Vitamin A-Salben, deren Wirkung bei anderen geschwürigen Prozessen wohlbekannt ist, wurden häufig verwendet. Die Zahl der kommerziellen und leicht anwendbaren gut wirksamen Präparate ist groß, doch verwenden viele Leprologen in den Spitälern billigere Präparate auf Lebertranbasis. Dieser kann auch durch das Vitamin A-reiche Haifischöl ersetzt werden. Auch mit einer Insulinzugabe haben wir gute Erfahrungen gemacht. Schließlich können Salben mit Antihistaminpräparaten versucht werden.

Der Unnasche Stiefel ist bei Beingeschwüren sehr vorteilhaft, da er die Vernarbung durch Ruhigstellung des erkrankten Bezirkes bei gleichzeitiger Besserung des Kreislaufes fördert. Nach SILVEIRA (1946a) „bewirkt die einfache Ruhigstellung des Beines in einem Gipsstiefel die Abheilung des Geschwüres mit einer kaum bemerkbaren Narbe".

In jüngster Zeit erzielten FITE, ERICKSON, GEMAR u. JOHANSEN (1946) gute Ergebnisse bei leprösen Geschwüren mit lokaler Streptomycinbehandlung.

Bei septischen Komplikationen der Geschwüre werden gelbe Quecksilbersalbe (1%ig), Tyrothrizin u.a. empfohlen.

3. Periulcerale und perinervale Injektion von Chaulmoograölderivaten

Die Injektion von Chaulmoograölderivaten in die Umgebung der Geschwüre und der entsprechenden Nerven wurde von LOWE u. CHATTERJEE (1937) vorgeschlagen, um den langwierigen Behandlungsprozeß und die Ruhigstellung, die bei den Patienten auf Widerstand stößt, zu vermeiden und die Rückfälle auf ein Minimum herabzusetzen. Chaulmoograöl hat hierbei keine spezifische, sondern nur eine lokale, stimulierende Wirkung auf das erkrankte Gewebe und den trophischen Nerveneinfluß.

4. Acetylcholin und Insulin

Sie wurden von GUIDA (1937) angewendet, der damit bei 14 Patienten 9 Vernarbungen und 4 Besserungen erzielte, wobei absichtlich keine Ruhigstellung vorgenommen wurde.

Der Geschwürrand wurde aufgeweicht und dann mit dem Skalpell das Schwielengewebe entfernt; der zentrale Defekt des „mal perforant" wurde mit 20%iger Silbernitratlösung verätzt. Hierauf injizierte GUIDA subcutan jeden 2. Tag 0,10 g Acetylcholin und an den Zwischentagen ebenfalls subcutan 10 Insulineinheiten, möglichst $^1/_2$ Std vor dem Mittagessen, um eine zusätzliche Zuckergabe überflüssig zu machen. Die Serie wird 12 Tage lang fortgesetzt und besteht daher in je 6 Injektionen pro Präparat. Nach 5tägiger Pause wird eine zweite Serie verabfolgt und — wenn nötig — nach immer längeren Zwischenräumen weitere Serien (10 Tage Pause nach der 2. und 15 nach der 3. Serie usw.).

5. Roniacol (Beta-Pyridil-Carbinol)

CAVER (1957) versuchte dieses gefäßerweiternde Mittel bei einigen Fällen mit Beingeschwüren und erzielte eine gewisse Besserung. MANEY et al. (1958) verwendeten Hydergin (enthält Mutterkornalkaloide) intraarteriell, wobei von 25 Geschwüren 9 verheilten und 5 sich besserten.

6. Blutstauung

RADNA (1939) kombiniert die periulcerösen Injektionen (nach LOWE u. CHATTERJEE, 1937) mit der Bierschen Stauung, wie sie von SCHÜRER-WALDHEIM beschrieben wurde, d.h. 12 Std Stauung in der Mitte des Oberschenkels mit einer elastischen Binde, die so weit angezogen wird, daß man noch den Puls der dorsalen Fußarterie fühlen kann; darauf folgen 12 Std ohne Stauung.

7. Intraarterielle Injektionen

BRAGA (1937) injiziert intraarteriell handelsübliche antipyogene Vaccine in verschiedenen Konzentrationen, womit er über 50% der Beingeschwüre dauernd heilen und bei 13% rezidivierender Geschwüre eine Vernarbung erzielen konnte. Diese Ergebnisse wurden von CASSIANO (1937) und SOARES (1941) bestätigt. Schon früher konnte BRAGA (1936) bei der Behandlung von Beingeschwüren mit intraarteriellen Injektionen von 1%igem Methylenblau und 1%igem Gentianaviolett (mit 10% Alkohol), 5—10 cm^3 täglich, gute Ergebnisse erzielen.

8. Periarterielle und lumbale Sympathektomie

Einige Autoren glauben, daß Geschwüre, die durch andere Behandlungsmethoden nicht abheilen, durch Sympathektomie infolge Besserung der Blutzirkulation und Wiederverkalkung der Knochen zur Heilung zu bringen sind. Nicht alle Leprologen sind dieser Meinung.

9. Novocainblockierung

Die Speranskysche Novocainblockierung wurde von VISHNEVSKY (1938) bei trophischen Störungen und somit auch bei der Lepra verwendet. Der Zweck ist der gleiche wie bei der Sympathektomie von LERICHE, sei sie nun lumbal oder perifemoral durchgeführt. Die Mitteilungen VISHNEVSKYS sind sehr optimistisch, und zwar nicht nur im Hinblick auf Beingeschwüre und „mal perforant", sondern auch hinsichtlich anderer trophischer Störungen und lepröser Läsionen sowie auch der Mukelkraft. Auch die schmerzhaften Neuritiden sollen sich rasch bessern.

10. Abschlußmethode nach WRIGHT

Nach WRIGHT (1930) vernarben die mit Pflasterverband hermetisch abgeschlossenen Geschwüre besser als bei antiseptischer oder stimulierender Behandlung. Er erzielte hiermit die besten Resultate bei Geschwüren, die durch Zirkulationsstörungen verursacht waren. Die Methode wurde von STRACHAN (1933) bei perforierenden Leprageschwüren angewandt.

ROCHA (1937) bestätigte auch bei uns den Wert der Behandlung lepröser Geschwüre. Der Pflasterverband wird nach 3 Wochen abgenommen, und die Prozedur kann 2—3mal wiederholt werden.

11. Wiederherstellungsoperationen

Falls Gewebs- und Knochennekrosen vorliegen, müssen diese chirurgisch entfernt und die Infektionsherde drainiert werden. Nicht immer ist aber die Entfernung der nekrotischen Gewebsteile ausreichend, und es muß mitunter eine ganze Zehe oder ein Mittelfußknochen — auch wenn nur der Kopf erkrankt ist — amputiert werden. Bei Fällen mit ausgedehnten Geschwüren, die jeder Behandlung trotzen, kann auch eine umfangreiche Amputation erforderlich werden. SILVEIRA (1938a, b), GOLDENBERG u. MANZI (1953), FRITSCHI u. BRAND (1957) und MANEY et al. (1958) beschrieben die bei trophischen Geschwüren angezeigten Operationen.

IV. Behandlung der Schleimhautläsionen und Augenkomplikationen

Die Sulfonbehandlung und andere wirksame Medikamente machten die lokale und symptomatische Behandlung von Schleimhaut- und Augenläsionen der Lepra weitgehend überflüssig. Sie sind nur bei Ausnahmefällen mit besonders ausgebreiteten und fortgeschrittenen Veränderungen oder bei Kranken, welche die spezifische Behandlung nicht vertragen oder nicht auf sie ansprechen, erforderlich.

Nach CERRUTI, BECHELLI, BERTI u. SOUZA LIMA (1945) sind die Erfolge der chemischen Verätzung (Trichloressigsäure, Chromsäure und Silbernitrat) und Galvanokaustik oder Diathermiecoagulation bei Infiltraten der Nasenschleimhaut wenig überzeugend. Bei Geschwürsbildung und Scheidewandperforation sind die verschiedenen Methoden (lokale Desinfektion, chemische und galvanische Verätzung) wenig zufriedenstellend und scheinen sogar die Entwicklung der Läsionen zu beschleunigen. Bei Patienten mit dauerndem Nasenkatarrh werden Calciumchlorid (in hohen Dosen), Pepton, Magnesiumhyposulfit und ähnliche Medikationen empfohlen. Finden sich in der Nase Krusten, dann kann man durch Berieselung mit lauwarmen Kochsalzlösungen (50 g pro Liter) Besserung erzielen. Chirurgische Wiederherstellung wird bei Zerstörung der unteren Nasenhälfte empfohlen.

Die episkleralen und sklerocornealen Knoten sollen chirurgisch oder durch Diathermiecoagulation entfernt werden. Plastische Chirurgie kann bei Defekten von Wimpern und Augenbrauen sowie der Lider angebracht sein, obwohl sich wegen Atrophie des Musculus orbicularis oculi gewöhnlich keine befriedigenden Resultate erzielen lassen. Bei Fällen von Lagophthalmus mit Hornhautreizung ist unter Umständen Verengerung der Augenspalte erforderlich.

Nach AMENDOLA (zit. nach BECHELLI u. ROTBERG, 1951) ist bei jeder Augenkomplikation mit Schmerzen, Stauung, akuter Episkleritis und Keratoiritis vor allem 1%iges Atropinsulfat zu geben, auch vor Auftreten von Irisveränderungen, um Synechienbildung zu verhindern. Desensibilisierende Mittel sollen kombiniert mit Proteintherapie angewendet werden. Es gibt Kranke, die auf keine Medikation reagieren, und bei denen nur die Entfernung der Tränendrüse einen Behandlungserfolg ermöglicht.

Iritis und Iridocyclitis werden sehr günstig durch orale oder lokale Corticosteroidbehandlung beeinflußt. Nach der Therapiekommission des VII. Internationalen Leprakongresses (Tokio, 1958) ist „bei der lepromatösen Lepra ein bakterieller Befall der vorderen Augenabschnitte häufig und rezidivierende Iridocyclitis wird selbst bei sulphonbehandelten Patienten beobachtet. In der akuten Phase spricht diese Komplikation auf Corticosteroide bei lokaler Applikation, 0,5—1%ige Lösung, Salbe oder subkonjunctivale Injektion mit gleichzeitig verabreichtem Mydriaticum, gut an. Spaltlampenuntersuchung ist bei der Kontrolle (management) der okularen Komplikationen von großer Bedeutung, weil sie frühzeitig Veränderungen der Uvea aufdeckt und durch prompte Behandlung das Glaukom verhüten hilft".

FARRIS (1956) ist der Ansicht, daß die Iridocyclitis nicht besonders auf Hormonbehandlung anspricht, berichtet aber, daß sich Iritis und Iridocyclitis weitgehend nach Verabreichung von Cortisonaugentropfen oder -salbe besserten.

ROCHE et al. (1951) beobachteten rasche Besserung einer Iridocyclitis bei einem Kranken.

DHARMENDRA (1953) behauptet, daß akute Iritis und Iridocyclitis sehr rasch auf Cortison und ACTH ansprechen. Subconjunctivale Cortisoninjektionen garantieren einen viel dauerhafteren Erfolg.

Eine Enucleation des Auges kann notwendig werden, wenn es wertlos geworden ist und Schmerzen verursacht bzw. den Sitz gefährlicher und eitriger Komplikationen bildet.

V. Physikalische Behandlung

Physikalische Therapie ist bei verschiedenen Manifestationen angebracht: Neuritis, Muskellähmungen, Kontrakturen, Abszessen und „mal perforant". Obwohl große Fortschritte in der Leprabehandlung erzielt worden sind, beeinflussen die derzeitig verwendeten Mittel nicht die Entwicklung neuraler Störungen und können diese oft auch nicht verhindern. Die Corticosteroide haben einen sehr günstigen Einfluß auf die Neuritis, und es ist denkbar, daß sie das Auftreten neuraler Störungen verhindern können. Haben sich solche aber einmal entwickelt, dann müssen sie behandelt werden und sind besonders durch physikalische Therapie und plastische Chirurgie oder Orthopädie günstig zu beeinflussen. Man kann sich leicht vorstellen, daß die Patienten dadurch psychisch, sozial und ökonomisch viel gewinnen.

Die Therapiekommission des VI. Internationalen Leprakongresses (Madrid 1953) ist der Meinung, daß die physikalische Therapie imstande ist, einige durch periphere Neuritis verursachte Störungen zu bessern und eine wertvolle Hilfe bei der Betreuung der Leprakranken darstellt. Die Therapiekommission des VII. Leprakongresses (Tokio 1958) hebt die Bedeutung der physikalischen Behandlung hervor: „Selbst ohne Wiederherstellungschirurgie kann ein einfaches Erziehungsprogramm, unterstützt durch physikalische Therapie, die Häufigkeit von Deformierungen weitgehend herabsetzen."

ALDERSON (1948) unterstreicht die Vorteile von Paraffinbädern, Massagen, gymnastischen Übungen und Arbeitstherapie bei der Leprabehandlung.

Nach BECHELLI u. ROTBERG (1951) nimmt die physikalische Therapie als symptomatische Behandlung eine wichtige Stelle im Rahmen der Leprabehandlung ein. Iontophorese von Aconitin oder Natriumsalicylat, galvanischer und faradischer Strom, Diathermie und ultraviolette Strahlen werden bei Nerven- und Gelenkschmerzen angewandt. Gleichstrom kommt bei Muskelatrophien zur Anwendung. Massage und aktive oder passive Bewegung von Gliedmaßen, die beginnende Atrophie zeigen, kann wesentliche Besserung bringen. Leprome werden durch Galvanokaustik, Kohlensäureschneevereisung und diathermische Coagulation beseitigt. Ultraviolettbestrahlung wurde zur Beschleunigung des Vernarbungsprozesses lepröser Geschwüre verwendet.

NEGRE u. FONTAN (1956) erzielten bei der Neuritis, „mal perforant du pied", Geschwüren und Krallenbildung gute Erfolge mit Elektrotherapie (Kurzwellen, Diathermie, Infrarotbestrahlung und Iontophorese von KI und CaCl). Morphium, das früher bei der Neuritisbehandlung in hohen Dosen verordnet wurde, wird nicht mehr verwendet. Selbst alte Plantargeschwüre sind heute innerhalb von 20 Tagen zu heilen; wenn diese „Heilungen" auch nicht definitiv sind, so sind doch auch die Rezidive durch die gleiche Behandlung wieder zu beherrschen, wobei die verschiedensten Kombinationen zahlreicher Mittel die Heilung beschleunigen können.

Die Therapiekommission des VII. Internationalen Leprakongresses (Tokio, 1958) berichtet, daß die Wirksamkeit folgender Behandlungsmethoden außer Zweifel steht: Massage, Paraffinbäder (hauptsächlich bei Ankylosen), elektrische Reizung (bei Muskellähmung und zur postoperativen Muskelaktivierung), Infrarotbestrahlung (bei Nervenschmerzen), Ruhigstellung im Streckverband (besonders bei Kontrakturen), gymnastische Übungen und Arbeitstherapie.

Einige Autoren untersuchten den Erfolg der *Röntgenbestrahlung* auf Morphologie und Zahl des *M. leprae*, indem sie Leprome bestrahlten. Die Ergebnisse waren unterschiedlich, und einige Autoren konnten eine Abnahme der Bacillenzahl feststellen, woraus sie schlossen, daß Röntgenbestrahlung bei der Lepra wirksam ist. Diese Therapie erscheint uns aber bei Lepromatösen unpraktisch, da große Hautpartien bestrahlt werden müßten und die visceralen Bacillenherde nicht erreicht werden können. Darüber hinaus besteht die Gefahr des Auftretens von Mutationen.

VI. Wiederherstellungschirurgie

Nach Einführung der Sulfontherapie gewann die Wiederherstellungschirurgie immer mehr an Bedeutung, da die Anzahl der bakteriologisch negativen Kranken, die wieder in das öffentliche Leben zurückkehrten, ständig zunahm und eine Behebung der bestehenden Deformierungen erforderlich wurde. Der Fortschritt bei der Leprabehandlung änderte immer mehr die prophylaktischen Methoden, so daß schließlich Zwangsisolierung aufgegeben werden konnte. Es ist daher notwendig, außer einer Behandlung der Lepra auch deren Folgen richtig zu behandeln, um dem Geheilten die Möglichkeit zu geben, seinen Lebensunterhalt selbst zu verdienen und in der Gesellschaft zu leben, ohne der Familie oder dem Staate zur Last zu fallen. BRAND (1958a) behauptet übrigens, daß die Mehrzahl der Deformierungen bei der Lepra durch eine richtige Orientierung der Kranken in dem Sinne, daß sie ihre Hände vor Schäden und Zerstörung schützen, verhütet werden kann.

Folgende Punkte sind wichtig: 1. Verhüten offener Wunden und Verbrennungen; 2. Vorsicht vor Verletzungen der Hände und Füße; 3. methodische Untersuchung; 4. richtige Anwendung der Kraft (das bei den Kranken nicht wie bei einer gesunden Hand bestehende Schmerzgefühl führt zu unrichtiger und excessiver Kraftanwendung, die eine fortschreitende Absorption der Finger verursacht; 5. Ruhigstellung der geschwollenen Finger in Mittelstellung.

Die Wiederherstellungschirurgie ist angezeigt bei Deformierungen von Nase und Ohren, Mundverengung, Lähmungslagophthalmus, Haarlosigkeit im Bereich der Augenbrauen, Lepromen des Gesichtes, Krallenbildung der Finger und Zehen, irreversiblen Kontrakturen, Plattfuß, Geschwüren und Gynäkomastie.

Nach der Therapiekommission des VI. Internationalen Leprakongresses (Madrid 1953) ist die Wiederherstellungschirurgie bei klinisch stationären Patienten vorteilhafter. Sehnentransplantationen, Arthrodese und andere chirurgische Eingriffe können die Funktion von Krallenhänden bessern. Amputationen, hauptsächlich der Füße, können notwendig sein. Eine erfolgreiche Operation kann für einen stationären Patienten viel bedeuten. Die Therapiekommission des Kongresses in Tokio (1958) befaßte sich besonders mit der Wiederherstellungschirurgie und empfahl die wertvollsten Operationen.

Gesicht. Für diskrete Nasendeformierung: knöcherne Transplantate am Nasenrücken.

Für schwere Nasendeformierungen: Excision und freie Hauttransplantation nach der Methode von GILLIES mit interner Prothese oder Knochentransplantat.

Für Haarlosigkeit in der Augenbrauengegend: Transplantat der Kopfschwarte oder freie Verpflanzung von Haarfollikeln.

Für Lagophthalmie — Tarsoraphie oder Gesichtshautplastik.

Hand. Für Krallenfinger: Ersetzen der Mm. lumbricoides durch Sehnen (Brand) oder nach der Technik von STILES-BUNNEL bzw. FOWLERS.

Für starke, irreversible Kontrakturen: Hauttransplantat oder interphalangiale Arthrodese.

Fuß. Für Fußlähmung: Überpflanzung des M. tibialis posterior auf das Os cuneiforme.

Für seitliche Instabilität: dreifache Arthrodese.

Für rezidivierende Geschwüre, bei denen die Ursache am Knochen zu liegen scheint: Sequestrektomie (s. Behandlung des „mal perforant").

Nerven. Bei therapieresistenten Nervenschmerzen Ausschälung des Cubitalnerven. Die prophylaktische Transposition dieses Nerven, um Lähmungen zu vermeiden, kann nützlich sein, wenn der Nerv gut im Muskel eingebettet wird.

Gynäkomastie. Einfache Mastektomie mit areolärer Incision nach WEBSTER.

In den Veröffentlichungen von SILVEIRA (1946), BRAND (1950, 1955, 1958a, b), FARINA (1953), KANAKRAJ (1954), FRITSCHI u. BRAND (1957) und FRITSCHI (1958) finden sich Angaben über die Methoden bei den verschiedenen Deformierungen, die durch die Lepra verursacht sind.

Literatur

ADAMS, A. R. D., and M. F. R. WATERS: Dapsone-resistant lepromatous leprosy in England. Brit. med. J. **1966**II, 872. — ALDERSON, S.: Physical therapy in leprosy. Leprosy Rev. **19**, 120 (1948). — ALMEIDA NETO, E., y J. P. REVELLES: O emprêgo da D-cycloserina no tratamento da lepra. Resultados preliminares. Rev. bras. Leprol. **26**, 63 (1958). — ALMEIDA NETO, E., y D. P. SILVA: Resultados preliminares du emprêgo da D-4 amino-3 isoxazolidinone no tratamento de três casos lepromatosos. Nota prévia. Rev. bras. Leprol. **25**, 127 (1957). — ALONSO, A. M.: Simpósio sôbre sulfonoterapia. Apresentado à II Reunião de Leprologistas na Colonia Santa Fé, 1952. Bol. Serv. nac. Lepra (Rio de J.) **11**, 77 (1952). — A cicliserina ensaiada na lepra. Bol. Serv. nac. Lepra (Rio de J.) **17**, 15 (1958). — A compound of diamino-diphenylthiourea in leprosy treatment. VII. Int. Congr. of Leprosy, Tokyo 1958, p. 147 (Abstract). — Nossas observações sôbre a difenil-tiouréa no tratamento da lepra. Bol. Serv. nac. Lepra (Rio de J.) **17**, 5 (1958). — The value of TB 1 in leprosy. VII. Int. Congr. of Leprosy Tokyo 1958, p. 145 (Abstract). — AMENDOLA, F.: Lepra ocular os resultados obtidos pela sulfonoterapia. An. paul. Med. Cirurg. **57**, 322 (1949) (Abstract). — *Anonymous:* Warning against long-acting sulphonamides. Drug. Ther. Bull. **4**, No 4, 13 (1966). — AQUINO, U. M.: Sulfonoterapia intensiva na colônia Santa Teresa. Nota Previa. Rev. bras. Leprol. **17**, 45 (1949). — ARGUELLO PITT, y C.A. CONSIGLI: Nuestra experiencia con la hidrazida del acido isonicotinico en el tratamiento de la lepra. Memoria del VI. Congr. Int. de Lepra 1953. Madrid 1954, p. 345. — AZEVEDO, J. G., y J. MARIANO: Terapêutica da lepra pelas sulfonas. Memoria del V. Congr. Int. de la Lepra 1948. Habana 1949, p. 1249. — AZULAY, R. D.: Modificações histológicas básicas observadas em 449 casos lepromatosos sob a ação do tratamento sulfônico. Memoria da III. Conf. Panamericana de Leprologia **2**, 195 (1953).

BACCAREDA-BOY and G. FARRIS: Treatment of leprosy with viomycin, pyrazinamide and cycloserine. Transaction of the VII. Int. Congr. of Leprology 1958. Jap. Leprosy Foundation, Tokyo, Japan, 1959, p. 295. — BADGER, L. F., and D. W. PATRICK: Effects of intramuscular injections of vitamin B1 on acute leprous neuritis and of oral administration on the general disease. Publ. Hlth Rep. (Wash.) **53**, 969 (1938). — BAPTISTA, L.: Contribuição ao tratamento das dores em doentes de lepra. Tratamento pela histidina. Rev. bras. Leprol. **4**, 223 (1936). — BARBA RUBIO, J.: Tratamiento experimental de la lepra po los derivados de las diaminodifenil-sulfonas. Memoria del V. Congr. Int. de la Lepra 1948. Habana 1949, p. 144. — BASOMBRIO, G.: Benefício del tratamiento chaulmoogrico intensivo en la lepra lepromatosa. Rev. argent. Dermatosif. **27**, 238 (1943a). — La lepra — Diagnostico. Formas clínicas. Tratamiento. Buenos Aires, Ateneu, 1943(b), p. 80, 82, 84, 85. — BASOMBRIO, G., A. A. MOM y J. C. GATTI: Tratamiento de la lepra con la diazone: Nuestras experiencias. Memoria del V. Congr. Int. de la Lepra 1948. Habana 1949, p. 169. — BASOMBRIO, J., J. C. GATTI y J. E. CARDAMA: Tratamiento de la lepra con la hydrazida del acido isonicotinico. Memoria VI. Congr. Int. de Lepra 1953. Madrid 1954, p. 330. — BASSET et SCHNEIDER: Altérations osseuses der membros apparues au cours du traitement de la lepre par la diamino-diphenyl-sulfone. Seance du 11.5.1950. Bull. Soc. Franç. Derm. Syqh. **37**, 269 (1950). — BECHELLI, L. M.: O azul de metileno no tratamento das algias leprosas. Rev. leprol. São Paulo **3** (No especial), 54 (1935). — Comentário ao trabalho de R. P. BRAGA. Rev. bras. Leprol. **15**, 125 (1947). — Experiencia com a sulfonoterapia. Arch. mineir. Leprol. **12**, 286, 294, 362 (354 in english) (1952). — A guide to leprosy control. Geneva, Wld Hlth Org. 1966, und Annex V. (Nicht veröffentl. Wld Hlth Org. Dokument PA/66. 214.) — BECHELLI, L. M., RATH DE SOUZA e R. QUAGLIATO: Correlação entre os resultados da leitura clínica e do exame histopatológico da reação de Mitsuda. Rev. bras. Leprol. **25**, 21 (1957). — BECHELLI, L. M., y A. ROTBERG: Terapêutica chaulmoôgrica da lepra. Fatôres a considerar na avaliação dos resultados da terapêutica antileprótica. II. Conf. Panamericana de Lepra, Rio de Janeiro 1946(a), vol. 2, p. 300. — Terapêutica chaulmoôgrica da lepra. Apanhado crítico sôbre a literatura do tratamento chaulmoôgrico da lepra. II. Conf. Panamericana de Lepra, Rio de Janeiro 1946(b), vol. 2, p. 319. — Terapêutica chaulmoôgrica de lepra. Apanhado critico sôbre a literatura do tratamento chaulmoôgrico da lepra. II. Conf. Panamericana de Lepra, Rio de Janeiro 1946(c), vol. 2, p. 332. — Terapêutica chaulmoôgrica da lepra. A eficiência do chaulmoogra, de acôrdo com o estudo de 2.201 casos de alta. II. Conf. Panamerica de Lepra, Rio de Janeiro 1946(d), vol. 2, p. 363. — Terapêutica chaulmoôgrica de lepra. Fundamentos biológicos da atividade terapêutica do chaulmoogra. II. Conf. Panamericana de Lepra, Rio de Janeiro 1946(e), vol. 2, p. 347. — Compêndio de Leprologia, Rio de Janeiro. Serv. Nac. Lepra **1951**, 427, 465. — BERTACCINI, G.: L'idrazide dell'acido isonicotinico nella tuberculosi cutanea e nella lebbra. Ann. ital. Derm. Sif. **8**, 5 (1953). — BERTACCINI, J.: Sept ans de traitement de la lèpre à le leprosérie de acquaviva delle fonti (Bari — Italie). Memoria del VI. Congr. Int. de la lepra 1953. Madrid 1954, p. 197. — BONCINELLI, N.: Osservazione preliminaru su 80 casi di lebbra studiati dal punto di vista della nuovo classificazione sudamericana. Atti delle Legioni Regionali della Societa Italiana di Dermatologia e Sifilografia. Minerva derm. **27**, 1 (1952). — BORRELL NAVARRO, E.: Los derivados de la diaminodifenil sulfona en el tratamiento de la lepra. Int. J. Leprosy 16 (2), 265 (1948). — BOSE, D. N.: Treatment of leprosy with reference to its reacting conditions. Leprosy in India 30, 17 (1958).— BRAGA, R. P.: Tratamento de lepra pelo azul de methyleno. Rev. Leprol. São Paulo 2 (No expecial), 7 (1935). — Trataments das úlceras lepróticas por injeções intrarteriais. Rev. bras. Leprol. 4, 447— 466 (1936). — Injeções intra-arteriais de vacinas no tratamento do mal perfurante plantar. Rev. bras. Leprol. 5 (No especial), 261 (1937). — BRANCO RIBEIRO, E.: Aspectos cirúrgicos da caseose dos nervos na lepra. Rev. Leprol. São Paulo 1, 146 (1934). — BRAND, P. W.: The orthopedic care of leprosy patients. (Reprinted from J. Christ. med. Ass. India, Burma and Ceylon, Jan. 1950.) Leprosy Rev. 23, 50 (1952). — The value of surgical and physiotherapeutic measures in leprosy. Leprosy in India 27, 131 (1955). — Prevention of deformity. VIII. Int. Congr. of Leprosy (Abstracts) Tokyo 1958(a), p. 157. — Treatment of deformities of the hand and face in leprosy. VII. Int. Congr. of Leprosy (Abstracts) Tokyo 1958(b), p. 159. — BRANDNER, R.: Dtsch. med. Wschr. 74, 926 (1949). Zit. von DHARMENDRA and K. R. CHATTERJEE. Leprosy in India 24, 93 (1952). — British Empire Relief Association: Findings of a Meeting of Leprosy Workers. Leprosy Rev. 23 (1), 30 (1952). — BROWNE, S. C.: Low-dose oral dapsone — Interim report. Leprosy in India 37, 302 (1965). — Treatment of leprosy with B663. Appraisal of the pilot trial after three years. Leprosy Rev. 36 (1), 13 (1965b). — B663 (Geigy) — Further observations on its suspected inflammatory action. Leprosy Rev. 37, 141 (1966). — BROWNE, S. G., and L. M. HOGERZEIL: B663 in the treatment of leprosy. Leprosy Rev. 33, 6, 182 (1962). — Apparent resistance of *M. leprae* to "B663". Leprosy Rev. 33, 185 (1962). — BUU-HOÏ: 4:4'-Diaminodiphenylsulfoxide, a potential agent for the chemotherapy of leprosy. Memoria del VI. Congr. Int. Lepra, Madrid 1953, p. 223. — BUU-HOI: Bull. Acad. nat. Méd. (Paris) 139, 275 (1955). Cit. DAVEY et CURRIE. Leprosy Rev. 27, 94 (1956). — BUU-HOI, NGUYEN, BA. KHUYEN et D. XUONG: Six mois de chimiothérapie antilepréuse au Sud-Vietnam avec la 4,4'-diaminodiphenylsulfoxide et le 4,4'-diehoxythiocarbanilide. Bull. Acad. nat. Méd. (Paris) 15/16, 277 (1955).

CASALS, D. A.: La cortisona en la reacción leprosa. Bol. Soc. cuba. Derm. Sif. 10, 23 (1953). — CASSIANO, T. P.: Tratamento do mal perfurante plantar de origem leprótica. Hospital (Rio de J.) 12, 257 (1937). — CAVER, C. V.: Treatment of trophic ulcers of leprosy with roniacol. Int. J. Leprosy 25, 9 (1957). — CAZOT, R. J., and Y. KUN SONG: A trial of thalidomide in progressive lepra reactions. Curr. ther. Res. 8, 299 (1966). — CERRUTI, H., L. M. BECHELLI, A. BERTI y SOUZA LIMA: Contribuição ao estudo de lepra nasal. Rio de Janeiro: Imprensa Nacional 1945. — CHATTERJEE, K. R., and R. BOSE: A simple method of estimation of thiosemicarbazone in tissue and body fluids. Leprosy in India 25, 199 (1953). — CHORINE, M. V.: Traitement de la lèpre par le para-amino-phényl-sulfamide. Bull. Acad. Méd. (Paris) 126, 152 (1942). — COCHRANE, R. G.: The choice of hydnocarpus preparation. Leprosy Rev. 1, 19 (1930). — Sixty years of service. 1874—1934, on behalf of lepers their children, p. 73—80. London: The Mission to Lepers 1934. — General principles in the treatment of trophic ulcers in leprosy. Leprosy in India 12, 11 (1940). — Bacterial and spirochetal diseases. In: Proceedings of the Fourth Int. Congr. Tropical Medicine and Malaria 1948. Washington 1948(a), vol. 1, Sect. 3, p. 179. — A comparison of sulphone and hydnocarpus therapy of leprosy. Memoria del V. Congr. Int. de la Lepra 1948. Habana 1949(b), p. 220. — Sulphone treatment of leprosy (Editorial. Int. J. Leprosy 17, 299 (1949b). — General principles in the treatment of leprosy with particular reference to the sulphone. Leprosy in India 21, 83 (1949a). — COELHO, J. T., y A. SALOMÃO: Distúrbios mais frequêntes durante o tratamento pelas sulfonas. Memoria del V. Congr. Int. de Lepra 1948. Habana 1949, p. 880. — COLLIER, D. R.: The effects of diphtheria toxoid in painful enlarged nerves in leprosy. Int. J. Leprosy 9, 177—180 (1941). — *Commission for Technical Co-Operation in Africa South of the Sahara. Regional Office for Africa, Brazzaville:* Report of the Conf. on Leprosy in Africa held a Brazzaville, 14—21 April 1959. Brazzaville, Wld Hlth Org. 1959, p. 12. — CONTRERAS, F., J. GUILLÉN, J. TERENCINO y G. TARABINI: Hemoterapia en la lepra. Memoria del V. Congr. Int. de Lepra Madrid 1953, p. 399. — CONTRERAS DUEÑAS, P. GUILLEN, S. MIGUEL, D. J. TERENCINO y J. TERABINI: Tratamiento de las leproreacciones con cortisona. Fontilles (Alicante) 3, 555 (1955). — CONTRERAS DUEÑAS, F., u. Mitarb.: Terapêutica de la lepra. Memoria VI. Congr. Int. de Lepra 1953(a), Madrid 1954, p. 149. — CONTRERAS DUEÑAS, F., J. G. PRATS y E. TORRELLA: La hidrazida del acido nicotinico en el tratamiento de la lepra. Memoria VI. Congr. Int. de Lepra Madrid 1954(b), p. 320 (Abstract). — CONVIT, J.: The Second Ten Years of the World Health Organization 1958—1967. Geneva, Wld Hlth Org. 1968, p. 138. — CONVIT, J., P. LAPENTA, L. CHAVEZ, J. J. PEREZ y E. BLOMENFIELD: Lepra lepromatosa, su tratamiento con promin y diasona. Experiencia en 570 casos. Memoria del V. Congr. Int. de la Lepra 1948. Habana 1949, p. 133. — CONVIT, J., J. M. SOTO, and J. SHESKIN: Thalidomide therapy in lepra reaction. Int. J. Leprosy 35, 446 (1967). — CORREIA DE CARVALHO, J.: Vacinoterapia específica na reação leprótica. Rev. bras. Leprol. 4 (No especial), 149 (1936a). — Novo tratamento da reação leprótica e outras manifestações da lepra. Rev. bras. Leprol. 4 (No especial), 189 (1936b). — Resultados do tratamento chaulmoogrico no Asilo

Colônia Aimorés. II. Conf. Panamericana de Lepra 1946, **2**, 271 (1946). — Costa, F., P. Blum et A. Basset: Action de l'ACTH sur une reaction lépreuse chez un malade traité par les sulfones. Bull. Soc., franç. Derm. Syph. **58**, 538 (1951). — Costa Carvalho, G., y O. Diniz: O tratamento dos leprosos pelo promin. Arch. mineir. Leprol. **6**, 159 (1948). — Cottet, J., N. Rist, D. Libermann, E. Perdignon et M. Moyeux: Pharmacodynamie des sulfones. Therapie. Rev. Ther. et Pharmacodynamie **6**, 251 (1951). — Cottini, C. B.: La terapia estreptomicinica en la enfermedad de Hansen. (Observaciones personales.) Memoria del VI. Congr. Int. de Lepra 1953. Madrid 1954, p. 460. — Cruz, M. C.: Trial of high fat diet and fixation-abscess in lepra reaction. J. Philipp. med. Ass. **15**, 214—220 (1935).

Davey, T. F.: Treatment of leprosy with sulphone drugs. Leprosy Rev. **19**, 55 (1949). — Progress with new antileprosy drugs. VII. Int. Congr. of Leprology. Abstract of papers. Tokyo, Japan, 1958 (a), p. 164. — The treatment of leprosy with diphenyl thiourea compound su 1906 (DPT). A report on expanded trials in Nigeria. Leprosy Rev. **29**, 25 (1958 b). — Nuevo compuesto contra la lepra. BDPT (4 butoxi-4 dimetilaminodifenil tiourea). Resumo. Arch. argent. Derm. **8**, 263 (1958 c). — Diethyl dithiolisophthalate (Etip or Etisul) in the treatment of leprosy. A second progress report. Reprosy Rev. **30**, 141 (1959). — Davey, T. F., and G. Currie: Clinical trial of diphenyl thiourea compound SU 1906 (Ciba 15095 E) in the treatment of leprosy. Progress during the first year. Leprosy Rev. **27**, 94 (1956). — Davey, T. F., and L. M. Hogerzeil: Diethyl dithiolisophthalate in the treatment of leprosy (Etip or Etisul). A progress report. Leprosy Rev. **30**, 61 (1959). — Davidson, W. S.: Isoniazid alone and combined with thiosemicarbazone. Leprosy Rev. **26**, 104 (1955). — Dharmendra: Treatment of leprosy with sulphone drugs. Memoria del V. Congr. Int. de la Lepra 1948. Habana 1949, p. 826. — Chemotherapy of leprosy. Leprosy in India **25**, 259 (1953). — ACTH and Cortisone in the treatment of acute complications of leprosy. Leprosy in India **25**, 123 (1953). — Fourth Scientific Session. Chemotherapy of leprosy. Leprosy in India **37**, 153 (1965). — Dharmendra, and K.R. Chatterjee: Treatment of leprosy with the sulphone drugs. Leprosy in India **20**, 71 (1948). — Thiosemicarbazone in the treatment of leprosy. Leprosy in India **24**, 93 (1952). — Treatment of leprosy with thiosemicarbazone. An analysis of three years findings. Leprosy in India **26**, 97 (1954 a). — Isonicotinic acid in the treatment of leprosy. Leprosy in India **26**, 49 (1954 b). — Dharmendra, N. C. Dey, R. Bose, and P. L. Kapur: The intramuscular administration of sulphetrone in the treatment of leprosy. Int. J. Leprosy **18**, 309 (1950 c). — Dharmendra, P. Mohamed Ali, S. K. Noordeen, and K. Ramanujam: Prophylactic value of DDS against leprosy — an interim report. Leprosy in India **37**, 447 (1965). — Dharmendra, and N. Mukerjee: Lepromin test in cases of lepromatous leprosy treated with sulphones. Leprosy in India **22**, 128 (1950 b). — Dharmendra, S. K. Noordeen, and K. Ramanujam: Prophylactic value of DDS against leprosy. A further report. Leprosy in India **39**, 100 (1967). — Dharmendra, N. Sen, and K. R. Chatterjee: Treatment of leprosy with sulphetrone injections in the out-patients. Leprosy in India **22**, 112 (1950 a). — Diez, L. F.: Contricuición al estudio del tratamiento quirúrgico de la nevrite leprosa del nervio cubital. An. Cirug. (Rosario) **8**, 97 (1942). — Diniz, C.: Tratamento das úlceras lepróticas pelo sulfato de magnésio. Arch. mineir. Leprol. **1**, 245 (1941). — Diniz, O., y G. C. Carvalho: Tratamento de leprosos pelo promin. II. Conf. Panamericana de Lepra **1946**, p. 135—146. — Diniz, O., J. Stancioli y G. Henriques: Tratamento da lepra pelas sulfonas associado a outros agentes terapêuticos. Memoria del V. Congr. Int. de Lepra 1948. Habana 1949, p. 213. — Domagk, G., u. Mitarb. (1946): Zit. nach Dharmendra u. K. R. Chatterjee, Thiosemicarbazone in the treatment of leprosy. Leprosy in India **24**, 93 (1952). — Doull, J. A.: Clinical evaluation studies. First series. Summary of results. Leprosy Briefs **4**, 41 (1953). — Progress in the terapy of leprosy. Int. J. Leprosy **25**, 294 (1957) (Abstract). — Doull, J. A., A. R. Davson, and R. S. Guinto: Clinical evaluation studies in leprosy (First Series). Memoria del VI. Congr. Int. de la Lepra 1953. Madrid 1954, p. 158. — Doull, J.A., J.N. Rodrigues, A.R. Davison, Tolentino, and Fernandez: Clinical evaluation studies in lepromatous leprosy second series: isoniazid and diasone (Diamidin) isoniazid and dihydrostreptomycin. Also a pilot study with streptohydrazid. Int. J. Leprosy **25**, 173 (1957). — Doull, J. A., J. N. Rodriguez, J. G. Tolentino, J. V. Fernandez, R. S. Guinto, J. N. Rivera, and M. C. Mabalay: Clinical evaluation studies in lepromatous leprosy. Fourth Series: 4, butoxy-4'dimethyl-aminodiphenyl thiourea (DPT), amodiaquin, and 4-4'diaminodiphenyl sulfone (DDS) 2.5 mgm. and 4 mgm. per kg. of body weight. Int. J. Leprosy **29**, 291 (1961).

Erickson, P. T.: La estreptomicina como auxiliar terapêutico de las sulfonas en ciertas manifestationes leprosas. Amér. clín. **14**, 123 (1949). — The status of streptomycin and dihydrostreptomycin in the treatment of leprosy. Int. J. Leprosy **19**, 1 (1951 a). — The treatment of leprosy. Ann. N.Y. Acad. Sci. **54**, 115 (1951 b). — Erickson, P. T., and F. A. Johansen: Bone changes in leprosy under sulfone therapy. Memoria del V. Congr. Int. de la Lepra 1948. Habana 1949, p. 193. — Eubanas, F.: Cocaine-adrenalin in leprous neuritis. Mth. Bull. Bur. Hlth. Philipp. **11**, 259 (1931).

Faget, G. H.: Chemoterapy of leprosy. II. Conf. Panamericana de Lepra 1946. Rio de Janeiro 1946, vol. 2, p. 2. — Leprosy. Progress in treatmedt. Quart. Rev. Derm. Syph. **2**, 341 (1947a) (Abstract). — A promina na lepra. Rev. bras. Farm. **29**, 35 (1947b) (Abstract). — Faget, G. H., and P. T. Erickson: Use of streptomycin in the treatment of leprosy. A preliminary report. Int. J. Leprosy **15**, 146 (1947). — Faget, G. H., P. T. Erickson, and H. Ross: Chemotherapy of leprosy. J. Amer. med. Ass. **136**, 451 (1948). — Faget, G. H., and C. Pogge: The therapeutic effect of promin in leprosy. Publ. Hlth Rep. (Wash.) **60**, 1165 (1945). — Faget, G. H., R. C. Pogge, F. A. Johansen, J. F. Dinan, B. M. Prejean, and C. G. Eccles: The promin treatment of leprosy. A progress report. Publ. Hlth Rep. (Wash.) **58**, 1729 (1943). — Farina, R.: Rinoneoplastia na lepra. VI. Congr. Int. de Leprologia Madrid 1953 (Abstracts. — Farris, G.: Glistati reazionali leprosi ed il boro tratamento. Arch. E. Maragliano Pat. Clin. 1135 (1955). Abstract Dermatologia (Napoli) **7**, 134 (1956). — Feldman, W. H., A. G. Karlson, and H. C. Hinshaw: Promin in experimental tuberculosis: Antituberculosis effects of sodium P, P'-diaminodiphenylsulfone-N,N'-didextrose sulfonate (promin) administered subcutaneously. A preliminary report. Proc. Mayo Clin. **23**, 118 (1948). — Fernandez, J. M. M.: Estado actual del problema terapeutico de la lepra. Rev. argent. Dermatosif. **31**, 305 (1947a) (Abstract). — La infección leprosa en el niño, p. 159. (Rosario) Ed. Rosario, 1947(b). — Fernandez, J. M. M., y E. A. Carboni: Acción de la diasone en tratamiento de la lepra. II. Conf. Panamericana de Lepra 1946. Rio de Janeiro 1946(a), vol. 2, p. 84. — The action of diasone in the treatment of leprosy. Preliminary report (no especial 5). Int. J. Leprosy **14**, 19 (1946b). — Nuevas observaciones sobre el empleo de la diasona en el tratamiento de la lepra. Memoria del V. Congr. Int. de la Lepra 1948. Habana 1949(b), p. 851. — Fernandez, J. M. M., E. Carboni y P. Tomasino: Tratamiento de la reacción leprosa mediante transfusion de sangue de convalescentes de reacción. Rev. argent. Dermatosif. **31**, 493 (1947). — Fernandez, J. M. M., E. A. Carboni, P. Tomasino y M. M. Gimenez: Estudio hematologico de los enfermos de lepra tratados con diasona. Memoria del V. Congr. Int. de la Lepra 1948. Habana 1949(a), p. 180. — Fernández, J. M. M., F. Compa y A. R. Mercan: Tratamiento de la lepra con la hidracida del acido isonicotinico. Nota previa. Día méd. **24**, 134 (1953). — Fernandez, J. M. M., y S. Schujman: El empleo de las anilinas en el tratamiento de la reacción leprose. Rev. Lepr. São Paulo **5**, 79 (1935). — Fiol, H., E. D. L. Jonquières, C. M. Brusco, A. J. Melamed y C. J. Firpo: Tratamiento de la lepra con promin (promanide). Rev. argent. Dermatosif. **31**, 531 (1947). — Fischer, C.: In: F. Fegeler, Investigaciones experimentales sobre el tratamiento de la lepra de los ratos con hidrazida del acido isonicotinico (HAI). Memoria del VI. Congr. Int. Leprol. Madrid 1953, p. 314. — Fite, G. L., and F. Gemar: Regressive changes in leprosy under promin therapy. Sth med. J. (Bgham, Ala.) **39**, 227 (1947). — Fite u. Mitarb.: Local treatment of leprous ulcers with crude preparations of streptomycin. II. Conf. Panamericana de Lepra, Rio de Janeiro 1946, vol. 2, p. 168. — Floch, H.: Sur le traitement par la promin et le diasone de malades atteints de diverses formes de lèpre en Guyane Française. Memoria del V. Congr. Int. de la Lepra 1948. Habana 1949(a), p. 870. — Rapport sur le fonctionnement technique de l'Institut Pasteur de la Guyane Française. Memoria del V. Congr. Int. de la Lepra 1948, Habana 1949(b), p. 870. — Rapport sur le fonctionnement technique de l'Institut Pasteur de la Guyane Française et du Territoire de l'Inini pendant l'année 1948. Institut Pasteur de la Guyane Française et du Territoire de L'Inini, No 188, p. 74 e 85 (1950). — Rapport sur le fonctionnement technique de l'Institut Pasteur de la Guyane Française et du Territoire de l'Inini, pendant l'année 1950. Arch. Inst. Pasteur Guyane franç. No 229, 36, 71, 134, 149 (1951). — La thérapeutique antilépreuse actuelle. Arch. Inst. Pasteur Guyane franç. **14**, No 303 (1953a). — Les hydrazides dérivés de l'acide isonicotinique. Leur essai (notamment celui du benzal isonicotyl-hydrazone métasulfonique) en thérapeutique antilepreuse. Arch. Inst. Pasteur Guyene franç. **14**, No 308 (1953b). — Rapport sur le fonctionnement de l'Institut Pasteur de la Guyane Française et du Territoire de l'Inini pendant l'année 1952. Arch. Inst. Pasteur Guyane franç., No 288, 118 (1953c). — La therapeutique antilepreuse actuelle. Mem. VI. Congr. Int. de la Lepra 1953. Madrid 1954, p. 206. — Sur la thérapeutique des réactions lépreuses. Interêt du colchicoside. Arch. Inst. Pasteur Guyane franç. **15**, 324 (1954). — Comment on doit concevoir la lutte antilépreuse moderne. Prééminence du traitement sur l'isolement. Arch. Inst. Pasteur Guyane franç. **17** (409), Octobre (1956). — Floch, H., et P. Destombes: Manifestations cutanées et nerveuses de type réactionnel constatées au cours du traitement sulfoné de la lèpre. Institut Pasteur de la Guyane et du Territoire de l'Inini, No 192 (1949). — Action des sulfones dans formes indiférenciées et tuberculoides de la lèpre. Bull. Soc. Path. exot. **43**, 294 (1950). — Floch, H., et R. Horth: L'association sulfones-thiosemicarbazone dans la thérapeutique antilepreuse. Arch. Inst. Pasteur Guyane franç. No 232 (1951a). — Intérêt de l'amide nicotinique dans les intolérances aux sulfones et le traitment des reactions leprotiques. Arch. Inst. Pasteur Guyane franç. **243**, 1 (1951b). — Floch, H., A. Lecuiller et P. Sureau: Mode d'action des sulfones dans la lèpre. VII. Comment agit la diamino-diphenyl-sulfone-acetylsulfonamide administrée par la voie buccale dans le traitement de la lèpre. Arch. Inst. Pasteur Guyane

franç. **13**, No 263 (1952a). — Mode d'action des sulfones dans la lèpre. VI. Comment agit la Phenyl-prophyl-diamino-diphenyl-sulfone (sulfone disubstituée), administrée par la voie buccale. Arch. Inst. Pasteur Guyane franç. **13**, No 260 (1952b). — FLOCH, H., et P. SUREAU: Psychoses et polynévrites en sulfonothérapie. Thérapie **7**, 319 (1952a). — Sur les accidents provoquées par la thérapeutique sulfonée et interessant le systéme nerveux. Arch. Inst. Pasteur Guyane franç. **13**, No 268 (1952b). — FRITSCHI, E. P.: Reconstructive surgery. Leprosy in India **30**, 21 (1958). — FRITSCHI, E. P., and P. W. BRAND: The place of reconstructive surgery in the prevention of foot ulceration in leprosy. Int. J. Leprosy **25**, 1 (1957).
GARCIA y MARIANO: Terapêutica da lepra pelas sulfonas. Arch. mineir. Leprol. **8**, 139 (1948). — GARCIA PÉREZ, A., y J. GÓMES ORBANEJA: El acido succinico en el tratamiento de la leprorreacción. Memoria V. Congr. Int. Leprol. Madrid 1953, p. 410. — GARZON, R.: Tratamiento de las enfermas del Lazare to del Perpetuo Socorro (Cordoba R.A.) resultados obtenidos con el empleo de las sulfonas. Memoria del V. Congr. Int. de la Lepra 1948. Habana 1949, p. 150. — Nuestra experiencia en el tratamiento de la lepra con quimioterapicos y antibioticos. Memoria del VI. Congr. Int. de la Lepra 1953. Madrid 1954, p. 305. — GATTI y GAONA: Cebion no tratamento de lepra. An. Merck I parte, 38 (1939). — GAY, F. P.: Leprosy. Agents of disease and host resistance. London: Baillière, Tindall & Cox 1935. — GAY PRIETO, J., y F. CONTRERAS DUEÑAS: Nuestra experiencia sobre el tratamiento de la lepra. Memoria del V. Congr. Int. de la Lepra 1948. Habana 1949, p. 132, 835 (Abstract). — GOLDENBERG, B., y R. MANZI: Tratamiento de las ulceras hansenianas de miembro inferior con injertos de piel. Memórias do V. Congr. Int. de Leprologia Madrid 1953, p. 445. — GOMEZ-ORBANEJA, J. G., A. G. PEREZ y P. QUIÑONES: El tratamiento de la lepra con tiosemicarbazona. Memoria del VI. Congr. Int. de la Lepra 1953. Madrid 1954, p. 295. — GOMEZ-ORBANEJA, J. G., M. SUCH y A. G. PEREZ: Resultados del tratamiento de la lepra con tiosemicarbazona. Act. dermosifiliogr. (Madr.) **52**, 605 (1951). — GONZÁLES PRENDES, M. A., C. VALHUERDI FERNANDEZ y R. CRUZ BAEZ: La atebrina en el tratamiento de la reacción leprótica. Bol. Soc. cuba. Derm. Sif. **12**, 194 (1955). — GUIDA, H.: Tratamento clínico do mal perfurante plantar pela acetilcolina e insulina nos doentes de lepra. Rev. bras. Leprol. **5**, 87 (1937). — GUIMARÃES, J. S.: O estrôncio na reação leprótica. Rev. bras. Leprol. **8**, 119—141 (1940).
HALE, J. H., B. D. MOLESWORTH, D. A. RUSSELL, and L. H. LEE: Isonicotinic hydrazide in the treatment of leprosy. Int. J. Leprosy **22**, 297 (1954). — HERRERA, G.: Treinta meses de terápia de la lepra con sulfona (promanida). Memoria del V. Congr. Int. de la lepra 1948. Habana 1949, p. 172. — HOHENNER, K.: Ein Behandlungsversuch der Lepra mit dem Thiosemicarbazon TB I/698. Med. Klin. **44** (43), 1378 (1949). Zit. von DHARMENDRA u. K. R. CHATTERJEE. Leprosy in India **24**, 93 (1952). — HORAN, J. S.: Treatment of lepra reaction and acute neuritis and arthritis with nerve block and intravenous administration of procaine. Int. J. Leprosy **17**, 211 (1949).
IBARRA, A. A. B.: Estudio de algunas caracteristicas de la reacción lepromatosa en nuestro medio. Rev. méd. C. Rica **15**, 228 (1948). — IBARRA, A.B.: Tratamiento de la lepra con promin en el Sanatorio Nacional de las Mercedes de Costa Rica. Memoria des V. Congr. Int. de la Lepra 1948. Habana 1949, p. 1222. — IRIS, R. C., y R. D. LEYVA: Estimacion de los niveles sanguineos de p-p′-diaminodifenil-sulfona (sulfona) en enfermos de lepra. Rev. Inst. Salubr. Enferm. trop. (Méx.) **12**, 29 (1951).
JOHANSEN, F. A., and P. T. ERICKSON: Bacterial and spirochetal diseases. In: Proceedings of the Fourth Int. Congr. Tropical Medicine an Malaria 1948. Washington 1948, vol. 1, Sect. 3, p. 365. — Current status of therapy in leprosy. J. Amer. med. Ass. **144**, 985 (1950). — Current status of therapy in leprosy. J. Amer. med. Ass. **144**, 985 (1950b). — JOHANSEN, F. A., P. T. ERICKSON, R. R. WOLCOTT, W. H. MEYER, H. H. GRAY, B. M. PREJEAN, and H. SISTER ROSS: Promacetin in treatment of leprosy. Progress Report. Int. J. Leprosy **18**, 221 (1950a).
KANAKARAJ, J. D.: Surgical trends in leprosy. Leprosy in India **26**, 160 (1954). — KELLESBERGER, E. R., and W. RULE: Sulfoxone sodium (Diasone) in the treatment of leprosy. A summary analysis of field reports. Int. J. Leprosy **19**, 265 (1951). — KIMMIG, J., u. F. FEGELER: Investigaciones experimentales sobre el tratamiento de la lepra de las ratas con hidrazida del acido isonicotinico. Memoria do VI. Congr. Int. de la Lepra 1953. Madrid 1954, p. 366. — KLINGMÜLLER, V.: In: J. JADASSOHN, Die Lepra. Handbuch der Haut- und Geschlechtskrankheiten, Bd. X/2. Berlin: Springer 1930.
LANGUILLON, J.: Le traitement de la lèpre par les sulfamides-retard. Sem. Hôp. Paris **41**, 3131 (1965). — LANGUILLON, J., et A. CARAYON: Traitement de la lèpre tuberculoïde par les sulfamides-ratard. Rapport final de la 2. Conf. tech. de l'OCEAC, Yaounde 30.1.—3.2.1967. — LANGUILLON, J., J. CLARY, et P. PICART: Etude de la sulfamidemie obtenue après administration espacée de sulfamethopyrazine dans le but de préciser la posologie optimum dans le traitement de la lèpre. Méo. trop. **20**, 565 (1960). — LATAPIE, u. Mitarb.: Isoniazida en lepra (Resultados del tratamiento durante un año). Memoria del VI. Congr. Int. de Leprologia Madrid 1953, p. 321. — LAVALLE AGUILAR y MÁRQUES ITURRIBARIA: Puntos de vista práticos sobre el empleo de la isoniazida en lepra. Memoria do VI. Congr. Int. de la Lepra 1953. Madrid

1954, p. 366. — LAVIRON, P., D. BEYTOUT et C. JARDIN: Chimioprophylaxie de la lèpre chez l'enfant. Méd. trop. 18 (3), 491 (1958). — LAVIRON, P., L. LAURET, C. JARDIN, P. KERBASTARD et R. PFISTER: Les injections hebdomadaires de thioacetazone en suspension chaulmoogrique dans les traitements de la lèpre. Méd. trop. 17, 809, 810 (1957). — LAVIRON, P., L. LAURET, P. KERBASTARD et C. JARDIN: Traitement synergétic de la lèpre par des injections hebdomadaires de 600 mg. de DDS en milieu chaulmoogrique activité particulèrement interessante sur les formes pauvres en bacilles. Bull. Soc. Path. exot. 50, 97 (1957 b). — Le 4,4'-diamino-diphényl-sulfoxide (DDSO) dans le traitement de la lèpre. Bull. Acad. nat. Méd. (Paris) 9/10, 195 (1957). — LAVIRON, P., u. Mitarb.: Le 4-4' diaminodiphényl-sulfone (DDS) dans le traitement de la lèpre. Presse méd. 65, 562 (1957 a) (Abstract). — LAVIRON, P., L. LAURET et J. SCHNEIDER: Etude de l'activité anti lepréuse des thiosemicarbazones. Memoria del VI. Congr. Int. de lepra 1953. Madrid 1954, p. 300. — LECHAT, M. F.: The use of "etisul" (diethyl dithiolisophthalate) in the treatment of leprosy in Africans. Leprosy Rev. 31, 265 (1960). — LEIKER, D. L., and D. CARLING: Low dosage of DDS. Leprosy Rev. 37, 29 (1966). — LIMA, S. O.: Hidrazidoterapia da tuberculose pulmonar em doentes de Hansen. Clin. tisiol. 8, 673 (1953). — LOWE, J.: Zit. nach J. LOWE and S. N. CHATTERJEE. Surgical removal of the sheath of ulnar nerve in severe leprous neuritis. Leprosy in India 11, 44 (1939). — The sulfone treatment of tuberculoid leprosy. Int. J. Leprosy 18 (4), 457 (1950). — Isoniazid in leprosy. Lancet 263, 1012 (1952 a). — Studies in sulphone therapy. Leprosy Rev. 32, 4 (1952 b). — Acute agranulocytosis caused by TB 1/698. (Para-acetamidobenzaldehyde thiosemicarbazone). Leprosy Rev. 23, 109 (1952 c). — Paraacetamidobenzaldehyde thiosemicarbazone in the treatment of leprosy. Lancet 262, 436 (1952 d). — The treatment of leprosy with TB 1/698. Leprosy in India 25, 188 (1953). — The chemotherapy of leprosy. Late results of treatment with sulphone, and with thiosemicarbazone. Lancet 1954, 1065. — LOWE, J., and S. CHATTERJEE: Experiment in the treatment of the trophic lesions in leprosy by injections of hydnocarpus preparations. Leprosy in India 9, 115 (1937). — LOWE, J., and T. F. DAVEY: Fours years experience of sulphone treatment of leprosy. Trans. roy. Soc. trop. Med. Hyg. 44, 635 (1951). — LOWE, J., and M. SMITH: The chemotherapy of leprosy in Nigeria. — With an appendix on glandular fever and exfoliative dermatitis precipitated by sulfones. Int. J. Leprosy 17, 181 (1949).

MACDONALD, A. B.: Treatment with diasone — Twelve month's experience with 22 patients — an interin report. Leprosy Rev. 20, 68 (1949). — MADRAMANY, P. C.: La traqueotomia y las sulfonas en la lepra. Fontilles (Alicante) 2, 227 (1949). — Lepra nasal. Su importancia en el diagnostico precoz y en la clasificación de la enfermedad lesiones faringeas. — Lesiones laringeas. — Tratamiento especial de estas manifestaciones. Tema 9 del curso para diplomados en leprologia celebrado en Fontilles, Septiembre, 1949. Fontilles (Alicante) 2, 473 (1950). — MALFATTI, M. G., y E. D. L. JONQUIÈRES: Investigaciones a través de la optica electronica de la acción del tratamiento medico sobre la morfologia del mycobacterium leprae. Sem. méd. (B. Aires) 101, 408 (1952). — MANEY, W. A. W., H. W. FONG, and L. H. LING: Trophic ulceration of the foot treated with intra-arterial hydergine. Int. J. Leprosy 26, 115 (1958). — MARIANO, J.: Contribuição à terapêutica das nevrites na lepra. Rev. bras. Leprol. 8, 313 (1940). — Normas gerais da sulfonoterapia na lepra — conseituação geral — sulfonas usadas, sua composição e manuseio diario. A fabrica de sulfonas de Minas Gerais — Produtos ja fabricados. Arch. mineir. Leprol. 11, 202 (1951). — McCOY, G. W.: Chaulmoogra oil in the treatment of leprosy. Publ. Hlth Rep. (Wash.) 57, 1727 (1942). — MELSON, R. S.: A case of leprosy treated with corticotropine (ACTH). Int. J. Leprosy 20, 195 (1952). — MIGUEL COUTO, y M. COUTO: Tratamento de lepra pelo azul de metileno. Bol. Ac. nac. Med. (Rio de J.) 99, 413 (1927). — MOLESWORTH, D., u. Mitarb.: The treatment of lepromatous leprosy with 4,4 diaminodiphenyl sulfone in oil. Int. J. Leprosy 17, 197 (1949). — MOM, A. M.: Benadryl en la reacción leprosa lepromatosa y en la sensibilization sulfónica. Rev. argent. Dermatosif. 31, 188, 292 (1947). — MOM, A. M., y Sister MARIA BERNAL: Ensayo de tratamiento intensivo de la lepra com „promin". II. Conf. Panamericana de Lepra 1946. Rio de Janeiro 1946(b), vol. 2, p. 104. — MOM, A., y A. ROMERO: Tratamiento de la lepra con diasona. II. Conf. Panamericana de la Lepra 1946. Rio de Janeiro 1946(a), vol. 2, p. 160. — MONTAÑES: Ecos Espan. Dermat. y Siphil. 10, 443 (1934). — MONTEL, M. L. R.: Nouvellau traitement de la lèpre. Note préliminaire trace. Bull. Soc. franç. Derm. Syph. 41, 478 (1934 b). — MONTEL, R.: Un nouveau traitement de la lèpre. Note préliminaire. Bull. Soc. Path. exot. 27, 220 (1934 a). — MONTEL, R., et LE-VAN-PHUNG: Un cas de lèpre tuberculeuse généralisée blanchi cliniquement et bactériologiquement en 10 mois. Bull. Soc. Path. exot. 29, 23 (1936). — MORAIS, J., JR.: Tratamento das algias em doentes de lepra. Rev. bras. Leprol. 3 (No especial), 75 (1935). — MOURA, A. M.: Considerações en tôrno da sulfonoterapia da lepra. Rev. bras. Leprol. 18, 36 (1950). — MUIR and CHATTERJEE: The uses of mercuro-chrome solubre 220 in leprosy. Leprosy in India 4, 4 (1932). — Further notes on mercuro-chrome. Leprosy in India 1, 8 (1933). — MUIR, E.: The sulphone treatment of leprosy. Brit. med. J. 1947, 798. — Promin na lepra. Imp. méd. 24, 134 (1948 a) (Abstract). — Symposium on leprosy. Recent advances in the treatment of leprosy. Trans. roy. Soc. trop. Med. Hyg. 41, 575 (1948 b). — Leprosy in the

British West Indies. Leprosy Rev. 19, 139 (1948c). — Manual of leprosy, p. 124. Edinburgh: Livingstone 1948(a). — Preliminary report on 4:4' diaminodiphenyl sulfones (DDS) treatment of leprosy. Int. J. Leprosy 18, 299 (1950a). — Bacterioscopic assessment of progress of leprosy. Leprosy in India 22, 43 (1950b). — MUIR, E. P.: Preliminary report on diasone in the treatment of eprosy Int. J. Leprosy (No especial 3) 12, 11 (1944).

NAPOLI: Zit. nach DHARMENDRA and K. R. CHATTERJEE. Isonicotinic acid hydrazide in the treatment of leprosy. Leprosy in India 26, 49 (1954). — NARAYAN, J. S.: Lepra reaction and its treatment. Leprosy in India 7, 190 (1935). — NEGRE, et R. FONTANI: Physiotherapie des sequelles et complications de la lèpre. Int. J. Leprosy 24, 159 (1956). — NICOLAU, G., and P. VULCAN: Histologic and bacterial changes in lepromatous leprosy after therapy with diamino-diphenil sulfone. A.M.B. Arch. Derm. 79, 164 (1959) (Abstract).

O'BYRNE, A.: Antithyroid substances in the treatment of leprosy. Int. J. Leprosy 28, 401 (1960). — OPROMOLLA, D. V. A., and L. SOUZA LIMA: First results of the use of rifamycin SV in the treatment of lepromatous leprosy. Abstracts of papers. VIII. Int. Congr. of Leprology, Rio de Janeiro 39 1963. — ORSINI, O.: Situação atual da endemia leprótica em Minas Gerais. Arch. mineir. Leprol. 11, 94 (1951).

PATWARY, K., V. MARTINEZ DOMINGUEZ, and K. M. CRESS: Bacteriological status of lepromatous patients treated with DDS in Nigeria, Cameroon and Thailand. Int. J. Leprosy 31, 584 (1963). — PERYASSÚ, D.: Tratamento da lepra tuberculóide pela estreptomicina. Nota prévia. Brasil. méd. 62, 9 (1948). — PESTEL, M., et L. CHAMBON: Traitement de la lèpra par la D-cyclosérine. Premiers résultats. Presse méd. 65, 1791 (1957). — PETTIT, J. H. S.: The treatment of erythema nodosum leprosum with B663. A controlled study. Int. J. Leprosy 35(1), 11 (1967). — PETTIT, J. H. S., and R. J. W. REES: Chemotherapeutic trials in leprosy. 4. Dapsone (DDS) in low dosage in the treatment of lepromatous leprosy. A demonstration pilot study. Int. J. Leprosy 35, 141 (1967). — PETTIT, J. H. S., R. J. W. REES, and D. S. RIDLEY: Studies on sulfone resistance in leprosy. 1. Detection of cases. Int. J. Leprosy 34, 375 (1966). — Chemotherapeutic trials in leprosy. Pilot trial after a riminophenazine derivative, B663, in the treatment of lepromatous leprosy. Int. J. Leprosy 35 (1), 25 (1967). — PIANTO, E. D.: Thioethyl compound in the therapy of leprosy. VII. Int. Congr. of Leprology. Abstracts of papers. Tokyo 1958. — PISACANE, G., F. PUGLISI e L. ZIRILLI: L'idrazide dell'acido isonicotinico nella lepra. Nota preventiva. Dermatologia (Napoli) 3, 129 (1952). — POGGE, R. C.: The frequency of neuritis in leprosy. Its symptomatic treatment with intravenous calcium gluconate. Int. J. Leprosy 12, 31 (1944). — POZO, E. C., and A. GONZALEZ OCHOA: Two cases of prevention and treatment of lepra reaction by cortisone. J. invest. Derm. 18, 423 (1952). — PUCHOL, J. R., y D. CARRILLO CASAUX: Observaciones clinicas e histopatologicas sobre el tratamiento sulfonico de la lepra. Memorias del VI. Congr. Int. de la Lepra Madrid 1953. 1954, p. 244. — PURRI, M.: Anticorpoterapia específica na lepra. Arch. mineir. Leprol. 2, 13—37 (1942).

QUAGLIATO, R., L. M. BECHELLI, and R. M. MARQUES: Ninth Int. Leprosy Congr. Abstracts. London: Frank Cottrell Limited 1968, p. 109. — QUAGLIATO, R., E. BERQUO y W. LESER: Lepromatosos em tratamento sulfonico. 1. Reativações bacterioscópias. 2. Tempo para negativação. Rev. bras. Leprol. 29, 19 (1961).

RADNA, R.: Sur le traitement des lésions trophiques lépreuses. Ann. Soc. belge Méd. trop. 19, 65 (1939). — RAMANUJAM, R. A., and SMITH: A cheap, safe, effective sulphone. Leprosy in India 23, 67 (1951). — RAMOS E SILVA, J.: Tratamento da lepra. Hospital (Rio de J.) 14, 897 (1938). — RAMU, G., and K. RAMANUJAM: Chemotherapy of leprosy. Lower dosage sulphone regimen in leprosy. Leprosy in India 37, 299 (1965). — REES, R. J. W.: Chemotherapy. Unpublished information paper LEP/Inf./2.65 for the WHO Expert Committee on Leprosy. Geneva, Wld Hlth Org. 1965, p. 1. — Drug resistance of *Macobacterium leprae* particularly to DDS. Int. J. Leprosy 35, 625 (1967). Part two. — RELWICZ, A. L.: Some experiments with injected sulphetrone. Leprosy Rev. 21, 30 (1950). — ROCHA, H.: Tratamento das úlceras distróficas pelo método de Dickson Wright. Revista de Combate à Lepra 15, (1937). — ROCHE, M., J. CONVIT, J. A. MEDINA, and E. BLOMENFELD: The effects of adenocorticotropic hormone (ACTH), in lepromatous lepra reaction Int. J. Leprosy 19, 137 (1951). — RODRIGUES DE SOUZA, A.: Tratamento dos surtos eruptivos febris na lepra pela Fuadina. Med. prát. (Napoli) 9/10, 23 (1933a). — Álcool endovenoso nas dores leproticas. Rev. Leprol. São Paulo 1, 73 (1933b). — Ácido ósmico intravenoso nas nevrites agudas-leproticas. Rev. bras. Leprol. 3 (No especial), 93 (1935). — RODRIGUES VIEIRA, I.: Comportamento dos tecidos em face da sulfonoterapia na lepra. Arch. mineir. Leprol. 12, 311, 377 (1952). — ROGERS, L.: Combined chaulmoograte and sulphone treatment of leprosy and tuberculosis. Lancet 1948, 515. — ROMERO, A., y A. B. IBARRA: Estreptomicina en lepra. Nota informativa. Memoria del V. Congr. Int. de la Lepra 1948. Habana 1949, p. 1286. — ROMERO, A., A. B. IBARRA, J. A. CASTRO, R. ALVARADO y M. RAMIREZ: Tratamiento de la lepra con diasone. Memoria del V. Congr. Int. de la Lepra 1948. Habana 1949(a), p. 1274. — ROMERO, A., A. B. IBARRA y M. F. DÍAZ: Estudio clínico de la lepra lepromatosa en Costa Rica. Memoria del V. Congr. Int. de la Lepra

1948. Habana 1949(b), p. 1281. — ROSE, F. G.: The curability of leprosy. Leprosy Rev. 5, 152 (1934). — Ross, H.: Blood and urine concentration of promin diasone, and promizole in the treatment of leprosy. Int. J. Leprosy 15, 236 (1947). — Studies of the absorption, excretion and distribution in the body of the sulfones used in the treatment of leprosy. Int. J. Leprosy 18, 333 (1950). — ROSS-INNES, J., M. SMITH, and W. HARDEN-SMITH: An interim report on su 1906 (diphenylthiourea) in leprosy. Int. J. Leprosy 25 (4, part 1), 422 (1957). — ROSS, J., M. SMITH y W. HARDEN-SMITH: Informe sobre el su 1906 (difenil-tiourea) en la lepra. Fontilles (Alicante) 4, 379—387 (1958). — ROTBERG, A.: Valor prognóstico da lepromino-reação de Mitsuda. Observações de 445 casos durante 5—6 anos. Rev. bras. Leprol. 12, 367 (1944). — ROTBERG, A., y L. M. BECHELLI: Terapêutica chaulmoôgrica da lepra. Fatores a considerar na avaliaçãos dos resultados da terapêutica antileprótica. II. Conf. Panamericana de Lepra Rio de Janeiro 1946(a), vol. 2, p. 291. — Terapêutica chaulmoôgrica da lepra. Apanhado crítico sôbre a literatura do tratamento chaulmoôgrico da lepra. 1. parte. II. Conf. Panamericana de Lepra Rio de Janeiro 1946(b), vol. 2, p. 325. — Terapêutica chaulmoôgrica da lepra. II. Conf. Panamericana de Lepra Rio de Janeiro 1946(c), vol. 2, p. 340. — Terapêutica chaulmoôgrica da lepra. Resultados do tratamento chaulmoôgrico de 2.201 casos de alta registrados em nosso serviço. II. Conf. Panamericana de Lepra Rio de Janeiro 1946(d), vol. 2, p. 352. — Terapêutica chaulmoôgrica de lepra. Considerações finais e conclusões. II. Conf. Panamericana de Lepra Rio de Janeiro 1946(e), vol. 2, p. 374. — ROY, A.: Intravenous injections of sodium bicarbonate in nerve pain in leprosy. Trop. Dis. Bull. 28, 655 (1931). — RYRIE, G. A.: The use of fluorescein in the lepra reaction. Leprosy Rev. 5, 12 (1934). — Amithiozone in leprosy. J. Amer. med. Ass. 144, 1036 (1950) (Abstract). — RZEPPA, J.: Quimioterapia da lepra. Rev. bras. Leprol. 15, 83 (1947).

SAENZ, B.: Lepra reaction: its treatment with di-hydrostreptomycin. Arch. Derm. Syph. (Chic.) 65, 59 (1952). — SAGHER, F., and N. BRAND: Comparison of diaminodiphenylsulfone and thiosemicarbazone in the treatment of lepromatous leprosy. Int. J. Leprosy 21, 161 (1953). — SAMPAIO, S. A. P., L. SOUZA LIMA, and L. NAHAS: Corticotropina (ACTH) in the treatment of lepra reaction. Arch. Derm. Syph. (Chic.) 65, 617—619 (1952). — SAMUEL, P. S.: Cochicoside in the treatment of lepra reaction. Leprosy in India 28, 80 (1956). — SCHNEIDER, J.: Etat actuel de l'experimentation de nouvelles therapeutiques de la lepre. Rev. bras. Leprol. 18, 186 (1950a). — SCHNEIDER, J. u. Mitarb.: Essais de nouvelles suspensions aqueuses de diaminodiphénilsulfone pour injections-retard dans le traitement de la lèpre. Emploi de la carboxymethylcellulose succedane stable de la gelose. Méd. trop. 19, (1959). — SCHNEIDER, J., et J. RAYROUX: Traitement de la lèpre par les sulfones. Concentration sanguine et élimination urinaire de la diamino-diphényl-sulfone et d'un de ses dérivés après injections espacées de suspensions huileuses. Bull. Soc. Path. exot. 43, 452 (1950). — SCHUJMAN, S.: El tratamiento de las algias leprosas por las invecciones intradermicas de histamina. Sem. méd. (B. Aires) 45, 436 (1938). — Nuestros primeros resultados obtenidos con el Promin en el tratamiento de la lepra. II. Conf. Panamericana de Lepra 1946. Rio de Janeiro 1946, vol. 2, p. 77. — Consideraciones a proposito de la distinta evolución de una lepra tuberculoide con y sin tratamiento chaulmoogrico. Rev. argent. Dermatosif. 30, 163 (1946a) (Abstract). — Mi experiencia sobre el valor terapêutico del chaulmoogra em lepra. II. Conf. Panamericana de Lepra Rio de Janeiro 1946(b), vol. 2, p. 280. — Tratamiento de lepromatosos con doses intensivas de chaulmoogra. Rev. bras. Med. 5, 532 (1948a). — Tratamiento chaulmóogrico intensivo (intramuscular y intradermico) en los casos lepromatosos no beneficiados com las dosis bajas de la misma medicación. Pren. méd. argent. 35, 501 (1948b). — Nuestros primeros resultados obtenidos con el empleo del derivado aldehidico de la thiosemicarbazona (TB 1) en el tratamiento de la lepra. Arch. argent. Derm. 2, 68 (1952a). — Results of one year's experience with TB 1 in the treatment of leprosy. Int. J. Leprosy 20, 31 (1952b). — SECRET, E.: Essai de traitement de la lèpra par l'isoniazide. Maroc méd. 31, 551 (1952). — SHARP, L. E. G.: Comments on Dr. F. G. Rose's article "The curability of leprosy". Leprosy Rev. 6, 22 (1935). — SHEPARD, C.: Acid-fast bacilli in nasal excretions in leprosy, and results of inoculation of mice. Amer. J. Hyg. 71, 147 (1960). — SHEPARD, C., J. G. TOLENTINO, and H. MCRAE: The therapeutic effect of 4-4'-diacetyldiamino-diphenylsulfone (DADDS) in leprosy. Amer. J. trop. Med. Hyg. 17, 192 (1968). — SHESKIN, J.: Further observations with thalidomide in lepra reactions. Leprosy Rev. 36, 183 (1965a). — Thalidomide in the treatment of lepra reaction. J. clin. Pharmacol. Ther. 6, 303 (1965b). — SHESKIN, J., u. J. CONVIT: Therapie der Lepra-Reaktion mit Thalidomid. (Eine Doppelblind-Studie.) Vorläufige Mitt. Hautarzt 12, 548 (1966). — SHUTTLEWORTH, J. S.: Clinical studies in the use of cortisone and corticotropina in the reaction episodes of leprosy. Int. J. Leprosy 24, 129 (1956). — SILVA, R. J., and D. PERYASSÚ: Some observations on the treatment of leprosy specially of the tuberculoid form, by streptomycin alone or combined with sulfone. Memoria del VI. Congr. Int. de Lepra 1953. Madrid 1954, p. 259. — SILVEIRA, L. M.: Tratamento cirúrgico das neurites leprosas agudas. Rev. bras. Leprol. 6 (No especial), 193 (1938a). — Amputações e mal perfurante plantar. Rev. bras. Leprol. 6 (No especial), 219 (1938b). — O mal perfurante plantar na lepra. II. Conf. Panamericana de Lepra Rio de Janeiro 1946(a), vol. 2, p. 182—203. — Neurites lepróticas. II. Conf. Panamericana de Lepra 1946(b), vol. 2, p. 203—210. — A cirurgia plástica na lepra. II. Conf. Panamericana de Lepra 1946(c), vol. 2, p. 211—240. — SIMPSON, I. A., and B. D. MOLESWORTH: The fate of injected 4:4' diaminodiphenylsulphone in humans and guinea pigs. Leprosy Rev. 21 (1/2), 5 (1950). — SLOAN, N. R.: Effects of sulfone treatment on the larynx in leprosy. Memoria del V. Congr. Int. de la Lepra 1948. Habana 1949, p. 189. — SLOAN, N. R., E. K. CHUNG-HOON, M. E. GOODFREY-HORAN, and G. H. HEDGCOCK: Sulfone therapy in leprosy; a there years study. Int. J. Leprosy 18, 1 (1950). — SMITH, M.: Distribution and control of the sulphones. Int. J. Leprosy 16, 476 (1948). — A pharmacological study of three sulphones. Leprosy Rev. 20, 78, 128 (1949). — SOARES, J. A.: Mal perfurante plantar. Rev. bras. Leprol. 9, 165 (1941). — SOUZA LIMA, L.: Tratamento experimental da lepra. Memoria del II. Congr. Mexicano de Medicina 1948(a), p. 595. — Relatório às Sociedades Paulista e Mineira de Leprologia sobre o estado atual de sulfonoterapia na lepra. Sanatório Padre Bento (São Paulo). Arch. mineir. Leprol. 8, 3 (1948b). — Estado atual da sulfonoterapia no sanatório Padre Bento. Memória del V. Congr. Int. de la Lepra 1948. Habana 1949, p. 120. — Importancia da sulfonoterapia nos dispensários e resultados. Rev. bras. Leprol. 18, 24 (1950). — Estado atual da terapêutica de Lepra. São Paulo, Serviço Nacional de Lepra 1953(a). — Influência da sulfonoterapia nos fenômenos de mutação. Memória da III. Conf. Panamericana de Leprologia 1953(b), vol. 1, p. 204. — Estado atual da terapêutica da lepra. Cap. XV. Outros agentes quimioterápicos e os antibióticos no tratamento da lepra. Antibióticos — Estreptomicina. Serviço Nacional de Lepra, Rio de Janeiro 1953, p. 287. — SOUZA LIMA, L., y G. C. CERQUEIRA: Terapêutica experimental da lepra pela solutiazamida. Rev. bras. Leprol. 13, 97 (1945). — Tratamento experimental da lepra pelas diamino-difenil-sulfonas. II. Conf. Panamer. de Lepra, Rio de Janeiro 1946, vol. 2, p. 9—77. — SOUZA LIMA, L., G. CERQUEIRA, F. MAURANO, E. VALENTE, D. RODRIGUES, F. AMENDOLA y H. ANTONIO GUIDA: Resultados atuais da sulfonoterapia no Sanatório Padre Bento. Rev. bras. Leprol. 16, 75 (1948). — SOUZA LIMA, L., N. SOUZA CAMPOS, J. ROSENBERG y J. A. AUN: O emprêgo do BCG na desensibilização da reação leprotica. Rev. bras. Leprol. 21, 59 (1953). — SOUZA LIMA, L., y P. RATH DE SOUZA: Pseudo exacerbação da lepra pelas di-amino-difenil sulfonas. Memória del V. Congr. Int. de la Lepra 1948. Habana 1949, p. 205. — SOUZA, P. RATH de, y M. S. LIMA: Sôbre o mecanismo da ação terapêutica dos derivados sulfônicos na lepra lepromatosa. Rev. bras. Leprol. 18, 59 (1950). — STRACHAN, F. D.: A note on the treatment of granulating wounds and ulcers. S. Afr. med. J. 7, 397 (1933). — STUEHMER, A.: Med. Klin. 44, 864 (1949). Zit. von DHARMENDRA and K. R. CHATTERJEE. Leprosy in India 24, 93 (1952). — SUCH, M., u. Mitarb.: Siete años de sulfonterapia. Incidencias. Resultados. Memoria del VI. Congr. Int. de Leprologia, Madrid 1953, p. 269.

TEIXEIRA PINTO: O tratamento da lepra pelos derivados das diamino-difenil sulfonas. Rev. méd. Paraná 17, 145 (1948). — TISSEUIL: Contribuition à l'étude du traitement de la lépre. Bull. Soc. Path. exot. 6, 465—468 (1938). — TOLENTINO, J. G.: Synergistic action of chaulmoogra and sulfone drugs. J. Philipp. med. Ass. 26, 315 (1950). — Pilot studies with isoniazid. Resumenes VI. Congr. Int. Leprol., Madrid 1953, p. 49. — TOMMASI, e. SANTORO: Le nuove terapie chemioterapiche nella tuberculoce e nella lebbra. Minerva derm. 28, 19 (1952). — TORRELLA GIL, E.: Estudio comparativo de las modernas medicaciones antileprosas. Fontilles (Alicante) 3, 21 (1952).

URRETS ZAVALIA, A.: Resultados del examen gonioscopico de los enfermos de lepra. Rev. bras. Leprol. 17, 227 (1949).

VALENTE, E. C., y L. M. BECHELLI: O azual de metileno no tratamento das reações leprosas. Rev. Leprol., São Paulo 3 (No especial), 44 (1935). — VEGAS, M., J. CONVIT, J. A. MEDICINA, and E. BLOMENFIELD: Thiosemicarbazone (TB1) in the treatment of leprosy. Preliminary communication. Int. J. Leprosy 18, 451 (1950). — El TB1 (acetamido-benzaltiosemicarbazona) en el tratamiento de la lepra lepromatosa. Memorial del VI. Congr. Int. de Lepra 1953. Madrid 1954, p. 289. — VEIGA DE CARVALHO: Contribuição para o estudo da cirurgia do nervo cubital na lepra. Rev. bras. Leprol. 6, 431 (1938). — VESPOLI, M.: Contribuição ao tratamento das nevrites na lepra. Rev. bras. Leprol. 8 (No especial), 75 (1940). — VISHNEVSKY, AA., JR.: Novocaine blockade in the treatment of leprosy. Int. J. Leprosy 6, 477 (1938).

WAYSON, N. E.: Comments on Dr. F. G. ROSÉ's article "The curability of leprosy". Leprosy Rev. 6, 23 (1935). — WHARTON, L.: Preliminary report on a new sulphone drug "sulphetrone". Int. J. Leprosy 15, 231 (1947). — WHARTON, L. H.: Promin therapy. Leprosy Rev. 17, 96 (1946a). — A paper on promin therapy after year's treatment at the Mahaica Leprosarium. British Guinea. II. Conf. Panamericana de Lepra 1946. Rio de Janeiro 1946(b), vol. 3, p. 30. — A progress report of patients under sulphone therapy. Memoria del V. Congr. Int. de la Lepra 1948. Habana 1949, p. 170. — WRIGHT, A. D.: Treatment of variocose ulcer. Brit. med. J. 1930 II, 996.

Kongresse und WHO

V. Congreso Internacional de Lepra. Informe de la Comision de Terapeutica. Memoria del V. Congreso Internacional de Leprologia. Habana. Editorial Cenit 1949.

VI. Congreso Internacional de Leprologia. Informe de la Comision de Terapeutica. Memoria del VI. Congreso Internacional de Leprologia. Madrid 1953.

VII. International Congress of Leprology. Abstracts of papers. Tokyo 1958.

VII. International Congress of Leprology: Transactions of the VIIth International Congress of Leprology. Tokyo, Tofu Kyokai (Japanese Leprosy Foundation) 1959, p. 467.

VIII. International Congress of Leprology: Final Reports of the Technical Panels Approved by the Plenary Session of September 20, 1963. Rio de Janeiro, The Organizing Committee of the VIII. International Congress of Leprology (COCIL) 1963, p. 18.

VIII. International Congress of Leprology: Final Reports of the Technical Panels Approved by the Plenary Session of September 20, 1963. Rio de Janeiro. The Organizing Committee of the VIII. International Congress of Leprology (COCIL) 1963, p. 19.

VIII. International Congress of Leprology: Final Reports of the Technical Panels Approved by the Plenary Session of September 20, 1963. Rio de Janeiro, The Organizing Committee of the VIII. International Congress of Leprology (COCIL) 1963, p. 20.

III. Panamerikanische Leprakonferenz (Buenos Aires 1951). Zit. in: Memoria de la Tercera Conferencia Panamericana de Leprologia, tomo II. Buenos Aires 1954, p. 312.

Regional Office for the Western Pacific of the World Health Organization Manila: Report on the First Regional Seminar on Leprosy Control. Manila, Philippines, 1965, p. 4.

Regional Office for the Western Pacific of World Health Organization, Manila: Report on the First Regional Seminar on Leprosy Control. Manila, Philippines, Regional Office for the Western Pacific of the Wld Hlth Org. 1967, p. 5.

Sachverständigenkommission des Weltgesundheitsamts (WHO), Rio de J. u. S. Paulo 1953: Zit. in: Wld Hlth Org. techn. Rep. Ser. 1960, 189. Expert Committee on Leprosy. Second Report, p. 18.

Technical Committee on Therapy. Transaction of the VIIth Int. Congress of Leprology 1958, Tokyo, p. 466 (1959).

Therapiekommission des Internationalen Leprakongresses, Kairo 1938. Int. J. Leprosy **6**, 397 (1938).

Therapiekommission des V. Internationalen Leprakongresses, Havanna 1948. Int. J. Leprosy **16**, 211 (1948).

Therapiekommission des VI. Internationalen Leprakongresses, Madrid 1953. Int. J. Leprosy **21**, 519 (1953).

Therapiekommission des VII. Internationalen Leprakongresses, Tokio 1958. Internat. Congress of Leprology. Tokyo, November 1958, p. 469.

XVIth World Health Assembly: Resolution WHA/16.36 (Drug Information Sheets Nos. 54 and 55 of 25 February 1966).

Wld Hlth Org. The Medical Research Programme of the World Health Organization 1958 bis 1963. Report by the Director-General. Geneva, Wld Hlth Org. 1964, p. 66.

Wld Hlth Org. The Medical Research Programme of the World Health Organization 1958 bis 1963. Report by the Director-General. Geneva 1964, p. 68.

WHO Expert Committee on Leprosy: Third Report. Wld Hlth Org. techn. Rep. Ser. No 319, 7 (1966).

WHO Expert Committee on Leprosy: Third Report. Wld Hlth Org. techn. Rep. Ser. No 319, 8, 9 (1966).

Verhütung und Bekämpfung der Lepra

Von

Marcial I. Quiroga, Buenos Aires (Argentinien)

Je nach dem Lande bringt die Lepraverhütung und -bekämpfung vielerlei Probleme von größerer und geringerer Bedeutung. Maßgebend sind nicht nur epidemiologische, sondern auch geographische, rassenbedingte, soziale, politische und wirtschaftliche Verhältnisse, kurz alles, was die Zivilisationsstufe einer Nation bestimmt. Diese Umstände sind daher stets im Zusammenhang mit der Lepraprophylaxe zu berücksichtigen. Schon hieraus ergibt sich die Unmöglichkeit, allgemeine, für alle Länder in gleicher Weise gültige Richtlinien vorzuzeichnen. Mit Recht sagt deshalb CHAUSSINAND (1955): „. . . offenbar wäre es sinnwidrig, wollte man für die ganze Welt einen einheitlichen Plan vorschreiben, um die Lepra unter Kontrolle zu bringen." Diese Auffassung findet man bestätigt in der von der Weltgesundheitsorganisation ausgeführten vergleichenden Untersuchung über die seit 1940 in 30 Ländern erlassene diesbezügliche Gesetzgebung. Daher muß ich mich auf allgemeine Gesichtspunkte beschränken. Die Anwendung der entsprechenden Maßnahmen muß je nach den Verhältnissen der betroffenen Örtlichkeiten den verschiedenen Ländern überlassen bleiben.

Die lepröse Infektion birgt noch viel Unbekanntes, und diese Tatsache erschwert die wirksame Bekämpfung, wie sie bei anderen übertragbaren Krankheiten durchführbar ist. Einmal ist es wegen der Unmöglichkeit, den Erreger zu züchten und Tieren zu verimpfen. Ferner fehlen Kenntnisse, auf welche Weise Übertragung und Eindringen in den menschlichen Organismus stattfinden. Hinzu kommen noch die oft viele Jahre dauernde Inkubationszeit, die polymorphen klinischen Formen sowie die Tatsache, daß lange Zeit minimale, wenig eindeutige bakterienhaltige Veränderungen an kleidungsbedeckten Körperstellen bestehen können. Außerdem ist die Diagnose für Nichtspezialisten oft recht schwierig. Zudem kann die Bakterienausscheidung nicht nur bei lepromatösen, sondern ebenso bei ganz uncharakteristischen Formen vorkommen. Endlich spielt auch der eminent chronische Krankheitsverlauf eine Rolle.

In sozialer Hinsicht werden Bekämpfung und Verhütung noch erschwert durch die uralte übertriebene Furcht und das Bestreben, aus Unwissenheit das Befallensein zu verheimlichen. Für den Staat ergeben sich Probleme wirtschaftlicher Art bei Arbeitsverlust oft schon im verbreitungsfähigen Stadium und erst recht im Endstadium der schweren, Siechtum und völlige Arbeitsunfähigkeit verursachenden Formen mit Blindheit, Muskelatrophie und Verstümmelung, die den Haushalt der betroffenen Familien schwer belasten.

Wenn einerseits eine Reihe Faktoren der nachhaltigen Verhütung entgegenwirkt und die Verbreitung eher begünstigt, so gibt es doch auch andere wiederum ausgleichende Umstände. Daher kommt es glücklicherweise zu keiner so umfangreichen Weiterverbreitung, wie sie naturgemäß zu erwarten wäre, wenigstens nicht in Ländern von gewissem Kulturniveau.

Eigentlich ist der Aussatz keine ausgesprochen ansteckende Krankheit. Die geringe Ansteckungsfähigkeit erklärt sich dadurch, daß einmal individuelle Empfänglichkeit Vorbedingung ist, daß aber bei einem großen Prozentsatz Menschen persönliche natürliche und auch erworbene Immunität vorliegt, die in einigen Ländern sogar allgemein ist. Außerdem gibt es klinische Formen, z.B. die Knotenlepra im Stadium des Stillstandes und einige uncharakteristische Formen, die praktisch bacillenfrei sind. Ferner können selbst uncharakteristische bacillenhaltige Formen und auch beginnende lepromatöse Bilder durch die moderne Therapie binnen kürzerer oder längerer Zeit der Negativität zugeführt werden. Schließlich ist zu hoffen, daß die modernen, wenn auch noch nicht abgeschlossenen Erkenntnisse über besonders induzierte Immunität, die sich nach BCG-Impfung durch erworbene Positivität gegenüber Lepromin äußert, aussichtsvollere Verhütungs- und Bekämpfungsmöglichkeiten eröffnen.

Die Aussatzprophylaxe erheischt im wesentlichen folgende drei Maßnahmen: 1. Auffindung und Ausrottung der Verseuchungsherde; 2. Schutz der gesunden Bevölkerung; 3. soziale Betreuung.

1. Auffindung und Ausrottung der Verseuchungsherde

Auffindung und Ausrottung der Verseuchungsherde oder, mit anderen Worten, Erfassung der Überträger und ihre Unschädlichmachung als solche erfordern: a) Frühdiagnose; b) Sanitätsreihenuntersuchungen; c) Anzeige- und Meldepflicht; d) Isolierung der „offenen" Formen; e) Betreuung und Überwachung der „geschlossenen" und bacillenfrei gemachten Formen; f) adäquate und Frühbehandlung.

a) Frühdiagnose

Das Erkennen der Frühfälle erfolgt nach unserer Schätzung zu 25% durch den Dermatologen. Das trifft für Großstädte vermutlich auch zu. In abgelegenen Bezirken, wo es an Hautspezialisten fehlt, dürfte der Allgemeinpraktiker die verdächtigen Hauterscheinungen als erster zu Gesicht bekommen. Aus diesem Grunde wurde auf dem Madrider Kongreß (1953) und später auch von anderen Autoren für die Lehrstühle der Dermatologie die Verantwortung und auch die Pflicht gefordert, in leprabefallenen Ländern mit hoher Durchseuchung in eigens eingerichteten Sonderkursen Leprologie, klinische Diagnostik und Behandlungsmaßnahmen zu lehren.

Natürlich verlangt das Lepraproblem in Kolonialländern und Regionen, wo die Universitätsausbildung nicht die Stufe der zivilisierten Länder erreicht hat, die ausschließliche Betätigung von Lepraspezialisten. Auf diese Weise entsteht ein durchaus gerechtfertigter Sonderzweig, der für den Fortschritt unseres Wissens auf diesem Gebiet äußerst nützlich sein muß.

In anderen Ländern wiederum wird es zweckmäßig sein, für die Heranbildung von Leprologen durch die Universität bzw. durch die Gesundheitsbehörden zu sorgen. Dies könnte durch Abhaltung von Sonderlehrkursen für noch nicht spezialisierte Ärzte geschehen, um auf diese Weise die erforderliche Befähigung für die jeweils vorliegenden örtlichen Aufgaben zu erreichen.

b) Sanitätsreihenuntersuchungen

Nicht immer suchen die Kranken freiwillig den Arzt auf. Ob dies aus Nachlässigkeit, aus Furcht vor Internierung oder aus Unkenntnis des Befallenseins geschieht, ist einerlei. Jedenfalls wird dadurch die unerläßliche Forderung einer Frühdiagnose nicht erfüllt. In diesem Punkte muß der behördliche Arm nachhelfen und alles einsetzen, um das Erkennen der Neu- und ganz allgemein der Frühfälle zum Zeitpunkt bester therapeutischen Aussichten zu gewährleisten. In dieser Hinsicht ist die Untersuchung nicht nur der Mitbewohner, Eltern, Geschwister, Kinder und sonstiger dasselbe Haus bewohnenden Familienmitglieder, sondern bei Arbeitnehmern auch die der nächsten Arbeitsgefährten, bei Studenten die der Mitschüler, bei Kindern die der Gespielen strengstens zu fordern. Bei den Mitbewohnern muß die Überwachung mittels klinischer und immunologischer Untersuchungen fortgesetzt werden. Nach allgemeiner Ansicht sowie auf Grund der bestehenden Gesetzgebungen und je nach Ausfall der immunologischen Kontrollen schwankt die Dauer der Überwachung zwischen 3—6 Monaten und 5 bis 10 Jahren. Diese für eine Aussatzprophylaxe so wichtige Kontrolle der Neufälle sollte durch eindrückliche aktive Aufklärungsfeldzüge kräftig unterstützt werden in der Absicht, das Vertrauen der Kranken und Wohngefährten zu gewinnen. Regelmäßige Visiten durch Ambulanzärzte (Bosq) vervollständigen diese Art Maßnahmen. Die Kollektivuntersuchungen in Kasernen, Fabriken und Schulen der befallenen Bezirke ebenso wie die der übrigen Bevölkerung in Spital- und auf Verlangen in Privatkliniken gehören ebenfalls zu den Obliegenheiten dieser Stafettenärzte.

c) Anzeige- und Meldepflicht

Die meisten antileprösen Gesetzgebungen der Welt machen die Meldepflicht der erkannten Fälle durch die Ärzte obligatorisch. Diese Maßregel scheint in einigen Ländern eine schier unüberwindliche Klippe zu bedeuten. Ob die Ärzte nun aus Nachsicht gegen ihre Patienten diesen die regelmäßigen Kontrollen seitens der Sanitätsoffiziere ersparen wollen, ob sie die Meldung als einen Verstoß gegen die ärztliche Schweigepflicht ansehen oder ob sie von der Wirksamkeit dieser prophylaktischen Maßnahme zu wenig oder überhaupt nicht überzeugt sind, Tatsache ist jedenfalls, daß selbst Spezialisten dieser Meldepflicht nicht nachkommen und so die staatliche Aktion hinsichtlich Aufarbeitung von Statistiken, Auffindung von Verseuchungsherden und Durchführung der vorerwähnten regelmäßigen Kontrolluntersuchungen der Mitbewohner vereiteln. Es ist von allergrößter Wichtigkeit, die Einsicht der Ärzte zur Erfüllung der Meldepflicht zu gewinnen, da diese unerläßlich ist für das Gelingen eines derartigen Ausrottungsfeldzuges als einzige wirksame Maßnahme, die Sanitätsaktion in die meistbefallenen Bezirke zu tragen, Neufälle rechtzeitig zu erkennen und die epidemiologische Kontrolle in der Hand zu behalten.

d) Isolierung

Vor der Sulfon-Ära fußte die Leprabekämpfung sozusagen auf einer nicht selektiven Absonderung der Befallenen. Sie war in sämtlichen Gesetzgebungen der Welt als Zwangsmaßnahme vorgesehen und auf der II. Internationalen Leprakonferenz in Bergen (1909), der Dritten Tagung in Straßburg (1923), der Vierten Tagung in Kairo (1938) und dem Fünften Internationalen Leprakongreß in La Habana (1948) beschlossen und bestätigt worden. Auf dem Sechsten Internationalen Kongreß in Madrid (1953) spürte man bereits die Auswirkungen der vertieften Erkenntnisse hinsichtlich der klinischen Formen der Krankheit und des Einflusses der Sulfonbehandlung auf die Absonderungsnotwendigkeit. Neuer Geist, erweiterte Begriffssetzung, gründlichere, menschlichere und selektivere Auffassungen beseelen nachstehende Erklärung des Madrider Kongresses betreffs Isolierung: *„Ambulatorische Behandlung* der tuberkuloiden, der unbestimmten sowie der lepromatösen Fälle mit mäßigen, schwach bacillären Läsionen, die in relativ kurzer Zeit bacillenfrei gemacht werden können." *„Selektive Isolierung* der ansteckenden Fälle. Genügend lange Hospitalisierung bis zum klinischen Rückgang und bis zu einer bei periodischen Nachkontrollen wiederholt festgestellten Bacillenfreiheit, unter Berücksichtigung in jedem Lande besonders zu ergreifender

Bekämpfungsmaßnahmen. Nach Erreichung dieses Ziels, Überweisung an eine Fürsorgestelle zur laufenden Kontrolle und regelmäßigen Behandlung."

Natürlich soll sogar die Isolierung der Bacillenausscheider in sanatoriellen Siedlungen nach selektiven Gesichtspunkten vorgenommen werden. Ausschlaggebend sind hierbei nicht nur die klinische Form als wesentlichster Punkt, sondern auch der evolutive Zeitpunkt, die Reaktion auf Sulfone, Bildungsgrad, Einsicht, Belehrungsfähigkeit und Verantwortungsgefühl des Kranken, pekuniäre und Familienverhältnisse, Alter und Immunitätslage der Wohngefährten, Einkunftsmöglichkeiten usw. Es ist ausgeschlossen, über alle diese Punkte bis ins einzelne reichende Bestimmungen zu erlassen. Daher ist die jeweilige Entscheidung im Einzelfall von der Gesundheitsbehörde bzw. vom behandelnden Arzt zu treffen. Das Ideal wäre, alle Kranken mit offenen lepromatösen Formen bis zu ihrer Bacillenfreiheit in Sanatoriums-Siedlungen unterzubringen. Da das aber nicht überall möglich ist, so soll als notwendige Maßnahme die domiziliäre Absonderung angeraten und gestattet werden, selbstverständlich unter direkter Aufsicht der zuständigen Gesundheitsbehörde bzw. des mit der Betreuung beauftragten Arztes. In solchen Fällen ist natürlich getrenntes Wohnen obligatorisch, auch sind die elementaren Maßnahmen der Hygiene, wie getrenntes Waschen der Leibwäsche und Taschentücher, Reinigung der persönlichen Gebrauchsgegenstände usw., bis zum Äußersten zu verschärfen.

Die Isolierung des Leprakranken, sei es in Sanatoriums-Siedlungen, sei es zu Hause, bringt notwendigerweise neue Fragen mit sich, die gleichzeitig zu lösen sind, sollen nicht Schwierigkeiten anderer Art auftauchen. Von den bedeutsamen sentimentalen und sozialen Überlegungen abgesehen, ist zweifellos die wirtschaftliche Lage ein nicht minder wichtiges Problem. Daher ist eine Leprabekämpfung ohne damit verbundene sozialfürsorgliche Gesetzgebung gar nicht denkbar. Langfristige Beurlaubung der Beamten und Privatangestellten bei gesicherter Wiederaufnahme der Arbeit, geldliche Unterstützung der Kranken; wirtschaftlicher Familienschutz, günstige Pensionierungsbedingungen; Beschäftigungsmöglichkeiten in den Internierungsanstalten mit Verkaufserleichterung für die hergestellten Erzeugnisse usw., sind verschiedene Einrichtungen von höchster Wichtigkeit, um den größtmöglichen Erfolg der Absonderung und eine optimale Lösung aller damit verknüpften Probleme zu gewährleisten.

Während Sanatoriumsaufenthalt für die ansteckenden Formen und besonders für die Endstadien mit schweren Folgezuständen und teilweiser oder gänzlicher Unmöglichkeit einer Rückkehr in die frühere Umgebung vorgesehen werden soll, wäre die Schaffung von geeigneten Bequemlichkeiten in bestimmten Stadthospitälern empfehlenswert für vorübergehend aufnahmebedürftige Kranke, bei denen die Sulfontherapie Aussicht verspricht, in mehr oder minder kurzer Zeit Bacillenfreiheit herbeizuführen. Diese Einrichtung hätte den Vorzug, den Kranken zu ihrer, ihnen mitgeteilten, vorübergehenden Absonderung mehr Mut zu machen und ihnen die sozialen und psychischen Auswirkungen einer Sanatoriumsabsonderung zu ersparen, die letztlich doch nichts anderes bedeutet, als ein Asyl für Dauerinvalide.

In einigen Ländern mit hoher Morbidität und ohne Möglichkeit, Sanatoriums-Siedlungen zur Beherbergung aller Aufnahmebedürftigen zu schaffen, wird nur ambulatorische Betreuung geboten, bzw. gestattet man, wie in Französisch-Afrika, die Isolierung in kleineren Leprösendörfern, in denen sie unter ärztlicher und therapeutischer Aufsicht in Familie leben. Als Zusammenfassung über die Frage der Isolierung möchte ich mir die Auffassung von J. M. M. FERNÁNDEZ u. Mitarb. (1957) zu eigen machen, die sich in dieser Hinsicht wie folgt ausdrücken: „Die Isolierung soll a) selektiv sein und sich auf bestimmte bacillenausscheidende und

‚gefährliche' Fälle beschränken; b) vorübergehend sein bis zur ausreichenden Besserung bzw. Bacillenfreiheit; c) mit wirksamer Therapie, menschlicher Behandlung in den Internierungsanstalten und wirtschaftlichem Familienschutz verbunden sein."

e) Ambulatorische Behandlung und Betreuung

Die hier zu besprechenden Maßnahmen zur Leprabekämpfung haben in den letzten Jahren wachsende und bis auf den heutigen Tag immer mehr zunehmende Bedeutung erlangt. In ihren modernen Bestrebungen hat diese Form der Prophylaxe die Absonderung bei weitem übertroffen und stellt außerdem für viele Länder die einzige durchführbare Maßnahme bzw. die einzig mögliche Bekämpfungsmethode dar. In ihrer Struktur handelt es sich um ein System spezialisierter „Fürsorgestellen" oder, noch besser, Polikliniken mit dermatologischer Abteilung, denen die Behandlung der „geschlossenen", weniger bacillären Fälle, einerlei welcher klinischer Form, sowie die Kontrolle der Wohngefährten und auch der Schutz der gesunden Bevölkerung obliegen. Aufsichtsärzte werden von den einzelnen Stellen in die zugeteilten Einflußbezirke ausgesandt. Die Fürsorgestellen oder Ambulatorien bilden das Rückgrat des gesamten antileprösen Prophylaxe-Apparates, einerlei, welches das befallene Land ist. In aktiver, wirksamer und dynamischer Weise erfolgen Aufnahme der Kranken, Aufsuchung der Verseuchungsherde, Durchführung der Behandlung, Erkennen von Neufällen, Belehrung von nachlässigen Patienten, Einleitung von Bekämpfungs- und Verhütungsmaßnahmen, Führung und à-jour-Haltung der Statistiken, Verfügung von Entlassungen und Nachkontrolle.

Möglicherweise ist das Scheitern der Sanatoriums-Absonderung in jenen Ländern, in denen es zu verzeichnen war (SOUZA CAMPOS, 1953a), und die trotz mehr oder minder scharfer Zwangsisolierung fortschreitende Durchseuchung darauf zurückzuführen, daß der Isolierungsmethode die unersetzliche Ergänzung eines Fürsorgestellensystems (SÁNCHEZ CABALLERO et al.) fehlte, das nichtselektive Betreuung sowohl allen Kranken als auch den Wohngefährten bietet.

f) Adäquate und Frühbehandlung

Die Wirksamkeit der Sulfontherapie zur Erzielung von Bacillenfreiheit hat die bisherige Auffassung über Ansteckungsgefahr und Absonderungsnotwendigkeit für einen Großteil der Leprösen entscheidend geändert. Die Sulfon-Ära bedeutet deshalb den Beginn einer neuen Epoche für die Epidemiologie der Lepra. Leider wirken die Sulfone langsam und bakteriostatisch, aber nicht bactericid, und trotzdem haben sie zur nachstehenden Erklärung des Sonderausschusses der Weltgesundheitsorganisation Anlaß gegeben: „Die heutige Therapie, die bei den Leprakranken effektiv die Infektion und damit ihre Ansteckungsfähigkeit reduziert, wird als die mächtigste, gegenwärtig verfügbare, überall anwendbare Waffe im Kampfe gegen diese Krankheit angesehen. Die Behandlung ist besonders wirksam, wenn sie zu Beginn der Infektion eingeleitet werden kann. Diese Tatsache sollte im Zusammenhange mit jedem Leprabekämpfungsplan als Richtlinie dienen."

2. Schutz der gesunden Bevölkerung

Zum Schutz der gesunden Bevölkerung finden indirekt natürlich auch alle jene Maßnahmen Anwendung, die im Abschnitt über Auffindung und Ausrottung von Verseuchungsherden besprochen worden sind. Als direkte Maßnahmen seien erwähnt: a) Immunologische Untersuchung; b) Trennung der Kinder von ihren leprösen Müttern und Mitbewohnern; c) BCG-Impfung.

a) Immunologische Untersuchung der gesunden Bevölkerung

Die Lepromin-Reaktion sollte systematisch und zwangsweise durchgeführt werden einmal bei allen Mitbewohnern der Leprösen, dann aber auch bei allen in aussätziger Umgebung tätigen Personen und ferner bei der Bevölkerung von Örtlichkeiten mit hoher Morbiditätsziffer. Natürlich betrifft das ganz besonders Kinder, bei denen bekanntlich die Infektionsbereitschaft größer ist.

Diese immunologische Untersuchung hat einer Reihe weiterer Vorsichtsmaßregeln vorauszugehen, die je nach der bei den Gesunden bestehenden Empfänglichkeit in mehr oder minder verschärfter Form einzuleiten sind. In diesem Zusammenhange ist besonderes Augenmerk auf die Fälle mit negativ ausfallender Lepromin-Reaktion zu richten. Die heute möglichen Maßnahmen sind:

b) Entfernung der gesunden Kinder aus ihrer verseuchten Umgebung

Diese Maßnahme ist von so großer Wichtigkeit, daß MUIR sich dazu folgendermaßen geäußert hat: ,,Würde man alle Kinder während ihrer ersten 10 Lebensjahre streng vor jeder Berührung mit Leprösen bewahren, wäre diese Krankheit größtenteils, vielleicht sogar vollkommen innerhalb von zwei Generationen aus einem von ihr durchseuchten Lande verschwunden" (MUIR). Auch der Sonderausschuß der Weltgesundheitsorganisation weist darauf hin, daß ,,jede Berührung zwischen Säuglingen und Kindern einerseits und ihren ansteckenden Eltern andererseits mit größter Peinlichkeit vermieden werden sollte, entweder durch Absonderung der Eltern oder durch Entfernung der Kinder aus dieser Umgebung".

Derartige wichtige Maßnahmen sind natürlich in den meisten Gesetzgebungen auch vorgesehen. Je nach den in den verschiedenen Ländern vorherrschenden Verhältnissen wird zu entscheiden sein, ob sie bis zu einem gewissen Alter unter regelmäßiger Kontrolle der Gesundheitsbehörden bleiben, ob sie in Familienhäusern, Pflegeanstalten, gewöhnlichen oder aber in besonderen Bewahranstalten unterzubringen sind. Jede dieser Lösungen enthält naturgemäß Vorteile, aber auch Nachteile, je nachdem, wie man sie ins Auge faßt und durchführt.

Die wirtschaftlichen Möglichkeiten und sozialen Verhältnisse ebenso wie die private Hilfe werden die Aktion der Gesundheitsbehörden mitbestimmend beeinflussen in dieser für die Leprabekämpfung so wichtigen Frage der Entfernung der Kinder aus der Umgebung ihrer kranken Eltern, ihrer Überwachung, Erziehung und Heranbildung zu nützlichen Mitgliedern der menschlichen Gesellschaft.

c) BCG-Impfung

Verschiedene immunologische, klinische und epidemiologische Überlegungen, die auf einen Antagonismus zwischen Tuberkulose und Lepra hindeuten, veranlaßten J. M. M. FERNÁNDEZ (1939) zu vergleichenden Untersuchungen der Immunreaktionen beider Krankheiten zwecks Aufklärung dieser interessanten Vermutung. Als Ergebnis konnte dieser Forscher feststellen, daß die BCG-Impfung eine negative Lepromin-Reaktion positiv macht, eine Erscheinung, die später von verschiedenen anderen Untersuchern (SOUZA CAMPOS, 1954; CHAUSSINAND, 1955; ARAMBURU, 1956) bestätigt und mit weiteren klinischen, biologischen und epidemiologischen Beobachtungen untermauert wurde. Auf Grund dieser Feststellungen wurden in den letzten Jahren neue und exakte Versuche unternommen, um zu erforschen, ob dieser provozierte immunologische Umschlag Ausdruck einer echten, der natürlichen Immunität analogen Resistenz der Leprainfektion gegenüber ist. Sollte das zutreffen, wäre die ungeheure Bedeutung dieser

Reaktion für die Lepraprophylaxe und die Ausrottung der Verseuchung offensichtlich.

Diese so entscheidende Frage ist natürlich schon mehrfach auf den letzten internationalen Lepratagungen zur Diskussion gestellt worden. Es ist von Interesse, wie zu ihr Stellung genommen wurde. Der Ausschuß für Immunologie des Internationalen Kongresses in Madrid (1953) erklärt wörtlich: „Die Frage, ob eine künstlich durch BCG erzeugte positive Lepromin-Reaktion Immunitätswert hat oder nicht, befindet sich noch im Forschungsstadium, weshalb vorderhand noch nichts Endgültiges ausgesagt werden kann. Der Ausschuß fordert auf, die Forschungen in dieser Richtung intensiv voranzutreiben, um Klarheit über den eventuellen Wert dieses Impfstoffes zu schaffen, und auch die Erforschung auf andere Methoden auszudehnen, die ebenfalls einen Umschlag der Lepromin-Reaktion herbeizuführen imstande sein könnten". Der Ausschuß für Epidemiologie und Prophylaxe des gleichen Kongresses empfiehlt, „die BCG-Impfung als Methode zu Leprabekämpfung einzuführen".

Diese Tatsache ist an sich schon von solcher Bedeutung, daß nicht nur Versuche aller Art, sondern auch die Applikation des BCG in großem Stile in allen verseuchten Ländern und Regionen bei Neugeborenen in Geburtsanstalten, Schulen und Kasernen durchaus gerechtfertigt sind. Die Beurteilung der Wirksamkeit des BCG in der Lepraprophylaxe wäre dann lediglich eine Frage der Zeit. Beiläufig würde man ja auch erfahren, ob die so hervorgerufene Immunität der natürlichen gleichwertig ist.

In den Fällen, in denen der immunologische Umschlag eintritt, könnte versucht werden, die Immunität hernach durch irgend ein anderes Mittel zu erzielen, beispielsweise mit einer prophylaktischen Sulfonbehandlung, die wiederum diesen Umschlag beeinflussen, ja sogar die klinische Verlaufsform nach erfolgter Infektion verändern könnte.

3. Soziale Betreuung

Bei der Durchführung der beiden letztbesprochenen Maßnahmen ergeben sich wiederum soziale und wirtschaftliche Fragen, die nur mit staatlicher Mitwirkung und Unterstützung durch Privatinstitutionen gelöst werden können. Die soziale Betreuung des Leprösen und seiner Familie hat im Rahmen der Leprabekämpfung höchste Bedeutung. In diesem Zusammenhange sind geldliche Unterstützung, Organisierung von Sanatoriums-Siedlungen und landwirtschaftlichen Siedlungen, in denen die Leprösen Arbeit und Heim finden und möglicherweise die erzeugten Produkte zum Verkauf bringen können, Belohnung der geleisteten Arbeit sowie andere bereits im Abschnitt über Isolierung besprochenen Maßnahmen zum materiellen und moralischen Schutz ganz besonders zu fördern. Alle sind unerläßlich zum Erfolg und tragen dazu bei, daß die ärztliche Aktion in Diagnose, Hospitalisierung, domiziliärer Isolierung, ambulatorischer Behandlung und Schutz der gesunden Bevölkerung nicht zum Scheitern verurteilt werde.

Literatur

ARAMBURU, N. D., J. SÁNCHEZ CABALLERO, J. M. P. CABRERA y E. CAPURRO: Resultados de la „Becegización" en sanos convivientes. Leprología 1, 138 (1956).

BASOMBRÍO, G.: La enseñanza de la leprología y la profilaxis de la lepra. Leprología 2, 1 (1957). — BOSQ, P.: El médico „ambulante" como elemento de lucha antileprosa. Leprología 2, 179 (1956).

CHAUSSINAND, R.: La Lèpre, p. 206. Paris: Expansion Scientifique Française 1955a. — A propos de l'expérimentation de la vaccination par le B. C. G. dans la profilaxie de la lèpre. Int. J. Leprosy 23, 270 (1955b).

Fernández, J. M. M.: Estudio comparativo de la reacción de Mitsuda con las reacciones tuberculínicas. Rev. argent. Dermatosif. **23**, 425 (1939). — Fernández, J. M. M., E. A. Carboni y T. Fernández Podestá: Valor del aislamiento en la profilaxis de la lepra. Leprología **2**, 18 (1957).

Mem. VI Congr. Inter. de Leprol. 1953, p. 99, Madrid, 1954a; p. 107, 1953b; p. 108, 1953. — Muir, E.: Manual of leprosy, p. 144. London E. & S. Livingstone 1948.

Richet, R.: Considérations sur le développement d'une campagne antihansénienne globale instituée en A.E.F. depuis 1953. Bull. méd. Afr. acid. franç. **1**, 135 (1956).

Sánchez Caballero, H., E. T. Capurro y N. Aramburu: Profilaxis de la lepra; consideraciones sobre un nuevo enfoque. Orientación méd. **6**, 1120 (1957). — Souza Campos, N. de: Profilaxia de lepra pelo B.C.G. Mem. VI Congr. Inter. Leprol. 1953a, Madrid, p. 534. — Primeiros resultados do B.C.G. na profilaxia da lepra. Mem. VI. Congr. Inter. Leprol. Madrid, Octubre de 1953, p. 518. Madrid.

World Health Organization: Leprosy; a survey of recent legislation. Geneve: 1954. — World Health Organization. Expert Committee on Leprosy. First Report, p. 11. 1953.

Kurzer Überblick über die Serologie der Lepra

Von

Henning Schmidt, Odense

Der Nachweis zirkulierender Antikörper bei Lepra war während der letzten 50 Jahre ein wichtiges Thema für Leprologen. Trotz intensiver Forschung wurde bis jetzt kein wirkliches zuverlässiges serologisches Verfahren erreicht. Wenn dies also nicht möglich war, so ist doch das serologische Verhalten bei Lepra sehr wichtig zu kennen, weil solche Beobachtungen einen Beitrag für die weiteren Kenntnisse der immunologischen Eigenarten der Lepra mit sich bringen.

Das Mycobacterium leprae selbst ist das einzige natürliche Antigen für solche spezifischen serologischen Verfahren. Aber leider ist es ja nicht in vitro kultivierbar. Deshalb muß vorerst auf das genuine Antigen verzichtet werden. Zwar kann das Mycobacterium leprae nach SHEPARD oder REES im Fußpolster der immuninkompetenten Maus zur Vermehrung gebracht werden, aber auf diese Weise kann nicht genügend Material (Bakterien oder Bakterienprodukte) gewonnen werden, um ein Antigen für praktische Zwecke in ausreichender Menge zu gewinnen. Es kann jedoch nicht ausgeschlossen werden, daß möglicherweise andere Antigene brauchbar sein mögen, wenn sie auch nur unspezifisch sind. Es ist möglich, daß solche in Beziehung zur Lepra häufig zu einem hohen Anteil mit Seren von Leprakranken zu reagieren vermögen.

Hier sei daran erinnert, daß ja auch WASSERMANN et al., die 1906 ihren Komplement-Fixationstest für Syphilis einführten, nur ein unspezifisches Antigen, ein Herzgewebeextrakt, gebrauchten. Bekanntlich gab es bis 1949 keinen anderen serologischen Test, bei welchem der ursächliche Faktor der Syphilis, nämlich das Treponema pallidum, verwandt wurde, also ein Antigen, mit dem antitreponematöse Antikörper in Seren von Syphilitikern nachgewiesen werden konnten. Trotz dieser spezifischen Methode werden noch heute vorwiegend die unspezifischen Lipoidantigene zur serologischen Syphilis-Diagnose mit großem Nutzen gebraucht.

Die Diagnose wird zumeist nach den klinischen Symptomen und Zeichen, dem Bakteriennachweis bei lepromatösen Fällen, der charakteristischen Histologie gestellt, wenn dies auch nicht entscheidend ist. Bei tuberkuloider Lepra kann das klinische Bild durch den Lepromintest bestätigt werden. Deswegen ist jedes weitere diagnostische Verfahren sehr zu begrüßen. Das ist der Grund, weswegen weitere Forschungen über das serologische Verhalten bei Lepra vorgenommen werden müssen. Es ist zu vermuten, daß eine Krankheit mit einer solchen Chronizität und Intensität wie die Lepra spezifische Veränderungen im Serum hervorrufen muß. Auch müssen mögliche Veränderungen des serologischen Bildes während des Krankheitsverlaufs über den Fortschritt oder den Rückgang in der Schwere der Krankheit Auskunft geben.

Ideal wäre ein serologisches Verfahren, das einfach in den kleinen Laboratorien der Leproserien auszuführen ist. Dann könnten die Kranken alle 1 oder 2 Monate hiermit geprüft werden. Leider ist es bisher nicht geglückt, ein solches Verfahren zu entwickeln. Deswegen muß man sich z. Z. noch damit begnügen, das serologische Material von weither zu beschaffen, was in der praktischen Bearbeitung und

Abstimmung mit dem Kliniker Schwierigkeiten bereitet. Unter solchen ungünstigen Verhältnissen wurden zahlreiche Untersuchungen ausgeführt.

Diese ausgedehnten Untersuchungen brachten nach MATTHEWS und TRAUTMAN (1965) etwa folgendes:

Es bestehen zwischen lepromatöser und dimorpher (borderline) Lepra und sog. Kollagenkrankheiten, besonders dem Lupus erythematodes und der rheumatoiden Arthritis, zahlreiche klinische und serologische Ähnlichkeiten. Die klinische Manifestation schließt spontane Hautulcerationen, ischämische Nekrosen, petechienartige oder Purpura-Eruption, Vesikel und Blasenbildungen, subcutane Knoten, Hepatosplenomegalie, wandernde Arthralgien und Polyarthritis, bizarre Hautveränderungen einschließlich schmetterlingsartigen Gesichtserythemen, eine allgemeine Tendenz zu Exacerbationen oder Remissionen ein, schließlich lassen hämatologisch Anämie und gelegentlich das Auftreten von L.E.-Zellen solche Zusammenhänge vermuten. Positive serologische Befunde über Rheumafaktoren, zirkulierende Thyroglobulin-Antikörper, falsch positive serologische Tests für Syphilis und in der Kälte präcipitierbare Proteine sind logische Befunde.

Zur geschichtlichen Entwicklung serologischer Tests bei Lepra

EITNER brauchte 1906 als Antigen einen Extrakt von Lepromen und berichtete über einen positiven Complement-Fixationstest bei einem Leprösen. EITNER nahm an, daß der positive Complement-Fixationstest eine spezifische Fixation zwischen Leprabacillus im Extrakt und Antikörper im Patientenserum analog der Wa.R. war, die zu der damaligen Zeit als eine spezifische Antigen-Antikörperreaktion angesehen wurde.

THOMSEN und BJARNDJEDINSON (1910) faßten kritisch die älteren Veröffentlichungen über die Demonstration von Antikörpern bei Lepraseren zusammen und kamen auf die wichtige Tatsache, daß viele von den Seren Lepröser antikomplementär seien, wodurch eine Fehlinterpretation früherer Resultate bedingt sei.

Wie dem auch sei, die Autoren der damaligen ersten serologischen Epoche konnten einen bemerkenswerten Unterschied serologischer Reaktionsfähigkeit bei verschiedenen klinischen Formen der Lepra zeigen. Sie meinten, daß die ausgeprägteste Reaktionsfähigkeit bei derjenigen Form aufträte, die wir heute als lepromatöse Lepra kennzeichnen. Die Autoren waren auch fähig, eine signifikant stärkere Reaktionsfähigkeit in solchen Seren zu zeigen, die nicht hitzeinaktiviert wurden, d.h. nicht auf 56°C für $1/2$ Std erhitzt wurden. Dagegen verloren Seren, die hitzeinaktiviert wurden, einen hohen Anteil ihrer Reaktionsfähigkeit. Man konnte damals noch nicht einen positiven Komplementfixationstest bei Syphilis (regelrechte Wa.R.) von dem bei Lepra unterscheiden.

SACHS und ALTMANN (1908) und BOAS (1909) hatten etwa gleichzeitig gezeigt, daß nicht hitzeinaktivierte Seren von Patienten mit verschiedenen nicht syphilitischen Krankheiten in der Wa.R. reagieren können. Mangels geeigneter Antigene von Leprabakterien sind die Lipidantigene zur Serodiagnose der Syphilis im Gebrauch, um die zirkulierenden Antikörper bei Lepra zu erkennen. Tatsächlich weiß man z.Z. nicht, warum alkoholische Extrakte von Säugetiergeweben mit Substanzen in syphilitischen Seren gebunden werden. Ohne die vielen Theorien zu berücksichtigen, scheint es verständlich, folgendes anzunehmen:

Eine Zerstörung des Gewebes durch die Treponemeninfektion bewirkt, daß der Organismus einen antilipoidalen Antikörper entwickelt. Dabei mögen die Gewebsdestruktion und die Treponemen, also zwei Faktoren, in irgendeiner Weise zusammenwirken.

Die Theorie besagt, daß Lipide des befallenen Organismus als Hapten wirken, welches zusammen mit den Proteinen der Spirochäten zu einem Vollantigen werden und dabei den Organismus anregen, Antikörper zu produzieren, die gegen Lipide gerichtet seien.

Dieser kurze historische Überblick soll nicht dazu dienen, eine Erklärung der serologischen Mechanismen zu finden, sondern nur knapp etwas von den vorausgegangenen Forschungen skizzieren. In diesem Zusammenhang sei vermerkt, daß einige Autoren das Vorkommen einiger Antikörper in Seren von Leprösen annehmen und diese durch die Hypergammaglobulinämie bei Leprösen erklären.

EDMUNDSON et al. (1954) berichteten über biologisch falsche positive Seroreaktionen bei Leprösen. SCHUBART et al. und CATHCART et al. zeigten positive Latexfixationstests auf rheumatoide Faktoren und BONOMO wies schließlich auf das Vorkommen von Thyreoglobulin-Antikörper bei Leprösen hin. Abnormale Serumprotein-Fraktionen bei Leprösen wurden von Ross (1953) beschrieben. Sie war jedoch der Meinung, daß diese Veränderungen lediglich durch eine Vermehrung der Gamma-Globulin-Fraktion und einen entsprechenden Abfall im Albumingehalt bedingt gewesen sei.

Schließlich konnten MATTHEWS und TRAUTNER (1965) einen signifikant hohen Gehalt an Kryoglobulinen im Serum von Leprösen nachweisen, die eine beträchtliche charakteristische Intoleranz auf Temperaturveränderungen, besonders gegen Kälte zeigten. Dies war der Fall in Seren von Kranken mit Leprareaktion und dimorpher, nicht aber bei tuberkuloider Lepra.

Alle Autoren stimmen darin überein, daß die tuberkuloide Form der Lepra signifikant geringere serologische Aktivität als die lepromatöse oder dimorphe Form zeigen.

Die erwähnten Forschungen führen zu der allgemeinen Annahme, daß die Immunoglobuline der Leprösen von normalen verschieden seien. Früher ist besonders das Antigen, welches zur Demonstration der Lipidantikörper bei Syphilis dient, auch zur Darstellung der Reaktivität bei Leprapatienten gebraucht worden. In der Zeit, als Antigene von Treponemen selbst nicht vorhanden waren und positive Seroreaktion bei Lepra konsequenterweise durch die Syphilis bedingt angesehen wurden, hielt man die positiven Seroreaktionen für ein sicheres Zeichen für Syphilis bei Leprösen. Das war zusätzlich auch durch den sehr hohen und gut bekannten Befall von Syphilis und Frambösie bedingt, nämlich in den Gegenden, in denen die Morbidität für Lepra gleichfalls sehr hoch ist.

Mit der Einführung der Spirochätenantigene um 1950 wurde es dann möglich, zu erkennen, daß der Befall mit Syphilis bei Leprösen nicht annähernd so hoch war, wie vorher angenommen wurde, denn der TPI-Test reagierte nicht in den vielen Seren, die mit dem Lipidantigen positive Ausfälle zeigten.

Die Berichte über die Sero-Reaktivität bei Leprösen war widersprechend, besonders was die Prozentualität der positiven Seroreaktionen, die registriert wurden, betraf. COLLIER et al. verwandten quantitative Komplement-Fixationstests bei verschiedenen Formen der Lepra und maßen die Seroreaktivität bei den einzelnen Lepraformen. Die Autoren benutzten ein Antigen aus einem Extrakt des Mycobacterium tuberculosis. Sie fanden mit diesem Antigen unter 1137 von Leprapatienten geprüften Seren, daß die Seren von lepromatösen nicht nur öfter reagierten als die von tuberkuloiden Fällen, sondern auch, daß der Antikörpergehalt in lepromatösen Seren einen höheren Titer aufwies. Weiterhin konnten sie einen Abfall im Antigenkörpergehalt mit Änderungen im Typ der Lepra zeigen, wenn sich die lepromatöse Form in einen weniger malignen Typ wandelte.

1919 beobachtete COOK (zit. COLLIER, 1958) zu 50% Wa.R.-positive Seren bei 1397 Leprakranken. Wenn auch seitdem eine Änderung in der Nomenklatur der

Lepratypen eingetreten ist und klinische Informationen mangelhaft waren, so kann dieses Material doch in 723 lepromatöse und dimorphe (borderline) und 405 tuberkuloide Fälle unterteilt werden. Bei der ersten Gruppe waren 60%, bei der tuberkuloiden etwa 25% seroreaktiv.

COLLIER und MESQUITA (1958) prüften das Vorkommen positiver Seroreaktionen auf Syphilis bei Leprösen und zeigten, daß es bemerkenswert mehr positive Tests auf Syphilis bei aktiver Lepra als in ruhenden oder abgeheilten Stadien gäbe. Bei der Benutzung der Wa.R., KR und MR bei lepromatöser Lepra fand sich eine Reaktivität von 13% bei allen 3 Tests. Aber zu dieser Zahl muß zugerechnet werden, daß die Wa.R. bei 17% positiv war, bei denen die anderen Tests negativ blieben, bei der KR zu 14% und bei MR zu 19%.

Bei tuberkuloider Lepra betrug die Prozentualität der positiven Seren 5% für alle 3 Tests. Die Wa.R. reagierte allein bei 10%, die KR bei 5% und die MR bei 7%. Wie in anderen Veröffentlichungen, so zeigt sich auch hier eine gleiche Reihe der Reaktivität beim Übergang von lepromatöser zu tuberkuloider Form. Die interessanteste Beobachtung dieser Autoren ist jedoch die:

Die Zahl positiver Tests für Syphilis stimmt mit den positiven Komplement-Fixationstests mit einem vom Mycobacterium tuberculosis gewonnenen Antigen überein.

BOKKENHEUSER und KOEIJ (1957) brauchten den TPI-Test bei ihren Untersuchungen. Auf Grund von 295 serologischen Befunden nahmen sie an, daß falsch positive Seroreaktionen ausschließlich bei lepromatöser Lepra und nicht bei tuberkuloiden Formen gesehen werden. Sie registrierten das Vorkommen von falsch positiven Tests auf 17% für die Kolmar-, 24% für die KR- und 12% für die VDRL-Reaktion. RUGE et al. (1960) untersuchten 327 Seren von 318 Patienten mit lepromatöser Lepra und fanden 14,4% falsch positive Seroreaktionen. Aber im Gegensatz zu den meisten anderen Autoren fanden RUGE et al. die Flockungsreaktionen nahezu zweimal so häufig positiv wie den Complement-Fixationstest. Jedoch fanden RUGE et al. etwa 2% der geprüften Seren antikomplementär, wenn sie von lepromatösen Leprakranken stammten. SCHMIDT (1959 und 1961) brauchte bei seinen Untersuchungen ein Antigen aus Cardiolipin und Cholesterin in der gegenseitigen Kombination, wie es von MALTANER und MALTANER (1945) angegeben wurde, aber er ließ Lecithin fort. Dies steht im Gegensatz zu den Forschungen anderer Autoren, die ein übliches Lipidantigen benutzten. Das Antigen, das SCHMIDT gebrauchte, sollte absichtlich unspezifisch sein. Die Reaktivität von diesem Antigen wurde mit dem üblichen Antigen verglichen und gleichzeitig wurde von allen Seren der TPI-Test angestellt um diejenigen Seren von Patienten mit Syphilis und Lepra auszuschließen. Es war von früheren Untersuchungen her eine gut bekannte Tatsache, daß Lecithin zu einem bestimmten Maß die Reagierbarkeit von Antigenen abschwächt, oder, wie es angesehen wurde, das Fortlassen von Lecithin machte Antigene unspezifischer auf Syphilis.

Der Grund, ein solches Antigen bei den Seren Lepröser anzuwenden, war durch die vorhergehenden Untersuchungen von LUNDBÄCK (1952) gegeben. Er konnte eine hohe Reaktivität auf ein lecithinfreies Antigen bei der Prüfung von Seren von früher primärer Syphilis zeigen. Es war damals beobachtet worden, daß die Reaktivität von Seren primärer Syphilitiker auf vielerlei Wegen viel leichter reagierbar nach dem Muster von falsch positiven Serotests war (SCHMIDT, 1956).

Während der letzten Zeit konnte HOLST (unveröffentlichte Versuche) durch Serenfraktionierung zeigen, daß IgM auftritt, und zwar verhältnismäßig früh in den Seren während des Primärstadiums der Syphilis und daß später ein Globulin vom Typ IgG und IgA auftritt. In den Seren, die falsch positive Seroreaktionen machen, war es nur möglich Antikörper neben dem IgM-Typ zu zeigen. Dies brachte eine verständliche Klärung zwischen der Ähnlichkeit falsch positiver Seroreaktivität und der Reaktivität von frühen Syphilitikern. Die IgM-Antikörper sind weniger stabil auf Hitze als IgG und IgA und weiterhin ist gut bekannt, daß IgM leicht beim Aufbewahren verschwindet. Damit sind die Beobachtungen von SCHMIDT bekräftigt. Denn er zeigte einen Abfall der Reagierbarkeit von Seren von falsch positiven Tests nach Transport über lange Wege (SCHMIDT, 1964).

Der Verlust solcher Serumreaktivität, der während der Verschickung von Seren auftritt, läßt den Wunsch verständlich erscheinen, serologische Untersuchungen nur dort durchzuführen, wo die Kranken leben und nicht solche Forschung vorzunehmen nach langer Verzögerung und Aufbewahrung von Seren, wobei sich eben die Verhältnisse ändern.

Literatur

BOAS, H.: Wassermanns reaktion. Thesis Kopenhagen 1910. — BOKKENHEUSER, V., and R. KOOIJ: Occurrence of false positive reactions with standard tests for syphilis in leprosy based on the results obtained with the treponema immobilization test (T.P.I.). Acta derm.-venereol. (Stockh.), Proc. 11th Internat. Congr. Dermat. 1957, Vol. III: 780—782. — BONOMO, L., F. DAMMACCO, L. PINTO, G. BARBIERI: Thyroglobulin antibodies in leprosy. Lancet **1963 II**, 807—809.

CATHCART, E. S., R. C. WILLIAMS, H. ROSS, and E. CALKINS: Amer. J. Med. **31**, 758 (1961). — COLLIER, W. A., S. J. BUENO DE MESQUITA, and E. ZANTEN VAN: Quantitative complement fixation in the different forms of leprosy. Docum. Med. geogr. trop. (Amst.) **9**, 345—356 (1957). — Quantitative cold complement fixation by blood sera of leprosy patients. Trop. geogr. Med. **10**, 171—174 (1958). — COOKE, J. V.: J. infect. Dis. **25**, 474 (1919).

EDMUNDSON, W. F., R. R. WOLCOTT, S. OLANSKY, and H. ROSS: A Clinico-serologic study of leprosy. I. Results of serologic tests for syphilis, including the treponema pallidum immobilization test. Int. J. Leprosy **22**, 440—449 (1954). — EITNER, E: Wien. klin. Wschr. Nr. 51. (1906).

LUNDBÄCK, H.: Studies on the Wassermann reaction. Thesis Uppsala Schweden 1952.

MALTANER, E. and F. MALTANER: The standardization of the cardiolipin-lecithin-cholesterol antigen in the complement fixation test for syphilis. J. Immunol. **51**, 195 (1945). — MATTHEWS, L. J., and J. R. TRAUTMAN: Clinical and serological profiles in leprosy. Lancet **1965 II**, 915—918.

ROSS, H.: Leprosy Briefs **6**, 21, 26 (1955). — RUGE, H. G. S., G. FROMM, F. FÜHNER, and R. S. GUINTO: Serological findings in leprosy. An investigation into the specificity of various serological tests for syphilis. Bull. wld Hlth Org. **23**, 793—802 (1960).

SCHMIDT, H.: Cardiolipin antigen. Thesis Kopenhagen 1956. — Reactivity of a lecithin-free cardiolipin preparation (Cardchol) in leprosy sera. Bull. Wld Hlth Org. **20**, 1175—1191 (1959). — Further studies on the seroreactivity of lepers with treponematoses antigens. Bull. Wld Hlth Org. **25**, 189—195 (1961). — Lipoidal antigen and TPI reactions in sera from Ethiopia. Bull. Wld Hlth Org. **30**, 369—373 (1964). — Schubart, A. F., A. S. Cohen, and E. Calkin: New Engl. J. Med. **261**, 363 (1959).

THOMSEN, O., u. S. BJARNHJEDINSON: Untersuchungen über Komplementbindung mit dem Serum Aussätziger. Lepra. Bibliotheca internationalis **9**, 191—206 (1910).

WASSERMANN, A. and A. NEISSER, C. BRUCK: Eine serodiagnostische Reaktion bei Syphilis. Dtsch. med. Wschr. **32**, 745—746 (1906).

Namenverzeichnis

Die *kursiv* gesetzten Seitenzahlen beziehen sich auf die Literatur

Abad 190
Abalos, R. A., s. Rodriguez, J. N. 49, 50, 51, *288*
Abalos, R. M., s. Lechat, F. 82, *298*
Abdrade, L. M. C. de, s. Azulay, R. D. 268, *323*
Abe s. Masahide *299*
Abe, M., Hirako, T. 102, 170, 192, *290*
Abe, N. M., Hijioka, H. 102, *290*
— Nakayama, K., Maeda, M., Asami, N., Tachikawa, N., Okamura, K. 100, 102, *290*
— — Tachikawa, N., Okamura, K. 102, 173, *290*
Aberdeen, E, Abrahão 370
Abrahao Neto, H., s. Diniz, O. 49, 103
Abuel, J. I., s. Cruz, iM. C. *320*
Abulafia 164
Abulafia, J., s. Pierini, L. A. 172, *302*
Acerbo, E. O., s. Hauvillier, O. A. *283*
Acosta, E., s. Esquerra-Gomez, G. 232, 244, *321*
Adad, M., s. Terencino, R. *313*
Adams, A. R. D., Waters, M. F. R. 468, *502*
Adiao, A. C., Mundo, F. del 90, *290*
Adjuto, A., s. Rabello jr. *330*
Agricola, E., Risi, J, B. *359, 401*
Aguas, J. T. de las, Rostoll, F. 153, *290*
Aguiar Pupo, J. 112, 461
Aguilar, L. R. *290*
Aguilar, R., s. Saul, A. 128, *304*
Aguirre, A., Lopez, E., Castro, H. 179, *307*
Aguirre Jaca, M., s. Garcia Perez, A. 178, *309*
Akino, T. I., Skinsues, O. K. 245, *319*
Aladjemoff, L., s. Davidson, J. T. *314*
Alamdarov, I. N. 202, *313*

Alayon, F. L., Souza, P. R. de *281*
— s. Gonzaga, O. 265, *325*
— s. Souza, Rath de 42, *43*
— s. Souza, P. R. de 31, 161, *289*
— s. Souza Lima, de L. 92, 95, 99, 113, *305*
Albahary, C., s. Basset, A. 177, *307*
Albuquerque, de s. De Souza-Araujo, de 271
Alcacer s. Llombart 179
Alderson, S. 500, *502*
Aleixo, H. B., s. Costa, O. G. *293*
Aleixo, J., s. Leite Salazar, A. 386
Aliete s. Farina 231
Allen, J. H., Byers, J. L. *318*
Allen, J. M., s. Brieger, E. M. 6, 7, 25, 28, 29, 31, *281*
Almeida, Pimenta, Lippelt 477
Almeida, J. O. de 360, 361, *401*
— Carvalho, R. P. S., Padron 360
— Lima, L. S., Carvalho, R. P. S. 361, *401*
— s. Portella, O. B. 361, *406*
Almeida Neto, E., Revelles, J. P. 477, 478, 479, *502*
— Silva, D. P. 477, 478, 479, *502*
Alonso, Azulay, R. D. 137, 138, 139
Alonso, A. R. 93, 146, 278, *290*
Alonso, A. M. 263, 270, 278, *323*, 429, 434, 436, 450, 453, 454, 456, 461, 471, 476, 477, 479, *502*
— Fonte, J. 82, 358, *290, 401*
— s. Azulay, R. D. 268, *323*
— s. Mattos, O. 153, *299*
— s. Neves, R. G. 339, 342, 390, *405, 409*
Altmann s. Sachs 521
Altopiedi, A. J., s. Levi, S. 196, *310*
Alvadro, R., s. Romero, L. A. 182, *312*, 435, 436, *508*

Alvarado s. Rafael Lucio 127, 129
Alvarado, L., s. Vilanova Montiu 279, 280, *331*
Alvarez, W. C. *281*
Alvarez Lovell, L., Rodriguez Perez, A. P., Puchol, J. R. 201, 220, *313, 314*
Amagasaki, M., s. Kobayashi, Y. 82, *298*
Amaya, A. C., s. Reyes, E. 173, *303*
Amendola, F. 222, *318*, 451, 499, *502*
— s. Souza Lima, L. 441, 452, 453, *510*
Amoretti, A. R., Ravecca, P., Burgoa, F. 215, *314*
Ananos, V., s. Castane Decoud, A. 178, *307*
Anders, K. H., Nielsen, G. 33, *281*
Andersen, J. G. 122, 248, *290, 318, 319*
Andrade, L. de *281*
Andrade, L. M. C., s. Rabello Neto, A. V. 407
Andrade, M. C. de, s. Azulay, R. D. 43, 44, *281*
Andriani 219
D'Angelo, J. M. 275, *329*
Antia 230, 231
Aoki, Y., Murao, K. 360, *401*
Aparisi, G. T. 222, 224, *318*
Aparisi Jijon, T. *318*
Aplas 47
Aquino, U. M. 427, *502*
Arai, M., s. Shionuma, E. *319*
Aramburu, N. D., Sánchez Caballero, J., Cabrera, J. M. P., Capurro, E. 517, *518*
— s. Sánchez Caballero, H. 516, *519*
Araujo, J. C. M. 222, *318*
Arcuri, E., Ferrini, O. 187, *307*
Arcuri, F., Camata, C. 187, *307*
— Inzerillo, R. 187, 189, 190, *307*
Arcuri, P. B., s. Olmos Castro, M. 102, *301, 308, 327*, 364, 394, 399, *405, 406, 409*

Argueles Casals, D. *290*
Arguello Pitt, L. 394, *409*
— Alberto Consigli, C. 94, 103, *290*, 481, *502*
— Consigli, C. A., Degoy, A., Pena, J. M. 266, *323*
— Degoy, A., Consigli, C. A., Pena, J. M. 266, *323*
Arjona, E., Garcia Pérez, A., Gomez Orbaneja 189, *307*
Arnaud, G., s. Mauzé, J. 189, 190, 191, *310*
Arning, E. 77, 110, 111, 179, *281*, *307*
— Nonne 113, 132
Arnold, H. L. 94, 101, 114, 121, 126, 127, 131, 140, 212, 214, 215, 218, 219, 278, *281*, *290*, *314*
— Tilden, I. L. *290*
Arnold, K., s. Bier, O. G. 360, *402*
Arnold, R. L. jr. *314*
Aronson, J. D., s. Israel, H. L. *329*
Arrighi, F. *290*
Arthus 173
Arvelo, J., s. Imaeda, T. 7, 20, 25, 32, *284*
Arvelo, J. J., s. Convit, J. 183, *308*
Asami, N., s. Abe, N. M. 100, 102, *290*
— s. Yanagisawa, K. 380, *409*
Asano, M. *330*
Ash, J. E. 177, 178, *307*
Asselineau, J. 13, *281*
Assis, A. de 362, *401*
Assumpcão, Silveira 360
Aubertin, J., s. Joula, P. *330*
Aun, J. A., s. Souza Lima, L. 492, *510*
Aun, J. N., s. Rosemberg, J. 264, 265, 266, 267, *327*, *328*, 335, 347, 354, 355, 364, 365, 366, 368, 372, 373, 374, 375, 393, 394, *407*, *410*
— s. De Souza Campos, N. 260, *328*, 335, 337, 338, 341, 342, 343, 390, 394, *408*, *410*
Austin, C. J. 79, *290*, 351
Avila, J. L., Convit, J. 46, *281*
Aycock, W. L. 73, 79, 80, *290*
— Hawkins, J. W. *291*
— McKinley, E. B. 80, *291*
Ayer Filho, E., s. Salomão, A. 266, *328*, 370, *408*
Azevedo, Carvalho 370
Azevedo, J. G., Mariano, J. 427, 455, *502*
Azulay, J. D., s. Azulay, R. D. 268, *323*, 383, *401*
Azulay, R. D. 31, 42, 47, 118, 134, 147, 264, 266, 278, *281*, *291*, *323*, 364, 366, 372, 383, 384, 385, 394, *401*, *409*, 457, *502*
Azulay,, R. D., Abdrade, L. M. C. de, Silva, C., Netto, A. V. R., Azulay, J. D., Neves, R. G., Alonso, A. M. 268, *323*
— Andrade, M. C. de 43, 44, *281*
— Azulay, J. D. 383, *401*
— Convit, J. 335, *401*
— Moura, A., Mourao, G. 266, *323*, 381, *401*
— Neves, R. G. 265, *323*, *401*
— s. Alonso 137, 138, 139
— s. Convit, J. 341, 342, *403*
— s. Portugal, H. *287*
— s. Rabello Neto, A. V. *407*

Babes 101, 181, 345
Babson, Bush 191
Baccaredda-Boy, A. *401*, 461
— Bertamini, R., Nunzi, E. 153, *291*
— Chelli, R., Dodero, M., Farris, G., Olivia, L. 153, *291*
— Farris, G. 336, 372, *401*, 477, 479, *502*
Baché s. Lajudie, P. 266
Bachrach, U., s. Landau, J. 224, *319*
Badger, L. F. 73, 82, 83, 140, *291*
— Patrick, D. W. 494, *502*
— s. Cochrane, R. G. 260
Bairamalibeili, I. T., s. Shakhov, I. I. *319*
Baker s. Knaysi 5
Bakke, S. N., s. Møller-Christensen, V. 238, *322*
Balasubramanyan, M., Jayaray, A. P., Gass, H. H. 204, *314*
— s. Gass, H. H. 201, 204, 210, *315*
Bale, W. R. *281*
Balina, A., s. Podesta, M. L. 187, *311*
Balina, L. M., s. Podesta, M. L. 187, *311*
— s. Urquijo, C. 370, 381, *408*
Bancroft, H., Guinto, R. S., Rodriguez, J., Marques, A. P. 80, *291*
— s. Doull, J. A. 83, 166, 167, *294*
— s. Gray, H. H. 262, *325*
Bang, T. V., s. Buu-Hoi, N. P. *281*
Baptista 186
— s. De Moraes Passos 266, *327*

Baptista, L. 494, *502*
Barba Rubio, J. 425, 427, 430, 442, 444, 452, 455, 460, 461, *502*
— s. Williams, R. C. 195, *313*
Barbados 79
Barbieri, G., s. Bonomo, L. 193, 194, *307*, 522, *524*
Barbosa, A., Sousa e Silva, Beja, M. 279, *330*
Barcia s. Meland, A. J. 165
Barenthin, E. A., s. Manzi, R. *286*
Bargehr 102
Bargher 363
Barmann 230
Barnetson, J. 218, 232, 244, 245, 246, 247, 248, *291*, *314*, *320*
Barondes, E. de R. 246, *320*
Barre, C., s. Degas, R. 247, *320*
Barrera, Pena Chavarria 130, 166
Barrientos, E., s. Reyes, E. 173, *303*
Barry, B. O. 249, *320*
Bartholomew, J. W., Mittwer, T. *281*
Baruh, S. H. 218, *314*
— s. Darmar, H. 220, *314*
Basombrio, G. 72, 73, 114, 140, 177, 221, *307*, *314*, 394, *401*, *409*, 485, *502*, *518*
— Bosq, F. J. 215, *314*
— Fernandez 215
— Gatti, J. C., Cardama, J. E. 73, 103, 157, *291*, 481, *502*
— Mom, A. A., Gatti, J. C. 427, 433, 434, 443, 455, 459, *502*
— s. Urquijo, C. 266, *329*
Bassermann 10, 12
Basset, A., Albahary, C. 177, *307*
— Camain, R., Basset, M. *291*
— Pradinaud, R. *291*
— Schneider, J. 242, *320*, 437, *502*
— s. Camain, R. 178, 179, 180, *307*
— s. Carayon, A. 242, *320*
— s. Cave, L. 241, *320*
— s. Costa, F. 493, *504*
Basset, M., s. Basset, A. *291*
— s. Camain, R. 178, 179, 180, *307*
Basu, S. C., s. Chaudhury, S. K. 95, *292*
Basu, S. P., Ghosh, S., Mukerjee, N., Roy, K. P. *320*
Bechelli, L. M. 83, 90, 100, 153, 178, 179, 188, 265, 270, 271, 273, *291*, *307*, *323*, 335, 338, 339, 341, 342, 343, 346,

348, 349, 350, 351, 352, 353, 357, 358, 359, 364, 365, 372, 373, 379, 386, 390, 391, 392, 393, 394, 397, 399, *401, 409*, 415, 427, 433, 457, 458, 459, 460, 461, 462, 463, 494, *502*
Bechelli, L. M., Bechelli, M. 268, 270, *323*
— Gallego Garbajosa, V., Engler, V., Martinez Dominguez, Paredes, L., Koch, G., Uemura, K., Sundaresan, T. *402*
— Guimarães, J. S. *320, 402*
— Keil, H., Rotberg, A. 335, 337, 339, *402*
— Paula Souza, R. 335, *402*
— — Quagliato, R., Ferraz, N. T. 335, 375, *402*
— Quagliato, R. 142, 157, *291*, 378, 395, *402*
— — Nassif, S. J. 335, 337, 341, 362, 363, 364, 368, 372, 374, 375, *402*
— Rath de Souza, P., Quagliato, R. *402*, 456, *502*
— Rotberg, A. 79, 157, *291*, 347, 350, 351, 357, 359, *402*, 427, 428, 429, 432, 433, 435, 436, 437, 439, 459, 460, 484, 485, 486, 490, 499, 500, *502*
— — Maurano, F. 157, *291*
— Sapuppo, R. 190, *307*
— Souza Campos, N. S., Rotberg, A. *402*
— s. Campos, N. S. 269, 270, *324*
— s. Cerutti, H. 77, *292*, 499, *503*
— s. Ginefra, M. *325*
— s. Paula Souza, R. 266, 270, *327, 328*, 335, 337, 338, 339, 340, 341, 362, 363, 364, 368, 372, 374, 390, 393, *406, 410*
— s. Quagliato, R. 381, *406*, 466, 467, *508*
— s. Rotberg, A. 180, 335, 337, 339, 342, *312, 407*, 485, *509*
— s. Souza Campos, N. 363, *408*
— s. Valente, E. C. 492, *510*
Bechelli, M., s. Becheli, L. M. 268, 270, *323*
Becker, S. W., Zimmermann, A. A. 203, *320*
Beddow, R. M., Tilden, I. L. 196, *307*
Beer de, P., s. Steiger, R. *305*
Beiguelman, B. 78, 81, 82, *291*
— Marques, M. B. *291*
Beja, M., s. Barbosa, A. *330*
Bel, J., s. Reynaud, J. *303*

Belida, W., s. Reginato, L. E. *303*
Belknapp, H. R., Hayes, W. G. 80, *291*
Bemileli Oliete, J., s. Terenicio de las Aguas, J. 215, *317*
Benjamin, E. S., s. Lang, R. 164, *298*
Benoist, J., s. Montestruc, E. 72, 78, 81, 90, 266, 270, *300, 327*
Benoist, M., s. Merklen, F. P. 241, *322*
Benz, M., s. Courmes, E. 189, *308*
Beramonde, J. M., s. Jonquières, E. D. L. 43, *284*
Berdoneau, R., s. Montestruc, E. 72, 78, 81, 90, 95, 266, 270, *300, 327*
Berg, J. W. 253, *281*
Bergel, M. 30, 45, 259, *281*
Berger, J., s. Dupperat, B. *294*
Bergot, J., Nicoli, J., Ziegler, P., Demarchi, J. 189, 191, *307*
Berkow 93
Bermudez, D., s. Convit, J. 341, 342, *403*
Bernal Maria, Sister s. Mom, A. M. 425, 455, *507*
Bernard, J. C., s. Levi, S. 196, *310*
Bernstein s. Titus 418
Bernucci 202
Berquo, E., s. Quagliato, R. 467, *508*
Bertaccini, G. 454, *502*
Bertaccini, J. 474, 477, 478, 479, 482, 483, *502*
Bertamino, R., s. Baccaredda-Boy, A. 153, *291*
Berti s. Borges de Macedo 152
Berti, A., s. Cerruti, H. 499, *503*
Bethe 146
Bctourne, C., Vallin, J., Gentilini, M., Hayom, F. 178, *307*
Beytout, D. *291*
— s. Jardin, C. 189, *309*
— s. Laviron, P. 321, 490, *507*
Bhaktaviziam, A., s. Klokke, A. H. 57, *285*
Bias, W. B., s. Lechat, F. 82, *298*
Bieg, J. M. *323*
Bieling, Rabello 346
Bieling, R. 1, 256, 264, *323*
Bier, O. G. 360, *402*
— Arnold, K. 360, *402*
— Planet, N. 360, *402*

Bile, M., s. Lechat, M. 81, 82, *298*
Binaghi, G. 188, *307*
Binford, C. H. 251, 259, *291*, *320*
— s. Mabalay, M. C. 172, *299*
Birbeck, M. S., s. Breathnach, A. S. 203, *314*
Birrell, J. H. W. 172, *291*
Bishop 253
Bishop, F. W., Suhrland, L. G., Charpenter, Ch. M. 5, *281*
— s. Suhrland, L. G. *289*
Bishop, R. C., s. Pineiro, R. 195, *311*
Bjarnhjedinson, S., s. Thomsen, O. 521, *524*
Blaauw, K. H. *291*
Blache, P. A., s. Montestruc, E. 72, 75, 78, 81, 265, *300, 327*, 370, 378, *405*
Black, S. H., Denny, O. E. 178, 183, *307*
Blakeslee 80
Blanc, M., Prost, M., Lemaire, Kuna, E., Nkoa, J. M., Essele, J. 266, *323*
— — Marie-Suzanne, Sr. 259, 266, *323*, 401, *402*
Blanco, F. L., Fite, G. L. 4, *281*
Blanco, J. F. 226, 228, *318*
Blanco Leon, F., s. Laverina, F. 46, *285*
Blenska, W. 85, 261, *291*
— s. Brown, J. A. 265, *323*
Blinzinger, K., Hager, H. 30, *281*
— s. Nelson, E. 30, *287*
Bloch Michel, H., s. Merklen, F. P. 241, *322*
Blomenfeld, E., s. Roche, M. 493, 499, *508*
Blomenfield, E., s. Convit, J. 425, 426, 430, 436, 438, 442, 444, 451, 453, 455, 457, *503*
— s. Vegas, M. 469, 470, 471, 472, 473, 474, 475, *510*
Blum, P., s. Costa, F. 493, *504*
Blumberg, Baruch, S. 78, 81, *291*
Boas, H. 521, *524*
Boeck s. Danielssen 78, 166, 262, 347
Boeck, C. 274, 275, 276, 279, *329*
Boenjamin, R. 91, 94, *291, 307*
Bogen, E., s. Lewis, N. G. *326*
Bogoune, V. V. 80, *291*
Boissan, R., s. Languillon, J. 178, 192, 241, *310, 321*
Bokkenheuser, V., Kooij, R. 523, *524*
Bolgert, M., Moutel, L. R., Lévy, G. 167, *291*

Bolkis s. Faria 354, *403*
Bonar, Rosenquist 127
Bonatti, Lebron 189
Bonatti, A. A., s. Olmos Castro,
   M. 102, 190, 194, *308*, 364,
   394, 399, 400, *406, 409*
Boncinelli, N. 480, 481, *502*
Boncinelli, U., Perosa, L. *307*
Bonomo, L., Dammacco, F.
   104, 173, *291*
— — Pinto, L., Barbieri, G.
   193, 194, *307*, 522, *524*
— — Tursi, A., Barbieri, G.
   193, 194, *307*
— Tursi, A., Dammacco, F.
   193, 194, *307*
— — Trimigliozzi, G.,
   Dammacco, F. 193, 194,
   307
Bonse, G. 248, 276, *329*
Bontke s. Gedigk 30, 48
Borges de Macedo, Berti 152
Borrel Navarro, E. 76, 78, 84,
   291, 425, *502*
Borrera, F. de P., Chavarria,
   A. P. *291*
Bose, D. N. *503*
Bose, R., s. Chatterjee, K. R.
   4, 5, 8, 44, *282*, 470, *503*
— s. Dharmendra 360, 381,
   403, 504
— s. Greval, S. D. S. 360, *404*
Boshoff, P. H. 225, *318*
Bosq, F. P. J., Sacheri, R. F.
   240, *291*, *320*
— Woscoff, A. 131, *291*
— s. Basombrio, G. 215, *314*
— s. Wilikson, F. 290
Bosq, P. *330*, 514, *518*
Bouffard s. Joulia 297
Bourcart, N., s. Chaussinand,
   R. 73, 102, *292*
Bourrel, P., s. Carayon, A.
   242, *320*
— s. Languillon, J. 241, *321*
Bouzas, A. 227, *318*
Boyd s. Hamilton 211
Boyer 417
Box 152
Braga, R. P. 494, 498, *503*
Braganca, B. M.,
   s. Prabhakavan, K. 4, *287*
Branco Ribeiro, E. 217, *314*,
   495, *503*
Brand, N., s. Sagher, F. 469,
   470, 471, 473, 474, *509*
Brand, N. A. 176, 187, *291*
Brand Paul 218, 230, 231
Brand, P. W. 248, 250, 261,
   320, 463, 495, 501, *503*
— s. Fritschi, E. P. 498, 501,
   506
Brandi, R., s. Rosemberg, J.
   265, 267, *328, 407*
Brandner, R. 469, *503*

Brandt, F. A., Lloyd, D. L.
   281
Brants, J. 360, *402*
Bratton, Marshall 418
Breathnach, A. S., Birbeck,
   M. S., Everall, J. D. 203,
   314
Bréchet, Rodolphe 266, *323*,
   461
Brenes Ibarra, A. A. 151
— Romero, A. 73, 152, *291*,
   427, 436, 483, *508*
— s. Romero, A. 83, 127,
   131, *303*, 435, 436, *508*
Bresani Silva, F. 212, 213,
   214, 218, 229, *314*
Brewer, D. B. 30, *281*
Brieger, E. M. *281*
— Allen, J. M. 6, 7, 25, 28, 29,
   31, *281*
— Glauert, A. M. 5, 6, 7, 19,
   27, *281*
— — Allen, J. M. 6, 7, *281*
Brischoux, M., s. Merklen,
   G. F. P. *286*
Brocq 166
Broekert, W. de 94, *292*
Brothwell, D. R. 240, *320*
Brown, A. L. jr., s. Merckx, J. J.
   30, 33, *286*
Brown, D. W. 278, *329*
Brown, J. A. K. 78, 165, *292*
— Short, G. M., Blenska, W.
   265, *323*
— Stone, M. M. 266, 271,
   292, *323*, *402*
— — Sutherland, I. 396,
   402
Brown, K. 278
Browne, Hogerzeil 150
Browne, S. C. 464, 465, *503*
Browne, S. G. 3, 84, 94, 99,
   125, 139, 164, 167, 174, 175,
   178, 180, 199, 216, 278, *292*,
   307, *314*, *323*, 461, 489
— Davis, E. M. *292*
— Hogerzeil, L. M. 489, *503*
Brownlee 420
Bru, P., Rollier, R. 178, 179,
   307
Bruce, A. N., s. Wilson, S. A. K.
   214, 218, *318*
Bruck, C., s. Wassermann, A.
   520, *524*
Brueckner, A. L., s. Haedicke,
   T. A. 5, *283*
Brumpt, L. C. 241, *320*
Brun 219
Brun, R., Gay-Prieto, J.,
   Jadassohn, W. *307*
Brusco, C. M., Masanti, J. G.
   292
— s. Fiol, H. 455, *505*
— s. Wilkinson, F. F. *317*
Bucking, E. P. 171, *292*

Budiansky, E. *323*, 335, 337,
   345, *402*
— Campos, E. C. 266, *324*,
   368, 370, *402*
Büngeler, W. 1, 38, 48, 51, 54,
   55, 57, 77, 84, 92, 95, 96, 97,
   98, 99, 104, 105, 107, 110,
   111, 112, 113, 118, 119, 149,
   155, 157, 163, 164, 172, 175,
   177, 179, 182, 196, 197, 206,
   220, 254, 270, *307*
— Martius de Castro, A. F.
   55, 163, *292*
— s. Gonzaga, O. 265, *325*
Bueno de Mesquita, S. J.,
   s. Collier, W. A. *308*, 522,
   523, *524*
Buker, R. S. 215, *314*
Buking, E. P. *292*
Burdon, K. L. *281*
Burgoa, F., s. Amoretti, A. R.
   215, *314*
Burin, M. G. 247, *320*
Burton, G. J. 75, *292*
Buschke 231
Bush s. Babson 191
Bush, O. B. 191, 192, *307*
Butler, C. F., s. Ross, H. 183,
   192, *312*
Buu-Hoi, N. P. 463, *503*
— Bang, T. V. *281*
— Nguyen, Khuyen, Ba.,
   Xuong, D. 468, 469, 476,
   477, *503*
Buxton 76, *292*
Byers, J., s. Ross, H. 183, *312*
Byers, J. L., s. Allen, J. H. *318*

Caballero 127, 128
Cabellero s. Pardo-Castello, V.
   127, 128
Cabrera, J. M. P., s. Aramburu,
   N. D. 517, *518*
Caesar, R. 195, *307*
Calkin, E., s. Schubart, A. F.
   193, *312*, 522, *524*
Calkins, E. *307*
— s. Cathcart, E. S. 193, *308*,
   522, *524*
— s. Cohen, A. S. 195, *308*
— s. Williams, R. C. 195, *313*
Callaway, J. C., Fite, G. L.,
   Riordan, D. C. 216, *314*
— s. Enna, C. D. 216, 217,
   315
Calloman 413
Calmette 256, 266
Camain, R., Basset, A., Basset,
   M. 178, 179, 180, *307*
— Kerbastard, P., Devaux, J.
   178, 179, 180, *307*
— s. Basset, A. *291*
Cambiaghi, O. 88, *292*, *324*
Cambre, P. J., s. Fite, G. L.
   282

Campa s .Vaccaro 152
Camplani 166
Campos 103
Campos, E. C., s. Budiansky, E. 266, *324*, 368, 370, *402*
Campos, J. M. Cabello 213, *314*
Campos, J. R. de 25, 31, 42, 43, 44, 47, 180, *281*, *307*
— Molina, S. Marino 179, 180, *307*
Campos, N. S., Leser, W., Rotberg, A., Bechelli, L. M., Quagliato, R. 270, *324*
— Rotberg, A., Bechelli, L. M., Ginefra, M. 269, 270, *324*
— s. Ginefra, M. *325*
Canizares, O., Cistello, M., Gigli, I. 167, *292*
Cannata, C., s. Arcuri, F. 187, *307*
Canton, P. 251, *320*
Capp, A. B., s. Smaka, R. S. 152, 217, *317*
Capurro, Guillot 152
— s. Guillot 151, 153
Capurro, E., s. Aramburu, N. D. 517, *518*
— s. Jonquieres, E. D. L. *297*
— s. Sánchez Caballero, H. 516, *519*
Carayon, A., Languillon, J. 217, *314*
— — Bourrel, P., Basset, A. 242, *320*
— s. Languillon, J. 488, *506*
Carbonell, A. F., s. Gonzales-Prendes, M. A. 4, *283*
Carbonell, M., Contreras Duenas *314*
Carboni 152, 157
— s. Vaccaro 152
Carboni, E. A., s. Fernandez, M. M. J. 145, 151, 152, 158, *295*, 426, 432, 433, 434, 435, 438, 441, 443, 452, 453, 455, 456, 492, *505*, 515, *519*
— s. Schujman, S. 180, 274, *312*, *330*
— s. Staffleri, J. J. 187, *312*
Cardama 153
Cardama, J. E., s. Basombrio, G. 73, 103, 157, *291*, 481, *502*
Cardoso Dorival 362
Carling, D., s. Leiker, D. L. 465, *507*
Carneiro, F., s. Portugal, H. 143, 167, *302*
Carpenter, Ch. M., s. Bishop, F. W. 5, *281*
— s. Lew, J. 102, *299*
— s. Suhrland, L. G. *289*
Carrasquilla de, D. 75

Carrillo Casaux, D., s. Puchol, J. R. 456, 457, *508*
Carvalho s. Azevedo 370
Carvalho, G. C., s. Diniz, O. 425, 455, *504*
Carvalho, R. P. S., s. Almeida, J. O. de 360, 361, *401*
Carville 191
Casacci, A. 241, *320*
Casals, D. A. 493, *503*
Casatane Decoud, A., s. Schujman, S. *288*
Casile, M., Saccharin, H., Destombes, P. 212, *314*
Cassiano, T. P. 498, *503*
Castane Decoud, A. *314*
— Ananos, V., Fracchia, A., Fracchia, R. 178, *307*
Castoldi, F., s. Sarmiento, S. A. 266, *328*
Castro, H., s. Aguirre, A. 179, *307*
Castro, I., s. Silva, C. 362, 363, 380, *408*
Castro, J. A., s. Romero, A. 435, 436, *508*
Castro, O. 101
Castro Jenkins, A., s. Romero, L. A. 182, *312*
De Castro Palomino, s. Cuervo, J. M. 241, *320*
Cathcart, E. S., Williams, R. C., Ross, H., Calkins, E. 193, *308*, 522, *524*
— s. Williams, R. C. 195, *313*
Cattaneo, R. N., s. Mercau, A. R. 130, *300*
Caubet, P., s. Montestruc, E. 72, 78, 81, *300*, 370, *405*
Cave, L., Fustec, Basset, A. 241, *320*
Caver, C. V. *324*, 497, *503*
Cazot, R. J., Kun Song, Y. 292, 491, *503*
Cedergren, B. 33, 209, *281*, *314*
Cerqueira, G. C. , s. Souza Lima, L. 425, 426, 441, 443, 451, *452*, 453, 456, *510*
Cerqueira, R., Pereira Paulo, Neves, Armado Neto, Hissa, A. 182, *308*
Cerqueira Pereira, P. 363, *402*
Cerqueira Pereira, P. C. R. 363, 379, 380, *402*
Cerruti, H. 143, *292*
— Bechelli, L. M. 77, *292*
— Berti, A., Souza Lima 499, *503*
Chaddah, M. R., s. Nirankari, M. 224, *319*
Chakraborty, D. K., s. Chaudhury, S. K. 95, *292*
Chakravarti, H. 189, *308*

Chamberlain, W. E., Wayson, N. E., Garland, N. H. 233, 243, 248, *320*
Chambon, L., s. Lajudie, P. 381, *405*
— s. Pestel, M. 477, 478, 479, *508*
Chang 254
Chang, T. C., s. Kung, C. H. 241, *321*
Chang, Y. T., Neikirkl, Roxanna L. *281*
Chapman, G. B., Hanks, J. H., Wallace, J. H. 5, 19, 22, *281*
Chardome, J., Lechat, M. 232, 238, 242, 247, *320*
— s. Lechat, M. 238, 244, 250, *321*
Chatterjee, A., s. Nath, R. L. 46, *287*
Chatterjee, K. R. 5, 259, *282*, *320*
— Bose, R. 470, *503*
— Das Gupta, B., Ray, H. N., Mukerjee, N. 4, 5, 8, 44, *282*
— Das Gupta, N. N., De, M. L. 4, 5, 8, 44, *282*
— Mukerjee, N., Bose, R. 4, 5, 8, 44, *282*
— Ray, H. N., Mukerjee, N. 4, 5, 8, 44, *282*
— Soncan, P., Sainte-Rose, M. 266, *324*
— s. Chatterjee, M. *308*
— s. Dharmendra 425, 426, 439, 453, 460, 469, 470, 471, 472, 473, 474, 475, 480, 482, *504*
Chatterjee, M. L. 184, 185
— Sen, N. *308*
— — Chatterjee, K. R., Mukerjee, N. *308*
Chatterjee, S., Chaudhury, D. S. 221, 222, 224, 225, 226, 227, 230, *318*
Chatterjee, S. N. 72, 118, 198, 215, 222, 230, 249, *292*, *308*, *314*, *318*
— s. Dharmendra 99, 118, 125, 137, 158, 215, *282*, *294*
— s. Lowe, J. 82, *299*, 494, 497, *507*
— s. Muir, E. 198, *316*, 492, *507*
Chaubet, P., s. Montestruc, E. 72, 78, 81, *300*
Chaucroun 256
Chaudhury, D. S., s. Chaudhury, M. A. 95, *292*
— s. Chatterjee, S. 221, 222, 224, 225, 226, 227, 230, *318*
— s. Jayjaraj, A. P. 284, *315*
— s. Job, C. K. 164

Chaudhury, M. A., s. Chaudhury, D. S. 95, *292*
Chaudhury, S. K., Basu, S. C., Chakraborty, D. K. 95, *292*
Chaussinand, R. 1, 72, 75, 78, 82, 85, 90, 94, 121, 140, 162, 165, 173, 215, 256, 257, 260, 263, 264, 265, 266, 267, 268, 269, 271, 272, 273, *282*, *292*, *324*, 335, 337, 348, 349, 350, 366, 372, 379, 380, 383, 390, *402*, *409*, 512, 517, *518*
— Bourcart, N., Destombes, P. 73, 102, *292*
— Destombes, P., Bourcart, N. 73, 102, *292*
— Viette, M. 257, *282*, *324*
— — Prudhome, R. O. 73, 102, *292*
— s. Cochrane, R. G. *324*
Chavarria, A. P., s. Borrera, F. de P. *291*
Chavez, L., s. Convit, J. 425, 426, 430, 436, 438, 442, 444, 451, 453, 455, 457, *503*
Chekalina, E. I., Krasnova, V. P. *292*
Chekherdemian, M. 46, *282*
Chelli, R., s. Baccaredda-Boy, A. 153, *291*
Chenebault, J., Rollier, R. 181, 262, 263, *308*, *324*
Cherlinzoni, C., Pirastu, E. 241, *320*
Chevez s. Latapi, F. 128, 130
Childress, M. E., s. Kean, B. E. 178, 262, *309*
Chin-Yung Wang s. Liu 285
Chini, V. 193, 275, *308*, *320*
Chinone Shiro s. Masahide *299*
Chiriboga, J., s. Croxatto, O. C. 51, *282*
Chiyuto, S. 72, 85, 87, 88, 102, *292*, *293*
Choa, G. H., s. Kian, S. 189, *309*
Chodankar, V. P. 82, 83, *293*
Choncroun, N. *324*
Chorine, M. V. 488, *503*
Chorine, V., s. Marchoux, E. 219, *316*
Chover Medramany, P. *293*
Choyce, D. P. 222, 224, 225, 226, 227, 228, 231, *318*
Christian, E. B., Shamara, A., Christian, L., Christian, J. J., Christian, J. V. 74, *293*
Christian, J. J., s. Christian, E. B. 74, *293*
Christian, J. V., s. Christian, E. B. 74, *293*

Christian, L., s. Christian, E. B. 74, *293*
Chung-Hoon, E. K., Hedgcook, G. 79, *293*
— s. Sloan, N. R. 438, *510*
Ciaccio s. Grillo 44
Cilento, R. 351, *402*
Cistello, M., s. Canizares, O. 167, *292*
Civatte, J., s. Degos, R. 92, *294*
Clary, J., s. Languillon, J. *506*
Cleve, E. A. *293*
Close, J., s. Lechat, M. F. 189, 190, *310*
Cochrane, R. G. 71, 72, 74, 76, 78, 86, 91, 92, 93, 95, 105, 110, 113, 114, 118, 119, 120, 123, 126, 132, 140, 141, 142, 152, 173, 193, 196, 197, 198, 200, 206, 215, 230, 235, 260, 273, *282*, *293*, *314*, *324*, 415, 424, 427, 432, 438, 485, 497, *503*
— Chaussinand, J., Ross Innes, J. *324*
— Khanolkar, V. R. 99, 118, 139, *293*
— Kobayashi 179
— Rajagopalan 80
— Schaller, Badger 260
— Sloan, T. B. M. 224, *318*, *320*
— Smyly, H. J. 99, 118, 119, *282*
— s. Khanolkar, V. R. 118, 132, 136, 140, 141, 145, *297*
Coelho, J. T. 370, *402*
— Mariano, J., Neto, H. A. 266
— Salomão, A. 432, 433, 438, *503*
— s. Perreira, P. C. 266, *327*
Cohen, S. A. 30, *282*
— Calkins, E. 195, *308*
— s. Schubart, A. F. 193, *312*, 522, *524*
— s. Williams, R. C. 195, *313*
Cohen, B. H. 80, 81, *293*
— s. Lechat, F. 82, *298*
Cohn, E. *293*
Cole, H. N. *293*
Collet, A., s. Policard, A. 33, *287*
Collier s. Gehr, E. 259
Collier, D. R. 494, *503*
Collier, M. D., s. Oberdörffer, M. 243, *322*
Collier, W. A., Bueno de Mesquita, S. J., van Zanten, E. *308*, 522, 523, *524*
Collomb, H., Salles, P. 217, *314*
Colomb, D., s. Condert, J. 125, *293*

Colombier, P. 233, *320*
Colombo, C. V., s. Wilkinson, F. F. 217, *317*
Colombo, V., s. Urquijo, C. 370, 381, *408*
Compa, F., Fernandez, M. M. 266, *324*
— s. Fernandez, J. M. M. 481, *505*
Concepcion, I., s. Uyguanco, M. L. G. 189, *313*
Condert, J., Colomb, D. 125, *293*
— s. Vachon, R. 306
Conejos, M., s. Olmos Castro, N. 364, 394, 399, *406*, *409*
Consigli, C. A. 132, 266, *293*, *324*
— s. Arguello Pitt, L. 94, 103, 266, *290*, *323*, 370, 375, *406*, 481, *502*
Contreras, F. 78, 84, 162, 279, *293*, *330*
— Gay Prieto, J. 215
— Guillen, J. 94, 103, 151, 152, 153, 165, *293*
— — Ponziani, J. 103, 151, 152, 153, 165, *293*
— — Tarabini, J., Terencino, J. 257, 268, *324*
— — Terencino, J., Tarabini, G. 454, 473, 481, 492, 493, 494, *503*
— Puchol, Imaeda, T. 134
— Tarabini J., Contreras jr., F. 257, 268, *324*
— Terencino, J., Guillen, J. *308*
— — Tarabini, J. 199, *314*
Contreras jr., F., s. Contreras, F. 257, 268, *324*
— s. Gay Prieto, J. 72, 140, *283*
— s. Tarabini, G. 279, 280, *331*
Contreras Dueñas, F. 353, *403*, *503*
— Guillen, P., Miguel, S., Terencio, D. J., Tarabini, J. *503*
— — Tarabini, J., Terencio, J. 382, *403*
— Pascual 228
— Del Pozzo, J. 342, *403*
— Prats, J. G., Torrella, E. *503*
— Pascual, Rodriguez *293*, *308*
— Jijon 227
— s. Gay Prieto, J. 451, 452, *506*
— s. Carvonell, Miro 219, 218, *314*, *316*
Contreras, R., s. Convit, J. 381, *403*

Contreras, R. F., Tarabini, G., Terencino, J. 190, *308*
Contreras Rubio, F. 196, *293, 308*
— s. Sanz Ibánez, J. 44, *288*
— s. Terencino, J. 179, *313*
Convit, J. 20, 45, 93, 142, 146, 183, 266, 278, *293, 324, 341*, 387, *403*, 465, 466, *503*
— Arvelo, J. J., Mendoza, S. 183, *308*
— Azulay, R. D., Bermudez, D., Salgada, P. 341, 342, *403*
— Goihman, J. M. 45, *282*
— Gonzalez C. L., Sirucac y Raissi, E. 265, *324*, 370, *403*
— Lapenta, P., Chavez, L., Perez, J. J., Blomenfield, E. 425, 426, 430, 436, 438, 442, 444, 451, 453, 455, 457, *503*
— — Ilukevich, A., Imaeda, T. 45, *282*
— — Jorgensen, J. 383, *403*
— — Mendoza, S. J. 45, *282*
— Rassi, E. 265, *324*
— — Rodriguez, R. C., Contreras, R. 381, *403*
— Sisiruca, C., Lapenta, P. 45, 79, 139, *282, 293*
— Soto, J. M., Shekon, J. 79, 139, *293*
— — Sheskin, J. 492, *503*
— s. Avila, J. L. 46, *281*
— s. Azulay, R. D. 335, *401*
— s. Imaeda, T. 7, 20, 25, 32, 34, 147, 209, 210, *284, 315*
— s. Odiriz, A. 183, *311*
— s. Roche, M. 493, 499, *508*
— s. Sheskin, J. *304*, 491, 492, *509*
— s. Vegas 140, 215, 469, 470, 471, 472, 473, 474, 475, *510*
Cook 522
Cooke, J. V. *524*
Cooney, J. P., Crosby, E. H. 244, *320*
Cophignon, J., s. Merklen, F. P. 241, *322*
Corcos, M. G. 92, *282, 293*
Cornblett, Hoit 231
Correia 354, *403*
Correia de Carvalho, J. 485, 492, *503*
Corti, R. N., s. Quiroga, M. I. 187, *311*
Costa, F., Blum, P., Basset, A. 493, *504*
Costa, L., Teixeira, G. M. 382, *403*

Costa, O. G., Aleixo, H. B. *293*
Costa Carvalho, G., Diniz, O. *504*
Costello, M. J. *293, 320*
Cotte, J. de *293*
Cottenot, F., s. Merklen, F. P. 193, *310*
Cottet, J., Rist, N., Libermann, D., Perdignon, E., Moyeux, M. 413, 415, 417, 418, 429, 430, 432, 434, *504*
Cottini, G. B. 164, *293*, 484, *504*
Coureras Rubio, F. *308*
Courmes, E., Benz, M. 189, *308*
Coutinho s. Faria 354, *403*
Couto, M., s. Couto, Miguel 494, *507*
Cowdry, E. V. 25, *282*
Craumer, L. G., s. Saltzer, E. I. 195, *312*
Craxi, P., s. Pisacane, C. 311
Cress, K. M., s. Patwary, K. 464, *508*
Creutzfeldt, H. G., Kleine-Natrop, H. E. 212, *314*
Cronce, P. C., s. Hearin, J. T. *296*
Crosby, E. H., s. Cooney, J. P. 244, *320*
Croxatto, O. C., Chiriboga, J. 51, *282*
Cruz, M. C. 492, *504*
— Abuel, J. I., Samson, J. G. *320*
— Lara, C. B., Paras, E. 246, *320*
Cruz, O. N., Opromolla, D. V. A. 270, *324*
Cruz Baez, R., s. Gonzáles Prendes, M. A. 493, *506*
Cuervo, J. M., Suarez, J. E., De Castro Palomino 241, *320*
Cummins, H. *293*
Cummins, S. L., Williams, E. M. 332, 334, 337, *403*
Curban, G. *282*
Curbelo Hernandez, A., Gonzzales Prendes, M. A., Fors Carbonell, A. *282*
Currant, E. J., Furniss, A. L. 279, *330*
Currie, G., s. Davey, T. F. 476, 477, *504*
Currie, G. H. *293*
Currier, D. P. *320*

Dalley, K. R., s. McLaren, D. S. 221, 222, 224, 225, 227, *319*
Damien de Veuster 218
Dammacco, F., s. Bonomo, L. 104, 173, 193, 194, *291*, 522, *524*
Danbolt, N. 275, 277, *329*

Danbolt, N., Hval, E. *329*
Danforth, C. H. *293*
Daniel, F., s. Degos, R. 92, *294*
Danielsen, K. 240, *320*
Danielssen 72
— Boeck 78, 166, 262, 347
Darier 110, 111, 113, 273
— Hodara 110
Darmar, H., Baruh, S. 220, *314*
Darwis, A., s. Wiradikarta, D. *306*
Das Gupta, N. N., s. Chatterjee, K. R. 4, 5, 8, 44, *282*
Dastur, D. K. 201, 215, *314*
Dauden Sala, C., s. Daudén Valls, F. 86, 266, *293, 324*
— s. Gay Prieto, J. 71, 85, *283*
Daudén Valls, F. 78, 93, 94, 105, *293*
— Dauden Sala, C. 86, *293*
— Mora Comas, J., Dauden Sala, C. 266, *324*
Da Veiga, S. 244, *320*
Davey, Schenck 82
Davey, T. F. 76, 125, 161, 198, *293*, 428, 443, 455, 461, 463, 468, 469, 476, 477, 487, *504*
— Currie, G. 476, 477, *504*
— Drewett, S. E., Stone, C. 82, 83, *293*, 339, 341, *403*
— Hogerzeil, L. M. 487, *504*
— s. Lowe, J. 265, *326*, 340, 341, 389, *405, 409*, 424, 435, *507*
Davey, T. H. 18, 32, *282*
Davidson 131
Davidson, J. T., Aladjemoff, L. *314*
Davidson, W. S. 482, *504*
Davis, E. M., s. Browne, S. G. *292*
Davison, A. 199, 270, 276, *308*
Davison, A. R. 73, 74, 85, 91, 128, 141, 144, 145, 174, *294*
— Kooij, R. 163, 165, 173, *294*
— — Wainwright, J. *320*
— s. Doull, J. A. 83, 166, 167, 173, *294*, 451, 454, 456, 482, 484, *504*
— s. Grasset, E. 266, *325*
— s. Kinnear, A. A. 181, 186, 187, 188, *309*
De, M. L., s. Chatterjee, K. R. 4, 5, 8, 44, *282*
De Assis 267
Debes, M. *318*
Decoud, A. C. 201, *314*
De Faria, Kooij, R. P., Gerritsen, Th. 267

De Faria, J. L. *282*
Degos, R. 45, 274
— Lortat-Jacob, E., Barre, C. 247, *320*
— — Civatte, J., Daniel, F. 92, *294*
— s. Gougerot, H. *296*
Degotte 218, 219
Degoy, A., s. Arguello Pitt, L. 266, *323*, 370, 375, *406*
De Josselin de Jong, R. 246, *320*
De Laey, A., Dubois, J. 222, *318*, *319*
Delarue, J., s. Thevenard, A. *305*
Dellien, H., s. Viel, B. 266, *329*
Del Pozzo, J. 152
— s. Contreras Dueñas, F. 342, *403*
Demarchi, J., s. Bergot, J. 189, 191, *307*
Denny, O. E., s. Black, S. H. 178, 183, *307*
Depaoli, E., s. Mercau, A. R. 130, *300*
Derbes, V. J., Samuels, M., Williams, O. P., Walsh, J. J. 228, *294*
Desai, S. D. 92, 94, *294*
— s. Figueredo, N. 86, *282*, *295*
Despierres, G., s. Montestruc, E. 265, *327*
Destombes, P., Silverie, Ch. R., Ravisse, P. 128, 132, *294*
— s. Casile, M. 212, *314*
— s. Chaussinand, R. 73, 102, *292*
— s. Floch, H. 128, 131, 152, 213, *315*, *325*, *343*, 368, 373, *404*, 424, 428, 430, *505*
— s. Levaditi, J. C. *285*
Devaux, J., s. Camain, R. 178, 179, 180, *307*
Devingat, R. *282*
Dey, N. C., s. Dharmendra *504*
— s. Ghosh, K. K. *295*
Dhar, S. K. *308*
Dharmendra 49, 93, 99, 101, 103, 118, 128, 131, 140, 193, 215, 266, 268, 278, *294*, *308*, *324*, *339*, 383, 419, 422, 428, 432, 433, 438, 442, 443, 452, 453, 454, 465, 475, 493, 499, *504*
— Bose, R., Sen Gupta, P. C. 360, 381, *403*
— Chatterjee, K. R. 425, 426, 469, 470, 471, 472, 473, 474, 475, 480, 482, *504*
— Chatterjee, S. N. 99, 118, 125, 137, 158, 215, *282*, *294*
— — Mukerjee, N. 125, *294*

Dharmendra, Dey, N. C., Bose, R., Kapur, P. L. *504*
— Jaikaria 125, *294*, 335, 337, *403*
— Mazumder, S., Mukerjee, N. 253, 266, *324*, 370, 381, *403*
— Mohamed Ali, P., Noordeen, S. K., Ramaujam, K. 491, *504*
— Mukerjee, N. 4, 44, 76, 125, *282*, *294*, 455, *504*
— — Chatterjee, S. N. 125, 158, *294*
— — Khoshoo, P. N. 125, *294*
— Noordeen, S. K., Ramaunjam 491, *504*
— Sen, N. 125, *294*
— — Chatterjee, K. R. 439, 453, 460, *504*
— s. Ghosh, K. K. *295*
Dhople, A. M., Magar, N. S. 46, 189, *282*, *308*
Diaz, M. F., s. Romero, A. 435, 436, *508*
Dienes 268
Diez, L. F. 495, *504*
Dinan, J. F., s. Faget, G. H. 413, 432, 434, 435, *505*
Diniz, C. 495, *504*
Diniz, Orestes 266, *324*, 386, 387
— Abrahao Neto, H. 49, 103, *294*
— Carvalho, G. C. 425, 455, *504*
— Mariano, J., Rabello, F. E. *308*
— Stancioli, J., Henriques, G. 433, 434, *504*
— s. Costa Carvalho, G. *504*
Diop, J. L., s. Reynaud, J. *303*
Diwan, U. S. 232, *321*
Dobrovic, D., Schaller, K. F. 222, 223, *318*
Dodero, M., s. Baccaredda-Boy, A. 153, *291*
Dölcher, W. *321*
Doepfmer 187
— Heinke 186
Doepfmer, R., s. Klingmüller, G. 121, *298*
Dogliotti, M., s. Fazio, M. *295*
Dōmae, K., s. Mori, T. 192, *311*
Domagk, G. 469, *504*
Dominguez, Martinez V. *294*
Do Pateo 83
Dorofejew s. Stein 223, 226, *319*
Dougre, A. V., s. Verma, B. S. 81, 82, *306*
Doull, J. A. 82, 95, 269, *294*, *325*, 387, *504*
— Davson, A. R., Guinto, R. S. 451, 454, 456, *504*

Doull, J. A., Guinto, R. S., Mabalay, M. C. 265, 269, *325*, 372, 393, 394, *403*, *409*
— — Rodriguez, J. W., Bancroft, H. 83, 166, 167, *294*
— Kluth, F. L. 232, *321*
— Rodriguez, J. N., Davison, A. R., Tolentino, J. G., Fernandez, J. V. 83, 166, 167, *173*, *294*, 451, 456, 482, 484, *504*
— — Tolentino, J. G., Fernandez, J. V., Guinto, R. S., Rivera, J. N., Mabalay, M. C. 463, *504*
— Tolentino, J. G., Guinto, R. S., Rodriguez, L. M., Leano, L. M., Fernandez, J. V., Rivera, J. N., Fajardo jr., T. T. 190, *308*
— — Rodriguez, J. N., Guinto, R. S., Rivera, J. N., Fernandez, J. V., Mabalay, M. C. 190, *308*
— s. Guinto, R. S. 168, 269, *296*, *325*, *326*, 337, 387, 388, 394, *404*, *409*
— s. Lechat, M. F. *298*
Doutrelepont, J., Wolters, M. 176, *308*
Dreisbach, J. A. 71, 78, 80, 90, *294*
Drewett, S. E., s. Davey, T. F. 82, 83, *293*, 339, 341, *403*
D. S. Tuberculose 355, 356, *403*
Duarte, Lima 80
— Geraldo Garcia 336, 353
Dube s. Sehgal, V. N. 82
Dubois, A. 72, *294*, *314*
— Rademecker, M. A. 217, *314*
— Swerts, L. 4, *282*
Dubois, J., s. De Laey, A. 222, *318*, *319*
Dubos s. Middlebrock 256
Dugois, P., Mounier, R., Gagnaire, J. 275, *329*
Duhring 218
Dungal, N. 75, *294*
Dupont, J., s. Wilikson, F. *290*
Dupperat, B., Berger, J. *294*
Dutrouleau 271
Duve de 28

Ebner, H. 195, *308*
Eccles, C. G., s. Faget, G. H. 413, 432, 434, 435, *505*
Eck s. Hallopeau 275
Edmundson 193
Edmundson, W. F., Wolcott, R. R., Olansky, S., Ross, H. 522, 524
Eichbaum, F. M. 360, *403*

Eitner, E.   521, *524*
Ekambaram, V., Skarma,
   C. S. G.   *321*
Ekanem, B. U., s. Pfaltzgraff,
   R. E.   187, *311*
Eliascheff s. Gougerot, H.   *296*
Elliott, D. C.   78, 86, 222, 227,
   228, *294, 318*
Elliston, E. P., s. Kar, S.   4, *284*
— s. Taylor, C. E.   *305*
Eltekova, V. P., s. Jurieva,
   E. T.   201, *315*
Engler, V., s. Bechelli, L. M.
   402
Enna, C. D., Callaway, J. C.
   216, 217, *315*
Enrique, J. D. L., s. Malfatti,
   M. G.   *285*
Enselme, J. Marie-Suzanne,
   Tigaud, J.   189, *308*
Erickson, P. T.   *294*, 483, 497,
   504
— Johansen, F. J.   215, 241,
   242, 248, *321*, 437, 497, *504*
— Mayoral, A.   242, 245, *321*
— s. Faget, G. H.   414, 426,
   441, 452, 456, 457, 483, *505*
— s. Johansen, F. A.   78, 92,
   297, 414, 420, 438, 444,
   483, 493, *506*
Ermakova, N. I.   171, 207,
   219, *294, 315*
Escalona   131
— Palomo   127
Esquerra-Gomez, G., Acosta,
   E.   232, 244, *321*
Essele, J., s. Blanc, M.   266,
   323
Esteller, J., s. Vilanova, X.
   213, 215, *317*
Esteve Ibars, A., s. Guillen
   Prats, J.   *296*
Estrada   229
Eubanas, F.   494, *504*
Evans, V. J., s. Menefee, M. G.
   33, *286*
Everall, J. D., s. Breathnach,
   A. S.   203, *314*

Fajardo jr., T. T., s. Doull, J. A.
   190, *308*
Faget, G. H.   262, 413, 414,
   416, 418, 424, 426, 434,
   437, 441, 443, 450, 451,
   452, 453, 456, *505*
— Erickson, P. T.   483, *505*
— — Ross, H.   414, 426, 441,
   452, 456, 457, *505*
— Mayoral, A.   232, 233, 241,
   244, 247, 248, *321*
— Pogge, C.   413, 488, *505*
— — Johansen, F. A., Dinan,
   J. F., Prejean, B. M., Eccles,
   C. G.   413, 432, 434, 435,
   505

Falciani, S. J., s. Wilkinson,
   F. F.   *317*
Fallas, M., s. Romero, A.   127,
   131, *303*
Fambri   181
Faria, Coutinho, Bolkis   354
Farina, Aliete, Terencio   231
Farina, R.   *294*, 501, *505*
Farinas, P.   *294*
Farris, G.   493, 499, *505*
— s. Baccaredda-Boy, A.
   153, *291*, 336, 372, *401*,
   477, 479, *502*
Fasal, P.   130, *295*
Fazio, M., Dogliotti, M., Nicola,
   M.   *295*
Fazo   178
Fegeler, F., s. Kimmig, J.
   481, *506*
Feilchenfeld, E.   *282*
Feldman, W. H.   *295*
— Garlson, A. C., Grindlay,
   J. H.   335, 399, *403*
— Karlson, A. G., Hinshaw,
   H. C.   413, *505*
Fennel, E. A.   190, *308*
Féo, A., s. Portugal, H.   143,
   167, *302*
Fernandez, J. M. M.   72, 78,
   80, 86, 90, 101, 103, 104,
   112, 113, 131, 140, 149,
   150, 152, 153, 154, 155,
   157, 163, 229, 230, 256,
   263, 264, 265, 266, 272,
   273, *295, 325*, 332, 333,
   334, 335, 337, 340, 342,
   343, 344, 345, 346, 349,
   363, 365, 366, 368, 369,
   377, 378, 379, 386, 394,
   399, *403, 409*, 485, *505*,
   517, *519*
— Carboni, E. A.   426, 432,
   434, 435, 438, 441, 443,
   452, 453, 455, 456, *505*
— Fernández Podestá, T.
   515, *519*
— Mercau, R., Serial, A.
   145, 151, 152, 158, *295*
— — Tomasino, P.   492, *505*
— — Gimenez, M. M.
   433, *505*
— Compa, F., Mercan, A. R.
   481, *505*
— Olmos Castro, N.   399,
   403
— Schujman, S.   492, *505*
— Serial, A.   145, 151, 152,
   158, *295*
— s. Basombrio, G.   215
— s. Compa, F.   266, *324*
— s. Doull, J. A.   451, 456,
   463, 482, 484, *504*
— s. Hanks, J. H.   264, *326*,
   384, *404*
— s. Staffieri, J. J.   187, *312*

Fernandez, J. V., s. Doull, J. A.
   83, 166, 167, 173, 190, *294*,
   308
Fernández Podestà, T.,
   s. Fernández, J. M. M.
   515, *519*
Féron   93
Ferrand, B.   179, *308*
Ferraz, N. T., s. Bechelli, L. M.
   335, 375, *402*
— s. Paula Souza, R.   335,
   337, 338, 340, 341, 362, 363,
   364, 368, 372, 374, *406*
Ferreira, D. L., s. Salomão, A.
   266, *328*, 368, 370, *408*
Ferreira-Marques   202
Ferrez, N., s. Souza, P. R.
   266, *328*
Ferrini, O., s. Arcuri, E.   187,
   307
Feyrter   202
Fidanza, E. P.   *295*
Figueredo, N.   78, 94
— Desai, S. D.   86, *282*, *295*
— Martins, A. B.   *295*
Filho, E., s. Salomao, A.   266,
   328
Findlay s. Schultz   278
Findlay, G. H.   94, *295*
Finger   81
Fiol, H., Jonquières, E. D. L.
   127, 131
— — Brusco, C. M., Melamed,
   A. J., Firpo, C. J.   455, *505*
— s. Quiroga, M. I.   274, 275,
   330
Firpo, C. J., s. Fiol, H.   455, *505*
Fischer, C.   480, 481, *505*
Fischer, Fr.   34, 51, 53, 96,
   106, 107, 108, 122, 123, 156,
   185, 225
Fisher, A. A.   275, *329*
Fisher, M. M., McCann, W.,
   Michele, A. 250, 251, *321*
Fite, G. L.   92, 94, 145, 178,
   201, 242, 247, 261, 262, *295*,
   308, 321, 414, 456, 497, *505*
— Cambre, P. J., Turner, M. H.
   282
— Gemar, F.   457, 497, *505*
— Tanimura, Nishimura   261
— s. Blanco, F. L.   4, *281*
— s. Callaway, J. C.   216, *314*
— s. Lewis, N. G.   *326*
— s. Williams, R. C.   195, *313*
Fitzgerald, P. J., s. Herman, L.
   33, *283*
Fitz-James   14
Fjelde, A.   211, *315*
Flamm, A.   *295*
Flamm, H.   *295*
Fletcher, Lunn   322
Fleury   356, *404*
Fleury de Oliveira s. Rotberg,
   A.   335, 342, *407*

Floch, H. 78, 90, 91, 102, 103, 128, 131, 162, 256, 266, 267, *295*, *325*, 425, 443, 453, 473, 482, 484, 490, 493, *505*
— Destombes, P. 128, 131, 152, 213, *315*, *325*, 343, 368, 373, *404*, 424, 428, 430, *505*
— Horth 152, 431, 493, *505*
— Lajudie, P. 71, 75, 84, 85, *295*, *325*
— Lecuiller, A., Sureau, P. 420, 424, *505*
— Mailloux, M. *295*
— Rivierez, M. 77, *295*
— Sureau, P. 436, *506*
Földes 12
Fong Han-Wee s. Watt Maney, W. A. *313*, 497, 498, *507*
Fontan, R., s. Nègre, A. 181, 248, *311*, *322*, 500, *508*
Fonte, Joir, s. Alonso, A. M. 82, *290*, 358, *401*
— s. Candido Silva 386
Fontes Magarao, M., De Oliveira Lima, S. 262, 266, *325*, *327*
Fontilles 493
Fors Carbonell, A., s. Curbelo Hernandez, A. 282
Fowlers 501
Fox 80
Fracchia, A., s. Castane Decoud, A. 178, *307*
Fracchia, R., s. Castane Decoud, A. 178, *307*
Fräser 72
Francis s. Tillet 191
Freire, S. A., Ramos, J. C. 282
Freitas Juliao, O. 220, 248, *321*
— Rotberg, A. 213, *315*
— Virgilio Savoy, C. 217, *315*
Freitas, U. A. 45, 146, *282*, *295*
Frenken, J. H. 125, 127, 130, 228, 229, 230, *295*
— s. Kamp, H. D. 130, *297*
Friedmann, J. 33, *283*
Fritschi, E. P. 217, 250, *315*, 501, *506*
— Brand, P. W. 498, 501, *506*
Fromm, Wittmann 413
Fromm, G., s. Ruge, H. G. S. 523, *524*
Fruchard s. Joulia *297*
Frugoni, C. *295*
Fulmer, F., s. Ruge, H. G. S. 523, *524*
Fujiwara, H., s. Namba, M. 169, *301*
Fukuda, T. 46, 202, *283*, *315*
Fukui, K., s. Yoshida, N. 5, *290*

Fukushi, K. 5, 8, 254, 255, *283*
— Yukawa, T., Iidaka, K., Takano, K. 173, *295*
— s. Shinohara, C. 5, *289*
— s. Takano, K. 263
Funk, C. F. 273, *329*
Furniss, A. L. 177, 178, 186, 279, *308*, *330*
— s. Currant, E. J. 279, *330*
Furdato, T. A. 129, 131
— Nankram, M. S. 215, *315*
Furuta, M., s. Nishiura, M. 11, 12, 21, 33, *287*
Fusaro, R. M.. s. Lim, S. D. 191, *310*
Fustec, R., s. Cave, L. 241, *320*

Gabbay, A., s. Landau, J. 221, 226, *319*
Gafni, J., s. Sohar, E. *312*
Gagnaire, J., s. Dugois, P. 275, *329*
Gairn 203
Galindo, B., Unaeda, T. 283
Galindo, B., Imaeda, T. 283
Galistin, P., s. Merklen, F. P. 193, *310*
Gallego Burin, M. 184, *309*
Gallego Garbajosa, P., s. Bechelli, L. M. *402*
Galvaõ, W. 364
Gamberg 2
Gambini, G., Servino, V. 190, *309*
Gan, K. H., Soekardi Atmadja, R., Twa Tjoa Pjong Liam 283
Ganapati, R. G., s. Parikh, A. C. 153, *301*
Ganguli, S. *283*
Gans, O. 45, 46, *283*, *295*
Gaona s. Gatti 492, *506*
Garbutt, E. W. 283
Garcia, Mariano 425, 430, *506*
Garcia de Azevedo, J. 226, *318*
Garcia Pèrez, A. 190, *309*
— Aguirre Jaca, M., Hernandez Guio, C., Oliva, H., Navarro, V. 178, *309*
— Gómes Orbanejar, J. 492, *506*
— s. Arjona, E. 189, *307*
— s. Gómes Orbaneja, J. 469, 470, 471, 472, 474, 475, *506*
Garcin, D., s. Montestruc, E. 71, 72, 78, 81, 90, 266, 270, *286*, *300*, *327*
Garland, N. H., s. Chamberlain, W. E. 233, 243, 248, *320*

Garlson, A. C., s. Feldman, W. H. 335, 399, *403*
Garret, A. S. 217, *315*
Garus, U. I. 222, 227, *318*
Garzon, R. 425, 427, 455, 474, *506*
Gass, H. H. 241, *321*
— Balasubrahmanyan, M. 201, 204, 210, *315*
— Rishi, D. P. 241, *321*
— s. Balasubramanyan, M. 204, *314*
Gaté, J., Rousset, J. 266, 272, *325*, 400, *404*
Gatti, Gaona 492, *506*
Gatti, Carlos J. 461
— s. Basombrio, G. 73, 103, 157, *291*, 427, 433, 434, 443, 455, 459, 481, *502*
— s. Quiroga, M. I. 274, 275, *330*
— s. Urquijo, C. 370, 381, *408*
Gault 204
Gault, G. W., s. Job, C. K. 131, 166, 167, 170, 171, 172, 173, *297*
Gay, F. P. 485, *506*
Gay Prieto, J. 78, 92, 99, 114, 133, 139, 141, 142, 157, 158, *283*
— Contreras, F. 72, 140, *283*
— Contreras Dueñas, F. 451, 452, *506*
— Dauden Sala, C. 71, 85, *283*
— Jadassohn, J. 219
— s. Brun, R. *307*
— s. Contreras, F. 215
Gayraud, J., s. Languillon, J. 178, 192, *310*
Gedigk, Bontke 30, 48
Gehr, E. 79, *295*, 341, 348
— Collier 259
— Stolze, E. 200, *315*
Geil, R. G., s. Thomson, S. W. *313*
Gemar, F., s. Fite, G. L. 457, 497, *505*
— s. Ross, H. 183, 189, *312*
Gendre, H., s. Poirier, A. 275, *330*
Gentilini, M., s. Betourne, C. 178, *307*
Gentsch, J. 192, *309*
Gerritsen, Th., s. Faria 267
— s. Kooij, R. 57, 100, *285*, *298*, *330*
Getzler, L. A., Linton, W., Jegyud, A. T. *295*
Ghosal, P. A. *295*
— s. Muckerjee, N. 204, 208, *316*
Ghosh 275
Ghosh, K. K., Dharmendra, Dey, N. C. *295*

Ghosh, L. M. *321*
Ghosh, S. *295*
— Kundu, S. *295*
— s. Basu, S. P. *320*
— s. Kundu, S. 146, 147, *298*
— s. Mukerjee, N. *287*
Gideon, H., s. Taylor, C. E. *305*
Giesbrecht 12
Gieseking 25
Gigli, I., s. Canizares, O. 167, *292*
Gilchrist, J. B. 221, *318*
Gilleis 231
Gillies 501
Gillissen 257
Gimenez, M. M., s. Fernandez, J. M. M. 433, *505*
Ginefra, M., Bechelli, L. M., Quagliato, R., Campos, N. S., Rotberg, A. *325*
— s. Campos, N. S. 269, 270, *324*
Gines, A. R. 268, *325*
— Poletti, J. G. 264, 266, *325*, 366, *404*
Girard 271
Giraudeau, P., s. Languillon, J. 178, 192, *310*
Giraudeau, R., s. Jeanselme, J. 218, *297*
Girling, J. A. 279, *330*
Giroud, P., s. Montel, M. L. R. *286*
Glauert, A. M. 16, *283*
— s. Brieger, E. M. 5, 6, 7, 19, 27, *281*
Godbole, S. H., s. Gokhale, S. K. 46, 47, *283*
Gömöri 41
Goetz, C., s. Muelling jr., R. J. 190, 191, *311*
Gohar, M. A. 4, *283*
Goihman, J. M., s. Convit, J. 45, *282*
Gokhale, B. B. *309*, *321*
— Kurkure, N. B. 174, 182, *309*
— Vable, S. M., Modak, S. *321*
— s. Ranade, S. N. 181, *311, 322*
Gokhale, S. K., Godbole, S. H. 46, 47, *283*
— s. Pause, M. V. *311*
Goldenberg, B., Manzi, R. 498, *506*
Gomez Orbaneja, J. 85, 131
— Garcia Perez, A. 78, 82, 88, 127, 167, *295*
— Perez, A. G., Quiñones, P. 470, 472, 474, 475, *506*
— Such, M., Perez, A. G. 469, 471, *506*
— Vivancos 78, 82, 88, *295*

Gomez Orbaneja, J., s. Arjona, E. 189, *307*
— s. Garcia Pères, A. 492, *506*
Gon, N. 222, 223, *318*
Gonzaga, O., Souza Campos N., Büngeler, W., Alayon, L. 265, *325*
Gonzales, C. L., s. Convit, J. 265, *324*, 370, *403*
Gonzalez del Cerro, S., s. Serial, A. *288*
Gonzalez Chavez 131
Gonzalez Medina *295*
— Alfonso Gordo, E. 187, *309*
Gonzalez Ochoa, A., s. Pozo, E. C. 493, *508*
Gonzales-Prendes, M. A., Carbonell, A. F., Pardo-Castello, A., Hernandez, A. C. 4, *283*
— Valhuer di Fernandez, C., Cruz Baez, R. 493, *506*
— s. Curbelo Hernandez, A. *282*
Gonzalez Urena, J. 127, 129, 131, 228, *296*
Goodfrey-Horan, M. E., s. Sloan, N. R. 438, *510*
Goodwin, C. S. 147, *296*
Gordo Alfonso, E., s. Gonzales Medina, K. 187, *309*
Gordon, W., s. Lang, R. 164, *298*
Gosh, S., Sen Gupta, P. C., Mukerjee, B. N. 44, *283*
— s. Mukerjee, N. 80, *301*
Gotoh, S. *296*
Gougerot, H. 45, 91, 92, 201, *296*
— Degos, R., Eliascheff *296*
Grabstald, H., Swan, L. L. 186, 187, 188, *309*
Graeff 354, 355, 356, *404*
Grasset, E., Davison, A. R. 266, *325*
Graveson, P. B. 274, *329*
Gray, C. T., Hanks, J. E. *325*
— s. Hanks, J. H. 259, *320*
Gray, H. H., Bancroft, H. 262 *325*
— s. Johansen, F. A. 414, 420, *506*
Gray, J. C. 23, *296*
Greene 2
Greval, S. D. S., s. Lowe, J. 256, 360, *405*
— Lowe, J., Bose, R. 360, *404*
Grieco, V. 202, *315*
Grillo 44
— Ciaccio 44
Grindlay, J. H., s. Feldman, W. H. 335, 399, *403*

Gross 220
Gross, G., s. Hashimoto, K. 195, *309*
Grosse-Brockhoff 182
Grove-White, R. J., s. Hale, J. H. 262, 267, 270, *326*, 343, *404*
Grütz, O. *296*
Grumbach, F., s. Levaditi, J. C. *285*
Guadagini, M. 213, 217, *315*
Gude, S., s. Job, C. K. 166, 167, 170, 171, 172, 173, *297*
Guia, L. de, s. Guinto, R. S. 168, *296*
Guida Antonio, H., s. Souza Lima, L. 441, 452, 453, *510*
Guida, H. 497, *506*
Guillen, J., Ibars, A. 190, *309*
— s. Contreras, F. 94, 103, 151, 152, 153, 165, 257, 268, *293, 308, 324*, 454, 473, 481, 492, 493, 494, *503*
— s. Contreras Dueñas, F. 382, *403, 503*
— s. Miguel, S. 189, 190, *310*
Guillen, P. J., s. Tarabini, C. G. 190, *305, 313*
Guillen Prats, J., Ibars Esteve, A. *296*
Guillot, Capurro 151, 153
— s. Capurro 152
Guillot, C. F., Manjon, F. 44, *283*
Guimarães 356, *404*
Guimaraes, A. S. 188, 191, *309*
Guimarães, J. S. 492, *506*
— s. Bechelli, L. M. *320, 402*
Guinto, R. S. 79, 133, 153, 156, 387, 461
— Doull, J. A., Guia, L. de, Rodriguez, J. N. 168, *296*
— — Mabalay, E. B. *325*, 337, 387, 388, *404, 409*
— Mabalay, M. C. 344, *404*
— — Doull, J. A. 269, *326*, 388, 394, *404, 409*
— Rodriguez, J. N., Doull, J. S., Guia, L. de 168, *296*
— Tolentino, J. G., Malabay, M. C. 80, 121, 168, *296*
— s. Bancroft, H. 80, *291*
— s. Doull, J. A. 83, 166, 167, 190, 265, 269, *294, 308, 325*, 372, 393, 394, *403, 409*, 451, 454, 456, 463, *504*
— s. Lechat, F. 82, *298*
— s. Ruge, H. G. S. 523, *524*
Guns, P., Lechat, M. *296*
Gupta, M. C., Gupta, S. R. 81, *296*
Gupta, S. R., s. Gupta, M. C. 81, *296*

Gurevitch, J., s. Landau, J. 224, *319*
Gusek, W. 66, *283*

Hadler, W. A. *283*, 384, 385, 386, *404*
— Ziti, L. M. 267, *326*, 345, 384, *404*
— s. Mauri, A. C. 189, *310*
Haebler, T. von, Murray, J. F. 4, *283*
Haedicke, T. A., Reagan, R. L., Schenk, D. M., Brueckner, A. L. 5, *283*
Häupl, C. 246, *321*
Hagen, E. 210
Hager, H., s. Blinzinger, K. 30, *281*
— s. Nelson, E. 30, *287*
Hale 139
Hale, J. H., Molesworth, B. D., Grove-White, R. J. 262, 267, 270, *326*
— — Sambamurthi, C. M., Roussell, D. A. 343, *404*
— — Rusell, D. A., Lee, L. H. 482, *506*
Hall 186, 188
Hallberg, V. 4, 52, *283*
Hallopeau, Eck 275
Hamada, I., s. Tsunoda, T. 202, *317*
Hamilton, Boyd, Mossman 211
Han, G. K. 4, *283*
Hanks, J. H. 4, 17, 18, 19, 20, 23, 32, 94, 152, 253, 256, 258, 259, 264, 266, *283*, *296*, *326*
— Fernandez, I. M. M. 264, *326*, 384, *404*
— Gray, C. T. 259, *326*
— Taylor, C. E., Kant, L. *296*
— s. Chapman, G. B. 5, 19, 22, *281*
— s. Gray, C. T. *325*
— s. Taylor, C. E. *305*
Hansen 78, 110, 123, 252
— Looft 166
Hara, Y., s. Yoshida, N. S. *290*
Harada 161, 253
Harada, K. 27, 44, *283*
Harada, N. 215, *315*
— s. Nishiura, M. 11, 12, 21, 33, 208, 209, *287*, *316*
— s. Yamamoto, T. 6, 19, 20, 22, 23, 25, 27, 29, 66, 208, *290*
Harada, Y., Takashima, S. *309*
Harden-Smith, W., s. Ross, J. *509*
— s. Ross-Innes, J. 477, *509*
Hargrave, J. C., Marion, Rev. Mother 215, *315*

Harley, R. D. 221, *318*
Harrel, G. T., Horne, S. F. 342, *404*
Hart, D'Arcy, P., Mitchell, D. N., Sutherland, I. 329
Harter, P. 174, *296*
— Trinh-Thi-Kim-Mong-Don *296*
Hasegawa, K., s. Hayashi, Y. 219, *315*
Hashimoto, K., Gross, G., Lever, W. F. 195, *309*
Hashimoto, M., Kozuma, A. 177, 241, *309*, *321*
Hashimoto, Y., s. Yoshida, N. 5, *290*
Hashizume, H., Shionuma, E. 211, 222, 223, *318*
Hasselmann, C. M. *296*
Hata, O. 188, *296*, *309*
Hauser, W. 104, *296*
Hauvillier, O. A., Acerbo, E. O. *283*
Hawkins, J. W., s. Aycock, W. L. *291*
Hayashi 150, 158, 165, 166, 173
Hayashi, F. 74, 100, 102, 112, *296*
Hayashi, Y. 74, 100, 101, 102, *296*
— Hasegawa, K. 219, *315*
Hayem, F., s. Betourne, C. 178, *307*
Hayes, W. G., s. Belknapp, H. R. 80, *291*
Heargertry 353
Hearin, J. T., Cronce, P. C. *296*
Hedgcock, G. H., s. Sloan, N. R. 438, *510*
Hedgcook, G., s. Chung-Hoon, E. K. 79, *293*
Heerfordt 221
Heinemann, H. 181, *309*
Heinke 188
— s. Doepfmer 186
Heller, H., s. Sohar, E. *312*
Helwig, B. E., s. Mabalay, M. C. 172, *299*
Hemerijkx, F. 186, 248, *321*
Henderson 266
Henderson, J. M., s. Muir, E. 385, *405*
Henrique 370
Henriques, G., s. Diniz, O. 433, 434, *504*
Henry, D. E. *315*
Hentsch, D. 232, *321*
Herman, L., Fitzgerald, P. J., Weiss, M., Polevoy, J. S. 33, *283*
Hermann, H., s. Jabonero, V. 202, 204, *315*
Hermantin, G., s. Montestruc, E. 72, 78, 81, *300*

Hernandez, A. C., s. Gonzales-Prendes, M. A. 4, *283*
Hernandez Guio, C., s. Garcia Perez, A. 178, *309*
Herrera, G. 425, 427, *506*
Hertoghe 231
Herxheimer, G. 254, 262
Herzberg 275
Hibi, H. 222, 223, 226, *318*
— s. Itoh, M. 224, *318*
Hida, T., s. Utsonomiya, S. *313*
Higuchi, K. *309*
Hijioka, H., s. Abe, N. M. 102, *290*
Hildebrando 279
Hilson, G. F. R., s. Ridley, D. S. 4, *288*
Hind Kusht Nivaran Sangh 370
Hinshaw, H. C., s. Feldman, W. H. 413, *505*
Hiraga, H., s. Narita, M. *322*
Hirako, Tadashi, s. Abe, M. 102, 170, 192, *290*
— s. Masahide *299*
Hirano, N., s. Sushida, K. 192, *312*
Hisatsuma s. Takeya 10
Hissa, A., s. Cerqueira, R. 182, *308*
Hjørting-Hansen, E., Kløft, B., Schmidt, H. 238, 239, *321*
Hodara s. Darier 110
Hodara, M. 110, 113, *283*
Hoerr, N. L. *296*
Hoffmann, Maffrand 227
Hoffmann, W. M. 17, *283*
Hogerzeil, L. M., s. Browne, S. G. 150, 489, *503*
— s. Davey, T. F. 487, *504*
Hohenner, K. 469, *506*
Hoit s. Cornblett 231
Hollander, A., Sommers, S. C. 276, *329*
Holmes, W. J. 222, 223, 226, 227, *318*
Holmgren, Youmans 254
Holst 523
Holtz, K. H., s. Kalkoff, K. W. 30, 47, 48, 66, 271, 275, *297*, *321*
Horan s. Vishnevsky 152
Horan, J. S. 174, *296*, 492, *506*
Horne, S. F., s. Harrel, G. T. 342, *404*
Horowitz s. Jeanselme, E. 164, *297*
Horth s. Floch, H. 152, 431, 493, *505*
Hortha, B. 148, *296*
Horton, R. J., Povey, Susan 92, *296*
— s. Povey, M. S. 81, 82, *302*

Hsu, P.Y., s. Kung, C.H. 241, *321*
Hsuen, J., Thomas, E., Jesudian, G. 81, *296*
Hufnagel, L. *296*
Hughes 240
Hughes, D.R., s. Møller-Christensen, V. *322*
Hummon, I.F., s. Lutterbeck, E.F. *299*
Humphry, A.H. 79, 82, *296*
Hunter, D., s. Reed, W.R. 174, *302*
Hurley, H.J., Shelley, B.W. *284*
— s. Shelley, B.W. *289*
Hutter, H.J., s. Murdock, J.R. 232, 233, 243, *322*
Hval, E., s. Danbolt, N. *329*
Hyronimus, J.C., s. Montestruc, E. 72, 78, 81, *300*

Ibarra, A.A.B. 425, 435, 436, *506*
Ibarra Perez, R., Gonzalez Prendes, M. 82, *296*
Ibars, A., s. Guillen, J. 190, *309*
Ibars, E.A. *284*
Ichida, F., s. Suzue, K. 187, *312*
Ide, J., s. Kitagawa, T. *321*
Idrisov, A.S. 215, 217, *315*
Igarashi, M. 343, 345, *404*
Igawa, H., s. Utsonomiya, S. *313*
Iglesia 152
Ignacio, J.L. 133, 140, 153, 265
— Palafox, C.A., Jose jr., F.A. 335, 363, 393, *404*, *409*
— Tiong, J.O. 78, 88, *296*
— s. Lara, C.B. 253, 270, *326*, 335, 365, *405*
Ignacio Chala, H.J. 89, *296*
Iguchi, K., s. Utsonomiya, S. *313*
Iidaka, K., s. Fukushi, K. 173, *295*
Iliukevich, A., s. Imaeda, T. 7, 20, 25, 32, *284*
Ilukevich, A., s. Convit, J. 45, *282*
Imaeda, T. 6, 10, 12, 13, 14, 20, 21, 25, 27, 29, 30, 32, 34, 44, 47, *284*
— Convit, J. 7, 20, 25, 32, 34, 209, 210, *284*, *315*
— — Iliukevich, A., Lapenda, P. 7, 20, 25, 32, *284*
— — Lapenda, P. 147, 209, *315*
— — Mendoza, S., Arvelo, J. 7, 20, 25, 32, *284*
— Ogura, M. 7, 8, 13, 15, 16, 19, *284*

Imaeda, T. s. Contreras, F. 134
— s. Convit, J. 45, *282*
— s. Galindo, B. *283*
— s. Kanetsuna, F. 13, *284*
— s. Nishiura, M. 11, 12, 21, 33, 208, 209, *287*, *316*
— s. Yamamoto, T. 6, 19, 20, 22, 23, 25, 27, 29, 66, *290*
Imagawa, G., s. Suzue, K. 187, *312*
Inaba, T., Kawawaki, T., Ishikawa, S. 174, *297*
Inkster, R.G., s. Møller-Christensen, V. *322*
Ines 352
Innes, J.R. 78, 85, *297*, 387
Inzerillo, R., s. Arcuri, F. 187, 189, 190, *307*
Ioffe, Ju.L., s. Loginov, V.K. 196, *310*
Iris, R.C., Leyva, R.D. 420, *506*
Ishibashi, Y. 52, 203, 210, 211, *315*
— Kawamura, T. 51, *284*
— s. Klingmüller, G. 52, *284*
Ishida s. Yamamoto 254
Ishihara, S. 51, 183, 189, 190, *309*
Ishikawa 203
— Klingmüller, G. 203, 211
Ishikawa, M., s. Tominaga, B. *317*
Ishikawa, S., s. Inaba, T. 174, *297*
Ishiwara 190, 196
Ishiwara, S., s. Yanagisawa, K. 380, *409*
Isowa, N., s. Nishiura, M. 11, 12, 21, 33, 208, 209, *287*, *316*
Israel, H.L., Sones, M., Stein, S.C., Aronson, J.D. *329*
Iterson, W. van 9, *284*
Ito, M., Ohira, K. 172, *297*
Ito, N., s. Shionuma, E. *319*
Ito, T., s. Mori, T. *286*
Itoh, M., Shionuma, E., Hibi, H. 224, *318*
Iturribaria Márques s. Lavalle Aguilar 482, *506*
Ivanowa, N.N. 182, *309*
Iyengar, K.R.K. 176, *309*
Iyengar, S.G. *321*
Iyer, C.G.S., Nath, P.B. 171, *297*
Izunei, S., s. Nishiura, M. 11, 12, 21, 33, *287*

Jabonero, V., Hermann, H. 202, 204, *315*
Jadassohn 347, 348, *404*
Jadassohn, J. 110, 111, 112, 113, 275, *284*
— s. Gay Prieto, J. 219

Jadassohn, W. *321*
— s. Brun, R. *307*
Jadin s. Yoshie 27
Jadin, J. *284*
Jäger, G. 4, 253, *284*
Jaikaria, S.S., s. Dharmendra 125, *294*, 335, 337, *403*
James Geraint, D. 277
— Joppling, W.H. 177, 187, 220, 229, 276, 277, *329*
Jamison, D.G., s. Rees, R.J.W. 211, 212, *316*
— s. Weddell, G. 198, 202, 204, 205, 207
Janselme s. Souzan 129
Jaques, W.E. 275, *329*
Jardin, C., Beytout, D. 189, *309*
— s. Laviron, P. 421, 424, 431, 442, 460, 461, 468, 469, 470, 474, 490, *507*
Jayaraj, A.P. 204, *315*
— Chaudhury, D.S. *284*, *315*
— s. Balasubramanyan, M. 204, *314*
Jeanselme, E. 127, 183
— Horowitz 164, *297*
Jeanselme, J., Giraudeau, R. 218, *297*
Jegyud, A.T., s. Getzler, L.A. *295*
Jemarin 187
Jensen, A.K., s. Reed, W.R. 174, *302*
Jesudian, G., s. Hsuen, J. 81, *296*
Jijon s. Contreras Duenas 227
Jiqueti Del Pozo, P. 185, *309*
Job, C.K. 34, 185, 186, 187, 188, 241, 243, 250, *284*, *309*, *321*
— Chaudhury 164
— Gault, G.W. 131, 166, 167, 170, 171, 172, 173, *297*
— Gude, S., Macaden, V.P. 166, 167, 170, 171, 172, 173, *297*
— Karat, A.B.A., Karat, S. *309*
— Macaden, V.P. 166, 167, 170, 171, 172, 173, *284*, *297*
— Riedel, R.G. 279, 280, *330*
— s. Karat, A.B.A. 139, 174, *297*
— s. Paterson, D.E. 242, *322*
— s. Verghese, A. 178, 179, 180, *313*
Johansen, F.A. 215, 352
— Erickson, P.T. 414, 438, 444, 483, 493, *506*
— — Ress, H. 78, 92, *297*
— — Wolcott, R.R., Meyer, W.H., Gray, H.H., Prejean, B.M., Sister Ross, H. 414, 420, *506*

Johansen, F. H. s. Erickson, P. T. 215, 241, 242, 248, *321*, 437, 497, *504*
— s. Faget, G. H. 413, 432, 434, 435, *505*
— s. Leman, I. J. 246, *322*
— s. Lutterbeck, E. F. *299*
Johnson, H. A. *318*
Johnwick 278
Jonquieres, E. D. L. 34, 49, 88, 94, 133, 137, 139, 145, 146, 152, 268, 270, *284*, *297*, *326*
— Beramonde, J. M. 43, *284*
— Capurro, E. T. *297*
— Masanti, J. 266, *326*, 382, *404*
— Melamed, A. J., Manzi, R. *297*
— Sanchez Caballero, H. J. *297*
— s. Fiol, H. 127, 131, 455, *505*
— s. Malfatti, M. G. 19, *286*, 454, *507*
— s. Masanti, J. G. *299*
— s. Melamed, A. J. *327*
— s. Quiroga, M. I. 187, *311*
— s. Wilkinson, F. F. *317*
Jopling, W. H. 139, 152, 200, *297*, 463
— s. James Geraint, D. 177, 187, 220, 229, 248, 276, 277, *329*
— s. Ridley, D. S. 119, *303*
Jordan, P., Klingenmüller, G. 271, *326*
Jorgensen, J., s. Convit, J. 383, *403*
José jr., F. A., s. Ignácio, J. L. 335, 363, 393, *404*, *409*
Joseph, J. J. 198, *315*, *321*
Joula, P., Lavingnolle, W. C., Aubertin, J. *330*
Joulia, Tenier, Bouffard, Fruchard *297*
Ju-Feng Chang s. Liu 285
Jurieva, E. T., Eltekova, V. P. 201, *315*

Kabakov, E. N. 192, *309*
Kaffer, Luiza *297*
Kahn, R. L. 195, *309*
— s. Pineiro, R. 195, *311*
Kalkoff, K. W. 274
— Holtz, K. H. 30, 47, 48, 66, 271, 275, *297*, *321*
Kamikawa 350
Kamp, H. D., Leiker, L. D., Frenken, J. H. 130, *297*
Kanaar, P. 57, *284*
Kanai, K. *284*
Kanakaraj, J. D. 501, *506*
Kandaswamy, V. 251, *321*
Kandhari, K. C., Seghal, V. N. 183, *309*

Kanetsuna, F. 4, *284*
— Imaeda, T. 13, *284*
— s. Nishiura, M. 11, 12, 21, 33, 208, 209, *287*, *316*
Kant, L., s. Hanks, J. H. *296*
— s. Taylor, C. E. *305*
Kapur, P. L., s. Dharmendra *504*
Kar, S., Elliston, E. P., Taylor, C. E. 4, *284*
Karaseff, J. 232, 243, 246, *321*
Karat, A. B. A. *297*
— Job, C. K., Karat, S. 139, 174, *297*
— s. Job, C. K. *309*
Karat, S., s. Job, C. K. *309*
— s. Karat, A. B. A. 139, 174, *297*
Karlson, A. G., s. Feldman, W. H. 413, *505*
— s. Merckx, J. J. 30, 33, *286*
Kato, L. *284*
Katsumi, H. *297*
Kawaguchi, M., s. Sakurai, H. *288*
Kawaguchi, Y. 266, *326*
Kawakami, I. *284*
Kawamura 51
Kawamura, T., Shirasaki, Y. 211, *315*
— s. Ishibashi, Y. 51, *284*
Kawano, A., s. Yoshida, N. 5, *290*
Kawawaki, T., s. Inaba, T. 174, *297*
Kean, B. E., Childress, M. E. 178, 262, *309*
Keil, E. 80, 279, 280, *297*, *331*
Keil, H., s. Bechelli, L. M. 335, 337, 339, *402*
— s. Rotberg, A. 335, 337, 339, 342, *407*
Kellenberger, E., Ryter, A. *284*
— s. Ryter, A. *288*
Kellesberger, E. R., Rule, W. 443, *506*
Kennedy, P. J. *318*
Kerbastard, P., s. Camain, R. 178, 179, 180, *307*
— s. Lauret, L. *321*
— s. Laviron, P. 421, 424, 431, 442, 460, 461, 468, 469, 470, 474, *507*
Kevers, G., Niffle, J. M. *318*
Khan, J. S. 252, *321*
Khanolkar, V. R. 4, 34, 84, 89, 94, 114, 131, 142, 195, 198, 200, 201, 207, 208, 211, 219, *284*, *297*, *315*
— Cochrane, R. G. 118, 132, 136, 140, 141, 145, *297*
— Rajlakshmi, K. 4, *284*

Khanolkar, V. R., s. Cochrane, R. G. 99, 118, 139, *293*
— s. Nerurkar, R. V. 4, *287*
— s. Ranadive, K. J. 211, *316*
— s. Shanta 289
Khoshoo, P. N., s. Dharmendra 125, *294*
Khoury, E., Rinaldi, D. 80, *297*
Khrykov, G. A., s. Kosolapkina, L. I. 132, *298*
Khuyen, Ba., s. Buu-Hoi 468, 469, 476, 477, *503*
Kian, S., Choa, G. H. 189, *309*
Kimmig, J., Fegeler, F. 481, *506*
Kindred, J. E. 231, *297*
Kinnear, A. A. 186
— Davison, A. R. 181, 186, 187, 188, *309*
Kinnear Brown, J. A. 79, 80, 82, 83, 395
— Stone, M. M. 80, 90, *297*
— — Sutherland, Jan. 90, *297*
Kirchheimer, W. F. 76, 259, *297*, *326*
Kirsch, E. *297*
Kirwan, E. W. O. 221, 222, 228, *318*, *319*
Kissmeyer, A., Nielsen, J. 273, 274, *330*
Kitagawa, T., Nagata, T., Ide, J. *321*
Kitamo, Y. *309*
Kitamura, K. 114, 118, 143, 159, 215, *284*, 278, *298*, *321*
Klein, H. 80, *298*
Kleine-Natrop, H. E., s. Creutzfeldt, H. G. 212, *314*
Klieneberger-Nobel 454
Klingenstein s. Witebsky 360
Klingmüller, G. 7, 30, 38, 40, 47, 58, 112, 121, 163, 209, 210, 211, 271, 274, 275, *284*, *326*, *330*
— Doepfmer, R., Seipp, W. 121, *298*
— Ishibashi, Y. 52, 203, 211, *284*
— Maasjost, A. 285
— Orfanos, C. 3, 285
— s. Jordan, P. 271, *326*
— s. Orfanos, C. 210
— s. Rodermund, O. E. 39, 195, *312*
— s. Tröger, H. 53, 289
Klingmüller, V. 1, 17, 34, 42, 51, 57, 74, 77, 110, 111, 112, 113, 127, 128, 129, 148, 165, 176, 179, 183, 196, 197, 227, 234, 249, 256, 262, 275, 279, *285*, 351, *404*, 484, *506*

Kløft, B., s. Hjørting-Hansen, E. 238, 239, *321*
Klokke, A. H., Bhaktaviziam, A., Subramaniam, B. 57, *285*
Kluth, F. C. *298*
Kluth, F. L., s. Doull, J. A. 232, *321*
Knaysi, Baker 5
Knox, J. M., s. Moutes, L. F. *286*
Kobayashi s. Cochrane, R. G. 179
Kobayashi, S. *298*
Kobayashi, Y., Amagasaki, M. 82, *298*
Koch, G., s. Bechelli, L. M. *402*
Koch, R. 252
Kocherin, V. N. 241, *321*
Kocsard, E., Sagher, F. *285*
— s. Sagher, F. 54, 56, *288*
Köberle, Fritz 332, 411
Köberle, Gottfried 332, 411
Köbner 56, 110
Koechlin, D., s. Marchoux, E. 219, *316*
Kölbel, H. 10, 33, 253, *285*
Königstein, R. P. 272, *326*
Koeslan *298*
Koike, M., Takeya, K. *285*
Kojima, K., Kosuka, S. 33, *285*
Kolb, M. 218, 219, *315*
Kono, M., Tsugami, H., Sakurai, H. 189, *309*
Konwaler, B. E., s. Reed, W. R. 174, *302*
Kooij, R. 5, 6, 57, 108, 121, 126, 138, 160, 216, 274, 275, 277, 278, *298, 330*
— Gerritsen, Th. 57, 100, *285, 298, 330*
— Pepler, W. J. 57, *285*
— — Wainwright, J. 276, *285, 330*
— Rutgers, A. W. 268, 274, *326*, 342, 391, *404, 409*
— s. Bockenheuser, V. *523, 524*
— s. Davison, A. R. 163, 165, 173, *294, 320*
— s. Faria 267
— s. Pepler, W. J. 44, 170, 171, 172, 173, *287, 302*
Kornel, G. 360, *404*
Kosaka, K., s. Mori, T. 192, *286, 311*
Kosolapkina, L. I. *285*
— Khrykov, G. A. 132, *298*
— Saveenich, B. V. K. 280, *331*
Kossa 44
Kosuka, S., s. Kojima, K. 33, *285*

Kovayashi, S. 174, *298*
Kozuma, A., s. Hashimoto, M. 177, 241, *309, 321*
Krasnova, V. P., s. Chekalina, E. I. *292*
Krishnamurthy, K. R., s. Reddy, G. D. 198, 199, 217, 219, *316*
Kuang-Yü Chin s. Liu *285*
Kucera, C. J., s. Shaffer, J. M. *328*
Kuhn s. Witebsky 360
Kun Song, Y., s. Cazot, R. J. 292, 491, *503*
Kuna, E., s. Blanc, M. 266, *323*
Kundu, S., Ghosh, S., Sen Gupta, C. 146, 147, *298*
— s. Ghosh, S. *295*
— s. Mukerjee, N. 80, *287*, *301*
Kung, C. H., Chang, T. C., Hsu, P. Y., Yu, H. W., Wu, C. H. 241, *321*
Kuper, S. W. A. 100, 264, 265, 266, 268, 277, *298, 326*, 342, 386, *405*
Kuriks 227
Kurkure, N. B., s. Gokhale, B. B. 174, 182, *309*
Kusaka, T. 46, 47, *285*
Kveim, A. 277, *330*
Kwittken, J. 174, *298*
— Peck, S. M. 139, *298*
Kyoto 12
Kyrle, J. 275, *330*

Lacour *405*
Lagendaky *298*
Lagoudaky 72
Lai-Shang-Ho 200, *316*
Lajudie, P., Chambon, L. 381, *405*
— Montestruc, E., Baché 266
— s. Floch, H. 71, 75, 84, 85, *295, 325*
Lama, A. 76, *298*
Lampe, P. H. J. *298*
Landau, J. 227, *319*
— Bachrach, U., Gurevitch, J. 224, *319*
— Gabbay, A. 221, 226, *319*
Lang, R., Benjamin, E. S., Gordon, W. 164, *298*
Langcepleine, J. 46, *285*
Langen, de 72, 363
Langhof 124
Languillon, J. 173, *298, 321*, 465, 488, *506*
— Boissan, R. *321*
— — Picard, O. P. 178, 192, *310*
— Bourrel, P., Boissan, R. H., Picard, P. *321*
— Carayon, A. 488, *506*

Languillon,, J. Clary, J., Picart, P. *506*
— Plagnol, H., Saboret, J., Gayraud, J., Giraudeau, P. 178, 192, *310*
— s. Carayon, A. 217, 242, *314, 320*
— s. Plagnol, H. 192, *311*
Lapenta, P., s. Convit, J. 45, 79, 139, *282, 293*, 383, *403*, 425, 426, 430, 436, 438, 442, 444, 451, 453, 455, 457, *503*
— s. Imaeda, T. 7, 20, 25, 32, 147, 209, *284, 315*
Lara, C. B. 71, 77, 82, 84, 85, 86, 87, 88, 89, 90, 92, 93, 95, 98, 140, 165, 173, 215, 265, *298, 326*, 356, *405*
— Nolasco, J. O. 78, 88, 89, 198, *298*, 400, *405*
— Palafox, C. A., Ignacio, I. L., Nolasco, J. O. 253, 270, *326*, 335, 365, *405*
— Vera, B. de 88, *298*
— s. Cruz, M. C. 246, *320*
— s. Nolasco, J. O. 89, *301*
La Scala, M. 45, *288*
Lasierra, A. P. 213, 217, *316*
Latapi, F. 114, 126, 127, 130, 131, 132, *298*
— Chevez 128, 130
Latapie 480, 482, *506*
Latereza, A. M., s. Mercau, A. R. 130, *300*
Laukaitis, R. B., s. Ross, H. 183, 192, *312*
Lauret, L., Kerbastard, P. *321*
— s. Laviron, P. 78, 85, *298*, 421, 424, 431, 442, 460, 461, 468, 469, 470, 474, 475, *507*
Lavalle Aguilar, Márques Iturribaria 482, *506*
Laverina, F., Leon Blanco, F. 46, *285*
Lavingnolle, W. C., s. Joula, P. *330*
Laviron, P. 461, *507*
— Beytout, D. *321*
— — Jardin, C. 490, *507*
— — Lauret, L. 78, 85, *298*
— — Jardin, C., Kerbastard, P., Pfister, R. 421, 424, 431, 442, 460, 461, 468, 469, 470, 474, *507*
— — Kerbastard, P., Jardin, C. 421, 424, 431, 442, 460, 461, 468, 469, 470, *507*
— — Schneider, J. 474, 475, *507*
Le-Van-Phung s. Montel, R. 492, *507*
Leano, L. M., s. Doull, J. A. 190, *308*

Lebron s. Bonatti 189
Lebrón, E. J., s. Olmos Castro, N. 364, 394, 399, *406, 409*
Lechat, M. F. 78, 82, 233, 238, 241, 242, 243, 244, 245, 247, *285, 298, 321, 322,* 463, 487, *507*
— Bias, W. B., Guinto, R. S., Cohen, B. H., Tolentino, J. G., Abalos, R. M. 82, *298*
— Bile, M., Rasi, E. 81, 82, *298*
— Chardome, J. 238, 244, 250, *321*
— Close, J., Robyns, E. 189, 190, *310*
— Doull, J. A. *298*
— s. Chardome, J. 232, 238, 242, 247, *320*
— s. Guns, P. *296*
Lecuiller, A., s. Floch, H. 420, 424, *505*
Ledowsky, V., s. Wade, H. W. *306*
Lee, L. H., s. Hale, J. H. 482, *506*
Lehmann, C. F. 164, *298*
Leigh Evans 345
Leiker, D. L. 20, 82, 84, 98, 99, 104, 108, 109, 137, 138, 145, 199, 253, 271, 272, 273, 279, *285, 298, 326, 331,* 391, *405, 409*
— Carling, D. 465, *507*
— s. Kamp, H. D. 130, *297*
Leite Salazar, A., Aleixo, J. 386
Leitner, A. J. 221, 247, *322*
Leloir 127, 129, 347
Lemaire s. Blanc, M. 266, *323*
Leman, I. J., Liles, R. J., Johansen, F. A. 246, *322*
Lendrum, F. C. *298*
Leriche 498
Leser, W., s. Campos, N. S. 270, *324*
— s. Quagliato, R. 467, *508*
Letterer, E. 195, *310*
Levaditi, J. C., Destombes, P., Grumbach, F. *285*
Levan, N. E. *299*
Lever, W. F., s. Hashimoto, K. 195, *309*
Levevre, H., s. Manzi, R. *286*
Levi, S., Bernard, J. C., Altopiedi, A. J. 196, *310*
Levy, G., s. Bolgert, M. *291*
Lew, J., Carpenter, C. M. 102, *299*
— Chung, Min *285*
Lewis 152, 218
Lewis, N. G. 263
— Fite, G. L., Bogen, E. *326*
Leyva, R. D., s. Iris, R. C. 420, *506*

Li, Li 103
— s. Li 103
Liaci, G. *299*
Liban, E., Zuckermann, A., Sagher, F. *285*
— s. Sagher, F. 54, 56, *288*
Libermann, D., s. Cottet, J. 413, 415, 417, 418, 429, 430, 432, 434, *504*
Lie 208, 219
— s. Sand 80
Liles, R. J., s. Leman, I. J. 246, *322*
Lim, S. D., Fusaro, R. M. 191, *310*
Lima s. Duarte 80
Lima, L. S., s. Almeida, J. O. de 361, *401*
Lima, M. S., s. Souza, P. Rath de 417, *510*
Lima, S. O. *507*
— Magaraõ, M. F. 343, 356, *405*
— s. Magarao, M. 263, *326*
Ling Lo-Hong, s. Watt Maney, W. A. *313,* 497, 498, *507*
Linton, W., s. Getzler, L. A. 295
Lippelt s. Almeida 477
Lippelt, A. 166, 173, 217, *299, 316*
Lippi, M. 46, 190, *285, 310*
Lis Franc 251
Lisfranc-Symes 496
Liu, Tze-Chün, Kuang-YüChin, Chin-Yung Wang, Ju-Feng Chang 285
— s. Wu, Li-T'ien, Ch'in, Kuang-Yu 178, 182, *313*
Lizgunova, A. O. 260, *326*
Llombart, Alcacer 179
Lloyd, D. L., s. Brandt, F. A. *281*
Lobstein, J., s. Steiger, R. *305*
Loefgren 276
Loginov, V. K., Ioffe, Ju. L. 196, *310*
Lomholt, Sv. *330*
Long, E. R. *285*
Looft s. Hansen 166
Lopes de Faria, J. 335, *405*
Lopez, B., Rodriguez, T., Martinez, A. 279, *331*
Lopez, E., s. Aguirre, A. 179, *307*
Lorat-Jacob, E., s. Degos, R. 92, 247, *294, 320*
Lorenzo 152
Loubser, E., s. Pepler, W. J. 44, *287*
Lowe, J. A. 14, 15, 72, 82, 132, 138, 140, 141, 161, 178, 179, 256, *285, 299, 310, 316, 319,* 360, *405,* 424, 431, 436, 460, 469, 470, 471, 473, 474, 475, 480, 481, 494, *507*

— Chatterjee, S. N. 82, *299,* 494, 497, *507*
— Davey, T. F. 265, *326,* 340, 341, 389, *405, 409,* 424, 435, *507*
— Greval, S. D. S. 256, 350, *405*
— McFadzean, I. A. 266, *326,* 389, *405, 409*
— McNulty, F. 264, *326,* 337, 343, 381, 382, *405*
— Smith, M. 436, 442, 454, 455, *507*
— s. Greval, S. D. S. 360, *404*
— s. Wade, H. W. *306*
Lowell 220
Lowinger, P. *299*
Lowy, J., Ridley 253
Lowy, L. *285*
Lucas, C. J. 220, *316*
Lucio, Rafael 126, 127, 128, 129, 130, 131, 132, 153, 173, 228, 230
— Alvarado 127, 129
Lumsden, C. E. 198, 206, 207, 208, 210, 211, 212, 219, *316*
Lundbäck, H. 523, *524*
Lundin, Frank E., Sister Hilary Ross 181, *310*
Lunn 249, 252
Lurie, M. B. *299, 326*
Lutterbeck, E. F., Hummon, I. F., Wolcott, R. R., Johensen, F. A. *299*
Lutz 273

Maasjost, A., s. Klingmüller, G. *285*
— s. Orfanos, C. 210
Mabalay, M. C., Helwig, B. E., Tolentino, J. G., Binford, C. H. 172, *299*
— s. Doull, J. A. 190, 265, 269, *308, 325,* 372, 393, 394, *403, 409,* 463, *504*
— s. Guinto, R. S. 80, 121, 168, 269, *296, 325, 326,* 337, 344, 387, 388, 394, *404, 409*
Macaden, V. P., s. Job, C. K. 166, 167, 170, 171, 172, 173, *284, 297*
Macarron, B., s. Rosemberg, J. *407*
MacCallum 128, 131
Macdonald, A. B. 427, 443, *507*
Macdonald, W. W., s. McFadzean, J. A. 75, *299*
MacGregor, P. *299*
Machado, J. C., s. Rabello Filho, E. 360, *406, 407*
Mackaness, G. B. *326*
— Smith, N. 257, *326*
— — Wells, A. Q. *326*

Maddock, R. K. *285*
Madramany, P. C. 450, *507*
Maeda, M., s. Abe, N. M. 100, 102, *290*
Maeda, T. 366, *405*
Maffrand s. Hoffmann 227
Magar, N. G., s. Palekar, A. G. 30, *287*
Magar, N. S., s. Dhople, A. M. 46, 189, *282, 308*
Magarao, M. F., Lima, S. de O. 263, *326*
— s. Lima, S. O. 343, 356, *405*
Mager 477
Magnus 270
Magoffin, R. L., Spink, W. W. *327*
Mailloux 279
Mailloux, M., s. Floch, H. *295*
Maiz Bermejo, S. *299*
Makuda, E., s. Sakurai, H. *288*
Malfatti, M. G. 5, 6, 13, 19, *285*
— Enrique, J. D. L. *285*
— Jonquieres, E. 19, *286*, 454, *507*
Mallory 50
Maltaner, E., Maltaner, F. 523, *524*
Maltaner, F., s. Maltaner, E. 523, *524*
Manalang, J. 17, 55, 72, 85, 88, *286, 299*
Manca, F. 77, 90, *299, 405*
Mangeon, G. 88, 90, *299*
Manjon, F., s. Guillot, C. F. 44, *283*
Mann, I. 222, *319*
Mantila, A. J. *316*
Manzi, R., Levevre, H., Barenthin, E. A., Sarasino, E. *286*
— Marzetti, A. *322*
— s. Goldenberg, B. 498, *506*
— s. Jonquieres, E. D. L. *297*
— s. Marzetti, A. *322*
Manzi, R. O., s. Melamed, A. J. 49, *286*
Marchoux, E. 72, *299*
— Chorine, V., Koechlin, D. 219, *316*
Marfan 256
Margarot, J., Rimbaud, P., Paveiro, J. 200, *316*
Mariano, J. 79, 177, 200, 279, 280, *299, 310, 316, 327, 331*, 442, 494, *507*
— Neto, H. A. 266, *327*
— s. Azevedo, J. G. 427, 455, *502*
— s. Coelho, J. T. 266
— s. Diniz, O. *308*
— s. Garcia 425, 430, *506*

Marie-Suzanne 259, 266, 400
— s. Blanc, M. 259, 266, *323*, 401, *402*
Markianos, J., s. Valtis, J. 266, *329*
Mar Monus, R., s. Zubiri Vidal, A. 342, *409*
Marques, A. P., s. Bancroft, H. 80, *291*
Marques, A. P., s. Bancroft, H. 80, *291*
Marques, B., Opromolla, D. U. A. 153, *299*
Marques, J. M., s. Thevenard, A. *305*
Marques, M. B., s. Beiguelman, B. *291*
— s. Opromolla, D. V. A. *301*
Marques, R. M., s. Quagliato, R. 466, 467, *508*
Marshall s. Bratton 418
Marshall, J. 278, *330*
— s. Pepler, W. J. 170, 171, 172, 173, *302*
Marti, R. R. 81, *299*
Martin de Mirandol, P., s. Montestruc, E. 370, *405*
Martinez, A., s. Lopez, B. 279, *331*
Martinez Baez 130, 131
Martinez Dominguez, V. 219, 444
— s. Bechelli, L. M. *402*
— s. Patwary, K. 464, *508*
Martins, A. B., s. Figueredo, N. *295*
Martins, M. G. Filho *299*
Martins de Castro, A. F. 149, 279
— s. Büngeler, W. 55, 163, *292*
Marzetti, A., Manzi, R. *322*
— s. Manzi, R. *322*
Masahide, Abe, Chinone Shiro, Hirako Tadashi *299*
Masanti, J. G. 182, 195, *310*
— Jonquieres, E. D. L. *299*
— s. Brusco, C. M. *292*
— s. Jonquieres, E. D. 266, *326, 382, 404*
Masao Wada *310*
Mascarenhas, R. S. 352, 357, 358, *405*
Masson 35
Mathur, J. S., s. Sehgal, V. N. 81, *304*
Matsumoto, S., s. Sato, S. 81, *304*
Matthews, L. J., Trautman, J. R. 193, 194, *310*, 521, 522, *524*
Mattos, O., Alonso, A. M. 153, *299*
Maurana s. Souza Lima, de, L. 140, 154

Maurano, F. 45, *286*
— s. Bechelli, L. M. 157, *291*
— s. Souza Lima, L. 441, 452, 453, *510*
Mauri, A. C., Hadler, W. A. Souza Campos, N. 189, *310*
Mauzé, J., Arnaud, G. 189, 190, 191, *310*
Max Clara 231
Mayama, A. 45, 46, 189, 191, *286, 310*
— s. Sato, S. 81, 220, 253, *288, 304, 317*
Mayoral, A., s. Erickson, P. T. 242, 245, *321*
— s. Faget, G. H. 232, 233, 241, 244, 247, 248, *321*
Mazumder, S., s. Dharmendra 253, 266, *324*, 370, 381, *403*
Mazza 275
McCann, W., s. Fisher, M. M. 250, 251, *321*
McCoy, G. W. 485, *507*
McFadzean, J. A. 182, 270, *310, 327*
— Macdonald, W. W. 75, *299*
— Valentine, R. C. 3, 5, 18, 19, *286*
— s. Lowe, J. 266, *326*, 389, *405, 409*
McGregor 80
McKinley 351
McKinley, E. B., s. Aycock, W. L. 80, *291*
McLaren, D. S., Shaw, M. I., Dalley, K. R. 221, 222, 224, 225, 227, *319*
McLean, C. M. 221, *319*
McNulty, F., s. Lowe, J. 264, *326, 337, 343, 381, 382, 405*
McRae, H., s. Shepard, C. 466, *509*
Medicina, J. A., s. Vegas, M. 469, 470, 471, 472, 473, 474, 475, *510*
Medina 128, 130
Medina, J. A., s. Roche, M. 493, 499, *508*
Melamed, A. J. 151, 152, 164, *299*
— Jonquieres, E. *327*
— Manzi, R. O., Melamed, M. 49, *286*
— s. Fiol, H. 455, *505*
— s. Jonquieres, E. D. L. *297*
Melamed, M., s. Melamed, A. J. 49, *286*
Meland, A. J., Barcia 165
Mello, P. H. de 172, *299*
Melsom, R. S. 79, 80, 152, 238, *299, 322*, 493, *507*
— s. Møller-Christensen, V. 238, *322*
Melson 345

Mendel-Mantoux 256
Mendes, F. C. 85, *299*
Mendonça de Barros 452
Mendoza, S. J., s. Convit, J. 45, 183, *282, 308*
— s. Imaeda, T. 7, 20, 25, 32, *284*
Menefee, M. G., Evans, V. J. 33, *286*
Menezes, D. 270, *327*
Mercadal, P. J., Planas, G. J. 231, *299*
Mercadal-Peyvri, J., Oriol, J. *299*
Mercau, A. R., Serial, A., Depaoli, E., Martinez Pieto, P. R., Cattaneo, R. N., Latereza, A. M. 130, *300*
— s. Fernandez, M. M. J. 145, 151, 152, 158, *295*, 481, *505*
Mercer, E. H. 33, *286*
Mercken, G. 45, *286*
Merckx, J. J., Brown jr., A. L., Karlson, A. G. 30, 33, *286*
Merie, F., Susini, J., Ortoli, A. *310*
Merker, H. J. 34, *286*
— s. Sohar, E. *312*
Merklen 152
Merklen, F. P., Cottenot, F., Galistin, P. 193, *310*
— Bloch, Michel H., Riou, M. V., Benoist, M., Cophignon, J. 241, *322*
— Mikol, C., Renoux, M. 193, *310*
— Renoux, M., Brischoux, M. *286*
— Riou, V., Peraro, N. 198, *316*
Merland, R., s. Touzin, R. 78, 90, *305*
Merle, F. 80, *300*
Mertodidjojo, S., s. Müller, H. 179, *311*
De Mesquita, A. P. *310*
Mesquitas 436
Mestwerd, W. 66, *286*
Metcalfe, J. W. 244, *322*
Meyer, W. H., s. Johansen, F. A. 414, 420, *506*
Michaélidès, N., s. Photinos, G. 343, *406*
Michele, A., s. Fisher, M. M. 250, 251, *321*
Michelson 221
Michman, J., Sagher, F. 238, 240, *322*
Midana, A. 45, *286*
Middlebrock, Dubos 256
Miescher 166, 167, 172
Migozzi, B. *300*
Miguel, S., Miro, J. 182, 189, 190, 196, *310*

Miguel, S., Roldan, A., Guillen, J. 189, 190, *310*
— s. Contreras Dueñas *503*
Miguel Couto, Couto, M. 494, *507*
Mikol, C., s. Merklen, F. P. 193, *310*
Millar, J. W. *310*
Miller, J. L. 199, *316*
Min, Chung, s. Lew, J. *285*
Minami, K. 202, 222, *319*
Minato, J. 215, 217, *316*
Minervini, Oliveira 355, *405*
Miranda, R. N. 72, *300*
Mirandol Martin de, P., s. Montestruc, E. 72, 78, 81, *300*
Miro, J., s. Miguel, S. 182, 189, 190, 196, *310*
Miro Carvonell, Contreras Duenas, F. 218, 219, *316*
Mishima 53
Misra, U. K., Venkitasubramian, T. A. 46, 47, *286*
Missmahl, H. P. 195, *310*
— s. Sohar, E. *312*
Mitchell, D. N., s. Hart, D'Arcy P. *329*
Mitchell, P. *286*
Mitsuda, K. 27, 34, 42, 94, 100, 101, 103, 112, 135, 170, 172, 183, 208, 222, 224, 229, 256, 269, *286, 300, 316, 319*, 389, 485
— Nagai, K. 228, *300*
— Ogawa, M. 178, *310*, 348, *405*
Mitsuda-Haiashi 455
Mittal, M. C., s. Taylor, C. E. *305*
Mittwer, T., s. Bartholomew, J. W. *281*
Miyake, S., s. Takino, M. 202, 204, *317*
Miyata, T., Saito, N. *310*
Mizuoka, J., Oyama, I. *300*
Modak, S., s. Gokdale, B. B. *321*
Mohamed Ali, P. 73, 80, *300*
— s. Dharmendra 491, *504*
— s. Prasad, K. V. N. 71, 80, *302*
Moiser, B. 76, *300*
Molesworth 139
Molesworth, B. D., s. Hale, J. H. 262, 267, 270, *326*, 343, *404*, 482, *506*
— s. Simpson, I. A. 419, 420, *510*
Molesworth, D. 419, 424, 435, 438, 442, 454, *507*
Molina Marino, S., s. Campos, Jorge R. de C. 179, 180, *307*
Møller-Christensen, V. 1, 2, 122, 232, 233, 234, 235, 236, 238, 240, 248, *322*

Møller-Christensen, V., Bakke, S. N., Melsom, R. S., Waaler, E. 238, *322*
— Hughes, D. R. *322*
— Inkster, R. G. *322*
— Sandison, A. T. *322*
Mom, A. A., s. Basombrio, G. 427, 433, 434, 443, 455, 459, *502*
Mom, A. M. 152, 492, *507*
— Romero, A. 432, 434, 435, 436, 455, *507*
— Sister Maria Bernal 425, 455, *507*
Momin s. Ranade, S. S. *322*
Monobe s. Sugai 166
Montañes 492, *507*
Montel, M. L. R. 45, 121, 146, 167, 168, 176, 198, *286, 300, 316*, 494, *507*
— Giroud, P. *286*
Montel, R. 492, 494, *507*
— Le-Van-Phung 492, *507*
Montero Rodriguez, A. 78, *300*
Montestruc, E. 81, 83, 84, 85, 86, 90, 152, 192, 265, *300, 310, 327*, 387
— Berdoneau, R. 72, 78, 81, 95, *300*
— — Benoist, J. 72, 78, 81, *300*
— Blache, P. A. 72, 75, 78, 81, 265, *300, 327*, 378
— Caubet, P. 72, 78, 81, *300*
— Despierres, G. 265, *327*
— Garcin, D. 71, 72, 78, 81, *286, 300*
— — Berdonneau, R., Benoist J. 72, 78, 81, 90, 266, 270, *300, 327*
— Hyronimus, J. C. 72, 78, 81, *300*
— Martin de Mirandol, P. 72, 78, 81, *300*
— Papa, E., F., Hermantin, G. 72, 78, 81, *300*
— Ragusin, E., Chaubet, P. 72, 78, 81, *300*
— — Blache, R., Martin de Mirandol, P. 370, *405*
— s. Lajudie, P. 266
— s. Papa, F. 287
Montgomery, D. W. 51, *286*
Montgomery, R. 110, 113, *300*
Montoya Fernandez, R. 131, *300, 301*
Mora Comas, J., s. Dauden Valls, F. 266, *324*, 366, *409*
De Moraes Passos, A. C., Baptista, L., Nogueira Marins, A. C. C. 266, *327*
Morais jr., J. 494, *507*
Moreno Rodriguez, D. 181, 266, *311*

Mori, T. *286*
— Kosaka, K., Dōmae, K. 192, *311*
— — Ito, T. *286*
Morris, Nakamura 258
Moschella, S. T. 130, 172, *301*
Moses, H., s. Taylor, C. E. 305
Mossman s. Hamilton 211
Mother Rev. Marion s. Hargrave, J. C. 215, *315*
Motojima, T. *301*
Motta 273
Motta, J., Moura Costa, H. A. 359, *405*
Motta de Aquino, U. *301*
Mounier, R., s. Dugois, P. 275 *329*
Moura, A., s. Azulay, R. D. 266, *323*, 381, *401*
Moura, A. M. 425, 427, *507*
Moura Costa, H. A. 439
— s. Motta, J. 359, *405*
Mourao, G., s. Azulay, R. D. 266, *323*, 381, *401*
Mouritz, A. M., Wade, H. W. 72, *301*
Moutel, L. R., s. Bolgert, M. 167, *291*
Moutes, L. F., Owens, D. W., Knox, J. M. *286*
Moyeux, M., s. Cottet, J. 413, 415, 417, 418, 429, 430, 432, 434, *504*
Much 360
Muckerjee, N., Ghosal, P. 204, 208, *316*
Mudd 12
Müller, H. 179, *311*
— Mertodidjojo, S. 179, *311*
Müller Reiner 76
Müller, R. W. 252, 256, 272, *327*
Muelling, R. J., jr., Goetz, C., Sister Hilary Ross 190, 191, *311*
Muftic 257
Muir, E. 72, 79, 82, 86, 94, 151, 163, 165, 215, 219, 261, 266, *286*, *301*, *327*, 347, *405*, *426*, *432*, 438, 443, 453, 454, 460, *507*, *508*, 517, *519*
— Chatterjee, S. N. 198, *316*, 492, *507*
— Henderson, J. M. 385, *405*
— s. Rogers, L. 73, 74, 82, 92, 199, *303*, 347, *407*
Mukerjee 278
Mukerjee, A. 19, *286*
Mukerjee, B. N., s. Gosh, S. 44, *283*
Mukerjee, N. *327*
— Gosh, S., Kundu, S. 80, *301*
— Kundu, S., Ghosh, S. *287*

Mukerjee, N. s. Basu, S. P. *320*
— s. Chatterjee, K. R. 4, 5, 8, 44, *282*
— s. Chatterjee, M. *308*
— s. Dharmendra 4, 44, 76, 125, 158, 253, 266, *282*, *294*, *324*, 370, 381, *403*, 455, *504*
Mundar 79
Mundo, F. del, s. Adiao, A. C. 90, *290*
Munez Rivas, G. 75, *301*
Munoz da Rocha, J. M. 193. *311*
Murao, K., s. Aoki, Y. 360, *401*
Murata, M. 166, *301*
Murdock, J. R. 316
— Hutter, H. J. 232, 233, 243, *322*
Murohashi, T. 4, 17, *287*
Murray, J. F., s. Haebler, T. von 4, *283*
Mut Mut, T. 241, *322*
Nadlarni, J. S., s. Shanta 289
Nagai, K., s. Mitsuda, K. 228, *300*
Nagarajan, V., s. Ramu, G. 46, *288*, *302*
Nagata, T., s. Kitagawa, T. *321*
Nagiub, M., Robson, J. M. *319*
Nahas, L., s. Sampaio, S. A. P. 493, *509*
Nakamura s. Morris 258
Nakayama, K., s. Abe, N. M. 100, 102, 173, *290*
Namba 169, 229
Namba, M., Fujiwara, H. *301*
Nankram, M. S., s. Furtado, T. A. 215, *315*
Napoli 480, 481, *508*
Narayan, J. S. 492, *508*
Narita, M., Takahashi, S., Hiraga, H. *322*
Nassif, S. J., s. Bechelli, L. M. 335, 337, 341, 362, 363, 364, 368, *372*, 374, 375, *402*
Nataro, F. R., s. Walzer, R. A. 172, *306*
Nath, P. B., s. Iyer, C. G. S. 171, *297*
Nath, R. L. 46
— Chatterjee, A. 46, *287*
Nauru 253
Navalkar, R. G., Norlin, M., Ouchterlony, Ö. 192, *311*
Navarette s. Purriel 278
Navaro, Escuder M. 80, *301*
Navarro, V., s. Garcia Perez, A. 178, *309*
Nazzaro, P., s. Sposito, M. 178, *312*

Neff, Snodgrass 80
Nègre, A., Fontan, R. 181, 248, *311*, *322*, 500, *508*
Neikirkel, Roxanna L., s. Chang, Y. T. *281*
Neisser 21, 34, 42, 110, 252
Neisser, A., s. Wassermann, A. 520, *524*
Nelson s. Souza Lima, L. de 140
Nelson, C. T. 277, *330*
— s. Steigleder, G. 277, *330*
Nelson, E., Blinzinger, K., Hager, H. 30, *287*
Nelson, J. W., s. Seibert, F. B. 189, *312*
Nerurkar, R. V., Khanolkar, V. R. 4, *287*
— s. Ranadive, K. J. 211, *316*
Nery Guimarães, F., s. Pereira Filho 368, 383, *406*
Neto Abrahao, H., s. Diniz, O. *294*
Neto Armado s. Cerqueira, R. 182, *308*
Neto, H. A., s. Coelho, J. T. 266
— s. Mariano, J. 266, *327*
— s. Pereira, P. C. 266, *327*
Neto José Peres s. Eunice Pinho 353
Netto, A. V. R., s. Azulay, R. D. 268, *323*
Netto, C. J. B. 81, *301*
Netto, N. H., s. Porto, J. A. 86, *302*
Neves s. Cerqueira, R. 182, *308*
Neves, R. G., Rabello Neto, A., Alonso, A. M., Risi, J. B., Silva, C. 339, 342, 390, *405*, *409*
— s. Azulay, R. D. 265, 268, *323*, *401*
Neyra Ramirez, J. 266, *327*, *366*, 382, 385, *405*
— Pesce, H. 264, 265, *327*, 341, 342, 343, *405*
Nguyen s. Buu-Hoi 468, 469, 476, 477, *503*
Nguyen-Dinh-Tiep s. Tran-Van-Bang 247, *323*
Nicholas 152
Nickerson, D. A., s. Williams, R. H. 277, *330*
Nicola, M., s. Fazio, M. 295
Nicolau, G., Vulcan, P. 454, *508*
Nicoli, J., s. Bergot, J. 189, 191, *307*
Niculin, A. 280, *331*
Nielsen, G., s. Anders, K. H. 33, *281*
Nielsen, J. *330*

Nielsen, J. s. Kissmeyer, A. 273, 274, *330*
Niestroy, W. 53, *287*
Niffle, J. M., s. Kevers, G. *318*
Nikolaeva, M. N., s. Stein, A. A. 240, *319*
Nirankari, M., Chaddah, M. R. 224, *319*
Nishimura 2, 259
— s. Fite, G. L. 261
— s. Tanimura 182
Nishiura, M. 6, 9, 10, 12, 17, 20, 24, 25, 27, 30, 31, 32, 33, 47, 208, 209, 210, *287*, *316*
— Harada, N., Imaeda, T. 11, 12, 21, 33, 208, 209, *287*, *316*
— Izunei, S., Okada, S., Takizawa, H. 11, 12, 21, 33, *287*
— Ogawa, J., Kanetsuna, F., Toda, E., Furuta, M. 11, 12, 21, 33, *287*
— — — Isowa, N. 11, 12, 21, 33, 208, 209, *287*, *316*
— s. Yamamoto, T. 6, 19, 20, 22, 23, 25, 27, 29, 66, *208*, *290*
Nitta s. Ota 100
Nitto 102
Nkora, J. M., s. Blanc, M. 266, *323*
Nobechi, K. 277, *330*
Noel s. Sohier 400
Nogueira Marins, A. C. C., s. De Moraes Passos, A. C. 266, *327*
Nolasco, J. O. 86, 89, 102, *301*, *311*
— Lara, C. B. 89, *301*
— Nolasko, M. *301*
— s. Lara, C. B. 78, 88, 89, 198, 253, 270, *298*, *326*, 335, 365, 400, *405*
Nolasko, M., s. Nolasko, J. O. *301*
Nonne s. Arning 113, 132
Noordeen, S. K., s. Dharmendra 491, *504*
Norlin, M., s. Navalkar, R. G. 192, *311*
Novales, J. *301*
— s. Saul, A. 128, *304*
Noxen 132
Nunez, O., Weibel, J., Vitelli-Flores, J. *287*
Nunez, R. *301*
Nunez-Montel 33
Nunzi, E., s. Baccaredda-Boy, A. 153, *291*

Oberdörffer 259
Oberdörffer, M., Collier, M. D. 243, *322*
Obermayer 127, 131

O'Byrne, A. 488, *508*
Odiriz, A., Reys, O., Convit, J. 183, *311*
Ogata, Takano 266
Ogata, K. *301*
Ogata, N. 27, *287*
Ogata, T. 254, 255, 260, 261, 262, 263, *327*
Ogawa, J. 32, *287*
— s. Nishiura, M. 11, 12, 21, 33, 208, 209, *287*, *316*
Ogawa, M., s. Mitsuda, K. 178, *310*, 348, *405*
Ogura, M., s. Imaeda, T. 7, 8, 13, 15, 16, 19, *284*
Ohira, K., s. Ito, M. 172, *297*
Ojha, D., s. Singh, G. 81, *304*
Okada, S. 11, 18, 19, 179, 180, *287*, *311*
— s. Nishiura, M. 11, 12, 21, 33, *287*
Okamura, K., s. Abe, N. M. 100, 102, 173, *290*
Olansky, S., s. Edmundson, W. F. 522, *524*
Oliete Benimeli, J. *319*
Olitzki, Sagher 195
Oliva, H., s. Garcia Perez, A. 178, *309*
Oliveira s. Minervini 355, *405*
Oliveira, A. P., Oliveira, N., Prigenzi, L. S., Vorotow, G. 179, *311*
Oliveira, J. C. *405*
Oliveira, J. F. de 269
— s. Rotberg, A. 269, *328*
Oliveira, N., Rosas Netto, I. M. 251, *322*
— s. Oliveira, A. P. 179, *311*
Oliveira, N. F. de, s. Treo, M. M. *289*
Oliveira Castro, G. M. de *287*
De Oliveira Lima, S. 189, *311*
— s. Fontes Magarao, M. 262, 266, *325*
Oliveira e Silva, C., s. Treo, M. H. 176, *313*
Olivia, L., s. Baccaredda-Boy, A. 153, *291*
Olmos Castro, N. 266, *327*, 383, *405*
— Arcuri, P. B. 102, *301*, 308, 399, *405*
— — Toranzos, L. B., Usandivaras, R. L., Zamudio, E., Conejos, M., Bonatti, A. A., Lebrón, E. J. 364, 394, *406*, *409*
— — Usandivaras, R. L., Bonatti, A. A., Lebrón, E., Toranzos, L. B., Conejos, M. 364, 399, *406*
— Bonatti, A. A. 102, 190, 194, *308*, 400, *406*

Olmos Castro, N., Zamudio, E., Arcuri, P. B. *327*
— s. Fernandez, J. M. M. 399, *463*
Olsen, R. E., s. Porritt 71, 346, *406*
— s. Ross 303
Onishi 158, 160
Ootaka, K., Ootaka, M. 257, *327*
Ootaka, M., s. Ootaka 257, *327*
Opromella, W. O. 461
Opromolla, D. V. A., Souza Lima, L. 490, *508*
— — Marques, M. B. *301*
— s. Cruz, O. N. 270, *324*
— s. Marques, B. 153, *299*
Or, N., s. Richter, R. 288
Orbaneja, J. G., Garcia Pérez, A. 104, *301*
— Puchol, J. R. *301*
Orfanos, C. 23, 24, 69, 70, 178, 210, *287*, *311*, *316*
— Klingmüller, G., Maasjost 210
— s. Klingmüller, G. 3, *285*
Oriol, J., s. Mercadal-Peyvri, J. *299*
Orsini, O. 443, *508*
Ortholan 271, 351
Ortigoza, C. O., s. Rodriguez, J. N. 49, 50, 51, *288*
Ortmann, R., Steigleder, G. K. 43, 44, *287*
Ortoli, A., s. Merie, F. *310*
Ota, Nitta 100
Oteiza Setien, A., Rodriguez, P. 228, *301*
Ouchterlony 191, 192
Ouchterlony, Ö., s. Navalkar, R. G. 192, *311*
Owens, D. W., s. Moutes, L. F. *286*
Oyama, I., s. Mizuoka, J. *300*

Pacha Zambacho 127
Padma, M. N. *287*
Padron 360
— s. Almeida, J. O. de 360
Paetzold 53
Palafox, C. A., s. Ignácio, J. L. 335, 363, 393, *404*, *409*
— s. Lara, C. B. 253, 270, *326*, 335, 365, *405*
Palekar, A. G., Magar, N. G. 30, *287*
Palmer, C. E. 336, 388, *406*
Plamer, E. *301*
— Rees, R. J. W., Weddell, G. 211, *316*
— s. Rees, R. J. W. 211, 212, *316*
— s. Weddell, G. 198, 201, 202, 204, 205, 206, 207, *317*

Palomino, J. C., s. Saenz, B. 274, *323*
Palomo s. Escalona 127
Paltauf-Sternberg-Hodgkin 273
Panja, G. *301*
Panse, M. V., Goklale, S. K. *311*
Papa, F., Montestruc, E. *287*
— s. Montestruc, E. 72, 78, 81, *300*
Paras, E., s. Cruz, M. C. 246, *320*
Paras, E. M. 191, *311*
Pardo-Castello, A., Gonzales-Prendes, M. A. 4, *283*
Pardo-Castello, V. 72, 127, 128, 129, 131, 266, 275, *327*
— Cabellero 127, 128
— Pinneyro 127, 128, 129
— Tiant, F. R. 102, 274, *301*
— — Perez, R. I. 370, 375, *406*
— — Pineyro, R. 198, 215, 218, 243, *316, 322*
Paredes, L., s. Bechelli, L. M. *402*
Parikh, A. C., Ganapati, R. G. 153, *301*
Pascale, H. 341, 347, 354, 355, *406*
Pascual Rodriguez s. Contreras Duenas, F. 228, *293*
Patel, T. B., Kapoor, P., Rao, V. N. *301*
Do Pateo, J. D. *301*
Do Pateo jr., J. D. *301*, 346, *406*
Paterson, D. E. 232, 241, 242, 243, 244, 245, 246, 247, 248, 276, *322*
— Job, C. K. 242, *322*
Patrick, D. W., s. Badger, L. F. 494, *502*
Patwary, K., Martinez Dominguez, V., Cress, K. M. 464, *508*
Paula Souza, R. 336, 356, 362, 386, *406, 410*
— Bechelli, L. M. *328, 339*, 363, 390, 393, *406, 410*
— — Ferraz, N. T., Quagliato, R. 341, 362, 363, 364, 368, 372, 374, *406*
— Toledo Ferraz, N. de, Bechelli, L. M. 266, 270, *327, 328*, 335, 337, 338, 340, 362, 363, 368, 372, *406*
— s. Bechelli, L. M. 335, 375, *402*
Paulo S. Cruz 354, *406*
Pautrier, L. M. 167, 274, 275, *302, 330*
Paveiro, J., s. Margarot, J. 200, *316*

Pavlov, N. F. 95, 243, *302, 322*
Peck, S. M., s. Kwittken, J. 139, *298*
Pecoraro, V. E. *302*
Pedley, J. C. 90, *302*
Peltzer s. Polemann 231
Pena, J. M., s. Arguello Pitt, L. 266, *323*, 370, 375, *406*
Pena Chavarria s Barrera 130, 166
Pepler, W. J., Kooij, R., Marshall, J. 170, 171, 172, 173, *302*
— Loubser, E., Kooij, R. 44, *287*
— s. Kooij, R. 57, 276, *285*, *330*
Peralta, R., s. Reyes, E. 173, *303*
Peraro, N., s. Merklen, F. P. 198, *316*
Perdignon, E., s. Cottet, J. 413, 415, 417, 418, 429, 430, 432, 434, *504*
Pereira, A. C. *327*
— Pereira, C. A. C. 78, 142, 145, *302*
— Salomao, A. 88, *302*
Pereira, A. D. C. 78, *302*
Pereira, C. A. C., s. Pereira, A. C. 78, 142, 145, *302*
Pereira Filho, A. C. 266, *327*, 360, 370, 375, *406*
Pereira Filho, M., Nery Guimarães, F. 368, 383, *406*
Pereira Paulo s. Cerqueira, R. 182, *308*
Pereira, P. C. R. 370, 382, *406*
Perez, J. J., s. Convit, J. 425, 426, 430, 436, 438, 442, 444, 451, 453, 455, 457, *503*
Perez, R. I., Prendes, M. A. C. *302*
— s. Pardo-Castelló, V. 370, 375, *406*
Perez Garcia, A., s. Gomez Orbaneja, J. 78, 82, 88, 127, 167, *295*
— s. Orbaneja, J. G. 104, *301*
Pérez-Suarez, Gloria 461
Periasmamy, W. *302*
Perosa, L., s. Boncinelli, U. *307*
Perreira, D. L., s. Salomao, A. 266, *328*
Perreira, P. C., Coelho, J. T., Neto, H. A. 266, *327*
Perrin, S. R., s. Wade, H. W. 143, 144, 158, *306*
Perritt, Osen 71
Perritt, J., s. Ross *303*
Peryassú, D. 483, *508*
— s. Silva, R. J. *509*
Pesce 121, 213

Pesce, H., s. Neyra Raminez, J. 264, 265, *327*, 341, 342, 343, *405*
Peshkovski, G. V. 217, *316*
Pessin, J. 220, *316*
Pessoa Mendez, J. 78, 85, 90, 92, *302*
Pestel, M., Chambon, L. 477, 478, 479, *508*
Petrie, I. M., s. Ross, H. 183, *312*
Petter, Prenzlau 418
Pettit, J. H. S. 174, *302*, 489, *508*
— Rees, R. J. W. 465, 468, *508*
— — Ridley, D. S. 468, 489, *508*
— — Waters, M. F. R. 167, *302*
Petzold, D. *287*
Peyron, A. Marie-Suzanne *287*
Pfalzgraff, R. E. 76, 121, *302*
— Ekanem, B. U. 187, *311*
Pfister, R., s. Laviron, P. 421, 424, 431, 442, 460, 461, 468, 469, 470, 474, *507*
Photinos, G., Michaélidés, N. 343, *406*
Pianto, E. D. 490, *508*
Picard, O. P., s. Languillon, J. 178, 192, *310, 321, 506*
Piccardi, G., Radaeli, G. 46, *287*
Pierini, D. C., Sanchez Navarro, J. *302*
Pierini, L. A., Abulafia, J., Wainfeld, S. 172, *302*
Pieto Martinez, P. R., s. Mercau, A. R. 130, *300*
Pimenta s. Almeida 477
Pineda, E. U. 77, 112, *302*
Pineiro, R., Bishop, R. C., Kahn, R. L. 195, *311*
Pinho Eunice, José Perez Neto 353
Pinkerton, F. J. 221, 224, 228, 233, *319*
Pinneyro, R., s. Pardo-Castello, V. 127, 128, 129, 198, 215, 218, 243, *316, 322*
Pinto 455
Pinto, J. T., s. Rabello Filho, E. 360, *407*
Pinto, L., s. Bonomo, L. 193, 194, *307*, 522, *524*
Piper 124
Pirastu, E., s. Cherlinzoni, C. 241, *320*
Pires, M., s. Stancioli, J. 342, *408*
Pisacane, C., Craxi, P. *311*
Pisacane, G., Puglisi, F., Zirilli, L. 480, 481, *508*
Pitt 264, 266

Pitt, L. A., Consigli, C. A., Degoy, A., Peña, J. M. 370, 375, *406*
Plagnol, H., Languillon, J. 192, *311*
— s. Languillon, J. 178, 192, *310*
Planas, G. J., s. Mercadal, P. J. 231, *299*
Planet, N., s. Bier, O. G. 360, *402*
Plantilla, F. C. 86, *302*
— s. Rodriguez, J. N. 218, *303*
Poch, G. F. 215, *316*
Podesta, M. L., Balina, A., Balina, L. M. 187, *311*
Pogge, Ross, H. *311*
Pogge, C., s. Faget, G. H. 413, 432, 434, 435, 488, *505*
Pogge, R. C. 494, *508*
Pohlmann 5
Poirier, A., Renault, R., Gendre, H. 275, *330*
Polatkhanova, K. B., s. Shakhov, I. I. *319*
Polemann, Peltzer 321
Poletti, J. G., s. Gines, A. R. 264, 266, *325*, 366, *404*
Polevoy, J. S., s. Herman, L. 33, *283*
Policard, A., Collet, A., Pregermain, S. 33, *287*
Poncet 127, 129
Ponziani, J., s. Contreras, F. 103, 151, 152, 153, 165, *293*
— s. Terencino, R. *313*
Porritt, Ross, J., Olsen, R. E. 346, *406*
Portella, O. B., Almeida, J. O. 361, *406*
Porto, J. A., Netto, N. H., Posse, A. M. 86, *302*
Portugal, H. 43, 147, *287*, 359, 386, *406*
— Azulay, R. D. *287*
— Carneiro, F., Féo, A. 143, 167, *302*
Posse, A. M., s. Porto, J. A. 86, *302*
Pottz, G. E. *287*
Povey, M. S., Horton, R. J. 81, 82, *302*
Povey Susan s. Horton, R. J. 92, *296*
Powell, C. S., Swan, L. L. 178, 188, 196, *311*
Pozo, E. C., Gonzalez Ochoa, A. 493, *508*
Prabhakaran, K. *287*
— Braganca, B. M. 4, *287*
Pradinaud, R., s. Basset, A. *291*
Pras, M. 195, *311*

Prasad, B. G., s. Varma, A. K. 84, *306*
Prasad, K. V. N. *302*
— Mohammed Ali, P. 71, 80, *302*
Prats, J. G., s. Contreras Duenas, F. *503*
Pregermain, S., s. Policard, A. 33, *287*
Prejean, B. M., s. Faget, G. H. 413, 432, 434, 435, *505*
— s. Johansen, F. A. 414, 420, *506*
Prendergast, J. J. 223, *319*
Prenders, M. A. C., s. Perez, R. I. *302*
Prendes Gonzalez, M., s. Ibarra Perez, R. 82, *296*
— s. Trespalacios, F. 95, *305*
Prenzlau s. Petter 418
Price, E. W. 199, 248, 249, 250, 251, 252, *319*, *322*
Prieto Lorenzo, A. 218, 219, *316*
Prigenzi, L. S., s. Oliveira, A. P. 179, *311*
Proppe 132
Prost, M. T., s. Blanc, M. 259, 266, *323*, 401, *402*
Prudhome, R. O., s. Chaussinand, R. 73, 102, *292*
Pruzanski, W. 164, *302*
Puchol 139
— s. Contreras, F. 134
Puchol, J. R., Carrillo Casaux, D. 456, 457, *508*
— s. Alvarez Lovell, L. 201, 220, *313*, *314*
— s. Orbaneja, J. G. *301*
Puglisi, E., s. Pisacane, G. 480, 481, *508*
Purri, M. 492, *508*
Purriel, Navarette 278
Putkonen, T. 277, *330*
Putt, F. A. 288

Quagliato, R. 73, 80, *302*, 372, 376, 379, 382, *406*
— Bechelli, L. M. 381, *406*
— — Marques, R. M. 466, 467, *508*
— Berquo, E., Leser, W. 467, *508*
— s. Bechelli, L. M. 142, 157, *291*, 335, 337, 341, 362, 363, 364, 368, 372, 374, 375, 378, 395, *402*, 456, *502*
— s. Campos, N. S. 270, *324*
— s. Ginefra, M. 325
— s. Paula Souza, R. 341, 362, 363, 364, 368, 374, *406*
Quiñones, P., s. Gomez-Orbaneja, J. G. 470, 472, 474, 475, *506*
Quinto 140

Quiroga, M. I. *302*
— Corti, R. N., Jonquieres, E. D. L. 187, *311*
— Fiol, H., Gatti, J. C. 274, 275, *330*

Rabello s. Bieling 346
Rabello, A. N., s. Neves, R. G. 390, *409*
Rabello jr., Souza, A. R., Adjuto, A. *330*
Rabello jr., E. 178, 180, *302*, *311*
Rabello jr., F. 322
Rabello, F. E. 94, 114, 142, 150, *302*
— Machado, J. C. 360, *406*
— — Pinto, J. T. 360, *407*
— s. Diniz, O. *308*
Rabello, F. E. A. 332, 334, 341, 343, 346, 347, *407*
— Rotberg, A. 334
Rabello, J. 273, 274, 275, 277, 278, *330*
Rabello Neto, A. V., Azulay, R. D., Silva, C. O., Andrade, L. M. C. *407*
— s. Neves, R. G. 339, 342, *405*
— s. Silva, C. 270, *328*, 362, 363, 376, 380, *408*
Rabson, A. S. 192, *311*
Radaeli, G., s. Piccardi, G. 46, *287*
Radermecker, M. A. 217, *316*
— s. Dubois, A. 217, *314*
Radna, R. 93, 94, *302*, 340, *407*, 497, *508*
Ragusin, E., s. Montestruc, E. 72, 78, 81, *300*, 370, *405*
Rajagopalan s. Cochrane, R. G. 80
Rajlakshmi, K., s. Khanolkar, V. R. 4, *284*
Ramanujam, K., Ramu, G. *302*
— s. Dharmendra 491, *504*
— s. Ramu, G. 173, *302*, 464, 465, *508*
Ramanujam, R. A., Smith 433, *508*
Ramirez, M., s. Romero, A. 435, 436, *508*
Ramirez, O. 322
Ramos, J. C., s. Freire, S. A. *282*
Ramos e Silva, J. 376, 380, 386, *407*, 483, 494, *508*
Ramu, G. 151, 174, *302*
— Nagarajan, V. 46, *288*, *302*
— Ramanujam, K. 173, *302*, 464, 465, *508*
— s. Ramanujam, K. *302*
Ranade, S. N., Gokhale, B. B. 181, *311*

Ranade, S. S., Gokhale, B. B., Momin *322*
Ranadive, K. J., Nerurkar, R. V., Khanolkar, V. R. 211, *316*
Rao, N. S. N., s. Sehgal, V. N. 81, *304*
Rao, S., s. Shanta *289*
Rassi, E., s. Convit, J. 265, *324*, 370, 381, *403*
— s. Lechat, M. 81, 82, *298*
Rath P. de Souza 19, 21, 457
— Alayon 42, 43
— Lima, M. S. 417, *510*
— s. Bechelli, L. M. *402*, 456, *502*
— s. Souza Lima, L. 422, 443, 453, 455, 457, 460, *510*
Rathek 225
Ravecca, P., s. Amoretti, A. R. 215, *314*
Ravisse, P., s. Destombes, P. 128, 132, *294*
Ray, H. N., s. Chatterjee, K. R. 4, 5, 8, 44, *282*
Rayroux, J., s. Schneider, J. 420, *509*
Reagan, R. L., s. Haedicke, T. A. 5, *283*
Reddy, G. D., Krishnamurthy, K. R. 198, 199, 217, 219, *316*
Reed, W. R., Jensen, A. K., Konwaler, B. E., Hunter, D. 174, *302*
Reenstjerna, J. 274, *330*
Rees, R. J. W. 2, 254, 258, 259, 467, 468, *508*, 520
— Valentine, M. A. 4, 15, 17, 18, 19, *288*
— Valentine, R. C. 4, 15, 17, 18, 19, 211, 253, *288*
— — Wong, P. C. *288*
— Weddell, A. G. M. 164, *302*
— — Palmer, E., Januson, D. G. 211, 212, *316*
— s. Palmer, E. 211, *316*
— s. Pettit, J. H. S. 465, 468, 489, *508*
Reginato, L. E. 224, *303*, *319*
— Belida, W. *303*
Reich, C. V. *288*
— Tolentino, J. G. 173, *303*
Reis s. Rosemberg, J. 356, *407*
Reisner 181
Reiss, F. 167, 171, 174, 275, *303*, *330*
Relwicz, A. L. 420, *508*
Renault, R., s. Poirier, A. 275, *330*
Renoux, M., s. Merklen, G. F. P. 193, *286*, *310*
Ress, H., s. Johansen, F. A. 78, 92, *297*

Revelles, J. P., s. Almeida Neto, E. 477, 478, 479, *502*
Reyes, E., Barrientos, E., Ridriguez, J. J., Amaya, A. C., Peralta, R. 173, *303*
Reyes, P. A. *288*
Reyes-Javier, P. D. 56, *288*
Reynaud, J., Bel, J., Diop, J. L. *303*
Reys, O., s. Odiriz, A. 183, *311*
Rezette, J. *323*
Rhodes-Jones, R. 176, *311*
Ribas Llorrens s. Vilanova Montiu 279, 280, *331*
Ribeiro 213
Richards 253
Richardson 204
Riche, P., s. Steiger, R. *305*
Richet, R. *519*
Richter, R. 44, 45, 47, 56, 123, 132, 171, 172, 201, 202, 203, 204, *288*, *316*
— Or, N. *288*
Rico 127
Ridell 253
Ridley, D. S. 4, 18, 19, 153, 171, 172, *288*, *303*
— Hilson, G. F. R. 4, *288*
— Jopling, W. H. 119, *303*
— Wise, M. J. *303*
— s. Lowy, J. 253
— s. Pettit, J. H. S. 468, 489, *508*
— s. Waters, M. F. R. 130, 164, *306*
Ridriguez, J. J., s. Reyes, E. 173, *303*
Riedel 152
Riedel, R. G., s. Job, C. K. 279, 280, *330*
Rimbaud, P., s. Margarot, J. 200, *316*
Rinaldi, D., s. Khoury, E. 80, *297*
Rio Hortega 4
Riordan, D. C., s. Callaway, J. C. 216, *314*
Riou, V., s. Merklen, F. P. 198, 241, *316*, *322*
Rishi, D. P., s. Gass, H. H. 241, *321*
Risi, J. B., Santos, E. M. 365, *407*
— s. Agricola, E. 359, *401*
— s. Neves, R. G. 339, 342, 390, *405*
Rist, N. 417
— s. Cottet, J. 413, 415, 417, 418, 429, 430, 432, 434, *504*
Rivelloni 247
Rivera, J. N., s. Doull, J. A. 190, *308*, 463, *504*

Rivierez, M., s. Floch, H. 77, *295*
Robertson, W. S. *323*
Robinson 74
Roboul, E., s. Rollier, R. 186, *312*
Robson, J. M., Smith, J. T. *319*
— s. Nagiub, M. *319*
Robyns, E., s. Lechat, M. F. 189, 190, *310*
Rocha, H. 498, *508*
da Rocha Passos, M. C., s. Rosemberg, J. 265, 267, *328*
Roche, M., Convit, J., Medina, J. A., Blomenfeld, E. 493, 499, *508*
Rodermund, O.-E. 195, *312*
— Klingmüller, G. 39, 195, *312*
Rodrigo Abad, M. 151, 152, 188, *312*
Rodrigues, D., s. Souza Lima, L. 441, 452, 453, *510*
Rodrigues de Souza, A. 492, 494, *508*
Rodrigues Vieira, I. 457, *508*
Rodriguez 278
Rodriguez, E. 165
Rodriguez, J. N. 72, 77, 78, 82, 85, 89, 90, 93, 94, 128, 129, 130, 131, 140, 150, 157, 159, 162, 165, 174, 175, 215, 265, *303*, *327*, 461, 463
— Abalos, R. A., Ortigoza, C. O. 49, 50, 51, *288*
— Plantilla, F. C. 218, *303*
— s. Bancroft, H. 80, *291*
— s. Doull, J. A. 83, 166, 167, 173, 190, *294*, *308*, 451, 456, 463, 482, 484, *504*
— s. Guinto, R. S. 168, *296*
— s. Uyguanco, M. L. G. 189, *313*
— s. Wade, H. W. 110, 113, 132, 141, 145, 146, *306*
Rodriguez, J. W., s. Doull, J. A. 83, 166, 167, *294*
Rodriguez, L. M., s. Doull, J. A. 190, *308*
Rodriguez, O. 131
— s. Saul, A. 128, *304*
Rodriguez, P., s. Oteiza Setien, A. 228, *301*
Rodriguez, R. C., s. Convit, J. 381, *403*
Rodriguez, T., s. Lopez, B. 279, *331*
Rodriguez Pascual, C., s. Contreras Duenas *308*
Rodriguez Perez, A. P., s. Alvarez Lovell, L. 201, 220, *313*, *314*

Rodriguez de Souza 127, 128, 131
Rodriguez Viera, I. 143, *303*
Röckl, H. 195, *312*
Roelsgaard 266
Rogers 262
Rogers, J. H. 189, *312*
Rogers, L. *303*, 347, 348, 431, *508*
— Muir, E. 73, 74, 82, 92, 199, *303*, 347, *407*
Roldan, A. 279
— s. Miguel, S. 189, 190, *310*
Rollier, M. 88, *303*
— Rollier, R. 85, *303*
— s. Rollier, M. R. 85, *303*
— s. Rollier, R. 71, 85, 172, *303*
Rollier, M. R., Rollier, M. 85, *303*
Rollier, R. *303*, 461
— Roboul, E. 186, *312*
— Rollier, M. 71, 85, 172, *303*
— s. Bru, P. 178, 179, *307*
— s. Chenebault, J. 181, 262, 263, *308, 324*
— s. Rollier, M. 85, *303*
Romero, A. 78, 86, 228
— Brenes Ibarra, A. A. 83, 131, *303*, 427, 436, 483, *508*
— — Castro, J. A., Alvarado, R., Ramirez, M. 435, 436, *508*
— — Diaz, M. F. 435, 436, *508*
— — Fallas, M. 127, 131, *303*
— s. Brenes Ibarra, A. A. 73, 152, *291*
— s. Mom, A. M. 432, 434, 435, 436, 455, *507*
Romero, L. *303*
Romero, L. A. *303*
— Castro Jenkins, A., Alvadro, R. 182, *312*
Rosas Netto, I. M., s. Oliveira, N. 251, *322*
Rose, F. G. 485, *509*
Rosemberg, J. 393, *407, 410*
— Aun, J. N., Macarron, B. *407*
— — De Souza Campos, N. 265, 267, *327*, 335, 347, 354, 355, 366, *407*
— Reis 356, *407*
— De Souza Campos, N., Aun, J. N. 264, 265, 266, 267, *327*, 364, 365, 366, 368, 372, 373, 374, 375, 393, 394, *407, 410*
— — — Brandi, R. 265, 267, *328, 407*
— — — da Rocha Passos, M. C. 265, 267, *328*

Rosemberg, J. s. De Souza Campos, N. 260, *328*, 335, 337, 338, 341, 342, 343, 390, 394, *408, 410*
— s. Souza Lima, L. 492, *510*
Rosenquist s. Bonar 127
Rosenthal 373
Ross, C. M. 387
Ross, H. 189, 190, 191, 193, *312, 319*, 418, 419, *509*, 522, *524*
— Butler, C. F., Laukaitis, R. B. 183, 192, *312*
— Gemar, F. 183, 189, *312*
— Petrie, I. M. 183, *312*
— de Simio, J., Byers, J. 183, *312*
— Wolcott, R. R. 183, 191, *312*
— s. Cathcart, E. S. 193, *308*, 522, *524*
— s. Edmundson, W. F. 522, *524*
— s. Faget, G. H. 414, 426, 441, 452, 456, 457, *505*
— Sister s. Johansen, F. A. 414, 420, *506*
— s. Lundin, Frank E. 181, *310*
— s. Muelling, R. J. jr. 190, 191, *311*
— s. Pogge *311*
— s. Shuttleworth, I. S. *312*
— s. Wooley, J. G. 246, *323*
Ross, J. Perritt, Osen, R. E. *303*
— Smith, M., Harden-Smith, W. *509*
— s. Porritt 346, *406*
Ross, W. F. 246, 248, 249, 250, 251, *323*
Ross, Innes, J. *303*
— Smith, M., Harden-Smith, W. 477, *509*
— s. Cochrane, R. G. *324*
Rost 102
Rostoll, F., s. Aguas, J. T. de las 153, *290*
Rotberg, A. 79, 143, 158, 268, 269, *303*, *328*, 334, 343, 345, 347, 376, *407*, 459, 491, *509*
— Bechelli, L. M. 180, *312*, 485, *509*
— — Keil, H. 335, 337, 339, 342, *407*
— Oliveira, J. F. de 269, *328*, 335, 342, *407*
— Souza Campos, N. 335, 337, *407*
— s. Bechelli, L. M. 79, 157, *291*, 335, 337, 339, 347, 350, 351, 357, 359, *402*, 427, 428, 429, 432, 433, 434, 435, 436, 437, 439,

459, 460, 484, 485, 486, 490, 499, 500, *502*
Rotberg, A. s. Rabello, F. E. A. 334
— s. Souza Campos, N. S. 269, 270, *324, 408*
— s. Freitas Juliao, O. 213, *315*
— s. Ginefra, M. *325*
Roulet 34, 57, 179, 180, 254
Roussell, D. A., s. Hale, J. H. 343, *404*
Rousset, J., s. Gaté, J. 266, 272, *325*, 400, *404*
Roy, A. T. 288, 461, 494, *509*
Roy, K. P., s. Basu, S. P. *320*
Rubino 280
Rubio 279, 280
Ruge, H. G. S., Fromm, G., Fühner, F., Guinto, R. S. 523, *524*
Ruiter 130
Rule, W., s. Kellesberger, E. R. 443, *506*
Russell, D. A., Scott, A. C., Wigley, S. C. 271, *328*, 396, *407*
— s. Hale, J. H. 482, *506*
Rutgers, A. F. 268, *328*
Rutgers, A. W., s. Kooij, R. P. 268, 274, *326*, 342, 391, *404, 409*
Ryrie, G. A. 45, 91, 94, 128, 130, 154, 217, *288, 303*, *317*, 469, 471, 492, *509*
Ryter, A., Kellenberger, E. 288
— s. Kellenberger, E. 284
Rzeppa, J. 416, 417, 419, *509*

Saboret, J., s. Languillon, J. 178, 192, *310*
Saccharin, H., s. Casile, M. 212, *314*
Sacheri, R. F. 279, *303, 331*
— s. Bosq, J. P. J. 240, *291*, *320*
Sachs, Altmann 521
Saenz, B. 153, 163, 164, 492, *509*
— Palomino, J. C. 274, *323*
Sagher, F. 56, 57, 75, 93, 143, 183, *288, 303, 328*
— Brand, N. 469, 470, 471, 473, 474, *509*
— Kocsard, E., Liban, E. 54, 56, *288*
— Liban, E., Kocsard, E. 54, 56, *288*
— — Zuckerman, A., Kocsard, E. 54, 56, *288*
— s. Kocsard, E. 285
— s. Liban, E. 285
— s. Michman, J. 238, 240, *322*

Sagher, F. s. Olitzki 195
— s. Sheskin, J. 153, 164, 174, *304*
Saikawa, K. 199, 212, *317*
Sainte-Rose, M., s. Chatterjee, K. R. 266, *324*
Saito, N., s. Miyata, T. *310*
Sakai, T. 240, *319*
Sakurai, Suzuki 260
Sakurai, H. 343, *408*
— Kawaguchi, M., Makuda, E. 288
— Suzuki, M. 213, *317*
— s. Kono, M. 189, *309*
— s. Takino, M. *317*
Sala, C. D., s. Valls, F. D. 366, *409*
Sala, H. *303*
Salgado, P., s. Convit, J. 341, 342, *403*
Salles, P., s. Collomb, H. 217, *314*
Salomão, A. 78, 90, 167, *304*
— Ayer, E., Filho, E., Perreira, D. L. 266, *328*, 370, *408*
— Ferreira, D. L. 266, *328*, 368, *408*
— s. Coelho, J. T. 432, 433, 438, *503*
— s. Pereira, A. C. 88, *302*
Salton, M. R. J. 6, *288*
Saltzer, E. I., Craumer, L. G., Wilson, J. W. 195, *312*
Salzano, F. M. 81, *304*
Sambamurthi, C. M., s. Hale, J. H. 343, *404*
Sampaio, M. *304*
Sampaio, S. A. P., Souza Lima, L., Nahas, L. 493, *509*
Samson, J. G., s. Cruz, M. C. *320*
Samuel, P. S. 493, *509*
Samuels, M., s. Derbes, V. J. 228, *294*
Sanchez, J. 4, 49, *288*, *304*
Sánchez Caballero, H., Capurro, E. T., Aramburu, N. 516, *519*
— s. Aramburu, N. D. 517, *518*
— s. Jonquieres, E. F. D. *297*
Sanchez Navarro, J., s. Pierini, D. C. *302*
Sand, Lie 80
Sandison, A. T., s. Møller-Christensen, V. *322*
Santoro s. Tommasi 480, *510*
Santos, E. M., s. Risi, J. B. 365, *407*
Sanz Ibáñez, J., Contreras Rubio, F. 44, *288*
Sapuppo, R., s. Bechelli, L. M. 190, *307*
Sarasino, E., s. Manzi, R. *286*
Sarkar, J. S. *288*

Sarmiento, S. A., Temporini, S., Castoldi, F. 266, *328*
Sasombrio, G., s. Urquijo, C. 381, *408*
Sata 218
Sato, E. 81, 100, 123, *304*
Sato, K., s. Shinohara, C. 5, *289*
Sato, S. 11, 34, 81, 100, 123, *288*, *304*
— Mayama, A. 220, 253, *288*, *317*
— — Suzuki, T., Matsumoto, S. 81, *304*
— Wada, Y. 177, 188, *312*
Saul, A. 132, *304*
— Aguilar, R., Novales, J., Rodriguez, O. 128, *304*
Saveenich, B. V. K., s. Kosolapkeena, L. I. 280, *331*
Savinich, B. V. 182, 184, *312*
Savoy Virgilio, C., s. Freitag Juliao, O. 217, *315*
Scadding, J. G. *330*
Schäfer, A., s. Schäfer, H. E. 195, *312*
Schäfer, H. E., Schäfer, A. 195, *312*
Schäffer 110
Schaller, K. F. 77, *304*, 461
— s. Cochrane, R. G. 260
— s. Dobrovic, D. 222, 223, *318*
— s. Serié, C. 190, *312*
Schaltenbrand, G. 219, *317*
Scheidegger, S. 219, 220, *317*
Schenck s. Davey 82
Schenk, D. M., s. Haedicke, T. A. 5, *283*
Schmidt, H. 104, 195, 197, 523, 524, *524*
— s. Hjørting-Hansen, E. 238, 239, *321*
Schmitz-Ciever 240
Schneider, J. 421, 424, *509*
— Rayroux, J. 420, *509*
— s. Basset, A. 242, *320*, 437, *502*
— s. Laviron, P. 474, 475, *507*
Scholtz, W. 112
Schubart, A. F., Cohen, A. S., Calkin, E. 193, *312*, 522, *524*
Schürer-Waldheim 497
Schuermann 131, 132, 276
Schujman, S. 72, 103, 150, 154, 157, 165, 215, 217, 269, *304*, *317*, *323*, *328*, 343, 345, 382, *408*, 425, 444, 455, 461, 473, 485, 486, 494, *509*
— Carboni, E. 180, 274, *312*, *330*
— Casatane Decoud, A. *288*

Schujman, S., Vaccaro, A. 177, 178, *312*
— s. Fernandez, J. M. M. 492, *505*
Schulz, E. 174, *304*
Schulz, E. J. *304*
Schulz, H. 30, *288*
Schumacher s. Walter 104
Scott s. Shultz 278
Scott, A. C., s. Russell, D. A. 271, *328*, 396, *407*
Secret, E. 480, 481, *509*
Seddon 250
Sehgal, B., s. Sehgal, V. N. 81, *304*
Sehgal, V. N., Dube 82
— Mathur, J. S., Rao, N. S. N. 81, *304*
— Sehgal, B. 81, *304*
— s. Kandhari, K. C. 183, *309*
Seibert, F. B., Nelson, J. W. 189, *312*
Seipp, W., s. Klingmüller, G. 121, *298*
Selmi Guimares, A. 44, *288*
Selye 151, 187
Sen, N., s. Chatterjee, M. L. *308*
— s. Dharmendra 125, *294*, 439, 453, 460, *504*
— s. Somerset, E. J. 227, *319*
Sen Gupta, P. C., s. Dharmendra 360, 381, *403*
— s. Gosh, S. 44, *283*
— s. Kundu, S. 146, 147, *298*
Senthiles, L. 98, *304*
Sergeev, K. K. *317*
Sergent, H. 240, *319*
Serial, A., Gonzalez del Cerro, S. *288*
— s. Fernandez, M. M. J. 145, 151, 152, 158, *295*
— s. Mercau, A. R. 130, *300*
Serié, C., Schaller, K. F. 190, *312*
Servino, V., s. Gambini, G. 190, *309*
Shaffer, J. M., Kucera, C. J., Spink, W. W. *328*
Shakhov 241
Shakhov, I. I., Polatkhanova, K. B., Bairamalibeili, I. T. *319*
Shamara, A., s. Christian, E. B. 74, *293*
Shanklin, D. R. *289*
Shanta, S. Rao, Nadlarni, J. S., Khanolkar, V. R. *289*
Shaper 278
Sharma, K. D., Shrivastav, J. B. 177, 178, *312*
Sharp, L. E. G. 485, *509*
Shaw, M. I., s. McLaren, D. S. 221, 222, 224, 225, 227, *319*

Shekon, J., s. Convit, J. 79, 138, *293*
Shelley, B. W. *289*
— Hurley, H. J. *289*
— s. Hurley, H. J. *284*
Shepard 2, 3, 91, 254, 257, 258, 259, 520
Shepard, C. C. 393, *408*, *410*, 468, *509*
— Tolentino, J. G., McRae, H. 466, *509*
Sheskin, J. 153, *304*, 491, *509*
— Convit, J. *304*, 491, 492, *509*
— Sagher, F. 153, 164, 174, *304*
— s. Convit, J. 492, *503*
Shimizu, F. 212, *317*
Shinohara, C., Fukushi, K., Suzuki, I., Sato, K. 5, *289*
Shionuma s. Ududa 170
Shionuma, E. 202, 222, 223, 224, *317*, *319*
— Arai, M., Ito, N. *319*
— s. Hashizume, H. 211, 222, 223, *318*
— s. Itoh, M. 224, *318*
— s. Uchida, M. *306*
Shirasaki, Y. 203, 211, *317*
— s. Kawamura, T. 211, *315*
Short, G. M. 266, *328*
— s. Brown, J. A. 265, *323*
Shrivastav, J. B., s. Sharma, K. D. 177, 178, *312*
Shultz, Findlay, Scott 278
Shuttleworth, J. S. 166, 173, 174, 196, *304*, 493, 494, *509*
— Ross, Sr. H. *312*
Shwartzman 132, 173
Silva, A., s. Steigleder, G, 277, *330*
Silva, C. 266, *328*, 386, *408*
— Fonte, Joir 386
— Rabello Neto, A. 270, *328*, 376, 380, *408*
— — Castro, I. 362, 363, 380, *408*
— s. Azulay, R. D. 268, *323*
— s. Neves, R. G. 339, 342, 390, *405*, *409*
— s. Rabello Neto, A. V. *407*
— s. Treo, M. M. *289*
Silva, D. C., s. Tuma, M. *289*
Silva, D. P., s. Almeida Neto, E. 477, 478, 479, *502*
Silva Manuel, S. 461
Silva jr., M. 386
Silva, R. J., Peryassu, R. *509*
Silveira s. Assumpcão 360
Silveira, J. C., s. Souza, H. V. 368, *408*
Silveira, L. M. 213, 217, 251, *317*, *323*, 494, 497, 498, 501, *509*

Silverie, Ch. R., s. Destombes, P. 128, 132, *294*
Simio, J. de, s. Ross, H. 183, *312*
Simmons, J. S. 350, *408*
Simons, R. D. G. Ph. 75, 91, 95, *304*
Simpson, I. A., Molesworth, B. D. 419, 420, *510*
Singh, G., Ojha, D. 81, *304*
Singh, K. S. P. *312*
Sirruca, C., s. Convit, J. 370, *403*
Sirrucac y Raissi, E., s. Convit, J. 265, *324*
Sisiruca, C., s. Convit, J. 45, 79, 139, *282*
Sjöstrand, 6
Skarma, C. S. G., s. Ekambaram, V. *321*
Skinsnes, O. K. 3, 57, 100, 257, 261, *304*
— s. Akino, T. I. 245, *319*
Slavko, S. A. 182, *312*
Sloan, N. R. 82, *304*, 450, *510*
— Chung-Hoon, E. K., Goodfrey-Horan, M. E., Hedgcock, G. H. 438, *510*
Sloan, T. B. M., s. Cochrane, R. G. 224, *318*, *320*
Smaka, R. S., Capp, A. B. 152, 217, *317*
Smith s. Ramanujam, R. A. 433, *508*
Smith, D, T. *304*
— s. Weeks, K. D. 275, *330*
Smith, J. T., s. Robson, J. M. *319*
Smith, M. 419, 433, 434, 435, *510*
— s. Lowe, J. 436, 442, 454, 455, *507*
— s. Ross, J. *509*
— s. Ross-Innes, J. 477, *509*
Smith, N., s. Mackaness, G. B. 257, *326*
Smyly, H. J., s. Cochrane, R. G. 99, 118, *282*
Snodgrass s. Neff 80
S. N. Tuberc *408*
Soares, J. A. 498, *510*
Soekardi Atmadja, R., s. Gan, K. H. *283*
Sohar, E., Merker, H. J., Missmahl, H. P., Gafni, J., Heller, H. *312*
Sohier, Noel 400
Somerset, E. J., Sen, N. R. 227, *319*
Sommers, S. C., s. Hollander, A. 276, *329*
Soncan, P., s. Chatterjee, K. R. 266, *324*
Sones, M., s. Israel, H. L. *329*
Sorel 351

Sotelo, C., s. Tarabini, G. 279, 280, *331*
Soto, J. M., s. Convit, J. 79, 139, *293*, 492, *503*
Souchard 332
Soule 259
Sousa e Silva s. Barbosa, A. 279, *330*
Souton 127
Souza, A. R., s. Rabello jr. *330*
Souza, H. V., Silveira, J. C. 368, *408*
Souza, P. R. de, Alayon, F. L. 31, 161, *289*
— s. Alayou, F. L. *281*
Souza-Araujo, H. C. de 5, 6, 19, 75, 215, 230, *289*, *304*, 342, 343, *408*
— De Albuquerque 271
Souza Campos, de, N. 77, 84, 86, 87, 88, 90, 140, 142, 149, 150, 157, 199, 213, 215, 256, 265, *304*, *317*, *328*, 335, 363, 370, 378, 379, 380, 382, *408*, *410*, 516, 517, *519*
— Bechelli, L. M. 363, *408*
— Rosemberg, J., Aun, J. N. 260, *328*, 335, 337, 338, 341, 342, 343, 390, 394, *408*, *410*
— Rotberg, A. *408*
— Souza Lima, L. de 93, *305*
— s. Bechelli, L. M. *402*
— s. Gonzaga, O. 265, *325*
— s. Mauri, A. C. 189, *310*
— s. Rosemberg, J. 264, 265, 266, 276, *327*, *328*, 335, 347, 354, 355, 364, 365, 366, 368, 372, 373, 374, 375, 393, 394, *407*, *410*
— s. Rotberg, A. 335, 337, *407*
— s. Souza Lima, de L. 92, *305*, 492, *510*
Souza Lima, de, L. 112, 145, 146, 150, 157, 161, 162, 165, 215, 423, 424, 428, 430, 431, 433, 434, 436, 437, 438, 439, 441, 450, 456, 459, 461, 473, 474, 481, 483, *510*
— Alayon, F. L. 92, 95, 99, 113, *305*
— Cerqueira, G. C. 425, 426, 441, 443, 451, 453, 456, *510*
— — Maurano, F., Valente, E., Rodrigues, D., Amendola, F., Antonio Guida, H. 441, 452, 453, *510*
— Maurana 140, 154
— Nelson 140
— Rath de Souza, P. 422, 443, 453, 455, 457, 460, *510*

Souza Lima, de L., de Souza Campos, N. 92, *305*
— — Rosenberg, J., Aun, J. A. 492, *510*
— s. Cerruti, H. 499, *503*
— s. Opromolla, D. V. A. *301*, 490, *508*
— s. Sampaio, S. A. P. 493, *509*
— s. Souza Campos, de, N. 93, *305*
Souza de P. Rath 142, 145, 146, 147, 149, 150, 157, 158, 161, *304*
Souzan, Janselme 129
Spada 165
Spickett, S. G. 76, 79, 80, 82, 83, 206, 269, 273, *305*, *317*, *328*
Spink, W. W., s. Magoffin, R. L. *327*
— s. Shaffer, J. M. *328*
Sposito, M., Nazzaro, P. 178, *312*
Spyratos, S. 227, *319*
Staffieri, J. J., Fernandez, J. M. M., Carboni, E., Tommasino, P. O. 187, *312*
Stancioli, J., Pires, M. 342, *408*
— s. Diniz, O. 433, 434, *504*
Stavitsky, A. B. 32, *289*
Steiger, R., Riche, P., de Beer, P., Lobstein, J. *305*
Steigleder, G., Silva, A., Nelson, C. T. 277, *330*
— s. Ortmann, R. 43, 44, *287*
Stein 356, *408*
— Dorofejew 223, 226, *319*
— Nikolaeva 240
Stein, A. A. 171, 201, *305*
— Nikolaeva, M. N. *319*
— Tutkevitsch, L. M. 176, *312*
Stein, R. O. 101
Stein, S. C., s. Israel, H. L. *329*
Steiniger, F. 79, 80, *305*
Stiles-Bunnel 501
Stolze, E., s. Gehr, E. 200, *315*
Stone, C., s. Davey, T. F. 82, 83, *293*, 339, 341, *403*
Stone, M. M., s. Kinnear Brown, J. A. 80, 90, 266, 271, *292*, *297*, *323*, 396, *402*
Strachan, F. D. 498, *510*
Stuehmer, A. 469, *510*
Suarez, J. E., s. Cuervo, J. M. 241, *320*
Subramaniam 214
Subramaniam, B., s. Klokke, A. H. 57, *285*
Such, M. 289, 454, *510*
— s. Gomez-Orbaneja, J. G. 469, 471, *506*

Sudhoff, K. *312*
Sugai, Monobe 166
Sugai, K. 27, 44, 181, 260, *289*
Suhrland, L. G., Bishop, F., Carpenter, C. M. *289*
— s. Bishop, F. W. 5, *281*
Sundaresan, T., s. Bechelli, L. M. *402*
Sureau, P., s. Floch, H. 420, 424, 436, *505*, *506*
Sushida, K., Hirano, N. 192, *312*
Susini, J., s. Merie, F. *310*
Suskind 217
Susman, I. A. 93, 174, *305*
Suter, E. 257, *328*
Sutherland, I., s. Brown, J. A. K. 396, *402*
— s. Hart, D'Arcy, P. *329*
— s. Kinnear Brown, J. A. 90, *297*
Sutton 229
Suzue, K., Ichida, F., Imagawa, G. 187, *312*
Suzuki s. Sakurai 260
Suzuki, I., s. Shinohara, C. 5, *289*
Suzuki, M., s. Sakurai, H. 213, *317*
Suzuki, T. *329*
— s. Sato, S. 81, *304*
Swan, L. L., s. Grabstald, H. 186, 187, 188, *309*
— s. Powell, C. S. 178, 188, 196, *311*
Sweetman, Williams 241
Sweetman, D. R. *319*
Swerts, L. 268, *329*, 389, 391, *408*, *410*
— s. Dubois, A. 4, *282*
Syme 251
Symmers, W. St. C. *305*

Tachikawa, N., s. Abe, N. M. 100, 102, 173, *290*
Tajiri 145, 146, 150, 157, 158, 159, 160, 161, 162, *192*
Takahashi, S., s. Narita, M. *322*
Takahashi, T. 188, 189, 279, *313*, *331*
Takahashi, Y., Yamamoto, K. *289*
Takano s. Ogata 266
Takano, K. 263
— Fukushi, K. 263
— s. Fukushi, K. 173, *295*
Takashima, S. 463
— s. Harada, Y. *309*
Takeda, K. 184, 262, *313*, *329*
Takeya, Hisatsuma 10
Takeya, K., s. Koike, M. *285*
Takino, M. 207, 210

Takino, M., Miyake, S. 202, 204, *317*
— Sakurai, H. *317*
Takizawa, H., s. Nishiura, M. 11, 12, 21, 33, *287*
Talusay 79
Tamaki, T., s. Yoshida, N. 5, *290*
Tamesis, J. V. 222, 223, *319*
Tanaka, H. 33, *289*
Tani, A., s. Yoshida, N. 5, *290*
Tanimura, Nishimura 182
— s. Fite, G. L. 261
Tanioku, K. 189, 191, *313*
Tarabini, C. G. 46, 47, 182, 189, 191, *289*, *313*
— Guillen, P. J. 190, *305*, *313*
— Sotelo, C., Contreras, F. 279, 280, *331*
— s. Contreras, R. F. 190, 199, 257, 268, *308*, *314*, *324*, 454, 473, 481, 492, 493, 494, *503*
Tarabini, J., s. Contreras Dueñas, F. 382, *403*
Tarabini-Castellani, G. 182, *313*
Tatarinov, Y. S. *313*
Taylor, C. E., Elliston, E. P., Gideon, H. *305*
— Hanks, J. H., Moses, H., Mittal, M. C., Kant, L. *305*
— s. Hanks, J. H. *296*
— s. Kar, S. 4, *284*
Teichmann, G. O. 78, 84, *305*
Teixeira, G. M., s. Costa, L. 382, *403*
Teixeira Pinto 443, *510*
Temporini, S., s. Sarmiento, S. A. 266, *328*
Tenier s. Joulia *297*
Tepper 12
Terabini, J., s. Contreras Dueñas *503*
Terada, M. 5, 209, *289*, *317*
Terencino, J. 165, 192, 241, 202, 279, 280, *305*, *313*, *319*, *329*, *331*
— Contreras Rubio, F. 179, 190, 199, *308*, *313*, *314*
— Oliete Bemileli, J. 215, *317*
— s. Contreras, F. 190, 199, 257, 268, *308*, *314*, *324*, 382, *403*, 454, 473, 481, 492, 493, 494, *503*
— s. Farina 231
Terencino, R., Adad, M., Ponziani, J. *313*
Texeira, J. Coelho 323
Thevenard, A., Delarue, J., Marques, J. M. *305*

Thomas, E., s. Hsuen, J. 81, 296
Thomas, R. E. 218, *317*
Thomsen, O., Bjarnhjedinson, S. 521, *524*
Thomson, S. W., Geil, R. G., Yamanaka, H. S. *313*
Tiant, F. R. 95, 140, *305*
— s. Pardo-Castello, V. 102, 198, 215, 218, 243, 274, *301, 316, 322*, 370, 375, *406*
Tigaud, J., s. Eselme, J. Marie-Suzanne 189, *308*
Tilden, I. L., s. Arnold, H. L. *290*
— s. Beddow, R. M. 196, *307*
Tillet, Francis 191
Tilley, J. C. 194, *313*
Tiong, J. O., s. Ignacio, J. L. 78, 88, *296*
Tiselius 189
Tissuel, J. 253, 264, 265, 268, 270, 271, *289, 305, 329*, 492, *510*
Titus, Bernstein 418
Toda, E., s. Nishiura, M. 11, 12, 21, 33, 208, 209, *287, 316*
Toledo Ferraz, N. de, s. De Paula Souza, R. 270, *327*
Tolentino, J. G. 133, 140, 146, 153, 156, 159, *305*, 401, *408*, 431, 461, 481, *510*
— s. Doull, J. A. 83, 166, 167, 173, 190, *294, 308*, 451, 456, 463, 482, 484, *504*
— s. Guinto, R. S. 80, 121, 168, *296*
— s. Lechat, F. 82, *298*
— s. Malbalay, M. C. 172, *299*
— s. Reich, C. V. 173, *303*
— s. Shepard, C. 466, *509*
Tomasino, P., s. Fernandez, J. M. M. 433, 492, *505*
Tominaga, B., Ishikawa, M., Yamamoto, M. *317*
Tomingo 202
Tommasi, Santoro 480, *510*
Tommasino, P. O., s. Staffieri, J. J. 187, *312*
Toranzos, L. B., s. Olmos Castro, N. 364, 394, 399, *406, 409*
Torella 103
Torrella, E., s. Contreras Duenas, F. *503*
Torrella Gil, E. 480, 481, *510*
Torsnev, N. A. *305*
Torsuev 202, *317*
Torsueva, N. N. 189, *313*
Touzin, R., Merland, R. 78, 90, *305*
Tran-Van-Bang, Nguyen-Dinh-Tiep 247, *323*

Trappmann 146
Traub 275
Trautman, J. R. 174, *305*
— s. Matthews, L. J. 193, 194, *310*, 521, 522, *524*
Treo, M. H., Oliveira e Silva, C. 176, *313*
Treo, M. M., Silva, C., Oliveira, N. F. de *289*
Trespalacios, F., Gonsalez Prendes, M. A. 95, *305*
Trimigliozzi, G., s. Bonomo, L. 193, 194, *307*
Trinh-Thi-Kim-Mong-Don s. Harter, P. *296*
Tröger, H., Klingmüller, G. 53, *289*
Trotter, M. 231, *305*
Tsugami, H., s. Kono, M. 189, *309*
Tsunoda, T., Hamada, I. 202, *317*
Tsuyoshi, M., s. Yoshida, N. 5, *290*
Tuma, M., Silva, D. C. *289*
Turner, M. H., s. Fite, G. L. *282*
Tursi, A., s. Bonomo, L. 193, 194, *307*
Tutkevitsch, L. M., s. Stein, A. A. 176, *312*
Twa Tjoa Tjong Liam s. Gan, K. H. *283*
Tze-Chün s. Liu 285

Uchida, M. *319*
— Shionuma, E. *306*
Ududa, Shionuma 170
Ueda 27
Uemura, K., s. Bechelli, L. M. 402
Unna Paul 45, 110, 273
Urbach 32
Urquijo, C. A. 266, *329*
— Colombo, V., Balina, L. M., Gatti, J. C. 370, 381, *408*
— Wilkinson, F. F., Basombrio, G. 266, *329*
— — Sasombrio, G., Colombo, C. V., Baliña, L. M. 381, *408*
Urrets Zavalia, A. 451, 452, *510*
Urueûa 228
Usandivaras, R. L., s. Olmos Castro, N. 364, 394, 399, *406, 409*
Utsonomiya, S., Iguchi, K., Igawa, H., Hida, T. *313*
Utsunomiya, S. 181, 184, *313*
Uyguanco, M. L. G., Rodriguez, J. N., Concepcion, I. 189, *313*

Vable, S. M., s. Gokhale, B. B. *321*
Vaccaro, Campa, Carboni 152
Vaccaro, A., s. Schujman, S. 177, 178, *312*
Vachon, R., Condert, J. *306*
Valente, E., s. Souza Lima, L. 441, 452, 453, *510*
— Bechelli, L. M. 492, *510*
Valentine 19
Valentine, M. A., s. Rees, R. J. W. 4, 15, 17, 18, 19, 211, 253, *288*
Valentine, R. C., s. McFadzean, J. A. 3, 5, 18, 19, *286*
— s. Ramu, G. 4, 1, *288*
— s. Rees, R. H. W. 4, 15, 17, 18, 19, *288*
Valhuerdi Fernandez, C., s. Gonzáles Prendes, M. A. 493, *506*
Vallin, J., s. Betourne, C. 178, *307*
Valls, F. D., Mora y Comas, J., Sala, C. D. 366, *409*
Valtis, J., Markianos, J. 266, *329*
Vanderlinde s. Yegian 253
Varma, A. K., Prasad, B. G. 84, *306*
Vasterling 186
Vaz Zeferino 332, 411
Vegas 114
Vegas, M., Convit, J. 140, 215
— — Medicina, J. A., Blomenfield, E. 469, 470, 471, 472, 473, 474, 475, *510*
Veiga de Carvalho 495, *510*
Velasco 157
Vélez 189
Venkitasubramian, T. A., s. Misra, U. K. 46, 47, *286*
Vera de B., s. Lara, C. B. 88, *298*
Verghese, A., Job, C. K. 178, 179, 180, *313*
Verma, B. S., Dougre, A. V. 81, 82, *306*
Vespoli, M. 494, *510*
Vieira, J. V. 353, *317*
Viel, B., Dellien, H. 266, *329*
Viette, M., s. Chaussinand, R. 73, 102, 257, *282, 292, 324*
Vilanova 140
Vilanova, X., Esteller, J. 213, 215, *317*
Vilanova Montiu, X., Llorrens Ribas Alvarado, L. A. 279, 280, *331*
Vilde, J. 219, 220, *317*
Vincent, M. 85, 90, *306*
Virchow 122
Vishnevsky, Horan 152

Vishnevsky jr., Aa. 498, *510*
Vitelli-Flores, J., s. Nunez, O. *287*
Vittino, G. 188, *313*
Vivancos s. Gomez Orbaneja, J. 78, 82, 88, *295*
Vogelsang *306*
Volk 56
Vorlaender 264
Vorotow, G., s. Oliveira, A. P. 179, *311*
Vulcan, P., s. Nicolau, G. 454, *508*

Waaler, E. 56, 238, 279, 280, *289*, *323*, *331*
— s. Møller-Christensen, V. 238, *322*
Wada, Y., s. Sato, S. 177, 188, *312*
Wade, H. W. 3, 4, 14, 15, 20, 22, 30, 38, 48, 50, 55, 56, 72, 78, 96, 100, 101, 103, 109, 112, 113, 114, 117, 118, 127, 128, 129, 130, 131, 132, 133, 136, 137, 138, 139, 140, 141, 143, 144, 145, 146, 148, 150, 152, 156, 159, 161, 162, 165, 166, 167, 172, 186, 190, 192, 199, 212, 214, 217, 231, 257, 259, 265, 266, 268, 271, 273, 275, 277, 279, *306*, *313*, *317*, *329*, *330*, *335*, *343*, *345*, *347*, *351*, *386*, *399*, *409*
— Ledowsky, V. *306*
— Lowe, J. *306*
— Perrin, S. R. 143, 144, 158, *306*
— Rodriguez, I. N. 110, 113, 132, 141, 145, 146, *306*
— s. Mouritz, A. M. 72, *301*
Wagner, G. 121, *289*
Wahn s. Zapf 16
Wainfeld, S., s. Pierini, L. A. 172, *302*
Wainwright, J., s. Davison, A. R. *320*
— s. Kooij, R. 276, *285*, *330*
Walcott, R. R. 4, 170, 171, *306*
Wallace, J. H., s. Chapman, G. B. 5, 19, 22, *281*
Walsh, J. J., s. Derbes, V. J. 228, *294*
Walter, Schumacher 104
Walzer, R. A., Nataro, F. R. 172, *302*
Wang, C. Y. *306*
Ward, D. J. 251, *323*
Wardekar, R. V. 278, *289*, *387*, *461*
Warren, L. H. *306*
Wassermann, A., Neisser, A., Bruck, C. 520, *524*

Watanabe, Y. 262, *329*
Waters, M. F. R. 461, 489
— Ridley, D. S. 130, 164, *306*
— s. Adams, A. R. D. 468, *502*
— s. Pettit, J. H. S. 167, *302*
Watt Maney, W. A., Han-Wee Fong, Lo-Hong Ling *313*, 497, 498, *507*
Wayson 343, 348, *409*
Wayson, N. E. 79, 82, 231, *306*, 485, *510*
— s. Chamberlain, W. E. 233, 243, 248, *320*
Webster 501
Weddell, G. 206
— Jamison, D. G., Palmer, E. 198, 202, 204, 205, 207
— Palmer, E. 201, 202, 205, 206, 207, *317*
— s. Palmer, E. 211, *316*
— s. Rees, R. J. W. 164, 211, 212, *302*, *316*
Weeks, K. D., Smith, D. T. 275, *330*
Weibel, J., s. Nunez, O. *287*
Weiser, R. S. *289*
Weiss, M., s. Herman, L. 33, *283*
Wells, A. Q., s. Mackaness, G. B. *326*
Wharton, L. H. 78, 85, *306*, 425, 427, 453, *510*
Wheate, H. A. 21, *289*
Wheate, H. W. 21, 175, 199, 231, *289*, *306*, *313*, *317*
Whitaker, L. 193, *313*
Wigley, S. C., s. Russell, D. A. 271, *328*, *396*, *407*
Wilikson, F., Dupont, J., Bosq, F. J. P. *290*
— s. Urquijo, C. 266, *329*
Wilkinson, F. F. *290*
— Brusco, C. M. *317*
— Colombo, C. V. 217, *317*
— Jonquieres, E. D. L., Falciani, S. J. *317*
— s. Urquijo, C. 381, *408*
Williams s. Sweetman 241
Williams, E. M., s. Cummins, S. L. 332, 334, 337, *403*
Williams, H. W. G. *323*
Williams, O. P., s. Derbes, V. J. 228, *294*
Williams, R. C., Cathcart, E. S., Calkins, E., Fite, G. L., Barba Rubio, J., Cohen, A. S. 195, *313*
— s. Cathcart, E. S. 193, *308*, 522, *524*
Williams, R. H., Nickerson, D. A. 277, *330*
Wilson, C. J. *306*

Wilson, J. W., s. Saltzer, E. I. 195, *312*
Wilson, S. A. K., Bruce, A. N. 214, 218, *318*
Winter 128, 131
Wiradikarta, D., Darwis, A. *306*
Wise, H. S. 181, *306*
Wise, M. J. *290*
— s. Ridley, D. S. *303*
Witebsky, Klingenstein, Kuhn 360
Wittmann s. Fromm 413
Wolcott, R. R. 4, 152, *290*, *306*
— s. Edmundson, W. F. 522, *524*
— s. Johansen, F. A. 414, 420, *506*
— s. Lutterbeck, E. F. *299*
— s. Ross, H. 183, 191, *312*
Wolters, M., s. Doutrelepont, J. 176, *308*
Wong, P. C., s. Rees, R. J. *288*
Wooley, J. G., Ross, H. 246, *323*
Worth, R. M. 77, *306*
Woscoff, A., s. Bosq, F. J. P. 131, *291*
Wozonig, H. 232, 241, *323*
Wright, A. D. 498, *510*
Wu, C. H., s. Kung, C. H. 241, *321*
Wu, Li-T'ien, Ch'in, Kuang-Yu, Liu, Tze-Chun 178, 182, *313*
Wuhrmann s. Wunderly 190
Wunderly, Wuhrmann 190
Wurm 274
Wyss, T. *306*

Xuong, D., s. Buu-Hoi 468, 469, 476, 477, *503*

Yamamoto 253
— Ishida 254
— Nishiura, Harada 208
Yamamoto, K., s. Takahashi, Y. *289*
Yamamoto, M., s. Tominaga, B. *317*
Yamamoto, T., Nishura, M., Harada, N., Imaeda, T. 6, 19, 20, 22, 23, 25, 27, 29, 66, *290*
Yamanaka, H. S., s. Thomson, S. W. *313*
Yamaoka, A. 5, *290*
Yanagisawa, K. 266, *329*, 380, 386, 394, *409*, *410*
— Asami, N., Ishiwara, S. 380, *409*
Yankah 81, 82
Yegian, Vanderlinde 253

Yokota, T. 78, 84, 85, 269, 306, *329*
Yoshida 100
Yoshida, N., Fukui, K., Tamaki, T., Tani, A., Hashimoto, Y., Hara, Y., Tsuyoshi, M., Kawano, A. 5, *290*
Yoshie, Jadin 27
Yoshie, Y. *306*
Youkah, J. A. K. *306*
Youmans s. Holmgren 254
Yu, H. W., s. Kung, C. H. 241, *321*

Yukawa, T., s. Fukushi, K. 173, *295*

Zambaco-Tachá 129
Zamora 128
Zamudio, E., s. Olmos Castro, N. *327*, 364, *394*, *406*, *409*
Zamudio, V. L. *307*
Zanetti, V. *290*
Zanten van, E., s. Collier, W. A. 308, 522, 523, *524*
Zapf, Wahn 16
Ziegler, P., s. Bergot, J. 189, 191, *307*

Ziehl-Neelsen 38, 147, 176, 240, 253
Zimmermann, A. A., s. Becker, S. W. 203, *320*
Zirilli, L. *307*
— s. Pisacane, G. 480, 481, *508*
Zitti, L. M., s. Hadler, W. A. 267, *326*, 345, 384, *404*
Zubiri Vidal, A., Mar Monus, R. 342, *409*
Zuckermann, A., s. Liban, E. *285*
— s. Sagher, F. 54, 56, *288*

Sachverzeichnis

Absceßbildungen beim Erythema nodosum leprosum 167, 171
— der Nerven 199, 212
Achromie bei der ,,uncharakteristischen" Infiltration 96
Acroosteolyse 245
ACTH 152
Äthylchaulmoograt 420
Äthylmercaptanderivate 412, 490
Agargelpräzipitation nach OUCHTERLONY 192
Agranulocytose 432, 434
Albumin-Globulinverhältnis 189
Albuminurie 435
Allergie, celluläre 32
Alkoholinjektionen 174
Alopecie bei Lepra 228, 229, 230
— —, Behandlung 474
— —, diffuse 228, 229
— —, geographische Verteilung 228
— —, ,,Mitsuda-" 228
— —, örtliche 228, 229
— —, Pathogenese 229
— —, umschriebene Form 228, 229
Amyloid 195, 196
Amyloidosis 182, 195, 196
—, renale 182
—, Todesursache bei Lepra 196
Anämie 95, 432, 433, 434
Anaesthesie 88, 197, 198, 199, 213
— bei kindlicher Lepra 88
— für Berührung 199
— der Cornea 199, 226

Anaesthesie, handschuhartige 198
—, strumpfartige 198
— für Temperatur 199
Analgesie 199
Angiitis, allergische 164
Anhidrosis im Herdbereich 218
—, segmentale 218
Anorexie 95
— bei Sulfonbehandlung 435
Antagonismus 264, 273
Antigen 100, 101, 102, 360, 361
—, Bereitung 101
—, ,,Chauviré" 400
— nach DHARMENDRA 268
—, Hayashi-Mitsuda- 101
—, Anforderungen an ein — 102
—, Kveim- 277
—, ,,Marianum" 401
—, Mitsuda- 101
—, Stephansky- 382
Antigenstruktur 192
Antihistaminica 152
Antikörper 194, 523, 524
—, antibakterieller 193
—, Bedeutung 400
—, zirkulierende 192, 194, 520
Aortitis, lepromatöse 184
Arteiitis, nekrotisierende 171
Arteriographien bei neuraler Lepra 247
Arthropoden 75
Asteroidkörper 51
Asthenie bei Sulfonbehandlung 435
Asymmetrie bei dimorpher Lepra 136, 138
Ataxie 214

Atemnot bei Sulfonbehandlung 435
Atrophie bei chronisch-progressiver Paradentitis 234
— bei genuiner Paradentose 234
Amyotrophie 214
Augenball bei Lepra, histologische Untersuchung 223
Augenbrauenstörungen 230
Augenveränderungen bei Facialisparese, Differentialdiagnose gegenüber Augenveränderungen bei Lepra 226
— bei Lepra 221 ff.
— —, Abgrenzung gegen Trachom 221
— —, Augenmuskellähmungen 223
— —, Behandlung 223, 224, 226, 422, 499
— — an der Conjunctiva 224
— — an der Cornea 225, 226
— —, Frühdiagnose 226
— —, geographische Variation 221
— bei Leprareaktionen 224
— an den Lidern 224
— an der Linse 227
— an der Retina 227
— —, Sehbehinderung 223
— — an der Iris 226, 227
— an der Tränendrüse 224
— an den Tränenwegen 224
— bei Trigeminusparese 226
Ausgrabungen bei Aachen 240
— in Åbelholt 233

Ausgrabungen in Naestved 233
Ausheilung, unterschiedliche, von Tuberkulose und Lepra 261
Aussatz 512
Australische Krankheit 129
Autoimmunmechanismus bei Lepra 193, 194
Autoimmunreaktionen bei Leprösen 193
Avitaminosen 94
Avlosulfon s. Diaminodiphenylsulfon

Baker-Test 43
Bakteriämie 176
Basaliom 279, 280
Battey-Tuberkulin 388
BCG 362, 376, 377, 386, 392, 393
—, Anwendungsbestimmungen für 386
—, Dosierung 375
— -Kongreß in Paris (1948) 267
—, Prüfung des Impfstoffes gegen Leprabakterien in den Fußsohlen von Mäusen 393
—, Versuche mit 361 ff.
— —, Kommentar zu 398
BCG-Impfung 90, 361, 363, 387, 399
—, epidemiologische Studien hinsichtlich des Wertes zur Verhütung der Lepra in Burma 397
—, — — — — in Karimui (Ostguinea) 396
—, — — — — in Uganda 395, 396
—, Methoden der, beim Tier 384
—, prämunitorische Wirkung bei Lepra 377, 378, 379, 380, 381, 386, 395, 396, 398
—, Vergleich der Applikationsweisen 362, 394
—, Versuch der Leprominpositivierung bei leprominnegativen Lepromatösen durch 381, 382
—, Wirkung auf die Lepra murina 384, 385
—, — auf die Leprominreaktion 377, 393, 394
— und Lepraprophylaxe 264, 267, 269, 270, 332, 386, 387
Behaarungsstörungen 186
Behandlung mit Äthylmercaptanderivaten 490
— der Algien 494, 495
—, ambulatorische 514, 516

Behandlung von Augenkomplikationen 499
— mit Canamycin 490
— mit Chaulmoograöl 484, 485, 486, 487
—, chirurgische 501
— mit Cimedon 427
— mit Cycloserin 477, 478, 479
— mit DADDS 466
— mit Diamidin 426, 427
— mit Diaminodiphenylsulfon 423, 424
— mit Diaminodiphenylsulfoxyd 468, 469
— mit Diaminoxyl 426, 427
— mit Diason 426, 427
—, Blutbildveränderungen bei 432, 433
— mit Dihydrostreptomycin 483
— mit Diphenylthioharnstoff-Derivaten 476, 477
— mit Exosulfonyl 428
— von Fußlähmungen 501
— der Gynäkomastie 501
— bei Haarlosigkeit in der Augenbrauengegend 501
— mit Isonikotinsäurehydrazid 480 ff.
— durch Kombination von Medikamenten 488
— von Kontrakturen 501
— von Krallenfingern 501
— bei Lagophthalmie 499, 501
— mit langwirkendem Diaminodiphenylsulfon 465, 466
— mit Langzeitsulfonamiden 488, 489
— der Lepraqeschwüre 495 ff.
— der leprösen Neuritis 217
— mit Lyosulfon 425
— des ,,Mal perforant du pied" 495, 496, 497, 498
— der Nasendeformierungen 499, 501
—, Negativierung des Bacillenbefundes von Nasensekret als erstes Resultat 453, 454, 479
—, physikalische 500
— mit Promin 424, 425
— mit Promanid 451
— rezidivierender Geschwüre bei Knochenveränderungen 495, 496, 501
— mit Rimino-Phenazinderivaten 174, 489
— der Schleimhautläsionen 499
— mit Streptomycin 482, 483

Behandlung mit Sulfonazin 426, 427, 428
— mit Sulfon-Cilag 428
— mit Sulfenon 426
— mit Sulfetron 427
— mit Sulfonen 413 ff.
— mit Thalidomid 174, 491, 492
— mit Thiambutosin 488
— mit Thioäthylverbindungen 490
— mit Thiosemicarbazon 469 ff.
— —, Blutbildveränderungen bei 471
— —, histopathologische Befunde 475
— mit Ulfason 427
Berloquedermatitis 91
Betreuung, soziale, Lepröser 518
Bibel und Lepra 2
Bilirubinämie bei Sulfonbehandlung 433
Blasen, Bedingung für die Entstehung bei Leprakranken 250
Blasennekrosenbildung 130
Blastomykose 360
Blutbild bei Lepra 188, 189
Blutbildveränderungen 432, 433, 471
Blutgerinnungsstörungen 189
Blutgruppen 81, 82
Blutgruppenfaktoren, Bedeutung bei Lepra 78, 81
Blutzucker 191
borderline-Lepra s. dimorphe Lepra
borderline tuberkuloid leprosy s. dimorphe Lepra
Bronchopneumonie bei lepromatöser Lepra 181
BSG 181, 188
— und Dysproteinämie, Zusammenhang zwischen 188
B 633 s. Rimino-Phenazinderivate

Cadmiumsulfattest 190
Calcium 191
Calmettisierung Gesunder und Leprominumkehr 365, 366, 367, 368, 369, 370, 371
— und Leprominreaktion 363, 364, 365, 373
,,Cancroid" 279
Carboxymethylcellulose-Lösung 421
Carcinome bei Grenzlepra 279
— bei lepromatöser Lepra 279, 280
— bei tuberkuloider Lepra 279

Carpal-Tunnel-Syndrom 216
Cephalin-Cholesterin-Flokkungs-Test 190
Ceroid 30, 47, 48, 66
—, Färbemethoden 48
Chaulmoograöle 411, 484, 485, 486
—, Behandlungsergebnisse 484, 485
Chemie des Leprabacterium 12
Cholesterin 191
Chorioretinitis 227
Choriumepitheliom 188
Chronaxie bei neuraler Lepra 247
Chronaxieprüfung 217
Cimedon 416, 420
—, Dosierung 427, 428
C.M.C.-Lösung s. Carboxymethylcellulose-Lösung
Corneaanaesthesie 226
Cortison 152, 174
C-reaktives Protein 191, 192
— — als prognostisches Zeichen 192
C-17-Ketosteroide 187
Cycloserin 412, 477, 478, 479, 487
—, Behandlungsergebnisse 479
—, Dosierung 478
—, Zwischenfälle bei Behandlung mit 478, 479
Cylindrurie 435
Cytochromoxydase 4
Cytoplasmakörper, osmiophile s. Lysosomen
Cytoplasmamembran 19
Cytosomen 48, 66

DADDS 466
Dakryocystitis 224
,,Dauersulfon" 412
DDS s. Diaminodiphenylsulfon
DDSO s. Diaminodiphenylsulfoxyd
Dekapsulierung der Nerven 494, 495, 501
Demodex folliculorum als Zwischenträger 76
Dermatitis, medikamentöse 435, 436
—, pruriginöse 436
—, trichophytoide 436
Dermatofibrom 49
Dermatomyositis 183
Dermohypodermitis, (sub)akute paralepromatöse 171
Diagnose der Lepra (s. a. unter Frühdiagnose der Lepra) 94, 95, 194, 198, 260
— —, Augenbrauenstörungen 230

Diagnose der Lepra, Histamintest 218
— —, Metacholintest 219
— —, Pilocarpintest 218
Diamidin 415, 416
—, Dosierung 426
Diaminodiphenylsulfon 414, 415, 423, 429
—, Behandlungsdauer 417
— in Carboxymethylcellulose-Lösung 421, 422
—, Dosierung 423, 424
—, — bei Kindern 424
—, —, Empfehlungen der WHO 1966 424
—, Effektivität niedriger Dosen 465
— in Gelatinelösung 421
—, langwirkendes 465, 466
— in öliger Lösung 420
— bei Massenbehandlung 430
— zur Prophylaxe bei Lepra 490, 491
—, Verteilung in verschiedenen Geweben 421
— in wäßriger Lösung 421
—, Wirkung bei Lepra 417
—, — auf Tuberkelbakterien ,,in vitro" 417
Diaminodiphenylsulfoxyd 412, 468, 469
—, Behandlungsergebnisse 469
—, Dosierung 468
—, Verträglichkeit 469
Diaminodiphenyl-Thiurea 412
Diaminoxyl 416, 466
—, Dosierung 426
Diason 414, 415, 416, 418, 419
—, Blutspiegel 418
—, Dosierung 419, 426
—, Harnkonzentration 418
Dihydrostreptomycin 482, 483
Diphenylthioharnstoff-Derivate 476, 477
—, Behandlungsergebnisse 476, 477
—, Dosierung 476
—, Toxizität 476
Disulfon s. Diaminodiphenylsulfon
Ditophal 487, 488
DNS 4, 5
Dosierung, allgemeine Richtlinien 423
—, Einzelheiten 423 ff.
Downgrading-Reaktion 153
DPT s. Diphenylthioharnstoff-Derivate
,,Druckulcus" 249
Durchblutungsstörung, periphere bei Leprösen 184, 185
Dyspnoe 414

E. coli, opake Tropfen bei Infektion mit 30
Eisenbehandlung 433, 434
Eiweißfraktionen bei Lepra 189
Eiweißspektrum, charakteristisches, bei Lepra 190
Ekzem bei Sulfonbehandlung 436
Ekzeme, anhaltende, als diagnostisches Merkmal bei Lepra 95
Endoneurolysen 217
Eosinophilie bei lepromatöser Lepra 189
Epidemiologie der Lepra 78
Episkleritis, lepromatöse 225
Epitaxis als diagnostisches Merkmal bei Lepra 95
Epitheloidzelle 23, 25, 31
— bei tuberkuloider Lepra 31
— — —, elektronenmikroskopisches Bild 66, 69
Epitheloidzellengranulom 70, 254
Eponeinbettung 33
Erbfaktoren, mögliche, bei Lepra 78, 79
Ergastoplasma 31
Erstherde bei Lepra (s. a. unter Frühherde) 92, 93, 94
— —, Lokalisation 92, 93
— —, Pigmentschwund im 92
Erythem, flaches, bei der ,,uncharakteristischen Infiltration" 96
Erythema hypochromicum bei der ,,uncharakteristischen Infiltration" 96
— induratum 171
— multiforme 164
—, —, Häufung bei Sulfonbehandlung 453
— necroticans 116, 127, 130
— nodosum 167, 172, 173
— — leprosum 51, 153, 165, 166, 170, 171, 172, 173, 174, 179, 422, 438
— — —, Augenveränderungen bei 170, 224
— — — als Autoimmunkrankheit 173
— — —, Behandlung 174, 422
— — —, Differentialdiagnose 170, 171, 173, 174
— — —, Entwicklung bei dimorpher Lepra 174
— — —, Häufung bei Sulfonbehandlung 453
— — —, Histologie 171, 172
— — — als Jarisch-Herxheimer-Reaktion 173, 255

Erythema nodosum leprosum, Klinik 166, 167, 170
— — —, Leberleprome bei 179
— — —, Methylenblautest bei 45
— — —, Pathogenese 172, 173
— — —, Unterscheidung von der „akuten lepromatösen Infiltration" 170
— — —, — vom Erythema nodosum 167, 170, 171, 172
— — —, Unterteilung nach dem histologischen Bild nach PEPLER 171
— — —, — nach der Tiefe des Sitzes nach RIDLEY 171
Erythrodermie bei Sulfonbehandlung 436
Etisul s. Ditophal
Exacerbation, knotige 153
Exosulfonyl, Dosierung 428

Facies, „dimorphe" 139
„facies leprosa" 232, 233, 235
— — „Zähne, lepröse", bei 240
Färbemethoden 3, 4
—, Fite-Wade- 4
—, Formazanreaktion 4
—, Malachitgrün-Fuchsin-Färbung 4
—, Nadireaktion 4
—, Ziehl-Neelsen 4, 17, 18, 257
Faktor N 79, 268, 334
Feldprojekte 462, 464
Fernandez-Reaktion 149, 392, 400
—, Ursachen der Positivität 269
Fertilitätsstörung 77
Fibroblasten 27
Fibrosarkom 51
Fieber 160, 163, 164, 493
— bei Leprareaktionen 438
Fite-Wade-Methode 4
Fleckenlepra, diffuse lepromatöse (LUCIO) s. diffuse Lepra von LUCIO
Flockungstest mit Kardiolipin Cytolipin 361
Formazanreaktion 4
Fragilität der Erythrocyten bei Sulfonbehandlung 433
Frühdiagnose der Lepra (s. a. Diagnose der Lepra) 94, 95, 218, 226, 513
— bei maculöser lepromatöser Lepra 125
Frühheilung 88

Frühherde (s. a. unter Erstherde bei Lepra), Abgrenzung von banalen Dermatosen 94
— beim Erwachsenen, Erregernachweis 91
— — an den peripheren Nerven 91
— —, Sichtbarmachung durch Methylenblau 92
— bei Kindern 87, 88, 89, 90
— —, Abheilung 87, 88
Frühlepra beim Erwachsenen 91 ff.
— bei Kindern 84, 87, 88, 89
— —, histologische Befunde 89
— —, Lokalisation der Ersteffloreszenzen 89
— —, Verlauf 87, 89
—, uncharakteristische 91
Frühreaktion beim Leprominitest 103
Frühzeichen der Lepra, Schweißstörungen als 218
Fuadin 174
Fußgeschwüre 248, 249, 250
—, Ätiologie 249
—, Behandlung 251
—, — durch Decapsulation des N. tibialis 251
—, — durch Epineurektomie des N. fibularis 251
—, Besserung auf DDS als Hinweis ex juvantibus für die lepröse Genese 251
—, Differentialdiagnose der Ätiologie von 250, 251
—, Lokalisation 249, 250
—, röntgenologische Knochenveränderungen bei 250
—, Unterteilung 249

Gamma-Globulin 83
Ganglion, sympathisches 207
Gastro-intestinale Beschwerden 432
Gefäßveränderungen beim Erythema nodosum leprosum 167, 171
— bei Lepra 184, 185
— —, Amyloidablagerung 196
Gesamteiweiß 189
Gesamtprotein-Leprolin nach O. CASTRO u. ARCURI 102
Geschlechtsdifferenz bei Lepra 82, 83
Geschlechtsmerkmale, sekundäre, bei Lepra 186
Geschmacksprüfung auf Phenylthioharnstoff 78, 80
Gewebekulturen 258
Gewebsreaktion, exsudative Phase der 254, 255

Gewebereaktion, granulomatöse Phase der 254, 255
—, symbiotische Phase der 254, 255
Gewebstemperatur, Bedeutung für Leprabakterien 261
Gingiva, Amyloidablagerung in der 195
Globi 19, 21, 22
—, Sulfonwirkung an 454
Gloea 5, 19, 20, 21
—, Färbemethoden 20
—, Fixierungsmethoden 20
Glykoproteine 191
Golgi-Apparat 33f., 68, 69
Golgi-Komplex s. Golgi-Apparat
Granula, osmiophile 48
Granulationsgewebe, lepröses, Reaktion auf maligne Zellen 280
Granulomatose, epitheloidzellige s. unter Sarkoidose
—, lepromatöse 34
Granulome, lepromatöse 34
—, tuberkuloide 58, 60, 61
Granulomzellen bei Grenzlepra 32
—, lepromatöse 31
—, —, Unterscheidung von der tuberkulösen auf Grund des elektronenmikroskopischen Befundes 31
—, tuberkuloide 31
Grenzlepra (s. a. unter dimorphe Lepra) 15, 21, 32, 37, 49, 116, 132, 134, 135, 137, 138, 139, 140, 141, 142, 143, 144, 145, 146, 147, 148
—, Antikörperbildung bei 32
—, Bakteriologie 135, 136, 139
—, Beginn 135
—, Definition 134
—, Differenzierung nach LEIKER 145
—, „dimorphe maculöse Gruppe" nach GAY PRIETO 142
—, elektronenmikroskopisches Bild 146, 147, 148
—, „genuine borderline Gruppe" nach GAY PRIETO 142
—, Granulomzellen bei 32
—, Häufigkeit 139
—, Histologie 135, 146, 147
—, histoides Leprom bei 49
—, historische Entwicklung 132, 141, 142
—, Immunologie 135, 139
—, Infektiosität 21
—, Klassifizierung 140, 141, 142, 143, 144

Grenzlepra, Klinik 116, 135
—, lepromatöse 138
—, Macula „dimorphe" bei 136, 137
—, Methylenblau-Test bei 146
—, Prognose 136, 140
—, Reaktionen bei 145, 146
—, sekundäre Neuritis bei 199
—, therapeutische Beeinflußbarkeit 21, 140
—, tuberkuloide 37
—, Vergleich der Herde mit den Reaktionsformen tuberkuloider Lepra 137
Grenzleprareaktion, akute 145, 199
—, —, borderline (dimorphe) Leprareaktion 146
—, —, Umkehr-(reversal-) Phänomen nach WADE 146
Grenzmembranen 66
„Grenzreaktionen" bei Sulfonbehandlung 437
Grundtemperatur, Bedeutung 187
Gynäkomastie bei Lepra 185, 186
— —, Behandlung 501
— —, Pathogenese 188
— —, Rückbildungstendenz 186

Haarfollikel, Veränderungen bei Lepra 64
Haarverpflanzungen 231
Haarwuchsstörungen bei Lepra (s.a. unter Alopecie) 228, 229, 230, 231
— — als differentialdiagnostisches Merkmal 229
Hämaturie 434, 435
Hämoglobin 191
—, atypisches 191
Hämoglobinämie bei Sulfonbehandlung 433
Hämolyse bei Sulfonbehandlung 433
Hansen-Bakterien s. Leprabakterien
Hansenscher Bacillus s. Leprabacterium
Haptoglobin 82
Harnsäure 191
Harnstoff 191
Hautanhangsgebilde, Veränderungen bei Lepra 186
Hautläsionen, therapeutischer, Einfluß der Sulfone auf 414, 415
—, Veränderungen unter Sulfonbehandlung 443, 444

Hautstörungen, trophische 214
—, —, Atrophie 214
—, —, Farbveränderungen 214
—, —, ichthyotische Prozesse 214
—, —, Schuppung 214
—, —, sklerodermische Veränderungen 214
Hayashi-Mitsuda-Antigen 101, 102
Heerfordtsches Syndrom 221, 276
Heilung, unvollständige, mit Rückfall 88
HeLa-Zellen 33, 257, 258
Hepatitis, „granulomatöse" 180
—, toxische, nach hoher Diaminodiphenylsulfon-Therapie 178
Hertoghe-Symptom 231
Herxheimer-Reaktion 152
Herzbeteiligung bei Lepra 182
Histamin-Test 88, 218
Histiocyten, phagische Funktion 25
Hodenbiopsie 186, 187
Hodenlepra 77, 187
—, Atrophie des Testes bei 187
—, C-17-Ketosteroide bei 187
—, ICSH bei 188
—, Infektionsmodus 187
—, Klinefelter-Syndrom, Beziehung zur 188
—, Leydig-Zellen-Hypertrophie bei 187
—, Veränderungen an der Basalmembran bei 187
—, Verdickung der Tunica vaginalis bei 187
Hornhautentzündung, lepröse 414
Hydrazid 412
Hyperhidrosis, vikariierende 218
Hyperostosen bei leprösen Veränderungen im Weichteilgebiet 245
Hypochromie bei der „uncharakteristischen Infiltration" 96

IgA s. Immunglobulin A
IgG s. Immunglobulin G
IgM s. Immunglobulin M
Immun-Adhaerenstest nach MUNOZ DA ROCHA 193
Immunelektrophorese 191
Immunglobulin A 191
— A-Antikörper 523, 524
— G-Antikörper 523

Immunglobulin M 191
— M-Antikörper 523, 524
Immunisierung, künstliche, mit Lepromlipoiden 400
Immunität, natürliche 74
Immunofluoreszenz 193
Index, bakterieller, bei Therapie mit Rimino-Phenazinderivaten 489
—, bakteriologischer 467
—, morphologischer, Beurteilung bei Sulfonbehandlung 467
—, — bei Therapie mit Rimino-Phenazinderivaten 489
Indomethacin 153
Infektion, intrauterine 77
—, kongenitale 77
— durch Säugen 85
Infektionsgefährdung von Ärzten 74
— von Ehepartnern 73, 74
— durch Kontakt mit Leprösen 72
— von Missionaren 74
— von Pflegepersonal 74
Infektionshypersensibilität 400
Infektiosität 21
Infiltrat, uncharakteristisches (BÜNGELERS) 96, 115
Infiltration, akute 150, 158, 159, 160, 161
—, —, lepromatöse 150, 161
—, —, im Muskel 183
—, uncharakteristische nach BÜNGELER 96, 97, 98
—, —, Leprominreaktion bei der 96
—, —, Transformierung in die lepromatöse Lepra 98
—, —, in die tuberkuloide Lepra 97
Injektionen, perineurale 217
Inkubationszeit der Lepra 3, 70, 71, 84, 85
— — bei Kindern 71, 84
Intracutanreaktionen, falsche bei zu hoher Tuberkulinkonzentration 336
Iridocyclitis 226, 227, 437, 438, 439
—, Bakteriennachweis bei 226
—, Cataracta complicata bei 226
—, hintere Synechien bei 226
—, Hornhautpräzipitate bei 226
—, Hypopyon bei 227
—, Irisperlen bei 227
—, Sekundärglaucom bei 227
Iris, lepromatöse, Histologie 222, 223

Iris, lepromatöse, Submikroskopie der 222, 223
„Irisperlen" (lepröse Irisknötchen) 227
Iritis, lepromatöse 222, 223
—, —, Komplikationen der 223
— bei Sulfonbehandlung 438
Isonikotinsäurehydrazid 480, 481, 482
—, Behandlungsergebnisse 481, 482
—, Dosierung 480
—, Konzentration im Blut 480
Isolierung, Lepröser 514
—, —, Kriterien für eine 515

Jarish-Herxheimer-Reaktion 173, 255
Jodide 151
Juckreiz bei Sulfonbehandlung 436
Jüngling-Symptom 276

Kaliumthiocyanat 151
Kanamycin 487, 490
Kapillarresistenz 184
Katarakt 227
Kavernen nach Bronchopneumonien bei lepromatöser Lepra 181
Keloid 51
Keratitis 225
— punctata 225, 226
—, sekundäre 226
—, sklerosierende 226
„Klarzellen, lepröse" 203
Knochenveränderungen bei Lepra 232ff.
— —, aseptische Knochennekrosen 245
— — an Händen und Füßen 240, 241, 242, 243
— —, Hyperostosen 245
— — und klinische Symptome 246
— — unter DDS-Behandlung 242
— —, metatarsophalangeale Osteoarthritis 245
—, — —, Acroosteolyse 245
— —, Møller-Christensen-Syndrom 232
— —, Osteitis 245
— —, Osteoporose 245
— —, Pathogenese 247
— —, Periostitis 242
— —, prozentuale Verteilung nach MØLLER-CHRISTENSEN 235, 236
— —, sekundäre, Ursachen der 248

Knochenveränderungen bei Lepra, spezifische 241, 242, 243
— —, —, Differentialdiagnose bei 248
— —, unspezifische 243, 244, 245
— —, —, Differentialdiagnose bei 248
— — bei Sulfonbehandlung 437
—, Therapie 247, 496, 498, 501
Körper, zwiebelartige s. Myelinfiguren
Kollagenosen 151
Komplement-Fixationstest (nach EITNER) 521
Kongorotprobe 196
Kopfschmerzen 220, 432
Korrelationskoeffizient zwischen Tuberkulin und Leprominpositivität 336
KR-Reaktion 523
Kreuzsensibilität zwischen Tuberkulose und Lepra 335, 336
Kryoglobuline 193, 522
Kveim-Test 277

Lagophthalmus 184, 226
Langerhanssche Zellen 201, 202, 203
— —, Submikroskopie des 203
Langzeit-Sulfonamide 488, 489
Latexfixationstest 193, 522
„Lazarine"-Phänomen 127, 128, 129
Leberpunktion 178, 179, 180
Leberschädigung bei Sulfonbehandlung 435
Leberveränderungen bei Grenzlepra 179
— bei Lepra, Amyloidose 195
—, Cirrhose 179
—, histologischer Befund 178, 179, 180
—, klinisches Bild 178
—, Lebertests 178, 181
— bei lepromatöser Lepra 178, 179, 181
— bei tuberkuloider Lepra 179, 180, 181
Lepra, akutes Ödem bei 174, 175
—, akuter Schub 142, 150
—, Alopecie, diffuse, bei 228
—, —, örtliche, bei 228
—, Ausfall der Luesseroreaktionen bei 522, 523
— als Autoimmunkrankheit 173
—, „bakteriologische" Besserung im Vergleich mit der

klinischen Besserung 453, 454, 474, 479
Lepra, Bedeutung der Blutgruppenfaktoren bei 81, 82
—, begünstigende Faktoren für die Ausbreitung 352, 360
—, Behandlungsdauer 412, 414
—, Chemotherapie 412
—, Diagnose 95, 194, 198, 260
—, diagnostische Kriterien 198, 260
—, diffuse, von LUCIO 127, 128, 129, 131, 132
—, —, Behandlung 127
—, —, Histologie 128
—, —, Verlauf 127
—, dimorphe (s. a. unter Grenzlepra) 19, 20, 21, 95, 99, 132ff., 199, 205
—, —, Bakteriennachweis bei 135
—, —, Histologie 135
—, —, Immunologie 135
—, —, internationale Definition 134
—, —, Klinik 135
—, —, maculäre (BROWNE) 139
—, —, maculöse 99
—, —, Neurohistologie der peripheren Nerven bei 205
—, —, Prognose 136
—, —, sekundäre Neuritis bei 199
—, Dualität 78
—, erste Effloreszenz bei Kindern 86
—, Elektronenmikroskopie der Nerven bei 208, 209
—, endemische 413
—, Epidemiologie der 78
—, Erbfaktoren bei 78, 79
— als Erbkrankheit 78
— beim Erwachsenen 91ff.
—, Fettstoffwechselstörung bei 46, 47
— bei Frauen 82, 83
—, frühe s. „Frühlepra" bei Kindern bzw. Frühlepra bei Erwachsenen
—, Frühzeichen 213
— und Geschlecht 357, 358
—, Gruppeneinteilung LUCIOs 127
—, hochresistente 108, 109
—, indeterminata (s. a. uncharakteristische Lepra), macular 115
—, —, rein neuritisch 115
—, Infektionsmodus 260

Lepra, Inkubationszeit bei Kindern 71, 84
— bei Kindern 83 ff.
— —, Absonderung gefährdeter Kinder von den Eltern 84, 85, 90
— —, Alter der Kinder bei ersten Erscheinungen 71, 84, 85, 86
— —, Bakterienbefunde 89
— —, Beginn einer Anaesthesie 88
— —, Empfänglichkeit der Kinder für L. 85
— —, erste papulo-nodulöse Effloreszenz 86
— —, feingranulierte Effloreszenz 87
— —, größere maculo-papulöse Effloreszenz 87
— —, Histologie 89
— —, hypopigmentierte Macula 87
— —, Klinik 86, 87
— —, Leprareaktionen bei frühen kindlichen Lepraformen 88
— —, Leprominreaktion 88
— —, Lokalisation der Ersteffloreszenzen bei Kindern 86, 89
— —, Prophylaxe lepragefährdeter K. 90, 387
— —, Schutz vor Lepra durch BCG-Impfung 395, 396, 397, 398
— —, Verlauf 87, 88
— —, Weiterentwicklung der Lepra bei Kindern 87
—, Klassifizierung 95 ff.
—, — nach BÜNGELER 114 ff.
—, — nach Granulationsgewebe nach BÜNGELER 96
—, Klassifikationsschema nach COCHRANE 120
—, Klassifizierungsschema 120
—, klinisch-neurologische Befunde bei 213
—, Knochenveränderungen bei 232 ff., 276
— und Kollagenkrankheiten, klinische Ähnlichkeiten 521
— —, serologische Ähnlichkeiten 521
—, konnatale 71, 77
— und Krebs 279, 280
—, lepromatöse 4, 17, 20, 21, 32, 33, 35, 38, 47, 66, 71, 92, 94, 112, 115, 116, 121 ff., 147, 181, 186, 187, 189, 190, 191, 194, 197,

199, 204, 208, 209, 222, 226, 229, 232, 241, 400, 417, 441, 520, 522, 523
Lepra, lepromatöse, Amyloidablagerung bei 195, 196
—, —, Aortitis 184
—, —, Augenveränderungen bei 222
—, —, als Autoimmunkrankheit 194
—, —, Bakteriengehalt 17
—, —, Bakterienzahl in 1 ml Gewebe 4
—, —, Blutbild bei 189
—, —, BSG bei 188
—, —, Cadmiumsulfattest bei 190
—, —, Cephalin-Cholesterin-Flockungstest bei 190
—, —, C-reaktives Protein bei 192
—, —, Diagnose 520
—, —, diffus beginnende 125
—, —, diffuse 126
—, —, elektronenmikroskopisches Bild 147
—, —, Fettspeicherung bei 35, 38
—, —, Hypocholesterinämie bei 47
—, —, Globulinerhöhung bei 190
—, —, Gloea bei 20
—, —, Gynäkomastie bei 186
—, —, Haarwuchsstörungen bei 229
—, —, Häufigkeit der Mutilationen bei 232
—, —, histologische Veränderungen des Hodengewebes 187
—, —, immunelektrophoretische Veränderungen 191
—, —, Inkubationszeit bei Erwachsenen 71
—, —, Irisperlen bei 222
—, —, Klinik 121 ff.
—, —, Lungenveränderungen bei 241, 242
—, —, Lungenveränderungen bei 181
—, —, maculöse 125
—, —, Melanocytenfunktion bei 92
—, —, Nervenbefall bei 197
—, —, Neurohistologie der peripheren Nerven bei 204
—, —, notwendige Dosen an DDS bei 417
—, —, Ovarienbeteiligung 187
—, —, Pannus leprosus corneae 226
—, —, Reaktionslosigkeit bei 112

Lepra, lepromatöse, Riesenzellen bei 38, 66
—, —, sekundäre Neuritis bei 199
—, —, serologische Reaktionen der 400
—, —, Störungen der Augenbrauen bei 230, 231
—, —, Sulfonbehandlung bei 441
—, —, als Systemkrankheit 187
—, —, Takata-Ara-Reaktion 190
—, —, therapeutische Beeinflußbarkeit 21
—, —, Thymol-Trübungstest bei 190
—, —, Wassermannsche Reaktion bei 522, 523
—, —, Zellzerstörungsart im Nerven bei 208, 209
—, lepromatöser Typ 115, 116
—, — —, diffus 115
—, — —, infiltriert 115
—, — —, macular 115
—, — —, nodulär 115
—, — —, rein neuritisch 115
„— maculosa" 95, 117
—, maculo-anaesthetische 99
—, —, Abgrenzung von der uncharakteristischen Lepra 100
—, —, Verlauf 99
— bei Männern 82, 83
—, Massenbehandlungen 412
—, Mitsuda-Alopecie bei 228
„— mixta" 113, 197
—, Mononeuritis bei 198
—, Morbiditätskoeffizient in São Paulo 359
—, latente 94
—, lazarine, von LUCIO 129, 131, 132
—, „Lucio-Symptom" bei 231
—, lymphatischer Ausbreitungsweg der Krankheit 178
— nervosa, Amyloid bei 196
—, „neurale", Knochenveränderungen bei 243, 244
—, neurohistologische Veränderungen 201
—, — — der nervösen Endorgane 204
—, — — der peripheren Nerven 204
—, neuritische 198, 199
—, —, Erregernachweis 199
—, —, Infektiosität 199
—, —, trophische Veränderungen bei 199
—, —, Verlauf 198, 199

Lepra, Pathogenese nach WEDDELL 205
—, Pathohistologie 35
—, Phasen der Gewebsreaktion bei 254, 255
—, plantare Fußgeschwüre bei 248
—, polyneuritische 139, 198, 199
—, prälepromatöse 73
—, primäre Neuritis, histopathologischer Verlauf bei 200
—, reactional tuberkuloid leprosy (DE SOUZA CAMPOS) 142, 150
— und Sarkoidose 273ff.
— —, Differentialdiagnose 276, 277, 278
—, sekundäre Neuritis, histopathologischer Verlauf 200
—, serologische Tests bei 521, 522, 523
—, Serumveränderungen bei 46
—, Stadien der neurologischen Störungen 213, 214
—, Sterblichkeit 414
—, Symptome im Beginn 95
— als Thesaurismose 38, 40
—, Treponemenimmobilisationstest bei 522, 523
—, tuberkuloide 15, 22, 32, 65, 66, 70, 81, 84, 92, 104ff., 119, 150, 188, 190, 191, 192, 197, 221, 222, 229, 232, 243, 400, 520, 522, 523
—, —, Augenveränderungen bei 222
—, —, bakteriologischer Befund 15, 107, 109
—, —, Blutbild bei 188
—, —, BSG bei 188
—, —, Cadmiumsulfattest bei 190
—, —, C-reaktives Protein bei 192
—, —, Diagnose 520
—, —, disseminierte 105
—, —, Einzelherd 105
—, —, Feinstruktur der Epitheloidzellen bei 66, 67, 68, 69
—, —, Geschichte 110, 111, 112, 113
—, —, Globuline bei 190
—, —, Haarwuchsstörungen bei 229
—, —, hämatogene, metastatische Ausbreitung an peripheren Nerven bei 197
—, —, Häufigkeit der Mutilationen bei 232
—, —, histologisches Bild 104

Lepra, tuberkuloide, hochresistente 108, 109
—, —, immunelektrophoretische Veränderungen 191
—, —, Klinik 104ff.
—, —, Knochenveränderungen bei 243
—, —, Leprominreaktion bei 119
—, —, Madarosis bei 221, 222
—, —, Melanocytenfunktion bei 92
—, —, Nervenbefall bei 197
—, —, niederresistente Form 109
—, —, Neurohistologie der peripheren Nerven bei 204
—, —, reacional s. Lepra, akuter Schub
—, —, in Reaktion 150
—, —, reaktive 84
—, —, ruhende 15
—, —, Riesenzellen bei 65, 70
—, —, serologische Reaktionen der 400
—, —, Verkäsung der Nerven bei 213
—, —, Wassermannsche Reaktion bei 522, 523
—, —, Zellzerstörungsart im Nerven bei 208, 209
—, tuberkuloider Typ 115
—, — —, macular 115, 117
—, — —, major tuberkuloid 115, 116
—, — —, minor tuberkuloid 115
—, — —, rein neuritische Prozesse 115
— und Tuberkulose 252ff., 334, 387, 391, 392
— —, Antagonismus zwischen 263ff.
— —, differentialdiagnostische Merkmale im histologischen Befund 261
— —, epidemiologische Beziehungen 348, 349, 350, 359
— —, Gemeinsamkeiten zwischen 252, 253, 254, 255, 256, 257
— —, gleichzeitige Erkrankung an 262, 263
— —, immunologische Beziehungen zwischen 256, 360
— —, Kreuzimmunität zwischen 256, 257
— —, Organbefall bei 256
— —, Unterschiede im Organbefall bei 260, 261
— —, Unterschiede zwischen 257ff., 258

Lepra, Übertragung durch Arthropoden 75, 76
—, — durch Tatauierung 72
—, umschriebene Form der Alopecie bei 228
—, uncharakteristische 93, 96, 98, 99, 100, 115
—, —, Abgrenzung von der maculo-anaesthetischen Lepra 100
—, —, notwendige DDS-Dosen bei 417
—, —, spontane Rückbildung von Effloreszenzen bei 93
—, unterschiedliche Ausheilung gegenüber der Tuberkulose 261
—, Verbreitung in Australien 351, 353
—, — in Ceylon 350
—, — in Chile 352
—, — in China 350
—, — auf den Fidschi-Inseln 351
—, — in Formosa 350
—, — in Indien 350
—, — in Indochina 350
—, — in Japan 350
—, — in Kanada 353
—, — in Korea 351
—, — in Mitteleuropa 271, 272
—, — auf Neuseeland 351
—, — auf den Philippinen 351
—, — auf den Phoenixinseln 351
—, — in Portugal 353
—, — auf Samoa 351, 352
—, — in São Paulo 353, 354, 355, 356
—, — in Spanien 353
—, — in der Südafrikanischen Union 353
—, — in Thailand 351
—, — in den USA 352
—, viscerale 175ff.
—, zentripetale Ausbreitung 207
— bei Zwillingen 80
Leprabacillus s. Leprabacterium
Leprabacterium (s.a. unter Leprabakterien) 5ff., 253, 361, 411, 417, 437, 440
—, Bakterieninhalt 16, 17, 18
—, Bakterienkern 6, 16
—, Bakterienvolumen 3
—, Chemie der Bakterienwand 12, 13
—, Cytoplasmakondensationsmembran 6, 9

Leprabacterium, Differentialdiagnose gegenüber dem Tuberkelbacterium 253, 255, 257
—, elektronenmikroskopische Befunde 5ff.
—, Entdeckung 252
—, Färbemethoden 4, 18
—, Fixierungszeiten 5
—, Gewebsreaktionen auf das 126
—, Globi 19, 21, 22
—, Gloea 5, 19, 20, 21
—, Größe 5
—, Index nach RIDLEY 4
—, Innenkörper 5
—, intracytoplasmatische Membransysteme 11, 12, 13
—, Kapsel 19, 20, 22
—, Kultivierbarkeit 520
—, logarithmischer Index von RIDLEY und HILSON 4
—, morphologische Veränderungen unter Sulfonbehandlung 453, 454
—, Nuclearapparat 6
— unter Sulfonwirkung 5, 19
—, Teilung 15
—, Teilungszeit 254
— und Tuberkulinsensibilisierung 345
—, Verdoppelungszeit 3, 91
—, Vermehrung im Tier 2, 3
—, Zellwall 6, 8
—, Zellwalldicke 7
Leprabakterien (s. a. unter Leprabacterium), Affinität zur Schwannschen Zelle 42, 206, 208, 210, 211
— im Auge 222
—, Befall der Testkörperchen mit 204
— im Blut 155, 176
— —, Nachweismethoden 176
— im Bronchialsekret 181
—, Eindringen durch die Haut 93, 206, 211
—, — über den Respirationstrakt 206
—, — über den Verdauungstrakt 206
— beim Erythema nodosum leprosum 172
— in Frühefforeszenzen bei Kindern 89
— in Gefäßen 184
— im Knochenmark 177, 241
—, Kulturversuche 258, 259, 260
— in der Leber 178
—, lichtoptischer Nachweis in Haut und Hautanhangsgebilden 203

Leprabakterien im Lymphknoten 177
— im Muskel 183
— im Nabelschnurblut 77
— in Naevuszellen 51, 52, 53, 211
—, Phagocytose von 25, 47
— in der Placenta 77
— in der Prostata 77
— im Sternalpunktat 177
— bei Sulfonbehandlung, elektronenoptische bakteriologische Untersuchungen an 454
—, tote, Bedeutung 467
—, Vermehrung in Carcinomzellen 211
— zerstörender Faktor 177
Leprabekämpfung 399, 421, 512ff.
Leprafieber s. Leprareaktionen
Lepraformen, sog. ruhende 98
Lepragschwüre (s. a. unter Fußgeschwüre bei Lepra) 248ff.
—, Allgemeinbehandlung 496
—, Behandlung mit der Abschlußmethode nach WRIGHT 498
—, — mit Acetylcholin 497
—, — mit Bierscher Stauung 497
—, — mit Hydergin 497
—, — mit Insulin 497
—, — mit intraarteriellen Injektionen von antipyogener Vaccine 498
—, — durch Novocainblockierung 498
—, — durch periulcerale und perinervale Injektion von Chaulmoograölderivaten 497
—, — mit Roniacol 497
—, — durch Sympathektomie 498
—, Lokalbehandlung 496
—, maligne Entartung 280
—, operative Behandlung 498
Lepragruppen, Unterteilung nach BÜNGELER 115
—, nach COCHRANE und SMILY 119
Lepraherde, frühe, histologischer Befund am Nerven 207
—, tuberkuloide 64
—, unsichtbare 91
Leprainfektion und Tuberkuloseinfektion, klinische Beziehungen zwischen 346
Leprakonferenz, II., in Bergen 1909 514
— der WHO in Brazzaville 1959 463

Leprakonferenz, Leonard Wood Memorial Konferenz in Japan (1952) 150, 170
—, II., panamerikanische 1946 150, 413, 486
—, III., panamerikanische, in Buenos Aires 1951 264, 365, 455
Leprakongreß V., in Havanna (1948) 415, 426, 427, 428, 439, 483, 486, 496, 514
— in Kairo (1938) 495, 514
— in London (1968) 415
—, VI., in Madrid (1953) 114, 134, 142, 264, 364, 365, 386, 387, 415, 426, 427, 429, 431, 440, 461, 468, 472, 480, 487, 493, 496, 500, 501, 514, 518
—, VII., in Tokio 1958 134, 264, 365, 386, 401, 415, 423, 426, 427, 440, 468, 469, 472, 476, 477, 480, 483, 487, 499, 500
—, VIII., in Rio de Janeiro 1963 134, 415, 461, 464
Leprakranke, mögliche Erbfaktoren bei 78, 79, 80
Lepramorbidität (WEDDELL) 206
Lepraneuritis, primäre 199
—, sekundäre 199
Leprareaktionen (s. a. unter Reaktionen) 88, 116, 117, 130, 145, 146, 148ff., 186, 189, 190, 192, 193, 223, 224, 437, 438, 453
—, akute Infiltration (TAJIRI) 158, 159, 160
—, Lepromatisation 162
—, — lepromatöse Reaktion 162, 163, 164, 165
—, akuter Schub (Reactional tuberculoid leprosy) 157, 158
—, akutes Ödem der Hände und Füße 174, 175
—, Augenveränderungen bei 224
—, Autoimmunmechanismen bei 193
—, Behandlung 152, 153, 491, 492, 493
—, — mit ACTH 493
—, — mit Atebrin 493
—, — mit Autohämotherapie 492
—, — mit BCG 492
—, — mit Benadryl 492
—, — mit Bernsteinsäure 492
—, — mit Bluttransfusionen 492
—, — mit Calcium 492, 493
—, — mit Chromquecksilber 492

Leprareaktionen, Behandlung mit Colchicosid 493
—, — mit Corticosteroiden 493
—, — mit Diathermie 492
—, — mit Dihydrostreptomycin 492
—, — mit Fixierungsabsceß und fettreicher Diät 492
—, — mit Fuadin 492
—, — mit Fluorescein 492
—, — mit Gammaglobulin 493
—, — mit isotonischer Glucoselösung 492
—, — mit Kohle 492
—, — mit Lepromvaccine 492
—, — mit Methylenblau 492, 493
—, — mit Natriumchlorid 492
—, — mit Natrium oder Magnesiumhyposulfit 492
—, — mit Nicotinsäureamid 493
—, — mit Procain 492
—, — mit Pyramidon 492, 493
—, — mit Strontium 492
—, — mit Sulfonamiden 492
—, — mit Thalidomid 492
—, — mit Vitamin C 492
—, C-reaktives Protein bei 192
— der dimorphen Lepra 117
—, Erythema nodosum leprosum 165, 166, 167, 168, 169, 170, 171, 172, 173, 174
—, Fieber bei 438
—, genuine 162
—, Gynäkomastie bei 186
— bei kindlicher Lepra 88
—, Klinik 150
—, Knochenveränderungen bei 243
—, lepromatöse 116
—, —, Erythema nodosum leprosum 116
—, nekrotisierende 130
—, Pathogenese der 151
—, Pseudoexacerbation 161, 162
—, Serumeiweißverschiebungen bei 189
—, Serumlabilitätstests bei 190
— bei Sulfonbehandlung 437, 438
— durch Sulfonbehandlung 438, 453
—, tuberkuloide 117, 150
— bei tuberkuloider Lepra 150
—, Unterteilung nach RIDLEY 153
—, „wahre" 162

Lepraserologie 360
Lepratagung, III., in Straßburg 1923 514
Lepratypen, Unterteilung nach BÜNGELER 115
—, Unterteilung nach COCHRANE und SMYLY 119
Leprazeichen, frühes 236
Leprazellen 22, 23, 25, 27, 28, 31, 42, 43, 44
—, Bildung von 25
—, Cholesterin in 44
—, elektronenmikroskopische Befunde 22ff.
—, epitheloide 23, 25, 31, 44
— in frühen Lepromen 27
—, hydrolytische Enzyme in 44
— in länger bestehenden Lepromen 27
—, lepromatöse 27
—, Lipoide in 42, 43, 44
—, Lipide in 43
—, Phosphatide in 44
—, saure Phosphatase in 44
—, Schaumstruktur der 27
—, Sulfatase in 44
—, unspezifische Esterasen in 44
—, Virchowsche 25, 28
—, —, bei lepromatöser Lepra 31
Leprolin 102, 266
„Leprolin"-Test 54
Leprolina proteica total 102
Leprom 3, 22, 48, 49, 50, 51
—, älteres 48
—, Bakteriengehalt 3
— in d'emblée-Form 125
— de novo 125
—, Färbemethoden 35
—, frisches 33, 34
—, Größe 3
—, histoides 48, 49, 51
—, —, Abgrenzung vom Dermatofibrom 49
—, —, unter Sulfontherapie 51
—, Leprazellen im 22
—, Veränderungen unter Sulfonbehandlung 443, 444
Lepromatosis, diffuse lepromatöse v. LATAPI 130, 131
Lepromin 100ff., 265, 266, 267, 268, 386, 387, 388, 389, 391, 392, 393
—, Anwendungsbestimmungen für 386
—, Bereitung 101, 102
— aus Leichengewebe 103
—, nach der Methode von DHARMENDRA 101
— und Tuberkulin, Beziehungen zwischen 387, 388, 389, 390, 391, 392, 393

Lepromin und Tuberkulin, Korrelation zwischen 265, 266, 267, 268
—, Vergleich mit Tuberkulin 103
—, „viscerales" 103
Lepromine, gereinigtere 101
Leprominpositivierung durch BCG-Impfung 381ff.
— —, Abhängigkeit von der Impfmethode 384
— — bei Leprakranken 381
— — bei Tieren 383, 384
— durch Lepromintestung 335
Leprominpositivität bei tuberkulinnegativen Kindern ohne Kontakt mit Leprösen oder Tuberkulösen 335
—, Ursachen 388, 391
Leprominreaktion 47, 88, 92, 109, 134, 135, 263, 269, 338, 339, 340, 341, 342, 382
— in Beziehung zur Tuberkulinreaktion 338, 339, 340, 341, 342
—, Ausfall bei Leprakranken 269
— bei dimorpher Lepra 134, 135
— bei Frühlepra der Kinder 88
— bei hochresistenter Lepra 108
—, induzierte positive 382
— bei lepromatösen Patienten mit Tuberkulose 263
— bei niederresistenter tuberkuloider Lepra 109
— bei rein Tuberkulösen 263
—, spontan positive 382
—, Ursachen für eine positive 269
Lepromin-Test 100, 101, 102, 103, 361
— bei dimorpher Lepra 135
—, Frühreaktion (s. a. unter Fernandez-Reaktion) 103
—, Geschichte 100
— bei lepromatösem Typ der Lepra 116
—, Spätpositivierung durch BCG-Impfung 374
—, Spätreaktion (s. a. unter Mitsuda-Reaktion) 103
Leprominumkehr 375, 376, 377, 381, 382, 383, 387, 393
Lepromlipide 194
Leprosarien, Anzahl der Kinder in 84
„Leprosy, indeterminate" 95
Leucosulfon s. Diaminodiphenylsulfon

Leukocytenindex 189
Leukomelanoderm 92
Leydig-Zellen 187
L-Formen von KLIENEBERGER-NOBEL 454
Lichen amyloidosis 39
Lipaseaktivität 44
Lipide 47
Lipogranulom, lepröses 51
Lipoide 47
Lipoidfärbung 43
Lipopigment, intracytoplasmatisches s. Ceroid
Lipoproteine 191
Lucio-Lepra s. diffuse Lepra von LUCIO
Lucio-Phänomen 116, 127, 128, 129, 130, 131, 132
—, Behandlung 130
—, Histologie 130
Luesseroreaktionen 522, 523
Lungeninfiltrate, miliare, bei lepromatöser Lepra 181
Lungentuberkulose 360
Lungenveränderungen bei Lepra 181
Lupus erythematodes 171
— —, Phänomen 173
— vulgaris 64, 69, 70
Lymphknoten bei Lepra 177, 178
— —, Farbe der leprösen 177, 178
Lymphknotenvergrößerung bei Lepra, Beziehung zu leprösen Hautveränderungen 177
Lyosulfon 425
Lysosomen (s.a. unter opake Tropfen) 28, 29, 30, 34, 47, 68

Madarosis 230, 231
Macula, dimorphe 118, 136, 137
—, hypochrome impermanente 93
—, hypopigmentierte 87
—, —, Weiterentwicklung der 93
—, prälepromatöse 92
— simplex 96
Magendarmkanal bei Lepra, Amyloidablagerung im 196
Malachitgrün-Fuchsin-Färbungen v. MUROHASHI 4, 17
„Mal perforant du pied" 495
„Marianum"-Antigen 266, 400, 401
Massenbehandlungen 422, 430, 431, 476
Meissnersche Tastkörperchen 204

Melanosomen 53
Meldepflicht bei Lepra 514
Meningoencephalitis, lepromatöse 184
Menstruation 151
Mesosomen 14
Metacholin-Test 219
Metacryleinbettung 33
Methämoglobinämie bei Sulfonbehandlung 432, 433, 434
Methimazol 488
Methylenblautest 45, 46, 146
— bei der dimorphen Lepra 45
Methylenblau als Therapeutikum 46
Middlebrook-Dubos-Test 181
MIESCHERs Radiärknötchen 166, 167, 172
Mikroflockungsreaktion nach OLMOS, CASTRO und BONATTI 194
Mikrosomen 32
Milzveränderungen bei Lepra, Amyloidose 195
Mitochondrien 33
Mitsuda-Antigen 101, 102, 103
—, Verbesserung nach WADE 101
Mitsuda-Reaktion 32, 57, 103, 267, 269, 333, 338, 339, 340, 362, 363, 364, 365, 376, 389, 390, 399
—, Ausfall nach BCG-Impfung 269, 333, 365ff.
—, Auslösung durch normale Gewebssuspensionen 267
—, Positivierung durch Wiederholung des Lepromin-Tests 399
—, Ursachen der Positivität 269
Møller-Christensen-Syndrom 232, 233, 276
—, Symptome 235
Morbus Boeck s. unter Sarkoidose
Motilitätsstörungen 214
MR-Reaktion 523
Mucopolysaccharide 191
Muskelschwäche durch Gefäßstörungen 184, 185
— durch Nervendegeneration 184
Muskelveränderungen bei Lepra 183, 184
— —, Atrophien 183
— — durch Gefäßstörungen 184
— — infolge Nervenstörungen 183
— —, spezifische 183
— —, Tumoren 183

Mutilationen bei Lepra 115, 232
Mycobacterium, avium 33, 192, 388
—, Battey 388
— humanum (Einzelheiten s. unter Leprabacterium)
—, Kansanii 192
— leprae s. Leprabacterium
— lepraemurium (Stephansky-Bacterium) 13, 19, 385
— —, Teilungszeit 254
— „marianum" 259, 266
— smegmatis 192
— tuberculosis (s.a. unter Tuberkelbacterium) 387, 388, 389
Mycobakterien, Chemie der Bakterienwand 12
Mycobakterienantigene 192
Myelinfiguren 33, 209
Myelodysplasie 220
Mykose, Differentialdiagnose zur tuberkuloiden Lepra 65
Myositis interstitialis leprosa 183

Nachkontrolle behandelter Lepröser 514
Nadireaktion 4
Naevi aranei 181
Naevuszellen 51, 53
Naevuszellenphagocytose 53
Nasenschleimhautbefund, bakteriologischer 116, 134, 135
Neosulfonazin s. Diaminodiphenylsulfon
Nerven, Histologie des leprösen Granulationsgewebes im 197
—, sensible, primärer Befall bei Lepra 207
Nervenbeteiligung als Zeichen der Gewebsresistenz 98
Nervenbiopsien 214, 215
Nervenlepra, klinische Symptome bei 215
—, motorische Paralysen bei 215
—, Neuritiden bei 216
—, sensible Störungen bei 215
Nervenveränderungen bei Lepra 196ff.
— — als Frühsymptom 197
— —, elektronenmikroskopische Befunde 208, 209, 210
— —, konservative Behandlung 494
— —, operative Behandlung 494, 495
— —, Histologie 204, 212

— —, klinisch-neurologische Befunde 213, 214, 215
— —, Verdickung des Nerven 184
Nervenreaktionen bei Cycloserinbehandlung 479
Nervenschmerzen, therapieresistente, operative Behandlung bei 501
Neuralgien, Besserung durch Prominbehandlung 452
Neurofibrom 51
Neuritis, akute, durch Sulfonbehandlung 438
—, lepröse 71, 199, 200
—, —, Behandlung 452
Neurohistologie der peripheren Nerven bei Lepra 204, 205
Nicotinpicrat 219
Nierenveränderungen bei Lepra 182
— —, Amyloidose 195
— —, nephrotisches Syndrom 182
— —, Niereninsuffizienz 418
Noduli, subkutane 49
Novocainblockade 174

Odontoplasie 240
Ödem, akutes 174, 175
—, —, bei „afrikanischer dimorpher Lepra" 175
—, —, Behandlung mit Prednison 174
—, —, bei Grenzlepra 175
Ohrläppchen, Veränderungen bei Lepra 116, 134, 232
Osteitis bei Lepra 241, 244, 245
— —, röntgenologische Veränderungen 241, 242
Osteitis bei leprösen Veränderungen im Weichteilgebiet 245
Osteitis leprosa multiplex cystica 243
Osteoarchäologie 236
Osteoarthritis, metatarsophalangeale 245
Osteomyelitis 244
Osteoporosen bei Lepra 245
Osteosklerose 245
Oszillogramme bei neuraler Lepra 247

Panniculitis nodosa leprosa s. Erythema nodosum leprosum
— nonsuppurativa Weber-Christian 172
Pannus vasculosus 225, 226
Parallergie 267
Papel, uncharakteristische 97
P.B.J. 191

Pemphigus 360
Periarteriitis nodosa 171
Peribronchitis bei lepromatöser Lepra 181
Perineurolysen 217
Periostitis 242
Petragnani-Nährböden 76
Phänomen, isopathisches, sog. 54, 56, 57
—, „oscillatorisches" 135
Phagocytose 25, 47
„Phagosomen" 30
Phenylbutazon 151, 152
Phenylthioharnstoff-Test 80, 81
Phosphatase, saure 29, 30, 33, 47, 48
Phosphataseaktivität, saure, zur Nervenfaserdarstellung 204
Pigmentveränderungen 203
— und Bakterienbefall 203
Pilocarpin-Test 219
Pilomotorenreaktion 219
Pinocyten 27
Pinocytose 31
Pirquet-Test und Mitsuda-Reaktion, Beziehungen zwischen 389
Pityriasis alba 92, 94
Placenta, lepromatöse Veränderungen der 77
Plasmaglobuline 189
Plasma-Lipoprotein-Lipaseaktivität 45
Plasmazellen 83
Plattenepithelcarcinom 279, 280
Pleurabefall bei lepromatöser Lepra 181
Pneumonie, verkäsende diffuse, bei lepromatöser Lepra 181
Pocken 81
Poly-β-Hydroxybutulatkörper 16
Polyneuritis bei Sulfonbehandlung 436
Polyphosphatkörper, sog. 16
PPD-Tuberkulin 387, 388
Prämunität, gegenseitige, bei Lepra und Tuberkulose 271
Prämunition der Lepra 273, 332ff.
— —, Versuche mit BCG 332ff., 361ff.
— —, Versuche mit Lepromin 399, 400
— —, Versuche mit Lepromlipoiden 400
— —, Versuche mit „Marianum"-Antigen 400, 401
Primäraffekt bei Lepra 91, 260

Primäraffekt bei Lepra, chirurgische Behandlung 91
— —, frühe Macula als 91
— bei Tuberkulose 260
Primärefloreszenz bei Lepra nach DESAI 92
Primärläsionen nach BOENJAMIN 94
Prodromi der Lepra 95
— —, Nervenveränderungen als 197
Prognose der Lepra 84, 136
Promacetin 414, 416, 419
—, Blutwerte 420
—, Harnwerte 420
Promin 413, 414, 415, 416, 418, 419
—, Dosierung 424, 425
—, Konzentration im Blut 418, 419
—, — — bei Niereninsuffizienz 418
—, Speicherung in verschiedenen Geweben 418
Promizol 414, 416, 419
—, Blutkonzentration 419
—, Harnkonzentration 419
Prophylaxe der Lepra 90, 332, 386, 411, 412, 513, 514, 515, 516, 517, 518
— durch BCG-Impfung 332ff., 386, 387, 517, 518
— —, chemische 490, 491
— — mit DDS 90
— — durch immunologische Untersuchung der gesunden Bevölkerung 517
— — bei lepragefährdeten Kindern 90, 517
Pseudocysten 241
„Pseudoexacerbation" DE SOUZA LIMAS 150, 161, 162, 439
PTC-Test 80, 81
Pterygium 225
Pupillenveränderungen 223
Pyodermien 168

Rattenlepra 22
„reactional tuberculoid leprosy" 104, 150
Reaktionen (s.a. unter Leprareaktionen) 145, 150, 155, 157, 162, 163, 164, 165, 437, 438, 439
—, akute lepromatöse 162, 163, 164, 165
—, induzierte tuberkuloide 150
—, tuberkuloide 154, 155, 157
—, —, bei Sulfonbehandlung 437
Reaktionsphasen bei der Lepra 116, 117

Reaktivierung, akute lepromatöse 150
Reflexstörungen 214
Reizeffekt KÖBNERs, isomorpher 56
Residualkörper 33, 34, 47
Resistenz, Bedeutung für die Manifestation der Lepra 134, 135
— gegen Lepra bei Kindern 89, 90
— von Leprabakterien 255
— von Tuberkelbakterien 255
Resistenzfaktor 375
Resochin 174
Rest-N 191
Reticulum, endoplasmatisches 32, 33
Retinablutungen bei Sulfonbehandlung 436
Reversalreaktion 153
Riesenzellen in Lepromen 51
Rifamycin 490
Rimino-Phenazinderivate 174, 489
—, Verfärbung der Haut 489, 499
RH-Faktor 82
Röntgenbestrahlung bei Lepra 500
RNP-Partikel 32
Rosacea, lupoide 275
Rückenmark bei Lepra 196, 219

Säurefestigkeit, unterschiedliche, von Tuberkel und Leprabakterien 257
Salmonellen 81
Sanarelli-Phänomen 132
Sanarelli-Shwartzmann-Phänomen 128, 131
Sanitätsreihenuntersuchungen 513
Satellitenherde bei der niederresistenten tuberkuloiden Lepra 109
Sarcoid Darier-Roussy 171
Sarkoid Boeck s. unter Sarkoidose
Sarkoidose 56, 64, 66, 171, 220, 221, 273, 274, 275, 276, 277, 278, 279
—, Ätiologie 274
—, differentialdiagnostische Abgrenzung von der Nervenlepra 220, 221
—, Hautveränderungen bei, Unterscheidung von leprösen Hautveränderungen 276
—, Knochenveränderungen bei 276

Sarkoidose und Lepra 273 ff.
Sarkoidosegranulome, Epitheloidzellen bei 66
Schaumzellen 2, 17, 23, 28, 44, 49, 56, 179
—, Entstehung 27
—, induzierte 56
Schaumzellengranulome 51
Schleimhautläsionen, Veränderungen unter Sulfonbehandlung 450, 451
Schub, akuter 150, 157, 158, 159
—, —, Epitheloidzellen bei 31
Schwannsche Zelle 42, 51, 91, 205, 206, 210, 211
— —, Beziehung des Leprabacterium zur 210, 211
Schweißdrüsen bei Lepra 64, 218
Schweißstörungen bei Lepra 218
— —, diagnostische Tests 218, 219
Sensibilitätsstörungen bei Lepra 205, 213, 214, 215, 216, 217, 218
Sequesterbildungen 245
Serologie der Lepra 520 ff.
Seroreaktionen, falsch positive, bei Lepra 193, 522
Sertoli-Zellen 187
Serumeiweißveränderungen 189, 190
Serumlabilitätstests 190, 191
Spätheilung bei Lepra 88
Spätreaktion beim Lepromin-Test 103
Spontanheilung bei Kindern 88, 89
Staphylokokken, opake Tropfen bei Infektion mit 30
Status dysraphicus Bremer 220
Stephansky-Antigen 382
Stephansky-Bacterium s. unter Mycobacterium lepraemurium
Stephansky-Krankheit 361
Störungen, geistige, bei Sulfonbehandlung 436
—, vasomotorische 214
Streptokokkenekzematoid 94
Streptomycin 174, 412, 482, 483
Sulfenon 426
Sulfetron 415, 416, 418, 419
—, Dosierung 427, 428
Sulfonazin 426, 427, 428
Sulfonbehandlung, Agranulocytose bei 432, 434
—, Albuminurie bei 435
—, Anämie bei 432
—, Asthenie bei 435

Sulfonbehandlung bei Augenläsionen 451
—, bakterielle Negativierung unter 466, 467
—, Cylindrurie bei 435
—, Dermatitiden bei 435, 436
— bei dimorpher Lepra 461
—, elektronenoptische bakteriologische Untersuchungen bei 454
—, Ergebnisse bei lepromatöser Lepra 440, 441, 442
—, Exacerbation schon bestehender Läsionen bei 443
—, geistige Störungen bei 436
—, Hämaturie bei 434
—, histologische Veränderungen bei 456
—, Knochenveränderungen bei 437
—, kombinierte 430
—, Kopfschmerzen bei 432
—, Kontrolluntersuchungen bei 439
—, Leberschädigung bei 435
— bei Leprareaktionen 452, 453
— bei lepromatöser Lepra 440, 441
—, Methämoglobinämie bei 432, 434
—, Negativierung, bakterielle, und Reaktivierung Lepröser unter 466
— bei der Neuritis 452
—, Polyneuritis bei 436
—, Reaktivierung der Lepra unter 466, 467
—, Retinablutungen bei 436
— bei Schleimhautläsionen 450, 451
—, Todesfälle bei 435, 436
— bei der tuberkuloiden Lepra 460
—, Übelkeit bei 432
— bei uncharakteristischer Lepra 458, 459
—, Wirkung auf den Bakterienbefund 453
—, — auf die Fernandez-Reaktion 455
—, — auf Hautläsionen 443
—, — auf die Leber 435
—, — auf die Mitsuda-Reaktion 455, 456, 459, 460
—, Zwischenfälle 431 ff.
—, —, spezifische 437, 438, 439
—, —, unspezifische 432, 433, 434, 435, 436, 437
Sulfon-Cilag 416
—, Dosierung 428

Sulfone 411, 412, 413, 414, 415, 461, 462, 463
—, Applikationsformen 422, 429
—, bakteriostatische Wirkung 416, 417
—, Behandlungsdauer 440, 441
—, chromatographische Untersuchungen 417
—, Dosierung 418, 423 ff.
—, einfach substituierte 428, 429
—, Injektion von 418, 419
—, intravenöse Applikation 422
—, Kombination mit anderen Medikamenten 430, 431
—, Konzentration im Blut 419, 422
—, Konzentration in der Haut 419
—, orale Applikation 418, 419
—, Speicherung in verschiedenen Geweben 419
—, Toleranz 418
—, Unverträglichkeit 418
—, Wirkungsweise 416, 417, 418
—, zweifach substituierte 424 ff.
Sulfonprophylaxe 72
„Sulfonpsychose" 436
Sulfonresistenz 440, 468
Syndrom, nephrotisches 182
Syringomyelie, differentialdiagnostische Abgrenzung von der Nervenlepra 220

Takata-Ara-Reaktion 190
Tarsal-Tunnel-Syndrom 216
TB 1 s. Thiosemicarbazon
Temperaturoptimum für Leprabakterien 261
Test, serologischer nach OLMOS, CASTRO und BONATTI 102
Tiefensensibilitätsstörung 213, 214
Thalidomid 152, 174
Thesaurismose 38, 40
Thiambutosin 488
Thioäthylverbindungen 490
Thiosemicarbazon 412, 469 ff., 487
—, Applikationsform 470
—, Behandlungsergebnisse 472
—, — bei lepromatöser Lepra 472, 473, 474, 475
—, — bei tuberkuloider Lepra 475
—, — bei uncharakteristischer Lepra 475

Thiosemicarbazon, Behandlungskontrolle 472
—, Chemie 469
—, Dosierung 470
—, Einfluß auf das Haarwachstum 473, 474
—, Kombination mit anderen Medikamenten 472
—, Konzentration im Blut 470
—, Konzentration im Harn 470
—, Toxizität 471
—, Vergleich mit den Sulfonen 472, 473
—, Wirkung auf den Bacillenbefund bei lepromatöser Lepra 474
—, — auf die Effloreszenzen bei lepromatöser Lepra 473
—, — auf Iritis bei lepromatöser Lepra 474
—, — auf die Leprominreaktion bei lepromatöser Lepra 474
—, — auf Neuritis bei lepromatöser Lepra 474
—, — auf Schleimhautläsionen bei lepromatöser Lepra 474
Thymol-Trübungstest 190
Thyreoglobulin-Antikörper 193, 522
Tierexperimente, Beziehung zwischen, und Humanpathologie der Lepra 385, 386
— bezüglich der BCG-Impfung 383, 384, 385
— bezüglich Leprominsensibilisierung 399
Todesfälle bei Behandlung mit Thiosemicarbazon 471
— bei Sulfonbehandlung 436
Toloudron 171
TPI-Test s. Treponemenimmobilisationstest
Trachcotomie 414, 450
Transferrin 82
Traumen, wiederholte, als diagnostisches Merkmal bei Lepra 95
Treponemenimmobilisationstest 523
Tropfen, opake 27, 28, 30, 31
tuberculoid reactivation-Wade s. tuberkuloide Reaktion
Tuberculosis cutis verrucosa 105
Tuberkelbacillus s. Tuberkelbacterium
Tuberkelbacterium 9, 10, 12, 13, 91, 253, 255, 257, 393, 417

Tuberkelbacterium, Chemie der Bakterienwand 12, 13
—, Differentialdiagnose gegenüber dem Leprabacterium 253, 255, 257
—, „Latenzzeit" 417
—, Teilungszeit 254
—, Verdoppelungszeit 91
—, Zellwand 9, 10
Tuberkulin, Anwendungsbestimmungen für 386
—, Battey- 388
—, PPD- 388
Tuberkulinprobe und Leprominprobe, Beziehungen zwischen 337
Tuberkulinreagibilität bei verschiedenen klinischen Lepraformen 347
Tuberkulinreaktion bei Leprakranken 342, 343, 344, 346, 347
— bei lepromatösen Leprösen 263
— im Verhältnis zur Fernandez-Reaktion 341
— und Fernandez-Positivität 392
Tuberkulose 84, 252—273, 335, 346, 347, 348, 350, 351, 352, 353, 359, 360, 387 ff.
—, Ausbreitung im Vergleich zur Lepra 352
—, begünstigende Faktoren für die Ausbreitung 360
—, Einfluß auf die Lepra 346, 347, 348
—, Einfluß auf die Leprominreaktion 335
—, Einfluß auf den Verlauf der Lepraendemie 348 ff.
—, als Komplikation bei bei Leprösen 262
— und Lepra (s. a. unter: Lepra und Tuberkulose), bei Negern 359
— —, Wechselbeziehung 387 ff.
—, Mortalitätskoeffizient in Australien 353
—, — in Chile 352
—, — in Kanada 353
—, — in Portugal 353
—, — in São Paulo 358
—, — in Spanien 353
—, — in der Südafrikanischen Union 353
—, — in den USA 352
—, Phasen der Gewebsreaktion bei 254, 255
— und Sarkoidose 274
— als Todesursache bei Leprösen 262
—, Verbreitung in Australien 351

—, — in Ceylon 350
—, — in China 350
—, — auf den Fidschi-Inseln 351
—, — in Formosa 350
—, — in Indien 350
—, — in Indochina 350
—, — in Japan 350
—, — in Korea 351
—, — auf Neuseeland 351
—, — auf den Philippinen 351
—, — auf den Phoenixinseln 351
—, — auf Samoa 351, 352
—, — in São Paulo 353, 354, 355, 356
—, — in Thailand 351

Übelkeit 432
Überempfindlichkeit, monovalente 400
Übertragung der Lepra 72, 73
— — durch Arthropoden 75, 76
— — durch Bettwanzen 75, 76
— — durch Limex lectularius 75, 76
— — durch Demodex 76
— — in der Ehe 73
— —, fetale 77
— — durch Flöhe 75
— — durch Impfung 72
— — mit Inoculation 72
— —, intrauterine 77
— — durch Kakerlaken 76
— —, kongenitale 77
— — durch Kontakt mit Leprösen 72, 85
— — auf Tiere 259
— — durch Verletzung 72

Überwachungsdauer von Kontaktpersonen 514
Ulcus corneae 226
—, Myobacterium-Ulcus 249
—, trophisches 249
Ulfason, Dosierung 427
Umkehrreaktion 153
Umwandlung, abrupte 98
—, progressive 97, 98
—, regressive 98
Umwandlungscyclus BÜNGELERs 98
Universalreaktion nach KAHN 194, 195
Unterscheidung: lebende von toten Leprabakterien 4, 17
Untersuchungen, osteoarchäologische 122, 232ff.
Urobilin (Stuhl) bei Sulfonbehandlung 433
Urtikaria bei Sulfonbehandlung 436

Virchow-Zelle 25, 28, 31, 38, 44, 46, 47, 417
Vaccinationshypersensibilität 399
Vadin 487
,,Varietät, histoide" s. Leprom, histoides
Vasculitis allergica RUITER 130
—, lepromatöse 184
— retinae 227
VDRL-Reaktion 523
Vitamin C 174
Vollepromin 400

Waaler-Rose-Reaktion 173
Wallersche Degeneration 208, 209, 210
Wassermannsche Reaktion 361

Weltmannsches Koagulationsband 190
Whipplesche Krankheit, opake Tropfen bei 30
WHO 2, 397, 424, 429, 461, 463, 464, 491, 512
—, Dosierungsplan der WHO für DDS 464
—, Sachverständigenkomitee der Lepra 118
—, Seminar für Leprabekämpfung in Manila 1965 461
Wiederherstellungschirurgie bei Lepra 501
Wegenersche Granulomatose 173, 174

Xanthoma tuberosum 32, 34
Xanthome 34
Xanthomzellen 34, 45
—, Anfärbung durch Methylenblau 45
,,X"-Körper 30

,,Y"-Körper 30

Zahnveränderungen bei Lepra 240
Zähne, ,,lepröse", bei Kindern und Jugendlichen 240
Zellwall bei Leprabakterien 6, 7, 8, 11, 12
— bei Tuberkelbakterien 9
Zentralnervensystem bei Lepra 196, 219, 220
Ziehl-Neelsen-Färbung 4, 17, 18, 257
Zigarrenbündellage der Leprabakterien 27, 253
Zone, elektronentransparente, s. Gloea
Zwillinge, Lepra bei 80
Zwischenträger der Leprabakterien 75, 76

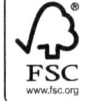

If you have any concerns about our products,
you can contact us on
ProductSafety@springernature.com

In case Publisher is established outside the EU,
the EU authorized representative is:
**Springer Nature Customer Service Center GmbH
Europaplatz 3, 69115 Heidelberg, Germany**

Printed by Libri Plureos GmbH
in Hamburg, Germany